新编临床口腔医学

（上）

张　营等◎主编

吉林科学技术出版社

图书在版编目（ＣＩＰ）数据

　　新编临床口腔医学 / 张营等主编. -- 长春：吉林
科学技术出版社，2017.9
　　ISBN 978-7-5578-3302-2

　　Ⅰ. ①新… Ⅱ. ①张… Ⅲ. ①口腔科学 Ⅳ. ①R78

中国版本图书馆CIP数据核字(2017)第234094号

新编临床口腔医学

XINBIAN LINCHUANG KOUQIANG YIXUE

主　　编　张　营等
出 版 人　李　梁
责任编辑　许晶刚　陈绘新
封面设计　长春创意广告图文制作有限责任公司
制　　版　长春创意广告图文制作有限责任公司
开　　本　787mm×1092mm　1/16
字　　数　550千字
印　　张　35
印　　数　1—1000册
版　　次　2017年9月第1版
印　　次　2018年3月第1版第2次印刷

出　　版　吉林科学技术出版社
发　　行　吉林科学技术出版社
地　　址　长春市人民大街4646号
邮　　编　130021
发行部电话/传真　0431-85635177　85651759　85651628
　　　　　　　　　　　　85652585　85635176

储运部电话　0431-86059116
编辑部电话　0431-86037565
网　　址　www.jlstp.net
印　　刷　永清县晔盛亚胶印有限公司

书　　号　ISBN 978-7-5578-3302-2
定　　价　136.00元（全二册）

编 委 会

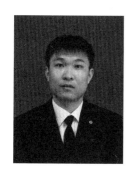

张营,男,1982年出生,山东淄博人,硕士学位,毕业于滨州医学院,现就职于中国人民解放军第一四八中心医院,从事口腔颌面外科创伤及肿瘤领域的临床及科研工作。在颌面部外伤及面颅骨骨折方面积累了丰富的临床经验,擅长颌面部肿瘤等疾病的诊治。发表SCI文章1篇,核心期刊10余篇,参与完成军区战伤课题一项,现任山东省医师协会口腔颌面外科青年委员,山东省口腔医学会委员。

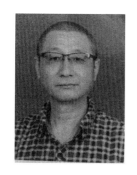

祁东,1967年出生,徐州市第一人民医院口腔科副主任医师。毕业于徐州医科大学临床医学专业,从事口腔专业二十余年。长期从事口腔修复科的科研与教学工作,并擅长口腔内科、颌面外科常见病,多发病的诊断治疗,在省级以上刊物发表多篇论文。研究方向为全口义齿、可摘局部义齿的修复治疗。

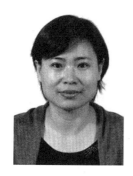

于新波,女,1974年出生,青岛大学附属医院主治医师。2001年硕士毕业于山东大学口腔医学院,2014年获山东大学口腔临床医学博士学位。2015-2016年于美国哈佛大学牙学院福塞斯研究所从事博士后研究。主要从事牙周组织的再生研究及种植体周围炎免疫发病机制及治疗研究。在临床上擅长中重度牙周炎序列治疗,牙周美学手术及种植体周围炎的治疗。主持及参与国家及市厅级课题共8项。在国内外学术期刊发表研究论著20余篇,参编著作一部。

前　言

  口腔疾病是人类的常见病、多发病。尽管大部分口腔疾病在初始阶段并不引起人们的十分关注,然而处理不当亦会引起较为严重的后果,一方面给患者本人造成额外的机体与精神痛苦,另一方面给后续治疗带来很大困难,也加重了短缺的口腔医疗卫生资源的占用。因此,对于此类疾病的早期防治非常重要。随着国家经济建设的迅速发展和人们生活水平的提高,人们对口腔保健的需求进一步增加,从而为口腔疾病的发展提供了机遇。同时,口腔医疗的发展日新月异,也要求临床医生不断巩固和提高临床医疗水平。因此,特组织从事于口腔科一线的医务工作者编写了此书,旨在有助于广大临床医生了解和掌握目前口腔科常见疾病的最新临床诊疗经验和方法,以便更好地为广大患者服务。

  本书共分为十八章,内容涵盖了临床常见口腔疾病的诊断与治疗,包括:龋病、牙慢性损伤、牙龈病、慢性牙周炎、侵袭性牙周炎、牙发育异常、牙髓病、牙本质敏感症、牙齿颜色异常、氟牙症、根尖周病、牙及牙槽外科、口腔黏膜病、口腔颌面部肿瘤、儿童口腔疾病、牙体修复、口腔种植以及口腔正畸。

  针对书中涉及的口腔疾病,均进行了详细介绍,包括:疾病的病因病理、症状表现、检查诊断方法、鉴别诊断、内外科治疗方法、相关手术操作技巧及预防等,强调了本书的临床价值及实用性,内容丰富,贴近临床实践,为口腔科的医务人员提供了相关参考与帮助。

  本书在编写过程中,借鉴了诸多口腔相关临床书籍与资料文献,在此表示衷心的感谢。由于本编委会人员均身负口腔科一线临床工作,故编写时间仓促,难免有错误及不足之处,恳请广大读者见谅,并给予批评指正,以更好地总结经验,起到共同进步、提高口腔科临床诊治水平的目的。

《新编临床口腔医学》编委会

2017 年 9 月

目　　录

第一章 龋病

第一节 概述

一、定义

龋病(dental caries)是一种以细菌为主要病原体,在多因素作用下,导致牙齿硬组织慢性、进行性破坏的疾病。遭龋病破坏的牙齿即龋齿(decayed tooth,carious tooth),可以单发于一个牙齿,也可同时累及多个牙齿;可以在儿童发病,也可以在老年发病,没有人可以对龋终生免疫。龋的疾病过程涉及多种因素,现代研究已经证明牙菌斑中的致龋细菌是龋的主要病原体。致龋细菌在牙菌斑中代谢从饮食中获得的糖类生成以乳酸为主的有机酸,导致牙齿中的磷灰石结构脱矿溶解。进一步在蛋白酶的作用下,结构中的有机物支架遭到破坏,临床上表现为牙齿上发生不能自体修复的龋洞(dental cavity,tooth cavity,carious cavity)。如果龋洞得不到及时的人工修复,病变进一步向深层发展,可以感染牙齿内部的牙髓组织,甚至进入根尖周组织,引起更为严重的机体的炎症性病变。

根据近代对龋病病因学的研究成果,有学者将龋病定义为一种与饮食有关的细菌感染性疾病(a diet related infectious disease)。这一定义强调了细菌和糖在龋病发病中的独特地位。

发生在釉质的早期龋损,仅表现为一定程度的矿物溶解,没有牙齿外形上的缺损,更没有临床症状,甚至在一般临床检查时也不易发现;只有当脱矿严重,进入牙本质或形成窝洞时,才可在临床上引起注意。若龋发生在牙的咬合面或唇颊面,通过常规临床检查就可以辨别局部脱矿的表现,如牙表面粗糙,呈白垩状色泽改变。若病变发生在牙的邻面,则较难通过肉眼观察发现。临床上要借助探针或其他辅助设备如 X 线照相、光纤投照等方法才可能发现发生在牙邻面的龋。及至患者出现症状或自己发现龋洞的时候,往往病变已接近牙髓或已有牙髓病变。

二、龋病流行病学特点

了解疾病的流行病学特征,一方面有利于从宏观上认识疾病、征服疾病,另一方面有助于从中探索疾病的发病原因。龋病的流行病学特征集中反映了与发病有关的多种因素。

(一)与地域有关的流行特点

龋病是一种古老的疾病,我国最早关于龋病的记载可以追溯到 3000 年前的殷墟甲骨文中。但近代龋病的流行并引起专业内外人士的广泛注意,主要起源于欧美发达国家。20 世纪初,随着食品的精化,一些西方国家的龋病患病率几乎覆盖了人口的 90%以上,严重影响当时人民的身体健康和社会经济生活。由于高发病地区几乎全部集中在发达国家和发达地区,有西方学者甚至将龋病称为"现代文明病"(modern civilized disease)。但是用现在的知识回顾分析当时的情况,可以知道,那些地区之所以有那么高的龋发病率,与当时的高糖饮食有关。过多地摄入精制糖类和不良的口腔卫生习惯是龋高发的原因。到了近代,西方国家投入了大量资金和人力对龋病进行研究。在逐步认识到了龋病的发病原因和发病特点的基础上,这些国家逐步建立了有效的口腔保健体系,采取了有效的口腔保健措施,从而使龋病的流行基本得到控制。目前,在北欧一些口腔保健体系健全的发达国家和地区,无龋儿童的比例超过了70%。西方有学者由此乐观地提出,到了21世纪会出现无龋的一代。然而近年来,经济和教育状况越来越影响口腔保健和口腔健康的程度。在欠发达的地区和国家,由于经济和教育水平低,口腔保健知识普及率低,口腔保健措施得不到保障,龋病的发病率仍保持在较高的水平,并有继续上升的趋势。目前,世界范围内,龋病发病正在向低收入、低教育人群和地区转移。如今,没有人再会认为龋病是“现代文明病”了。同时由于龋病的病因尚未完全清楚,预言消灭龋齿,还为时太早。但现代的医学实践又告诉我们,龋病是可以控制并能够预防的。

(二)与年龄有关的流行特点

流行病学的研究表明,人类龋病的发病经历几个与年龄有关的发病高峰。这种与年龄有关的发病高峰,主要与牙齿的萌出和牙齿周围环境的变化有关。乳牙由于矿化程度和解剖上的特殊性(如窝沟多而深)更容易患龋,初萌的牙由于矿化尚未成熟更容易患龋,窝沟龋也多在萌出后的早期阶段发生。这样形成了一个 6～12 岁的少年儿童龋病的发病高峰。龋的危害在这个阶段表现得最为突出。然而,龋病的发生实际是贯穿人的一生的。尤其到了中年以后,由于生理的和病理的原因,牙根面暴露的机会增加,牙菌斑在根面聚集的机会增加,如果得不到有效的清洁,患龋的机会也会增加,因此可能形成中老年根面龋的发病高峰期。这种与年龄有关的发病高峰可以通过大规模的流行病学调查发现,主要与牙齿的发育、萌出、根面暴露和口腔环境随年龄的改变有关。

(三)与饮食有关的流行特点

人的饮食习惯因民族和地区而异。然而随着食品加工业的发展,不分地区和种族,人类越来越多地接触经过精细加工的食品。西方人较早接触精制糖类,饮食中摄入蔗糖的量和频率普遍较高。在以往缺少口腔保健的情况下,他们的龋患病率自然很高。而我国的西藏和内蒙古地区,食物中的纤维成分多,蔗糖摄入少,人的咀嚼功能强,自洁力强,龋的患病率就低。人类饮食的结构并不是一成不变的。近代的西方国家由于认识到龋与饮食中糖类尤其是蔗糖的关系,开始调整饮食结构和进食方法,已经收到了十分显著的防龋效果。然而在大量发展中国家,随着经济的现代化,文化和饮食的精化和西化,人们对糖的消耗量增加,如果缺乏良好的口腔卫生教育,缺乏有效的口腔卫生保健措施和保健体系,龋齿的发病率定会显著增加,重蹈西方国家龋病高发的老路。

(四)与教育和经济状况有关的流行特点

经过百年的研究,人们对龋病的发病过程已经有了较为清晰的认识,已经具备了一系列有效的预防和控制手段。但这些知识的普及与人们受教育的程度和可以接受口腔保健措施的经济状况密切相关。在发达国家,多数人口已经享受到了有效的口腔医学保健所带来的益处,所以整个人口的患龋率降低,龋的危害减少。但即使在这样的国家,仍有部分低收入人群和少数民族获益较少。世界范围内,患龋者正在向低收人员和受教育程度低的人群转移,这已经成为较突出的社会问题。对于发展中国家来说,经济开放发展的同时,必须注意相应健康知识的普及和保健预防体系的建立。

三、龋对人体健康的危害

龋病的危害不仅局限在受损牙齿本身,治疗不及时或不恰当还可导致一系列继发病症。

由龋齿所引发的一系列口腔和全身问题,以及由此对人类社会和经济生活的长远影响无论如何是不应该忽略的。

对于龋病,最初为患者本人所注意的常是症状或能见到的牙体缺损或龋洞。轻微的症状包括食物嵌塞或遇冷遇热的敏感症状。当主要症状是持续或自发疼痛的感觉时,感染多已经波及牙髓。多数患者是在这个时候,疼痛难忍,才不得不求医的。这时候已经不是单纯的龋病了,而可能是发生了牙髓或根尖周围组织的病变。在口腔科临床工作中,因龋病导致的牙髓炎和根尖周炎而就诊的患者占了很大的比例,据统计可占综合口腔科患者的 50% 以上,也有人报告这些患者可占因牙痛就诊的口腔急诊患者人数的 70% 以上。急性牙髓炎和根尖周炎给患者机体造成很大的痛苦,除了常说的牙痛或牙敏感症状外,严重的根尖周组织感染若得不到及时控制,还可继发颜面部的严重感染,甚至危及生命。慢性的根尖周组织感染实际上是一种存在于牙槽骨中的感染病灶,也可以成为全身感染的病灶。龋齿得不到治疗,最终的结果必然是牙齿的丧失。要恢复功能则必须进行义齿或种植体的修复。如果对早期丧失的牙齿不及时修复,还会形成剩余牙齿的排列不齐或咬合的问题。严重时影响美观和功能,不得不通过正畸的方法予以矫正。在后续的一系列治疗中(如义齿修复、正畸治疗),口腔环境的变化,可能会发生一些更加有利于龋齿生成的情况。例如,不恰当的修复装置可能增加菌斑的聚集,增加清除的难度,破坏正常的口腔微生态环境,进一步增加患者患龋和牙周病的危险性。图 1-1 简示了由龋所引发的口腔多种疾病,以及不适当的治疗可能成为新的龋病危险因素。

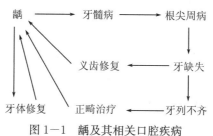

图 1-1 龋及其相关口腔疾病

龋及其有关疾病对身体健康的影响显而易见、容易理解,但其对人类社会生活和经济生活的长远影响却往往被忽略。由于龋的慢性发病特征,早期常不被注意,一旦发生症状,已经形成龋洞,常需要较复杂的治疗过程和较多的治疗费用。而且人有 28~32 颗牙齿,相关治疗的花费在任何时候、任何地点都是很大的。如果将社会和个人花在龋齿及其继发病症的治疗费用的总量与任何一种单一全身疾病的费用相比较,人们就会发现,龋病是一个严重影响人类健康的社会问题、经济问题。或许这就是世界卫生组织曾将龋病列在肿瘤和心血管疾病之后,作为影响人类健康的第三大疾病的理由之一。

(李瑛)

第二节　病因

牙齿硬组织包括牙釉质、牙本质、牙骨质,是高度矿化的组织。牙齿硬组织离开人体是最不易被微生物所破坏的组织,但在体内则恰恰相反,是最容易被破坏且不能再生的组织。关于龋的病因,尽管迄今尚不能宣布相关的病原体已经完全清楚,也没有十分完整和肯定的病因学理论,但已有的科学证据和临床实践越来越支持化学细菌致龋理论。化学细菌致龋理论是目前应用最广的病因学理论。

一、化学细菌学说

很早就有人提出酸致牙齿脱矿与龋形成有关,但在相当长的一段时间里并没有实验依据证明这种推测。直至100多年前,W. D. Miller通过一系列微生物学实验,证明了细菌代谢糖类产酸,酸使矿物溶解,可形成类似临床上早期釉质龋的白垩样变,从而提出了著名的化学细菌学说(chemo—bacterial theory),又称化学寄生学说(chemo—parasitic theory)。

Miller提出上述学说主要依据的是体外的脱矿实验,包括:

- 将牙齿放在混有糖或面包和唾液的培养基中孵育,观察到牙齿脱矿。
- 将牙齿放在混有脂肪和唾液、不含糖的培养基中孵育,未见牙齿脱矿。
- 将牙齿放在混有糖或面包和唾液中的培养基中,煮沸后再孵育,未见牙齿脱矿。

与此同时,Miller从唾液和龋损部位中分离出多种产酸菌。Miller认为,龋可分为两个阶段:第一阶段是细菌代谢糖产酸,酸使牙齿硬组织溶解,第二阶段是细菌产生的蛋白酶溶解牙齿中的有机物。目前,已有多种方法可以在体内或体外形成类似早期龋脱矿的龋样病损(caries—like lesion or carious lesion)。但是迄今,由于釉质中有机物含量极低,还没有足够的证据能够说明釉质在龋损过程有蛋白质溶解的过程。

Miller的学说基本主导了过去100年来的龋病病因和预防研究。甚至可以说,近代龋病病因学的发展均没有超出这一学说所涉及的范围。近代龋病学的主要发展即是对致龋微生物的认定,确定了龋是一种细菌感染性疾病(a bacterial infectious disease)。这一认识成熟于20世纪50年代。1955年Orland等学者的经典无菌和定菌动物实验,一方面证实了龋只有在微生物存在的情况下才能发生,同时也证明了一些特定的微生物具有致龋的特征。在随后的研究中,研究者进一步证明了只有那些易于在牙面聚集生长并具有产酸和耐酸特性的细菌才可称为致龋菌。进而,一系列研究表明变形链球菌是非常重要的致龋菌。当时,一部分学者乐观地认为,龋是由特异性细菌引起的细菌感染性疾病,由此引发了关于防龋疫苗的研究。但是近代的研究表明,龋病形成的微生态环境十分复杂,很难设定单一菌种作为龋的致病菌。况且,已经发现的致龋菌总体来讲又都是口腔或牙面上的常驻菌群,在产酸致龋的同时,还可能担负维持口腔生态平衡的任务。

尽管从病原学的角度来看,将龋病定义为细菌感染性疾病是正确的,但龋病的感染过程和由此激发的机体反应可能完全不同于身体其他部位的细菌感染性疾病。首先,细菌的致龋过程是通过代谢糖产生的有机酸实现的,而不是由细菌本身直接作用于机体或机体的防御体制。其次,龋病发生时或发生后并没有足够的证据表明机体的免疫防御系统有相应的抗病原反应。因此,利用免疫或疫苗的方法防龋还有许多未知的领域和障碍。

另外,在龋病研究中有一个重要的生态现象不容忽视,即细菌的致龋作用不是孤立发生的,而必须是通过附着在牙表面的牙菌斑的微生态环境才能实现。甚至可以说,没有牙菌斑,就不会得龋齿。临床上有效的控制菌斑是有效控制龋齿的关键。

二、其他病因学说

除了化学细菌学说之外还有众多其他致龋理论,可见于各类教科书尤其是早期的教科书。感兴趣的读者可以查阅相关的龋病学专著,比较重要的有蛋白质溶解学说(proteolysis theory)和蛋白质溶解－螯合学说(proteolysis－chelation theory)。

蛋白质溶解学说起源于对病损过程的组织学观察。光学显微镜下观察发现,牙釉质中存在釉鞘、釉板等含有较多有机物的结构。有学者认为,龋生成的过程中,先有这些有机物的破坏,然后才是无机物的溶解。在获得一些组织学证据之后,Gottlieb 和 Frisbie 等学者在 20 世纪 40 年代提出了蛋白质溶解学说。但今天看来,这一学说很难成立。首先釉质中的有机物含量极低,即使在牙本质这样含有较多有机物的组织中,有机物也是作为矿化的核心被高度矿化的矿物晶体所包绕的,外来的蛋白酶如果溶解组织中的有机物,必须先有矿物的溶解,才可能接触到内层的胶原蛋白。其次,电子显微镜的研究已经基本上否认了釉鞘、釉柱的实质性存在。研究表明,光学显微镜下看到的釉柱或柱间质只是晶体排列方向的变化,而无化学构成的不同。

蛋白质溶解－螯合学说是 1955 年由 Schatz 和 Martin 提出的,他们提出:龋的发生是细菌生成的蛋白酶溶解有机物后,通过进一步的螯合作用造成牙齿硬组织溶解形成龋。然而,这一学说只有理论,没有实验或临床数据支持,近代已很少有人提及。

三、龋病病因的现代理论

现代主要的龋病病因理论有三联因素或四联因素理论,后者是前者的补充,两者都可以被认为是化学细菌学说的继续和发展。

(一)三联因素论

20 世纪 60 年代,Keyes 作为一个微生物学家首先提出了龋的三联因素论(three prerequisites for caries process),又称三环学说。三联因素指致龋细菌、适宜的底物(糖)和易感宿主(牙齿和唾液)。三环因素论的核心是三联因素是龋病的必需因素(prerequisites),缺少任何一方都不足以致龋。其他因素都是次要因素,或者通过对必需因素的影响发挥致龋作用,见图 1－2。

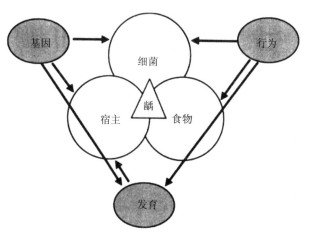

图 1－2 龋病病因的三联因素及相关的多因素特征

1.致龋细菌 此类细菌黏附在牙面上,参与牙菌斑的形成并具有产生有机酸和其他致龋物质的能力,同时又具耐酸性,即能够在较低 pH 条件下生存和继续产酸。细菌的代谢产物是造成牙齿硬组织破坏的因素,所以可以认为细菌是病原因素。目前对已知的致龋细菌研究最多的是变形链球菌族,因为它能够合成多聚糖(主要是葡聚糖)。葡聚糖作为菌斑的基质,在牙菌斑的形成中起重要作用。而牙菌斑是细菌在牙面上赖以生存的生态环境,没有这样的环境,龋同样是不能发生的。研究较多的致龋细菌还有乳酸杆菌和放线菌。前者具有强的产酸和耐酸能力,在龋坏的组织中检出较多,一般认为在龋的发展中起重要作用;后者则参与根面菌斑的形成,与牙根面龋的发生关系密切。最近的研究表明,口腔链球菌家族中的非变形链球菌类链球菌在龋病的不同阶段发挥致龋或调节致龋的作用。

2.适宜的底物(糖)　口腔中有许多细菌具有代谢糖产酸的功能。由于牙菌斑糖代谢生成的主要有机酸是乳酸,这些细菌又可称为产乳酸菌。产乳酸菌在生物界具有许多有益功能,如分解发酵乳类制品,有利于人类消化。口腔中产乳酸菌生成的乳酸,一方面在维持口腔生态平衡中可能存在有益的一面;另一方面如果得不到及时清除,在菌斑中滞留,则导致牙齿持续的脱矿,显然对牙齿健康不利。一些口腔细菌具有利用糖合成多聚糖的功能,包括细胞内多糖和细胞外多糖。前者可以为细菌本身贮存能量,后者则作为菌斑形成的基质。在所有的糖类物质中,蔗糖最有利于细菌产酸和形成多糖,因此蔗糖被认为具有最强的致龋性。糖的致龋性是通过局部作用产生的,不经口腔摄入不会致龋。具有甜味作用的糖代用品,如木糖醇,经过细菌代谢时不产酸也不合成多糖,所以是不致龋的。

3.易感宿主(牙齿和唾液)　牙齿自身的结构、矿化和在牙列中的排列,牙齿表面物理化学特性等代表了机体的抗龋力。窝沟处聚集的菌斑不易清除,窝沟本身常可能有矿化缺陷,因而更易患龋。排列不齐或邻近有不良修复体的牙齿由于不易清洁,菌斑易聚集,更易患龋。牙齿表面矿化不良或粗糙,增加了表面聚集菌斑的可能,也增加患龋的机会。牙齿自身的抗龋能力,包括矿化程度、化学构成和形态完善性,主要在牙的发育阶段获得。牙齿萌出后可以通过局部使用氟化物增加表层的矿化程度,也可以通过窝沟封闭剂封闭不易清洁的解剖缺陷。

机体抗龋的另一个重要的因素是唾液。唾液的正常分泌和有效的功能有助于及时清除或缓冲菌斑中的酸。唾液分泌不正常如分泌过少或无法到达菌斑产酸的部位,都会增加患龋的机会。

与龋病发病的有关因素很多,但大量的临床和实验研究表明,所有其他因素都是与上述三联因素有关或通过上述因素起作用的。如不良的口腔卫生增加菌斑的聚集、增加有机酸在局部的滞留,是通过影响微生物的环节起作用的;而低收入、低教育水准,意味着口腔保健知识和保健条件的缺少,影响对致龋微生物和致龋食物的控制,从而导致龋在这个人群中多发。

(二)龋的四联因素论

四联因素论又称四环学说。20世纪70年代,同样是微生物学家的Newbrun在三联因素的基础上加上了时间的因素,提出了著名的四联因素论。四联因素论的基本点是:龋的发生必须具备致龋菌和致病的牙菌斑环境,必须具备细菌代谢的底物(糖),必须是局部的酸或致龋物质积聚到一定浓度并维持足够的时间,必须是发生在易感的牙面和牙齿上。应该说,四联因素论较全面地概括了龋发病的本质,对于指导进一步研究和预防工作起了很大的作用。但严格讲,无论是三联因素论,还是四联因素论用来阐述发病机制学说似乎更为合适,而不适合作为病因论。因为除了微生物之外,食物和牙齿无论如何是不应归于病原因素中的。

四、其他与龋有关的因素

如前节所述,致龋细菌、适宜的底物(糖)和易感宿主是 3 个最关键的致龋因素。然而,与龋有关的因素还很多,龋是一种多因素的疾病,但是所有其他因素都是通过对必需因素的影响而发生作用的。

(一)微生物

致龋细菌具有促进菌斑生成、产酸和耐酸的能力,是主要的病原物质。除此之外,其他的微生物也可以对龋的发生和发展起作用。正常情况下口腔微生物处于一个生态平衡的状态。有些细菌可能本身不致龋,但却可以通过影响致龋菌对龋的过程产生作用。譬如,口腔中的血链球菌,本身致龋性很弱,它在牙面的优先定植,有可能减少变形链球菌在牙面的黏附和生长,进而减少龋的发生。另外一些非变形链球菌类链球菌产酸性不高,但对于维持牙菌斑的生存有作用,有助于龋的形成;或对产生的有机酸有缓冲作用,有助于龋的抑制。

(二)口腔保健

口腔保健包括有效的刷牙、菌斑控制和定期看医生。有效的口腔保健措施和有效的实施是减少龋齿的重要因素。

(三)饮食

食物中的糖类是有机酸生成反应的底物,尤其是蔗糖,被认为是致龋因素,甚至认为是病因之一。根据细菌代谢食物的产酸能力,将食物简单地分为致龋性食物和非致龋性食物。致龋性食物主要是含糖类的食物。根据糖的产酸性排列,依次是蔗糖、葡萄糖、麦芽糖、乳糖、果糖等。食物的致龋性还与食物的物理性态有关。黏性的、易附着在牙面的,更有助于糖的作用。除了这些对致龋有作用的食物之外,剩下的多数应该是非致龋性的。非致龋性食物多为含蛋白质、脂肪和纤维素的食物,如肉食、蔬菜等。一些食品甜味剂不具备糖类与细菌代谢产酸的结构,不具备产酸性,因此不致龋,如木糖醇和山梨醇。关于抗龋性的食物,由于很难从实践中予以证实或检验,不宜如此界定。

由于糖与龋的密切关系,预防龋齿必须控制糖的摄入。然而还应该认识到人类的生存需要充足的营养和能量。糖尤其是蔗糖是人类快速获取能量的重要来源。从营养学的角度,不可能将糖类从食谱中取消。唯一能做的是减少进食的频率、减少糖在口腔中存留的时间。

(四)唾液因素

唾液作为宿主的一部分,归于与龋有关的关键宿主因素。唾液的流量、流速和缓冲能力决定了对酸的清除能力,与龋关系密切。影响唾液流量的因素除了涎腺损伤和功能障碍之外,还与精神因素等有关。

(五)矿物元素

牙齿的基本矿物组成是羟磷灰石,是磷酸钙盐的一种,主要成分为钙和磷。环境中的钙磷成分有助于维持矿物的饱和度,有助于减少牙齿硬组织的溶解,还有助于再矿化发生。氟是与牙齿健康关系最密切的元素。人在牙发育期摄入了过量的氟可能导致氟牙症,严重的时候还会导致骨的畸形,称为氟骨症。但环境中微量的氟,如牙膏中的氟、口腔菌斑中的氟则有利于抑制脱矿和增加再矿化,达到预防龋的效果。其他与龋有关的元素多是与牙矿物溶解有关的元素,如锶、钼、镧元素有抑制脱矿的作用,而镁、碳、硒元素有促进脱矿的作用。

（六）全身健康与发育

牙齿发育期的全身健康状况可以影响牙的发育和矿化，进而对牙齿对龋的易感性产生影响。

（七）家族与遗传

双生子的研究结果表明，人对龋的易感性极少与遗传有关，主要是由环境因素决定的。但是遗传对龋相关的其他因素有明显的作用，如牙的形态包括窝沟形态受遗传因素影响较大。而人的饮食习惯与家庭生活环境有关。

（八）种族

种族间龋患的差异主要来源于饮食习惯、卫生保健方式、社会文化教育方面的差异，与种族本身的差异不大。

（九）社会经济与受教育的程度

经济状况的差异决定了人接受教育、接受口腔保健知识和获得口腔保健措施的程度，因此与龋有关。

（李瑛）

第三节　发病机制

龋的发病过程要经过牙菌斑形成、致龋菌在牙菌斑环境内代谢糖产酸形成多聚糖、酸使牙齿硬组织溶解成洞几个重要环节，见图1－3。

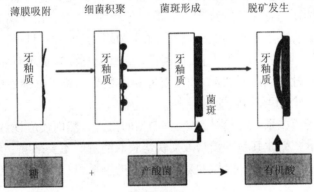

图1－3　龋病的发病机制

一、牙菌斑形成

牙菌斑（dental plaque）指附着在牙表面的膜样物质，即牙表面生物膜（biofilm），含有微生物（菌斑容量的60%～70%）、基质和水。细菌是牙菌斑微生物中的主体，基质主要由细菌分泌的多糖组成。其他成分包括细菌代谢生成的有机酸，来自唾液或龈沟液的成分等。

牙菌斑的形成开始于获得性膜（acquired pellicle）的形成。获得性膜是牙面上沉积的唾液薄膜，其沉积机制类似静电吸附的作用，与牙表面的能量分布和唾液成分的结构有关。获得性膜的主要蛋白质成分有糖蛋白、唾液蛋白、黏蛋白等。纯粹的唾液薄膜在光学显微镜下观察，是一种无细胞的均质结构。获得性膜可以在清洁后的牙面迅速形成并在数小时的时间内达到稳定的状态，且不易为一般的清洁措施清除。获得性膜的形成在很大程度上决定了牙面对细菌的吸引力。

几乎在获得性膜形成的同时,细菌就可以借其在牙面上黏附,并在其中生长、发育,形成稳定的细菌菌落。细菌在获得性膜的黏附靠的是膜表面电荷间的吸引。最早借助获得性膜定居在牙面上的是球菌,而后才有其他菌类的黏附和生长。

黏附到牙面的细菌要经过生长、繁殖,同时吸聚其他细菌,才可能成为成熟的菌斑。细菌间的聚集可以借助各自膜表面的结构特征,相互吸引结合,更主要的是通过合成细胞外多糖尤其是不溶于水的多糖来完成的。细菌利用蔗糖合成葡聚糖成为菌斑的基质,而一些细菌表面结合的葡萄糖基转移酶(glycosyltransferase,GTF)对葡聚糖有很强的亲和力,从而形成了细菌聚集的基础。葡聚糖在细菌与牙面、细菌与细菌之间起桥梁作用,促进细菌对牙面获得性膜的黏附和细菌间的聚集,是菌斑成熟的关键成分。

早期形成的菌斑质地疏松,随着时间的延长,菌斑内部的细菌数量增多,密度增加,渗透性降低,有毒产物增加。一般认为 3d 后的菌斑中细菌种类、细菌成分和密度基本恒定,是为成熟菌斑(matured plaque)。成熟菌斑深处接近牙面的部分常呈厌氧状态或兼性厌氧状态。

成熟的菌斑结构致密,渗透性减弱,成为相对独立的微生态环境,有利于细菌产酸,不利于酸的扩散和清除。菌斑中的液态环境称牙菌斑液(plaque fluid),是牙齿硬组织溶解的液态环境。现代研究证明,龋齿只有在菌斑聚集的部位才可以发生,所以说,没有菌斑,就不会得龋(no plaque,no caries)。

二、牙菌斑中的糖代谢

人进食时摄入的糖尤其是小分子的蔗糖、葡萄糖、果糖,可直接进入菌斑,为致龋细菌代谢利用。细菌在菌斑内的糖代谢包括分解代谢和合成代谢,还包括代谢生成的物质在菌斑内外的贮运。

1.分解代谢 对于龋病有意义的是菌斑的无氧酵解过程。由于菌斑深层缺氧,细菌代谢糖主要通过无氧酵解过程,生成有机酸。菌斑和菌斑液中可以检测到甲酸、乙酸、乳酸、丙酸、琥珀酸、丙酮酸和丁酸等多种短链有机酸,但若干临床漱糖实验表明,糖代谢后增加最明显的是乳酸。菌斑中存在的其他有机酸很可能是乳酸进一步代谢的中间产物。乳酸的生成可以改变菌斑的 pH,增加菌斑液的脱矿能力。

2.合成代谢 包括细菌利用糖合成细胞内和细胞外两类多糖。细胞内多糖的合成是将细胞外的糖转化为胞内多糖储存的过程。在外源性糖源缺乏时,胞内多糖可以作为细菌生存和获取能量的来源。细胞外多糖的合成是细菌通过糖基转移酶的作用合成多聚糖的过程。形成的多聚糖有葡聚糖、果聚糖和杂聚糖,是菌斑基质的主要成分。细菌合成多糖的能力靠其内在的酶系统,与致龋能力密切相关。

三、牙齿硬组织的脱矿机制

(一)脱矿与再矿化的基本化学条件

无论是在体内还是在体外,矿物溶解或沉积的基本物理化学条件是环境溶液中对于该种矿物的饱和状态。牙釉质、牙本质和牙骨质中的主要无机矿物成分为羟磷灰石,其基本分子成分是 $Ca_{10}(PO_4)_6(OH)_2$,在局部的环境溶液中必须满足下列条件才可以保持矿物稳定:

$$(Ca^{2+})_{10}(PO_4^{3-})_6(OH)_2 = K_{sp}$$

等式左侧表示溶液中的相关于羟磷灰石的离子总活度,右侧为达到溶液平衡状态时羟磷灰石的溶度积常数。当溶液的离子活度积小于羟磷灰石的溶度积常数时就可能发生矿物晶体的溶解。反之,则可能出现沉淀。

(二)脱矿和再矿化

牙硬组织在口腔环境中的脱矿实际上是固态物质在不饱和的液态介质中的溶解过程。牙菌斑中的液态环境即牙菌斑液,是决定牙齿硬组织溶解的介质。在菌斑的饥饿情况下,菌斑液对牙齿矿物来说,基本是过饱和的。而在糖代谢后,菌斑中出现大量有机酸,pH 降低,可以使菌斑的液态环境呈现对牙硬组织高度不饱和的状态,牙齿中的无机物溶解析出。这种状态是牙齿溶解脱矿、形成龋的基础。

由于口腔菌斑环境的不断变化,牙齿早期龋的过程不是一个连续的脱矿过程。当代谢糖生成有机酸时,可以出现脱矿,而当糖或酸的作用消失,在唾液和氟化物的作用下,脱矿的牙组织可以再矿化(remineralization)。不过一旦龋洞形成,细菌在窝洞内的产酸能力更强,而唾液的清除能力和氟化物都难以到达病变部位,脱矿就是占压倒优势的病理活动,无法逆转了。

(李瑛)

第四节　临床表现和诊断技术

一、临床表现

口腔医学为了临床治疗的需要,常将龋齿与其相关的疾病分别命名与诊断,本节龋齿的概念作为疾病的诊断名词,指发生在单个牙的牙齿硬组织因龋出现缺损,病变局限在牙体硬组织,没有引起临床上的牙髓的炎症或变性反应的一种状态。临床检查中,可见龋洞,但温度和活力测试、牙髓反应均为正常,患者也没有自发性疼痛等症状。

龋齿的临床表现可以概括为牙齿色、形、质的变化和患者感觉的变化。正常的牙釉质呈半透明状,牙本质的颜色为淡黄色。正常牙齿的颜色主要是透过牙釉质显现出来的牙本质色。牙釉质表面应该光滑,无色素沉着。牙釉质的硬度高于牙本质和牙骨质,但任何正常的牙硬组织都不可能通过手用器械如挖匙去除。

(一)牙齿颜色的改变

牙齿表面色泽改变是临床上最早可以注意到的龋的变化。当龋发生在牙的平滑面时,擦去表面的菌斑或软垢并吹干后,可见病变部位表面粗糙、光泽消失,早期呈白垩色,进一步着色还可以呈棕黄色或黑褐色。当龋发生在窝沟釉质的部位,清洗吹干后可见沟口呈白垩色;进一步发展病变进入牙本质,若牙釉质没有破坏,病变透过牙釉质呈墨浸样的改变。这是由于其下的牙本质严重脱矿着色,病变透过正常的半透明的釉质反映出的特有颜色。发现窝沟墨浸样变,一般病变范围已经在牙本质层,病变的范围甚至超过色泽改变的范围。当牙的邻面发生龋损,从边缘嵴仔细观察,也可以见到类似墨浸样变化。

(二)外形缺损

龋最显著的临床特征是形成了不可为自体修复的、牙体组织的实质性缺损。临床上可以看到、探到或检查到龋洞。

临床上所看到的龋洞大小不一定反映病变的实际大小。发生在窝沟的龋,有时即使牙内龋损严重,甚至病变到达了牙本质的深层,但由于釉质层破坏不明显,临床所见的龋洞也不是很大。遇到这种情况,要擦净吹干牙面,仔细观察墨浸状颜色的改变,通过颜色改变的区域,判断龋洞的大小。位于牙邻面、根面的龋洞常无法通过肉眼见到,要使用探针仔细探查。龋洞如果发生在平滑面或邻面,临床上可以看到或用牙用探针探查。探诊时,要从正常牙面开始,遇到龋洞时会感到牙面的连续性消失,探针可以被洞壁卡住。有时候有必要照X线相片如咬合翼片,可以发现病变部位的密度较周围正常组织明显降低。

（三）质地的改变

龋造成的牙体组织的实质性缺损,称为龋洞。龋洞中充满感染脱矿的牙体组织和食物碎屑,质地松软,容易与正常组织区别。对于发生在窝沟的小龋洞,当用探针探入洞底时,会感到洞底较正常牙组织软。

（四）患者感觉的变化

波及牙釉质浅层的早期龋损,可以完全没有临床症状。当龋损发展到牙本质层并出现龋洞时,患者可能有冷热刺激时或食物嵌塞时的敏感症状,一般是一过性的,刺激消失,症状随之消失。当龋发展至牙本质深层时,症状会明显一些。一般患者是在这个时候就诊。

二、好发部位和好发牙齿

（一）好发部位

龋的好发部位与菌斑聚集部位和发育薄弱部位有关,如牙的沟裂、不易清洁的两牙相邻面。牙列不齐时,修复体和正畸装置边缘,是常见的不易清洁的部位,都是龋的好发部位。

好发部位还与患者的年龄有关。3岁以前的幼儿多为前牙的邻面龋,这与饮食有关;3~5岁则多见乳磨牙的窝沟龋,与牙齿初萌有关;而到了8岁左右,乳磨牙的邻面龋开始多起来,与颌骨生长后牙间隙增大有关。此时,也是新萌出的第一恒磨牙窝沟龋高发的时期。青少年多发恒牙窝沟龋和上前牙的邻面龋,而中老年人则多见根面龋。

（二）好发牙齿

上前牙、第一磨牙、义齿基牙、排列不齐的牙齿,都是常见的易患龋的牙齿。乳磨牙和第一恒磨牙是窝沟龋的好发牙齿,这是因为乳磨牙和第一恒磨牙一般在出生前开始发育并有部分矿化,出生后继续发育和矿化。由于经历新生儿环境的变化,这些牙更容易出现发育和矿化上的缺陷,因此患龋率较其他牙高。下颌前牙由于接近唾液导管口,表面光滑,易于自洁,因而很少发生龋。如果龋波及下颌前牙,一般该患者可被认作高危个体,或为猛性龋患者。

临床检查龋齿时,要注意对好发部位和好发牙齿的检查,同时要加强对患者的防龋指导。

三、龋病的诊断技术

（一）问诊

问诊是诊病的基础。即便对于已发现的明显龋洞或患者没有明确的主诉,也要认真询问患者对患牙的感觉,以免判断片面或错误。龋洞由于直观,往往容易让人忽略问诊。问诊在所有疾病中都是重要的。龋病诊断过程中的询问,不能只限于对龋坏牙齿的诊断,还要包括对患者口腔中所有与龋有关问题的了解。因此,除了对患牙自觉症状的询问外,还应该了解龋有关的因素,了解患者的整体口腔健康状况、保健情况。这样的基本了解有助于接下来制订全面有效的针对个案的治疗计划。

（二）视诊

首先应该对待查患牙进行必要的清洁，牙齿表面应无软垢。然后，用气枪吹干表面。观察牙表面色泽的变化，应该在光线良好的条件下进行。如白垩色变、墨浸样变等都是由于牙体组织晶体破坏形成的特有光学现象。视诊重点观察边缘嵴、邻面、窝沟、牙颈部的变化。注意利用口镜和调整光照的角度。观察邻面龋的时候，要调整外部光源的角度，让光垂直透过观察区，在舌侧用口镜仔细观察。

在完成对患牙的视诊之后，也必须对其他牙齿的情况有全面的了解，如发育状况、菌斑附着情况、龋患情况、牙周情况等。

（三）探诊

使用不同型号、大小的牙科探针，可以发现早期的窝沟龋和发生在邻面的龋。探查邻面时，要从正常牙面开始，注意感觉牙面的连续性。探查邻面牙颈部时，要注意感觉冠部牙釉质向根面牙骨质的过渡。探诊的同时还要感受牙齿硬度的变化。牙齿表面连续性发生变化或牙组织变软，都提示龋的可能性。探诊还有助于判断病变的深度和牙髓的反应。深龋时对探诊一般反应敏感，而死髓牙则对探诊完全无反应。探诊还有助于发现是否露髓。若已经见到暴露的牙髓部分，应避免对暴露部分的进一步探查，以免引起探诊患者的剧痛感觉。总之，探诊时，动作要轻柔，用力要恰当。

（四）X线照相检查

对于视诊和探诊不能确定的龋损或需要进一步确定龋损范围，应拍摄患牙的X线相片。需确定邻面龋时，理想的牙片应是咬合翼片。龋损部位的密度一般显示较周围正常组织低，但是X线相片所显示的病变范围一般都小于临床上实际的脱矿范围。

（五）温度测试

温度测试对于确定牙髓的状态很有帮助。正常牙齿表面所能容忍的温度范围一般为10～60℃。临床在进行热测试时，一般用超过60℃的牙胶棒，冷测试可用自制的小冰棒（直径同牙胶棒）。测试时应放在唇颊或舌面的中部测试，以正常的对侧同名牙或邻牙作为对照。温度测试测的是牙髓的状态，受牙组织的厚度影响，因此要遵循上述原则所规定的测试部位。有些情况下如老年患者，常规的测试部位无法测试牙髓的反应时，则可以根据情况，将温度测试的牙胶棒或小冰棒直接放在牙颈部、咬合面或窝洞内进行测试。

温度测试时要注意避免融化的牙胶或冰水流到周围组织，影响检测结果或损伤组织。

（六）光学检查

通过投射光直接显像或荧光反射获取局部图像的原理制成小型仪器进行光学检查，可以发现早期的龋齿。优点是不需要照X线相片，缺点是灵敏度和精确度目前还达不到临床的要求。但此类技术有很好的应用前景。随着投射光源的改进，光学检查未来有可能部分或全部取代X线照相术用于对龋进行早期诊断。

（七）电导检测

电导检测是根据龋坏组织电导值与正常组织的差别制成仪器，通过仪器检查，区别不同深度的龋损。但影响因素多，灵敏度和可靠度均有待改进，目前还不是常规的临床检查仪器。

（八）龋损组织化学染色

碱性品红可以使变性的胶原组织和细菌着色，从而有助于区别正常的牙本质组织。根据这种原理制成商品化的龋蚀检知液,用于临床指导去腐过程,对于初学者有一定帮助。

(九)其他相关技术

目前有许多商品化的测试菌斑产酸性的方法和检测致龋菌的方法,有些已被用于测试个体对龋的危险程度。但由于龋的多因素致病特征,这些方法离临床实用尚有相当距离。

(李瑛)

第五节 临床分类与诊断

一、临床分类与诊断

(一)按病变侵入深度的分类与诊断

按龋齿的病变深度将患牙分为浅龋、中龋和深龋,这是最常用的临床分类方法,简单、可操作性强。作为诊断名词,其特指已经形成龋洞但又无牙髓临床病变的状况。

1.浅龋 发生在牙釉质或根面牙骨质。浅龋可以发生在牙的各个牙面,发生在牙冠部,龋的范围局限在牙釉质层,无明显临床症状。龋发生在邻面时,一般可用探针在探诊时发现,或在拍X线相片时发现。发生在咬合面窝沟的浅龋,多在探诊时发现,洞口可有明显的脱矿或着色,洞底位于釉质层,用探针探查可以探到洞底,卡探针,质软。发生在牙根面的浅龋,多见于中老年人牙根暴露的情况,表面可呈棕色,质软,探查时可以感觉表面粗糙。浅龋时,一般患者很少有自觉症状,多数是在常规检查时发现。

2.中龋 病变的前沿位于牙本质的浅层。临床检查时可以看到或探到明显的龋洞,或在X线照相时发现。牙本质具有小管样的结构,小管内有小管液,牙本质受到刺激后可以通过小管液向牙髓传导,或直接通过埋在牙本质中的成牙本质细胞突起传至牙髓,引起相应的牙髓反应如形成修复性牙本质。

中龋时,患者多有自觉症状。主要表现为冷或热的食品进入窝洞,刺激窝洞引起的一过性敏感症状。有一部分患者,龋损发展缓慢,由于修复性牙本质的形成,可无明显临床症状。临床温度和牙髓活力测试时,患牙的反应应该是与正常的对照牙类似。

中龋的诊断要结合患者的牙龄,考虑牙本质的厚度和致密度,处理时应有所区别。刚萌出的牙齿,牙本质小管粗大,渗透性强,病变发展快,修复性牙本质量少,病变距正常牙髓的距离短,即使观察到的病变位于釉牙本质界的下方,其临床症状也会比较明显,处理时仍应特别注意护髓。而发生在中老年人的中龋,常有较多的修复性牙本质形成,牙本质小管矿物密度高,渗透性弱,对刺激的反应也较弱。

3.深龋 病变进展到牙本质深层。临床上可观察到明显的龋洞,患者有明显遇冷热酸甜的敏感症状,也可有食物嵌塞时的短暂疼痛症状,但没有自发性疼痛。探诊时敏感,去净腐质后不露髓。常规温度测试检查时反应正常。

发生在点隙裂沟处的深龋,有时临床上仅可见窝沟口的小洞,但墨浸状改变的范围较大,提示牙本质的病变范围很大。咬合翼X线相片可显示病变范围,但较实际病变范围要小。有时病变沿着釉牙本质界发展,内部病变范围很大,但外部表现很轻。

以上按病变侵入深度的分类方法,有利于临床诊断治疗时使用。但确定治疗方案时,还应同时考虑病变进展的速度、患牙的牙龄、患者口腔整体情况等因素。

临床检查记录时，有时也可采取流行病学调查时的记录方法，即 5 度分类法。其中Ⅰ、Ⅱ、Ⅲ度分别相应为浅、中、深龋，Ⅳ度龋则对应于已出现自发痛症状或牙髓病变、发生在牙本质深层的龋，Ⅴ度龋则指患牙已为残冠或残根。

浅、中、深龋的分类方法是从临床治疗方便考虑的，如浅龋多数使用简单的充填治疗即可，中龋在保护牙髓的前提下也可进行直接充填治疗，而对于深龋则需要谨慎处理。除了要仔细鉴别牙髓状况之外，还要特别注意在治疗过程中保护牙髓。

另外，浅、中、深龋的临床分类的初衷是针对已经有了明显龋洞的龋齿的，临床上必须进行必要的手术干预。但有一类情况，釉质龋损成洞之前，虽有明显的脱矿，但牙的解剖表面尚完整，有人将这种情况称为早期釉质龋(early enamel caries)，认为可以通过去除病因和再矿化治疗停止病变发展。研究表明早期釉质龋通过有效的菌斑控制，去除致龋原，使用氟化物，或许可能再矿化。临床医生应该对这种情况有所认识，处理时也应区别对待。可以在采取必要的菌斑控制措施、应用氟化物同时，定期随访，病变成洞后再做手术干预。

（二）按病变速度的分类与诊断

这种分类方法有利于对患者的整体情况综合考虑，有利于及时采取措施。

1. 急性龋(acute caries)　龋的发展速度可以很快，从发现到出现牙髓病变的时间可以短至数周。病变如发生在窝沟，可在窝沟底部沿釉牙本质界向两侧和牙本质深部发展，形成临床上不易发现的隐匿性龋。病变部的牙本质质地较湿软，范围较广，容易以手用器械去除。由于进展速度快，可早期侵犯牙髓，就诊时可能已有牙髓病变，检查和诊断时要特别注意。由于发展速度快，病理上很难见到在牙髓腔一侧的修复性牙本质形成。

急性龋多发生在儿童和口腔环境改变的易感个体。儿童新萌出的牙结构比较疏松，尤其是牙本质中小管数目多，矿物成分少，有利于酸和细菌代谢物质的扩散。而另一方面，儿童期食糖不容易得到控制，口腔卫生的良好习惯没有养成，使局部的致龋力增强。窝沟发育的缺陷，如矿化不全，沟陡深，牙釉质缺如，都使病变发展迅速。成年人中当患有唾液分泌方面的问题如分泌量过少时，则影响唾液的清洁缓冲功能，使局部菌斑的 pH 较长时间保持在一个低水平，致龋力相对加大，也可出现急性龋的情况。

2. 猛性龋(rampant caries, 猖獗龋)　为特殊类型的急性龋。表现为口腔在短期内(6～12个月)有多个牙齿、多个牙面，尤其在一般不发生龋的下颌前牙甚至是切端的部位发生龋。可见于儿童初萌牙列，多与牙齿的发育和钙化不良有关，也可见于患者涎腺功能被破坏或障碍时，如头颈部放疗后出现的龋损增加或患口干症时。有学者将由于头颈部放疗导致的猛性龋称为放射性龋(radiation caries)。

3. 慢性龋(chronic caries)　龋呈现慢性过程，病变组织着色深，病变部位质地稍硬，不易用手用器械去除。多数情况下成年人发生的龋是这样的。由于病程缓慢，在牙髓腔一侧可有较多的修复性牙本质形成。

4. 静止龋(arrested caries)　病变进行到一定阶段，由于致龋因素消失，已有的病变停止进展并再矿化。可见于发生在邻面的早期龋，如果相邻的患牙已拔除，患龋部位可以在口腔咀嚼时达到自洁，病变脱矿部位由于唾液的作用而再矿化。也见于磨牙患急性龋潜行发展时，使釉质失去支持，在咀嚼力的作用下破坏崩溃脱落，暴露的牙本质呈浅碟状，菌斑不能聚集，病变牙本质在唾液和氟化物的作用下再矿化，病变静止。临床检查时病变部位可以有轻度着色，但质地坚硬同正常组织或更硬，表面光亮。

（三）按病变发生的组织和部位分类与诊断

1.釉质龋　为发生在牙釉质的龋。由于牙釉质的主要成分是无机矿物磷灰石,脱矿是釉质龋的主要病理表现。正常釉质是半透明的,早期脱矿可以使釉质内部的结晶体光学性质发生变化,也可以使矿物含量降低,微孔增多,使早期釉质龋的光折射率发生变化,病变区呈白垩样色泽变化或呈位于釉质的浅洞。

2.牙本质龋　为病变发展到牙本质的龋。由于牙本质成分中含有较多的有机质,因而致龋过程不同于牙釉质,既有矿物的溶解,还应有胶原蛋白的溶解。有时候,牙本质的脱矿现象可以很严重,但只要胶原蛋白的基本结构存在,一旦致龋因素和受细菌感染的牙本质去除后,脱矿的部分仍可修复或再矿化。再矿化的牙本质矿化程度有时可能高于正常牙本质,如在静止龋时的牙本质,或暴露牙本质在口腔中形成的硬化牙本质。

3.牙骨质龋　发生在牙骨质的龋,多见于中老年患者因牙周病暴露的牙骨质表面。由于牙骨质是一种类骨的组织,对于牙骨质在龋的状态下的破坏机制,至今仍没有明确的答案。但可以肯定的是,矿物溶解总应是先于有机质的破坏的。

4.根龋(root caries)　为发生在暴露的牙根表面的龋。多见于中老年人,一部分是由于患者患牙周病而导致牙根较早暴露,另一部分是由于牙周组织的生理性退缩。临床上常可见到部分患者牙冠的部分很少有龋,但到了老年牙根暴露则多龋,提示根面龋的发病机制有可能不同于冠部的釉质龋。

5.窝沟龋　为发生在牙的点隙沟裂处的龋。这种情况多与该处的发育和解剖有关,常见于牙齿初萌的头几年。

6.平滑面龋　为发生在颊舌平滑面的龋。常见于唇颊牙颈部,由于菌斑聚集并得不到及时清洁而致。

7.邻面龋　为发生在牙的近远中面的龋。两个牙相邻的部位是最不易清洁的位置,因而更易患龋。

（四）按发病特点的分类与诊断

1.继发龋(secondary caries,recurrent caries)　为在已有修复体边缘或底部发生的龋。临床可见修复体边缘牙组织着色变软,拍X线相片显示修复体周围牙组织密度降低。

2.再发龋　已对原发龋的病灶进行了修复,但在同一牙齿其他部位发生的龋损,用来与继发龋区别。

另外,在临床上还有根据致病因素命名龋的,如放射性龋、喂养龋(nursing caries)、奶瓶龋(bottle caries)、青少年龋(adolescent caries),在此不一一列举。

二、鉴别诊断

（一）与牙齿发育和矿化不良的鉴别

局部的或全身的疾病可导致牙齿的发育和矿化不良,表现为牙表面有实质性的缺损和色泽变化。如釉质发育不全时牙表面可出现陷窝状的缺陷,应与龋齿鉴别。一般这种缺陷呈不规则形,表面有光泽,质地坚硬。发生在咬合面常累及牙尖,而龋则主要累及窝沟。发育不全的缺陷还常发生在前牙的唇面和切缘,容易与龋鉴别。但是,釉质的这种缺陷也可能继发龋,表现为缺陷部位菌斑聚集,牙组织脱矿变软。导致牙齿发育和矿化不良的非龋疾病还有氟牙症、四环素牙等多种疾病,多有矿化不良和色泽改变。多数情况下,牙表面组织有光泽,质地硬,容易与龋鉴别。有表面发育缺陷的牙,菌斑不易被清除,也可能成为龋的好发部位。

(二)与其他非龋疾患的鉴别

楔状缺损是发生在牙颈部的牙体组织缺损,病变部位质地同正常组织,表面有光泽,无菌斑积累。酸蚀症和其他非龋性牙体组织缺损致牙本质暴露可出现牙本质过敏症,表现为对过冷和过热的敏感,但用暂封性材料覆盖敏感部位后,敏感症状消失。楔状缺损的部位有时也是菌斑易积聚的部位,有时可同时发生龋。

(三)深龋与可逆性牙髓炎的鉴别

龋深达牙本质深层,去腐干净后也未露髓,但进行常规温度测试时,出现较正常对照牙敏感的反应,如刺激时的一过性敏感症状。询问病史中从未出现自发痛症状,应考虑牙髓充血的可能,可诊断为可逆性牙髓炎。治疗应为间接盖髓观察,暂时充填,待充血症状消失后,再行永久充填。部分可逆性牙髓炎也可能进展为不可逆的牙髓炎。

(四)深龋与死髓牙的鉴别

有些情况下,尤其是在急性龋的时候,深龋时的毒素可以在龋还没有到达牙髓的情况下感染牙髓,致牙髓坏死,而患者可以没有临床症状。应通过温度测试、探诊和活力电测试予以鉴别。有时龋的过程缓慢,形成修复性牙本质层后,可能降低牙对温度的反应性。遇到这种情况可以将温度测试的部位放在窝洞内进行测试。必要时应拍 X 线相片,观察根尖周组织的情况。

(五)深龋与慢性牙髓炎的鉴别

龋可以到达牙本质深层但未露髓,但龋坏过程产生的毒素可以穿过部分脱矿的牙本质刺激牙髓引起牙髓的慢性炎症。慢性牙髓炎一般会有相应的自发痛症状,但因人而异。对于临床症状不明显的病例,可通过仔细询问病史、温度测试和活力电测试仔细鉴别。如临床有自发痛的经历,温度测试时较正常牙敏感或有迟缓性疼痛,则应诊断为慢性牙髓炎。拍 X 线相片有助于诊断。深龋时根尖周膜应该是正常的,而慢性牙髓炎时,有时可见根周膜的轻度增宽。

对于诊断不清或无法确定的病例,可先行间接盖髓治疗,随访观察,确诊后再行永久充填。

(李瑛)

第六节　治疗原则与策略

龋病独特的发病特征与病因特点,决定了:①龋病的治疗方案必须是全面的,在充填具有患者主诉龋洞的同时,要充分分析患者的整体口腔情况,继续治疗非主诉的龋齿,落实口腔保健措施,改善患者的口腔健康状况,防治新的龋齿。②必须将龋病的防治策略纳入到口腔多学科治疗计划中,因为多种口腔医疗行为会改变口腔环境,增加患者的龋易感性。

由于龋的早期主要表现为矿物盐溶解,临床无症状,不易为患者自己发现,因此需要建立定期的口腔检查制度,以便在医生的协助下早期发现。同时,龋是进行性发展的疾病,不能通过组织再生自行修复,形成龋洞后必须由受过专门训练的牙科医师修复,所以早期发现、早期治疗可以大大地简化程序、节省开支。另外,患龋者常常存在其他口腔卫生或口腔保健方面的问题,医生在进行口腔检查和治疗的同时,可以指出患者口腔保健中的问题,指导患者养成好的口腔卫生习惯,使其具备正确的牙科就诊态度和主动防治早期龋齿的主观愿望。

概括起来,要十分地明确:龋病的治疗不是单纯的龋齿充填。制订龋病治疗计划要考虑患者目前的主诉或主要问题,及时终止病变发展,防止对牙髓的损害,恢复外观和功能;还必须考虑患者整体的口腔情况,为患者制订个性化的龋病防治方案。同时,要教育指导患者,调动其自身的防治疾病的主观能动性。患者自身对疾病的认知程度对于控制龋齿是十分关键的。治疗一个龋齿,教育一个患者,使其形成良好的口腔保健习惯,是医者的责任。

一、龋病个案综合分析

(一)个案的龋危险性评估

龋病的发病因素很多,但对于每个就诊的具体患者来说,应该有其特殊或主要的原因。要全面询问患者的饮食习惯、口腔卫生保健方法、用氟情况和全身健康状况,同时要仔细检查患者每个牙齿的发育和矿化、牙面菌斑聚集、牙的排列、义齿配戴情况和唾液分泌情况,要对患者当前的龋患情况有完整的了解,结合所收集的资料和已有的知识给出综合的龋危险性评估,然后有针对性地给患者以具体的个人保健指导、制订治疗方案和实施防治措施。

龋危险性评估要根据患者年龄、目前患龋程度、以往龋病史、牙齿发育排列状态、唾液分泌情况等综合考虑。多个龋齿同时存在、唾液分泌量少、牙齿矿化程度差,都应该判断为高危因素。一般情况下,根据临床发现,医生可以给出一个大致的个案龋危险性评估意见。更准确的龋危险性评估是一项长期而复杂的研究工作,需依靠多个数据的综合分析,得出具体的具有指导意义的龋危险指数。但是,即便有这样的指数,临床医生的判断仍然是非常重要的。

(二)具体而有针对性的饮食分析

尽管糖的消耗,尤其是糖的进食频率,是与龋齿最为密切的因素,但糖又是人类快速获取能量的最佳来源。因此,笼统地对患者讲不吃糖或少吃糖是起不到防止或减少龋齿的作用的。只有让患者真正了解了糖在龋齿发病中的作用,指出什么时候、如何发生作用,同时具体地与患者共同分析其在饮食方面存在的问题,告诉患者必要的注意事项和解决办法,才可能起到预防和减少龋齿的作用。要告诉患者什么时候、什么情况下不宜吃糖,如睡前或患口干症的时候;吃糖后应该做些什么,如及时漱口和刷牙;以及应该怎样合理安排吃糖,如减少零食的次数;哪些食物更容易产酸致龋,如蔗糖、果糖等,哪些食物不致龋,如蔬菜、肉类等。

(三)菌斑控制指导

口腔卫生指导最主要的目的是教会患者自我控制菌斑的方法。让患者知道,清洁的牙面是不会得龋齿的。多数患者都有刷牙的习惯,但多数人做不到有效地清洁各个牙面。医师应该让患者了解哪些部位需要清洁,具体指导患者有效的清洁方法,包括如何使用牙线等。要让患者明白,次数和方法不是关键,"面面俱到",才是关键。

(四)使用氟化物

氟的抗龋作用已为临床实践所证明,要教育每一个患者尤其是龋高危者,有规律地使用含氟牙膏。对儿童患者和高危患者,还应在每次就诊时,为牙面局部涂布氟化物,加强抗龋效果。

(五)定期看医生

要求患者定期到口腔科医师处检查,以便早期发现和处理早期的龋齿。一般患者每年检查一次。对于高危患者要加大频率,最少每年2次,必要时每3个月一次。对于猛性龋的患者除了严密观察,更应该积极预防和治疗。

龋病的治疗并不复杂,但治疗方案确定前的综合考虑则是一件需认真考虑的事情,这是对医者综合素质的检验。而良好计划的有效实施,则要靠医患共同努力。口腔医师不仅是医者,还应成为口腔医学知识的教育者和传播者。

二、龋病治疗策略

(一)告知义务

医务人员要对患者尽到告知义务,使患者充分了解自己口腔患龋的实际情况,了解医师计划采取的措施,知道自己应做的事情和应付的费用。制订治疗计划需要患者或其家属和监护人的参与。

(二)处理主诉牙

患者寻医就诊,一般都有主诉症状。医者首先应该针对患者的主诉症状或与之相关的患牙(主诉牙)进行诊断并制订治疗计划、采取措施。即使对于多发的问题,也必须遵循上述原则。对患龋的牙,如果确定没有牙髓病变的临床表现和 X 线影像表现,可以直接充填修复。如果存在牙髓充血或可疑炎症表现,则最好采取两步法充填,即先将龋坏的组织清理干净,用对牙髓无刺激或有安抚作用的暂时充填材料充填,一至数周后无反应,则可进行永久性充填修复或嵌体修复。对于龋坏范围尚未波及牙髓的病例应尽可能地保存牙髓活力。

(三)停止龋的发展

在对主诉牙进行了适当的处理后,要针对全口患龋的情况采取措施。对于口腔内同时发现多个牙齿患龋或者患龋呈急性发展的患者,应该采取措施,首先阻止龋的发展和蔓延。对于已有的龋洞,首诊时就应尽可能去净龋坏组织,以暂时封闭材料封闭窝洞,停止龋的发展。然后,再根据情况逐个修复龋损的牙齿。在处理龋坏牙的同时,应对易感牙齿采取措施如牙面局部涂氟和窝沟封闭。

(四)修复龋损、恢复功能

对于多个牙齿同时患龋的病例要在停止和控制了龋发展之后,逐个地修复缺损的部分。修复龋病缺损可根据情况选择椅旁直接充填修复或依赖技工室制作的间接修复。要根据个案与患者讨论选择修复的方法和所用材料。

(五)制定和落实预防措施

治疗期间和治疗后患者的口腔保健情况直接决定牙体修复体的效果和寿命。为此,必须针对患者的具体情况,制定个性化的口腔保健方法。复诊时应该检查患者执行的情况。

(六)定期复查,防止复发

龋齿的治疗仅靠门诊的工作或只是修复了龋坏的部分是不够的。要时刻记住:补了洞,不等于治了病,应要求患者定期复查。复查的频率依赖患龋的程度和危险性而定。一般间隔应在 6 个月到 1 年的时间。对于个别高危个体,应 3 个月一次。复查时除了检查口腔卫生的情况和患龋情况之外,还应检查患者执行口腔保健计划的情况。

三、龋齿修复治疗的原则

对于未形成窝洞的早期龋,可以通过去除病原物质、改变局部环境和再矿化等非手术的方法予以处理,并应定期复查。对于已形成龋洞的病损,只能人工修复。

（一）生物学原则

去除龋损感染的组织,保护正常牙髓组织不受损害,尽可能保留健康的牙体组织,修复龋损,恢复功能,恢复美观,是治疗龋齿需要遵循的基本生物学原则。

感染的牙齿组织含有大量细菌和细菌毒素,修复前如果不能将其彻底去除,势必会使感染扩散。不能阻止病变的进一步发展,是造成龋复发的主要原因。另一方面,脱矿后的牙体组织渗透性增加,如果没有去净存在于洞缘的脱矿牙体组织,势必使洞缘的封闭性降低,增加微渗漏,增加外界刺激对窝洞深部组织的刺激,是治疗失败的重要原因。

牙髓－牙本质复合体是富含神经的生物组织。目前治疗龋齿时,主要依赖高速旋转的器械去除病变组织和制备窝洞。机械操作时的压力、器械摩擦产生的热、冷却过程造成的组织脱水以及治疗所用药物和材料等因素都可能对牙髓－牙本质复合体尤其是牙髓组织造成不可逆的损伤。因此,治疗过程要特别注意对牙髓－牙本质复合体的保护。对所用器械设备要经常检查,及时更换损坏的部件,如变形的齿轮、钝旧的钻、喷水不准确的手机等。临床操作要十分轻柔和仔细,避免过度用力,避免牙齿脱水,避免长时间切削等。同时,要充分了解所使用的材料和药物特性,避免药物或材料对牙髓的刺激。备好的窝洞应该立即封闭,避免牙本质小管的二次感染。

为了获得良好的通路和固位,龋齿治疗的过程中有时不得不牺牲部分正常的牙体组织。但是,保留健康的组织始终是牙体治疗应该追求的目标。粘接修复技术比较以往的银汞合金充填术和嵌体修复术能够较多地保留健康组织,是一项十分有前途、需要发展的技术。

龋损修复的根本目的是恢复功能和美观。功能的恢复除了外形的考虑之外,咬合的考虑不可忽略。修复完好的牙齿应有良好的咬合关系。对美观的考虑,一是外形,一是色彩。良好的外形和色彩是恢复自然美的两要素。目前的直接粘接修复术和间接嵌体修复术均可达到较理想的美观修复效果。

修复后的牙齿除了自身的外形和色彩之外,还应该与相邻牙齿和组织有良好的生物学关系,不应形成新的食物嵌塞和菌斑滞留区。

（二）固位和抗力的考虑

修复龋损需用生物相容性材料,这种材料必须与牙齿紧密结合或牢固地存在于窝洞中才可以行使功能。寻求合适的固位方法一直是龋损修复的重点。概括起来,目前获取固位的方法主要有两种,即机械固位和化学粘接固位。

机械固位是应用银汞合金充填术修复牙体组织缺损的主要固位方法。充填前要求制作一定洞形,利用洞形的壁和形状通过摩擦和机械锁扣使充填材料获得固位。为了获得足够的抗力形,对抗咀嚼过程的各种力,充填体必须有一定的厚度和抗压强度。然而所有这些都不利于保留更多的健康牙体组织,不是理想的固位方法。依赖材料与牙齿的化学粘接获取固位并且对剩余组织有支持增强作用,是牙体修复所追求的目标。

目前的粘接修复技术仍需要全部或部分去除病变的牙体组织,在不破坏健康牙体组织的情况下,利用材料的化学粘接作用获得固位,利用材料的优越物理性能获得自身抗力,但是材料对剩余牙组织的增强作用尚不理想。近代,粘接修复技术有了很大的发展。一方面,粘接剂的发展,已经突破了单纯粘接牙釉质或牙本质的界限。一种粘接剂可以同时对牙釉质和牙本质获得类似釉质和牙本质自然粘接的力量。另一方面,充填材料尤其是高分子的树脂类材料通过增加填料和改变填料特性的方法,已经获得基本能够满足咀嚼功能要求的复合树脂。

然而,由于粘接修复材料中的基质材料为高分子的聚合材料,存在聚合收缩和材料老化的问题,临床上还不能完全依赖材料的粘接,还应根据固位形和抗力形的原则适当进行牙体预备。尽管近年来的研究已经在克服这些问题方面有了巨大的发展,相关的材料也有了很大的改进,但是仍需要更多的长期临床观察和临床效果评估。

(李瑛)

第七节 口腔治疗中的龋病控制策略

疾病预防的概念不仅是防止疾病的发生,也包括对已发生疾病通过适当的治疗,防止疾病的发展,防止进一步的损害。近代,更有学者针对慢性疾病的特征提出了三级预防的概念(Leavell 和 Clark)。一级预防为针对病因的预防,通过去除病原和增强健康预防疾病的发生;二级预防是在疾病早期,通过人为干预,促进自身愈合,即早发现、早治疗,防止功能障碍,三级预防则是在疾病的阶段,通过有效的治疗和修复措施,修复病损,恢复功能,防止疾病的发展和进一步的危害。对龋病的预防应该坚持三级预防的理念。口腔多学科的治疗措施不可避免地短期或长期地改变口腔环境,改变或增加患者对龋的易感性。对于任何一个口腔临床医生来讲,要全面了解和掌握临床上龋病预防和控制的知识,在制订具体的口腔治疗计划时,要将龋病的预防工作贯穿于整个临床工作实践中。

一、控制牙菌斑

龋齿只有在菌斑存在的环境中才可能发生,因此有效地清除或控制牙菌斑是预防龋齿的主要环节。控制菌斑主要靠患者自己。

(一)让患者了解菌斑

应该让患者了解自己牙面菌斑的积聚情况,知道牙菌斑的危害。临床上可以让患者拿一面镜子,医生通过镜子,向患者显示其牙面的菌斑。也可以使用菌斑显示剂染色后,向患者解释。同时,向患者介绍控制菌斑的方法。

(二)刷牙

刷牙是主要的清除菌斑的方法。教育患者根据自身情况选择合适的牙刷。牙刷的刷毛和刷头应该自由地到达全部牙齿的各个牙面,刷毛的硬度要适度。建议患者使用合格的保健牙刷。向患者解释:刷牙的主要目的是清洁暴露在口腔中的各个牙面。要让患者对自己牙齿的排列和各个牙齿的牙面数有基本的了解。要求刷牙时,"面面俱到"。强调清洁的效果,不要笼统地讲刷牙应持续的时间,也不要将刷牙的方法复杂化。患者只要理解了刷牙的目的,并且对自己的牙齿情况有所了解,方法本身实际并不是最主要的。对于市场上推广的各种牙刷,首先应是合格的经过临床验证的产品,同时还必须使用得当,才能起到有效清除牙菌斑的效果。应该尽可能做到餐后立刻刷牙,最起码也应该做到早晚各一次。晚上睡前的刷牙最重要。对于特殊的口腔治疗,如正畸治疗,应鼓励患者使用特制的牙刷。

(三)使用洁牙剂

目前主要的洁牙剂是牙膏。牙膏中最主要的成分是摩擦剂和表面活性剂(洁净剂)。刷牙时,洁牙剂中的表面活性成分有利于溶解菌斑中的有机成分,然后在刷毛和摩擦剂的共同作用下,通过机械的作用去除大部分附着在牙面上的菌斑。市场上现有的多数牙膏从预防龋齿的目的出发,一般加有适量的氟化物。从预防牙周病的角度考虑,还有些牙膏加有抗结石和抗菌斑的成分。也有的牙膏加有抗炎或其他有利于口腔清洁的成分。但是,不应提倡长期应用抗炎的药物牙膏。研究表明,长期使用抗生素牙膏有可能造成口腔菌群平衡的失调。牙膏的安全性是第一位的,因此任何添加成分都需要科学的验证,确认对人体无害方可使用。同时,市售牙膏必须经过有关卫生管理部门的审批。在我国,审批权属卫生部(现为国家卫生计生委)及其下属机构。在一些西方国家如美国,审批权则归专业的学会组织如美国牙科学会(ADA)。

(四)使用牙线

即使十分认真地刷牙也难以完全清除位于两牙邻面的菌斑。为此建议患者养成使用牙线的习惯。使用牙线能够有效清除邻面牙菌斑和嵌塞的食物碎屑。牙线有市售的商品,在无法得到专业制作的牙线时,也可以用普通的丝线代替。用牙线清洁牙齿最好是刷牙后或在睡前。用时将一尺左右的牙线压入两牙之间的间隙,然后分别在相邻的两个牙面上做颊舌和上下的提拉,将菌斑或食物碎屑带出。使用牙线可先易后难,先学会清洁前牙,再逐渐向后移,逐个清洁后牙的间隙。要有耐心。只要肯实践,所有的后牙邻面都可以达到清洁的效果。

(五)漱口

餐饮后用清水或漱口液漱口,口含 10mL 左右的漱口液,用力鼓动口腔,30s 后将漱口液用力吐出,可以清除碎屑并有冲淡食物产酸的作用。

(六)洁牙

建议患者定期到合格的口腔医疗机构清洁牙齿。只有受过专门训练的医护人员才可能有效清洁患者牙面的各个部位。对于已形成的牙石更要靠医护人员帮助去除。

二、使用氟化物

氟化物是经过科学研究和临床实践证明的、最有效的预防龋齿的制剂。其抑龋作用主要是通过局部加强牙齿结构、抑制脱矿过程和增强再矿化实现的。利用氟化物防龋有 3 个途径,一是通过社区、学校、幼儿园,氟化饮水或结合健康教育的有组织的漱口项目;二是通过家庭或个人,自用含氟化物的口腔保健用品,如含氟牙膏、含氟漱口水等;三是由口腔专业人员在医疗机构使用,如氟涂料、氟溶液、氟凝胶、含氟粘接和修复材料。后者由于含氟浓度高,必须由专业人员使用。以下介绍几种诊室使用的高浓度氟化物,一般可结合患者口腔治疗的情况,每个月使用一次。

(一)氟涂料(fluoride varnish)

氟涂料含有较高浓度的氟化物,如 2.26%氟化钠(商品名 Duraphat,中文名多乐氟),涂在清洁后的牙面上,可以在牙面上停留 24h。渗透出的氟可以进入牙齿内部,也可以与菌斑中的钙结合,形成氟化钙贮存。作为常规的龋齿预防制剂,一般每半年或 1 年使用一次。医院治疗,适用于对高发龋患者龋的控制,也用于正畸治疗时的辅助预防,可随着治疗的频率每 1～3 个月一次。国外有一些相关的类似商品,但国内尚无同类产品。

(二)氟溶液(fluoride solution)

在口腔临床诊室可使用 2%氟化钠溶液局部涂用。可常规在高发龋患者的牙面使用,可在每次就诊时使用。使用时需要隔离好唾液,避免将多余的液体咽下。

（三）氟凝胶（fluoride gel）

氟凝胶是一种方便的临床给氟方式，将氟溶液制成水性凝胶，用托盘或直接在牙面涂布。适用范围同氟溶液。可以每 1～6 个月一次。

（四）含氟粘接剂和含氟修复材料

市售的一些粘接材料和修复材料含有一定量的氟化物，可用于正畸治疗时的临时粘接，也可以用于处理高发龋患者时，为控制龋齿蔓延和发展，作为阶段性的修复材料修复缺损。

三、对含糖食品的限制

糖是菌斑代谢产酸的底物，限制糖的摄入或改变糖的摄入方式，可以起到减少龋的效果。

（一）了解致龋性食物

最普遍应用的评估食物致龋性的实验，是让受试者经口腔进食某种饮料或食物，在实验前和实验后的 30～60min 内不同的时间点分别测定牙菌斑和唾液的 pH 变化。由此可以了解产酸和酸在口腔内的滞留情况。致龋性食物应是那些可以迅速将菌斑 pH 降低到临界 pH5.5 以下并能维持较长时间的食品。研究表明，致龋食物主要是含糖的食物，尤其那些含糖量高（蔗糖或果糖）黏性大又不易清除的食物。

（二）合理进食含糖食物

适当控制对糖的摄入量，不仅对防止龋齿，也对全身健康有益。在龋齿形成过程中，饮食中的糖在致龋时有双重作用，一是有助于形成牙菌斑，二是为致龋细菌产酸提供底物。细菌产酸的总量除了与细菌总量有关外，也与底物多少有关。在龋齿的过程中还与酸在牙面上停留的时间有关。日间，口腔菌斑产酸自然清除一般需要 30min 以上。当菌斑 pH 恢复到漱糖前的水平时，对牙齿矿物就可能恢复过饱和的状态，有助于再矿化即脱矿组织的恢复。然而，如果频繁进食糖，则菌斑中的 pH 难以有恢复的时间，脱矿的时间大大多于再矿化的时间，龋齿则容易发生。所以，在减少糖摄入总量的同时，强调减少进食糖的频率更为重要。黏性含糖食物不容易自然清除，要强调进食后刷牙或漱口的重要性。为了减少糖在牙面的停留时间，要特别强调不在睡前进食的重要性，强调睡前有效清洁牙齿的重要性。

（三）鼓励进食含纤维的食物

含纤维的食物，如蔬菜，除了本身不具有致龋性之外，有利于清除牙面的菌斑和存留的糖，应该鼓励进食。从预防龋齿的角度考虑，最好安排在餐饮的后期进食纤维类食品。

（四）关于糖代用品

糖的代用品指具有甜味作用、但所产能量很低，不会被细菌利用产酸的一类物质，如木糖醇、山梨醇等。这些物质取其甜味，满足于喜好甜食，又希望避免含糖饮食缺点的人类需求。有许多研究证明，木糖醇具有极低的产酸性，但并没有研究表明木糖醇本身具有防龋的功能。提倡食用木糖醇防龋，实在是一大误区。

在宣传和教育患者通过饮食的方式控制龋的时候，医生要有一定的营养学知识，避免片面性。

四、增强宿主的抗龋力

（一）发育健康的牙齿具有最强的抗龋力

牙齿发育时间的跨度很大，从胚胎期可以一直延续到青少年早期。这个时期母体和自体的全身健康状况都可能影响到牙齿的发育。因此牙齿的发育是母婴和人类儿童期最应受到关注的事情。牙发育期的均衡饮食和全身健康无疑是最重要的,而适量摄入氟化物也有利于牙齿发育。合理摄入氟化物需要专业人员的具体指导,如氟化饮水和服用氟的补充剂。个人也可以通过均衡饮食,安全地从食品中获取氟。海产品、豆类产品都含有合理量的氟,正常食用绝对是安全的。茶中含较多的氟,适量饮茶有利于摄入氟。

（二）唾液是重要的抗龋物质

唾液对于清除和缓冲菌斑产生的酸是必不可少的。唾液还含有多种蛋白质,其中的黏蛋白和溶菌酶是口腔中重要的抗菌物质,对维持口腔微生态平衡具有不可缺少的作用。除此之外,唾液中特有的蛋白质,如分泌性 IgG、富脯蛋白、富组蛋白、富酪蛋白和富半胱氨酸蛋白与菌斑形成和抗龋过程有关。研究证实,唾液在龋齿中的作用主要是唾液流量对菌斑产酸的清除作用和缓冲作用。唾液量减少,势必增加酸在局部的滞留,是重要的致龋原因。人在睡眠时唾液分泌量极少,所以睡眠前不刷牙或者吃糖,必然增加局部细菌代谢产酸滞留的量,增加龋损的机会。患口干症、患涎腺病变如放射线照射后的损害、舍格伦综合征、服用影响唾液分泌的药物等,都明显地降低唾液流量,增加龋的机会。在唾液量减少的情况下,要加强其他防龋措施以减少龋的机会,如减少糖的消耗,增加清洁牙齿的次数,使用氟化物等。

（三）使用窝沟封闭剂

牙的窝沟发育非常独特,尤其是乳牙和第一恒磨牙发育和矿化过程经历出生这样巨大的环境改变,常存在结构和矿化上的薄弱环节。深的窝沟容易存留菌斑,且不容易清洁。预防窝沟龋最直接的方法是早期使用窝沟封闭剂将窝沟与外界隔绝,使致龋过程不能在窝沟内发生。

五、口腔治疗中的常规防龋措施

（一）椅旁口腔保健指导

按照本节开头所讲的三级预防概念,治疗过程本身也是预防疾病的一个环节,而且是不可缺少的重要部分。大部分患者缺少对疾病早期预防的知识,一旦因病就诊,思想上才开始较为重视,所以此时正是进行口腔保健指导和教育的最好时机。医护人员要抓住时机,结合患者的实际情况,进行口腔卫生保健的指导。这时候医生不需用很多话,就可使患者受益终生,起到事半功倍的良好效果。况且,任何高精尖的口腔治疗必须建立在口腔健康的基础上,必须有口腔与牙齿的健康,才可能让精细的治疗效果得到最大的发挥。

（二）常规在门诊工作中使用氟化物

对于已经发生龋的患者,尤其对多发者,要创造条件,常规在门诊就诊时使用氟化物,具体方法见前文。

（三）使用含氟的材料

对于高发龋的个体或牙齿,为了控制龋齿,可选择性地使用含有氟化物的材料。如对一个老年人发生在邻面根面的龋,可考虑使用可释放氟的玻璃离子粘固剂,正畸粘接部件时可选用含氟的粘接剂等。

（四）减少由于治疗过程而引发新龋

口腔的一些治疗过程由于会改变口腔局部环境,从而可能增加患龋的危险。如进行义齿修复时,义齿与基牙之间很难十分密合,增加菌斑集聚的环境,从而增加了基牙患龋的概率。

再如正畸治疗时,较多的粘接附件必然增加了菌斑在牙面的聚集,进而增加龋的可能。因此,任何口腔治疗都要考虑对口腔微生态的改变和可能的不利作用,治疗前要对患者患龋的危险程度进行评估,事先对患者尽到告知的义务,并采取有效的措施,预防龋齿的发生。另外要重视对修复体外形和光洁度的要求,符合解剖特点,表面光洁的修复体,菌斑形成少,有利于减少龋。

(李瑛)

第二章　牙慢性损伤

第一节　非龋性牙体慢性缺损

牙齿慢性损伤是指牙齿在长期行使功能的过程中不断接受不利的或过度的物理和化学因素作用导致的牙齿硬组织的损伤,表现为牙体硬组织的渐进性丧失、劈裂、折断、吸收等,并可继发牙髓和根尖周组织的疾病。

物理因素主要指咀嚼压力又称咬合压力。牙齿在萌出并与对牙齿接触后,开始承受咀嚼压力。咀嚼压力作用在牙齿上的部位、强度、方向、持续时间、作用面积等因素和接受压力作用的牙体和牙齿组织的各种变化均与牙齿组织承受咀嚼压力的能力和牙齿受力后内应力的分布密切相关。在咀嚼压力产生的压应力与拉应力长期交替作用下,牙齿应力集中的部位和牙齿组织内结构薄弱区,如窝沟底、釉板、釉梭、球间牙本质处可以发生疲劳微裂(fatigue microcrack)。在交变应力作用下这种细微裂纹可以扩展。当裂纹扩展大于临界裂纹深度时,或应力值大于临界抗裂强度时,可以导致牙齿组织劈裂和折断。当人体咀嚼器官出现咬合不协调时,这种物理因素的致病作用更突出。因此与咬合不协调有关的一组牙齿慢性损伤又被称为牙齿咬合病,如牙隐裂、牙根纵裂和创伤性根横折等。

化学因素指在口腔环境内的唾液、食物、胃内反流物、生活和工作环境中与牙齿接触的各种化学物,主要是指酸的作用。牙齿的基本成分羟磷灰石可以被酸蚀溶解,发生酸蚀症。

有关"磨损"的中英文含义很不一致。广义上讲,磨损(wear)泛指一切理化因素造成的牙齿组织渐进性丧失。但从确切的定义讲,凡是能明确因素的磨损又各有不同的命名,比如:咀嚼磨耗(attrition)是指牙齿与对颌牙接触造成的磨损,有的书上指生理性磨耗;磨损(abrasion)指因机械磨损造成的牙齿组织渐进性丧失,也指包括摩擦剂(abrasive)在内的机械性磨损,修复材料的机械性磨损也用这个名称。磨损又是一种疾病"磨损"的名称,化学因素如酸造成的牙齿组织渐进性丧失称为酸蚀症;还有一些致病因素不十分清楚或综合因素导致的牙齿组织渐进性丧失,如牙颈部的楔状缺损。

一、磨损

磨损(abrasion)是指主要由机械摩擦作用造成的牙体硬组织渐进性丧失的疾病。在正常生理咀嚼过程中,随年龄的增长,牙齿咬合面和邻面由于咀嚼作用而发生的、均衡的、生理性的硬组织丧失称为生理性磨耗(attrition)(图 2—1)。牙齿组织生理性磨耗的程度与年龄是相称的,垂直向的牙齿磨耗可通过根尖牙骨质增生和被动萌出来代偿。关于釉质生理性磨耗量有不同的报道:有学者报道每年约 $29\mu m(20\sim38\mu m)$,但有人认为该丧失量仅用半年就可达到。由于正常的丧失量在临床难以量化,因此提出将可能损害牙髓存活或引起患者其他并发症的丧失率认为是病理性的。临床上,常由某种因素引起个别牙或一组牙,甚至全口牙的磨损不均或过度磨损,即本文要讨论的病理性磨损。

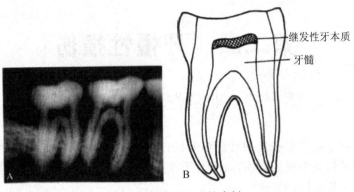

继发性牙本质
牙髓

图 2-1　磨牙生理性磨耗
A. 成年人的磨牙 X 线片；B. 生理性磨耗的模式图

（一）病因

1.牙齿组织结构不完善发育和矿化不良的釉质与牙本质易出现磨损。

2.咬合关系不良，𬌗力负担过重　无𬌗关系的牙齿不发生磨损，甚至没有磨耗；深覆𬌗、对刃𬌗或有𬌗干扰的牙齿磨损重。牙齿缺失过多或牙齿排列紊乱可造成个别牙或一组牙负担过重而发生磨损。

3.硬食习惯　多吃粗糙、坚硬食物的人，如古代人、少数民族，全口牙齿磨损较重。而现代人食物精制，如无其他因素作用，全口牙齿的磨损一般较古代人轻。

4.不良习惯　工作时咬紧牙或有磨牙等不良习惯可以造成局部或全口牙齿的严重磨损；以牙咬物等不良习惯可造成牙齿特定部位的过度磨损。

5.系统性疾病　胃肠功能紊乱、神经官能症或内分泌紊乱等导致的咀嚼功能失调而造成牙齿磨损过度。唾液减少或唾液内蛋白质含量减少，降低了对牙齿的润滑作用而使牙齿磨损增加。磨牙症患者在非生理状态下咀嚼肌不自主收缩，不分昼夜磨牙或咬紧导致全口牙齿严重磨损。

（二）病理

因磨损而暴露的牙本质小管内成牙本质细胞突起逐渐变性，形成死区或透明层，相应部位近髓端有修复性牙本质形成，牙髓发生营养不良性钙化。修复性牙本质形成的量因牙本质暴露的面积、速度和牙髓反应而定。

（三）临床表现

牙齿磨损从表面向深层进行，在牙外表发生变化的同时陆续出现不同的并发症。

1.釉质部分磨损，露出黄色牙本质或出现小凹面（图 2-2A）。当釉质全部磨损后，咬合面除了周围环以半透明的釉质外，均为黄色光亮的牙本质。一些磨损快、牙本质暴露迅速的病例可出现牙本质过敏症。

2.磨损达牙本质中层后，牙髓可因长期受刺激而发生渐进性坏死或髓腔闭锁。牙本质继续迅速磨损，可使髓腔暴露引起牙髓病和根尖周病。

3.因磨损不均还可形成锐利的釉质边缘和高陡牙尖，如上颌磨牙颊尖和下颌磨牙舌尖，使牙齿在咀嚼过程受到过大的侧方咬合力，产生咬合创伤，或因磨损形成充填式牙尖造成食物嵌塞，发生龈乳头炎，甚至牙周炎；过锐的牙尖和边缘还可能刺激颊、舌侧黏膜，形成黏膜白斑或压疮性溃疡。

4. 全口牙齿磨损严重,牙冠明显变短甚至呈残根状(图 2－2B),颌间距离过短可出现关节后压迫症状,并导致颞下颌关节病变。

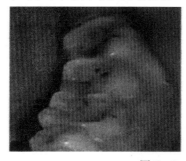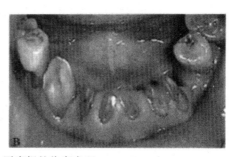

图 2－2　牙磨损的临床表现
A. 咬合面牙本质磨损形成的小凹面;B. 前牙重度磨损呈残根状

(四)磨损指数

牙齿磨损的程度用磨损指数(tooth wear index,TWI)表示。TWI 是 Smith 和 Knight(1984)提出的,包括牙齿的咬合面、颊(唇)面、舌面、切缘以及牙颈部的磨损程度在内的牙齿磨损指数较适合于临床应用。

0 度:釉面特点未丧失,牙颈部外形无改变。

1 度:釉面特点丧失,牙颈部外形丧失极少量。

2 度:釉质丧失,牙本质暴露少于面的 1/3,切缘釉质丧失,刚刚暴露牙本质,牙颈部缺损深度在 1mm 以内。

3 度:釉质丧失,牙本质暴露多于面的 1/3,切缘釉质和牙本质丧失,但尚未暴露继发性牙本质和牙髓,牙颈部缺损深达 1～2mm。

4 度:釉质完全丧失,牙髓暴露或继发性牙本质暴露,切缘的继发性牙本质或牙髓暴露,牙颈部缺损深大于 2mm。

(五)防治原则

1. 去除病因　如改变不良习惯,调整咬合,修复缺失牙,治疗引起牙齿磨损的系统性疾病等。

2. 对症治疗　磨损引起的牙本质过敏症可行脱敏治疗;个别牙齿重度磨损,与对颌牙之间有空隙的、深的小凹面用充填法治疗恢复咬合接触;对磨损不均造成的高陡牙尖和楔形牙尖可进行调磨;引起牙髓、根尖周疾病或牙周疾病者做相应的牙髓治疗或牙周治疗。

3. 牙齿组织缺损严重者可在牙髓治疗后用高嵌体或全冠修复。多个牙齿重度磨损可用𬌗垫适当恢复颌间距离。

二、牙酸蚀症

牙酸蚀症(dental erosion),又称牙侵蚀症,是牙齿受酸侵蚀,硬组织发生进行性丧失的一种疾病。20 世纪,牙酸蚀症主要指长期与酸雾或酸酐接触的工作人员的一种职业病。随着社会进步和劳动条件的改善,这种职业病明显减少。近十几年来,饮食习惯导致的牙酸蚀症上升,由饮食酸引起的青少年牙酸蚀症患病率增高已引起了人们的重视。以下有关牙酸蚀症的患病率、病因、临床表现和防治问题都以饮食酸引起的牙酸蚀症为主进行讲述。

(一)患病率

牙酸蚀症患病情况的调查结果已由许多国家报道,虽然调查的人群不同,采用的牙酸蚀症分级标准各异,但调查资料可以反映牙酸蚀症的患病是相当普遍的,而且有上升趋势。自1991年以来牙酸蚀症患病情况的调查资料见表2—1。

表2—1 牙酸蚀症的患病率的流行病学调查资料

报道时间	患病率%	样本来源(人数)	年龄	分级指标	调查者
1991	19.6~65.5	瑞士(391)	26~30	Lussi 标准	Lussi
	22.8~82.7		46~50		
1992	59.4	芬兰(106)	平均33.6	Eccles 标准	Jarvinen
1993	52	英国(17061)	5	英国儿童牙齿普查标准	英国儿童牙齿健康普查
	25		11		
1996	28	沙特(95)	平均20.9	Eccles 改良标准	Johansson
2000	37	英国(125)	11~13	英国儿童牙齿普查标准	Deery
	41	美国(129)	11~13		
2002	3.3	荷兰(345)	10~13	Lussi 改良标准	Van Rijkom
	41		15~16		
2002	36.5	美国(304)	19±1.4	Lussi 标准	Mathew
2003	5.8	中国(179)	18~24	Lussi 改良标准	张清等

(二)病因

牙酸蚀症的致病因素主要是酸性物质对牙组织的脱矿作用,而宿主的因素可以影响酸性物质导致牙酸蚀症的作用。有发病情况的调查研究发现无论饮食结构如何,牙酸蚀症仅发生于易感人群。

1.酸性物质

(1)饮食酸:酸性饮料(如果汁和碳酸饮料)的频繁食用,尤其青少年饮用软饮料日趋增加。饮食酸包括果酸、柠檬酸、碳酸、乳酸、醋酸、抗坏血酸和磷酸等弱酸。酸性饮料 pH 常低于5.5,由于饮用频繁,牙面与酸性物质直接接触时间增加导致牙酸蚀症。Eccles 曾报告软饮料是40%牙齿磨损患者的致病因素。Thomas 的实验发现每天喝橙汁、葡萄汁和可口可乐的实验组,牙面最早出现显微镜下变化在第4~6周,所有实验组人员的牙面都发生了一定程度的变化。

(2)职业相关酸性物质:工业性牙酸蚀症曾经发生在某些工厂,如化工、电池、电镀、化肥等工厂空气中的酸雾或酸酐浓度超过规定标准,致使酸与工人牙面直接接触导致职业性牙酸蚀症。盐酸、硫酸和硝酸是对牙齿危害最大的三类酸。其他酸如磷酸、乙酸、柠檬酸等酸蚀作用较弱,主要聚集在唇侧龈缘下釉牙骨质交界处或牙骨质上。接触的时间愈长,牙齿破坏愈严重。其他曾报道的与职业相关的酸蚀症,如竞技性游泳运动员在氯气处理的游泳池中游泳发生牙酸蚀症,因为氯气(Cl_2)与水(H_2O)结合产生 HClO 和 HCl,如果游泳池水的 pH 监测不力可使其中 pH 过低;又如职业品酒员因频繁接触葡萄酒(pH3~3.5)发生牙酸蚀症等。

(3)酸性药物:酸性物质的另一个来源与口服药物有关,例如补铁药、口嚼维生素 C、口嚼型阿司匹林和患胃酸缺乏症的患者用的替代性盐酸等的长期服用均可造成牙酸蚀症。一种防牙石的漱口液(含 EDTA)在离体实验中作用于牙齿,2h 后牙釉质表面发生明显的酸蚀。

(4)胃酸:消化期胃液含 0.4%盐酸,胃内容物 pH3.8。因胃病长期反酸、呕吐以及慢性乙醇中毒者的胃炎和反酸均可形成后牙舌面和腭面的牙酸蚀症,有时呈小点状凹陷。

2.宿主因素

(1)唾液因素:口腔环境中,正常分泌的唾液和流量对牙表面的酸性物质有缓冲和冲刷作用。如果这种作用大到可以阻止牙表面 pH 下降到 5.5 以下,就可以阻止牙酸蚀症发生。如果唾液流率和缓冲能力减低,如头颈部化疗、涎腺异常或长期服用镇静药、抗组胺药等,则牙面接触酸性物质发生酸蚀症的可能性就更大。

(2)生活方式的改变:酸性饮食增多的生活习惯,尤其在儿童时期就建立的习惯,或临睡前喝酸性饮料的习惯是酸蚀症发生的主要危险因素。剧烈的体育运动导致脱水和唾液流率下降,加上饮用酸性饮料可对牙造成双重损害。

(3)刷牙因素:刷牙的机械摩擦作用加速了牙面因酸脱矿的牙硬组织缺损,是酸蚀症形成的因素之一。对口腔卫生的过分关注,如频繁刷牙,尤其是饭后立即刷牙可能加速牙酸蚀症的进展。

(4)其他因素:咬硬物习惯或夜磨牙等与酸性物质同时作用,可加重牙酸蚀症。

(三)牙酸蚀症指数(dental erosion index)

郑麟蕃(1955)关于工业性牙酸蚀症的 5 度指数曾用于调查有关工厂工人牙酸蚀症发病情况,但该牙酸蚀指数不适用于描述饮食酸引起的牙酸蚀症。Eccles(1974)、Lussi(1991)、Jarvinen(1992),van Rijkom(2002)分别提出或改良描述牙酸蚀症的指数,并用于各自的牙酸蚀症患病情况的调查。到目前为止,尚无国际统一的牙酸蚀指数。国内第一份牙酸蚀症调查参考上述牙酸蚀症分级标准提出了较实用于临床和流行病学调查用的 6 度指数:

0 度:釉质无外形缺损,发育性结构完整,表面丝绸样光泽。

1 度:仅牙釉质受累。唇、腭面釉质表面横纹消失,牙面异样平滑,呈熔融状,吹干后色泽晦暗;切端釉质外表熔融状,咬合面牙尖圆钝,外表熔融状,无明显实质缺失。

2 度:仅牙釉质丧失。唇、腭面牙釉质丧失,牙表面凹陷,凹陷宽度明显大于深度;切端沟槽样病损;咬合面牙尖或沟窝的杯口状病损。

3 度:牙釉质和牙本质丧失,牙本质丧失面积小于牙表面积的 1/2。唇、腭面牙釉质、牙本质丧失,颈部呈肩台状,或病损区呈刀削状,切端沟槽样病损明显或呈薄片状,唇面观切端透明,咬合面牙尖或沟窝的杯口状病损明显或呈弹坑状病损,直径≥1mm。有时可见银汞充填体边缘高于周围牙表面,呈"银汞岛"样。

4 度:牙釉质和牙本质丧失,牙本质丧失面积大于牙表面积的 1/2。各牙面的表现同"3度"所描述,范围扩大加深,但尚未暴露继发性牙本质和牙髓。

5 度:釉质大部分丧失,牙本质丧失至继发性牙本质暴露或牙髓暴露,牙髓受累。

(四)临床表现

1.饮食酸引起的牙酸蚀症牙面的表现见各度酸蚀指数中所描述。2 度以上可出现牙本质过敏,随着牙釉质和牙本质丧失量增加,出现牙髓疾病的症状。

2.工业牙酸蚀症中,强酸引起由牙冠表面向内侵蚀形成典型的刀削状平滑面,弱酸侵蚀硬组织在釉牙骨质交界处或牙骨质上形成窄沟状缺损。酸蚀患牙感觉发木、发酸,对冷、热和酸刺激敏感。酸蚀 3～4 度已近髓腔或牙髓暴露。可继发牙髓炎和根尖周病,还可伴有其他口腔症状,如牙龈出血,牙齿咀嚼无力,味觉减退。严重牙酸蚀症可出现全身症状:结膜充血、流泪、畏光、皮炎、呼吸道炎症、嗅觉减退、食欲减退、消化功能障碍等。

（五）防治原则

1.对因治疗　调整喜酸性饮食习惯和频繁刷牙的习惯；改进生产设备，防止空气酸雾或酸酐浓度过高；治疗有关的系统性疾病；告知酸性药物使用的注意事项。

2.个人防护　食酸性饮食后漱口，定期用3%的小苏打溶液漱口，用有再矿化作用的牙膏刷牙等。

3.对症治疗　对牙本质过敏症、牙髓炎和根尖周病的治疗。

4.牙体缺损可用复合树脂修复、高嵌体或冠修复。

三、楔状缺损

楔状缺损（wedge－shaped defect）是指牙齿的牙颈部的硬组织在某些因素长期作用下逐渐丧失，形成由两个光滑斜面组成的楔形缺损。近一个世纪以来，由于对这种牙硬组织慢性损伤性疾病的致病因素和发病机制认识不同，国外学者在文献和书籍中对其命名很不一致，如有根据病因命名为刷牙磨损（toothbrush abrasion）、颈部磨损（cervical abrasion）、V类洞磨损（class V abrasion lesion），牙颈部楔形酸蚀（cervical wedge－shaped erosion）、牙颈部磨损/酸蚀（cervical abrasion/erosion）、特发性牙颈部病损（idiopathic cervical lesions）、应力导致的颈部病损（stress－induced cervical lesions）、内部碎裂（abfraction）等，有根据临床表现命名为牙颈部暴露（cervical tooth exposure）、非龋性牙颈部病损（non－carious cervical lesions）、楔形凹陷（wedge－like deep depressions）和楔状缺损（wedge－shaped defect）等。国内教材一直用楔状缺损命名，同时也在进行病因研究。

以前教材叙述楔状缺损的定义时，特指出是仅发生在唇或颊侧的牙颈部，而且以此作为横刷牙是致病因素的证据之一。近年国内、外均有楔状缺损发生在舌侧牙颈部的报道。

（一）患病率

楔状缺损的患病率，由于调查的人群和采用的标准不同，国外资料的结果为5%～85%，国内为5%～99.1%。所有调查资料的共同结论是楔状缺损患病率和缺损的严重程度随年龄的增长而增高。国内张清和李萍等人的两份调查（1998）报告，30岁左右，患病率为72%，平均缺损程度0.2mm；50岁左右，患病率90%，平均缺损程度0.4mm；65岁以后，患病率高达99%，平均缺损程度为1.1mm。年龄每增加5岁，楔状缺损患病危险增加0.26～0.65倍。

（二）病因

楔状缺损的发生和发展与下列因素有关：

1.不恰当的刷牙方法　唇（颊）侧牙面的横刷法是最先提出的导致楔状缺损发生的因素。其根据为：此病不见于动物，少发生在年轻人，不刷牙者很少发生楔状缺损。离体实验横刷牙颈部可以制造楔状缺损，且为旋转法刷牙所造成牙体组织磨损量的2倍以上。

2.酸的作用　龈沟内的酸性环境可使牙颈部组织脱矿，受摩擦后易缺损。涎腺的酸性分泌，喜吃酸食，唾液pH的变化，因胃食管反流等均与缺损的发生有关。离体牙实验用酸和横刷牙可以形成牙颈部的楔形缺损。

3.牙颈部结构的特点　牙颈部釉牙骨质交界处是整个牙齿中釉质和牙骨质覆盖量最少或无覆盖的部位，为牙体结构的薄弱环节；牙龈在该处易发生炎症和萎缩致根面暴露，故该部位耐磨损能力最低。

4.应力疲劳　牙齿萌出与对颌牙接触后，开始接受咀嚼压力，即𬌗力。在咀嚼运动的过程中,牙接受的咬合力的大小和方向随着时间周期性地发生改变,相应部位的牙硬组织接受大小不同的压应力和拉应力交替作用。虽然每一次交变的应力值并不大,但长时间反复发生在应力集中的部位则可以出现微小损伤,即应力疲劳。牙颈部是牙体 3 种硬组织的交汇处,根据材料力学原理提示不同结构的物质交汇处是牙齿接受咬合力时应力集中的部位。随着时间的推移,牙颈部硬组织内应力疲劳性微小损伤不断积累发生疲劳微裂,即 Levitch(1994)用以描述这种病损的专用名词-内部碎裂。这种内部变化极大地降低了牙颈部硬组织的抗机械磨损和化学腐蚀能力。因此牙颈部的应力疲劳被认为是楔状缺损发病的内在因素。应力疲劳损伤的积累作用解释了楔状缺损好发于中老年人、好发于承受咬合力大的牙位和牙齿应力集中部位的临床现象。

(三)临床表现与并发症

1. 多见于中年以上患者的前磨牙,其次是第一恒磨牙和尖牙,有时范围涉及第二恒磨牙以前的全部牙齿。常见邻近数个牙齿缺损程度不相同,缺损程度较重的患牙常有 1°～2°的功能动度和侧方工作侧𬌗干扰。年轻患者单个牙楔状缺损有时可见,且患牙均有𬌗干扰。

2. 楔状缺损由浅凹形逐渐加深形成楔形缺损。楔形的两个斜面光滑,边缘整齐,为牙齿本色。牙颈部楔形缺损多发生在颊、唇侧,少见于舌侧。调查资料表明舌侧有楔状缺损的患牙占患牙总数的 15.2％,好发牙位是第一、二磨牙,而且舌侧有楔状缺损的患牙咬合面磨损与牙周病程度均较唇、颊侧楔状缺损患牙严重(图 2－3)。

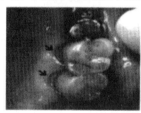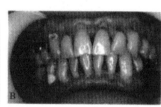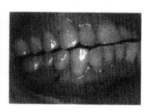

图 2－3　楔状缺损的临床表现

A. 发生在舌侧牙颈部的楔状缺损;B. 发生在颊侧牙颈部的楔状缺损;C. 青年人单发的楔状缺损均有咬合干扰

3. 楔状缺损的程度用 TWI 0～4 度表示。

4. 楔状缺损达牙本质后可出现牙本质过敏症,深及牙髓时可引起牙髓和根尖周疾病,缺损过多可导致牙冠折断。

(四)防治原则

1. 消除病因　调除患牙的𬌗干扰,纠正偏侧咀嚼习惯,均衡全口力负担;使用正确的刷牙方法;纠正口腔内的酸性环境,改变饮食习惯,治疗胃病,用弱碱性含漱液漱口,如 2％小苏打溶液。

2. 颈部缺损应尽早粘接修复以改善该处的应力集中状况;用与牙本质粘接性能好的树脂材料修复缺损;研制适用于牙颈部缺损修复的、生物相容性和力学相容性好的修复材料,提高楔状缺损修复体的质量和寿命。

3. 患牙出现并发症,及时进行相应的治疗。

长期以来,用不恰当的刷牙方法和酸作用的致病因素指导楔状缺损的预防效果并不显著。Lee(1984)和 Smith(1991)都发现楔状缺损的形态各异,相邻患牙楔状缺损的深度差别很大,推测𬌗力疲劳可能是另一重要因素。并提出牙齿弯曲-颈部拉应力致损理论(tooth flexure theory):在侧向力作用下,牙颈部交变接受拉应力和压应力,牙釉质和牙本质的羟磷灰石晶体间的化学粘接被破坏,由于小分子如 H_2O 进入微细裂缝而阻碍化学粘接恢复,组织出现疲劳损伤。周书敏和杨进等人(1989、1992)分别用生物力学研究证实了牙齿在接受咬合力时,应力集中在牙颈部。王嘉德等(1996、1997、1998)用离体牙实验证明横刷牙、酸蚀和应力疲劳因素单独作用时牙颈部可以形成少量缺损,差异无显著性;但 3 种因素联合持续作用时,其致损的速度和缺损深度明显增加(图 2—4),缺损呈楔形;并证明了模拟𬌗力在联合致实验性楔状缺损的过程中起了重要的作用;实验性楔状缺损区即应力集中部位的牙本质和釉质的显微硬度显著降低,扫描电镜下观察到牙本质剖面上与受力方向一致的多种类型的微细裂纹和损伤,即应力疲劳性损伤—内部碎裂(图 2—5)。并提出这种应力疲劳损伤与其他因素协同作用形成了楔状缺损。近年来,有不少研究提供了楔状缺损的患病与因素(应力疲劳)关系密切的临床证据:青年人个别楔状缺损患牙必定有𬌗干扰;中老年人患病情况的调研表明楔状缺损与牙齿咬合面磨损程度和功能动度呈正相关,牙齿受咀嚼压力越大,楔状缺损患病越重;光𬌗法分析楔状缺损的最好发牙第一前磨牙咬合接触强度最高;楔状缺损患牙侧方运动工作侧的𬌗干扰发生率高于未患牙齿,偏侧咀嚼者患楔状缺损的危险性是无偏侧咀嚼者的 1.5 倍等。

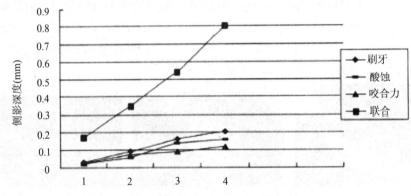

实验间隔(40万击模拟咬合力/20万次横刷牙/pH5)

图 2—4 单一和联合因素作用下实验性楔状缺损侧影深度

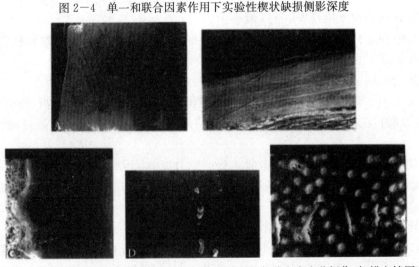

图 2—5 实验性人牙楔状缺损应力集中区牙本质中的各种应力疲劳损伤(扫描电镜图)

A. 应力疲劳损伤;B. 应力疲劳微裂;C. 应力疲劳微裂;D. C 图中上一条裂纹的放大图像:显示内部有碎裂的物质压挤出;E. 应力疲劳微裂

　　临床研究结果证实楔状缺损的患病与咬合力的增加和积累关系密切,与患牙承受水平殆力和创伤殆力关系密切。

　　总之,楔状缺损的应力疲劳因素由临床学者推理提出,生物力学研究提供了理论依据,离体牙实验和临床研究取得了许多确切的证据。目前,上述致病因素用以指导楔状缺损的预防和治疗的临床研究正在进行。

(越涑霞)

第二节　牙裂

一、牙隐裂

　　牙隐裂(incomplete fractured tooth)特指未经治疗的牙齿表面由于某些因素的长期作用而出现的临床不易发现的细微裂纹,又称牙微裂(tooth micro－fracture)。不同于国外学者讨论的牙裂综合征(cracked tooth syndrome),本节讨论的牙隐裂指的是活髓牙发生牙裂的特殊病例,较多见于亚洲人。

　　牙隐裂是导致中老年人牙齿因劈裂而丧失的一种主要疾病(图2－6)。

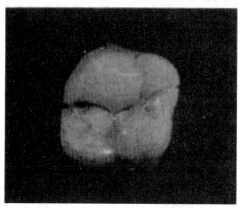

图2－6　因5度牙隐裂而拔除的牙

(一)病因

　　1.牙齿结构的薄弱环节　正常人牙齿结构中的窝沟和釉板均为牙齿发育遗留的缺陷区,不仅本身的抗裂强度最低,而且是牙齿承受正常咬合力时应力集中的部位,因此是牙隐裂发生的内在条件。

　　2.牙尖斜面　牙齿在正常情况下,即使受到应力值最小的轴向力时,由于牙尖斜面的存在,在窝沟底部同时受到两个方向相反的水平分力作用,即劈裂力的作用。牙尖斜度愈大,所产生的水平分力愈大(图2－7)。因此,承受力部位的牙尖斜面是隐裂发生的易感因素。

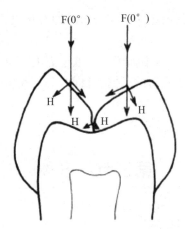

图 2-7 牙隐裂的致病因素－牙尖斜面

F:与牙长轴平行的力;H:与牙尖斜面垂直的分力

3.创伤性殆力 随着年龄的增长,可由于牙齿磨损不均出现高陡牙尖,正常的咀嚼力则变为创伤性殆力。原来就存在的窝沟底部劈裂力量明显增大,致使窝沟底部的釉板可向牙本质方向加深、加宽,这是隐裂纹的开始。在咬合力的继续作用下,裂纹逐渐向牙髓方向加深。创伤性殆力是牙隐裂发生的重要致裂因素。

4.温度作用 有研究证明,由于釉质和牙本质的膨胀系数不同,在长期的冷热温度循环作用下(0~50℃),釉质表面可出现裂纹。在与力关系较小的唇、颊侧牙面上发生的隐裂与此因素有关。

(二)病理

隐裂起自窝沟底或其下方的釉板,随咬合力作用逐渐加深。体视显微镜下,牙本质中隐裂壁呈底朝咬合面的三角形,其上牙本质小管呈多向性折断,有外来色素与荧光物质沉积,为陈旧裂面。在隐裂牙完全劈裂后的裂面上,陈旧裂面可与周围的新鲜断面明显分开。断面及其周边常可见牙本质暴露和并发龋损(图 2-8)。

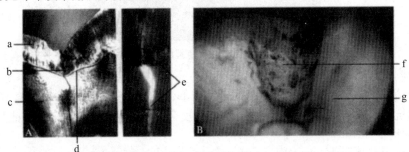

图 2-8 牙隐裂剖面荧光显微镜(A)和体视显微镜下(B)表现

a.釉质;b.窝沟底的釉板;c.牙本质;d.釉牙本质界;e.牙隐裂;f.陈旧裂面;g.新鲜裂面

(三)临床表现

1.牙隐裂好发于中老年患者的后牙咬合面,以上颌第一磨牙最常见。

2.牙隐裂患者最常见的主诉是较长时间的咀嚼不适或咬合痛,病史可长达数月甚至数年。咬在某一特殊部位可引起剧烈疼痛是该病具特征性的症状。

3.隐裂的位置 隐裂起自磨牙和前磨牙咬合面的窝沟,如磨牙和前磨牙的中央窝沟,上磨牙的舌沟等沟底。临床见隐裂与这些窝沟重叠,向一侧或两侧延伸,越过边缘嵴。隐裂方向多为咬合面的近中和（或）远中向走行，或沿一主要承受咬合力的牙尖，如上磨牙近中舌尖附近的窝沟走行。偶见颊舌向隐裂纹（图 2—9）。

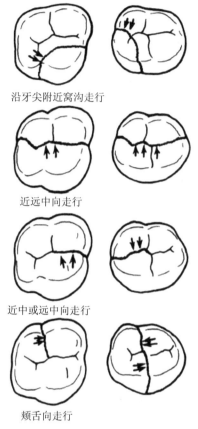

沿牙尖附近窝沟走行

近远中向走行

近中或远中向走行

颊舌向走行

图 2—9　牙隐裂发生的位置

4.隐裂患牙常见明显磨损和高陡牙尖，与对颌牙咬合紧密，有功能动度。患者全口力分布不均，即其他部位有缺损牙、未治疗的患牙或不良修复体等，患牙长期负担过重。叩诊不适，侧向叩诊反应明显。

5.隐裂纹达牙本质并逐渐加深的过程可延续数年，并可先后出现牙本质过敏症、根周膜炎等症状，也可并发牙髓和根尖周疾病。隐裂达根分叉部或牙根尖部时，还可引起牙髓牙周联合病变，最终可导致牙齿完全劈裂。

6.隐裂患牙 X 线片可见到某部位的牙周膜间隙加宽，相应的硬骨板增宽或牙槽骨出现透射区，也可以无任何表现。

（四）牙隐裂分度

根据隐裂纹的深度和出现的临床症状分为 5 度：

1 度：隐裂纹仅在釉质内，没有临床症状，裂纹不能染色。

2 度：隐裂纹达牙本质浅层，裂纹处有牙本质过敏症状，可染色。

3 度：隐裂纹达牙本质中、深层，出现可复性牙髓炎或牙髓炎症状，裂纹染色明显，并可继发龋损，咬楔测验阳性。

4 度：隐裂纹达牙髓腔，出现牙髓炎、牙髓坏死或根尖周炎症状，裂纹染色明显，咬合痛明显。

5度:患牙因隐裂而劈裂,可出现牙髓牙周联合病变症状。

(五)诊断

1.病史和症状 较长期的咬合不适和咬在某一特殊部位时的剧烈疼痛。

2.叩诊 分别做各个牙尖和各个方向的叩诊可以帮助患牙定位,叩痛显著处则为隐裂所在位置。

3.温度测试 当患牙对冷敏感时,以隐裂纹处最明显。

4.裂纹的染色检查 2.5%碘酊或其他染料类药物使牙面裂纹清晰可见。

5.咬楔法 将韧性物如棉签或小橡皮轮放在可疑隐裂处做咀嚼运动时,可以引起疼痛。注意当隐裂纹为近远中贯通走行时,避免用力咬楔致使患牙劈裂。

(六)防治原则

1.对因治疗 调除创伤性𬌗力,调磨过陡的牙尖;均衡全口力的负担:诊治其他部位的牙齿疾病,修复缺失牙等。

2.2~4度隐裂对症治疗 并发牙髓病、根尖周病时进行相应治疗。

3.防止劈裂 在做牙髓治疗的同时,应该大量调磨牙尖斜面,永久充填体选用复合树脂为宜。多数隐裂牙仅用调整咬合不能消除致劈裂的力量,故对症治疗之后,必须及时做全冠保护。如果隐裂为近远中贯通型,牙髓治疗的同时应做钢丝结扎或全冠保护,防止牙髓治疗过程中牙冠劈裂。

4.5度隐裂患牙根据牙位和劈裂位置,可做截根术、半切除术或拔除。

二、牙根纵裂

牙根纵裂(vertical root fracture)指在某些致病因素作用下,发生于牙根的、平行于牙长轴的、由根尖向冠方的纵向裂纹。

发生于活髓牙的牙根纵裂,即原发性牙根纵裂由我国学者首次报告,并于1984年后陆续报道了有关的研究资料(图2—10)。而国外文献所报告的牙根纵裂则多见于牙髓治疗后的牙齿。

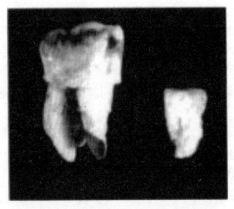

图2—10 因牙根纵裂拔除的患牙

该疾病常同时侵犯牙体、牙髓和牙周组织,是一种严重的牙齿疾病。由于其发病部位隐蔽,早期症状不明显,早期诊断较困难,不利于患牙的保留。牙根纵裂的致病因素和有效的治疗方法尚待深入研究。

（一）病因

临床和生物力学研究发现，原发性牙根纵裂的致病因素主要有以下几个方面：

1. 创伤性殆力　创伤性殆力是牙根纵裂的主要致病因素。当患者行使咀嚼功能的状态下，创伤性殆力可使牙周、牙髓、根尖周组织发生病理性改变。

（1）临床根纵裂患者口腔内见到由于邻牙或对侧牙患病或缺失，患侧牙齿负担过重的情况。患牙长期负担重，其咀嚼力则为可导致创伤的咬合力。有报道患牙在出现根纵裂前，临床诊断为创伤性根周膜炎，1～2年后才出现根纵裂。26例根纵裂患者的光殆应力分析表明全口接触合力分布极不均匀，患牙的接触合力最大，且接触合力较大者根纵裂程度也较重（图2—11）。

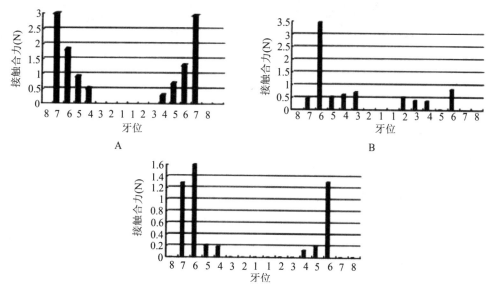

图2—11　牙根纵裂患者全口牙齿的接触合力的光殆分析图

A. 正常人全口牙齿的接触合力的光殆分析图；B. 一侧第一磨牙牙根纵裂患者全口牙齿的接触合力的光殆分析图；C. 对侧第一磨牙牙根纵裂患者全口牙齿的接触合力的光殆分析图

（2）患牙形态的异常改变，如磨损不均或高陡牙尖等，而且患牙多数存在侧方的殆干扰。咬合面的异常磨损，如下磨牙远中磨损重而近中边缘嵴高陡、上磨牙颊尖或下磨牙舌尖高陡时，行使咀嚼功能时患牙受到的是远近中向的水平力或颊舌向水平力作用；下第一恒磨牙模型根尖区应力分布的三维有限元分析结果显示：正常轴向力作用时，根尖孔部位压应力集中，无拉应力出现；而颊舌向水平力作用时，所产生的应力分布不均，在根尖区出现较大的压应力和较大的拉应力；远近中水平加力，在根尖区产生的拉应力值最大，近中根的颊舌侧根管壁出现了较大的拉应力（图2—12）。在根尖孔区产生的拉应力直接危害该处牙髓和牙周组织的健康。拉、压应力交替作用，在根尖部近中根拉应力集中处，牙硬组织可以发生应力疲劳，疲劳损伤的积累致使此处可能发生根纵裂。

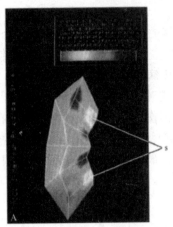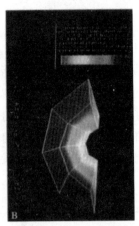

图 2-12 下第一恒磨牙根尖部受力三维有限元应力分析图示
A.近中侧的颊舌侧根管壁出现较大的拉应力(s);B.远中侧的根管壁受力较均匀

2.牙根发育缺陷和解剖因素 类似于人类颅裂、脊柱裂、腭裂、齿槽嵴裂等,牙根纵裂也可能是由于牙根发育缺陷,经受不起正常或过大的力而发生。临床有 25%～30% 的患者根纵裂发生在双侧同名牙的对称部位,仅有程度的不同,提示了有某种发育上的因素。上颌第一磨牙近中颊根和下颌第一磨牙近中根均为磨牙承担力较重而牙根解剖结构又相对薄弱的部位,故为根纵裂的好发牙根。

3.牙周组织局部的慢性炎症 牙周组织局部的慢性炎症可能是牙根纵裂发生的一个原因。牙根纵裂的患者大多数都有牙周袋和牙齿松动、牙槽骨的吸收。而牙槽骨的降低使得临床牙冠变长,改变了牙齿受力的支点,使牙齿更容易遭受咬合创伤。此外,暴露在牙周袋内的牙根表面可发生吸收或其他损伤亦使牙根易于折裂。但是也不能排除牙周袋继发于牙根纵裂的可能性。尤其是那些牙周袋窄而深的病例,可能先发生牙根纵裂,而后才出现牙周袋。也有学者认为牙根纵裂是一种牙髓牙周联合病变。由于牙根纵裂患者就诊时同时有牙髓和牙周的损伤,所以很难区别牙周疾病是原发的或牙髓疾病是原发的,还是一种因素同时导致牙周和牙髓的病变发生。

4.其他 有学者认为牙齿随年龄增大而变脆,因此更易于折裂。随着年龄的增大,牙本质的有机成分减少而无机成分增加,硬度和密度增大,而抗压强度降低,导致牙本质变得较易折裂;随着年龄的增大,长期承受正常的咀嚼压力,牙硬组织在交变应力的作用下同样可以出现应力疲劳和疲劳损害的积累而发生折裂。

而继发性牙根纵裂的致病因素除了创伤性𬌗力及患牙自身的弹性模量和断裂韧性下降外,医源性因素(如根管预备时去除牙体组织过多,长时间使用高浓度的冲洗剂,根管充填时垂直或侧方加压的压力过大,以及钉、桩的粘和戴)均有可能引起牙根纵裂。

(二)病理

裂隙由根尖部向冠方延伸,常通过根管并与牙本质小管方向一致。在根尖部,牙根完全断裂,近牙颈部则多为不全裂或无裂隙。根尖部裂隙附近的根管壁前期牙本质消失,牙本质和牙骨质面上均可见不规则的吸收陷窝,偶见牙骨质沉积或菌斑形成。牙髓为慢性炎症表现或有化脓灶或坏死。裂隙附近的根周膜变为炎症性肉芽组织长入并充满裂隙内。裂隙的管端常见到嗜伊红物质充满在裂隙内。

（三）临床表现

1. 一般表现　原发性牙根纵裂多发生于中老年人，以 41～60 岁多见。男性患者发病多于女性。该病多发生于磨牙，尤其是下颌第一磨牙多见。纵裂多发生于近中根或近中颊根，远中根次之，腭侧根罕见。牙根纵裂可单发于一侧，也可双侧对称发生，少数病例可有两个以上的患牙。

2. 临床症状　患者多以咬合不适或咀嚼疼痛就诊。原发性牙根纵裂患者可有温度刺激痛和自发痛等牙髓炎症状，进一步发展可伴有牙龈反复肿胀和瘘管形成。病程长短不等，有的可长达 1 年以上。

对于继发性牙根纵裂，患牙已行根管治疗，除了有局限性深牙周袋外，常在颊侧牙龈上有窦道口。与慢性根尖周炎形成的窦道口相比，继发性牙根纵裂形成的窦道口更偏向牙齿的冠方。牙周袋的深度或窦道口的位置常与牙根纵裂的位置一致。

3. 检查　患牙多为磨牙，牙齿咬合面有不同程度的磨损和磨损凹面，或做过根管治疗术。原发性牙根纵裂牙髓表现为对冷、热刺激敏感或疼痛等急、慢性牙髓炎的症状，严重者发生坏死。牙周检查可探及深牙周袋，绝大多数患牙的牙周袋的位置和深度与牙根纵裂的位置一致。此外，患牙可有叩诊不适或叩痛，患根侧叩诊浊音，牙龈红肿或扪痛，有不同程度的松动度及咬合干扰，患牙为承担咬合力的主要牙齿。

（四）X 线表现

X 线片显示纵裂牙根根管影像从根尖部到根管口长度不等的直线状均匀增宽，晚期可见裂片从牙颈部断裂分离，或有移位。牙周组织表现可有患根周围牙周膜间隙增宽，根分叉骨密度降低或骨质丧失，患根周围的牙槽骨垂直或水平吸收或局部性骨致密（图 2－13）。

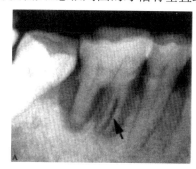 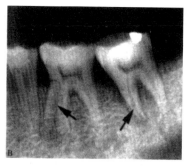

图 2－13　牙根纵裂的 X 线表现

A. 2 度根纵裂（箭头指处）；B. 3 度根纵裂（右箭头指处），4 度根纵裂（左箭头指处）

X 线片不能明确诊断者，可行 CBCT 检查：牙根横断面可见贯穿根管的颊舌向线状低密度影（图 2－14）。

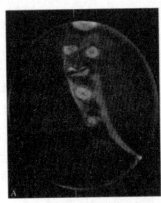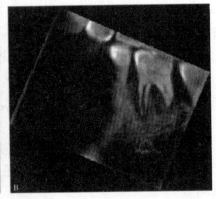

图2—14　牙根纵裂CBCT表现

A.轴位断层;B.矢状位断层

（五）诊断

1.病史和症状　中老年人无龋,磨牙有长期咬合痛,未经牙髓治疗的牙齿出现牙髓炎和根尖周炎的症状,应考虑原发性根纵裂的可能。

2.口腔检查　磨牙磨损重,咬合面形态变化,叩诊痛且一侧呈浊音,探诊有深及根尖的细窄牙周袋。患牙多有殆力负担过重,如多个磨牙未经治疗或缺失牙较多等情况。

3.X线检查　根髓腔特有的X线表现是诊断牙根纵裂的主要依据。如X线根尖片上根髓腔不清可改变投照角度重拍。对于X线片表现不明确的可疑病例,可进行CBCT的检查。

4.术中探查　对可疑牙根纵裂但经X线根尖片和CBCT检查难以确定者,如为未经牙髓治疗并已出现牙髓炎症状的患牙,可在开髓后利用根尖定位仪协助诊断。有研究认为,根尖定位仪对完全纵裂的牙根有较高的诊断准确性。如患牙已行根管治疗并出现深牙周袋和窦道者则可根据临床情况选择翻瓣术进行探查。

（六）鉴别诊断

发生于未经牙髓治疗活髓牙齿的牙根纵裂,可与根管治疗后发生的牙根纵裂鉴别;牙根纵裂X线片显示起自根尖部的呈窄条状均匀增宽的根管影像,可与因牙髓肉芽性变造成的内吸收相鉴别,后者X线表现为髓室或根管某些部位呈圆形、卵圆形或不规则膨大的透射区;牙根纵裂患牙牙冠无任何裂损,可与牙冠劈裂导致的根纵劈相区别。

（七）治疗原则

1.对症治疗　并发牙髓根尖周病和（或）牙周炎时,进行相应的牙髓牙周联合治疗。

2.对因治疗　解除殆干扰,调磨和充填修整牙冠态,全口牙列的检查治疗,以均衡全口力负担。

3.如未发生根裂牙根的牙周组织损害较少,可行患根的截根术或半截根术,除去纵裂患根,尽量保留部分患牙。

4.对于松动明显或牙周袋广泛的患牙,予以拔除。

三、殆创伤性牙根横断

磨牙是人类口腔中承担殆力的主要牙齿,其中承受应力较大的牙根在创伤性殆力作用下有可能发生折断,并导致一系列并发症。国内学者(1991)报道了这类牙体牙髓疑难疾病,称为殆创伤性牙根横断(root fracture due to occlusal trauma)。

(一)病因

1.应力疲劳　患牙长期承受过重的和(或)创伤性咬合力,患者口内有多个缺失牙长期未修复,有不良修复体或其他患牙未治疗,根折患牙在出现症状前为承担咀嚼力的主要牙齿,而且侧方非工作侧有明显的𬌗干扰。生物力学研究证实多根牙因其解剖特点,在受力时各根的应力分布是不均衡的,如上第一磨牙,牙根分叉显著,在正中时,腭根受力最大;当侧方和非工作侧有𬌗干扰时,腭根颈1/3与中1/3交界处应力值最大。该部位正是临床上𬌗创伤性牙根横断发生处。

2.突然的咬合外伤　如吃饭时硌小石子,或不慎误咬筷子等硬物。这种外力不同于一般的外伤力量,它选择性地作用在患牙咬合时承受压力最大的牙根,即应力集中的特定部位,易造成牙根折断。

(二)临床表现

1.好发于中老年人无牙体疾患的上磨牙腭根,其次是远中颊根。

2.主诉患牙长期咬合不适或痛,可有急性咬合外伤史。就诊时可有并发牙髓病、根尖周病以及患根的牙周疾病的症状。

3.患牙叩诊不适或痛,根折侧叩诊浊音,探诊可有深达根折线的牙周袋;1～2度松动,功能性动度明显;侧方非工作侧𬌗干扰;全口咬合力分布不均衡。

4.X线片表现　患牙的某一根有X线透射的横折线,还可有牙周膜间隙增宽,偶见折断的根尖移位(图2－15)。

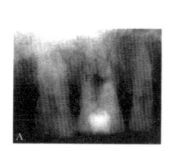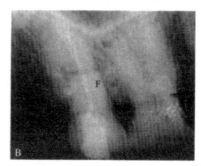

图2－15　咬合创伤性磨牙根横断的X线片表现

A.右上磨牙腭侧根X线透射的横折线(F);B.左上磨牙腭侧根折断根充后1年横折线仍存在(F)

(三)诊断

1.病史　牙冠完整,患牙长期咬合痛,有急性咬合外伤史。

2.检查　牙冠完整,叩诊痛,根折侧叩诊浊音,侧方非工作侧𬌗干扰。

3.X线片的横折线表现是主要诊断指征。

4.开髓后患根在折断线处的异常探诊可协助诊断。

(四)治疗原则

1.对因治疗　患牙调除𬌗干扰,均衡全口负担。

2.牙髓活力正常且患牙根牙周组织正常者,可不做牙髓治疗,定期观察。

3.对症治疗　已并发牙髓、根尖周病者,做相应治疗。

4.折断根处理　折断的部位如不与龈袋相通,可行保守治疗(根管治疗);如果相通,则行手术治疗(根尖手术、截根术或半截根切除术)。

(越涑霞)

第三章　牙龈病

　　牙龈是牙周组织(牙龈、牙周膜、牙槽骨、牙骨质)之一,直接暴露在口腔中,直视可见,它是由角化上皮和结缔组织组成,覆盖着牙槽骨和牙根。牙龈在口腔中不断受到外界和口腔内环境的各种刺激,包括生物性的(如外来的、口腔内的、消化道和呼吸道的各种微生物及其代谢产物)、物理性的(各种机械性创伤、咀嚼力、温度刺激等)、化学性的(食物、药物、烟草等)刺激;其对刺激的反应受机体的生理、代谢、免疫机制和全身状况的影响。牙龈组织不仅接受牙菌斑微生物的挑战(challenge),受到局部刺激的影响,而且也受全身因素的影响,某些全身情况或疾病(肿瘤)也可以表现在牙龈上,也可影响或改变牙龈对局部刺激的反应方式和程度。

　　牙龈病是局限于牙龈组织的病变,一般不侵犯深层牙周组织。然而牙龈病和牙周炎有密切关系,因为牙龈组织是牙周组织的一部分,是指其外层,许多引起牙龈病的因素也可进一步参与破坏深层牙周组织。牙龈又是口腔黏膜的一部分,有些皮肤黏膜病常表现于此。此外,许多全身性疾病也可累及牙龈组织,有些肿瘤和瘤样病损也好发于牙龈。综合有关牙周病的参考书、专著及其有关文献,牙龈固有的疾病和其他疾病的龈表征可达150多种,原北京医学院口腔病理研究室分析研究了在25年中收集的2485例牙龈临检样本,涵盖了牙龈病损60多种。可能正是因为发生在牙龈组织的疾病种类繁多,表现形式各异,长久以来缺乏一种国际通用和公认的、全面的牙龈疾病分类法。在1999年召开的有关牙周病分类的国际研讨会上(International Workshop for a Classification of Periodontal Diseases and Conditions),与会专家们提出了牙周病的新分类法,增加了牙龈病的分类,将牙龈病分为菌斑性牙龈病(如菌斑性龈炎、青春期龈炎、妊娠期龈炎、药物性牙龈肥大等)和非菌斑性牙龈病(如病毒、真菌等引起的牙龈病及系统疾病在牙龈的表现,遗传性病变等)两大类,其中菌斑性牙龈病(dental plaque—induced gingival disease)又分为:①仅与牙菌斑有关的牙龈炎(gingivitis associated with dental plaque only),此类最常见。②受全身因素影响的牙龈病(gingival diseases modified by systemic factors)。③受药物影响的牙龈病(gingival diseases modified by medications)。④受营养不良影响的牙龈病(gingival diseases modified by malnutrition),此类最少见。本章主要介绍1、2、3类牙龈病。

　　菌斑性牙龈病是指由牙菌斑所诱发的牙龈病,只局限发生于无附着丧失的牙周组织和有附着丧失但无进展的牙周组织(gingivitis on a reduced but stable periodontium)。此类龈病的病理状况主要受细菌活性的影响,但也可受全身疾病或药物的影响。这类牙龈病的共同特征:

　　1.体征和症状局限于牙龈组织。

　　2.菌斑的存在引起和(或)加重病损的严重。

　　3.炎症的临床表现[牙龈由于水肿和纤维化而肿大,色泽红和(或)暗红,龈沟温度升高,刺激易出血,龈沟液渗出增加]。

　　4.牙周组织无附着丧失或虽已有附着丧失但稳定无进展。

　　5.去除病因后疾病可逆。

　　6.若不及时治疗,有可能发展为牙周炎。

第一节　菌斑性龈炎

菌斑性龈炎在牙周病国际新分类(1999)中归属牙龈病中的菌斑性龈病(dental plaque—induced gingival disease)类,本病在过去称为慢性龈炎(chronic gingivitis)、慢性龈缘炎(chronic marginal gingivitis)、单纯性龈炎(simple gingivitis)等。牙龈的炎症主要位于游离龈和龈乳头,是牙龈病中最常见的疾病,简称牙龈炎(gingivitis)。世界各地区、各种族、各年龄段的人都可以发生,在我国儿童和青少年的患病率在70%～90%,成人的患病率达70%以上。几乎每个人在其一生中的某个时间段都可发生不同程度和范围的龈炎。该病的诊断和治疗相对简单,且预后良好,但因其患病率高,治愈后仍可复发,相当一部分的龈炎患者可发展成为牙周炎,因此预防其发生和复发尤为重要。

一、病因学

菌斑性龈炎是慢性感染性疾病,主要感染源为堆积在牙颈部及龈沟内的牙菌斑中的微生物。菌斑微生物及其产物长期作用于牙龈,首先导致牙龈的炎症反应,继而引起机体的免疫应答反应,因此菌斑是最重要的始动因子(initial factor),其他局部因素如牙石、不良修复体、食物嵌塞、牙错位拥挤、口呼吸等可加重菌斑的堆积,加重牙龈炎症。

患牙龈炎时,龈缘附近一般有较多的菌斑堆积,菌斑中细菌的量也较健康牙周时为多,种类也较复杂,此时菌斑中的 G^+ 球/杆菌的比例较健康时下降,而 G^- 厌氧菌明显增多,牙龈卟啉单胞菌、中间普氏菌、梭形杆菌和螺旋体比例增高,但仍低于深牙周袋中此类细菌的比例。

(一)组织病理学改变(histopathological changes)

牙龈炎是一种慢性疾病,早期轻度龈炎的组织学表现与健康龈无明显界线,因为即使临床健康牙龈的沟内上皮下方的结缔组织中也有少量的炎症细胞的浸润。Page 和 Schroeder(1976)根据动物实验的研究、临床和组织学的观察资料,将从健康牙龈到牙周炎的发展过程分为四个阶段,但它们之间并无明确界限,而是移行过程。然而这四个阶段在人类并没得到组织学的全部证实。近年来,对人健康牙龈的组织学观察表明,大多数临床表现为健康的牙龈,其组织学表现类似动物(狗)实验性龈炎的初期和早期病损。牙龈炎的病变局限于牙龈上皮组织和结缔组织内,当炎症扩延到深部牙周组织,引起牙龈及牙周膜胶原纤维溶解破坏,以及牙槽骨吸收,导致牙周袋的形成,此时即为牙周炎。牙龈炎为牙周炎的前期(先导)阶段,包括初期病损(initial lesion)、早期病损(early lesion)、确立期病损(established lesion)三个阶段。重度病损(advanced lesion)是牙龈炎发展到牙周炎的阶段,但并非所有牙龈炎均会发展成牙周炎。初期、早期和确立期病损在牙龈组织中的病理和临床表现十分相似,均为慢性非特异性炎症,只是炎症的范围和程度有所不同。

显微镜下所见的牙龈组织学变化不一。最轻度的变化临床可无表现,亚临床状况往往是炎症的早期,只是在龈沟下结缔组织中存在很少量的中性粒细胞、巨噬细胞、淋巴细胞和极少量的浆细胞,局部区域尤其是在沟上皮下方有结缔组织纤维的松解。

菌斑诱导的龈炎特征是红、肿、探诊出血,病变是可逆的,可持续存在,如果不治疗可能进一步发展为牙周附着丧失的牙周炎。

（二）上皮改变（epithelial alterations）

组织学证实，牙龈组织对龈沟区内积聚的牙菌斑发生反应。细菌来源的小分子产物穿过上皮引起上皮和结缔组织的一系列变化。结合上皮虽无根向移位，但是细胞间隙增宽，上皮向结缔组织内增生形成粗大的钉突。炎症细胞，尤其是中性粒细胞通过结合上皮移至龈沟。这些细胞保护牙周组织抗微生物的侵袭，龈沟内的中性粒细胞通常在菌斑微生物和沟内、结合上皮之间形成一道屏障，成为抗菌的第一道防御线。慢性龈炎龈沟内的细菌虽然与沟内上皮和结合上皮关系密切，但是并没有穿过上皮，细菌积聚有时可见与上皮表面接触，有时可见于细胞间隙。口腔上皮显示出细胞角质素表达的变化，尤其是口腔上皮与沟内上皮结合处。上皮内朗格罕斯细胞（Langerhans cells，LC）数目增加，对外来抗原加工和传递并刺激 T 淋巴细胞反应（图 3-1）。

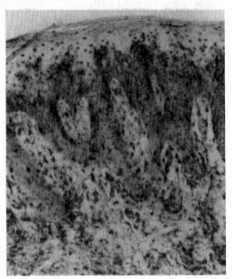

图 3-1　龈炎，上皮内 LC

（三）结缔组织改变（connective tissue alterations）

组织学表现通常具有急性和慢性特征，如浸润的结缔组织中有中性粒细胞、淋巴细胞、巨噬细胞、浆细胞和肥大细胞。初期病损是血管周围炎症和中性粒细胞的浸润，血清及抗体渗出、龈沟液渗出增加。中性粒细胞在结合上皮和龈沟中增多伴随龈沟液流的明显增加。早期病损主要是 T 淋巴细胞浸润，逐渐由 T 淋巴细胞为主过渡到 B 淋巴细胞为主，确立期病损的结缔组织特征是 B 细胞为主转换为浆细胞为主。虽然 Page 和 Schroeder 报告，确立期病损中浆细胞为主，但人实验性龈炎（短期内形成）的研究不能证实这一点，人长期存在的牙龈炎中浆细胞比例增加。炎症浸润的密度和范围取决于局部微生物的挑战、个体对微生物的炎症反应和这些反应的持续时间。轻度炎症时主要以中性粒细胞和 T 淋巴细胞为主，而向牙周炎进展时则转换为 B 淋巴细胞、浆细胞为主型（图 3-2）。炎症效应细胞从周缘血循环中移出到牙周组织的机制是白细胞由内皮细胞和白细胞表面的黏附分子介导黏附到靶组织的血管壁，白细胞黏附到内皮细胞表面并穿过血管壁移入组织。例如中性粒细胞的移出是对细菌和宿主来源的趋化物的趋化反应（chemotactic response）。趋化（chemotaxis）是指细胞对趋化物（chemoattractant）反应直接移出。中性粒细胞趋化移出后识别龈沟内的微生物，与之结合并吞噬。

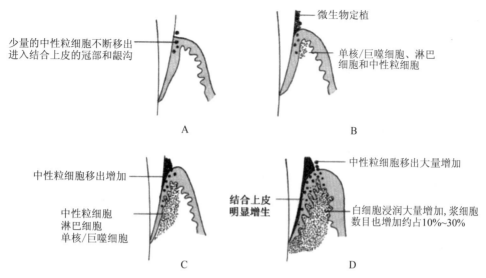

图3-2 正常龈向牙龈炎发展的四个阶段。

在龈炎阶段,最明显的不同是炎症浸润的范围和成分,以及上皮增生

A. 正常龈;B. 初期龈炎病损;C. 早期龈炎病损;D. 确立期龈炎病损

（四）组织损害(tissue damage)

健康个体的宿主防御机制可有效地应对细菌的挑战。宿主的防御机制包括上皮细胞层的完整性,以及上皮细胞的脱落和龈沟液流,可有效地清除龈下细菌和其产物。补体、中性粒细胞和抗体的产生有可能控制龈沟中的微生物。如果由于先天或获得性宿主防御机制的缺陷引起防御不适当则可使细菌定植和繁殖,导致组织损害。

在龈炎病损中不发生牙槽骨的吸收,但是在龈炎的早期,龈沟下区的结缔组织中已出现胶原降解,炎症区的成纤维细胞数目减少。原有的成纤维细胞发生改变,胶原合成能力也可能下降,还出现血管增生和水肿(图3-3)。

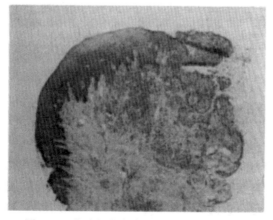

图3-3 龈炎组织炎症细胞浸润和胶原破坏

在慢性龈炎病损的重度炎症区,由炎症细胞产生的炎症信号分子介导和中性粒细胞、巨噬细胞和成纤维细胞释放的蛋白酶作用使该区的胶原完全丧失。牙龈组织中的胶原降解有几种方式,巨噬细胞完成酶解胶原断片的胞噬和细胞内消化,而龈成纤维细胞则具有使胶原完全变性的能力。牙周结缔组织通过降解和合成的持续转换获得最终平衡。此外,一些成纤

维细胞胶原合成能力的下调或下降也可导致结缔组织的丧失。

（五）组织形成（tissue formation）

新胶原的广泛形成有时是对炎症的突出组织学反应，尤其是在病损边缘区，这是成纤维细胞的一种特征反应。显微镜下所见的龈结缔组织的变化反映了细胞因子和生长因子介导的炎症细胞活动的变化特点。

二、临床表现

为便于临床描述，将牙龈分为三个区（图3－4）：

①边缘龈（marginal gingiva）：又称游离龈（free gingiva）或非附着龈（unattached gingiva），是牙龈的边缘，呈领圈状包绕牙颈部，构成龈沟的软组织壁，正常牙龈的沟底位于釉牙骨质界，用探针插入龈沟可将游离龈从牙面分开。局限于该区的炎症可称为边缘性龈炎（marginal gingivitis）。

②龈乳头（papillary gingiva）：位于牙间区的牙龈组织，局限于该区的炎症可称为龈乳头炎（papillary gingivitis）。

③附着龈（attached gingiva）：与边缘龈、龈乳头连接至膜龈联合的龈组织。由边缘龈延伸至附着龈的病变可称为弥漫性龈炎（changes throughout the vertical extent of the attached gingiva can be termed diffuse(Glickman 1953)。

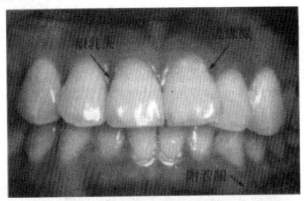

图3－4　牙龈分区

本病牙龈的炎症一般局限于游离龈和龈乳头，严重时也可波及附着龈，炎症状况一般与牙颈部和龈沟内的菌斑及牙石量有关。牙龈炎一般以前牙区为多见，尤其是下前牙区最为显著。

1.患者的自觉症状　刷牙或咬硬物时牙龈出血常为牙龈炎患者就医的主诉症状，但一般无自发性出血，这有助于与血液系统疾病及其他原因引起的牙龈出血鉴别。有些患者可感到牙龈局部痒、胀、不适，口臭等症状。近年来，随着社会交往的不断增加和对口腔卫生的逐渐重视，口腔异味（口臭）也是患者就诊的重要原因和较常见的主诉症状。

2.牙龈色、形、质的变化　健康龈组织暴露于牙菌斑引起牙龈炎症，其临床的典型特征为牙龈色、形、质的改变和龈沟出血，如表3－1所示。

表 3-1　健康龈向龈炎发展的临床变化

	正常龈	龈炎
色泽	粉红(某些人群可见黑色素)	鲜红或暗红
外形	龈缘菲薄紧贴牙面呈扇贝状,龈乳头充满牙间隙,龈沟深度≤3mm	龈缘和乳头组织水肿圆钝,失去扇贝状,牙龈冠向和颊舌向肿胀形成假袋(false pocket)
质地	韧有弹性	松软,水肿,施压时易引起压痕
出血倾向	正常探诊和刷牙不出血	探诊后出血,刷牙时出血

(1)色泽:健康龈色粉红,某些人还可见附着龈上有黑色素。患牙龈炎时,由于牙龈组织内血管增生、充血导致游离龈和龈乳头色呈鲜红或暗红,病变严重时,炎症充血范围可波及附着龈,如图3-5。

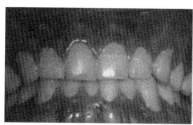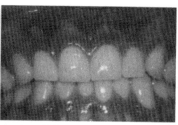

图 3-5　菌斑性龈炎(实验性龈炎)
A.停止刷牙21d后,形成龈炎;B.恢复刷牙后一周,恢复正常

(2)外形:健康龈的龈缘菲薄呈扇贝状紧贴于牙颈部,龈乳头充满牙间隙,附着龈有点彩。患龈炎时,由于组织水肿,牙龈冠向和颊舌向肿胀,龈缘变厚,失去扇贝状,不再紧贴牙面,龈乳头圆钝肥大。附着龈水肿时,点彩也可消失,表面光滑发亮。少数患者的牙龈炎症严重时,可出现龈缘糜烂或肉芽增生。

(3)质地:健康龈的质地致密坚韧。患龈炎时,由于结缔组织水肿和胶原的破坏,牙龈质地松软,脆弱,缺乏弹性,施压时易引起压痕。当炎症较轻且局限于龈沟壁一侧时,牙龈表面仍可保持一定的致密度,点彩仍可存在。

3.龈沟深度和探诊出血　健康的龈沟探诊深度一般不超过2～3mm。当牙龈存在炎症时,探诊会出血,或刺激后出血,有时由于牙龈的炎性肿胀龈沟深度可超过3mm,但龈沟底仍在釉牙骨质界处或其冠方,无结缔组织附着丧失,X线片示无牙槽骨吸收。1999年国际牙周病新分类提出的龈炎标准中包括了经过彻底的治疗后炎症消退、牙龈退缩、牙周支持组织的高度降低的原牙周炎患者,此时若发生由菌斑引起的边缘龈的炎症,但不发生进一步的附着丧失,亦可诊断为龈缘炎,其治疗原则及转归与单纯的慢性龈缘炎一样。然而,应明确原发的牙龈炎是指发生在没有附着丧失的牙龈组织的慢性炎症。

4.龈沟液量　健康龈的龈沟内存在极少量的龈沟液,牙龈有炎症时,龈沟液量较健康龈增多,其中的炎症细胞、免疫成分也明显增多,炎症介质增多,有些患者还可出现龈沟溢脓。龈沟液量的增加是评估牙龈炎症的一个客观指标。也有人报告牙龈炎时,龈沟内的温度升高,但此变化尚未用作临床指标。

本病在去除菌斑、牙石和刺激因素后,病损可逆转,牙龈组织可恢复正常。

三、诊断与鉴别诊断

1.诊断　菌斑性牙龈炎的诊断主要根据临床表现,即牙龈的色、形、质的改变,但无牙周袋、无新的附着丧失、无牙槽骨吸收;龈缘附近牙面有明显的菌斑、牙石堆积,以及存在其他菌斑滞留因素等即可诊断。牙龈炎的主要诊断特征:

(1)龈缘处牙面有菌斑,疾病主要限于龈缘和龈乳头。

(2)牙龈色泽、形状、质地的改变,刺激后出血。

(3)无附着丧失和牙槽骨吸收*。

(4)龈沟液量增加。

(5)龈沟温度升高。

(6)菌斑控制及其他刺激因素去除后病损可逆。

注:* 发生于牙周炎治疗后的牙周组织可能存在附着丧失和骨丧失,但附着稳定不加重,即无新的附着丧失。

2.鉴别诊断

(1)早期牙周炎:应仔细检查磨牙及切牙的邻面有无附着丧失,𬌗翼片有无早期的牙槽嵴顶吸收。牙龈炎应无附着丧失,牙槽嵴顶的骨硬板完整连续。

(2)血液病引起的牙龈出血:白血病、血小板减少性紫癜、血友病、再生障碍性贫血等血液系统疾病,均可引起牙龈出血,且易自发出血,出血量较多,不易止住。对以牙龈出血为主诉且有牙龈炎症的患者,应详细询问病史,注意与上述血液系统疾病相鉴别。血液学检查有助于排除上述疾病。

(3)坏死性溃疡性龈炎:坏死性溃疡性龈炎的临床表现以牙龈坏死为特点,除了具有牙龈自发性出血外,还有龈乳头和边缘龈坏死等特征性损害,可有口臭和伪膜形成,疼痛症状也较明显,而菌斑性龈炎无自发痛和自发性出血。

(4)HIV(human immunodeficiency virus,HIV)相关性龈炎:HIV 相关性龈炎在 HIV 感染者中较早出现,临床可见游离龈缘呈明显的线状红色充血带,称作牙龈线形红斑(linear gingival erythema,LGE),目前认为 LGE 与白念珠菌感染有关,附着龈可有点状红斑,患者可有刷牙后出血或自发性出血。在去除局部刺激因素后,牙龈的充血仍不易消退。艾滋病患者的口腔内还可出现毛状白斑、Kaposi 肉瘤等,血清学检测有助于确诊。

四、治疗

1.去除病因　牙菌斑是引起菌斑性龈炎的直接病因,通过洁治术彻底清除菌斑、牙石,去除造成菌斑滞留和刺激牙龈的因素,牙龈的炎症可在一周左右消退,牙龈的色、形、质可完全恢复正常。对于牙龈炎症较重的患者,可配合局部药物治疗。常用的局部药物有1%双氧水、0.12%~0.2%氯己定以及碘制剂,一般不应全身使用抗生素。

2.防止复发　菌斑性龈炎是可逆的,其疗效较理想,但也容易复发。在去除病因的同时,应对患者进行椅旁口腔卫生指导(chair-side oral hygiene instruction),教会患者控制菌斑的方法,使之能够持之以恒地保持良好的口腔卫生状况,并定期(每6~12个月一次)进行复查和治疗,才能保持疗效,防止复发。如果患者不能有效地控制菌斑和定期复查,导致菌斑再次大量堆积,菌斑性牙龈炎是很容易复发的(约在一至数月内)。牙龈炎的预防应从儿童时期做起,从小养成良好的口腔卫生习惯,并定期接受口腔检查,及早发现和治疗。

(周泉)

第二节　青春期龈炎

青春期龈炎(puberty—associated gingivitis, or puberty gingivitis)是与内分泌有关的龈炎(gingivitis associated with the endocrine system),在新分类中隶属于菌斑性龈病中受全身因素影响的牙龈病(gingival diseases modified by systemic factors)。

牙龈是性激素作用的靶器官。性激素波动发生在青春期、月经期、妊娠期和绝经期。妇女在生理期和非生理期(如性激素替代疗法和使用性激素避孕药),激素的变化可引起牙周组织的变化,尤其是已存在菌斑性牙龈炎时变化更明显。这类龈炎的特点是非特异性炎症伴有突出的血管成分,临床表现为明显的出血倾向。青春期龈炎为非特异性的慢性炎症,是青春期最常见的龈病。

一、病因

青春期龈炎与牙菌斑和内分泌明显有关。青春期牙龈对局部刺激的反应往往加重,可能由于激素(最重要的是雌激素和睾丸激素)水平高,使得龈组织对菌斑介导的反应加重。不过这种激素作用是短暂的,通过口腔卫生措施可逆转。Mariotti 提出青春期龈炎的诊断应根据激素水平来确定,对于牙龈反应加重的女性患者,其雌激素水平至少≥26pmol/L;对于男性患者,其睾丸激素水平应≥8.7nmol/L。局部刺激可引起牙龈明显的炎症,龈色红、水肿、肥大,轻刺激易出血。这一年龄段的人群,由于乳恒牙的更替、牙齿排列不齐、口呼吸及戴矫治器等,造成牙齿不易清洁,加之该年龄段患者一般不注意保持良好的口腔卫生习惯,如刷牙、用牙线等,易造成菌斑的滞留,引起牙龈炎,而牙石一般较少。

成人后,即使局部刺激因素存在,牙龈的反应程度也会减轻。但要完全恢复正常必须去除这些刺激物。此外,口呼吸(常伴有安氏分类 2.1 的错𬌗)、不恰当的正畸治疗、牙排列不齐等也是儿童发生青春期龈炎的促进因素。青春期牙龈病的发生率和程度均增加,保持良好的口腔卫生能够预防牙龈炎的发生。

二、临床表现

青春期发病,牙龈的变化为非特异性的炎症,边缘龈和龈乳头均可发生炎症,其明显的特征是轻刺激易出血,龈乳头肥大,牙龈色、形、质的改变与普通炎性龈病相同。牙龈肥大发炎的程度超过局部刺激的程度,且易于复发(图 3—6)。

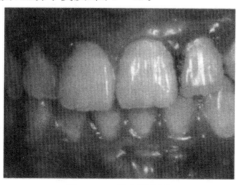

图 3—6　青春期龈炎

三、诊断

1.青春期前后的患者。

2.牙龈肥大发炎的程度超过局部刺激的程度。

3.可有牙龈增生(gingival hyperplasia)的临床表现。

4.口腔卫生情况一般较差,可有错𬌗、正畸矫治器、不良习惯等因素存在。

四、治疗

1.口腔卫生指导。

2.控制菌斑　洁治,除去龈上牙石、菌斑和假性袋中的牙石。

3.纠正不良习惯。

4.改正不良修复体或不良矫治器。

5.经上述治疗后仍有牙龈外形不良、呈纤维性增生者可行龈切除术(Gingivectomy)和龈成形术(gingivoplasty)。

完成治疗后应定期复查,教会患者正确刷牙和控制菌斑的方法,养成良好的口腔卫生习惯,以防止复发。对于准备接受正畸治疗的青少年,应先治愈原有的牙龈炎,并教会他们掌握正确的控制菌斑的方法。在正畸治疗过程中,定期进行牙周检查和预防性洁治(prophylaxis scaling),对于牙龈炎症较重无法控制者应及时中止正畸治疗,待炎症消除、菌斑控制后继续治疗,避免造成对深部牙周组织的损伤和刺激。

(周泉)

第三节　妊娠期龈炎

妊娠期龈炎(pregnancy－associated gingivitis,或 pregnancy gingivitis)是指妇女在妊娠期间,由于女性激素水平升高,原有的牙龈炎症加重,牙龈肿胀或形成龈瘤样的改变(实质并非肿瘤)。分娩后病损可自行减轻或消退。妊娠期龈炎的发生率报告不一,在 30%～100%。国内对上海 700 名孕妇的问卷调查及临床检查的研究结果显示,妊娠期龈炎的患病率为73.57%,随着妊娠时间的延长,妊娠期龈炎的患病率也提高,妊娠期龈瘤患病率为 0.43%。有文献报告孕期妇女的龈炎发生率及程度均高于产后,虽然孕期及产后的菌斑指数均无变化。

一、病因

妊娠期龈炎与牙菌斑和患者的黄体酮水平升高有关。妊娠本身不会引起龈炎,只是由于妊娠时性激素水平的改变,使原有的慢性炎症加重。因此,妊娠期龈炎的直接病因仍然是牙菌斑,此外与全身内分泌改变即体内性激素水平的变化有关。

研究表明,牙龈是雌性激素的靶器官,妊娠时雌激素水平增高,龈沟液中的雌激素水平也增高,牙龈毛细血管扩张、瘀血,炎症细胞和液体渗出增多。有文献报告,雌激素和黄体酮参与调节牙龈中花生四烯酸的的代谢,这两种激素刺激前列腺素的合成。妊娠时雌激素和黄体酮水平的增高影响龈上皮的角化、导致上皮屏障的有效作用降低,改变结缔组织基质,并能抑制对菌斑的免疫反应,可使原有的龈炎临床症状加重。

有学者发现妊娠期龈炎患者的牙菌斑内中间普氏菌(Prevotella intermedia)的比率增高,并与血浆中雌激素和黄体酮水平的增高有关。因此在妊娠期炎症的加重可能是由于菌斑成分的改变而不只是菌斑量的增加。分娩后,中间普氏菌的数量降至妊娠前水平,临床症状也随之减轻或消失,有学者认为孕酮在牙龈局部的增多,为中间普氏菌的生长提供了营养物质。

二、临床表现和检查

妊娠妇女的菌斑指数可保持相对无改变,临床变化常见于妊娠期4~9个月时,有效地控制菌斑可使病变逆转。

1. 妊娠期龈炎 患者一般在妊娠前即有不同程度的牙龈炎,从妊娠2~3个月后开始出现明显症状,至8个月时达到高峰,且与血中孕酮水平相一致。分娩后约2个月时,龈炎可减轻至妊娠前水平。妊娠期龈炎可发生于个别牙或全口牙龈,以前牙区为重。龈缘和龈乳头呈鲜红或暗红色,质地松软,光亮,呈显著的炎性肿胀、轻触牙龈极易出血,出血常为就诊时的主诉症状。一般无疼痛,严重时龈缘可有溃疡和假膜形成,有轻度疼痛(图3-7)。

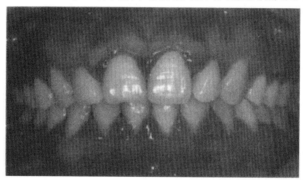

图3-7 妊娠性龈炎(28岁,妊娠6个月)

2. 妊娠期龈瘤 亦称孕瘤。通常在妊娠第3个月,牙间乳头出现局限性反应性增生物,有蒂或无蒂,生长快,色鲜红,质松软,易出血,一般直径不超过2cm。临床上也可见到因妊娠瘤巨大而妨碍进食的患者。据报告妊娠期龈瘤在妊娠妇女中发生率为1.8%~5%,多发生于个别牙列不齐的牙间乳头区,前牙尤其是下前牙唇侧乳头较多见。(图3-8)。妊娠期龈瘤的本质不是肿瘤,不具有肿瘤的生物学特性。分娩后,妊娠瘤大多能逐渐自行缩小,但必须除去局部刺激物才能使病变完全消失。

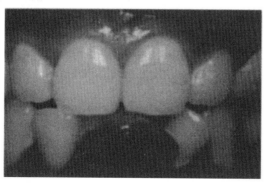

图3-8 孕瘤

三、组织病理改变

组织学表现为非特异性的、多血管的、大量炎细胞浸润的炎症性肉芽组织。牙龈上皮增生、上皮钉突伸长,表面可有溃疡,基底细胞有细胞内和细胞间水肿。结缔组织内有大量的新生毛细血管,血管扩张充血,血管周围的纤维间质水肿,伴有慢性炎症细胞浸润。有的牙间乳头可呈瘤样生长,称妊娠期龈瘤,实际并非真性肿瘤,而是发生在妊娠期的炎性血管性肉芽肿。病理特征为明显的毛细血管增生,血管间的纤维组织可有水肿及黏液性变,并有炎性细胞浸润,其毛细血管增生的程度超过了一般牙龈对慢性刺激的反应,致使牙龈乳头炎性过长而呈瘤样表现(图3—9)。

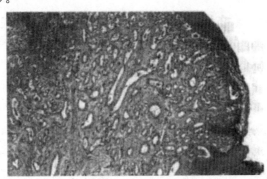

图3—9　妊娠期龈炎组织病理学表现

四、诊断与鉴别诊断

1.诊断

(1)孕妇,在妊娠期间牙龈炎症明显加重且易出血。

(2)临床表现为牙龈鲜红、松软、易出血,并有菌斑等刺激物的存在。

(3)妊娠瘤易发生在孕期的第四个月到第九个月。

2.鉴别诊断

(1)有些长期服用避孕药的育龄妇女也可有妊娠期龈炎的临床表现,一般通过询问病史可鉴别。

(2)妊娠期龈瘤应与牙龈瘤鉴别。牙龈瘤的临床表现与妊娠期龈瘤十分相似,可发生于非妊娠的妇女和男性患者。临床表现为个别牙间乳头的无痛性肿胀、突起的瘤样物,有蒂或无蒂,表面光滑,牙龈颜色鲜红或暗红,质地松软极易出血,有些病变表面有溃疡和脓性渗出物。一般多可找到局部刺激因素,如残根、牙石、不良修复体等。

五、治疗

1.细致认真的口腔卫生指导。

2.控制菌斑(洁治),除去一切局部刺激因素(如牙石、不良修复体等),操作手法要轻巧。

3.一般认为分娩后病变可退缩。妊娠瘤若在分娩以后仍不消退则需手术切除,对一些体积较大妨碍进食的妊娠瘤可在妊娠4～6个月时切除。手术时注意止血。

4.在妊娠前或早孕期治疗牙龈炎和牙周炎,并接受口腔卫生指导是预防妊娠期龈炎的重要举措。虽然受性激素影响的龈炎是可逆的,但有些患者未经治疗或不稳定可引发附着丧失。

（周泉）

第四节 白血病龈病损

白血病(leukemia)是造血系统的恶性肿瘤,各型白血病均可出现口腔表征,其中以急性非淋巴细胞白血病(或称急性髓样白血病)最常见。牙龈是最易侵犯的组织之一,不少病例是以牙龈肿胀和牙龈出血为首发症状,因此早期诊断往往是由口腔科医生所做出,应引起高度重视。

一、病因

白血病的确切病因虽然至今不明,但许多因素被认为和白血病的发病有关,病毒可能是主要的因素,此外,尚有遗传因素、放射线、化学毒物或药物等因素。以往的研究已证实,C型RNA肿瘤病毒或称逆转录病毒是哺乳类动物如小鼠、猫、牛、绵羊和灵长类动物自发性白血病的病因,这种病毒能通过内生的逆转录酶按照RNA顺序合成DNA的复制品,即前病毒,当其插入宿主的染色体DNA中后可诱发恶变;遗传因素和某些白血病发病有关,白血病患者中有白血病家族史者占8.1%,而对照组仅0.5%。近亲结婚人群急性淋巴细胞白血病的发生率是普通人群的30倍;电离辐射有致白血病作用,其作用与放射剂量大小及辐射部位有关,一次较大剂量或多次小剂量均有致白血病作用;全身和放射野较大的照射,特别是骨髓受到照射,可导致骨髓抑制和免疫抑制,照射后数月仍可观察到染色体的断裂和重组。放射线能导致双股DNA可逆性断裂,从而使细胞内致瘤病毒复制和排出;在化学因素中,苯的致白血病作用较明确,且以急性粒细胞白血病和红白血病为主,烷化剂和细胞毒药物可致继发性白血病也较肯定。

二、临床表现

急性白血病患者多数存在口腔症状。患者常因牙龈肿胀、出血不止而首先到口腔科就诊。据文献报告北京某医院血液科初诊收治的320名小儿急性白血病患者中有38名以口腔表现为首发症状,占11.9%。北京大学口腔医院牙周科在18个月内的首诊患者中即发现5名因牙龈肿胀而就诊的白血病患者。白血病的主要临床表现如下(图3-10A、B):

1.大多为儿童及青年患者。起病较急,表现为乏力,不同程度发热,热型不定,有贫血及显著的口腔和皮下、黏膜自发出血现象。

2.口腔表现多为牙龈明显肿大,波及牙间乳头、边缘龈和附着龈,外形不规则呈结节状,颜色暗红或苍白(为病变白细胞大量浸润所致,并非牙龈结缔组织本身的增生)。

3.有的牙龈发生坏死、溃疡,有自发痛,口臭,牙齿松动。

4.牙龈和黏膜自发性出血,且不易止住。

5.由于牙龈肿胀,出血,口内自洁作用差,使菌斑大量堆积,加重牙龈炎症。

6.可有局部和全身的淋巴结肿大。

三、组织病理

急性白血病可分为急性淋巴细胞白血病（acute lymphoblastic leukemia，ALL）和急性非淋巴细胞白血病（acute non－lymphoblastic leukemia，ANLL or Acute myeloblastic leukemia，AML）两大类。该两类白血病均可有口腔症状。白血病患者末梢血中的幼稚白细胞，在牙龈组织内大量浸润积聚，致使牙龈肿大，这是白血病的牙龈病损的原因，而并非牙龈结缔组织本身的增生。

牙龈病损的病理变化为牙龈上皮和结缔组织内充满密集的幼稚白细胞，偶见分裂相，偶见正常的中性粒细胞、淋巴细胞和浆细胞的灶性浸润。结缔组织高度水肿变性，胶原纤维被幼稚白细胞所取代。毛细血管扩张，血管腔内可见白细胞形成栓塞，并可见组织坏死。细胞性质取决于白血病的类型（图3－10C、D）。

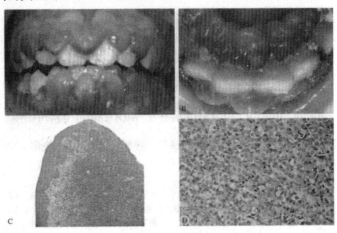

图3－10　白血病龈病损
A、B. 临床表现；C、D. 病理表现

四、诊断和鉴别诊断

根据上述典型的临床表现，及时做血细胞分析及血涂片检查，发现白细胞数目异常（多数病例显著增高，个别病例减少）及形态的异常（如血涂片检查见大量幼稚细胞），便可作出初步诊断。骨髓检查可明确诊断。对于可疑患者还应注意其他部位如皮肤、黏膜是否存在出血和瘀斑等。

表现为牙龈肿大的龈病损应注意与牙龈的炎症性增生、药物性龈增生和龈纤维瘤病鉴别；以牙龈出血为主要表现的龈病损应与菌斑性龈炎和血液系统其他疾病鉴别。

五、治疗

1. 及时转诊至内科确诊，并与血液科医生密切配合治疗。

2. 切忌牙龈手术和活体组织检查。

3. 牙龈出血以保守治疗为主，压迫止血，局部可用止血药，如用含有肾上腺素的小棉球压迫止血，牙周塞治剂、云南白药等都可暂时止血。

4. 在全身情况允许时可进行简单的洁治术以减轻牙龈炎症，但应避免组织创伤。给含漱药如

0.12%氯己定、2%～4%碳酸氢钠液、1%～3%过氧化氢液以及1%次氯酸钠液,并指导含漱。

5.伴有脓肿时,在脓肿初期禁忌切开,待脓液形成时,尽可能不切开引流,以避免病情复杂化(感染扩散、出血不止、伤口不愈),为减轻症状,可局部穿刺、抽吸脓液,仅脓液多时切开,手术时,避免过度挤压,切口过大。

6.口腔卫生指导,加强口腔护理。

(周泉)

第五节　药物性牙龈肥大

药物性牙龈肥大又称药物性龈增生(drug-induced gingival hyperplasia),是指由于全身用药引起牙龈完全或部分的肥大,与长期服用药物有关。在我国20世纪80年代以前,药物性牙龈增生主要是由抗癫痫药苯妥英钠(phenytoin,又称大仑丁dilantin)引起。近年来,临床上经常发现因高血压和心脑血管疾病服用钙通道阻滞剂(calcium channel blocker)引起的药物性牙龈肥大,而苯妥英钠引起的龈肥大相对少见。目前我国高血压患者已达1.34亿,而作为老年人的常见病、多发病的心、脑血管疾病亦随着我国社会的老龄化进一步增加,最近这些疾病又出现低龄化的趋势。因此,在我国心、脑血管疾病存在进一步增多的可能性。1990年国际高血压协会(ISH)和WHO推荐钙通道阻滞剂为五个一线降压药物之一;作为钙通道阻滞剂的代表药物,硝苯地平(nifedipine)、尼群地平(nitrendipine)在1992—2000年世界畅销药物排序中分列第2、5位。在国内依据中国高血压协会的统计,目前我国高血压患者接受药物治疗者约50%使用钙通道阻滞剂,其中约80%的高血压患者服用硝苯地平等低价药,由此可见钙通道阻滞剂诱导的药物性牙龈肥大在口腔临床工作中会越来越多见。

药物性牙龈肥大的存在不仅影响到牙面的清洁,妨碍咀嚼、发音等功能,有时还会造成心理上的障碍。

一、病因

与牙龈增生有关的常用药物有三类:①苯妥英钠:抗惊厥药,用于治疗癫痫。②环孢素(cyclosporine):免疫抑制剂,用于器官移植患者以避免宿主的排异反应,以及治疗重度银屑病等。③钙通道拮抗剂如硝苯地平:抗高血压药。长期服用这些药物的患者易发生药物性龈增生,其增生程度与年龄、服药时间、剂量有关,并与菌斑、牙石有关。

(一)药物的作用

上述药物引起牙龈增生的真正机制目前尚不十分清楚。在苯妥英钠用于治疗癫痫后不久,Kimball(1939年)就首次报告了苯妥英钠引起的牙龈肥大。癫痫患者长期服用苯妥英钠,使原来已有炎症的牙龈发生纤维性增生。有研究表明服药者中有40%～50%的人发生牙龈增生,且年轻人多于老年人。关于牙龈增生的程度是否与血清和唾液中苯妥英钠的浓度有关尚无定论,但一些学者报告牙龈增生程度与服药剂量有关。体外研究表明:苯妥英钠可刺激成纤维细胞的有丝分裂,使蛋白合成增加,合成胶原的能力增强,同时细胞分泌的胶原溶解酶丧失活性,致使胶原的合成大于降解,结缔组织增生肿大。另有研究指出药物性牙龈增生患者的成纤维细胞对苯妥英钠的敏感性增强,易产生增殖性变化。

其他药物如免疫抑制剂环孢素和钙通道阻断剂如硝苯地平(心痛定)、维拉帕米等也可引起药物性牙龈增生。环孢素 A 为免疫抑制剂,常用于器官移植或某些自身免疫性疾病患者,1983 年有学者报告该药引起牙龈肥大,服用此药者约有 30%～50%发生牙龈纤维性增生,另有研究发现服药量＞500mg/d 会诱导牙龈增生。硝苯地平为钙通道阻断剂,对高血压、冠心病患者具有扩张周围血管和冠状动脉的作用,对牙龈也有诱导增生的作用,约有 20%的服药者发生牙龈增生。环孢素和钙通道阻滞剂两药联合应用,会增加牙龈增生的发生率和严重程度。这两种药引起牙龈增生的原因尚不十分清楚,有人报告两种药物以不同的方式降低了胶原酶活性或影响了胶原酶的合成,也有人认为牙龈成纤维细胞可能是钙通道阻断剂的靶细胞,硝苯地平可改变其细胞膜上的钙离子流动而影响细胞的功能,使胶原的合成大于分解,从而使胶原聚集而引起牙龈增生。

最近的研究表明,苯妥英钠、环孢素可能通过增加巨噬细胞的血小板生长因子的基因表现而诱导牙龈增生。这些药物能抑制细胞的钙离子摄入(钙是细胞内 ATP 酶活动所必须的)导致牙龈的过度生长。此外,药物对牙龈上皮细胞凋亡的影响作用不可忽视,比如凋亡抑制蛋白 Bcl－2,抑癌蛋白 P53、Ki－67 抗原和 c－myc 癌蛋白在药物性增生的牙龈组织内均有阳性表达,甚至有的与药物剂量和用药时间呈正相关,这些相关凋亡蛋白的异常表达,可破坏上皮组织的代谢平衡,最终导致龈组织增生。

(二)菌斑的作用

菌斑引起的牙龈炎症可能促进药物性牙龈增生的发生。长期服用苯妥英钠,可使原来已有炎症的牙龈发生纤维性增生。有研究表明牙龈增生的程度与原有的炎症程度和口腔卫生状况有明显关系。人类和动物实验也证实,若无明显的菌斑微生物、局部刺激物及牙龈的炎症或对服药者施以严格的菌斑控制,药物性牙龈增生可以减轻或避免。但也有人报告增生可发生于无局部刺激物的牙龈。可以认为,局部刺激因素虽不是药物性牙龈增生的原发因素,但菌斑、牙石、食物嵌塞等引起的牙龈炎症能加速和加重药物性牙龈增生的发展。有学者认为炎症介质可能激活牙龈成纤维细胞对血流中上述药物的反应性增生。

二、临床表现和检查

药物性龈肥大好发于前牙(特别是下颌),初起为龈乳头增大,继之扩展至唇颊龈,也可发生于舌、腭侧牙龈,大多累及全口龈。增生龈可覆盖牙面 1/3 或更多。病损开始时,点彩增加并出现颗粒状和疣状突起,继之表面呈结节状、球状、分叶状,色红或粉红,质地坚韧。口腔卫生不良、创伤验、龋齿、不良充填体和矫治器等均能加重病情。当牙间隙较大时,病损往往较小,可能由于此处清洁作用较好所致。无牙区不发生本病损(图 3—11A、图 3—12、图 3—13A)。

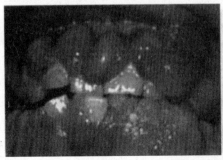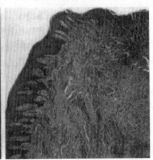

图 3—11 药物性(环孢素)龈肥大

A.临床表现;B.病理表现

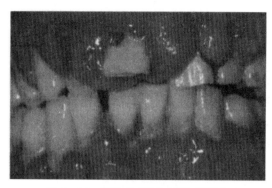

图 3—12　药物性(硝苯地平)龈肥大

三、组织病理学

不同药物引起的龈肥大不仅临床表现相似,组织病理学表现也相同。药物性龈肥大的主要特点是牙龈结缔组织和上皮的显著增生。牙龈表面上皮增生、水肿,表层不全角化。沟内上皮表面大多数有糜烂、溃疡,上皮内有白细胞移出。牙龈结缔组织增生明显、胶原纤维增生、变粗、排列密集,成纤维细胞和新生血管的数目增多,炎性浸润区可见淋巴细胞、浆细胞、肥大细胞和中性粒细胞等多种炎症细胞,以浆细胞为主,其次为淋巴细胞。炎症程度以轻、中度多,但较龈纤维瘤病的炎症重,一般不发生骨吸收(图 3—11B,图 3—13B)。

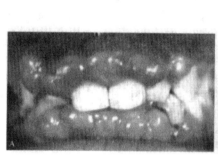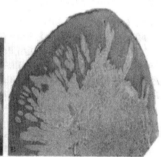

图 3—13　药物性(苯妥英钠)龈肥大
A.临床表现;B.病理表现

四、诊断

1.患者有癫痫或高血压、心脏病或接受过器官移植,并有苯妥英钠、环孢素、硝苯地平等的服药史。一般在用药后的三个月即发病。

2.增生起始于牙间乳头,随后波及龈缘,表面呈小球状、分叶状或桑椹状、质地坚实,略有弹性。牙龈色泽多为淡粉色。

3.若合并感染则有龈炎的临床表现,存在局部刺激因素。

五、鉴别诊断

主要应与伴有龈增生的菌斑性龈炎和龈纤维瘤病相鉴别。

伴有龈增生的菌斑性龈炎又称为增生性龈炎(hyperplastic gingivitis),是慢性炎症性肥大,有明显的局部刺激因素,多因长期接触菌斑所引起。增生性龈炎是牙龈肿大的常见疾病,好发于青少年。龈增生一般进展缓慢,无痛。通常发生于唇颊侧,偶见舌腭侧,主要局限在龈乳头和边缘龈,可限于局部或广泛,牙龈的炎症程度较药物性龈增生和遗传性牙龈纤维瘤病重。口呼吸患者的龈增生位于上颌前牙区,病变区的牙龈变化与邻近未暴露的正常黏膜有明显的界限。牙龈增生大多覆盖牙面的 1/3～2/3。一般分为两型,炎症型(肉芽型)和纤维型。炎症型表现为牙龈深红或暗红,松软,光滑,易出血,龈缘肥厚,龈乳头呈圆球状增大。纤维型表现为牙龈实质性肥大,较硬而有弹性,颜色接近正常。临床上炎症型和纤维型常混合存在,病程短者多为炎症型,病程长者多转变为纤维型。

龈纤维瘤病可有家族史,而无服药史。龈增生较广泛,大多覆盖牙面的 2/3 以上,以纤维性增生为主。

六、治疗

1. 去除局部刺激因素 通过洁治、刮治去除菌斑、牙石,并消除其他一切导致菌斑滞留的因素,并指导患者切实掌握菌斑控制的方法。治疗后多数患者的牙龈增生可明显好转甚至消退。

2. 局部药物治疗 对于牙龈炎症明显的患者,除了去除菌斑和牙石外,可用 3% 过氧化氢液冲洗龈袋,并在袋内置入抗菌消炎的药物,待炎症减轻后再作进一步的治疗。

3. 手术治疗 对于虽经上述治疗但增生的牙龈仍不能完全消退者,可进行牙龈切除并成形的手术治疗,对于重度增生的患者为避免角化龈切除过多可采用翻瓣加龈切术的方法。术后若不停药和忽略口腔卫生,则易复发。

4. 酌情更换引起牙龈增生的药物 以往认为停止使用或更换引起牙龈肥大的药物是对药物性牙龈增生的最根本的治疗,但是许多临床资料显示患者不停药经认真细致的牙周基础治疗可获得龈肥大消失的效果。对牙周治疗后龈肥大状况改善不明显的患者应考虑停止使用钙拮抗剂,与相关的专科医师协商更换使用其他药物或与其他药物交替使用,以减轻副作用。

5. 指导患者严格控制菌斑,以减轻服药期间的牙龈增生程度,减少和避免手术后的复发。

(周泉)

第六节 遗传性龈纤维瘤病

本病又名先天性家族性纤维瘤病(congenital familial fibromatosis)或特发性龈纤维瘤病(idiopathic fibromatosis),是一种比较罕见的以全口牙龈广泛性、渐进性增生为特征的良性病变,属于经典的孟德尔单基因遗传性疾病,也可能与某些罕见的综合征和其他疾病相伴随。国外文献报告患病率为 1/750000,国内尚无确切的报告,在北京大学口腔医院口腔病理科积累的 260 例龈增生病例中有 19 例属于该病(7.3%)。

一、病因

本病有明显的遗传倾向,通常为常染色体显性遗传,也可有常染色体隐性遗传,但也有非家族性的病例,称为特发性纤维瘤病。有关常染色体显性遗传性牙龈纤维瘤病的基因定位与克隆已有研究报告,目前国内外的研究主要定位在 2p21－p22 区域,有研究者在巴西一个大家系的所有成员中检测到 SOS1(son of sevenless 1)基因的突变,而对巴西另一个大家系的研究则未在该区发现连锁性,说明该病存在遗传异质性。

二、临床表现和检查

牙龈增生严重,通常波及全口。可同时累及附着龈、边缘龈和牙间乳头,唇舌侧龈均可发生,常覆盖牙面 2/3 以上,以至影响咀嚼,妨碍恒牙萌出。增生龈表面呈结节状、球状、颗粒状。龈色粉红,质地坚韧,无明显刺激因素(图 3—14A)。在增生的基础上若有大量菌斑堆积,亦可伴有牙龈的炎症。增生的牙龈组织在牙脱落后可缩小或消退。患者发育和智力无异常。

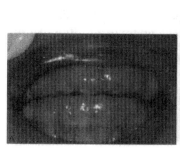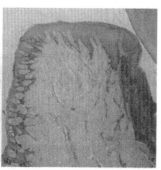

图 3—14　牙龈纤维瘤病
A. 临床表现;B. 病理表现

本病可作为巨颌症、眶距增宽症、多发性毛细血管扩张、多毛综合征等全身性综合征的一个表征,但临床病例大多表现为单纯牙龈肥大的非综合征型。

三、组织病理学

龈上皮增生,表面角化或不全角化,钉突明显。牙龈固有层的结缔组织增生显著,胶原纤维增生明显呈束状、排列紧密,血管相对少见,偶有幼稚的成纤维细胞。纤维束间炎症细胞少(图 3—14B)。

四、诊断与鉴别诊断

1. 发生于萌牙以后,可波及全口牙龈。多见于儿童,但也可见于成人。

2. 龈颜色正常,坚实,表面光滑或结节状,点彩明显(结缔组织中充满粗大的胶原纤维束和大量的成纤维细胞)。

3. 替牙期儿童可有萌牙困难。

4. 可有家族史。

本病应与药物性龈增生、青春期或妊娠期有关的龈增生鉴别。无家族史的龈纤维瘤病需排除上述病变后方可诊断为特发性龈纤维瘤病。增生性龈炎大多发生于前牙部,炎症明显,一般有明显的局部刺激因素,增生程度相对较轻,无长期服药史和家族史。药物性龈增生有长期服药史,主要累及牙间乳头及龈缘,增生程度相对居中。龈纤维瘤病—多毛综合征的特征除牙龈进行性过长外,伴明显的多毛,患者智力减退,颅变形,偶有男子出现女性型乳房。

五、治疗

1. 控制菌斑,消除炎症。

2. 手术切除肥大的牙龈。可采用内斜切口式的翻瓣术兼作牙龈切除,以保留附着龈,并缩短愈合过程。若龈增生过厚过大可先做水平龈切除再采用内斜切口。本病手术后易复发,复发率与口腔卫生的好坏有关,口腔卫生保持得好可以不复发或复发很慢。本病为良性增生,复发后仍可再次手术治疗。一部分本病患者在青春期后可缓解,故手术最好在青春期后进行。

(周泉)

第七节　坏死性溃疡性龈炎

坏死性溃疡性龈炎是局限于牙龈的坏死性炎症,多为急性发作,又称急性坏死溃疡性龈炎(acute necrotizing ulcerative gingivitis,ANUG),最早由 Vincent 于 1898 年报告,故称"奋森龈炎"(Vincent gingivitis),因在本病患者的病变处发现大量的梭形杆菌和螺旋体,故又被称为"梭杆菌螺旋体性龈炎"。第一次世界大战时,在前线战士中流行本病,故又名"战壕口"(trench mouth)。

本病病变累及牙龈组织,无牙周附着丧失。如果病变导致附着丧失则应称"坏死性溃疡性牙周炎";病变超过膜龈联合则应称坏死性口炎。如在急性期疾病未得到适当治疗或反复发作,组织破坏速度转缓,坏死组织不能彻底愈合,则转为慢性坏死性病变。在 1999 年的新分类中"坏死性溃疡性龈炎"和"坏死性溃疡性牙周炎 necrotizing ulcerative periodontitis(NUP)"被合并称为"坏死性牙周病 necrotizing periodontal diseases",因尚不能确定 NUG 和 NUP 是同一种感染的不同阶段,抑或为不同的疾病。NUG 主要发生在青壮年、较贫困地区和国家的营养不良或患传染病(如麻疹、疟疾、水痘)的儿童。目前在经济发达的国家中,此病已很鲜见;在我国也已明显减少。

一、易感因素

1. 微生物　由于口腔内原已存在的梭形杆菌和螺旋体大量增加和侵入组织,直接或间接地造成牙龈上皮及结缔组织浅层的非特异性急性坏死性炎症。早在 19 世纪末,就有学者提出本病是由梭形杆菌和螺旋体引起的特殊感染。此后不少学者报告在 ANUG 病损处总能找到该两种菌,20 世纪 80 年代以后,发现中间普氏菌(Prevotella intermedia,Pi)也是 NUG 的优势菌。患者服用甲硝唑等抗厌氧菌药物能显著减少螺旋体、梭形杆菌和中间普氏菌的数量,临床症状也消失。以上这些研究均支持这些微生物为主要致病源,然而在健康人和动物口中接种上述微生物却不会形成本病。这些微生物也广泛存在于慢性牙龈炎和牙周炎患者的菌斑中,一般情况下并不发生 NUG。目前认为,NUG 是一种由多种微生物引起的机会性感染,宿主的易感性和抵抗力降低使这些微生物的毒力造成 NUG 病损。

2. 已有菌斑性龈炎或牙周炎　牙菌斑、口腔卫生不良和已有的菌斑性龈炎均是 NUG 的常见危险因素。深牙周袋内或冠周炎的盲袋适合螺旋体和厌氧菌的繁殖,当存在某些局部组织的创伤或全身因素时,细菌大量繁殖,并侵入牙龈组织,发生 NUG。

3. 精神紧张　本病常发生于考试期的学生以及精神紧张、过度疲劳、睡眠不足的患者,可能因皮质激素过多分泌和自主神经系统的影响改变了牙龈的血液循环、组织代谢以及唾液流量等,使局部抵抗力下降。精神压力又可能使患者疏忽口腔卫生、吸烟增多等。

4. 免疫功能低下　一些营养不良(特别是维生素 C 缺乏)的儿童,或患消耗性疾病,如癌瘤、急性传染病、血液病、免疫功能低下的患者易发生本病。艾滋病患者也常有类似本病的损害,须引起高度重视。

5. 吸烟　据报告大多数 NUG 患者有大量吸烟史。吸烟可使牙龈小血管收缩,影响牙龈局部的血流;此外,吸烟者白细胞的趋化功能和吞噬功能均下降,IgG_2 水平低于非吸烟者,唾液中 IgA 水平亦有下降,吸烟的牙周炎患者龈沟液中的 TNF$-\alpha$ 和 PGE_2 水平均高于非吸烟的患者,这些因素都会加重牙龈的病变。

二、临床表现及检查

本病起病急,疼痛明显。牙龈重度疼痛往往是患者求医的主要原因,但是在病损初起阶段坏死区少而小,中等疼痛。龈自发出血以及轻微接触即出血,腐败性口臭等也是该病的主要症状。重度患者可发生颌下淋巴结肿大和触痛、唾液增多、颌下淋巴结肿大、低热等。

1. 临床检查　病损早期可局限于牙间乳头,其后扩延至边缘龈的唇舌侧。最初病损常见于下前牙的龈乳头区,乳头肿胀圆钝、色红,个别牙间乳头的顶端发生坏死,使牙间乳头中央凹陷如火山口状,上覆灰白色污秽的坏死物,检查时须将表面的坏死假膜去除,才能见到乳头顶端的破坏。轻症者牙间乳头红肿,外形尚完整,易与龈缘炎混淆。若病变迅速扩展至邻近乳头及边缘龈,则龈缘呈虫蚀状,表面覆坏死假膜,易于擦去,暴露下方鲜红触痛的溃疡面,一般不波及附着龈。在坏死区和病变相对未累及的牙龈区常有一窄的红边为界(图 3-15)。

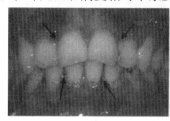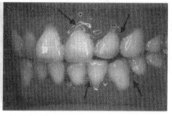

图 3-15　坏死性溃疡性龈炎

A. 病变初期:牙间龈乳头的顶端发生坏死;B. 病变后期:病变扩展累及龈乳头和边缘龈,牙龈坏死呈虫蚀状

2. 细菌学检查　病变区坏死物涂片经瑞氏(Wright)染色可见大量的梭形杆菌和螺旋体。(图 3-16)

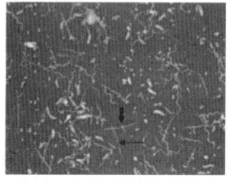

图 3-16　坏死性溃疡性龈炎细菌涂片

细箭头指向螺旋体,粗箭头指向梭形杆菌

急性期如未能及时治疗且患者抵抗力低时,坏死还可波及与牙龈病损相对应处的唇、颊黏膜,成为坏死性龈口炎(necrotizing gingivostomatitis)。若疾病进展迅速不及时治疗还可导致小块或大块牙槽骨坏死,这种状况尤其见于免疫缺陷患者(包括艾滋病患者)。在机体抵抗力极度低下者还可合并感染产气荚膜杆菌,使面颊部组织迅速坏死,甚至穿孔,称为走马牙疳(noma),以形容病变发展之快。此时患者有全身中毒症状甚至导致死亡。目前,走马牙疳在我国已经基本绝迹。

NUG若在急性期治疗不彻底或反复发作可转为慢性坏死性龈炎。其主要临床表现为牙间乳头严重破坏,甚至消失,乳头处的龈高度低于龈缘高度,呈反波浪状(reversed architecture),牙间乳头处颊舌侧牙龈分离,甚至可从牙面翻开,其下的牙面上有牙石和软垢,牙龈一般无坏死物。

三、组织病理学

坏死性溃疡性牙龈炎(NUG)的组织病理学表现为牙龈的非特异性急性坏死性炎症,病变累及复层鳞状上皮和下方的结缔组织。表面上皮坏死,由纤维素、坏死的白细胞和上皮细胞、细菌等构成的假膜所取代,邻近坏死假膜处的上皮水肿、变性,细胞间有中性粒白细胞浸润。下方的结缔组织中有螺旋体入侵,大量的毛细血管增生、扩张充血,中性粒细胞密集浸润,此区在临床上表现为坏死区下方的鲜红带状区。中性粒细胞周围有许多浆细胞和单核细胞,表明本病是在原有的慢性龈炎的基础上发生的。

Listgarten(1965)根据电镜观察将病损分为四个区:①细菌层:病损的最表层,由多种细菌组成,包括大、中、小型螺旋体。②中性粒细胞层:此层富含大量白细胞,以中性粒细胞为主,其间夹杂不同类型的螺旋体和细菌。③坏死区:以坏死的细胞、纤维素、残存的胶原纤维和许多大、中型螺旋体构成,夹杂少量的其他细菌。④螺旋体浸润层:结缔组织区内有大、中型螺旋体侵入,组织呈急性炎症反应。然而这四层互相混合,并非在每个病例中都可观察到。

四、诊断

本病以牙龈的急性坏死为特点,表现为龈乳头"火山口"状破坏(punched—out),并伴有牙龈自动出血、疼痛。次要的诊断要点有腐败性口臭和伪膜形成。龈病损与梭形杆菌、中间普氏菌和螺旋体有关。

1. 好发于精神紧张者和吸烟者,青少年多见。

2. 起病较急,病变发展迅速,常在数天至一周时就诊,龈乳头顶端中央和龈缘呈现虫蚀状坏死。

3. 牙龈自发痛、触痛。

4. 牙龈自发出血。

5. 腐败性口臭明显

6. 其他　唾液黏稠,淋巴结肿大,低热,疲乏等。

7. 坏死区涂片瑞氏染色可见大量的梭形杆菌和螺旋体。

慢性期的诊断主要根据反复发作的牙龈坏死、疼痛和出血、牙龈乳头消失、口臭等,细菌涂片检查无特殊细菌。

五、鉴别诊断

本病首先应与菌斑性龈炎鉴别。后者为慢性过程,无坏死病损,一般不痛,牙龈出血主要为继发性出血(非自发出血)。而早期轻症的 ANUG 的临床表征与菌斑性龈炎很相像,常需将肿胀的牙间乳头轻轻翻开才能发现顶端的坏死区。

本病应与疱疹性龈口炎和急性白血病鉴别。疱疹性龈口炎为病毒感染,多发生于幼儿,牙龈充血一般波及全部牙龈而不局限于牙间乳头和边缘龈,还常侵犯口腔黏膜其他部位或唇周组织。典型病变为多个成簇的小疱,破溃并形成小溃疡或溃疡互相融合,但无坏死。

急性白血病患者可由于抵抗力的降低而伴发本病,二者并存,血象检查有助于诊断基础疾病—白血病。

艾滋病患者由于细胞免疫和体液免疫功能低下,常由各种细菌引起机会性感染,可合并 NUG 和 NUP,后者大多见于艾滋病患者。

六、治疗

1.急性期　初步洁治,轻轻去除大块牙结石,用 3% 过氧化氢液擦洗及含漱清除坏死组织,当过氧化氢遇到组织和坏死物中的过氧化氢酶时,能释放出大量的新生态氧,杀灭或抑制厌氧菌。重症者口服甲硝唑或替硝唑等抗厌氧菌药物,甲硝唑每日三次,每次 0.2g,服三天一般可控制病情。若治疗及时得当,病损较快愈合,不留后遗症。

全身还可给予维生素 C 等支持疗法,要充分休息。进行口腔卫生指导也非常重要,更换牙刷,保持口腔清洁,指导患者建立良好的口腔卫生习惯,以防复发。应劝告患者戒烟。

2.急性期过后的治疗原则同菌斑性牙龈炎。

(周泉)

第八节　龈乳头炎

龈乳头炎是伴有局部促进因素(local contributing factors)的菌斑性龈炎,个别龈乳头受到机械或化学刺激(食物嵌塞,充填物悬突,不良修复体,不正确的剔牙、异物等)引起的急性或慢性非特异性炎症。

一、临床表现和诊断

局部龈乳头充血、肿胀,探诊易出血。患者有疼痛感(自发胀痛、触痛、冷热刺激痛、牙可有轻度叩痛)。患区存在局部刺激因素,或剔牙不当。

二、治疗

1.除去各种局部刺激物。

2.用 3% 过氧化氢液、0.12% 氯己定或 0.1% 伊沙丫啶(利凡诺)等局部冲洗,局部涂敷复方碘液。

3.止痛,必要时局部封闭。

4.急性炎症控制后,治疗原有的龈炎。

(周泉)

第九节　剥脱性龈病损

剥脱性龈病损是临床较常见的龈组织疾病,其临床特征为游离龈和附着龈呈鲜红色和剥脱性改变。1932 年 Prinz 将严重龈上皮剥脱的病例首次命名为"慢性弥漫性剥脱性龈炎"之后,陆续有关于剥脱性龈病损的报告,使用名称有慢性剥脱性龈炎、剥脱性龈口炎、龈变性或龈症等。1960 年 McCarthy 复习了有关剥脱性龈炎的文献,并根据 40 例特征为边缘龈和附着龈发红和剥脱的龈炎病例分析,提出剥脱性龈炎是多种系统病的龈表现,从而引起了关于该病损性质的争论。近年来许多研究表明,所谓剥脱性龈炎是类天疱疮、扁平苔癣和其他疱性疾病及银屑病等病在牙龈的表现,因此多数学者认为剥脱性龈炎是一种临床症状,是描述性术语,因此建议用"剥脱性龈病损"来概括发生于牙龈以剥脱为主的病损。真正的或特发性剥脱性龈炎者为数甚少,仅指那些不能诊断为其他疾病的剥脱性龈病损而言。

一、病因

过去许多学者认为,本病损是特异的,具有特征性组织病理学表现和特异的病因,称之为"剥脱性龈炎"。近年来国内外一些学者的研究证实剥脱性龈病损是皮肤黏膜病在牙龈的表现,其病因同相应的黏膜病。

McCarthy 等观察了 216 例剥脱性龈病损,发现其中 98 例是黏膜类天疱疮,100 例是扁平苔癣,6 例是寻常性天疱疮,可能由内分泌紊乱引起的龈病损 7 例,其中 5 例是更年期妇女,2 例是子宫和卵巢切除后的青年妇女,病因不明 5 例,虽有龈剥脱、鲜红的多年病史,然组织病理学检查无特异性,内分泌功能正常且排除了其他黏膜病损的可能性,故称为特发性剥脱性龈炎(desquamative gingivitis,DG)。孟焕新等对 86 例临床表现为剥脱性龈病损的病例进行了组织病理学分析,结果发现剥脱性龈病损中以良性黏膜类天疱疮最多,37 例(43%);其次是扁平苔癣,30 例(34.9%);以下依次为寻常性天疱疮 7 例(8.1%),剥脱性龈炎 2 例(2.3%),红斑狼疮和龈变性各 3 例(各 3.5%),其他 4 例(4.77)。

剥脱性龈病损多数发生在唇颊龈,半数以上累及全口龈。天疱疮、扁平苔癣和类天疱疮等可伴有其他口腔黏膜和全身其他部位的病损(38 例)。天疱疮病损范围广,同时累及唇、颊、舌、软腭、扁桃体和牙槽嵴。扁平苔癣的口腔病损可位于唇、颊、舌、咽腭弓,颊部最多见(8 例)。类天疱疮的口腔病损唇部 2 例,颊部 3 例。特发性剥脱性龈炎无一例伴口腔黏膜病损。

二、临床表现和检查

剥脱性龈病损多见于女性。临床特征是牙龈鲜红、光亮或表皮剥脱糜烂,也可出现水疱、水肿或肿胀、龈溃疡,创面易出血等症状和体征。病损局限于龈组织,常出现在唇、颊侧龈,较少见于舌侧龈,可累及全口龈。有的患者伴刺激性疼痛,也有的患者同时伴有其他部位典型皮肤黏膜病损的特征。天疱疮、扁平苔癣和类天疱疮等可伴有其他口腔黏膜和全身其他部位的病损。扁平苔癣的口腔病损可位于唇、颊、舌、咽腭弓,颊部最多见。类天疱疮的口腔病损可见于唇部和颊部。天疱疮病损范围广,同时累及唇、颊、舌、软腭、扁桃体和牙槽嵴。剥脱性龈炎无一例伴口腔黏膜病损。

剥脱性龈病损的病变进展缓慢,时有加剧,常可自行缓解,有的病损经数月乃至数年自然愈合。同一患者口腔内不同部位、不同时期的病损可有不同表现。上皮与结缔组织分离或上皮下方形成水疱可使龈表面呈灰白色、或亮红与灰白相互间杂。若上皮完全脱落,龈表面粗糙、呈鲜红色,此时,患者有烧灼感,对温度刺激敏感。

三、组织病理学

1. 一般病理表现 上皮缺乏角化,棘层变薄,可见水样变性,固有层水肿,有炎性细胞浸润。通常可分为疱型和苔藓型。疱型:上皮与结缔组织交界处水肿,形成基底下疱,上皮与下方组织分离,结缔组织内有明显的炎症,与良性黏膜类天疱疮相似;苔藓型:上皮萎缩,基底细胞水肿,常见胶样小体,病变与疱性或萎缩性扁平苔藓相似;然而剥脱区只显示非特异性炎症浸润。

2. 免疫病理 免疫荧光有助于明确诊断皮肤黏膜病伴发的剥脱性龈病损,如扁平苔藓和类天疱疮。类天疱疮、天疱疮、扁平苔藓和银屑病均有特异性免疫荧光现象。直接免疫荧光染色的特征如下:

(1)扁平苔藓:基膜区有纤维蛋白沉着,固有层内有细胞样体(cytoid body),此特征对诊断有参考价值。

(2)类天疱疮:免疫球蛋白及补体与基膜结合,表现为薄而连续的带。

(3)寻常性天疱疮:免疫球蛋白与上皮细胞膜结合沉着于上皮细胞间。

(4)红斑狼疮:免疫球蛋白沉着于基膜区呈颗粒状、间断性、宽大的带。

(5)银屑病:角化层有免疫物质沉着。

(6)其他(激素性等):免疫荧光染色阴性。

四、诊断与鉴别诊断

剥脱性龈病损的诊断以往只取决于临床和组织学标准,当牙龈病损伴皮肤和黏膜病损时,病史和病理检查对确诊是非常有用的。近年来,免疫荧光方法在鉴别诊断方面越来越显示出优越性,因此剥脱性龈病损的诊断方法应包括:①临床检查(口腔内外的所有病损)。②光镜检查龈活检标本(包括病损周围组织)。③直接免疫荧光法检查(病损及周围的正常组织)。④间接免疫荧光法(检查患者血清中是否存在与类天疱疮或天疱疮有关的抗体)。此外要注意随访,诊断明确的剥脱性龈病损患者可能在口腔其他部位或者皮肤发生新的病损,而特发性剥脱性龈炎在随访时有可能发现新的疾病征兆,如发展成典型的类天疱疮或扁平苔藓。常见的剥脱性龈病损主要有以下几类:

1. 良性黏膜类天疱疮(简称类天疱疮)。

2. 扁平苔藓。

3. 寻常性天疱疮(简称天疱疮)。

4. 龈变性。

5. 慢性盘状红斑狼疮(简称红斑狼疮)。

6. 特发性剥脱性龈炎。

临床上类天疱疮最易与扁平苔藓混淆。因此,鉴别诊断首先应是这两者。其次应与天疱疮、慢性盘状红斑狼疮和龈变性区别,其区别要点见表3—2。此外,还应与结核、银屑病和浆细胞增多症鉴别。

表3—2 剥脱性龈病损的临床和组织病理学鉴别要点

病名	临床特点		病理特点
	牙龈	其他部位	
类天疱疮	水疱、糜烂、溃疡,剥脱	唇颊多见,糜烂、溃疡、全身水疱	基层下疱或裂,疱处上皮钉突消失,炎症细胞广泛浸润,浆细胞多,常有卢梭小体,基膜有免疫复合物沉积,呈薄而连续的带
扁平苔癣	剥脱伴白色线网条纹	颊部多见,呈白色网状条纹,其次舌部,浅白斑	基底细胞液化,基膜不清,上皮钉突长,淋巴细胞呈带状或广泛浸润,T细胞为主,有腺样小体,基膜区有纤维蛋白沉着,固有层内有细胞样
天疱疮	水疱不易见,尼氏(Nikolsky)征阳性	多处黏膜损害,肿胀糜烂	棘层松解,基层上疱,上皮细胞间有免疫复合物沉积
红斑狼疮	糜烂、溃疡伴白色条纹	舌背白色斑块	基底细胞液化,基膜增厚,炎症细胞多围绕在血管周围,浆细胞和胶样小体较多见,胶原纤维变性,血管扩张,有玻璃样血栓,基膜有免疫复合物沉积,呈均质性的间断性宽大带
龈变性	水肿、肿胀	无	上皮水样变性,结缔组织水肿,胶原纤维减少,玻璃样变,血管增生、扩张,或内皮肿胀,管腔闭塞
剥脱性龈炎	鲜红、剥脱	无	上皮缺乏角化,棘层薄,水样变性,结缔组织水肿,炎症细胞弥漫浸润呈非特异性炎症

五、治疗

1. 消除局部刺激因素 无论哪种疾病的龈剥脱病损都要注意消除局部刺激因素,如牙石、菌斑、尖锐牙尖、龋洞、不良修复体及银汞合金充填材料等。若怀疑损害的发生与患者长期服用某种药物有关,可建议换用其他药物。

2. 扁平苔癣 损害局限且无症状者可不用药,仅观察随访;损害局限但有症状者以局部用药为主;损害较严重者应采用局部和全身联合用药,全身用药以免疫调节治疗为主。局部可使用肾上腺皮质激素软膏、药膜、喷雾剂等制剂;对糜烂溃疡型,可在病损区基底部注射激素;还需加强心理疏导,缓解精神压力,调整精神状态、睡眠、月经状况、消化道情况等;伴有口腔其他部位病损或皮肤病损者应到口腔黏膜科或皮科就诊。

3. 类天疱疮 病损局部可用2.5%泼尼松龙混悬液加1%普鲁卡因局部注射。含漱剂则以消炎、止痛为主。除病情严重者外,应尽量减少或避免全身大剂量使用皮质激素,尤其是仅有口腔病损者。若需用泼尼松,10~30mg每天1次,即可控制病情,待情况稳定后开始减量。

4. 天疱疮 肾上腺皮质激素为治疗该病的首选药物。轻者,泼尼松的起始量为20~40mg/d;重者,起始量60~100mg/d。待病情明显缓解,病损大部分愈合后泼尼松即可递减,直到每天5~15mg维持量。免疫抑制剂如环磷酰胺、硫唑嘌呤或甲氨蝶呤与泼尼松等肾上腺皮质激素联合治疗,可达到减少后者的用量,降低副作用的目的。长期应用激素应注意加用抗生素以防止并发感染,激素和抗生素联合使用时要防止念珠菌感染。局部用药:口内糜烂疼痛者,在进食前可用1%~2%丁卡因液涂抹,用0.25%四环素或金霉素含漱有助于保持口腔卫生。局部使用皮质激素软膏制剂,可促使口腔糜烂面的愈合。此外支持疗法不可缺少,需高蛋白、高维生素饮食,进食困难者可静脉补充。伴有口腔其他部位病损或皮肤病损者应到口腔黏膜科或皮科就诊。

5. 慢性盘状红斑狼疮　尽量避免或减少日光照射,外出或户外工作时戴遮阳帽外涂遮光剂。积极治疗感染病灶,调整身心健康,饮食清淡。局部可使用糖皮质激素制剂,充血糜烂处可考虑局部麻醉药物与糖皮质激素混合,行病损局灶封闭,每1～2周注射一次,1～3次为一疗程。

(周泉)

第十节　浆细胞龈炎

本病又名浆细胞肉芽肿(plasma cell granuloma)、浆细胞龈口炎(plasma cell gingivosto-matitis)。

一、病因

不明确,可能是一种过敏反应性疾患。其过敏原多种多样,如牙膏、口香糖等,其中某些成分可诱发牙龈组织发生变态反应,一旦除去及停止与过敏原的接触,则病变可逐渐恢复、自愈。

二、临床表现和诊断

1. 本病可发生于鼻腔或口腔黏膜,但主要发生于牙龈。可侵犯多个牙齿。
2. 牙龈鲜红、肿大、松软易碎,表面似半透明状/颗粒状或肉芽组织状,极易出血,病变范围常包括附着龈。
3. 一般不引起附着丧失。
4. 病理检查有助于诊断,显微镜下见结缔组织内有密集浸润的正常形态的浆细胞,呈片状或呈灶性聚集。

三、治疗

1. 口腔卫生指导、去除可疑的过敏原。
2. 进行彻底的牙周洁治术,必要时行刮治术。
3. 实质性肿大部分需手术切除,但易复发。

(周泉)

第四章　慢性牙周炎

牙周炎是由牙菌斑中的微生物所引起的慢性感染性疾病,由长期存在的慢性牙龈炎向深部牙周组织发展,导致牙周支持组织的炎症和破坏,如牙周袋形成、进行性附着丧失和牙槽骨吸收,最后可导致牙松动和被拔除。它是我国成年人丧失牙齿的首位原因。牙周炎在临床上表现为多种类型,它们都是以菌斑微生物为主要原因,但不同类型牙周炎的主要致病菌可能不尽相同;它们的基本病理变化相似,但疾病的发展过程、组织破坏的速度和方式、临床表现的特征、对治疗的反应和结局等可能有所不同。

慢性牙周炎(chronic periodontitis,CP)是最常见的一类牙周炎,约占牙周炎患者的95%。历史上对牙石堆积、牙龈红肿流脓、有牙周袋以及牙槽骨破坏的疾病曾有过多种命名,例如牙槽脓漏(pyorrhea alveolaris),不洁性脓漏(schmutz pyorrhea),边缘性牙周炎(marginal periodontitis),单纯性牙周炎(simple periodontitis)等。认为主要是牙石的机械刺激,导致牙龈的炎症和退缩,或是由咬合创伤导致牙槽骨破坏,继发炎症。到了20世纪中后期,主流观点认为牙周炎是牙菌斑生物膜作为始动因子而引起的炎症导致牙周支持组织的破坏,且主要发生于成年人,故名成人牙周炎(adult periodontitis,AP)或慢性成人牙周炎(chronic adult periodontitis,CAP)。1999年关于牙周病分类的国际研讨会将其更名为慢性牙周炎,因为此类牙周炎虽最常见于成年人,但也可发生于儿童和青少年,而且由于本病的进程缓慢,通常难以确定真正的发病年龄。大部分慢性牙周炎呈缓慢加重,但也可出现间歇性的活动期。

第一节　慢性牙周炎的发病原理

堆积在龈牙结合部的牙面和龈沟内的菌斑微生物是引发牙龈慢性炎症的始动因子(initiating factor)。菌斑及其产物引发牙龈炎,使牙龈充血和肿胀、龈沟加深、龈沟液增多、牙龈易流血。长期存在的牙龈炎症改变了局部微生态环境,更有利于一些在厌氧条件下生长的革兰阴性牙周致病菌的滋生,形成致病性很强的生物膜(biofilm),并由龈上向龈下扩延。它们所引起的炎症反应范围扩大到深部组织,导致牙龈炎发展成为牙周炎。

牙龈炎和牙周炎的主要区别在于牙龈炎不侵犯支持组织(没有附着丧失和牙槽骨吸收),经过常规治疗后,牙周组织可完全恢复正常,是可逆性病变。但是,若维护不良,牙龈炎较易复发。而牙周炎则有牙周支持组织的破坏(附着丧失、牙周袋形成和牙槽骨吸收),若不及时治疗,病变一般呈缓慢加重,直至牙松动而脱落。牙周炎经过规范的治疗可以控制病情,但已破坏的软、硬组织难以恢复到正常状态(表4-1)。预防和治疗牙龈炎,对于牙周炎的预防有着重要意义。牙龈炎是如何发展成为牙周炎的? 两者是什么关系? 什么条件下会发展? 这些问题目前尚无明确的答案。但是有大量的研究资料肯定了以下两点:

一、牙龈炎是牙周炎的前驱和危险因素

在20世纪70年代以前,人们普遍认为牙龈炎若得不到治疗,必会发展成牙周炎。后来的研究表明并不是所有牙龈炎都发展为牙周炎,但牙龈炎的确是牙周炎的前驱和危险因素。

Schatzle 等对 565 名挪威 16～34 岁男性长达 26 年的观察,对于在观察期间始终无牙龈炎症的牙位、轻度炎症的牙位和重度炎症牙位进行比较,它们在观察期内发生新的附着丧失的程度分别为 1.86mm、2.25mm 和 3.23mm。长期有炎症的牙位比始终无炎症的牙位附着丧失多 70%,最后失牙的机会增加 46 倍。因此学者们认为长期的牙龈炎症是牙周附着丧失和失牙的危险因素。我国对 576 名无口腔保健的村民进行纵向观察,也发现基线时探诊出血的牙位与随后 2 年内附着丧失的程度相关。其他研究也表明长期的牙龈炎症与附着丧失有明显相关。

二、个体对牙周炎的易感性

慢性牙龈炎的患病率很高,但只在某些个体、某些条件下发展为牙周炎。1986 年 Loe 等发表的对无口腔保健措施的人群进行的纵向研究报告中,发现 81% 的个体牙周病情缓慢加重,8% 有快速加重,而 11% 的人则病情静止,不发展为牙周炎,具有明显的个体特异性。

学界对于微生物与宿主关系的认识也经历了漫长的认识过程。早期简单地认为细菌的量和毒性决定了牙周病的发生,后来认识到不同机体或同一机体在不同条件下口腔和牙面的菌斑微生物组成有差异,机体对微生物的防御反应也不尽相同。机体在应对微生物的挑战过程中发生的免疫炎症反应既有防御保护的一面,也会产生一些造成组织损伤和破坏的因子。近年来用生物系统(biologic systems)理念来研究牙周炎,认为牙周炎是多因素(multi-factorial)的复杂疾病,宿主对细菌挑战的应答反应是一个复杂的调节网络(complex regulatory network),由于机体本身的先天和后天免疫机制的不同,对菌斑微生物的挑战可呈现不同方式和不同程度的反应,对牙周组织所造成的作用也不同。决定着牙周炎发生与否,以及病情轻重、范围大小、发展速度等。1997 年 Page 和 Kornman 提出,某些环境因素和行为因素如吸烟、精神压力,以及遗传因素也可能是影响发病的危险因素,因此,现代观点认为牙周炎是多因素的复杂疾病(complex disease),见表 4-1。

表 4-1　牙龈炎和早期牙周炎的区别

	牙龈炎	早期牙周炎
牙龈炎症	有	有
牙周袋	假性牙周袋	真性牙周袋
附着丧失	无	有,能探到釉牙骨质界
牙槽骨吸收	无	牙槽嵴顶吸收,或硬骨板消失
治疗结果	病变可逆,组织恢复正常	炎症消退,病变静止,但已破坏的支持组织难以完全恢复正常

(李瑛)

第二节　慢性牙周炎的组织病理学改变

一、牙周袋

牙周袋(periodontal pocket)是龈沟(gingival crevice)的病理性加深,是牙周炎最重要的病理改变之一。当患牙龈炎时,由于牙龈的肿胀或增生使龈缘的位置向牙冠方向迁移,从而使龈沟加深,但结合上皮的位置并未向根方迁移(apical migration),也就是说没有发生牙周附着丧失(attachment loss),此为假性牙周袋(pseudo－pocket),或称龈袋(gingival pocket)。而患牙周炎时,结合上皮向根方增殖,其冠方部分(即原来的龈沟底处)与牙面分离,使龈沟加深而形成牙周袋,这是真性牙周袋。当然,临床上的牙周袋常包含上述两种情况,即牙周袋是由于龈缘向冠方迁移以及沟底向根方延伸所形成的(图4－1)。

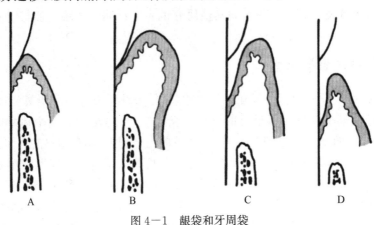

图4－1　龈袋和牙周袋

A. 正常的龈沟,沟底在釉牙骨质界的冠方;B. 龈袋,牙龈肥大增生而使龈缘移向冠方,探诊深度加大,但龈沟底位置不变;C. 真性牙周袋,有附着丧失,龈缘也可移向冠方;D. 真性牙周袋,龈缘有退缩

(一)牙周袋的形成

牙周炎必须有牙龈炎作为先驱,但并不是所有的牙龈炎都必然发展为牙周炎。从牙龈炎转化为牙周炎的真正机制尚不完全明了。有关的因素可能涉及菌斑微生物成分的改变、牙龈中T细胞浸润转变为B细胞浸润为主、浆细胞大量浸润以及其他宿主反应的变化等。

在临床看来健康的牙龈,其显微镜下可见在龈沟底的结缔组织中有少量局限的炎症细胞,主要为中性白细胞。这是由于机体对龈缘附近牙面和龈沟内的菌斑微生物的防御性反应。此时的中性多形核白细胞(PMN)起保护作用。沟内上皮和结合上皮除了机械性屏障外,还可产生抗菌肽、白介素8等多种物质起到杀菌和吸引更多防御细胞的作用。这些机制保证了牙龈组织的临床健康状态。当细菌量增多或毒性产物增强时,更多的白细胞移出和在牙龈组织中集聚,被激活的巨噬细胞和组织内的多种细胞(如成纤维细胞、上皮细胞等)分泌大量炎症介质,其中最重要的是多种基质金属蛋白酶(matrix metalloproteinase,MMP)如胶原酶、明胶酶等,可降解细胞外基质和胶原,使龈沟底附近结缔组织中的胶原纤维降解破坏。有些细菌如牙龈卟啉单胞菌、伴放线聚集杆菌等也可产生MMP,加速了胶原的破坏。

牙龈胶原纤维的变性、消失,使结合上皮得以沿根面向根方和侧方增殖。受炎症的刺激结合上皮出现钉突,并有大量中性粒细胞侵入,使上皮细胞之间的连接更为疏松。当入侵的白细胞达到结合上皮体积的60％以上时,会影响上皮细胞的连接,上皮细胞之间出现裂隙,加以增生的上皮表层因距结缔组织较远而营养不足,致使靠近冠方的结合上皮即从牙面剥离,或上皮细胞之间出现裂隙,使龈沟底移向根方而形成牙周袋。牙周袋的形成和加深必然伴随着牙周附着丧失。随着牙周袋的加深以及牙龈炎症和渗出的加剧,更有利于牙菌斑的堆积和滞留,由此更加重了炎症,加深了牙周袋,形成一个进行性破坏的恶性循环。

菌斑→牙龈炎症→牙周袋形成→更多的菌斑堆积

（二）牙周袋的病理改变

1. 软组织壁（soft tissue wall） 牙周袋上皮是细菌生物膜和结缔组织之间唯一的结构性屏障。袋内壁上皮显著增生，上皮钉突呈网状突起伸入结缔组织内并向根方延伸，袋壁上皮水肿，有白细胞密集浸润。上皮也可发生退行性变而变薄，常有表面糜烂或溃疡，暴露出下方的炎性结缔组织。有人估计，中、重度牙周炎患者全口深牙周袋内壁的溃疡面积，相加起来约相当于成人手掌的面积。有证据表明，大量活的 G⁻ 菌及其毒性产物常能由此进入结缔组织和血循环。电镜观察可见革兰阴性丝状菌、杆菌、球菌等入侵到袋上皮及结缔组织内，甚至达到骨面。袋内壁的溃疡与袋的深度不一定一致，溃疡可发生在浅袋，偶尔也可观察到深袋的内壁上皮相对完整，只有轻微的变性。

除袋上皮的变化外，袋壁结缔组织中也发生水肿及退变，炎症细胞密集浸润，主要为浆细胞（plasma cells）（约占 80%）和淋巴细胞（lymphocytes），也有散在的中性多形核白细胞（PMNs），白细胞坏死可以形成脓液。血管数目增加、扩张、充血，进而导致循环阻滞。结缔组织内偶见单个或多个坏死灶。

牙周炎是慢性炎症病损，在组织破坏（destruction）的同时也并存着修复（repair）过程。破坏的特征是液体渗出和炎症细胞浸润、胶原纤维的降解和减少，伴有退行性变；修复的特征是血管形成和胶原纤维新生，藉以修复炎症引起的组织损害。但由于局部刺激物的存在，袋壁组织不可能自动愈合。炎症与修复过程何者占优势，决定了牙周袋软组织的色、形、质等临床表现。若炎症和渗出占优势，则龈色暗红或鲜红，质地松软，表面光亮。若修复过程占优势，则袋壁坚韧，牙龈表面可呈粉红色。但因牙周袋最严重的病变发生于内壁，该处仍有慢性的溃疡或炎症、坏死，这时探牙周袋后仍会有出血，这对了解袋内壁的炎症状况很有帮助（图4－2，图4－3）。总之，在疾病的不同阶段，随着条件的改变，破坏和修复过程可相互转化（表4－2）。

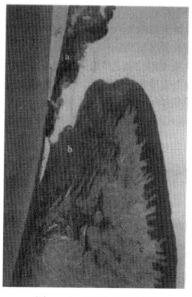

图4－2 牙周袋的病理

a. 牙石和菌斑；b. 牙周袋内壁上皮增生、溃疡，上皮下结缔组织中炎症细胞浸润、血管扩张，探诊后易出血；c. 袋表面上皮下方无明显炎症，牙龈表面粉红坚韧

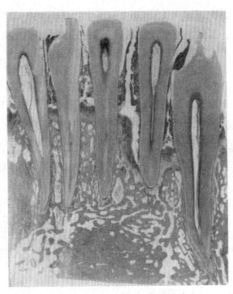

图4－3　牙周炎的病理

左下侧切牙的深牙周袋接近根尖,近中为骨下袋,远中为水平骨吸收,余牙均有不同程度的骨吸收,大量牙石和菌斑

表4－2　牙周袋的临床表现与组织病理学改变

临床表现	组织病理学
1.牙龈呈暗红色	1.慢性炎症期局部血液循环阻滞
2.牙龈质地松软	2.结缔组织和血管周围的胶原破坏
3.牙龈表面光亮,点彩消失	3.牙龈表面上皮萎缩,组织水肿
4.有时龈色粉红,且致密	4.袋的外侧壁有明显的纤维性修复,但袋内壁仍存在炎性改变
5.探诊后出血或有时疼痛	5.袋内壁上皮变性、变薄,并有溃疡。上皮下方毛细血管增生、充血
6.有时袋内溢脓	6.袋内壁有化脓性炎症
7.釉牙骨质界能从袋内探到,或已暴露于口腔	7.结缔组织附着丧失,牙龈退缩

2.根面壁(root surface wall)　当牙周袋加深,结合上皮根方的结缔组织中和包埋在牙根内的胶原纤维(Sharpey 纤维)被破坏,使该处的牙根面暴露在牙周袋内,构成了牙周袋的根面壁。未经治疗的牙周袋内的根面上一般均有牙石沉积(龈下牙石),牙石表面总是覆有菌斑,使感染留驻,治疗复杂化。在牙石下方的根面牙骨质可发生结构性(structural)和理化性质的改变。

由于牙骨质内残留的 Sharpey 纤维变性和降解破坏,造成了细菌及其所产生的内毒素进入牙骨质的通道,因牙骨质较薄,毒素和细菌可深达牙骨质－牙本质界,甚至进入牙本质小管。造成牙骨质坏死、变软,甚至从牙根上剥脱。这些含有细菌和内毒素的坏死、软化的牙骨质还可能成为细菌的储库,成为治疗后牙根面细菌再定植的来源,也不利于结缔组织的修复。体外试验表明将牙周炎患牙的根面牙骨质制成薄片与牙周膜成纤维细胞共同培养时,成纤维细胞发生形态变化,且不能贴附于牙根片;而对照组的正常牙则对细胞生长和贴附无毒害作用。故此,在临床治疗时应将此感染坏死的牙骨质刮除。但由于牙骨质很薄,刮除后易使牙本质暴露,引起根面敏感。待继发性牙本质形成后,症状即可消失。

上述改变还可使暴露在牙周袋内的根面牙骨质发生脱矿变软，甚至表面有缺损，钙、磷含量降低，易发生龋齿。当牙龈退缩、牙根暴露于口腔时，脱矿的牙根面可发生唾液源性的再矿化（remineralization），主要成分为羟磷灰石，钙、磷、镁、氟等均可增多，再矿化层约厚 10～20μg。

3. 牙周袋内容物（pocket contents） 牙周袋内含有菌斑及其代谢产物（酶、内毒素等）、牙石、龈沟液、唾液成份、脱落上皮和白细胞等，白细胞坏死分解后形成脓液。袋壁软组织经常受龈下牙石的机械刺激，引起袋内出血。袋内容物具有较大的毒性，有学者将滤除细菌及软垢后的过滤液注射到动物皮下后，能引起局部脓肿形成。

二、牙槽骨吸收

牙槽骨吸收是牙周炎的另一个主要病理变化。由于牙槽骨的破坏吸收，使牙齿的支持组织高度降低，牙齿逐渐松动，最终脱落或拔除。牙槽骨是人体骨骼系统中代谢和改建最活跃的部分，在生理情况下受全身和局部条件的影响，其吸收与新生是平衡的，故牙槽骨的高度保持不变。当骨吸收增加、或骨新生减少、或二者并存时，即发生骨丧失（bone loss），使牙槽骨骨量减少，高度降低。虽然全身因素如骨质疏松等可影响牙槽骨的吸收和修复能力，但患牙周炎时牙槽骨的破坏吸收主要由局部因素引起。

（一）牙槽骨吸收的机制和病理改变

患牙周炎时影响牙槽骨吸收的局部因素主要是慢性炎症和咬合创伤（trauma from occlusion）。炎症和咬合创伤可单独作用或合并作用，从而决定骨吸收的程度和类型。

1. 炎症 慢性炎症是牙周炎时骨破坏的最主要原因。当牙龈的慢性炎症使胶原纤维破坏的同时，炎症向深部扩延，达到牙槽骨表面并进入骨髓腔，骨表面和骨髓腔内由破骨前体细胞（osteoclast progenitor cell）和巨噬细胞分化出破骨细胞，通过 Rank/Rankl/OPG 系统和众多致炎介质如 PGE_2、$TNF-\alpha$、$IL-1\beta$ 等激发破骨活动，引起陷窝状骨吸收，或先使骨小梁吸收变细，骨髓腔增大，随后导致骨量减少和骨高度降低。

牙周袋底的炎症浸润区所产生的破骨因子除了必须达到一定浓度足以激发破骨活动外，还必须深入到牙槽骨的附近，才能引起骨吸收。也就是说，炎症对一定距离内的牙槽骨有破坏作用。根据 Waerhaug 对尸体标本测量的结果，估计炎症浸润区的最根方对牙槽骨破坏的"辐射半径"为 1.5～2.5mm 范围，而在牙槽骨表面总是保持 0.5～1.0mm 的无炎症浸润区。

在距炎症中心较远处，即病变较缓和处，可有骨的修复性再生。在被吸收的骨小梁的另一侧，也可见到有代偿性的类骨质及新骨的沉积。在牙周炎过程中，骨吸收和修复性再生常在不同时期、不同部位出现。新骨的形成可缓解牙槽骨的丧失速度，也是牙周治疗后骨质修复的生物学基础。

2. 咬合创伤（occlusal trauma） 在没有炎症的情况下，单纯的咬合创伤可引起受压力侧的牙槽骨吸收，但当创伤性咬合力消除后，此种骨吸收是可逆的，而且不会形成牙周袋。而在牙周组织有炎症时，咬合创伤就会加重和加速牙槽骨的吸收破坏。牙周炎患者常伴有原发性或继发性的咬合创伤，受压迫侧的牙槽骨发生吸收，易造成垂直性吸收（vertical bone loss），形成骨下袋。

（二）牙槽骨吸收的方式

在患牙周炎时，同一牙的不同部位和牙面，可以存在不同形式和不同程度的牙槽骨吸收，牙槽骨吸收程度所反映的是牙周炎在过去的破坏结果,与当前牙周软组织的炎症情况和牙周袋深度等不一定一致。牙槽骨的破坏方式可表现为如下几种形式:

1. 水平型骨吸收(horizontal bone loss) 水平型吸收是较常见的骨吸收方式。当牙槽间隔、唇颊侧或舌侧的牙槽嵴顶呈水平吸收,会使牙槽嵴顶(bone crest)的高度降低,通常形成骨上袋(suprabony pocket),即牙周袋底在牙槽嵴顶的冠方(图4—4)。多见于前牙或唇颊侧骨板较薄处。

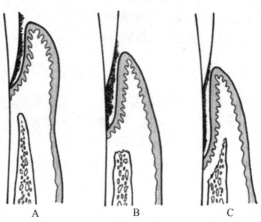

图4—4　水平型和垂直型牙槽骨吸收

A.假性牙周袋,牙槽骨无吸收;B.水平型骨吸收,形成骨上袋;C.垂直型骨吸收,形成骨下袋

2. 垂直型骨吸收(vertical bone loss) 垂直型吸收也称角形吸收(angular defect),指牙槽骨发生垂直方向或斜行的吸收,与牙根面之间形成一定角度的骨缺损(bony defect),牙槽嵴顶的高度可能降低不多,而靠近牙根侧的骨吸收则多于嵴顶处。垂直型骨吸收大多形成骨下袋(infrabony pocket),即牙周袋底位于骨嵴顶的根方。骨下袋最常见于邻面,但也可位于颊舌面。骨下袋和骨上袋的炎症、增生和退行性变化都相同,它们的主要区别是软组织壁与牙槽骨的关系和骨破坏的类型(图4—4)。

过去认为牙槽骨的垂直吸收均由𬌗创伤引起,而炎症则多引起水平吸收。然而,Waerhaug从尸体标本观察到,垂直性骨吸收也可发生于无𬌗创伤但有菌斑及慢性牙周炎的牙槽间隔。他指出垂直性和水平性骨吸收都可以由菌斑引起的炎症所致,当两个邻牙的牙槽骨间隔较宽时(近远中径超过2.5mm),在菌斑多而炎症重的一侧骨吸收多,而邻牙的炎症较轻,骨吸收较少,因此形成了该处的角形骨吸收。而牙槽骨间隔较窄处,炎症的破骨辐射作用导致近远中都吸收,故形成了水平破坏。动物实验结果也证实了此观点。因此不能将角形骨破坏一概视为有咬合创伤。

骨下袋根据骨质破坏后剩余的骨壁数目,可分为下列几种(图4—5):

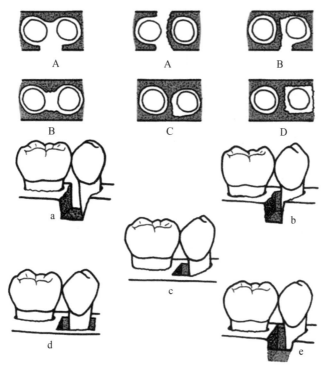

图 4－5　骨下袋的类型

A－D为牙根横断面观　a－e为立体图示　A. a. 一壁骨袋；B. b 二壁骨袋；C. c 三壁骨袋；D. d 四壁骨袋，e 混合壁袋

1. 一壁骨袋(one－walled bony defect)　骨质破坏严重,仅存一侧骨壁。这种袋常见于邻面骨间隔区,因该处的颊、舌侧和患牙邻面的骨质均被破坏,仅有邻牙一侧的骨壁残留。一壁骨袋若发生在颊、舌侧,则仅剩颊或舌侧的一个骨壁(图 4－5A 和 a)。

2. 二壁骨袋(two－walled bony defect)　即骨袋仅剩留两个骨壁。最多见于邻面骨间隔破坏而仅剩颊、舌两个骨壁。此外亦可有颊－邻骨壁或舌－邻骨壁(图 4－5B 和 b)。

3. 三壁骨袋(three－walled defect)　袋的一个壁是牙根面,其他三个壁均有骨质,即邻、颊、舌侧皆有骨壁(图 4－5C 和 c)。这种三壁骨袋还常见于最后一个磨牙的远中面,由于该处牙槽骨宽而厚,较易形成三壁骨袋。

临床上还有一些情况:牙根的四周均为垂直性吸收所形成的骨下袋,虽在患牙的颊、舌、近中、远中均还残留有牙槽骨,有人称之为四壁袋,实质上相当于该患牙的各个面均为一壁袋,支持组织均已破坏,此种情况的治疗效果很差(图 4－5D 和 d)。

4. 混合壁袋(combined bony defect)　指各个骨壁垂直吸收的程度不同,骨下袋在近根尖部分的骨壁数目多于近冠端的骨壁数。例如,颊侧骨板吸收较多,则在冠端仅有舌、邻面的二壁袋,而在根方袋底处则为颊、舌、邻面的三壁袋,称为混合壁袋(图 4－5e)。

5. 凹坑状吸收(osseous crater resorption)　凹坑状吸收指牙槽间隔的骨嵴顶吸收,其中央部分破坏迅速,而颊舌侧骨质仍保留,形成弹坑状或火山口状缺损(图 4－6)。它的形成可能因邻面的龈谷区(col)是菌斑易堆积、组织防御力薄弱的部位,该处的牙槽骨易发生吸收。此外,相邻两牙间的食物嵌塞或不良修复体等也是凹坑状吸收的常见原因。有人报道,牙周炎患者凹坑状骨吸收约占全部骨缺损的 35.2%,在下颌牙齿约占 62%,后牙的凹坑状骨吸收约为前牙区的 2 倍,这可能与后牙区牙槽骨的颊、舌径较大有关。

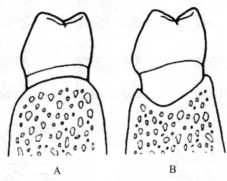

图 4—6　凹坑状骨吸收

A. 邻面正常骨嵴顶;B. 凹坑状吸收

其他形式的骨破坏:由于各部位牙槽骨吸收不均匀,使原来整齐而呈薄刃状的骨缘成为参差不齐。正常情况下邻面的骨隔较高,而颊舌侧的骨嵴较低,呈波浪形。当牙间骨隔破坏而下凹,而颊舌面骨嵴未吸收时,使骨嵴呈现反波浪型的缺损(图 4—7)。此外,由于外生骨疣或扶壁骨形成、适应性修复等而使唇、颊面的骨增生,使牙槽嵴呈"唇"形或骨架状增厚。这些虽是骨组织对破坏的代偿性修复的表现,但常造成不利于菌斑控制的形态改变。

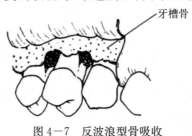

牙槽骨

图 4—7　反波浪型骨吸收

(李瑛)

第三节　牙周病的活动性

以往一直认为牙周炎引起的附着丧失是缓慢的、连续进行性过程。20 世纪 80 年代以来,根据流行病学的纵向调查和对病变部位细菌的特异性及宿主易感性的研究,学者们提出牙周病的活动性(periodontal disease activity)的概念,牙周炎病变呈静止期(quiescence)和加重期(exacerbation)交替出现(图 4—8)。静止期的特征是炎症反应减轻,骨吸收和附着丧失停止或极其缓慢。当以革兰阴性厌氧菌为主构成的非附着菌斑增厚和活跃,或在其他尚不完全明确的条件下,骨吸收和和结缔组织附着的破坏加快发生,牙周袋也加深,称为加重期或活动期(disease activity)。此期可持续数天、数周或数月,常呈随机爆发性发作(episodic burst)。此后,又可自动进入静止期,主要致病菌减少或消失,病变稳定。

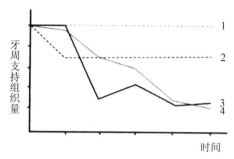

图 4-8　牙周病进展的不同模式

1. 全口多数牙保持稳定；2. 部分牙位发生新的病变或爆发活动期，随后静止；3. 多个牙位发生多次活动性破坏，期间也可有修复；4. 传统的观点：持续、缓慢的进展

　　目前尚无理想的判断活动期的客观指标，一般以定期（每隔 1～3 个月）测量附着丧失程度来监测，若在两次检查的间隔期出现附着丧失加重≥2mm，则认为有活动性发生过。学者们正通过微生物学、免疫学、生物化学和放射影像学等研究手段来寻找灵敏、准确的指标，以图早期发现或预测活动期。Loe 等对斯里兰卡没有口腔保健条件的种茶工进行了长达 15 年的纵向观察，发现 81% 的个体有缓慢加重的附着丧失，8% 为快速进展，11% 则停留在龈炎而不进展。国内学者对 576 名无口腔保健的村民进行 5 年的纵向观察，以发生新的≥3mm 附着丧失为活动性的阈值，5 年中有 80% 的人、28.9% 的牙和 8.8% 的位点发生新的活动期，这些活动性集中发生在少数人的口腔中。对 7 名经过牙周治疗后进入维护期的慢性牙周炎患者的 970 个牙位点（site）进行一年的追踪，有 2.2% 位点发生新的≥2mm 的活动性破坏，龈沟液中的天冬氨酸转氨酶（aspartate aminotransferase）水平增高可反映此种活动性进展。此外，有研究报告，牙龈反复探诊出血和龈沟液中 PGE_2 水平增高也可预测活动性病变的发生。有学者认为，活动期的临床表现为牙龈红肿，自动出血或探诊出血，龈沟液渗出增加。组织学显示袋上皮薄、有溃疡，结缔组织中的浸润细胞以浆细胞为主，也可见中性粒细胞。暗视野显微镜见龈下菌斑中能动菌和螺旋体的百分比增高。Socransky 等从 33 名患者的 100 个活动牙位和 150 个非活动牙位取龈下菌斑进行比较。发现龈下微生物的种类极其繁多且呈群集状（cluster）组合。附着丧失最严重和袋最深处的菌群为具核梭形杆菌、福赛坦菌和直肠沃氏菌（W. recta）组合，或牙龈卟啉单胞菌、中间普氏菌和中间链球菌（S. intermedius）组合。然而，这些菌并非活动位点所特有的，说明牙周炎是多菌种的感染。这些都说明目前尚缺乏特异性的活动期指标。

　　牙周活动性破坏并不是同时发生在同一口腔的所有牙位，某一时期可以发生在某几个牙，另一时期可以发生在另一些牙的一些位点，这称为牙周病的牙特异性（tooth-specificity）和位点特异性（site-specificity）。因此牙周炎程度的加重包含着发生新的疾病位点和（或）原有疾病部位的破坏加重两个方面。

（李瑛）

第四节　慢性牙周炎的临床表现

　　本病一般侵犯全口多数牙齿，也有少数患者仅发生于一组牙（如前牙）或少数牙。发病有一定的牙位特异性，磨牙和下前牙区以及邻接面由于菌斑牙石易堆积，故较易患病。慢性牙

周炎的临床表征:

1.牙周袋＞3mm,并有炎症,多有牙龈出血。

2.临床附着丧失。

3.牙周袋探诊后有出血。

4.牙槽骨有水平型或垂直型吸收。

5.晚期牙松动或移位。

6.伴发病变和症状:

(1)根分叉病变

(2)牙周脓肿

(3)牙龈退缩、根面敏感、根面龋

(4)食物嵌塞

(5)牙髓－牙周联合病变

(6)继发性咬合创伤

(7)口臭

一、牙龈的炎症

牙周袋处的牙龈呈现不同程度的慢性炎症,颜色暗红或鲜红,质地松软,点彩消失,边缘圆钝且不与牙面贴附,并可有不同程度的肿大甚至增生。少数静止期的患者或曾经接受过不彻底治疗者,牙龈可相对致密,颜色较浅,表面炎症不明显,但用探针可探到龈下牙石,并引发袋内壁出血,也可有脓。牙周袋探诊深度(probing depth)超过3mm,且有附着丧失,从袋内可探到釉牙骨界。如有牙龈退缩,则探诊深度可能在正常范围,但可见釉牙骨质界已暴露,因此临床上附着丧失的程度比牙周袋探诊深度能更准确地反映牙周支持组织的破坏程度。

牙周袋的炎症、附着丧失和牙槽骨吸收在牙周炎的早期即已出现,但因程度较轻,一般无明显不适,临床主要的症状为刷牙或进食时出血,或口内有异味,但通常不引起患者的重视,也易被临床医师忽略。及至形成深牙周袋后,出现牙松动、咀嚼无力或疼痛,甚至发生急性牙周脓肿等,才去就诊,此时多已为晚期。

二、牙周袋的临床类型

1.牙周袋根据其形态以及袋底位置与相邻牙槽骨的关系,可分为两类。

骨上袋(suprabony podcet):是牙周支持组织发生破坏后所形成的真性牙周袋,袋底位于釉牙骨质界的根方、牙槽骨嵴顶的冠方,牙槽骨一般呈水平型吸收。

骨下袋(infrabony pocket):亦称骨内袋(intrabony pocket)。此种真性牙周袋的袋底位于牙槽嵴顶的根方,袋壁软组织位于牙根面和牙槽骨之间,也就是说,牙槽骨构成了牙周袋壁的一部分。

2.牙周袋也可按其累及牙面的情况分为三种类型(图4－9):

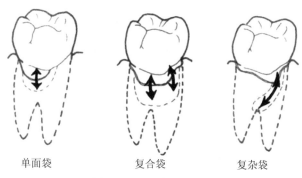

单面袋　　　　复合袋　　　　复杂袋

图 4-9　牙周袋的类型

单面袋(simple pocket)：牙周袋只累及一个牙面。

复合袋(compound pocket)：牙周袋累及两个以上的牙面。

复杂袋(complex pocket)：是一种螺旋形袋，起源于一个牙面，但扭曲回旋于一个以上的牙面或涉及根分叉区。复合袋与复杂袋在检查中较易被遗漏，应予注意。

三、牙槽骨吸收的临床表现

牙槽骨吸收的方式和程度，可以通过 X 线片来观察，但 X 线片主要显示牙齿近、远中的骨质情况，颊舌侧骨板则因牙与骨组织重叠而显示不清晰。牙周炎的骨吸收最初表现为牙槽嵴顶的硬骨板(lamina dura)消失，或嵴顶模糊呈虫蚀状。嵴顶的少量吸收使前牙的牙槽间隔由尖变平或凹陷，在后牙则使嵴顶由平变凹陷，随后才有牙槽骨的高度降低。有人报告牙槽骨量减少 30% 以上时，才能在 X 线片上看到高度的降低。正常情况下，牙槽嵴顶到釉牙骨质界的距离为 1～2mm，若超过 2mm 则可视为有牙槽骨吸收。骨吸收的程度一般按吸收区占牙根长度的比例来描述。如吸收为根长的 1/3、1/2、2/3 等。

邻面的垂直吸收在 X 线片上很容易发现，大多数垂直吸收都形成骨下袋，但在 X 线片上难以确定是几壁骨袋，只有在手术翻开牙龈后才能确定。凹坑状吸收也难以在 X 线片上显示。应该指出，良好的 X 线片投照条件及正确的投照角度是提供正确的影像资料和临床诊断的保证。

四、牙松动

在生理状态下牙有一定的松动度，主要是水平方向，也有极微小的轴向动度，均不超过 0.02mm，临床上不易觉察。在病理情况下牙松动超过生理范围，这是牙周炎晚期的主要临床表现之一。引起牙松动的原因如下：

（一）牙槽骨吸收

牙槽骨的吸收使牙周支持组织减少，是牙松动最主要的原因。由于牙周炎病程进展缓慢，早期牙齿并不松动。一般在牙槽骨吸收达根长的 1/2 以上时，特别是牙齿各个面的牙槽骨均有吸收时，临床冠根比例失调，使牙松动度逐渐增大。单根牙比多根牙容易松动，牙根短小或呈锥形者比粗而长的牙齿容易松动，邻牙丧失或接触不良者也较易松动。

（二）𬌗创伤

有咬合创伤时可使牙槽骨发生垂直吸收，牙周膜间隙呈楔形增宽，牙齿松动，但单纯的𬌗创伤不会引起牙周袋的形成。当过大的𬌗力消除后，牙槽骨可以自行修复，牙齿动度恢复正常。当患有牙周炎的牙齿同时伴有殆创伤时,可以使动度明显加重。临床上若见到牙槽骨吸收不多而牙周膜增宽,且牙齿较明显地松动时,应考虑殆创伤存在的可能性。常见者如夜磨牙(bruxism)、紧咬牙(clenching)、早接触(premature contact)及牙尖干扰、过高的修复体及正畸加力过大等。急性外伤也可使牙松动,甚至脱臼。

(三)牙周膜的急性炎症

急性根尖周炎或牙周脓肿等可使牙明显松动,这是由于牙周膜充血水肿及渗出所致。急性炎症消退后牙齿可恢复原来的稳固度。

(四)牙周翻瓣手术后

由于手术的创伤和部分骨质的去除,以及组织水肿,术区牙齿有暂时性动度增加。一般在术后数周牙齿即能逐渐恢复稳固。

(五)女性激素水平变化

妊娠期、月经期及长期口服激素类避孕药的妇女可有牙齿动度轻度增加。

其他如生理性(乳牙替换)或病理性牙根吸收(如囊肿或肿瘤压迫等)也可使牙松动。

(李瑛)

第五节　慢性牙周炎的分型和分度

慢性牙周炎根据附着丧失和骨吸收的范围(extent)及其严重程度(severity)可进一步分型。范围是指根据患病的牙齿数目将其分为局限型(localized)和广泛型(generalized)。全口牙中有附着丧失和骨吸收的位点(site)数占总位点数≤30%者为局限型,若>30%的位点受累,则为广泛型。也可根据牙周袋深度、结缔组织附着丧失和骨吸收的严重程度来分为轻度(mild)、中度(moderate)和重度(severe)。上述指标中以附着丧失为重点,它与炎症的程度大多一致,但也可不一致。一般随病程的延长和年龄的增长而使病情累积、加重。流行病学调查资料表明,牙周病的患病率虽高,但重症牙周炎只发生于7%~15%的人群。

1.轻度　牙龈有炎症和探诊出血,牙周袋探诊深度≤4mm,附着丧失1~2mm,X线片显示牙槽骨吸收不超过根长的1/3。可有或无口臭。

2.中度　牙龈有炎症和探诊出血,也可有脓。牙周袋深度≤6mm,附着丧失3~4mm,X线片显示牙槽骨水平型或角型吸收超过根长的1/3,但不超过根长的1/2。牙齿可能有轻度松动,多根牙的根分叉区可能有轻度病变。

3.重度　炎症较明显或发生牙周脓肿。牙周袋>6mm,附着丧失≥5mm,X线片显示牙槽骨吸收超过根长的1/2或以上,多根牙有根分叉病变,牙多有松动。

慢性牙周炎患者除有上述特征外,晚期常可出现其他伴发症状,如:①由于牙松动、移位和龈乳头退缩,造成食物嵌塞。②由于牙周支持组织减少,造成继发性殆创伤。③牙龈退缩使牙根暴露,对温度敏感,并容易发生根面龋,在前牙还会影响美观。④深牙周袋内脓液引流不畅时,或身体抵抗力降低时,可发生急性牙周脓肿。⑤深牙周袋接近根尖时,可引起逆行性牙髓炎。⑥牙周袋溢脓和牙间隙内食物嵌塞,可引起口臭。慢性牙周炎的诊断特点:

(1)多为35岁以上的成年人,也可见于儿童或青少年。

(2)有明显的菌斑、牙石及局部刺激因素,且与牙周组织的炎症和破坏程度比较一致。

(3)根据累及的牙位数,可进一步分为局限型(≤30%位点)和广泛型(>30%);根据牙周附着丧失的程度,可分为轻度(AL 1~2mm)、中度(AL 3~4mm)、和重度(AL≥5mm)。

(4)患病率和病情随年龄增大而加重,病情一般缓慢进展而加重,也可间有快速进展的活动期。

(5)全身一般健康,也可有某些危险因素,如吸烟、精神压力、骨质疏松等。

(李瑛)

第六节　慢性牙周炎的治疗原则

牙周治疗追求的最根本目标是长期维持牙列的功能、舒适和美观。为达此目的,首先应是控制感染,消除炎症使牙周袋变浅;阻止牙周附着的继续丧失,并争取一定程度的牙周组织再生。而且要使这些疗效能长期稳定地保持,因此需要采取一系列按步就班的综合治疗。由于每位患者的病情不同,同一口腔内各个牙的患病程度、解剖条件、局部刺激因子的多少也各异,因此须针对各个患牙的具体情况,制订出相应的治疗计划,而且在治疗过程中根据患者对治疗的反应,及时对治疗计划进行补充和调整。

一、清除局部致病因素

牙周炎既是感染性疾病,因此无论患者属于哪种类型的牙周炎,无论病情轻重,有无全身疾病和宿主背景,清除牙面上的细菌堆积物(bacterial deposit)—菌斑和牙石,是控制牙周炎的第一步治疗。机械方法清除菌斑(mechanical removal)虽已存在数百年,大量文献证明,它仍是清除菌斑牙石最为有效的方法,是牙周治疗的基础。

龈上牙石的清除称为洁治术(supragingival scaling),龈下牙石的清除称为龈下刮治术(subgingival scaling),除了刮除龈下牙石外,还须将暴露在牙周袋内的含有内毒素的病变牙骨质刮除,即通过进一步的根面平整术使根面光滑平整并符合生物学要求(biologically acceptable),以利于牙周支持组织重新附着于根面,形成新附着(new attachment)。文献中常将洁治、刮治和根面平整合称为(scaling and root planing,SRP)。三者在牙周治疗中密不可分。然而,近年来的研究结果更强调龈下深部刮治的主要目的应是通过刮除牙石和搅乱龈下菌斑生物膜,减少细菌数量,以利于机体的免疫防御系统来消灭残余细菌,同时也改变龈下生态环境,防止或延缓龈下菌斑的重新形成。近年的研究表明,牙周袋内的内毒素只是疏松地附着于牙根面,是相对容易清除的,因此在龈下刮治时不需过度刮削根面牙骨质,也不过于强调根面的光洁平整,以免发生牙齿敏感。据此,将龈下刮治术和根面平整术改称为龈下清创术(subgingival debridement,root debridement)比较准确地反映了牙周基础治疗的实质。

一般情况下,全口牙的龈下清创术是将4个象限分4次完成刮治,每次间隔为1~2周。1995年 Quirynen 等提出一次性全口清除感染疗法(one—stage full—mouth disinfection treatment,FMD)。主张在24h内分2次完成全口牙的龈下清创术,在刮治后使用抗菌剂(氯己定)冲洗袋内、含漱、涂舌背及喷咽区等。其根据是:①对部分牙进行龈下刮治后,未刮治区的细菌会很快在已刮治区重新形成生物膜,因此应尽快完成全口刮治。②口腔内除牙面以外的部位如舌、咽、扁桃体、颊等处黏膜均有大量微生物,可成为牙面菌斑再形成的来源,因此用药物"消毒"。③作者还认为一次大量的刮治可将致病菌挤压入组织,从而激发免疫系统产生抗体。后来又提出不使用抗菌药的全口刮治(FMSRP)。但是此后其他学者的一些临床研究对 Quirynen 的方法得出了互不一致的结论,也有学者指出他在一些设计方面的问题。在 2008 年的第 6 次欧洲牙周研讨会上学者们的共识是:尽管 FMD 和 FMSRP 比传统方式分象限刮治法在减少探诊深度和附着增加方面有少量优势,但临床意义不明显,且未能得到微生物学的印证。各家报告结果不尽一致,未能证明 FMD 或 FMSRP 优于传统法。因此共识报告主张上述三种方式均可用于中重度慢性牙周炎患者的龈下清创术,在选择时要综合考虑患者的病情和意向、医者的技术等,因为每种方法各有其优缺点。而且无论何种方式均应强调认真的菌斑控制。

经过彻底的龈下清创术后,牙周袋内的微生物总量明显减少,生态环境有利于接近健康状态的菌群。临床上可见牙龈的炎症和肿胀消退,出血和溢脓停止,牙周袋变浅、变紧,这是由于牙龈消肿退缩,以及袋壁结缔组织中胶原纤维的新生使牙龈变得致密,探针不再穿透结合上皮进入结缔组织内,也可能有新的结缔组织或长结合上皮附着于根面。理想的清创效果是探诊深度≤4mm,探诊后无出血,全口探诊出血的牙位点在 10%～15% 以下。刮治的效果,即软硬组织的恢复程度与治疗前牙周袋的深度、牙根形态、有无根分叉病变、菌斑滞留因素是否消除、医生的技术等有关。总之,洁治术和刮治术是牙周炎的基础治疗,任何其他治疗手段都只是此基础治疗的补充和后续手段。

牙龈炎和牙周炎都是菌斑生物膜引起的感染。凡是能促进菌斑堆积的因素例如粗糙的牙石表面、不良修复体、牙齿解剖异常、未充填的龋齿等均是牙周炎的危险因素,在治疗过程中也应尽量消除或纠正这些因素。

二、长期控制菌斑

清除了菌斑和牙石只是牙周炎治疗的第一步,尚不能保证牙周炎的长期疗效,因为菌斑在牙面上时刻不断地形成。在清洁过的牙面上若停止刷牙,8h 后细菌数即可达到 $10^3 \sim 10^4 /$ mm^3,24h 后可增加 100～1000 倍。因此在治疗前和过程中,必须向患者仔细讲明菌斑的危害性,如何自我发现和有效地清除之,并使患者充分理解坚持不懈地清除菌斑的重要性。此种健康教育应贯穿于治疗的全过程。患者每次就诊时,医生应检查和记录其菌斑控制的程度,并反馈给患者,并进行强化的控制菌斑指导。尽量使有菌斑的牙面只占全部牙面的 15%～20% 以下。只有患者的积极配合才能使治疗效果长久保持。

三、全身和局部的药物治疗

慢性牙周炎对洁治和刮治有较好的反应,大多数轻、中度患者在根面平整后,组织能顺利愈合,除非出现急性症状,一般不需使用抗菌药物。有少数患者对基础治疗反应不佳,或有个别深牙周袋及器械不易到达的解剖部位,刮治难以彻底,残留的炎症不易控制,或急性发作等,则可适当地局部或全身应用抗菌药物。近年来,牙周袋内局部放置抗菌药物取得一定的临床效果。尤其是采用缓释剂型,使药物能长时间释放到牙周袋内,消灭或减少袋内的致病菌。所用的药物如甲硝唑、四环素及其同族药物如二甲胺四环素(minocycline)、多西环素(doxycycline),氯己定(chlorhexidine)等。但药物治疗只能作为机械清除牙石的辅助治疗,一般只在龈下治疗后视需要才用药。抗菌药物绝不能取代龈下清创术,而且应在龈下刮治后用药,因为刮治可最大限度地减少致病菌,并搅乱龈下生物膜,使药物得以接触微生物并杀灭之。

对于一些有全身疾病的牙周炎患者,如某些心血管疾病、未控制的糖尿病等,在牙周治疗过程中也需要给予特殊处理,如在进行牙周全面检查和治疗(尤其是手术)前后需给予抗菌药物,以预防和控制全身和局部的感染,一般使用全身给药。同时应积极治疗并控制全身病,以利牙周组织愈合。

四、手术治疗

基础治疗后 6~8 周时,应复查疗效,若仍有 5mm 以上的牙周袋,探诊仍有出血,且有些部位的牙石难以彻底清除,则可视情况决定再次刮治或考虑进行牙周手术,在直视下彻底刮除根面或根分叉处的牙石及不健康的肉芽组织;还可在术中修整牙龈和牙槽骨的外形、植骨、或截除严重的患根等,通过手术改正牙周软硬组织的外形,形成一种有利于患者控制菌斑的生理外形。手术治疗应在基础治疗后适当时间进行。

五、建立平衡的拾关系

重症牙周炎患者有松动移位的牙齿,可导致继发性咬合创伤,甚至有牙列缺损,影响功能和美观。这些都需要通过拾治疗来解决,如调拾消除拾干扰;如果松牙不再继续加重,且无功能障碍,则不必作特殊处理;若松牙妨碍咀嚼,且附着丧失和动度继续加重,则需加以固定。可通过松动牙的结扎固定、各种夹板(splinting)等使患牙消除创伤而减少动度,改善咀嚼功能。有些病例在拾治疗后数月,X 线片可见牙槽骨硬板变得致密。但夹板的设计和制作必须不妨碍菌斑控制。在有缺失牙需要修复的患者,可利用固定式或可摘式修复体上的附加装置,使松动牙得到固定。有些患者还可通过正畸治疗来矫正错拾或病理移位的牙齿,以建立合理的拾关系。

咬合创伤曾被认为是牙周炎的致病原因或协同因素(co-destructive factor),但 20 世纪后期以来,调拾在牙周炎的预防和治疗中不被重视。近年来有学者报告表明在基线时无咬合创伤、或虽有咬合创伤但已接受调拾治疗的牙周炎患者,其日后发生病情加重的机会仅为有创伤而未加调拾者的 60%。因此,在治疗计划中似应适当考虑对咬合创伤的干预。

六、拔牙

对于有深牙周袋、过于松动的严重患牙,如确已无保留价值者,应尽早拔除,这样可以:①消除微生物聚集部位。②有利于邻牙的彻底治疗。③避免牙槽骨的继续吸收,保留牙槽嵴(alveolar ridge)的高度和宽度,以利义齿修复和种植修复。④避免反复发作牙周脓肿。⑤避免因患牙松动或疼痛而使患者偏侧咀嚼。有条件时,最好在拔牙后、永久修复之前,制作暂时性修复体,以达到改善咀嚼功能、松牙固定和美观的要求。

七、消除危险因素

在制订治疗计划时,应针对容易导致牙周炎加重或复发的局部因素或全身性危险因素进行干预和处理,例如改正不良修复体、调整咬合、解除食物嵌塞等。对患有某些系统疾病如糖尿病、消化道疾病、心血管疾病等的慢性牙周炎患者,应积极治疗并控制全身病,以利牙周组织愈合。

吸烟者对牙周治疗的反应较差,应劝患者戒烟。在戒烟的初期,牙龈的炎症可能有一过性的"加重",探诊后出血有所加重。这是由于烟草使小血管收缩、使牙龈角化加重,戒烟后此种作用消除所致。戒烟者经过彻底的牙周治疗后,将出现良好的疗效。

八、维护期的牙周支持疗法

大多数慢性牙周炎患者在经过恰当的治疗后,炎症消退,病情得到控制,但疗效的长期保持却有赖于患者坚持有效的菌斑控制,以及定期的复查、监测和必要的重复治疗,称为牙周支持疗法(supportive periodontal therapy,SPT)。若无良好的菌斑控制,刮治后 4～6 周龈下菌斑即可恢复至治前水平,病情将复发而使治疗归于失败。Hujoel 等报告,非手术治疗后加上定期维护治疗的患者,10 年后的失牙率比中断治疗者降低 58%。

SPT 是指根据患者情况定期复诊,对病情和疗效进行监测。诊断性的复查内容包括菌斑控制情况、牙周袋探诊深度、牙龈炎症及探诊出血、附着丧失程度、根分叉病变、牙槽骨情况、修复体情况等,并据此对存在问题的牙位进行相应的、必要的治疗,如全口的洁治、剩余牙周袋的 SRP、甚至手术等。复查的间隔期应根据病情和患者控制菌斑的程度来制订,治疗刚结束时应勤复查,对于病情稳定、自我维护意识强的患者,可逐渐延长间隔期。维护期的定时复查和对病情未控制处的再治疗是牙周炎疗效能长期保持的关键步骤之一,应在基础治疗一结束时,即进入维护期。有学者报告,牙周炎患者如果既不治疗,又无 SPT 者,每年人均失牙 0.6 个;虽经治疗却无 SPT 者,每年失牙 0.2 个/人;治疗后有部分 SPT 者,每年人均失牙仅 0.06 个,说明 SPT 在维护疗效方面的重要性。

(李瑛)

第五章　侵袭性牙周炎

第一节　侵袭性牙周炎的危险因素

对侵袭性牙周炎的病因尚未完全明了,大量的病因证据主要源于对青少年牙周炎的研究结果。现认为某些特定微生物的感染,以及机体防御能力的缺陷是引起侵袭性牙周炎(AgP)的两方面主要因素。

一、微生物

国外大量的研究表明伴放线聚集杆菌(Aggregatibacter actinomycetemcomitans,Aa)是侵袭性牙周炎的主要致病菌,旧称伴放线放线杆菌(Actinobacillus actinomycetemcomitans,Aa),其主要依据如下:

1.从青少年牙周炎患牙的龈下菌斑中伴放线聚集杆菌的检出率明显高于慢性牙周炎和健康牙,该菌能产生可杀伤白细胞的外毒素及其他毒性产物,造成牙周组织的损伤。但是亚洲地区的许多研究表明,Aa 在中国、日本和韩国侵袭性牙周炎患者中的检出率明显低于欧美国家,且检出的 Aa 多为低毒性的血清 c 株,而牙龈卟啉单胞菌(Porphyromonas gingivalis,Pg)在这些患者中则相对较多见。因而 1999 年新分类明确提出 AgP 在一些人群(亚洲)中表现为 Pg 比例升高。从病患处主要分离出牙龈卟啉单胞菌等所谓的红色复合体(red complex)成分,以及腐蚀艾肯菌、中间普氏菌、具核梭杆菌等微生物。这可能是由于重症患者的深牙周袋改变了微生态环境,使一些严格厌氧菌成为优势菌,而 Aa 不再占主导;也可能确实存在着种族和地区的差异。也有学者报告在牙周健康者和儿童口腔中也可检出 Aa,但占总菌的比例较低。

2.引发宿主的免疫反应　青少年牙周炎患者的血清中有明显升高的抗 Aa 抗体,牙龈局部和龈沟液内也产生大量的特异抗体甚至高于血清水平,说明这种免疫反应发生于牙龈局部。研究还表明对 Aa 的糖类抗原发生反应的主要是 IgG_2 亚类,起保护作用。近年还有学者报告中性粒细胞和单核/吞噬细胞对细菌的过度反应,产生过量的细胞因子、炎症介质,可能导致严重的牙周炎症和破坏。

3.牙周治疗可使该菌量明显减少或消失,当病变复发时,该菌又复出现。Slots 等报告,由于 Aa 能入侵牙周组织,单纯的机械治疗(mechanical therapy)不能消除 Aa,临床疗效欠佳,口服四环素后,Aa 消失,临床疗效转佳。

近年来有些学者报告从牙周袋内分离出病毒、真菌甚至原生动物,可能与牙周病有关。

二、全身背景

有一些早期研究表明本病患者有周缘血的中性粒细胞和(或)单核细胞的趋化功能降低,有的学者报告吞噬功能也有障碍,这种缺陷带有家族性,患者的同胞中有的也可患 LAgP,或虽未患牙周炎,却也有白细胞功能缺陷。这些异常主要集中在美国的黑人 LJP 患者。英国学者对欧洲白种人患者的研究未发现白细胞趋化异常。我国较大样本的研究亦未发现外周血的中性粒细胞和单核细胞趋化功能的异常。

AgP 存在家族聚集性。有家系研究显示，AgP 先证者的家属中患 AgP 的几率明显增高，可能和遗传基因有关。近年来对 LAgP 患者的基因多态性有大量研究报告，但尚缺乏一致的科学结果。AgP 是多因素的复杂疾病，不可能用某一危险因素概括所有 AgP 的病例，而每一个病例可能是不同的危险因素共同作用的结果。宿主自身的易感因素可降低宿主对致病菌的防御力和组织修复力，也可加重牙周组织的炎症反应和破坏。

Gottlieb 曾提出本病的原因是牙骨质的不断形成受到抑制，妨碍了牙周膜纤维附着于牙体。此后有少量报道发现局限型青少年牙周炎患者的牙根尖而细，牙骨质发育不良，甚至无牙骨质，不仅已暴露于牙周袋内的牙根如此，在其根方尚有牙周膜附着的未患病牙根也有牙骨质发育不良，说明这种缺陷不是疾病的结果，而是发育中的问题。国内最近有研究显示，AgP 患者有较多的牙根形态异常（如锥形根、弯曲根、冠根比过大和融合根），且牙根形态异常的牙齿其牙槽骨吸收程度重，根形态异常牙数与重度骨吸收牙数成正相关。

总之，现代的观点认为牙周炎不是由单一种细菌引起的，而是多种微生物共同作用所致；高毒性的致病菌是必需的致病因子，而高易感性宿主的防御功能低下和（或）过度的炎症反应所导致牙周组织的破坏是发病的重要因素；吸烟、遗传基因等调节因素也可能起一定的作用。

（刘敏杰）

第二节　侵袭性牙周炎的组织病理学改变

侵袭性牙周炎的组织学变化与慢性牙周炎无明显区别，均以慢性炎症为主。免疫组织化学研究发现，本病的牙龈结缔组织内也以浆细胞浸润为主，但其中产生 IgA 的细胞少于慢性牙周炎者，游走到袋上皮内的中性粒细胞数目也较少，这两种现象可能是细菌易于入侵的原因之一。电镜观察到在袋壁上皮、牙龈结缔组织甚至牙槽骨的表面可有细菌入侵，主要为革兰阴性菌及螺旋体。近年还有学者报告中性粒细胞和单核细胞对细菌的过度反应，密集的白细胞浸润以及过量的细胞因子和炎症介质表达，可能导致严重的牙周炎症和破坏。

（刘敏杰）

第三节　侵袭性牙周炎的分型和临床特点

侵袭性牙周炎根据患牙的分布和数目可分为局限型（localized aggressive periodontitis，LAgP）和广泛型（generalized aggressive periodontitis，GAgP）。局限型大致相当于过去的局限型青少年牙周炎；广泛型相当于过去的弥漫型青少年牙周炎和快速进展性牙周炎。LAgP 和 GAgP 的临床特征有相同之处，也各有其特点。在我国，典型的局限型 AgP 较为少见，这一方面可能有种族背景，另一方面可能由于患者就诊较晚，病变已蔓延至全口多个牙。

一、局限型侵袭性牙周炎的临床特点

1. 年龄与性别（age and gender）　本病患者一般年龄在 30 岁以下，发病可始于青春期前后（有文献报告 11～13 岁），也可发生于乳牙列。因早期症状不明显，患者就诊时常已 20 岁

左右。患者女性多于男性，但也有人报告年幼患者以女性为多，稍长后性别无差异。

2.快速进展的牙周组织破坏（rapid periodontal tissue destruction）　快速的牙周附着丧失和骨吸收是 AgP 的主要特点。严格来说，"快速"的确定应依据在两个时间点所获得的临床记录或 X 线片来判断，然而此种资料不易获得。临床上常根据"严重的牙周破坏发生在较年轻的患者"来做出快速进展的判断。有人估计本型患者的牙周破坏速度比慢性牙周炎快 3～4 倍，在 4～5 年内，牙周附着破坏可达 50%～70%，患者常在 20 岁左右即已须拔牙或牙自行脱落。一部分患者的牙周破坏进展可自限或转入静止期。

3.菌斑牙石的量（amounts of microbial deposits）　牙周组织破坏程度与局部刺激物的量不成比例是本病一个突出的表现。患者的菌斑、牙石量很少，牙龈表面的炎症轻微，但却已有深牙周袋和骨质破坏（图 5-1），牙周袋内有牙石和菌斑，也有探诊后出血，晚期还可发生牙周脓肿。

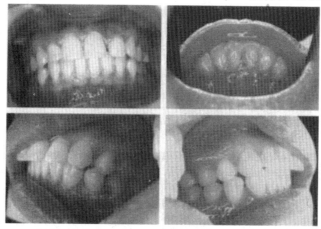

图 5-1　局限型侵袭性牙周炎（原名青少年牙周炎，女，29 岁，初诊时）

4.好发牙位（tooth-spedficity）　1999 年新分类法规定，局限型侵袭性牙周炎的特征是"局限于第一恒磨牙或切牙的邻面有附着丧失，至少波及两个恒牙，其中一个为第一磨牙。其他患牙（非第一磨牙和切牙）不超过两个"。换言之，典型的患牙局限于第一恒磨牙和上下切牙，多为左右对称。X 线片可见第一磨牙的近远中均有垂直型骨吸收，形成典型的"弧形吸收"（图 5-2）在切牙区多为水平型骨吸收。但早期的患者不一定波及所有的切牙和第一磨牙。

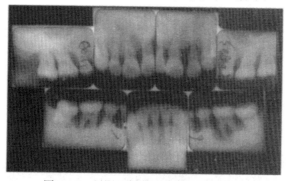

图 5-2　局限型侵袭性牙周炎的 X 线片

与图 5-1 为同一患者。第一恒磨牙的近、远中有垂直型骨吸收，切牙区为水平吸收。上颌切牙区病变严重，牙移位，但表面炎症不明显。

5.早期出现牙齿松动和移位（tooth mobility and drifting）　在炎症不明显的情况下，患牙已可出现松动、咀嚼无力。切牙可向唇侧远中移位，呈扇形散开排列，出现牙间隙，多见于上前牙(图 5—1)。后牙可出现不同程度的食物嵌塞。

6.家族聚集性(familial aggregation)　家族中常有多代、多人患本病,患者的同胞有 50% 患病机会,说明有一定的遗传背景。其遗传背景可能与白细胞功能缺陷有关,也有人认为是 X 连锁性遗传或常染色体显性遗传等。但也有一些学者认为是由于牙周致病菌在家族中的 传播所致,临床上并非每位 LAgP 患者均有家族史。

二、广泛型侵袭性牙周炎的临床特点

顾名思义,广泛型侵袭性牙周炎(generalized aggressive periodontitis,GAgP)患者受累的 患牙数较多,1999 年分类法规定其特征为"广泛的邻面附着丧失,侵犯第一磨牙和切牙以外的 牙数在三颗以上",实际上本型通常累及全口大多数牙。主要发生于 30 岁以下的年轻人,但 也可见于 35 岁以上者。性别无明显差异。多数患者有大量的菌斑和牙石,也可较少:全口牙 龈有明显的炎症,呈鲜红色,并可伴有龈缘区肉芽性增殖,易出血,可有溢脓。多数患者有大 量的菌斑和牙石,有些患者曾接受过不彻底的治疗(如只做龈上洁治或单纯服用抗菌药物)也 可表现为龈上牙石不多,牙龈红肿不明显,但龈下牙石较多,且探诊后出血。X 线片显示全口 多数牙有骨质破坏,范围超过切牙和第一磨牙。有部分患者显示在切牙和第一磨牙区的骨质 吸收较其他牙为重,且呈现弧形吸收的方式,有人估计这些患者可能由局限型发展而来(图 5 —3,图 5—4)。

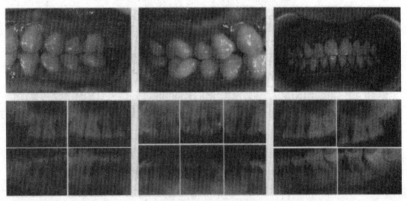

图 5—3　广泛型侵袭性牙周炎(女,16 岁)

X 线片见四个第一恒磨牙均有弧形骨吸收,提示可能由局限型发展而来

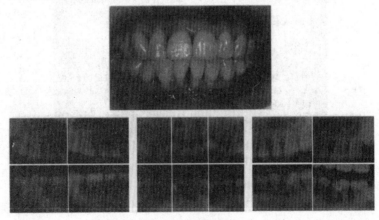

图 5—4　广泛型侵袭性牙周炎(女,21 岁)

　　患者一般对常规治疗如龈下清创和全身药物治疗有很好的疗效反应,但也有少数患者经任何治疗都效果不佳,病情迅速加重直至牙齿丧失。也有文献报告一些病例在重度病变的基础上可有间歇的静止期。

　　广泛型和局限型侵袭性牙周炎究竟是两个独立的类型,抑或广泛型侵袭性牙周炎是局限型发展和加重的结果,尚不肯定。有一些研究结果支持二者为同一疾病不同阶段的观点。例如:①局限型以年幼的围青春期者较多,而广泛型多为 30 岁左右的年轻人,患牙数目增多。②局限型患者血清中的抗 Aa 特异抗体水平明显地高于广泛型患者,起保护作用的 IgG_2 亚类水平也高于广泛型。可能机体对致病菌挑战(challenge)所产生的免疫反应使感染局限,而广泛型患者的抗体反应较弱,使感染得以扩散。③有些广泛型侵袭性牙周炎患者的第一磨牙和切牙病情较其他患牙重,且有典型的“弧形吸收”影像,提示这些患者可能由局限型病变发展而来。然而,1999 年分类法提出的“对病原菌的血清抗体反应较弱是 GAgP 的特异性表现”在国内的数项研究中并未得到证实。国内近期的研究显示,切牙－磨牙型 AgP 患者的抗 Aa 血清 c 型抗体滴度与非切牙－磨牙型 AgP 患者无显著性差异。这可能与 Aa 不是国人的主要致病菌有关。近来有学者提出局限型和广泛型可能是同一疾病的不同表型,或者说不同类型的 AgP 具有共同的临床表征。

　　侵袭性牙周炎的诊断特点:

　　1.年龄一般在 35 岁以下,但也可超过。

　　2.无明显的全身疾病。

　　3.牙周组织破坏程度与菌斑及局部刺激量不一致。

　　4.快速的骨吸收和附着丧失。

　　5.早期出现前牙移位和松动。

　　6.家族聚集性。

　　与侵袭性牙周炎有关的宿主因素:

　　1.吞噬细胞的功能缺陷。

　　2.对 LPS 的过度反应,产生过量的炎症因子。

　　3.特异抗体的水平和亲和性不足。

　　4.针对 Aa 糖蛋白的 IgG_2 抗体水平不足。

　　5.遗传基因背景。

(刘敏杰)

第四节　侵袭性牙周炎的诊断

　　本病应抓住早期诊断这一环节,因患者初起时无明显症状,待就诊时多已为晚期。如果一名青春期前后的年轻患者,菌斑、牙石等刺激物不多,炎症不明显,但发现有少数牙松动、移位或邻面深袋,局部刺激因子与病变程度不一致等,则应引起重视。重点检查切牙及第一磨牙的邻面,并拍摄 X 线片,𬌗翼片有助于发现早期病变。有条件时,可做微生物学检查发现伴放线聚集杆菌或大量的牙龈卟啉单胞菌,或检查中性粒细胞有无趋化和吞噬功能的异常,若为阳性,加上阳性家族史,对局限型侵袭性牙周炎的诊断较为有利。早期诊断及治疗对保留患牙和控制病情极为重要。对于侵袭性牙周炎患者的同胞进行牙周检查,也有助于早期发现其他病例。

然而局限型侵袭性牙周炎在我国相对较少见,更多的侵袭性牙周炎病例属于广泛型。临床上常以年龄(35 岁以下)和全口大多数牙的重度牙周破坏,作为诊断广泛型侵袭性牙周炎的标准,也就是说牙周破坏程度与年龄不相称。但必须明确的是,并非所有年轻患者的重度牙周炎均可诊断为侵袭性牙周炎,应先排除一些明显的局部和全身因素。如:①是否有严重的错殆,导致咬合创伤,加速了牙周炎的病程。②是否曾接受过不正规的正畸治疗,或在正畸治疗前未认真治疗已存在的牙周病。③有无食物嵌塞、邻面龋、牙髓及根尖周病、不良修复体等局部菌斑滞留因素,造成牙龈的炎症和快速的邻面附着丧失。④有无伴随的全身疾病,如未经控制的糖尿病、白细胞功能缺陷、HIV 感染等。上述①~③的存在可以加速慢性牙周炎的牙槽骨吸收和附着丧失;如有④则应列入伴有全身疾病的牙周炎中,其治疗也不仅限于口腔科。至于"家族史"也应谨慎定论,若仅有父母之一有慢性牙周炎,不一定视为"家族聚集",因为我国老年人患牙周炎的几率较高,不一定成为遗传因素。因此有学者主张在做出广泛型侵袭性牙周炎的诊断前,应先排除重症广泛型慢性牙周炎,也就是说应该具备较明显的支持侵袭性牙周炎的证据。在确实难以区别诊断时,也可诊断为"广泛型重度牙周炎",其实它们的治疗都相差不多,重要的是针对该患者的病情来制订个体化的治疗计划。

值得说明的是,对于多因素的复杂疾病来说,分类法(classification)名词与诊断(diagnoses)名词不是等同的,它们的功能不同。1999 年对牙周病的系统分类名词界定标准是针对每种疾患者为地制订的严格定义。在进行流行病学研究、病因机制研究、临床疗效纵向观察等研究时,必须对研究对象有统一明确的纳入标准(例如年龄界限、患牙数目等),才能保证研究结果的可信度和可比性。相反,在临床上对个例的诊断时,则是在分类原则指导下,根据收集到的病史、检查所见、危险因素分析等资料进行综合分析,得出适合该个体的合理诊断,并据此做出恰当的、适合个例的治疗方案。分类名词不应被生硬地直接套用到临床诊断。例如,某位患者如果多项条件都符合 LAgP 的标准,但除第一磨牙和切牙以外的患牙有 3 颗,且就诊时年龄已为 37 岁,临床仍可诊断其为局限型侵袭性牙周炎,并按此制订治疗计划,但此病例却不符合作为侵袭性牙周炎科研项目的纳入标准。

最近有学者提出在有的年轻人和青少年,有个别牙齿出现附着丧失(牙数不多),但没有牙周袋和炎症,不符合早发性牙周炎者,可称之为偶发性附着丧失(incidental attachment loss),例如个别牙因咬合创伤或错殆所致的牙龈退缩、拔除智齿后第二磨牙远中的附着丧失等。这些个体可能成为侵袭性牙周炎或慢性牙周炎的易感者,应密切加以复查和监测,以利早期诊断。

(刘敏杰)

第五节　侵袭性牙周炎的治疗原则

一、早期治疗,清除感染

本病常导致患者早年失牙,因此特别强调早期、彻底的治疗,主要是彻底消除感染原。治疗原则基本同慢性牙周炎,洁治、刮治和根面平整等基础治疗是必不可少的,多数患者对此有较好的疗效,治疗后病变转入静止期。但因为伴放线聚集杆菌及其他细菌可能入侵牙周组织,单靠机械刮治不易彻底消除入侵的细菌,在基础治疗结束后 4~6 周复查时,根据检查所见,必要时可再次龈下清创或通过翻瓣手术清除入侵组织的微生物。

二、抗菌药物的应用

治疗 AgP 要控制病原微生物,不只是减少菌斑的数量,更重要的是改变龈下菌群的组成。Slots 曾报告青少年牙周炎患者在刮治术后不能彻底消除入侵牙龈中的细菌,残存的微生物容易重新在牙面定植,使病变复发。在刮治后辅助服用抗菌药物取得了良好的效果。但 2008 年第 6 次欧洲牙周研讨会的共识报告表明单独服用抗菌药(antibacterials)的效果不如龈下刮治,抗菌药物对 AgP 患者的机械治疗可以起到辅助作用。Guerrero 等报告 41 名 AgP 患者在 24h 内完成全口龈下清创术,随即口服甲硝唑和阿莫西林 7d,对照组只接受龈下清创术。6 个月后两组患者均有良好疗效,服药组的 ≥7mm 袋变浅和附着增加均好于不服药的对照组;而对 4~6mm 的中等袋则服药组的优势减小,表明药物主要对深袋起辅助治疗作用。

考虑到菌斑生物膜的结构对细菌有保护作用,药物不容易进入生物膜,因此在需要辅助用药时,建议在机械治疗或手术治疗后立即口服甲硝唑和阿莫西林,此时龈下菌斑的数量最少,且生物膜也被破坏,能发挥药物的最大作用。理想的情况下,最好应先检查龈下菌斑中的微生物,有针对性地选用药物,在治疗后 1~3 个月时再复查龈下微生物,以判断疗效。在龈下清创术后的深牙周袋内放置缓释的抗菌制剂如甲硝唑、二甲胺四环素、氯己定等也有良好疗效,文献报道可减少龈下菌斑的重新定植,减少病变的复发。

三、调整机体防御功能

宿主对细菌感染的防御反应在侵袭性牙周炎的发生、发展方面起重要的作用,近年来人们试图通过调节宿主的免疫和炎症反应过程(host modulatory therapy,HMT)来减轻或治疗牙周炎。例如,小剂量多西环素可抑制胶原酶,非甾体类抗炎药(non-steroid anti-inflammatory drug,NSAID)可抑制花生四烯酸产生前列腺素,阻断和抑制骨吸收。祖国医学强调全身调理,国内有些学者报告用六味地黄丸为基础的补肾固齿丸(膏),在牙周基础治疗后服用数月,可提高疗效和明显减少复发率。服药后,患者的白细胞趋化和吞噬功能以及免疫功能也有所改善。吸烟是牙周炎的危险因素,应劝患者戒烟。还应努力发现有无其他全身因素及宿主防御反应方面的缺陷。

四、其他综合治疗

在病情不太重而有牙移位的患者,可在炎症控制后,用正畸方法将移位的牙复位排齐,但正畸过程中务必加强菌斑控制和牙周病情的监控,加力也宜轻缓。其他如直视下翻瓣手术以及其他相关的手术等,对侵袭性牙周炎均有一定疗效。所有的治疗计划均应结合 AgP 患者的病情进展快速以及容易复发的特点来考虑和设计。

五、定期维护,防止复发

如前所述,侵袭性牙周炎的治疗需要强化的、综合的治疗,更要强调积极治疗阶段(active therapy)后的定时维护治疗。AgP 的特点是患者年轻、牙周破坏迅猛,治疗后较易复发(国外报告复发率约为 1/4),更需要医师的特殊关注。在详尽的积极治疗后,疗效能否长期保持还取决于患者自我控制菌斑的自觉性和维护治疗的措施,也就是说定期的监测和必要的后续治疗是保持长期疗效的关键。Buchmann 等对 13 名侵袭性牙周炎患者进行基础治疗、阿莫西林＋甲硝唑和手术治疗后,每年 3～4 次复查、复治。共追踪观察 5 年。临床附着水平(CAL)从基线到治疗后 3 个月时改善 2.23mm,此后的 5 年内 94.6％的人 CAL 保持稳定,仅 2％～5％有加重或反复发作的附着丧失。

根据每位患者菌斑和炎症的控制情况,确定个体化的复查间隔期。开始时约为每 1～2 个月一次,半年后若病情稳定可逐渐延长间隔期。复查时若发现有复发或加重的牙位,应重新全面评价局部和全身的危险因素和促进因子,并制订相应的治疗措施,如必要的再刮治、手术或用药等。

六、总结

牙周炎是一组临床表现为慢性炎症和牙周支持组织破坏的疾病,它们都是感染性疾病,有些人长期带菌却不发病,而另一些人却发生牙龈炎或牙周炎。牙周感染与身体其他部位的慢性感染有相同之处,但又有其独特之处,主要是牙体、牙周组织的特点所决定。龈牙结合部直接暴露在充满各种微生物的口腔环境中,细菌生物膜长期不断地定植于表面坚硬且不脱落(non-shedding)的牙面上,又有丰富的来自唾液和龈沟液的营养;牙根以及牙周膜、牙槽骨则是包埋在结缔组织内,与全身各系统及组织有密切的联系,宿主的防御系统能达到牙周组织的大部分,但又受到一定的限制。这些都决定着牙周炎的慢性、不易彻底控制、容易复发、与全身情况有双向影响等特点。

牙周炎是多因素疾病,决定着发病与否和病情程度的因素有微生物的种类、毒性和数量,宿主对微生物的应战能力(response to microbial challenge),环境因素(如吸烟、精神压力等),某些全身疾病和状况的影响(如内分泌、遗传因素等)等。有证据表明牙周炎也是一个多基因疾病,不是由单个基因所决定的。

牙周炎在临床上表现为多类型(CP,AgP 等)。治疗主要是除去菌斑及其他促进因子,但对不同类型、不同阶段的牙周炎及其并发病变,需要使用多种手段(非手术、手术、药物、正畸、修复等)的综合治疗。

牙周炎的治疗并非一劳永逸的,而需要终身维护和必要的重复治疗。最可庆幸和重要的一点是:牙周炎和牙龈炎都是可以预防的疾病,预防牙龈炎还可以减少牙周炎的发生和发展。通过公众自我保护意识的加强、防治条件的改善以及口腔医务工作者不懈的努力,牙周病是可以被消灭和控制的。

(刘敏杰)

第六章　牙发育异常

第一节　概述

牙齿发育从胚胎第 2 个月乳牙牙板形成、胚胎 5～10 个月恒牙牙板形成到 25 岁第三磨牙萌出,是一个长期而复杂的过程。在这漫长的过程中,机体内外的不利因素可作用于不同发育阶段,如成釉器的蕾状期、帽状期、钟状期、硬组织形成期、牙根发生期、牙齿萌出期等阶段,形成不同的临床表现。近代分子生物学研究发现,一些牙齿发育的异常可能与特定的基因缺失或变异有关,有些可伴有全身多部位的病变,以往称为"综合征"。

一、牙发育的分子调控

牙齿的发育、形态发生和萌出是上皮-间充质相互作用的结果,其中涉及多种信号分子间复杂的网络交互作用。正常的牙齿发育是各种组织与不同分子之间相互作用平衡的结果,如生长因子及其受体、转录因子等。生长因子是内源性的,为生物生长、发育所必需,具有活性调节功能,既可促进生长也可以抑制生长(负性生长因子)。

牙齿发育过程中主要的生长因子有以下四大类:成纤维细胞生长因子(fibroblastic growth factors,FGF)、音猬因子(sonic hedgehog,SHH)、无翅族(vertebrate homolog of drosophila wingless,WNT)、转化生长因子 β 超家族(transforming growth factors－β,TGF－β)。转录因子是转录起始过程中 RNA 聚合酶所需的辅助因子,真核生物基因在无转录因子时处于不表达状态。

在牙齿发育过程中有许多转录因子表达,起到桥梁的作用,在不同的组织层面上通过分子回路联系多种信号通路,对诱导信号做出反应,并调节其他生长因子的表达。

牙发育中的各个阶段均受到多种因素如基因、表观遗传、环境等的调控,已发现有数百种基因参与牙齿的发育过程。理论上任何与牙齿发育相关基因的突变都有可能导致牙齿发育异常。然而,没有一种因子具有掌控全局的能力,所有的生长发育过程都是网络调控的综合结果,在此过程中,环境因素亦起着十分重要的作用。

二、牙发育异常的分类

牙发育异常(tooth defects by abnormal development)导致牙齿在结构、形态、数目和萌出方面有异常表现。牙发育异常较为复杂,大体可分为以下类型:

(一)结构发育异常

1. 釉质发育不全　包括遗传性釉质发育不全(amelogenesis imperfecta,AI)和环境性釉质发育不全(environmental enamel hypoplasia)。

很多环境因素可导致釉质发育不全,如营养缺乏、高热、低钙血症、出生时损伤、局部感染和创伤(特奈牙)、氟素(氟牙症)、服用四环素类药物(四环素牙),以及患有先天性梅毒(先天性梅毒牙)。

2.牙本质发育不全　又称遗传性乳光牙本质(dentinogenesis imperfecta,hereditary o-palescent dentin)。

(二)形态发育异常

1.牙大小异常　包括过小牙(microdontia)、过大牙(macrodontia)。

2.牙外形发育异常　包括双生牙(gemination)、结合牙(concrescence)、融合牙(fusion)、弯曲牙(dilaceration)、鹰爪尖(talon cusp)、牙内陷(dens invaginatus)、畸形中央尖(dens evaginatus)、牛牙症(taurodontism)、额外牙根(supernumerary roots)。

(三)数目异常

包括先天性缺牙(congenital absence of teeth)、多生牙(supernumerary teeth)、乳牙前类牙列(predeciduous dentition)、恒牙后牙列(postpermanent dentition)。

(四)萌出异常

包括早萌(premature eruption)、迟萌(delayed eruption)、多牙不萌(multiple unerupted teeth)、埋伏和阻生牙(embedded and impacted teeth)、乳牙固着粘连(ankylosed deciduous teeth,submerged teeth)等。

牙发育异常的共同特点是发生于胚胎或牙齿发育期,但发现于牙齿萌出后。许多类型的病变由于致病因素和发病机制不十分明确,无有效的预防手段,一旦发现,治疗多是对症。

发育异常的牙除了形态改变导致美观方面的问题之外,对龋和牙周病的易感性也会增加。

(越涑霞)

第二节　牙结构发育异常

一、釉质发育不全

釉质发育不全(enamel hypoplasia)可定义为:牙釉基质形成不全或形成缺陷。国际上关于釉质发育不全的报告,发达国家报告的发病率稍低,为发展中国家较高,为14％～73％。

釉质发育不全有两个基本类型:①遗传性:遗传基因突变导致的遗传性釉质发育不全,通常牙列中所有牙齿均受侵犯,而且一般仅是釉质发生缺陷。②环境因素性:环境性釉质发育不全是由于牙发育过程中机体受到某种因素的影响,发育过程受到干扰导致的釉质结构缺陷。已知的致病因素包括:营养缺乏如维生素 A、维生素 C 和维生素 D 缺乏,疹类疾病如麻疹、水痘和猩红热,先天性梅毒,低钙血症,新生儿损伤,早产儿,新生儿 Rh 溶血性疾病,局部感染或外伤,化学物质摄入(主要为氟)以及特发性因素。视环境因素作用的时间或部位,可以是单颗牙受累,也可以是同期发育的多颗牙或全部牙受累。通常釉质和牙本质或轻或重,均在一定程度上受累。遗传性釉质发育不全与环境性釉质发育不全的鉴别要点详见表6—1。

表 6-1 环境性釉质发育不全与遗传性釉质发育不全的鉴别要点

项目	环境性釉质发育不全	遗传性釉质发育不全
家族遗传史	无	有
疾病史	可以追溯	不能追溯
病变表现	局部性的	广泛性的
	局限于一个或多个牙	波及全部牙齿
	局限于单个牙列	可以波及 2 个牙列
	病变呈水平性分布	病变呈纵向分布

（一）遗传性釉质发育不全

1.简述 遗传性釉质发育不全(amelogenesis imperfecta,hereditary enamel dysplasia)表现为一组与其他任何全身性发育缺陷无关的遗传性釉质发育缺陷病。患牙的整个外表层发育异常，而牙齿中层的组成成分基本正常。

正常的釉质发育分为 3 个阶段：①形成阶段(the formative stage)，该阶段有机基质沉积。②钙化阶段(the calcification stage)，该阶段基质矿化。③成熟阶段(the maturation stage)，该阶段矿化晶体增大和成熟。据此，遗传性釉质发育不全也分为 3 型：①发育不全(hypoplasia)：釉基质形成缺陷。②矿化不全(hypocalcified)：已形成的基质矿化缺陷。③成熟不全(hypomaturation)：釉质矿化的晶体持续未成熟。

2.病因及发病机制 牙釉质的形成是在成釉细胞合成、分泌的釉质基质基础上进行生物矿化的复杂而精细的过程。成釉细胞分泌釉质基质蛋白，包括釉原蛋白(amgelogenin，AMEL)和非釉原蛋白。釉原蛋白占釉质发育分泌阶段有机基质的 90% 左右，主要功能是结合矿物晶体，支持和调节晶体的生长。非釉原蛋白包括釉蛋白(enamelin，ENAM)、釉鞘蛋白、釉丛蛋白及蛋白水解酶等，其中釉蛋白占发育期釉质基质的 3%～5%，在釉质晶体初始矿化中起成核作用。从分子形成机制上看，当其中一种或几种基质蛋白的基因时空表达异常时，即发生遗传性釉质发育不全，根据遗传方式分为 X 性染色体连锁遗传、常染色体显性遗传、常染色体隐性遗传。

研究表明，X 性染色体连锁釉质发育不全与至少 15 种釉原蛋白基因突变所造成的釉原蛋白功能改变有关。由于有多种基因突变形式，所以其临床表现多种多样，从釉质发育不全、矿化不全到成熟不全；常染色体显性遗传釉质发育不全被证实与 6 种釉蛋白基因的突变有关。当突变导致釉蛋白形成的量减少时，表现为局限型发育不良，当突变导致釉质蛋白结构改变时，则表现更为严重。对一个临床表现为釉质缺陷和牛牙症的常染色体显性遗传釉质发育不全合并成熟不全的家系研究发现，致病基因为 DLX3(17q21)。DLX3 为牙齿发育中参与成釉细胞分化的转录因子 DLX 家族中的成员，已证实 DLX3 基因突变能造成毛发－牙齿－骨发育不全(tricho－dento－osseous，TDO)综合征；常染色体隐性遗传釉质发育不全与 2 种釉蛋白基因突变有关。釉蛋白基因突变患者的釉质缺陷程度与釉蛋白基因突变的程度呈剂量依赖性，即杂合子携带者可表现为局限型发育不良，纯合子患者表现为釉质缺陷更为严重的广泛型发育不良。

3.分类 Witkop 和 Sauk 在临床学、组织学和遗传学标准的基础上，建立了遗传性釉质发育不全的分类：

（1）发育不全

①釉质表面凹陷,常染色体显性遗传。

②局部发育不全,常染色体显性遗传。

③釉质平滑,常染色体显性遗传。

④釉质表面粗糙,常染色体显性遗传。

⑤釉质表面粗糙,常染色体隐性遗传。

⑥釉质平滑,X性染色体连锁的显性遗传。

(2)矿化不全

①常染色体显性遗传。

②常染色体隐性遗传。

(3)成熟不全

①成熟不全-表现发育不全及牛牙症,常染色体显性遗传。

②X性染色体连锁的隐性遗传。

③釉质着色,常染色体隐性遗传。

④雪帽牙(snow-capped teeth)。

4.临床表现

(1)3个主要类型的釉质发育不全的一般临床表现如下:

①发育不全型(hypoplastic type):釉质在牙齿发育萌出时,尚未形成到正常釉质的厚度。

②矿化不全型(hypocalcified type):釉质非常软,以至于用洁治器就可以去除。

③成熟不全型(hypomaturation type):探针尖用力扎,就可刺入釉质中,并且釉质易于从正常的牙本质上碎裂脱落丧失。

临床上上述各种类型的牙齿特点表现非常明显,患者的乳牙及恒牙列中的所有牙齿都表现有某种程度的受累。

患牙可有或无颜色改变。如有变色,不同类型之间,牙齿变异较大,可从黄色到深棕色。有些患者的釉质可能完全缺如;另一些患者牙釉质的质地可能呈白垩样,甚至干酪样的质密度,或较坚硬。釉质有时很光滑,有时则可能表现为局限型,即有多条平行排列的横纹或沟槽。严重时广泛型釉质矿化较差,可发生碎裂或呈蜂窝状大凹陷,此时的牙本质很可能已暴露,牙齿之间经常已无接触点,脐面或切缘严重磨损。

(2)X线片表现:整个牙齿可呈正常或不太正常的外形,主要取决于牙齿釉质存有量及殆面或切缘磨损程度。X线片检查可见,釉质可能显示完全缺失,或只有一薄层,主要覆盖于牙尖的顶端或邻接面部位。当患牙的釉质矿化不良,釉质看上去近似牙本质的X线透射密度,使两者难以区分。

5.组织学特点 在釉质形成障碍类型中,成釉细胞的分化或发育能力出现异常,反映在基质生成缺陷,甚至全部的釉质基质缺如;在矿化不全的类型中,基质结构和矿物沉积缺陷;而在成熟不全类型中,釉柱或柱鞘的结构发生改变。

6.治疗原则 根据缺损的情况,通过牙体修复技术恢复外形和色彩,达到美观和功能恢复,同时采取必要的龋病和牙周病的防治措施。

(二)营养缺乏、发热性疾病和低钙血症引起的釉质发育缺陷

1.概述 牙齿发育形成期间,发生营养缺乏、发热性疾病和低钙血症损伤时,可能造成牙齿釉质发育缺陷。

2.病因　有研究显示佝偻病是已知的导致釉质发育不全的最常见病因。Shelling 和 Anderson 曾报告了对患佝偻病孩子的系列研究结果,43%的患儿牙患有釉质发育不全。维生素 A 和维生素 C 缺乏也被认为是致病病因。有研究发现疹性发热疾病,如麻疹、水痘和猩红热是致病因素。一般认为,由于成釉细胞是人体中在代谢功能方面最敏感的细胞群之一,所以任何严重的营养缺乏或系统性疾病都有可能造成釉质发育不全。

血中的血钙降低可导致手足搐搦,其最常见的原因有维生素 D 缺乏和甲状旁腺功能低下(或甲状旁腺性手足搐搦),手足搐搦患者的血清钙水平可能降低至 6～8mg/100mL,使得发育过程中的牙齿,常伴发生牙釉质发育不全。由此引发的釉质发育不全又称低血钙症引起的釉质发育不全(enamel hypoplasia due to hypocalcemia)。

3.临床表现及意义

(1)表现为形态各异的釉质表面凹陷,凹陷处很容易着色,影响患牙美观。

①轻度釉质发育不全:临床表现为釉表面形态基本完整,主要出现色泽的改变,为白垩或黄褐色着色,釉质表面可有少量的浅沟、小凹点或细横纹,探诊有不平感。

②中度釉质发育不全:病情稍重,釉面出现实质性陷窝状或带状缺损;另外,色泽改变加重,为黄、棕或深褐色;有明显的带状沟,宽窄不一,也可有数行水平排列的、跨越牙面的深凹陷或横沟;这种深凹陷可能仅为单行或严重时的数行,后者表明釉质发育期内遭受系列和持续的损伤。

③重度釉质发育不全:釉质表现为大面积的缺失,呈蜂窝状缺损或釉质消失,前牙切缘变薄,提示成釉细胞长时间功能紊乱。

(2)釉质发育不全在乳、恒牙列均可发生,乳牙受累较少见。恒牙受累的临床表现为:在同一时期发育的牙齿中,成组、对称地出现釉质发育不全的形态异常。临床研究发现,中切牙、侧切牙、尖牙和第一磨牙,即出生后第一年发育形成的牙齿,是最常受侵犯的牙齿。由于尖牙的牙尖开始形成的时间早于侧切牙,所以有些患者的患牙仅涉及切牙、尖牙和第一磨牙。前磨牙、第二磨牙和第三磨牙极少受侵犯,因为它们的釉质形成是在 3 岁以后才开始的。

(3)釉质发育不全与龋发生的关系:釉质发育不全患牙菌斑易聚集,不易清洁,易继发龋,而且一旦发生龋病,进展速度较快。

4.诊断和鉴别诊断　根据釉质发育不全的临床表现特点为成组对称地发生病损,不同轻重程度的釉质缺陷改变,以及患者在婴幼儿期有相关病史,不难做出诊断。

与浅龋相鉴别:釉质发育不全患牙表面深的着色区探诊质硬、光滑或略粗糙,龋齿的着色区探诊质软。

5.防治原则

(1)注意妇幼保健,可预防本病发生。

(2)对症治疗:改善外观,美学修复。牙齿形态严重影响美观,可做复合树脂充填修复,或复合树脂贴面、烤瓷贴面修复及冠修复。

(三)氟牙症

1.概述　氟牙症(dental fluorosis)是地区性慢性氟中毒(fluorosis)的一个突出的症状。地区性慢性氟中毒是一种地方病,主要累及骨骼和发育期的牙齿。出现骨病变的严重慢性氟中毒,被称为氟骨症;而仅出现牙齿病变的慢性氟中毒,则被称为氟牙症。氟牙症是一种特殊类型的釉质发育不全,因患牙在临床上主要表现为釉质上出现着色的斑块和缺损,所以又称为氟斑牙或斑釉牙(mottled enamel)。

氟牙症地区分布特点:世界各地均有氟牙症流行的报告。我国各省都有慢性氟中毒区的报道。根据地区水氟含量,氟牙症患病率为1.5%~100%,患病程度的差异也极大。我国第二次全国口腔健康流行病学抽样调查氟牙症的患病情况:12岁与15岁年龄组氟牙症指数为0.17与0.18,均属流行情况分级的阴性范围(0.0~0.4)。氟牙症患病率:农村为10.23%~12.16%,城市为4.81%~5.21%,农村高于城市,也属于允许范围(10%~35%)。其中天津市患病情况最重,不同年龄组城乡人群的总氟牙症指数为1.29~1.9,患病率为47.5%~78.1%,属中度流行。其他省市氟牙症指数均在0.2以下,患病率在7.5%以下。

2.病因学 1901年开始有氟牙症的记载,1916年G. V. Black和F. S. Mckay报道了该病的发生显示出地域分布特点,并提出这是由饮用水中的某种物质造成的。1931年Churchill首先提出饮水中氟含量过高是氟牙症的病因。1935年Smith用鼠做实验研究,每隔48h腹腔内注射2.5%氟化钠溶液0.6mL,可以观察到在继续生长的切牙上,每注射一次后所出现的褐色环斑,再次肯定了人体氟的摄入量过高导致了氟牙症。

人体对氟的摄入量受以下因素的影响:

(1)氟进入人体的时期:氟主要侵害釉质发育期间牙胚的成釉细胞,过多的氟只有在釉质发育矿化期进入体内,才能引起氟牙症。

(2)饮水中含氟量过高是人体氟摄入量过高的主要来源:综合国内外氟牙症发病的调查报告,牙齿发育期间饮水中含氟高于1mg/L即可发生氟牙症,且该病的发生及其严重程度随该地区饮水中含氟量的升高而增加,见表6-2的调查资料。根据饮水中含氟量与龋齿发病率的关系综合分析提出,饮水中含氟量为1mg/L时(适宜浓度),既有防龋作用,又不至于产生氟牙症。近代的研究表明,饮水氟的适宜浓度范围受环境温度影响,一般在0.7~1.2mg/L的范围内,热带偏低,寒带偏高。

表6-2 不同饮水氟浓度地区氟牙症患病情况

受检人数	饮水氟含量(mg/L)	患病率(%)
459	0.2	1.5
263	0.4	6.1
123	0.9	12.2
447	1.3	25.3
404	2.6	73.8
189	4.4	79.8
20	14.1	100.0

(3)饮食种类:不同地区居民的生活习惯和食物种类不一样,各种食物的含氟量也不相同。而且饮食中的氟含量又受当地土壤、水和施用肥料中的氟含量以及食物加工方式的影响而变化。如茶叶的含氟量可有5~100mg/L的差别。国内某些地区居民因嗜茶习惯引起的氟牙症患病率高达93.89%。茶叶含氟量与叶龄、茶叶的部位和加工方式有关,砖茶、边茶氟含量是一般商品茶的100~200倍。有些地区饮水中含氟量低于1mg/L,但当地居民的主食和蔬菜中含氟量高,也能影响牙齿的发育,发生氟牙症。

含钙、磷和维生素比例高的食物可以保护人体少受氟的毒害。动物实验证明高钙、磷食物饲养的鼠牙对氟的敏感性降低。

(4)温度:高温地区,人体饮水量大,对氟的摄入量也相应增加。个体在总饮水消费量上的差异与总氟摄入量有关。

(5)个体差异:个体的全身情况及生活习惯不同,对氟化物的敏感性也不一样。据文献报告,胸腺和促甲状腺激素对氟化物的毒性有协同作用,这两种激素分泌的变化均可引起个体对氟中毒敏感性的差异。流行病学研究显示:在有地方性氟中毒地区出生和喂养的孩子,饮用相同的水源,但不是所有人的氟牙症都表现出同样的程度。而且,有一些人可能生活在氟浓度非常低的地区,也表现有轻度的氟牙症。个体差异可用来解释,生活在同一高氟地区的人不一定都患氟牙症或严重程度不一样的现象。

(6)其他因素:含氟量高的燃料(石煤)燃烧后进入空气中的氟化物可通过呼吸进入人体,影响了氟的总摄入量。

3.发病机制　氟引起氟牙症的机制尚未完全明了。有实验证明:给出生后 4d 的大白鼠每千克体重注射 0.1mg 的氟,成釉细胞内质网可发生轻度肿胀;加大用量时,此作用更为明显,出现釉基质合成障碍。牙齿釉质形成时期,釉质与氟的结合率较高,以氟磷灰石的形式存在,过多的氟磷灰石引起成釉细胞的变性、剥离,形成釉质发育不全。过多的氟磷灰石代替了羟磷灰石,改变了釉质正常的钙化过程。当氟化物的浓度达到一定水平时,与代谢有关的氧化还原酶受到抑制而使牙釉质的矿化过程发生障碍。

4.病理变化　氟斑牙表面有一局限或弥散的云雾状不规则透明层。该层的表面层矿化度较高,其下层为不同程度的矿化不全区,显示有多孔性。如果这种多孔性组织占的体积较大,釉质表面就会塌陷,形成窝状缺陷。矿化不全区可伴有不同程度的着色。着色是由于氟斑牙萌出后釉基质遇光逐渐发生化学变化和(或)外来色素的渗入所致的。

5.临床表现

(1)侵犯的牙列和牙齿:恒牙多见,乳牙很少见。因为乳牙釉质形成和钙化大多在胚胎时期和哺乳期。胚胎期只有极少量的氟能通过胎盘进入胎儿体内;母亲乳汁中的氟含量较稳定,并不因母体摄氟量高而增高。

侵犯的牙齿为生活在高氟区时,正处于釉质发育矿化期的牙齿。因为氟牙症是地方病,人们常在某一地区生活多年,故常侵犯全口的牙齿。但也可有类似釉质发育不全的成组而对称的患牙分布:如一儿童,2 岁前生活在高氟区,以后随父母迁居非高氟区,恒牙萌出后,氟牙症可仅表现在前牙和第一恒磨牙;如果 6～7 岁以后迁入高氟区,牙齿可能完全没有斑釉变化。

(2)牙釉质表面表现:患牙釉质形态的表现程度各式各样,范围极广,取决于饮水中氟的水平。轻度改变:牙釉质上有白垩斑点、斑块或色素沉着斑块。中度和重度改变:牙面釉质凹陷和棕黄色着色。更严重时釉质出现实质缺损,甚至呈蜂窝状缺损。上述几种表现按牙面罹患面积又可分为轻度(<1/3)、中度(1/3～2/3)、重度(全部牙面)。

(3)氟牙症患牙耐磨性差,但对酸蚀的抵抗力强。

(4)严重的氟中毒时,除牙齿变化以外,患者常有关节炎及关节强直、骨硬化症、关节病变、贫血等。严重者脊柱硬化、折断而危及生命。

6.分类和诊断标准　氟牙症是一种地方病,氟牙症集中分布的地区称为氟牙症流行区。在氟牙症的临床和流行病学调查中常用的氟牙症的分类和诊断标准简介如下:

(1)Dean 分类法:Dean(1942)提出的分类法,是最早用于氟牙症流行病学调查的分类(表

6-3),也是世界卫生组织推荐使用的氟牙症分类标准。该分类标准虽然对氟牙症的严重程度区别不够敏感,但其有历史意义,使目前的调查资料与以往的资料具有可比性,因此至今仍在广泛应用。

表 6-3 Dean 氟牙症分类标准

分类(指数)	标准
正常(0)	釉质表面光滑,有光泽,通常呈浅乳白色
可疑(0.5)	釉质的半透明度有轻度改变,从少数白斑纹到偶见白色斑点,临床不能诊断为很轻型,而又不完全正常的情况
很轻(1)	小的呈纸样白色不透明区,不规则地分布在牙面上,但不超过牙面的 25%
轻度(2)	牙面上的白色不透明区更广泛,但不超过牙面的 50%
中度(3)	釉质表面有显著的磨损,呈黄褐或棕褐染色,外表很难看
重度(4)	釉质表面严重受累,发育不全明显,棕褐染色广泛,影响到整个牙的外形

(2)Smith 分类法:Smith 将氟牙症简略地分为 3 类(表 6-4),适用于粗略的流行病学调查和大面积筛选。

表 6-4 Smith 氟牙症分类标准

分类(指数)	标准
白垩型(轻度)	牙面失去正常光泽,出现不透明斑块
变色型(中度)	牙面出现黄色、黄褐色或棕褐色
缺损型(重度)	除上述改变以外,牙面还出现浅窝或坑凹状缺损或因磨损使牙失去正常外形

(3)TF 分类法:Thylstrup 和 Fejerskov(1978)提出的分类法,反映了牙齿发育期间的釉质与氟化物接触的程度。根据组织学观察和釉质中氟化物浓度,结合临床表现,将氟牙症分为 10 度(表 6-5)。该指数已用于流行病学调查,也适用于临床诊断。

表 6-5 TF 氟牙症分类法

分类	标准
0 度	牙面在完全吹干后,釉质的透明度正常
1 度	与釉质横线相应处有窄的白垩线
2 度	沿釉质横线的白垩线条更明显,相近的白垩偶有融合
3 度	有融合的不规则云雾状白垩区,白垩区之间常见加重的釉面横线
4 度	全部牙面呈现明显的白垩釉质
5 度	全部牙面呈现明显的白垩釉质,釉质表面有直径小于 2mm 的窝状缺损
6 度	整个窝状缺损水平连线排列,缺损的切颈间宽度小于 2mm
7 度	釉质不规则缺损小于牙的 1/2
9 度	釉质大部缺损,牙齿外形改变

7.防治原则

(1)改良水源,降低氟的摄入量:调查、掌握流行地区氟的总摄入量及其他影响氟摄入量过高的因素并加以改进,如改良当地不利条件,改善水源,改变饮食习惯等。

(2)轻或较深着色而无明显缺损的患牙可用漂白脱色法脱色。

(3)重度有缺损的患牙可用复合树脂直接贴面、烤瓷贴面或全冠等方法修复。

（四）四环素牙

1. 概述 在牙齿发育、矿化期间服用了四环素族药物,使牙齿的颜色和结构发生改变的疾病称为四环素牙(tetracycline teeth)。1956 年国外最早报道四环素牙。我国从 20 世纪 70 年代开始有四环素牙的报告,国内不同地区报告的患病率从 4.9％到 31.3％不等。80 年代以后,国内已基本控制对孕妇和儿童应用四环素类药物,发病率已逐渐减少。

2. 病因及发病机制

(1)病因:服用正常量四环素就可以发生四环素牙。四环素族药物由于其抗菌谱广,抗菌作用强,毒性低,曾在抗感染治疗中广泛应用,包括四环素、土霉素、金霉素、地美环素和多西环素等。

影响四环素牙染色程度的因素:①药物种类:四环素和地美环素所致着色深;土霉素和金霉素所致着色浅。②用药总剂量和次数:一般的用药量就可以致牙着色,一次大剂量的四环素足以造成四环素牙。服药的疗程数与着色程度成正比:加深颜色,而不是呈条纹状改变。③用药时期:越在婴幼儿早期用药,牙本质的着色越近釉牙本质界,临床见到的染色程度越明显。

(2)发病机制:四环素分子或称着色团与牙齿硬组织中钙螯合,形成稳固的四环素钙正磷酸盐复合物,该物质呈现出带荧光的黄色,致使牙齿变色。着色物主要存在于牙本质中。这是因为四环素分子来自血液循环,在牙本质四环素钙复合物沉积的过程中,抑制了牙髓细胞即成牙本质细胞的合成胶原,还可抑制矿盐沉积。由于牙本质中的羟磷灰石晶体较小,但比釉质羟磷灰石晶体的总表面积大,使得牙本质吸收四环素的量远较釉质多,造成牙本质为主要着色硬组织。同时,四环素也可影响釉质的正常发育,还可与骨组织中的钙结合,只是后者可随代谢排除。

3. 临床表现 20 世纪 50 年代到 80 年代出生的人群恒牙列多见该类牙发育异常。表现如下:

(1)牙齿染色:一般呈黄色,牙齿刚萌出时有荧光,即在切片上紫外线下可见到明亮的黄色荧光带,以后因日光作用荧光消失。牙齿逐渐由黄色变为棕色或褐色、黄褐色;切牙唇面最先发生颜色转变;严重者灰棕色、蓝紫色染色,影响美观。

染色特点:恒牙列全口均发生,全部牙齿以牙本质为主呈帽状染色,因牙本质、牙釉质代谢极缓慢,所以染色是永久性的。骨组织也可有着色,但可以随代谢逐渐消失。

(2)伴有不同程度的釉质发育不全:长期应用大量四环素后,可伴发釉质发育不全,表现基本同营养不良或疹性发热疾病导致的釉质发育不全。当釉质缺损后,患牙着色程度看起来更严重。

4. 防治原则

(1)妇女妊娠期与 7 岁以内儿童禁用四环素类药物,防止发生四环素牙。

(2)患牙浅染色可不治疗。

(3)中度染色可用漂白脱色法改善牙齿难看的颜色。

(4)重度染色或釉质严重缺损牙可做贴面、烤瓷贴面或冠修复,也可先脱色,后遮盖性修复。

（五）先天性梅毒牙

1. 概述 在胚胎发育后期及出生后第 1 个月,牙胚受梅毒螺旋体侵犯,发生釉质和牙本质发育不全,称为先天性梅毒牙(enamel hypoplasia due to congenital syphilis)。这种发育不全涉及上、下颌恒切牙和第一磨牙。

Fiumara 和 Lessell 曾报告:1958 年到 1969 年间美国原发和继发梅毒病例增加了 200%,之后的 10 年间(1960—1969)1 岁以下的儿童先天性梅毒发病率增加了 117%。在 271 位先天性梅毒患者中,发现超过 63% 的人患有哈钦森牙(Hutchinson's teeth),真实的发病情况可能更严重,因为有些患者在调查前已经将患牙拔除。这组患者中大约有 65% 的人有桑葚状磨牙(mulberry molars,Moon's molars,Fournier's molars)的特征。

2.病因及发病机制　梅毒螺旋体对组织损害最严重的时期,是在胚胎末期及出生后第 1个月。此时恰好牙处于发育时期。在牙胚形态分化期,梅毒螺旋体使牙胚内及其周围组织发生炎症,炎症细胞浸润致使造釉器受损。部分釉质的矿化沉积停止;又由于牙本质的矿化障碍,前期牙本质明显增多;牙本质塌陷,釉质明显缺少或完全缺如,造成形态异常。

3.临床表现及意义

(1)半月形切牙:即上中切牙牙冠的近远中面呈一定锥度,均向切缘和颈部缩聚,而向切缘缩窄更明显;切缘通常有一豁口。受累的前牙又称为哈钦森牙。通常上侧切牙是正常的,但下中切牙和侧切牙也可能受累,有相同于上中切牙的外观表现。引起半月形上切牙牙冠和切缘豁口的原因,被认为是缺乏中央结节和钙化中心。

(2)桑葚状磨牙:先天性梅毒第一磨牙牙冠短小,呈不规则形。牙齿的咬合 1/3 向中央聚拢,牙齿横径最大处在牙颈部。咬合面上釉质表面粗糙,牙尖外形呈多个小球状团块聚集,称为桑葚状磨牙。X 线片显示患牙牙根较短。

(3)哈钦森三联征(Hutchinson's triad):除牙表现的其他两个症状为间质性角膜炎、中耳炎或耳聋。血清学检查康瓦反应阳性。

临床上发现患牙可推断患先天性梅毒的可能性,但不能下诊断,血清学检查康瓦反应阳性有助于诊断。

4.防治原则

(1)患梅毒的母亲妊娠期及婴儿出生后应进行抗梅治疗。

(2)畸形的切牙和磨牙可进行修复治疗如树脂贴面和冠修复,恢复美观。

(六)局部感染和创伤引起的釉质发育不全

1.特纳牙　釉质发育不全有时仅发生在单个牙齿上,其中最多见于恒上切牙或上、下前磨牙。程度或轻或重,从轻度牙釉质变棕黄色,到严重的凹陷和不规则的牙冠(图 6-1)。单个牙发生釉质发育不全又称特纳牙(Turner tooth),或特纳釉质发育不全。

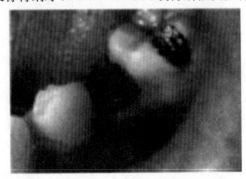

图 6-1　特纳牙

当乳牙在其下方继承的恒牙牙冠正在形成期间发生龋坏,并发生根尖周组织细菌感染时,可能使恒牙牙冠的成釉细胞层发生紊乱,结果导致釉质发育不全。恒牙釉质发育不全的严重程度取决于乳牙根发生感染的程度,即根尖周组织的炎症程度,及其在感染发生时恒牙的形成阶段。

当乳牙受外伤被压迫嵌入牙槽骨中并影响到恒牙胚时,可能发生类似的釉质发育不全。如果此时恒牙牙冠仍在形成中,创伤的结果可能是牙冠的唇面釉质有黄色、棕黄色着色或色素沉着;或牙冠釉质发育不全形成实质性缺陷,或牙冠畸形。这种紊乱既可是釉质基质形成障碍,又可是釉质矿化障碍,主要取决于创伤发生于牙齿形成的哪个阶段。

2.出生时损伤导致的发育不全　Schour 在 1936 年描述了乳牙和第一恒磨牙存在新生线和环,它不仅在釉质中产生,也在牙本质中产生。这一现象可被看做是釉质发育不全的一型,提示是在出生时遭受创伤或环境变化所致。临床研究表明,釉质发育不全在早产儿中非常常见,远远多于正常时间产出的婴儿。有研究发现:出生时患 Rh 溶血疾病的婴儿的牙齿普遍有釉质着色,而且还有釉质发育不全。

尽管文献表明多数乳牙釉质发育不全涉及的是出生后形成的釉质,但在出生前的釉质中也看到有发育不全表现。这可能是由怀孕母亲的胃肠功能紊乱或患其他疾病所致的。

二、遗传性牙本质发育不全

（一）概述

牙本质发育缺陷可分为遗传性牙本质发育不全（dentinogenesis imperfecta,DGI,DI）和遗传性牙本质发育不良（dentin dysplasia,DD）。

Shields 将遗传性牙本质发育不全分为 3 型:

· Ⅰ型牙本质发育不全（DGI－Ⅰ）:出现在患骨发育不全的家族中,但患者可能单独发生骨发育不全,而不伴牙本质发育不全。该病为常染色体显性遗传病,但如果伴发的骨发育不全是隐性遗传,则Ⅰ型牙本质发育不全也同样为隐性遗传。

· Ⅱ型牙本质发育不全（DGI－Ⅱ）:基本与骨发育不全没有关系,该型即最常见的遗传性乳光牙本质。实际上,该病也是最常见的人类显性遗传病中的一种,人群患病率大约为 1/8000。

· Ⅲ型牙本质发育不全（DGI－Ⅲ）:即所谓的白兰地温型（brandywine type）,这是在美国马里兰州 Brandywine 地区一个家族中发现的罕见的牙本质发育不全类型,患牙的临床表现特点与 DGI－Ⅰ和 DGI－Ⅱ相同,但与前两型不同的是乳牙多发牙髓暴露,DGI－Ⅲ也是一种常染色体显性遗传病。

遗传性牙本质发育不良分为两型:

· Ⅰ型牙本质发育不良（DD－Ⅰ）:也称无根牙,主要表现为牙根短小、锥形,或者无牙根。乳牙、恒牙均可受累,常见不明原因的多发性根尖阴影,可伴发其他部位的骨硬化,是一种罕见的常染色体显性遗传病。

· Ⅱ型牙本质发育不良（DD－Ⅱ）:是一种罕见的常染色体显性遗传病。在乳牙列有类似 DGI－Ⅱ的表现,与 DD－Ⅰ型不同,DD－Ⅱ型根长正常,无根尖阴影。

（二）病因及发病机制

牙本质形成期间成牙本质细胞分泌的基质蛋白主要由Ⅰ型胶原蛋白和非胶原蛋白组成,

其中非胶原蛋白包括牙本质涎蛋白(dentin sialoprotein,DSP)和牙本质磷蛋白(dentin phos-phoprotein,DPP)等。牙本质非胶原蛋白与胶原相互结合,参与了牙本质的初期矿化,所以在牙本质矿化过程中起关键作用。当牙本质中的胶原蛋白和非胶原蛋白的基因时空表达异常时,很可能严重影响牙本质的矿化过程及矿化程度,即发生遗传性牙本质发育不全。

研究表明,DGI-Ⅰ的致病基因是Ⅰ型胶原蛋白基因突变。DGI-Ⅱ、DGI-Ⅲ及DD-Ⅱ通常为常染色体显性遗传病,目前唯一被确认的致病基因是DSPP基因。DSPP基因编码表达DSP和DPP,位于DSP编码区的突变导致DGI-Ⅱ和DD-Ⅱ,而位于DPP编码区的突变导致DGI-Ⅲ。

(三)临床表现

1.受累牙列　3种类型疾病的牙齿临床表现差异很大:一般DGI-Ⅰ的乳牙受累较恒牙更严重,而DGI-Ⅱ的乳、恒牙受累程度均等,DGI-Ⅲ乳、恒牙均受累,但因病例资料不完全,相关的受累程度还不十分清楚。

2.患牙表现　牙齿颜色从灰到棕紫色或黄棕色,但均伴有罕见的半透明或乳光色。牙釉质尤其是在牙齿的切缘及𬌗面部位,可能因折裂而早期丧失;据推测可能由患牙异常的釉牙本质界所致:正常的釉牙本质界呈扇贝褶皱形,在釉质和牙本质之间形成互锁结合;但在患牙中,缺乏这样的扇贝形态。因釉质早期丧失,牙本质遭受快速磨耗,乳、恒磨牙的𬌗面常常变得极为扁平。但患牙似乎并不比正常牙更易患龋。

3.X线片表现　DGI-Ⅰ和DGI-Ⅱ牙齿在X线片上有异常、特殊的表现。最显著的特点是不断形成的牙本质将髓腔和根管过早地部分或完全堵塞、闭锁(图6-2)。乳牙和恒牙均可见到这种表现。牙根尽管可能短、钝,但牙骨质、牙周膜和支持骨表现正常。

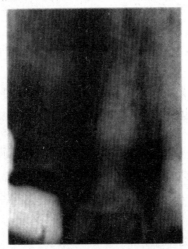

图6-2　遗传性乳光牙本质患者的前牙X线牙片(髓腔几乎闭锁)

DGI-Ⅲ牙齿的临床表现异极大,从正常到与DGI-Ⅰ和DGI-Ⅱ有相同的表现类型。Witkop报告的"白兰地温型"家族患者的特征是"壳牙"(shell teeth):牙本质异常,但釉质似乎基本正常,同时,牙本质极薄,髓腔巨大。髓腔大不是因为内吸收,而是牙本质形成不足或缺陷所致。另外,牙根极短。在X线片上可见:所有的牙齿釉质和牙本质壳包围着巨大的髓腔和根管,未见根吸收表现。

4.病理变化　DGI-Ⅰ和DGI-Ⅱ的组织学表现为单纯的牙本质层发育异常。除了奇特颜色以外,釉质表现基本正常,而颜色实际上是异常牙本质的表现。不规则的小管构成异常牙本质,常见其中有大面积的未矿化基质;小管的直径较大,单位体积内的牙本质小管数量较少。牙本质中可能包含成牙本质细胞,由于髓腔几乎被不断沉积的牙本质闭锁,成牙本质细胞仅能有限地形成牙本质基质,细胞似乎很容易退化,并逐渐陷入基质中。DGI-Ⅲ的组织病理学尚不清楚。患牙牙本质成分化学分析解释了许多DGI-Ⅰ和DGI-Ⅱ的异常特征:其中水成分大大增加,比正常高出60%,同时,无机成分比正常牙本质少。牙本质的密度、X线吸收和硬度均低于正常。牙本质的显微硬度实际上接近牙骨质,这可解释牙本质的临床快速磨耗特点。

(四)治疗原则

1. 预防由于磨耗造成的牙釉质和牙本质丧失前牙最好用冠修复,后牙可选择铸造金属冠,必要时做活动义齿或𬌗垫修复。

2. 患者必须接受全面牙齿护理,预防患牙折裂。牙齿做冠预备时,要十分小心。如果应用局部修复体修复时,制作要尤为谨慎,因为修复体可能对牙齿产生应力而易使牙根折断。

(越涑霞)

第三节 牙形态发育异常

一、大小异常

(一)过小牙

过小牙(microdontia)包括3个类型:①全口真性过小牙(true generalized microdontia)。②全口相对过小牙(relative generalized microdontia)。③单个过小牙。

1. 全口真性过小牙 患者口中所有的牙形态大小均小于正常牙齿。一般这种情况极为少见,因脑垂体功能不足所致,在垂体性矮小症(pituitary dwarfism)、佝偻病、骨发育不全症的一些患者口中可见到,牙齿只是小而已,形态是正常的。

2. 全口相对过小牙 临床表现为在比正常稍大的颌骨中,牙齿的大小正常或稍小;由于视觉差而错以为过小牙。目前,已知一个人可能遗传继承父母中一方的颌骨形态、另一方的牙齿形态,显而易见遗传因素对该病起主要作用。

3. 单个过小牙 在临床上更为常见,因牙发育受到抑制、牙上皮退化或远代遗传所致,最多见的是上颌侧切牙和第三磨牙过小牙。这两个牙位也是先天性缺牙最好发的牙位。上颌侧切牙过小牙表现为牙冠的近远中面向切缘聚拢呈锥形(peg-shaped maxillary lateral incisor),牙根较短。值得注意的是上、下颌第二前磨牙同为常见的先天缺失牙,却很少发生过小牙;多生牙常为过小牙。

(二)过大牙

过大牙(macrodontia)指牙齿外形较正常牙大,分类与过小牙相同。全口真性过大牙发生极少见,与垂体功能亢进巨人症(pituitary gigantism)有关。相对较多见的全口相对过大牙,是在小颌骨中匹配正常或稍大于正常的牙齿,给人以过大牙的错觉。同过小牙一样,过大牙的发生也考虑是遗传因素的作用。单个牙齿过大相对较少见,常因牙齿过度生长形成,病因不清。这类牙齿除了个头大以外,其他各个方面均表现正常。真性单个过大牙,应与融合牙区分鉴别。半侧面部肥大的患者,偶尔可见口腔局部过大牙,与健侧比较,患侧牙齿可能相对大些。

二、形态异常

(一)牙内陷

1.概述　牙内陷(dens invaginatus)是在牙齿钙化发生前,牙冠(成釉器)表面向内卷叠而引起的发育性的形态分化异常。文献报告表明:这种形态发育异常十分常见,牙内陷最好发牙齿是恒上侧切牙,上颌中切牙有时也受累,经常对称发生,偶尔后牙也可发生牙内陷,类似"内陷"的形式也会在牙根上出现。

Amos(1955年)和Shafer(1953年)通过研究患者的X线片检查结果发现,该病发病率为1.26%～5%,但严重形态变异者较少。

2.发病机制　现已提出多种致病原因,包括局部的外部压力增加,生长中心(focal growth)延缓生长,以及牙蕾的某个区域生长中心刺激生长。Bhatt和Dholakia认为,牙根内陷通常是由于赫特维希上皮根鞘的内裹造成的。

3.临床表现及意义　牙内陷的程度变异范围极大。大多数的牙内陷表现为轻度的形态变异,即舌点隙发育明显,或有一较深的凹陷(图6-3),又称畸形舌侧窝。X线片表现为一梨形的釉质和牙本质内陷,在位于牙面上的开口处缩窄,内陷的最深处极近髓;临床上可见食物残渣存留内陷区,常导致龋病和牙髓的感染。为预防龋病、牙髓感染和牙齿早失的发生,认识牙内陷是很重要的,这种缺陷可以在牙齿未萌前,通过X线片表现加以识别。

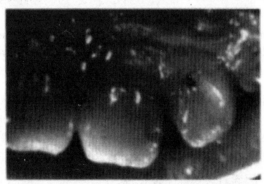

图6-3　畸形舌侧窝(右上侧切牙舌侧的窝)

牙中牙(dens in dente)是牙内陷中较严重的形态变异,原是指严重的内陷使得在X线片中显示牙齿中还存有牙齿外形。Oehlers(1957年)及Schulze和Brand(1972年)根据其舌侧内陷程度将牙中牙分为3型:Ⅰ型为舌侧内陷较浅,未延伸过釉牙骨质界。Ⅱ型为釉质内陷入牙根内,超过釉牙骨质界,似盲袋结构形态可以或不与牙髓相通,但未至根周膜。Ⅲ型为严重的内陷,釉质贯穿整个牙根,穿孔于根尖部,形成第二根尖孔或穿孔于牙周组织形成额外根尖孔或副根尖孔,通常不与牙髓直接相通;内陷部分可完全被釉质衬里,但常见有牙骨质衬里。

牙中牙可表现为:舌侧内陷(又称畸形舌侧窝)几乎一直延伸到根尖部,临床检查可在舌侧内陷附近的牙龈组织探及深达根尖区的牙周袋,离体牙上可见,内陷的舌侧沟似将牙根纵向一分为二,临床上该变异型患牙最终将导致发生牙周组织、根尖周及牙髓组织的逆行感染。

　　牙中牙Ⅱ型或Ⅲ型,因其内陷超过釉牙骨质界可深达根尖区,常常牙髓腔的解剖结构异常复杂(图6－4),因此一旦患有牙髓根尖周病,对患牙进行根管治疗时,医生很难准确地判断牙髓腔的内部结构,根管治疗十分困难或因根管预备清创不彻底造成治疗失败。

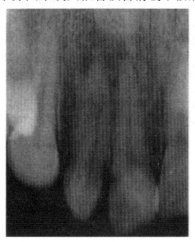

图6－4　牙内陷患牙的X线片显示牙中牙和根光圈病变

　　4.防治原则

　　(1)轻度牙内陷应早诊断和做牙齿预防性的充填或修复。

　　(2)严重的牙根内陷畸形舌侧窝,单用非手术疗法根管治疗尚不能控制感染,必要时应结合手术即选择性再植术方法:拔出患牙、充填修复畸形舌侧窝后,再植入患牙,可能取得良好效果。

　　(3)重度牙中牙变异形态(Ⅱ型或Ⅲ型),常规X线片不能表现根管的三维形态,可采用CBCT帮助了解髓腔内陷畸形及与根管外侧壁的相接结构。非手术根管治疗时,可选择使用显微镜、超声技术辅助磨除畸形内陷牙后,再行完善的根管治疗;或辅助根尖手术治疗。

　　(4)严重牙内陷患牙,牙髓根尖周病治疗效果差,最终导致拔牙。

　　(二)畸形中央尖

　　1.概述　畸形中央尖(dens evaginatus)是牙齿在发育期间,成釉器形态分化异常所致的牙形态发育异常。

　　畸形中央尖较多发生在中国人、日本人、菲律宾人、爱斯基摩人和北美印第安人等人中,较少有白种人发生的报告。Yip调查了新加坡2373名中国学生,患病率为2.2%。

　　2.病因及发病机制　目前认为这种病损的发病机制是在牙齿发育早期,内层釉质上皮和其下方的牙源性间叶细胞在某个区域的增生或外突深入牙器官中所致。因而,可将它看做是与牙内陷或牙中牙相反的发病机制。

　　3.临床表现及意义

　　(1)畸形中央尖多发生在前磨牙:单侧或对称发生;有报告偶见发生于磨牙、尖牙和切牙。

　　(2)畸形中央尖在咬合面颊、舌两尖之间呈副尖或釉质小球。尖常呈圆锥状,基底部直径约2mm,游离端呈尖锐或钝圆形状,尖高为2mm左右,大部分由釉质组成,有时有纤细的髓角伸入(图6－5)。

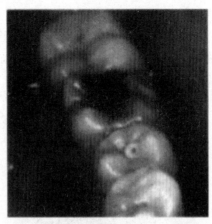

图 6-5 部分折断的畸形中央尖(左下第二前磨牙)

(3)当牙齿萌出并建立咬合关系后,呈圆钝状畸形中央尖,在咬合接触后逐渐磨损,继发性牙本质形成。牙尖虽然磨平但牙髓保持正常,牙根发育正常;高锐的畸形中央尖易折断。折断后表现为双尖牙颌面中央窝处有直径 2mm 的、颜色可与釉表面区别开来的圆圈,中央有一深色小点,为暴露牙本质或畸形尖的髓角,称为牙本质轴。

(4)X 线检查可见髓室顶中心有向咬合面中央部突起的畸形部分,并常见未发育完成的根尖部。临床意义同"指状尖",咬合面上额外突出的牙尖可能造成牙萌出不全、牙齿移位,或更常见的随着咬合面磨损或牙尖折断而引起牙髓暴露和感染。Senia 和 Regezi 报告了非龋性前磨牙畸形中央尖患牙发生根尖周感染的情况。往往根尖周感染发生在牙根形成期间,使得牙根停止发育,而在 X 线片上表现为"喇叭口"样根尖孔。

4.治疗原则

(1)圆钝和接触无碍的畸形中央尖可不处理而进行观察。

(2)加固防折:有临床研究报告对刚萌出的牙齿上细而尖的中央尖,为防止其日后折断感染,可用强粘接剂和复合树脂在牙尖周围加固,使畸形尖随着牙齿一同发生生理磨损,促使髓角处形成继发性牙本质,保持牙髓和牙根正常发育。

(3)如果已发生牙髓感染,须做牙髓治疗。年轻恒牙应首先考虑采用根尖诱导形成术,待牙根发育形成之后,再做完善的根管治疗。根尖尚未发育完成的成人患牙,可先采用根尖诱导的方法,使"喇叭口"状根管壁外敞的根尖孔区诱导形成钙化物,缩闭根尖孔,这一过程可能需数月至两三年的时间;也可采用 MTA 材料直接充填封闭根尖区根管。

(4)牙根形成过短而又发生根尖周围严重感染的患牙,或根尖周病变与龈沟相通者,或重度松动牙,则应拔除。

(三)鹰爪尖

1.概述 鹰爪尖(talon cusp)是鹰爪样的牙齿异常结构,即上颌或下颌恒切牙的舌隆突部位伸出一个突起。一般人群中该类牙形态异常很少见;但在患 Rubinstein-Taybi 综合征(包括发育延迟,宽大拇指和大脚趾,特殊的面部特征,男性睾丸下降延迟或不完全;身高、头围和骨龄均低小)的人群中,鹰爪尖发病率较高。

2.临床表现及意义 突起的指状牙尖与倾斜的舌面融合,之间有一个深发育沟(图 6-6)。畸形尖是由正常的牙釉质、牙本质和含有牙髓组织的髓角组成的。临床患者可能存在美学、龋病控制和咬合适应性调整等问题。

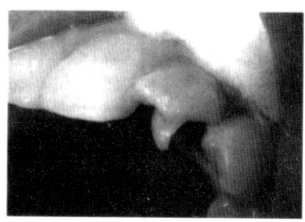

图 6-6 左上侧切牙舌侧的畸形尖

3.防治原则 预防性修复发育沟防龋;如有咬合干扰存在,应调磨异常尖,一旦牙髓腔暴露,需要牙髓治疗。

(四)牛牙症

牛牙症(taurodontism)一词起源于 Sir Arthur Keith 在 1913 年描述的一种奇特、异常的牙齿结构,即牙体增大,髓室异常大,延至根部,类似牛牙。

这种牙齿的异常结构已引起人类学研究的重视,因为在原始人化石上发现常见该类型牙,尤其在新石器时代的尼安德特男人牙齿中,有非常高的发病率。该病曾经被认为仅局限在这些早期人类牙齿,但现在已知,在现代人牙中也广泛分布。

1.发病机制 已提出的牛牙症的各种可能的原因:①是一种特殊化或退化的特征。②是一种原始的类型。③是孟德尔隐性遗传特性之一,Goldstein 和 Gottlieb 曾在 3 个患病家庭的成员中,发现有 11 人患牛牙症,该病在本质上似乎是由遗传控制或有家族性因素的。尽管如此,其遗传可能性还需进一步研究证实。Crawford 发现一例牛牙症同时伴有釉质发育不全。另据报告患克莱恩费尔特综合征(Klinefelter syndrome:男性的性染色体包含一个或多个额外的 X 染色体)的患者有牛牙症表现。因此,有人曾建议患牛牙症的男性患者,尤其当患者还同时伴有非特异性的智障诊断时,当患者身材细高、臂长、腿长、下巴突出时,应做染色体检查。④是一种返祖现象。⑤在牙根牙本质发育形成期间,因成牙本质细胞缺乏引起的一种突变。Hamner 等认为牛牙症是赫特维希上皮根鞘在正常水平部位的内陷失败而引起的变异。

2.临床表现及意义

(1)牛牙症可发生在乳牙或恒牙列中,但恒牙更多见。患牙几乎都是磨牙,有时单个牙发生,有时则同一象限中的多个磨牙发生;可能单侧或双侧或多个象限发生(多发性)。

(2)牙冠本身无显著或异常的临床特点。

(3)X 线片表现:牛牙症的异常特征最直观的表现是在 X 线片上。患牙常为方形而不是向牙尖部聚合缩窄的锥形。髓腔极大,髓室的根龄向距离远大于正常。另外,牙髓腔在牙颈部没有正常的缩窄,牙根极短。根分叉可能位于距牙根尖之上仅几个毫米处。

Shaw 根据变异的程度,将其分为轻度牛牙症(hypotaurodont)、中度牛牙症(mesotaurodont)和重度牛牙症(hypertaurodont)。重度牛牙症形态变异最大,牙齿根分叉位置接近牙根尖部,而轻度牛牙症的变异最轻。

3.治疗原则 这种异常无特殊的治疗方法。

（五）双生牙

双生牙（gemination）是一个牙蕾发生内陷、卷曲，分裂形成两个形状相似的牙齿的形态异常。两个完全或不完全分开的牙冠在同一个牙根上，有一个根管。乳牙、恒牙均可见，有些病例报告显示双生牙有遗传倾向。有时，双生牙与融合牙不好区分，后者是一个正常牙和一个多生牙融合在一起形成的变异形态。

（六）融合牙

融合牙（fusion）是两个正常分开的牙蕾合并在一起。融合牙可完全或部分融合，主要取决于发生融合时牙齿发育在哪个阶段。研究者认为机械力或压力使得发育中的两颗牙齿挨接在一起，之后融合。如果挨接发生早于钙化，两颗牙齿可能会结合成一颗大牙。如果挨接发生较晚，牙冠部分已完全形成，可能就仅是牙根结合，根管可能分开或融合。同恒牙列一样，乳牙列也常发生融合牙。实际上，Grahnen 和 Granath 曾报告融合牙在乳牙列更多见。

除了正常的两颗牙齿发生融合外，融合牙也可能是由一个正常牙和一个多生牙如正中多生牙（mesiodens）或远中磨牙（distomolar）融合形成。这种融合牙的发生有遗传倾向。

在临床上融合牙可引起相关的牙齿外形美观、牙间隙改变和牙周健康等临床问题。

（七）结合牙

结合牙（concrescence）实际上是融合牙的一个特例，即融合发生在牙根完全发育形成之后，牙齿仅仅是牙骨质的结合。结合牙是因外伤性损伤或牙齿拥挤，两个牙齿间牙槽骨吸收，使得两个牙根近乎接触上，牙骨质沉积在两个牙根间，逐渐发生融合。牙齿的结合可能发生在牙萌出之前或之后；结合通常只涉及两颗牙齿，但也有 3 颗牙的牙骨质发生结合的记录。

通常 X 线片检查即可确立诊断。临床上拔除结合牙中的一颗牙齿，会连带拔出另一颗，所以，牙医应预先估计到并告知患者拔牙的可能后果。

（八）弯曲牙

弯曲牙（dilaceration）是指已形成牙齿的牙根或牙冠有一弯角，或呈锐角或呈弧线形。这是由于牙齿在形成期间受到创伤，使牙齿已钙化部分的位置发生改变，导致剩余的未钙化部分与先前的部分形成一个弯曲的角度。沿牙齿长轴的任何部位均可能发生弯曲：有时在牙颈部，有时在牙根中部，或仅在根尖部。这取决于损伤发生时的牙根形成的量。有研究者对病例分析后，认为这种引起恒牙弯曲的损伤，与先前乳牙的外伤性损伤有关。

临床意义：如果医生不知道牙根的情况，临床上拔除弯曲牙常非常困难。所以在采取外科手术治疗前，应拍术前 X 线片查明。

（九）额外牙根

任何牙齿都可能发生额外牙根（supernumerary roots）这种发育异常。正常的单根牙，特别是下颌前磨牙和尖牙经常有两个根。上、下颌磨牙，尤其是第三磨牙也可有 1 个或多个多生牙根。这种现象对外科实施拔牙术颇有意义，因为拔牙时其中可能会有一个牙根折断，折在牙槽骨中，如果医生未发现而将其留在牙槽窝中，将来有可能成为感染源。

（越涑霞）

第四节 牙数目异常

一、先天性缺牙

(一)概述

先天性缺牙(congenital absence of teeth)为发育性的一颗或多颗牙缺失,正常人群恒牙列中的患病率为 3.5%～6.5%,可分为全部或部分缺失牙两类,全部牙齿缺失极少见,又称为先天性无牙症(anodontia)。

(二)分类

先天性缺牙一般根据程度分类:

1. 轻中度先天性缺牙 通常缺失 2 颗或 2 颗以上的牙齿,但不超过 6 颗,第三磨牙除外。

2. 重度先天性缺牙 缺失 6 颗或 6 颗以上的牙齿,除外第三磨牙。该病常伴有过小牙症。

3. 少牙畸形(oligodontia) 全口多数牙缺失,通常是系统缺陷病的口腔表现。

(三)病因及发病机制

牙数目异常是人类进化过程中遗传和变异的体现,牙齿缺失主要发生在功能相对较弱的牙位上。学者们认为牙齿数目的减少是咀嚼器官进化的主要特征之一。缺牙或少牙的病因及发病机制尚不清楚,可能与牙板生成不足或牙胚增殖受抑制有关。目前推测可能包括先天性和后天性两方面的因素。先天性因素与遗传、染色体畸形有关,比如少汗性外胚层发育不良(hypohidrotic ectodermal dysplasia,常伴有外胚叶来源的组织如皮肤、毛发、指甲等异常)、唐氏综合征(Down's syndrome),软骨外胚层发育不良(chondroectodermal dysplasia),以及妊娠期内的感染、放射线照射、环境污染等;后天性因素既有营养不良、佝偻病等全身疾患,又有牙胚感染、缺血等局部障碍。

遗传学研究表明:人 MSX－1 基因突变与常染色体显性遗传性家族性少牙畸形有关;PAX－9 基因突变可导致少牙畸形或牙数目发育异常,PAX－9 是引起多数牙先天性缺失的主要致病基因,而少数牙的先天性缺失主要与 MSX－1 基因突变或缺失有关。轴抑制蛋白(axis inhibition protein 2,AXIN2)基因突变、外胚叶发育不全蛋白质类(ectodysplasin,EDA)基因突变与少牙畸形相关。

(四)临床表现及意义

1. 受累牙列 正常人群中,恒牙列的先天性缺牙患病率为 3.5%～6.5%,女性较男性更易罹患,男女之比为 2∶3。人群中恒牙列重度先天性缺牙的患病率为 0.3%。乳牙列的患病率为 0.1%～0.9%,性别无明显差异。

2. 缺失牙齿 通常最多罹患的是上侧切牙、上颌和下颌第二前磨牙、下切牙。先天性缺牙极少罹患上中切牙、上下颌尖牙或第一磨牙,但在重度先天性缺牙的患者口中可发生上述牙缺失。

3. 临床特点 先天性缺牙具有多变的临床表现,使对患者的治疗设计和处理变得复杂。牙齿的外形常呈椎形、圆锥形或过小牙,存在美观和功能问题。固定修复时,预备牙齿会很困难。由于缺乏倒凹,活动义齿的固位又存在问题,常有恒牙萌出迟缓或异常。如果上侧切牙过小或缺失,上尖牙可能会移位。滞留的乳牙可能低殆,邻近的恒牙向间隙倾斜,导致间隙缩小。通常这些滞留的乳牙发生骨粘连,外科和正畸治疗时要考虑到骨粘连的问题。牙齿缺失常伴有牙槽骨发育障碍,导致牙槽嵴明显萎缩和缺乏后牙支持。

(五)治疗原则

1.缺失牙的早期诊断可以尽早多学科协作确定治疗办法。患者要在年龄小时即开始治疗。治疗前应将治疗情形和目的全部告知患者和家长。

2.治疗的选择一般取决于先天性缺牙的严重程度,需要进行一系列的治疗包括儿科、正畸和修复科专家参与的治疗。

3.做治疗计划时,要考虑多种影响因素,包括患者年龄、口中剩余牙数目和健康状况、缺失牙数、患龋情况、支持组织健康状况、殆关系和息止殆间隙等。

4.治疗设计中可考虑下列的治疗方法,这些对先天性缺牙的整体治疗起着重要的作用:①如果预计拥挤,应及时拔除乳牙使间隙自然关闭,可减少以后的干涉性治疗需要。②异位牙可能要靠外科手术暴露助萌和正畸牵引。③切除粗大的系带和做冠延长术将有助于以后预期的固定修复。④为便利于正畸和修复治疗,需要拔除低殆乳牙。⑤正畸治疗包括应用功能矫治器、活动或固定矫治器来关闭间隙或进行间隙再分配。

5.树脂粘接固定局部义齿和骨结合种植体应用于轻中度先天性缺牙患者。治疗计划包括:对患者口腔卫生、社会经济背景和依从性的缜密的考虑,术前准备性的正畸治疗排齐牙齿,创造合适的间隙和建立种植体旁邻牙的预计的理想轴向倾角。

二、多生牙

多生牙(supernumerary teeth)的大小和形态可能与它所属的磨牙、前磨牙或前牙组中的牙齿极为相像,也可能与邻近的牙齿外形相差甚远。据文献报告白色人种中正中多生牙的发病率为 0.15%~1.0%,男女之比为 2∶1。

(一)病因及发病机制

有学者提出多生牙可能是一种返祖遗传现象,也有学者提出多生牙是从邻近的恒牙蕾的牙板分化出的第三牙蕾发育而来的,或可能来源于恒牙蕾自身的分裂。后者推测稍显牵强,因为邻近的恒牙在各个方面均表现正常。在有些病例中,多生牙的发生似乎有遗传倾向。文献报道发现正中多生牙具有常染色体显性遗传性,但有时不外显。

人多生牙的分子遗传学机制未明,致病基因的研究目前仅限于几种综合征(伴发多生牙畸形),有相关基因转录因子 RUNX2 的突变及其核苷酸序列在染色体上易位、缺失等改变所引起的颅骨锁骨发育不良(cleidocranial dysostosis)。WNT 信号家族的调节因子 EDA 过表达和 β-连环蛋白(β-catenin)过表达都会导致多生牙。

(二)临床表现及意义

1.牙位   在任何牙位都可能发现有多生牙存在,但它们有明显的好发牙位:最常见的是上颌正中多生牙(mesiodens),其后,依次排为上颌第四磨牙、上颌侧生磨牙(paramolar)、下颌前磨牙和上颌侧切牙,偶尔下颌中切牙和上颌前磨牙也能看到多生牙。有趣而又无法解释的是约 90%的多生牙发生在上颌。乳牙列的多生牙比较少见,其中最好发的牙位是上侧切牙,也有报告上下乳尖牙多生牙。

2.多生牙形态   正中多生牙位于两上中切牙之间,单侧或对称发生。已萌出或埋伏阻生,甚至倒长。正中多生牙牙冠通常呈小锥形,牙根较短。上颌第四磨牙位于第三磨牙的远中,表现为形态较小的、尚未发育的牙齿,但也可能同正常牙大小。偶尔,也可见下颌第四磨牙。侧生磨牙位于上颌磨牙的颊或舌侧,或上颌第一、二磨牙邻间隙,或第二、三磨牙邻间隙,外形较小,发育不完全。

3. 多生牙可萌出或可埋伏在骨中　由于多生牙额外增加了牙弓的牙量,所以经常引起邻牙的错位或阻萌。多发性多生牙中的许多牙齿可能埋伏阻生,多为颅骨锁骨发育不良的牙齿特征性表现。

Gardner 综合征(Gardner's syndrome)是一种引人注意的综合征,它是由一个多效性的基因引起的常染色体显性遗传疾病,该基因具有完全外显性和多种临床表现,包括:①多发性大肠息肉。②骨瘤,包括长骨、颅骨和颌骨。③皮肤的多发性表皮样囊肿或脂质囊肿,尤其在头、背部。④偶见纤维瘤。⑤多生牙和恒牙埋伏阻生。该病应引起口腔科医生的注意和重视,该综合征常因阻生齿和颌骨肿瘤的发现而得到早期诊断。

(越涑霞)

第五节　牙萌出异常

不同个体间,乳牙和恒牙的正常萌出时间存在着很大的变异范围。Lunt 和 Law 发表的乳牙、Macall 和 Schour 发表的恒牙发育和萌出时间修正表已为人们广泛接受并具有实用价值。但是由于生物变异的存在,尤其是对人类这一高级生命形式而言,确定某一个体的牙齿具体萌出时间是否超出正常范围是很困难的,也无明显的实际意义。

一、早萌

刚出生的婴儿口腔中,偶见乳牙萌出,称为诞生牙(natal teeth)。在出生后 30d 内早萌的乳牙称为新生牙(neonatal teeth)。早萌(premature eruption)的乳牙通常仅有一两颗,最常见的是乳下中切牙。

动物实验证明许多内分泌器官如甲状腺、肾上腺和性腺体的分泌异常,可能改变牙齿的萌出速率;提示在人牙早萌的一些病例中,有可能存在内分泌紊乱。一些早年患有肾上腺性综合征的患儿,有时可见牙齿的早萌。然而,大多数的病例则无法解释病因。

早萌牙齿在各个方面都很正常,只可能稍有松动。尽管这些牙齿护理起来很困难,但应该保留。单发恒牙早萌通常是乳牙早失的结果。偶尔,有全牙列的早萌,考虑与内分泌紊乱如甲状腺功能亢进等有关。

婴儿出生时,偶尔在下颌切牙区可见一种白色的、很像是萌出的牙齿的组织结构,有人将之称为乳牙前类牙列,完全是一种误解。这种在出生时存在的结构,是新生儿牙板囊肿的表现。而牙板囊肿确实常凸现在牙槽嵴顶上,颜色也呈白色;其中包含的角蛋白,很像"角质",容易被去除,需要与诞生牙辨别区分。

二、迟萌

一般很难判断乳牙迟萌(delayed eruption)。出生 1 年后仍不萌出第一颗乳牙,则应查找原因。有一些乳牙迟萌可能与某种系统性疾病有关,如佝偻病(rickets)、呆小症(cretinism)、颅骨锁骨发育不良和 Gardner 综合征等。颅骨锁骨发育不良是一种常染色体显性遗传的骨骼系统疾病,其致病基因为 RUNX2 基因。Gardner 综合征是一种家族性的肠息肉病,为多基因常染色体显性遗传,部分患者可出现牙齿异常表现如迟萌。近来研究表明,牙骨化性粘连、原发性萌出失败(primary failure of eruption,PFE)、颌骨发育不足导致萌出间隙不足、尖牙压迫等导致的牙萌出异常,可归为同一类基因性疾病,与甲状旁腺激素受体 1(parathyroid hormone receptor 1,PTH1R)基因突变有关,该基因产物甲状旁腺激素相关蛋白(parathyroid hormone related peptide,PTHrP)在骨重建中起重要作用,因而影响牙萌出。局部因素或外来因素也可能造成迟萌,如牙龈纤维瘤病,致密的结缔组织阻碍牙齿萌出。

恒牙列的迟萌可能与引起乳牙迟萌的局部和全身因素相同。

三、多牙不萌

多牙不萌指乳牙滞留或乳牙已脱落,但恒牙一直未萌,有时用假性缺牙症(pseudoanodontia)形容后者。临床 X 线片检查,可发现颌骨和牙齿均正常,但似乎缺乏萌出力量。

这种情况如果是由于内分泌紊乱造成的,适当治疗疾病,也可能使牙齿萌出;但如果是由颅骨锁骨发育不良引起的,或埋伏的牙与周围骨组织发生粘连,则目前尚无法治疗。

四、埋伏和阻生牙

阻生牙(impacted teeth)是指在萌出的路径上,机械(物理)性的屏障阻碍牙齿萌出。部分或完全阻生牙的最常见原因是牙弓拥挤、缺乏间隙或乳牙早失造成部分间隙关闭;还有许多病例是由于牙胚的旋转导致牙齿朝向错误的方向,即牙长轴没与正常的萌出路径平行。任何牙齿都有可能成为阻生齿,但相比之下有些牙位牙齿更好发:上、下颌第三磨牙和上尖牙是最常见的阻生牙,其次,依次排列为前磨牙和多生牙。上颌尖牙阻生的位置从水平到垂直位。水平阻生尖牙牙冠通常指向朝前的方向,可能顶在任一切牙或前磨牙的牙根上;牙齿可能位于邻近牙齿的颊或舌侧。垂直阻生尖牙通常位于侧切牙和第一前磨牙牙根之间,萌出受阻原因纯粹就是缺乏间隙。部分患者的阻生尖牙,可用合适的正畸矫治器,将牙齿拖拉至正常位置。关于阻生磨牙的资料详见口腔颌面外科学,下面仅做埋伏牙的简介。

埋伏牙(embedded teeth)是指牙齿萌出期已过而仍在颌骨组织中未能萌出的牙齿,埋伏牙是指个别牙齿未萌,通常是由于缺乏萌出力所致。

(一)病因

1.牙胚原位错误 牙胚距萌出点过远或位置异常。

2.萌出障碍 因邻牙畸形、乳牙早失使间隙缩小、额外牙的阻碍、幼儿期颌骨感染或外伤等所致。

3.全身性因素 遗传因素或内分泌障碍,如颅骨锁骨发育不良者常有多个埋伏牙。

(二)病理变化

埋伏牙与其周围组织之间存在牙囊组织,一般是无炎症的。埋伏牙有一种向牙齿骀面及切端方向移动的自然趋势,遇到阻碍时则产生压力。埋伏一段时间之后,牙冠釉质表面的造釉上皮会萎缩消失,其上可能有来自牙囊的牙骨质沉积。偶见埋伏牙的牙体组织发生置换性吸收,易被误认为龋齿。而完全性阻生齿是不可能发生龋坏的。

（三）临床表现及意义

临床多见于第三磨牙，其次为上颌尖牙、第二前磨牙和额外牙等，有时有双侧的埋伏牙。一般由 X 线检查发现。在上颌中切牙之间，常有额外牙埋伏，可使两个中切牙之间间隙加宽。埋伏牙可对相邻的牙齿产生压迫，如第二磨牙受埋伏的第三磨牙压迫，发生牙根吸收，引起疼痛并继发牙髓炎和根尖周炎。偶见多年带总义齿的老年患者有埋伏牙的萌出。

（四）治疗原则

1. 如埋伏牙未出现任何症状，可不必处理。

2. 如埋伏牙为前牙或前磨牙，牙列又有充分位置，可用外科手术和正畸方法助其萌出。

3. 如已引起疼痛和压迫吸收等症状时，可根据被压迫牙位的具体情况，分别进行牙髓治疗、截根术、半切除术或拔除患牙。

（越涑霞）

第七章　牙髓病

第一节　牙髓炎

一、牙髓炎是怎么引起的

牙髓位于牙齿内部,周围被矿化程度较高的牙本质所包围,外界刺激不易进入牙髓腔,引起牙髓病变,只有在刺激强度极大时,才可能使牙髓受到损害。牙髓组织通过一或数个窄小的根尖孔与根尖周组织密切联系,牙髓中的病变产物和细菌很容易通过极尖孔向根尖周组织扩散,使根尖周组织发生病变。

在大多数情况下,牙髓的病变是在牙釉质、牙骨质和牙本质被破坏后产生的。牙髓的感染多由细菌引起,这些细菌都来自口腔,多数是来自深龋洞中,深龋洞是一个相当缺氧的环境,这些地方有利于厌氧菌的生长繁殖,当龋洞接近牙髓或已经穿通牙髓时,细菌或其产生的毒素可进入髓腔引起牙髓炎。其他一些近牙髓的牙体硬组织非龋性疾病,如外伤所致的牙折,楔状缺损过深使牙髓暴露,畸形中央尖,磨损后露髓,畸形舌侧窝,隐裂,严重的磨损等也可引起牙髓炎。牙齿患牙周病时,深达根尖的牙周袋可以使感染通过根尖孔或侧支根管进入髓腔,引起逆行性牙髓炎。另外菌血症或脓血症时,细菌可随血液循环进入牙髓,引起牙髓炎。除感染外,一些不当的刺激也会引起牙髓炎,如温度骤然改变,骤冷骤热便会引起牙髓充血,甚至转化为牙髓炎;治疗龋病时,某些充填材料含刺激性物质,会引起牙髓病变;消毒窝洞的药物刺激性过强,牙髓失活剂使用不当,备洞时操作不当产热过多等。

二、牙髓炎的分类及临床表现

牙髓病是临床上常见的口腔疾病,可以表现为急性或慢性的过程,也可以互相转变,牙髓炎是牙髓病中发病率最高的一种疾病。牙髓病是指牙齿受到细菌感染、创伤、温度或电流等外来物理及化学刺激作用时,牙髓组织发生一系列疾病。在组织病理学上一般将牙髓分为正常牙髓和各种不同类型的病变牙髓。由于它们常存在着移行阶段和重叠现象,所以采用组织病理学的方法,有时要将牙髓状况的各段准确地分类也很困难,对于临床医生来说,重要的是需要判断患牙的牙髓是否通过实施一些临床保护措施而得以保留其生活状态且不出现临床症状。因此,根据牙髓的临床表现和治疗预后可分为:可复性牙髓炎、不可复性牙髓炎、牙髓坏死、牙髓钙化和牙内吸收。其中不可复性牙髓炎又分为急性牙髓炎、慢性牙髓炎、残髓炎、逆行性牙髓炎。现将常见的牙髓病表现介绍如下。

可复性牙髓炎是一种病变较轻的牙髓炎,受到温度刺激时,产生快而锐的酸痛或疼痛,但不严重,刺激去除后,疼痛立即消失,每次痛的时间短暂,不拖延。检查可见无穿髓孔。如果致病时刺激因子被消除,牙髓可恢复正常,如果刺激继续存在,炎症继续发展,成为不可复性牙髓炎。

有症状不可复性牙髓炎是有间断或持续的自发痛,骤然的温度可诱发长时间疼痛。患者身体姿势发生改变时也引起疼痛,如弯腰或躺卧,这是由于体位改变使牙髓腔内压力增加所致。疼痛可以是锐痛,也可以是钝痛,但多数人不易指出患牙的确切位置,有时疼痛呈放散性,有时呈反射性。如果炎症渗出物得到引流,炎症可以消退,疼痛缓解。如得不到引流,刺激继续存在,则炎症加重而使牙髓坏死。

逆行性牙髓炎是牙周病患牙当牙周组织破坏后,使根尖孔或侧支根尖孔外露,感染由此进入牙髓,引起牙髓炎症。表现为锐痛,近颈部牙面的破坏和根分歧处外露的孔所引起的炎症,多为局限性,疼痛不很剧烈。牙周袋深达根尖或接近根尖,冷热刺激可引起疼痛。

残髓炎是指经过牙髓治疗后,仍有残存的少量根髓,并发生炎症时。如干髓治疗的牙齿,经常发生残髓炎。常表现为自发性钝痛,放散到头面部,每日发作一、二次,疼痛持续时间较短,温度刺激痛明显,有咬合不适感或有轻微咬合痛,有牙髓治疗史。

牙髓坏死是指牙髓组织因缺氧而死亡的病变,经常是由于不可复性牙髓炎继续发展的结果,也可能由于化学药物的刺激产生的,也可能由于牙齿受到外伤或牙周炎破坏达根尖区,根尖周组织和根管内组织发生栓塞而使牙髓坏死,牙冠可变为黄色或暗灰色,冷热刺激时都无反应。如不及时治疗,则病变可向根尖周组织扩展,引起根尖周炎。

三、急性牙髓炎的应急措施

俗话说"牙痛不算病,痛起来真要命",这是急性牙髓炎的典型写照,急性牙髓炎发病急,疼痛剧烈。在没有受到任何外界刺激的情况下,可突然发生自发性锐痛,阵发性发作或加剧,牙髓化脓时可出现跳痛。夜间疼痛较白天剧烈,患者常因牙痛难以入眠,或从睡眠中痛醒。冷热刺激可激发或加剧疼痛,冷刺激可使之疼痛缓解,这是由于牙髓的病变产物中有气体,热刺激可使其膨胀,髓腔内压力增加,疼痛加重,冷刺激使其体积收缩,压力减少,疼痛缓解。疼痛呈放射性,可沿三叉神经分布区放射至患牙同侧的上下颌牙或头、颊、面部等,患者大多不能明确指出患牙的位置。检查时可发现,患牙有深龋或其他接触牙髓的牙体硬组织疾患,或可见有充填体,或可查到深牙周袋,叩诊可有不适或轻度疼痛。当患有急性牙髓炎,疼痛难忍又不能去医院时,患者可采取些自我救治的方法。口服镇痛剂有一定的镇痛效果,掐按双侧的合谷穴或同侧的平安穴(耳屏与口角边线的中点),效果较好,上颌牙可加按太阳穴,清除龋洞内嵌塞的食物,把浸有止痛药物如牙痛水、细辛、花椒等棉球放入洞内,也能收到止痛的效果。患急性牙髓炎时,应当及时到医院就诊,因牙髓急性发炎时,体积膨胀,炎症渗出物积聚,使髓腔压力明显增加,牙髓腔周围都是硬壁,牙髓仅通过狭窄的根尖孔与根尖周组织相通,压力得不到缓解,加上毒素的作用,使牙髓受到强烈刺激,疼痛剧烈。治疗的关键在于迅速止痛,最有效的方法是注射麻药后,在牙齿表面离牙髓最近的地方,用牙钻打一个洞,让炎症渗出物从洞口流出,称为开髓引流。当牙髓已坏死时,还要尽可能消除发炎坏死的牙髓,然后在髓腔内放入消炎镇痛的药物。经过这样治疗后,绝大多数患者可收到立竿见影的效果,此外还可以再给患者口服一些止痛药物。当急性炎症控制以后,再进行彻底的牙髓治疗,如塑化术,根管治疗等,使患牙得以保存。

四、什么是开髓治疗

为了减轻髓腔的压力,消除或减少牙髓组织所受到的刺激,缓解剧烈疼痛,医生常常在龋洞的底部或患牙的咬合面上,用牙钻钻开一个孔通到牙髓腔内,使髓腔内的渗出物或脓液排出,冲洗髓腔后,龋洞内放入樟脑酚棉球,它有安抚镇痛的作用。

人们经常对开髓有恐惧心理,认为开髓十分疼痛,因而牙痛也不肯去医院。开髓时的疼痛程度取决于牙髓的状态。牙髓已经坏死的,牙神经失去了活力,开髓时患者根本就没有疼痛感。当牙髓部分坏死或化脓时,在钻针穿通髓腔的瞬间,患者有疼痛感,但一般都能耐受。在牙髓活力正常而敏感时,患者会感到锐痛难忍,这种情况医生会使用局部麻醉剂,达到抑制痛觉的作用,即使出现疼痛,也很轻微且持续时间短。

开髓时,患者应尽力与医生配合。首先应张大口,按医生要求摆好头部姿势,让医生在最佳视野,体位下操作。其次,开髓时医生一般使用高速涡轮钻磨牙,钻针锋利,转速高达每分钟 25 万～50 万转,切割力很强,患者在医生操作时,切忌随便乱动,以免损伤软组织。若想吐口水或有其他不适,可举手或出声示意,待医生把机头从口中取出后再吐口水或说话。如果在磨牙时,患者突然移动头部或推医生手臂是十分危险的。

五、牙髓炎的大致治疗步骤

当牙病发展到牙髓炎时,治疗起来很复杂。首先要备洞开髓引流,牙髓坏死的一次即可清除冠髓和根髓,而牙髓有活力的,开髓引流后,还需牙髓失活,即人们常说的"杀神经",然后才能清除患病牙髓。经过局部清洗,暂封消炎药等步骤,牙髓炎症清除后,才能最后充填。

患者常常抱怨,治一颗牙,却需多次去医院。有些人误认为牙痛是龋洞引起的,把洞一次补上,牙就不疼了。单纯的龋病一次就可以治疗完毕,但牙髓炎就不同了,如果仅单纯将牙充填只会使牙髓炎症渗出增多,髓腔压力增高,疼痛加重。所以牙髓炎必须经过治疗后才能充填。无论是采用干髓术还是塑化术或根管治疗,都要经过牙髓失活或局麻下拔髓,局部消炎、充填等步骤。牙髓失活和消炎封药要经过一定的时间,一次不能完成,所以,发现了龋病,一定要尽早治疗,一旦发展到牙髓炎,到医院就诊的次数就多了,一次治不完。

六、急性牙髓炎开髓后仍然剧烈疼痛的原因

急性牙髓炎疼痛机理可分为外源性和内源性两个方面。急性牙髓炎时,由于血管通透性增加,血管内血浆蛋白和中性粒细胞渗出到组织中引起局部肿胀,从而机械压迫该处的神经纤维引起疼痛。这就是引起疼痛的外源性因素。另一方面渗出物中各种化学介质如 5－羟色胺、组胺、缓激肽和前列腺素在发炎牙髓中都能被检出。这些炎性介质是引起疼痛的内源性因素。据报道有牙髓炎症状时其牙髓内炎性介质浓度高于无症状患者牙髓内浓度。

急性牙髓炎时行开髓引流术能降低髓腔内压力而缓解疼痛,但不能完全去除炎性介质,加上开髓时物理刺激和开放髓腔后牙髓组织受污染,有些患者术后疼痛加重。本组研究急性牙髓炎开髓引流术疼痛缓解率为 78.2%,术后疼痛加重率为 21.8%。

急性牙髓炎时采用封髓失活法,甲醛甲酚具有止痛作用,并能使血管壁麻痹,血管扩张出血形成血栓引起血运障碍而使牙髓无菌性坏死。暂封剂中丁香油也有安抚止痛作用。154 例急性牙髓炎行封髓失活疗法疼痛缓解率为 92.2%,疼痛加重率为 7.8%,与开髓引流比较有显著差异($P < 0.01$)。剧烈疼痛患者一般服用镇静止痛药后疼痛缓解。剧痛一般在术后 24h 内出现,持续 2h 左右,其后疼痛逐渐消退。本组研究观察到急性牙髓炎时采用封髓疗法完成牙髓治疗总次数少于开髓引流术组($P < 0.01$)。该结果与 Weine 结果相近。急性牙髓炎现最好治疗方法是行根管治疗术,但由于受国情所限,对部分有干髓适应证患者行干髓治疗术。

七、常用治疗牙髓炎的方法

1. 牙髓失活术　牙髓失活术即"杀神经"是用化学药物使发炎的牙髓组织(牙神经)失去活力,发生化学性坏死。多用于急、慢性牙髓炎牙齿的治疗。失活药物分为快失活剂和慢失活剂两种。临床上采用亚砷酸、金属砷和多聚甲醛等药物。亚砷酸为快失活剂,封药时间为24~48h;金属砷为慢失活剂,封药时间为5~7d;多聚甲醛作用更加缓慢温和,一般封药需1周左右。

封失活剂时穿髓孔应足够大,药物应准确放在穿髓孔处,否则起不到失活效果,邻面洞的失活剂必须用暂封物将洞口严密封闭,以防失活剂损伤牙周组织。封药期间,应避免用患牙咀嚼,以防对髓腔产生过大的压力引起疼痛,由于失活剂具有毒性,因此应根据医生嘱咐的时间按时复诊,时间过短,失活不全,给复诊时治疗造成困难,时间过长,药物可能通过根尖孔损伤根尖周组织。封药后可能有暂时的疼痛,但可自行消失,如果疼痛不止且逐渐加重,应及时复诊除去失活剂,敞开窝洞,待症状有所缓解后再行失活。

(1)拔髓通常使用拔髓针。拔髓针有1个"0"、2个"0"和3个"0"之分,根管粗大时选择1个"0"的拔髓针,根管细小时,选择3个"0"的拔髓针。根据我们临床经验,选择拔髓针时,应细一号,也就是说,如根管直径应该使用2个"0"的拔髓针,实际上应使用3个"0"的拔髓针。这样使用,可防止拔髓针折断在根管内。特别是弯根管更要注意,以防断针。

(2)活髓牙应在局麻下或采用牙髓失活法去髓。为避免拔髓不净,原则上术前拍片,了解根管的结构,尽量使用新的拔髓针。基本的拔髓操作步骤如下:拔髓针插入根管深约2/3处,轻轻旋转使根髓绕在拔髓针上,然后抽出。牙髓颜色和结构,因病变程度而不同,正常牙髓拔出呈条索状,有韧性,色粉红;牙髓坏色者则呈苍白色,或呈淤血的红褐色,如为厌氧性细菌感染则有恶臭。

(3)对于慢性炎症的牙髓,组织较糟脆,很难完整拔出,未拔净的牙髓可用拔髓针或10号K形挫插入根管内,轻轻振动,然后用3%双氧水和生理盐水反复交替冲洗,使炎症物质与新生态氧形成的泡沫一起冲出根管。

(4)正常情况下,对于外伤露髓或意外穿髓的前牙可以将拔髓针插到牙根2/3以下,尽量接近根尖孔,旋转180°将牙髓拔出。对于根管特别粗大的前牙,还可以考虑双针术拔髓。

双针术:先用75%的乙醇消毒洞口及根管口,参照牙根实际长度,先用光滑髓针,沿远中根管侧壁,慢慢插入根尖1/3部,稍加晃动,使牙髓与根管壁稍有分离,给倒钩髓针造一通路。同法在近中制造通路,然后用两根倒钩髓针在近远中沿通路插至根尖1/3部,中途如有阻力,不可勉强深入,两针柄交叉同时旋转180°,钩住根髓拔除。操作时避免粗暴动作,以免断于根管内,不易取出。双针术在临床实践中能够较好的固定牙髓组织,完整拔除牙髓组织的成功率更高,避免将牙髓组织撕碎造成拔髓不全,不失为值得推广的一种好方法。

(5)后牙根管仅使用拔髓针很难完全拔净牙髓,尤其是后牙处在牙髓炎晚期,牙髓组织朽坏,拔髓后往往容易残留根尖部牙髓组织。这会引起术后疼痛,影响疗效。具体处理方法是:用小号挫(15到20号的,建议不要超过25号的),稍加力,反复提拉(注意是提拉)。这样反复几次,如果根管不是很弯(小于30°),一般都能到达根尖,再用2个"0"或3个"0"的拔髓针,插到无法深入处,轻轻旋转,再拉出来,通常能看到拔髓针尖端有很小很小的牙髓组织。

(6)如根管内有残髓,可将干髓液(对苯二酚的乙醇饱和液)棉捻在根管内封5~7d(根内失活法），再行下一步处置。

（7）拔髓前在根管内滴加少许 EDTA，可起到润滑作用，使牙髓更容易的从根管中完整拔出。这是一种特别有效的方法，应贯穿在所有复杂的拔髓操作中。润滑作用仅仅是 EDTA 的作用之一，EDTA 有许多其他的作用：①与 Ca 螯合使根管内壁的硬组织脱钙软化，有溶解牙本质的作用。既可节省机械预备的时间，又可协助扩大狭窄和阻塞的根管，具有清洁作用，最佳效能时间 15min。②具有明显的抗微生物性能。③对软组织中度刺激，无毒，也可用作根管冲洗。④对器械无腐蚀。⑤使牙本质小管管口开放，增加药物对牙本质的渗透。

EDTA 作用广泛，是近年来比较推崇的一种口内用药。

如果临床复诊中不可避免的出现因残髓而致的根管探痛，应在髓腔内注射碧兰麻，然后将残髓彻底拔除干净。

最后补充一点就是，拔髓针拔完牙髓后很难将拔髓针清洗干净，有一种很快的方法也很简单，也许大家都会，具体操作如下：右手拿一根牙刷左手拿拔髓针，用牙刷从针尖向柄刷，同时用水冲。最多两下就可以洗干净。如果不行，左手就拿针顺时针旋转两下，不会对拔髓针有损坏。

（8）砷剂外漏导致牙龈大面积烧伤的处理方法：在局麻下切除烧伤的组织直至出现新鲜血再用碘仿加牙周塞止血，一般临床普遍用此法，使用碘仿纱条时应注意要多次换药，这样效果才会好一点。

防止封砷剂外漏的方法：止血；尽可能地去净腐质；一定要注意隔湿，吹干；丁氧膏不要太硬，棉球不要太大。注意：尽可能不用砷剂，用砷剂封药后应嘱患者，如出现牙龈瘙痒应近快复诊以免出现不良的后果。医生应电话随访，以随时了解情况。

2.盖髓术　盖髓术是保存活髓的方法，即在接近牙髓的牙本质表面或已经露髓的牙髓创面上，覆盖具有使牙髓病变恢复效应的制剂，隔离外界刺激，促使牙髓形成牙本质桥，以保护牙髓，消除病变。盖髓术又分为直接盖髓术和间接盖髓术。常用的盖髓剂有氢氧化钙制剂，氧化锌丁香油糊剂等。

做盖髓术时，注意要把盖髓剂放在即将暴露或已暴露的牙髓的部位，然后用氧化锌丁香油糊剂暂时充填牙洞。作间接盖髓术需要观察两周，如果两周后牙髓无异常，可将氧化锌去除部分后行永久充填；若出现牙髓症状，有加重的激发痛或出现自发痛，应进行牙髓治疗。作直接盖髓术时，术后应每半年复查 1 次，至少观察两年，复诊要了解有无疼痛，牙髓活动情况，叩诊是否疼痛，X 线片表现，若无异常就可以认为治疗成功。

当年轻人的恒牙不慎受到外伤致使牙髓暴露，以及单纯龋洞治疗时意外穿髓（穿髓直径不超过 0.5mm）可将盖髓剂盖在牙髓暴露处再充填，这是直接盖髓术。当外伤深龋去净腐质后接近牙髓时，可将盖髓剂放至近髓处，用氧化锌丁香油黏固剂暂封，观察 1～2 周后若无症状再做永久性充填，这是间接盖髓术。

无明显自发痛，龋洞很深，去净腐质又未见明显穿髓点时，可采取间接盖髓术作为诊断性治疗，若充填后出现疼痛，则可诊断为慢性牙髓炎，进行牙髓治疗，盖髓术成功的病例，表现为无疼痛不适，已恢复咀嚼功能，牙髓活力正常，X 线片示有钙化牙本质桥形成，根尖未完成的牙齿，根尖继续钙化。但应注意的是，老年人的患牙若出现了意外穿髓，不宜行直接盖髓术，可酌情选择塑化治疗或根管治疗。

直接盖髓术的操作步骤有以下几点。

（1）局部麻醉，用橡皮障将治疗牙齿与其他牙齿分隔，用麻醉剂或灭菌生理盐水冲洗暴露的牙髓。

（2）如有出血，用灭菌小棉球压迫，直至出血停止。

（3）用氢氧化钙覆盖暴露的牙髓，可用已经配制好的氢氧化钙，也可用当时调配的氢氧化钙（纯氢氧化钙与灭菌水、盐水或麻醉剂混合）。

（4）轻轻地冲洗。

（5）用树脂改良型玻璃离子保护氢氧化钙，进一步加强封闭作用。

（6）用牙釉质/牙本质黏结系统充填备好的窝洞。

（7）定期检查患者的牙髓活力，并拍摄X线片。

3.活髓切断术　活髓切断术是指在局麻下将牙冠部位的牙髓切断并去除，用盖髓剂覆盖于牙髓断面，保留正常牙髓组织的方法。切除冠髓后，断髓创面覆盖盖髓剂，形成修复性牙本质，可隔绝外界刺激，根髓得以保存正常的功能。根尖尚未发育完成的牙齿，术后仍继续钙化完成根尖发育。较之全部牙髓去除疗法。疗效更为理想，也比直接盖髓术更易成功，但疗效并不持久，一般都在根尖孔形成后，再作根管治疗。

根据盖髓剂的不同，可分为氢氧化钙牙髓切断术和甲醛甲酚牙髓切断术。年轻恒牙的活髓切断术与乳牙活髓切断术有所不同，年轻恒牙是禁止用甲醛甲酚类药物的，术后要定期复查，术后3个月，半年，1年，2年复查X线片。观察牙根继续发育情况，成功标准为无自觉症状，牙髓活力正常，X线片有牙本质桥形成，根尖继续钙化，无根管内壁吸收或根尖周病变。

活髓切断术适用于感染局限于冠部牙髓，根部无感染的乳牙和年轻恒牙。深龋去腐质时意外露髓，年轻恒牙可疑为慢性牙髓炎，但无临床症状，年轻恒牙外伤露髓，但牙髓健康；畸形中央尖等适合做活髓切断术。病变发生越早，活髓切断术成功率越高。儿童的身体健康状况也影响治疗效果，所以医生选择病例时，不仅要注意患牙情况，还要观察全身状况。

（1）牙髓切断术的操作步骤。牙髓切断术是指切除炎症牙髓组织，以盖髓剂覆盖于牙髓断面，保留正常牙髓组织的方法。其操作步骤为无菌操作、除去龋坏组织、揭髓室顶、髓腔入口的部位、切除冠髓、放盖髓剂、永久充填。在这里重点讲髓腔入口的部位。为了避免破坏过多的牙体组织，应注意各类牙齿进入髓腔的部位：①切牙和尖牙龋多发生于邻面，但要揭开髓顶，应现在舌面备洞。用小球钻或裂钻从舌面中央钻入，方向与舌面垂直，钻过釉质后，可以感到阻力突然减小，此时即改变牙钻方向，使之与牙长轴方向一致，以进入髓腔。用球钻在洞内提拉，扩大和修复洞口，以充分暴露近、远中髓角，使髓室顶全部揭去。②上颌前磨牙的牙冠近、远中径在颈部缩窄，备洞时可由颌面中央钻入，进入牙本质深层后，向颊、舌尖方向扩展，即可暴露颊舌髓角，揭出髓室顶。注意备洞时近远中径不能扩展过宽，以免造成髓腔侧穿。③下颌前磨牙的牙冠向舌侧倾斜，髓室不在颌面正中央下方，而是偏向颊尖处。颊尖大，颊髓线角粗而明显，钻针进入的位置应偏向颊尖。④上颌磨牙近中颊、舌牙尖较大，其下方的髓角也较为突出。牙冠的近远中径在牙颈部缩窄，牙钻在颌面备洞应形成一个颊舌径长，颊侧近、远中径短的类似三角形。揭髓室顶应从近中舌尖处髓角进入，然后扩向颊侧近远中髓角，注意颊侧两根管口位置较为接近。⑤下颌磨牙牙冠向舌侧倾斜，髓室偏向颊侧，颊髓角突出明显，备洞应在合面偏向颊侧近颊尖尖顶处，窝洞的舌侧壁略超过中央窝。揭髓室顶也应先进入近中颊侧髓角，以免造成髓腔舌侧穿孔。

（2）活髓切断术的应用指征和疗效：①临床上根髓的状况可根据断髓面的情况来判断。

如断面出血情况,出血是否在短时间内可以止住。另外从龋齿的深度,患儿有没有自发症状等情况辅助你判断。②疗效方面,我个人感觉成功率比较高,对乳牙来说,因为要替换所以效果还可以,但是恒牙治疗远期会引起根管钙化,增加日后根管治疗的难度。所以如果根尖发育已经完成的患牙,我建议还是做根管治疗。如果根尖发育未完成,可以先做活切,待根尖发育完成后改做根管治疗,这样可以减轻钙化程度。

乳牙牙髓感染,长处于持续状态,易成为慢性牙髓炎。本来牙髓病的临床与病理诊断符合率差别较大。又因乳牙牙髓神经分布稀疏,神经纤维少,反应不如恒牙敏感,加上患儿主诉不清,使得临床上很难提出较可靠的牙髓病诊断。因此在处理乳牙牙髓病时,不宜采取过于保守的态度。临床明确诊断为深龋的乳牙,其冠髓组织病理学表现和牙髓血象表示,分别有82.4%和78.4%的冠髓已有慢性炎症表现,因此也提出采用冠髓切断术治疗乳牙近髓深龋,较有实效。

(3)常用的用于活髓切断术的盖髓剂有:FC,戊二醛和氢氧化钙。①FC断髓术:FC法用于乳牙有较高的成功率,虽然与氢氧化钙断髓法的临床效果基本相似,但在X片上相比时,发现FC断髓法的成功率超过氢氧化钙断髓法。采用氢氧化钙的乳牙牙根吸收是失败的主要原因,而FC法可使牙根接近正常吸收而脱落。②戊二醛断髓术:近年来发表了一些甲醛甲酚有危害性的报道,认为FC对牙髓组织有刺激性,从生物学的观点看不太适宜。且有报道称成功率只有40%,内吸收的发生与氢氧化钙无明显差异。因此提出用戊二醛做活髓切断的盖髓药物。认为它的细胞毒性小,能固定组织不向根尖扩散,且抗原性弱,成功率近90%。③氢氧化钙断髓术:以往认为有根内吸收的现象,但近年来用氢氧化钙或氢氧化钙碘仿做活髓切断术的动物试验和临床观察,都取得了较好的结果,也是应用最广泛的药物。

4.干髓术 用药物使牙髓失活后,磨掉髓腔上方的牙体组织,除去感染的冠髓,在无感染的根髓表面覆盖干髓剂,使牙髓无菌干化成为无害物质,作为天然的根充材料隔离外界的刺激,根尖孔得以闭锁,根尖周组织得以维持正常的功能,患牙得以保留。这种治疗牙髓炎的方法叫干髓术。常用的干髓剂多为含甲醛的制剂,如三聚甲醛,多聚甲醛等。

做干髓术时要注意将干髓剂放在根管口处,切勿放在髓室底处,尤其是乳磨牙,以免药物刺激根分叉的牙周组织。一般干髓术后观察两年,患牙症状及相关阳性体征,X线片未见根尖病变者方可认为成功。

干髓术的远期疗较差,但是操作简便,经济,在我国尤其是在基层仍被广泛应用。干髓术适用于炎症局限于冠髓的牙齿,但临床上不易判断牙髓的病变程度,所以容易失败。成人后牙的早期牙髓炎或意外穿髓的患牙;牙根已形成,尚未发生牙根吸收的乳磨牙牙髓炎患牙;有些牙做根管治疗或塑化治疗时不易操作,如上颌第三磨牙,或老年人张口受限时,可考虑做干髓术。

由于各种原因引起的后牙冠髓未全部坏死的各种牙髓病可行干髓术。干髓术操作简便,便于开展,尤其是在医疗条件落后地区。随着我国口腔事业的发展,干髓术能否作为一种牙髓治疗方法而继续应用存在很大的争议。干髓术后随着时间延长疗效呈下降趋势,因我们对干髓剂严格要求,操作严格,分析原因。

(1)严格控制适应证,干髓术后易变色,仅适用于后牙且不伴尖周炎,故对严重的牙周炎、根髓已有病变的患牙、年轻恒牙根尖未发育完成者禁用。

(2)配制有效的干髓剂,用以尽可能保证治疗效果,不随意扩大治疗范围。

（3）严格操作规程，对失活剂用量、时间及干髓剂的用量、放置位置均严格要求。

（4）术后适当降𬌗，严重缺损的可行冠保护。

5.牙髓息肉 慢性牙髓炎的患牙，穿髓孔大，血运丰富，使炎症呈息肉样增生并自髓腔突出，称之为牙髓息肉。牙髓炎息肉呈红色肉芽状，触之无痛但易出血，是慢性牙髓炎的一种表现，可将息肉切除后按治疗牙髓炎的方法保留患牙。

当查及患牙深洞有息肉时，还要与牙龈息肉和牙周膜息肉相鉴别。牙龈息肉多是牙龈乳头向龋洞增生所致。牙周膜息肉发生于多根牙的龋损发展过程中，不但髓腔被穿通，而且髓室底亦遭到破坏，外界刺激使根分叉处的牙周膜反应性增生，息肉状肉芽组织穿过髓室底穿孔处进入髓腔，外观极像息肉。在临床上进行鉴别时，可用探针探察息肉的蒂部以判断息肉的来源，当怀疑是息肉时，可自蒂部将其切除，见出血部位在患牙邻面龋洞龈壁外侧的龈乳头位置即可证实判断。当怀疑是牙周膜息肉时，应仔细探察髓室底的完整性，摄 X 线片可辅助诊断，一旦诊断是牙周膜息肉，应拔除患牙。

八、年轻恒牙的治疗特点

乳牙脱落后新萌出的恒牙牙根未发育完成，仍处在继续生长发育阶段，此阶段的恒牙称为年轻恒牙。年轻恒牙髓腔大，根管粗，牙本质薄，牙本质小管粗大，所以外来刺激易波及牙髓；年轻恒牙的牙根在萌出 3～5 年才能完全形成，年轻恒牙的牙髓组织与乳牙相似，因根尖开口较大，髓腔内血液供给丰富，发生炎症时，感染容易扩散，如得到及时控制，也可能恢复。

年轻恒牙牙髓组织不仅具有对牙有营养和感觉的功能，而且与牙齿的发育有密切关系。因此，牙髓炎的治疗以保存生活牙髓为首选治疗。年轻恒牙萌出后 2～3 年牙根才达到应有的长度，3～5 年根尖才发育完成。所以，年轻恒牙牙髓炎应尽力保存活髓组织，如不能保存全部活髓，也应保存根部活髓，如不能保存根部活髓，也应保存患牙。治疗中常常选择盖髓术和活髓切断术，对根尖敞开，牙根未发育完全的死髓牙应采用促使根尖继续形成的治疗方法，即根尖诱导形成术。

九、牙髓炎治疗过程中可能出现的并发症

治疗牙髓炎可采用干髓术、塑化术、根管治疗等方法，治疗过程中可能出现一些并发症。

1.封入失活剂后疼痛 封入失活剂后一般情况下可出现疼痛，但较轻可以忍受，数小时即可消失。有些患牙因牙髓急性炎症未得缓解，暂封物填压穿髓孔处太紧而出现剧烈疼痛。此时应去除暂封药物，以生理盐水或蒸馏水充分冲洗窝洞，开放安抚后再重新封入失活剂或改用麻醉方法去除牙髓。

2.失活剂引起牙周坏死 当失活剂放于邻面龋洞时，由于封闭不严，药物渗漏，造成龈乳头及深部组织坏死。

3.失活剂引起药物性根尖周炎 主要是由于失活剂封药时间过长造成的患牙有明显的咬合痛、伸长感、松动，应立即去除全部牙髓，用生理盐水冲洗，根管内封入碘制剂。因而使用失活剂时，应控制封药时间，交代患者按时复诊。

4.髓腔穿孔 由于髓腔的形态有变异，术者对髓腔解剖形态不熟悉，或开髓的方向与深度掌握失误，根管扩大操作不当等原因造成的。探入穿孔时出血疼痛，新鲜穿孔可在用生理盐水冲洗、吸干后，用氢氧化钙糊剂或磷酸锌黏固粉充填。

5.残髓炎 干髓术后数周或数年,又出现牙髓炎的症状,可诊断为残髓炎,这是由于根髓失活不全所致,是干髓术常见的并发症。塑化治疗的患牙也可出现残髓炎,是由于塑化不全,根尖部尚存残髓未被塑化或有遗漏根管未做处理。若出现残髓炎,则应重新治疗。

6.塑化剂烧伤 牙髓塑化过程中,塑化液不慎滴到黏膜上,可烧伤黏膜,出现糜烂、溃疡,患者感觉局部灼痛。

7.术后疼痛、肿胀 由于操作过程中器械穿出根尖孔或塑化液等药物刺激所致根尖周炎症反应所致。

8.器械折断于根管内 在扩大根管时使用器械不当,器械原有损伤或质量不佳;或当医生进行操作时患者突然扭转头等原因,可导致器械折断于根管内。

9.牙体折裂 经过牙髓治疗后的患牙,牙体硬组织失去了来自牙髓的营养和修复功能,牙体组织相对薄弱,开髓制洞时要磨去髓腔上方的牙齿组织,咀嚼硬物时易致牙折裂,所以在治疗时要注意调整咬合,并防止切割牙体组织过多。必要时作全冠保护,并嘱患者不要咬过硬的食物。

十、牙髓—牙周联合病变的治疗

1.原发性牙髓病变继发牙周感染 由牙髓病变引起牙周病变的患牙,牙髓多已坏死或大部坏死,应尽早进行根管治疗。病程短者,单纯进行根管治疗,牙周病变既可完全愈合。若病程长久,牙周袋已存在当时,则应在根管治疗后,观察3个月,必要时再行常规的牙周治疗。

2.原发性牙周病变继发牙髓感染 原发性牙周病继发牙髓感染的患牙能否保留,主要取决于该牙周病变的程度和牙周治疗的预后。如果牙周袋能消除或变浅,病变能得到控制,则可做根管治疗,同时开始牙周病的一系列治疗。如果多根牙只有一个牙根有深牙周袋而引起牙髓炎,且患牙不太松动,则可在根管治疗和牙周炎控制后,将患根截除,保留患牙。如牙周病已十分严重则可直接拔除之。

3.牙髓病变和牙周病变并存 对于根尖周病变与牙周病变并存,X线片显示广泛病变的牙,在进行根管治疗与牙周基础治疗中,应观察半年以上,以待根尖病变修复;若半年后骨质仍未修复,或牙周炎症不能控制,则再行进一步的牙周治疗,如翻瓣术等。总之,应尽量查清病源,以确定治疗的主次。在不能确定的情况下,死髓牙先做根管治疗,配合一般的牙周治疗,活髓牙则先做牙周治疗和调牙合,若疗效不佳,再视情况行根管治疗。

在牙髓—牙周联合病变的病例中,普遍存在着继发性咬合创伤,纠正咬合创伤在治疗中是一个重要环节,不能期待一个有严重骨质破坏的牙,在功能负担很重的情况下发生骨再生和再附着。

牙髓—牙周联合病变的疗效基本令人满意,尤其是第一类,具有相当高的治愈率,而第二类和第三类,其疗效则远不如前者。

十一、恒牙髓腔解剖特点及开髓方法

1.上颌前牙

(1)髓腔解剖特点:一般为单根管,髓室与髓腔无明显界限,根管粗大,近远中纵剖面可见进远中髓角突向切方,唇舌向纵剖面可见髓室近舌隆突部膨大,根管在牙颈部横断面呈圆三角形。

(2)开髓方法:在舌面舌隆突上方垂直与舌面钻入,逐层深入,钻针应向四周稍微扩展,以免折断。当有落空感时,调整车针方向与牙体长轴方向一致进入髓腔,改用提拉动作揭去髓室顶,形成一顶向根方的三角形窝洞。

2.下颌前牙

(1)髓腔解剖特点:与上颌前牙基本相同,只是牙体积小,髓腔细小。

(2)开髓方法:开髓时车针一定要局限于舌隆突处,勿偏向近远中,开髓外形呈椭圆形,进入髓腔方向要与根管长轴一致,避免近远中侧穿。

3.上颌前磨牙

(1)髓腔解剖特点:髓室呈立方形,颊舌径大于近远中径,有两个细而突的髓角分别伸入颊舌尖内,分为颊舌两个根管,根分歧部比较接近根尖1/3部,从洞口很难看到髓室底,上颌第一前磨牙多为两个根管,上颌第二前磨牙可为一个根管,约40%为双根管。

(2)开髓方法:在颌面作成颊舌向的椭圆形窝洞,先穿通颊舌两髓角,不要将刚穿通的两个髓角误认为根管口,插入裂钻向颊舌方向推磨,把颊舌两髓角连通,便可揭开髓室顶。

4.下颌前磨牙

(1)髓腔解剖特点:单根管,髓室和根管的颊舌径较大,髓室和根管无明显界限,牙冠向舌侧倾斜,髓腔顶偏向颊侧。

(2)开髓方法:在颌面偏颊尖处钻入,切勿磨穿近远中壁和颊舌侧壁,始终保持车针与牙体长轴一致。

5.上颌磨牙

(1)髓腔解剖特点:髓腔形态与牙体外形相似,颊舌径宽,髓角突入相应牙尖内,其中近中颊髓角最高,颊侧有近远中2个根管,根管口距离较近,腭侧有一粗大的根管,上颌第二磨牙可出现2个颊根融合为一个较大的颊根。

(2)开髓方法:开髓洞形要和牙根颈部横断面根管口连线一致,做成颊舌径长,近远中径短的圆三角形,三角形的顶在腭侧,底在颊侧,其中一边在斜嵴的近中侧与斜嵴平行,另一边与近中边缘嵴平行。

6.下颌磨牙

(1)髓腔解剖特点:髓腔呈近远中大于颊舌径的长方体。牙冠向舌侧倾斜,髓室偏向颊侧。髓室在颈缘下2mm,髓室顶至底的距离为2mm,一般有近远中两根,下颌第一磨牙有时有三根,近中根分为颊舌两根管,远中根可为一粗大的根管,也可分为颊舌两根管。下颌第二磨牙有时近远中两根在颊侧融合,根管也在颊侧融合,根管横断面呈"C"形。

(2)开髓方法:在颌面近远中径的中1/3偏颊侧钻入。开髓洞形为近远中边稍长,远中边稍短,颊侧洞缘在颊尖的舌斜面上,舌侧洞缘在中央沟处,开髓洞形的位置应在颊舌向中线的颊侧,可避免造成舌侧颈部侧穿和髓底台阶。

十二、看牙要用橡皮障

对于大多数患者来说,橡皮障是个非常陌生的概念。其实在欧美很多发达国家橡皮障已经被广泛使用,甚至在一些口腔治疗过程中,不使用橡皮障是违反医疗相关法规的。在国内,橡皮障也正逐步被一些高档诊所以及口腔医院的特诊科采纳,使得口腔治疗更专业、更无菌、更安全、更舒适。

什么是橡皮障呢？简单地说,橡皮障是在齿科治疗中用来隔离需要治疗的牙齿的软性橡皮片。当然,橡皮障系统还需要有不同类型的夹子以及面弓来固定。橡皮障的优点在于它提供了一个干燥清洁的工作区域,即强力隔湿,同时防止口腔内细菌向牙髓扩散,避免伤害口腔内舌、黏膜等软组织。橡皮障还能减少血液、唾液的飞溅,做好艾滋病、肝炎等相关传染病的普遍防护,减少交叉感染。对于患者,橡皮障可以提供安全、舒适的保障,这样在治疗过程中就不必注意要持续张口或者担心自己的舌头,也不必担心会有碎片或者小的口腔器械掉到食道或者气管里,营造一个更轻松的术野。

从专业角度来讲,橡皮障技术的必要性更毋庸置疑。例如,目前齿科最常见的根管治疗应该像外科手术一样在无菌环境下,如果不采用橡皮障,就不能保证治疗区域处于无菌环境,这样根管感染以及再感染的可能性将会大大提高。因此,我们常说有效控制感染是根管治疗成功的关键,而使用橡皮障是最重要的手段之一,它可以有效地避免手术过程中口腔环境对根管系统的再污染。此外,橡皮障技术可以更好地配合大量的根管冲洗,避免冲洗液对口腔黏膜的刺激,节约消毒隔离时间,减少诊间疼痛和提高疗效。正是由于橡皮障在根管治疗中如此的重要性,因此在美国,口腔根管治疗中不采用橡皮障是非法的。其实,橡皮障最早使用应该是在齿科的粘连修复中。国外目前流行的观点是:如果没有橡皮障,最好就不要进行粘连修复。因为在粘连修复中,无论酸蚀前后都需要空气干燥,强力隔湿,这样才能避免水蒸气、唾液等污染。橡皮障的应用明显提高粘连的强度,减少微渗。尽管放置橡皮障不是治疗,但它却是提高治疗效果的有效手段。当然在国内,作为一个较新的技术,牙医们还需要投入一定时间来熟悉新的材料和学习新的操作要求,这样才能达到掌握必要技术来有效率地应用产品。但是,毫无疑问,一旦条件成熟,大多数患者都将享受到橡皮障技术带来的安全舒适。

十三、C 形根管系统的形态、诊断和治疗

1. C 形根管系统的形态与分类　C 形根管系统可出现于人类上、下颌磨牙中,但以下颌第二磨牙多见。下颌第二磨牙 C 形根管系统的发生率在不同人种之间差异较大,在混合人群中为 8%,而在中国人中则高达 31.5%。双侧下颌可能同时出现 C 形根管系统,Sabala 等对501 例患者的全口曲面断层片进行了回顾性研究,结果显示在下颌第二磨牙出现的 C 形根管中有 73.9%呈现对称性。

C 形牙根一般表现为在锥形或方形融合牙根的颊侧或舌侧有一深度不一的冠根向纵沟,该纵沟的存在使牙根的横断面呈 C 形。一般认为,Hertwig 上皮根鞘未能在牙根舌侧融合可导致牙根舌侧冠根向纵沟的出现。从人类进化的角度讲,下颌骨的退化使牙列位置空间不足,下颌第二磨牙的近远中根趋于融合而形成 C 形牙根。C 形牙根中的根管系统为 C 形根管系统。C 形根管最主要的解剖学特征是存在一个连接近远中根管的峡区,该峡区很不规则,可能连续也可能断开。峡区的存在使整个根管口的形态呈现 180°弧形带状外观。

Melton 基于 C 形牙根横断面的研究,发现 C 形根管系统从根管口到根尖的形态可发生明显变化,同时提出了一种分类模式,将所有 C 形根管分为三型:C1 型表现为连续的 C 形,近舌和远中根管口通常为圆形,而近颊根管口呈连续的条带状连接在它们之间,呈现 180°弧形带状外观或 C 形外观;C2 型表现为分号样,近颊根管与近舌根管相连而呈扁长形,同时牙本质将近颊与远中根管分离,远中根管为独立圆形;C3 型表现为 2 个或 3 个独立的根管。范兵等对具有融合根的下颌第二磨牙根管系统进行研究,结果显示 C 形根管从根管口到根尖的数

目和形态可发生明显变化。

2. C 形根管系统的诊断 成功治疗 C 形根管系统的前提是正确诊断 C 形根管系统,即判断 C 形根管系统是否存在及其大致解剖形态。仅仅从临床牙冠的形态很难判断是否存在 C 形根管系统,常规开、拔髓之后可以探清根管口的形态。敞开根管口后,用小号锉进行仔细探查可更准确地了解 C 形根管口的特点。手术显微镜下,增强的光源和放大的视野使 C 形根管口的形态更清晰,诊断更容易、准确。

Cooke 和 Cox 认为通过术前 X 线片很难诊断 C 形根管,所报道的三例 C 形根管的 X 线片均表现为近远中独立的牙根。第一例 C 形根管是在根管治疗失败后进行意向再植时诊断的,第二和第三例则是因为根管预备过程中持续的出血和疼痛类似第一例而诊断。最近的研究表明可以通过下颌第二磨牙术前 X 线表现诊断 C 形根管的存在和了解整个根管系统的大致形态。具有 C 形根管系统的牙根多为从冠方向根方具有连续锥度的锥形或方形融合根。少数情况下由于连接近远中两根的牙本质峡区过于狭窄,C 形根管的 X 线影像表现为近远中分离的两个独立牙根。将锉置于近颊根管内所摄的 X 线片似有根分叉区的穿孔,这种 X 线特征在 C1 型 C 形根管中更多见。

3. C 形根管系统的治疗 C 形根管系统的近舌及远中根管可以进行常规根管预备,峡区的预备则不可超过 25 号,否则会发生带状穿孔。GG 钻也不能用来预备近颊根管及峡区。由于峡区存在大量坏死组织和牙本质碎屑,单纯机械预备很难清理干净,使用小号锉及大量 5.25% 的次氯酸钠结合超声冲洗是彻底清理峡区的关键。在手术显微镜的直视下,医师可以看清根管壁及峡区内残留的软组织和异物,检查根管清理的效果。

C 形根管系统中,近舌及远中根管可以进行常规充填。放置牙胶以前应在根管壁上涂布一层封闭剂,采用超声根管锉输送技术比手工输送技术使封闭剂在根管壁上的分布更均匀。为避免穿孔的发生,C 形根管的峡区在预备时不可能足够敞开,侧方加压针也不易进入到峡区很深的位置,采用侧方加压充填技术往往很难致密充填根管的峡区,用热牙胶进行充填更合适。热牙胶垂直加压充填可以使大量的牙胶进入根管系统,对峡区和不规则区的充填比侧方加压和机械挤压效果好。Liewehr 等采用热侧方加压法充填 C 形根管取得了较好的效果。手术显微镜下,医师可以清楚地观察到加压充填过程中牙胶与根管壁之间的密合度,有利于提高根管充填的质量。因此,要有效治疗 C 形根管系统需采用热牙胶和超声封闭剂输送技术。

C 形根管系统治疗后进行充填修复时,可以将根管口下方的牙胶去除 2～4mm,将银汞充入髓室和根管形成银汞桩核;也可以在充填银汞前在根管壁上涂布黏结剂以增加固位力和减少冠面微渗漏的发生。如果要预备桩腔,最好在根管充填完成后行即刻桩腔预备,以减少根管微渗漏的发生。桩腔预备后,根管壁的厚度应不小于 1mm 以防根折,根尖区至少保留 4～5mm 的牙胶。桩钉应置入呈管状的远中根管,因为桩钉与根管壁之间的适应性以及应力的分布更合理,而在近舌或近颊根管中置入桩钉可能导致根管壁穿孔。所选用桩钉的宽度应尽可能小,以最大限度保存牙本质和增加牙根的强度。

4. C 形根管系统的治疗预后 严格按照生物机械原则进行根管预备、充填和修复,C 形根管的治疗预后与一般磨牙没有差别。随访时除观察患牙的临床症状和进行局部检查外,应摄 X 线片观察根分叉区有无病变发生,因为该区很难充填,而且常常有穿孔的危险。由于 C 形牙根根分叉区形态的特殊性,常规根管治疗失败后无法采用牙半切除术或截根术等外科方法进行治疗。可以视具体情况选择根管再治疗或意向再植术。

十四、髓腔和根管口的解剖规律

1.髓室底的水平相当于釉牙骨质界的水平,继发牙本质的形成不会改变这个规律,所以,釉牙骨质界可以作为寻找和确认髓室底的固定解剖标志。

2.在釉牙骨质界水平的牙齿横截面上,髓腔形状与牙齿断面形状相同,并且位于断面的中央,就是说,髓室底的各个边界距离牙齿外表面是等距离的。

3.继发性牙本质形成有固定的位置和模式,在髓腔的近远中颊舌四个侧壁,髓室顶和髓室底表面成球面状形成。

4.颜色规律

(1)髓室底的颜色比髓腔壁的颜色深,即髓室底的颜色发黑,髓腔壁的颜色发白,黑白交界处就是髓室底的边界。

(2)继发性牙本质比原发性牙本质颜色浅,即继发性牙本质是白色的,原发性牙本质是黑色的。

5.沟裂标志 根管口之间有深色地沟裂相连,沟裂内有时会有牙髓组织。当根管口被重重地钙化物覆盖时,沿着沟裂的走向去除钙化物,在沟裂的尽头就能找到根管,这是相当快速而安全的技巧。

6.根管口一定位于髓腔侧壁与髓室底交界处。

7.根管口一定位于髓室底的拐角处。

8.根管口分布对称性规律 除了上颌磨牙之外的多根牙,在髓室底画一条近远中方向的中央线,根管口即分布在颊舌两侧,并且对称性排列。就是说,颊舌根管口距离中央线的距离相等,如果只有一个根管口,则该根管口一定位于中线上或其附近不会偏离很大。根据这个规律可以快速的判断下磨牙是否存在远中舌根管。

十五、寻找根管口的几种方法

1.多根管牙常因增龄性变化或修复性牙本质的沉积,或髓石,或髓腔钙化,或根管形态变异等情况,而使根管口不易查找时,可借助于牙齿的三维立体解剖形态,从各个方向和位置来理解和看牙髓腔的解剖形态;并采用多种角度投照法所拍摄的 X 线片来了解和指出牙根和根管的数目、形状、位置、方向和弯曲情况;牙根对牙冠的关系;牙根及根管解剖形态的各种可能的变异情况等。

2.除去磨牙髓腔内牙颈部位的遮拦根管口的牙本质领圈,以便充分暴露髓室底的根管口。

3.采用能溶解和除去髓腔内坏死组织的根管冲洗剂,以彻底清理髓室后,根管口就很可能被察觉出来。

4.探测根管口时,应注意选择髓室底较暗处的覆盖在牙骨质上方的牙本质和修复性牙本质上做彻底地探查。并且还应注意按照根管的方向进行探查。

5.髓室底有几条发育沟,都与根管的开口方向有关,即沿髓室底的发育沟移行到根管口。所以应用非常锐利的根管探针沿着发育沟搔刮,可望打开较紧的根管口。

6.当已经指出一个根管时,可估计其余根管的可能位置,必要时可用小球钻在其根管可能或预期所在的发育沟部位除去少量牙本质,然后使用锐利探针试图刺穿钙化区,以找出根管口,除去牙颈部的牙本质领圈以暴露根管口的位置。注意钻磨发育沟时不要过分地加深或磨平发育沟,以免失去这些自然标志而向侧方磨削或穿刺根分叉区。

7.在髓室底涂碘酊,然后用稍干的酒精棉球擦过髓底以去碘,着色较深的地方常为根管口或发育沟。

8.透照法　使用光导纤维诊断仪的光源透照颊舌侧牙冠部之硬组织,光线通过牙釉质和牙本质进入髓腔,可以看到根管口是个黑点;而将光源从软组织靠近牙根突出处进行透照,光线通过软组织、牙骨质和牙本质进入髓腔,则显示出根管口比附近之髓底部要亮些。

(于新波)

第二节　牙体牙髓病科常用药物

一、氟化物制剂

氟化物制剂的应用是口腔医学领域的重大进展,它在防龋、脱敏等方面应用极广。氟化物的作用包括:①抑制致龋菌生长。②减少牙菌斑内酸的形成。③降低釉质的溶解度。④促进脱钙釉质的再矿化。氟化物控制在一定浓度和剂量时对防龋有效。如果剂量或浓度过大,则可引起氟中毒。氟为细胞原浆性毒物,当使用剂量过大、浓度过高或使用不慎时,将给机体造成严重后果。6～8mg/kg(体重)的氟,即可致人死亡。曾有报告,一次口服 100mg,即导致急性氟中毒。儿童急性氟中毒剂量为 2mg/kg 体重,婴儿期用量达 1g 的氟化钠,可危及生命安全。长期摄入过量的氟,可致机体发生慢性氟中毒。

急性氟中毒极少见,可引起急性肠胃道刺激症状;氟与血清钙结合可形成不溶性的氟化钙,其结果是造成肌肉痉挛、虚脱和呼吸困难等;慢性中毒可影响牙齿、骨或其他组织。饮水中加氟含量为 2～4mg/L 时可能引起氟牙症;4～14mg/L 时可引起氟骨症、佝偻病、贫血和关节病变等。所有这些都说明在饮水中加适量氟化物或用氟化物通过其他途径来防龋,只要应用得当,是不会引起多大不良反应的。一种方法是氟化物的联合使用,既可降低局部氟的使用量,又可提高防龋效果,是值得提倡的防龋手段。

二、脱敏制剂

1.极固宁　阿尔法韦士曼制药公司产品,包装:2×7mL 瓶/盒。

(1)主要成分:绿瓶内为液体 1(无色):含磷酸钾、碳酸钾、羟苯甲酯钠、无离子水;橙瓶内为液体 2(无色含氯化钙、氯化锶、苯甲酸钠、无离子水。极固宁 TM 具有双重脱敏作用:①深度封闭牙本质小管。②抑制牙神经纤维的去极化作用,阻止刺激的传播。

(2)适应证:①深龋的洞衬患者。②桩核预备时牙本质暴露患者。③嵌体预备时牙本质暴露患者。④牙颈部缺损或酸蚀患者。⑤牙龈退缩和釉质－牙骨质界暴露或牙颈部根面外露。⑥口腔保健前后使用(如刷牙、漂白牙齿等)。

(3)使用方法:①用消毒剂清洁治疗面,用气枪仔细吹干约 10s。②用小刷子或小海绵将1 液涂擦于干燥面上约 10s。③立即用同种方法涂擦 2 液。④对于非常敏感的患者续重复治疗 2 次。

(4)注意事项:不要将两种液体混合,这将使材料失效。目前尚无明显禁忌证和不良反应,但仅供专业使用。室温下保存(24℃),保存时盖紧瓶盖。

2. Gluma 脱敏剂　1×5mL/瓶,为贺利氏古莎公司生产。主要成分:1000mgGLUMA 脱敏剂含 361mg2－羟乙基甲基丙烯酸酯;51mg 戊二醛;无离子水。

(1)适应证:消除暴露的牙颈部的过敏症状;减轻和预防因牙本质预备而引起的牙齿过敏症状。

(2)方法:①清洁牙齿,冲洗干燥,有效隔离。②蘸少量 GLUMA 脱敏剂涂布于过敏牙齿表面,然后保持 60s。③用气枪轻轻吹干牙面,使液体薄膜消失,牙齿表面不再发亮,水冲洗。④可重复做 2 次。

3. Seal&Protect　1×45mL/瓶,为 Dentsply 公司生产,主要成分:二甲基或三甲基丙酸酯、PENTA、功能性无定型硅、光引发剂、稳定剂、十六胺氢氟酸、三氯苯氧氯酚、醋酮酸。

(1)适应证:牙齿过敏患者;洞衬。

(2)使用方法:①清洁牙齿,冲洗干燥,有效隔离。②蘸足量 Seal&Protect 液,涂布于过敏牙面 20s。③气枪吹去溶剂。④光固化 10s。⑤再次涂布 Seal&Protect 液,即刻用气枪吹干。⑥光固化 10s。

(3)禁忌证:对脱敏剂中任何一种成分过敏的患者、牙髓炎患者。

三、水门汀类制剂

1.氢氧化钙

(1)种类:氢氧化钙的通常有粉液剂型和双糊剂型两种。组成中的氢氧化钙是材料的活性成分,为碱性,具有杀菌和促进牙本质中钙沉积作用,氧化锌具有弱收效和消毒作用,二氧化钛是惰性填料,硬脂酸锌是固化反应加速剂,钨酸钙具有 X 线阻射能力。

(2)凝固原理:粉剂与液剂或 A 糊剂与 B 糊剂调拌后发生螯合反应,最后形成水杨酸 13－丁醇酯与 Ca^{2+} 的螯合物,并包裹过量未反应的氢氧化钙及其他物质。此反应速度极慢,加入微量硬脂锌或水分能使其在数分钟内凝固。

(3)性能:①强度:氢氧化钙水门汀凝固后的强度较低,其抗压强度为 6～30MPa,直径抗拉强度为 10～31MPa,因此,用它垫底时,需做二次垫底。②凝固时间:在室温下及 80% 湿度下,凝固时间为 3～5min,调拌好后,在口腔潮湿环境中能加速其凝固。粉液剂型的材料极易受空气湿度影响,湿度大凝固速度快,湿度小凝固速度慢。双糊剂型受影响较小。③溶解性:可溶于水、唾液中,在水中可逐渐崩解。接触 37% 磷酸溶液 60s,溶解值为 2%～3%。将该材料浸入水中 1 月,溶解值为 28%～35%,浸入水中 3 月,溶解值为 32%～48%。④抗菌性:氢氧化钙水门汀具有强碱性,对龋坏牙本质的细菌有一定的杀菌及抑菌作用。可杀死及抑制龋洞中或根管中残留的细菌。⑤对牙髓的影响:由于水门汀的强碱性,用它进行深洞垫底时,初期水门汀对牙髓产生中等程度的炎症反应,以后逐渐减轻,并有修复性牙本质的形成。用该材料盖髓时,最初使与材料接触的牙髓组织发生凝固性坏死,坏死区域下有胶原屏障形成。以后胶原矿化,有骨样组织和前期牙本质样的组织形成,最终形成修复性牙本质。实验证明,氢氧化钙可促进牙本质和牙髓的修复反应,可诱导龋坏牙本质再矿化,促进牙本质桥的形成。

(4)临床应用:①盖髓剂:包括间接盖髓或直接盖髓剂。②根管消毒剂:可作为根管消毒剂,通常使用粉液剂型,成稀糊剂状,易取出。③根管充填剂:用氢氧化钙水门汀充填根管,可以早期诱导根尖封闭,在根尖孔形成骨样组织及钙化区域,而且根尖周的炎症也较轻。④牙本质脱敏:可用于牙颈部及根面的脱敏,其可能的原理有三:它可以阻塞牙本质小管;它具有矿化作用;它可以刺激继发性牙本质的形成。应用时,将调和好的氢氧化钙水门汀黏附于过敏处,任其自然脱落。

2. 氧化锌丁香油水门汀(ZOE)

(1)组成:氧化锌丁香油水门汀由粉、液两部分组成。

(2)凝固机理:粉剂与液剂混合后发生螯合反应,最后生成无定形的丁香酚锌的螯合物,反应极缓慢,约12h左右,加入微量醋酸盐能使其在数分钟内初步结固。已结固的水门汀中,含有未反应的氧化锌、松香等,它们被螯合物形成的基质所包埋。

(3)性能:①强度:强度比较低,普通型的抗压强度在25～35Mpa范围内,不足承受咀嚼力,固用其作基底时。尚需在其上垫一层磷酸锌水门汀。增强型的抗压强度较高,在45～55MPa范围内。我国医药行业标准规定,氧化锌丁香油水门汀的抗压强度应不低于25MPa。②凝固时间:凝固时间为3～10min,调和后在口腔潮湿环境中能加速其凝固。③溶解性:可溶于水、唾液中,在水中的溶解性较高,仅次于氢氧化钙水门汀,主要是由于丁香油的析出。但是,氧化锌丁香油水门汀在凝固过程中体积收缩小(0.1%),短期内与洞壁的密合度是基底料中最好的,故常用它作为暂封材料使用。④对牙髓的影响:在基底材料中,对牙髓刺激性最小,并具有安抚、抗炎、抑菌作用,能保护牙髓免受磷酸锌类水门汀及热、电的刺激,因此,常用作接近牙髓的深洞基底料以及根管充填材料。氧化锌丁香油水门汀还可用于小穿髓点的盖髓。

(4)适应证:主要用于接近牙髓的深洞基底料、意外穿髓的盖髓剂、暂封材料、根管充填材料及牙周术后的牙周敷料,也用做暂时冠、桥的封固材料。

3. 玻璃离子体水门汀(GIC) GIC 是 20 世纪 70 年代初问世的一种新型水门汀类材料,它是在聚羧酸锌水门汀的基础上发展起来的。由于其独特的美观性能和粘接性能,一经问世便引起广泛注意,在随后的近 30 年间得到迅速的发展。目前临床上可选择的玻璃离子体水门汀种类较多,应用范围也较最初有了很大的扩大。

(1)分类:①国际标准化组织(ISO)根据用途将 GIC 分为三型,Ⅰ型用于冠、桥、嵌体等固定修复体的粘固,Ⅱ型用于牙体缺损的修复,Ⅲ型用于洞衬及垫基底。②根据剂型可分为粉液型、粉液胶囊型、单粉水硬型和单糊剂型。③根据固化方式可分为一般酸碱反应固化型和光固化与酸碱反应固化双重固化型。④根据树脂改性情况可分为一般玻璃离子水门汀(即粉液型酸碱反应固化玻璃离子水门汀)、粉液型光固化玻璃离子水门汀(光固化与酸碱反应双重固化型,又称为树脂增强玻璃离子水门汀)和复合体(单糊剂型光固化玻璃离子水门汀,又称为聚酸改性复合树脂)。

(2)组成:传统的玻璃离子体水门汀为粉液剂型。粉剂为氟铝硅酸钙玻璃粉,液剂为聚丙烯酸或聚丙烯酸与依康酸共聚物的水溶液,其浓度一般不超过50%,此外,液体中还加有少量的酒石酸,以改善其操作性能和凝固性能。与聚羧酸锌水门汀相似,聚丙烯酸可做成粉状,与铝硅酸钙玻璃粉混合,使用时与水混合即可,此为单粉剂型玻璃离子体水门汀。

光固化玻璃离子体水门汀是一种树脂改性产品,可以是粉液型,也可以是单糊剂型。粉液型产品的粉剂主要是氟铝硅酸钙玻璃粉,并含有聚合反应促进剂(有机叔胺)。液剂主要是具有多个羟基的甲基丙烯酸酯、甲基丙烯酸β—羟乙酯、光引发剂和水。这类产品既具有复合树脂的一些特点,又具有玻璃离子水门汀的一些特性,被称为聚酸改性复合树脂,又称为复合体。

(3)性能:①色泽。与聚羧酸锌水门汀相比,由于选用了玻璃粉,玻璃离子体水门汀凝固后具有半透明性,色泽也与牙齿相似,可以作为前牙牙体缺损修复。光固化玻璃离子体水门汀可提供多种不同颜色的材料供选择,可使修复体颜色与牙齿颜色更加匹配,达到美观修复的目的。一般的粉液型玻璃离子体水门汀凝固后,材料中含有较多的气泡,不易抛光,容易黏附色素,影响美观。单糊剂型材料含气泡较少,抛光性明显改善,尽管如此,这类材料仍易受咖啡、茶等染色。②粘接性。一般的玻璃离子体水门汀与釉质的粘接强度为 30～50MPa,与牙本质的粘接强度为 20～40Mpa。光固化玻璃离子体水门汀与釉质的粘接强度可达60MPa,与牙本质的粘接强度可达 55Mpa,使用表面处理剂后,与釉质的粘接强度可达100MPa,与牙本质的粘接强度可达 75Mpa。由于材料中加入了带有羧基的树脂单体成分,粘接时又使用底涂剂及黏结剂,单糊剂型光固化玻璃离子体水门汀(复合体)与牙釉质的粘接强度可达 10～17MPa,与牙本质的粘接强度可达 7～12MPa。③吸水性及溶出性。一般玻璃离子体水门汀在凝固过程中有较强的吸水性,吸水后材料呈白色垩状,溶解性增加,容易被侵蚀。只有在凝固后才具有良好的强度和低溶出率,所以,临床上充填牙齿后,一般需在材料表面涂一层保护剂,以防凝固过程接触水分。一般的玻璃离子体水门汀水中吸水率(6 个月)为5%～9%,溶出率为 0.07%～0.35%。粉液型光固化玻璃离子水门汀在浸水后早期吸水率较大,7d 吸水率可达 89%,6 个月吸水率为 93%。单糊剂型光固化玻璃离子水门汀吸水率较小,6 个月吸水率为 30%。玻璃离子水门汀吸水后体积膨胀,能补偿固化过程中的体积收缩,提高修复体的边缘密封性能。④强度。一般的玻璃离子体水门汀在凝固后 1h,抗压强度可达100～140MPa,24h 后可达 140～200MPa,完全凝固(数日)后强度达到最大。光固化玻璃离子体水门汀 24h 抗压强度可达 200～300MPa,尤其是单糊剂型强度最好。复合体的力学性能处于玻璃离子水门汀和复合树脂之间。⑤凝固特性。一般初步凝固时间为 25～60min,24h后初步完全固化,7d 后达到完全固化。由于引入了光固化树脂成分,光固化玻璃离子体水门汀早期固化程度高,强度好,不怕水。⑥边缘封闭性。由于玻璃离子体水门汀吸水后有一定的膨胀以及对牙齿有一定的化学粘接性,该材料的边缘闭性较好,优于磷酸锌水门汀,其中光固化玻璃离子体水门汀优于一般的玻璃离子体水门汀,尤其以单糊剂型玻璃离子体水门汀边缘封闭性能最好。⑦牙髓刺激性。与聚羧酸锌水门汀相似,玻璃离子体水门汀的牙髓刺激性很小。在保留牙本质厚度不小于 0.1mm 时,该材料对牙髓几乎无刺激作用。⑧防龋作用。现在的玻璃离子体水门汀大多含有氟化物,在口腔唾液中能缓慢释放氟离子,这也是该材料的优点之一。所释放的氟离子可与紧邻的牙齿硬组织中的羟基磷灰石中的羟基进行交换,提高牙齿硬组织中的氟含量,从而提高牙齿的抗龋能力。

(4)应用。Ⅰ型玻璃离子体水门汀主要用于冠、桥、嵌体等固定修复体的粘固,Ⅱ型主要用于牙体缺损的修复,如乳牙的充填修复、恒牙颈部楔状缺损的修复及Ⅴ、Ⅳ类洞的充填修复,Ⅲ型主要用于洞衬及垫基底。用玻璃离子体水门汀垫底,一般只需垫一层即可。光固化玻璃离子水门汀可用于楔状缺损、Ⅲ类洞、Ⅴ类洞儿童的Ⅰ、Ⅱ类洞及桩核修复。单糊剂型光固化玻璃离子水门汀可用于楔状缺损、Ⅲ类洞、Ⅴ类洞、小Ⅰ类洞、儿童的Ⅰ、Ⅱ类洞修复,不能用于恒牙咬合面较大面积缺损修复。在玻璃离子水门汀中混入银合金粉可以显著增强玻璃离子水门汀的强度,可用于后牙咬合面小缺损及桩核修复,由于呈银灰色,该材料的应用范围受到限制。

四、酚制剂

1.樟脑酚(CP)　主要由樟脑、酚和乙醇配制而成,为白色晶体,味臭,轻度挥发,微溶于水,易溶于乙醇、乙醚中。本制剂镇痛性能较好,渗透力较强,腐蚀性和防腐蚀性能均较低,主要用于窝洞和根管轻度感染的消毒以及牙髓安抚剂等,作为局部封药使用。

2.木馏油　木馏油为多种酚类的混合物,包括愈创木酚、木馏酚、甲酚等,淡黄色,味异臭,易溶于乙醇、乙醚、氯仿等。具有酚类的抗菌作用,防腐、消毒、轻度镇痛和除臭功能,遇脓、血、坏死组织时仍有消毒作用。常用于根管消毒。

3.麝香草酚　无色或白色结晶体粉末,具特异芳香,难溶于水,易溶于乙醇、乙醚、氯仿。对真菌和放线菌有较强的杀菌作用,杀菌作用比苯酚强30倍,而毒性则为苯酚的1/10,对革兰氏阴性菌作用较弱,主要用于窝洞和根管消毒剂。

五、牙髓失活剂

1.多聚甲醛失活剂　为甲醛的聚合物,为白色结晶体,常温下缓慢挥发甲醛,具有较强的杀菌力,渗透性较好,作用持久,对组织刺激性较小。多聚甲醛的主要成分为多聚甲醛、适量的表面麻醉剂(如可卡因、丁卡因等)、氮酮。

方法步骤:对需做牙髓失活的牙髓病患者,在露髓的牙髓表面,放置4~6号球钻大小的多聚甲醛失活剂,以丁香油水门汀暂时封闭窝沟,一定时间后复诊抽出牙髓。

牙髓失活作用:多聚甲醛失活剂由于没有砷失活剂剧烈的毒副作用,失活作用缓慢且较安全,习惯上常用于乳牙的牙髓失活,又称乳牙失活剂。用于恒牙时效果常不稳定,有时需再次封药。谢欣梅研究报告:经过改进后的失活剂,其可靠性与砷制剂基本相似,且可失活整个牙髓。

2.蟾酥制剂　于1979年开始用于无痛切髓,主要成分:蟾酥700mL/L乙醇提取物粉与可卡因按2:1重量比混合后,加入适量950mL/L乙醇、甘油(1:1)调制成膏状。

操作方法:暴露穿髓点,取5号球钻大小药物置于穿髓点,暂封约1h后去除封药,揭髓室顶,切除冠髓(或同时拔除根髓),清理髓室,行一次法干髓术(或去髓术)。

蟾酥制剂能够用于快速无痛切髓的机理可能是由于蟾酥内含有作用较强的局麻成分—脂蟾毒配基类物质(其中,蟾毒灵的表面麻醉效力为可卡因的近90倍)。由于该类物质在其麻痹作用发生前有一定的刺激,可引起组织疼痛反应,故在蟾酥制剂内加入一定量的可卡因,以减少该刺激引起的疼痛反应。

六、无髓牙纵裂

1.病因

(1)𬌗创伤与牙周支持组织丧失。𬌗创伤与牙根纵裂有直接关系。𬌗创伤使牙根部受力点发生改变。尤侧向咬合时,产生扭力,使应力过于集中在某些部位,另外,咬合创伤会造成牙槽嵴吸收或本身有牙周炎致牙周支持组织丧失,牙槽嵴高度降低,都会使根管壁的应力增高,如果个别牙的根管壁长期处于高应力状态,势必对牙体组织产生损害,从而引起牙根纵裂。

（2）牙体组织结构发育缺陷。扫描电镜观察发现，纵裂牙的牙本质小管数目明显减少，有些区域小管有断裂、扩张、弯曲等变化，有些区域出现裂纹和裂隙，小管方向紊乱，这些结构上的缺陷，可使患牙对咬合的承受能力下降，尤其出现创伤合力时，可使结构缺陷部位发生折裂。

（3）冷牙胶侧压充填。侧方加压充填，尤其是冷牙胶侧压充填，由于加压时管腔内已有部分充填物（牙胶尖），而冷牙胶尖又缺乏一定的流动性，术者为使之充填密合，往往可能会用较大压力。若使用的侧压充填器锥度过大或弹性欠佳，都有可能导致根管内应力过高，造成根管变形，从而留下牙根纵裂的隐患。

（4）桩或桩核修复。桩的长度、形态和直径与牙根纵裂有直接关系。根管内的应力与桩钉的长度呈反比例关系而与桩的直径呈正比例关系。同时，桩道预备过多会丧失过多的牙体组织，进一步削弱牙的抗折能力。

（5）年龄因素。主要发生于 50 岁以上的中老年人，可能与牙髓发生退行性变，牙体组织失水变脆有关，另外，中老年人多伴有牙周支持组织的丧失，也是易发生牙根纵裂的原因之一。

2.临床表现和诊断　X 线检查早期仅表现为牙槽骨的吸收，类似于咬合创伤或慢性根尖周炎的表现，晚期由于裂隙侧壁牙本质的吸收，折裂片移位，管腔增宽，与根管内充填物之间出现透射区，根充不密合，甚至充填物会移位或被吸收。翻瓣检查目前认为是最可靠的方法，一般根面上有"V"形或呈窗形的骨吸收，去除炎性肉芽组织后常可见根面折裂线，染色有助于诊断。当纵裂累及牙根的中上部分时，根管显微镜下可以观察到纵裂线，染色剂可以使纵裂线深染，有利于观察。

3.防治　以预防为主。

（1）去除咬合创伤，减轻咬合压力，合理设计修复体。

（2）避免过大的根管充填压力和过度的根管预备。

（3）选择合适的桩钉。

（4）多根牙发生纵裂可考虑到截根或牙半切除术，单根牙则需拔除。

无髓牙牙根纵裂呈多样性和不典型性。早期可无明显症状，有的仅有咬合不适或乏力，随着病程延长，牙槽骨的破坏，表现为牙龈的反复肿胀，类似牙周脓肿的症状，临床检查时在牙根的纵裂侧可以探到深而窄的牙周袋，多根牙也可能发生于根分叉处。

七、髓室底穿通和根管旁穿的治疗

髓室底穿通和根管旁穿是牙髓治疗、病理吸收或龋坏等原因造成的髓腔和牙周组织的联通。牙体科和修复科的医生都会遇到的意外事故。其中医源性穿孔占有相当大的比例。根管旁穿的发生率是 3%。ingle 指出意外穿髓是牙髓治疗失败的第二大原因。seltzer 也指出 3.5% 的牙髓治疗失败与意外穿孔有关。而且髓室底穿通和根管旁穿常导致患牙被拔除，造成不应的损失。因此意外穿孔除预防外，穿孔后的治疗也有重要的意义。

1.病因和部位

（1）医源性穿孔。多发生在去龋、开髓、寻找和扩大根管口、根管预备和修复植桩时。前三者多造成髓室底穿通，而后二者多造成根管旁穿。尤其是根管形态异常，根管钙化和弯曲等因素存在的时候。如果操作失误和经验不足时更易发生。徐根源统计了 26 例髓室底穿通的病例,发现下颌磨牙近舌侧穿孔的占 16 例,近颊侧穿孔的占 8 例,上颌磨牙近颊侧穿孔的占 2 例。下颌磨牙发生率高于上颌磨牙。根管旁穿的发生率为 3%。Kvinnsland 统计了 55 例意外穿髓病例,认为各个牙位都可能发生。上颌牙多见于下颌牙。上颌尖牙的发生率最高,其次是侧切牙、中切牙、前磨牙及磨牙。下颌则以第一磨牙多见,其次是第二前磨牙、第一前磨牙和尖牙。发生率和该牙位的牙髓治疗频率相一致。颊侧和近中根面的穿孔最多。其次是远中根面,而髓室底穿孔居第三位,舌侧的穿孔最少。其中颊侧的穿孔大都发生在上颌前牙。前磨牙和磨牙多发生根的近中旁穿,在医源性的穿孔中制备根管钉道和根管内固位型时的发生率多于根管预备,而后者中钙化根管的穿孔最多,其次是弯曲根管和寻找根管口时。

(2)病理性、生理性和特发性吸收。这种吸收多发生于乳牙替牙期。恒牙多见于尖周和根分叉区的慢性炎症。下颌发生率高于上颌特发性吸收的发生率不确定,但一般和外伤有关。髓室底穿通的病例中以病理性吸收多见。

(3)龋坏穿孔多引起髓室底穿通。下颌多见于上颌,与龋坏的牙位一致。

2.意外穿髓后的组织变化　穿孔后的组织变化为:严重的炎症反应,牙周纤维破坏和重建,穿孔区的牙周附着丧失,牙槽骨、牙骨质及牙本质发生吸收,上皮出现在穿孔区的下方,而后上皮层和结合上皮发生融合,牙周附着丧失,牙周袋形成,支持组织丧失,牙齿因松动而被拔除。在临床上多因牙周脓肿、疼痛、根折、牙周脓肿而拔除。炎症的程度和下列因素有关。

(1)机械性创伤程度。

(2)穿孔的大小和部位及与龈沟的关系。

(3)有无感染存在。

(4)充填材料的毒性和密闭性。

(5)超填的存在和程度。

3.穿孔的诊断　较大的穿孔可由于出血和疼痛易于诊断。根管旁穿或不易发现的穿孔可以插入根管器械或牙胶尖,借助 X 线诊断。

4.穿孔治疗的不利因素　穿孔多狭小,而且因为出血,环境潮湿,对材料的结固和性能产生影响。许多的穿孔器械不易达到。而且穿孔为无底洞型,充填时易发生超填,使充填物压入根周组织造成不良后果。因此治疗是一个棘手的问题。

5.处理方法　过去患牙多无恰当的处理而被拔除。随着材料学的发展,以及生物活性材料的研究,目前有很多的处理方法,但应视具体的病例而定。

(1)在常规的根管充填中处理旁穿,无须特殊的处理。只适用于两种情况:①发生在弯曲根管的近根尖部的穿孔。②内吸收造成的小穿孔。

(2)将穿孔作为侧支根管来充填。arieh 提出用根尖孔探测器测定穿孔的部位和深度。在穿孔平面以下常规充填,取比穿孔稍大的并比穿孔口短 2mm 的牙胶尖填入穿孔后用热牙胶技术完成充填。

(3)采用根尖切除术、截根术和牙半切术。多适用于根管无法打通,穿孔修复失败,尖周和穿孔区有严重炎症的患者。根据保留的原则,手术应尽可能的少切。有的病例,如手术不易达到的上颌磨牙的近颊根腭侧旁穿,下颌磨牙的近中根远中旁穿则采用截根和半切术,术中逆充填。Kvinnsland 提出颈 1/3 的根管旁穿可以翻瓣去骨暴露穿孔,而后完成根管治疗和穿孔的修复。但是手术常造成牙周附着不可逆的破坏。

(4)采用牙体手术、逆充填和牙周组织诱导再生技术处理穿孔。牙周组织诱导再生技术在牙周治疗中已经有了长足的发展,其机械性的阻止结合上皮向下生长,为牙周膜和牙槽骨的生长提供了时间和空间。duggins 提出使用 gTR 技术和牙体手术相结合修复穿孔。其使用牙体手术截除穿孔以下的牙根和逆充填,缺骨区植入冻干脱钙骨,再用 gTR 膜覆盖植骨区和牙龈之间,缝合牙龈。7 个月后取出该膜。duggins 为修复穿孔提供了另一个途径。

(5)髓室底穿通更适宜充填修复。许多的研究都在能达到生物愈合的材料。已经研究过的材料有:银汞合金,玻璃离子水门汀,银化玻璃离子水门汀,牙胶,金属无机盐聚合物(mTX),zOE,复合树脂,氢氧化钙,钙维他,石膏,三磷酸钙,冻干脱矿骨,铟油,牙本质粉,bMP 复合牙本质陶瓷。各种材料都有一定优缺点。除材料方面外,超填也是应解决的问题。

理想材料的选择。理想的充填材料应具有良好的生物相容性,无毒,不致癌,不致敏,可诱导或引导牙骨质及牙槽骨的再生,取材方便经济,封闭性能好。Himel 指出充填材料在组织的修复过程中可被降解,并被健康组织所取代。为减少超充的危险,材料应具有流动性和非压填性能。新近发展的穿孔填充材料还要求其具有快速凝固、潮湿环境中凝固及一定的强度要求。

超填问题。材料在就位时常常需要施加一定的压力,而穿孔又是一个无底洞型,易将材料压出穿孔,加重穿孔时造成根周组织的创伤,同时也妨碍牙周组织的愈合和牙骨质封闭,更不利于牙周组织再附着。为解决超填问题,目前有两种研究方向。①用具有一定流动性的材料,在充填时不必加过大的压力,就减少了超填的可能,玻璃离子水门汀具有流动性及与牙本质黏结的特点,即使超出穿孔,也沿根面分布,不会压入牙槽骨中。其有两种结固类型,光固化和化学固化。光固化的操作性和潮湿环境中结固的性能较好。无机金属聚合物呈胶态,就位性、凝固性及水性都较好,超填发生率只有 3.3%。有学者也提出 tCP 的颗粒结构也减少超填。②用生物相容性好,可降解并可诱导或引导骨再生的材料垫于穿孔下层,在其上充填机械性能好的材料。垫底材料有良好的生物相容性,在组织修复中可降解,即使超填也不会有明显不利的影响。而且为其他材料的充填提供了良好的操作环境。最早曾使用过铟油垫底,但由于其引起严重的炎症而被淘汰。目前有人使用硫酸钙和冻干脱矿骨垫底,并用酸蚀解决了垫底材料引起的闭合性不好的缺点,这样既利用了垫底材料的生物活性,又利用其他材料的机械性能,为充填开拓了新的途径。

6. 研究中出现的问题

(1)炎症:穿孔区组织的炎症反应主要取决于机械创伤程度和修复材料的生物相容性,炎症是修复成败的关键。生物相容性又是主要因素,银汞、铟油、复合树脂生物相容性差,炎症反应重,愈合不好。而硫酸钙、hA 和冻干脱矿骨的生物相容性好,炎症反应轻,有较好的效果。炎症程度和创伤有关,故修复时应尽可能减少对穿孔区的刺激,避免超填。

(2)上皮层问题:在髓室底穿通和颈 1/3 根旁穿的组织学研究发现,常有上皮层出现于穿孔与牙周组织之间,阻碍了牙周组织的再附着,而一些生物相容性好的材料,如氢氧化钙或结合上皮水平以下的穿孔病例中部分组织中未发现上皮层。上皮细胞的来源有两种:一种是龈沟上皮来源;二是 malassez 上皮来源,炎症刺激可引起上皮组织增生,故减少炎症,阻止结合上皮下侵,加快牙周组织再生速度,减少上皮层的出现。目前也有学者使用 gTR 技术,阻止上皮向下生长。

(3)牙骨质、牙槽骨再生和牙周膜再附着:穿孔最理想的修复是生物性修复,即牙骨质封闭穿孔,牙周膜再附着。研究发现只要有炎症就会引起牙周组织的破坏。而修复材料中没有生物活性不被降解的材料,组织修复很难。无生物活性但可被降解的材料可表现出良好的硬组织修复。因为材料降解为组织修复提供空间。既有生物相容性又可以被降解的材料则有良好的临床表现。牙骨质封闭穿孔是生物愈合的基础。

(4)封闭性。严密的隔绝髓腔和根周组织是减少炎症的先决条件。与牙本质没有黏结性的材料,如银汞合金可以辅以护洞漆提高封闭性。而可以与牙本质结合的材料则有更好的表现。实验中发现光固化材料明显好于化学固化的同类材料。

总之,应该尽可能减少意外穿孔的发生。事故发生后应视情况予以修复,尽量保存患牙。随着材料和生长因子的发展和牙周组织再生技术的成熟,将会为更多穿孔牙的保存提供可能。

(于新波)

第八章　牙本质敏感症

牙本质敏感(dentine hypersensitivity),是指暴露的牙本质对外界刺激产生短而尖锐的疼痛,并且不能归因于其他特定原因引起的牙体组织缺损或病变,典型的刺激包括温度刺激、吹气刺激、机械性刺激或化学刺激。它不是一种独立的疾病,而是多种疾病共有的症状,最典型的特点为发作迅速、疼痛尖锐、时间短暂。除了疼痛,牙本质敏感还会影响患者口腔卫生措施的实施,从而导致牙龈炎,牙周炎等严重后果。2009 年流行病学调查显示我国 20～60 岁成人中牙本质敏感的患病率为 29.7%牙本质敏感治疗方法众多,但疗效不稳定,病情常反复。

第一节　病因

凡能使牙本质暴露的各种疾病,如磨损、磨耗、酸蚀、应力作用下釉质内碎以及牙龈退缩等均可发生牙本质敏感。但不是所有牙本质暴露的牙都出现症状,通常与牙本质暴露时间的长短、修复性牙本质形成的快慢有关。临床上多数情况是由牙本质暴露所引起,但个别釉质完整的牙也能产生敏感,如敏感症状可随患者健康状况和气候的变化而经历着从无到有和从有到无的过程。

一、局部因素

对牙本质敏感的病因研究,主要集中于局部因素。凡能使釉质完整性受到破坏,牙本质暴露的各种牙体疾病和牙龈退缩致牙颈部暴露等均可发生牙本质敏感。临床上常见有酸蚀、牙磨损、磨耗。酸蚀症最初症状就是牙本质敏感,以后逐渐产生实质缺损。牙龈缘向釉牙骨质界的根方退缩致使牙根暴露,严重的牙龈退缩会发生牙本质敏感。总之,牙本质敏感的发生是磨损、酸蚀、釉质内碎等联合作用的结果,进程缓慢,早期症状不明显。除洁治术和牙周手术所引起的敏感等有医源性因素外,大多数牙本质敏感病例均与患者自身因素有关。

二、全身因素

无牙体组织缺损的情况下,机体或环境因素而导致牙感觉敏感症状,也称为"釉质和牙本质感觉性增高",是一种仅限于牙对外界刺激有感觉的过敏现象。全身因素包括妇女经期、孕期、分娩与绝经期的生理性变化、全身抵抗力降低,如感冒、过敏疲劳或久病不愈,神经衰弱、精神紧张;胃肠疾患,如重度溃疡与胃次全切除术后,营养代谢障碍,如钙、磷代谢变化、血磷明显偏低,与维生素 C 严重缺乏有关;高血压患者当血压突然增加或头颈部放疗。

以上因素特别是几项因素合并存在时,患者神经末梢的敏感性增高,使原来不足以引起疼痛的刺激也会引起牙本质敏感,但当身体恢复正常以后,敏感症状则可消失。

三、发病机制

牙本质敏感的发病机制尚不十分清楚,酸软感觉的产生与牙本质小管内牙髓感觉神经有密切相关,研究表明神经存在于牙本质内侧 1/3 与紧邻成本质细胞的部位,进入牙本质小管

的深度可达 $200\mu m$，而 70% 以上的牙本质小管中有神经纤维的进入。凡造成牙本质小管暴露的因素，都会引起牙本质敏感，其发病机制有 3 种假说(图 8—1)。

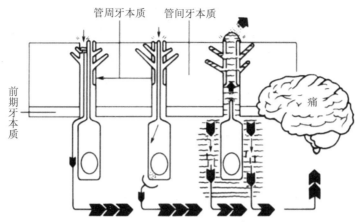

图 8—1　牙本质敏感发病的 3 种假说

(一)神经学说(nerve theory)

牙本质小管中有无鞘感觉神经末梢，可直接接受外界刺激，感觉可由牙本质表层传至牙髓。但从形态学和功能方面的观察，目前尚未取得一致的见解。因为如此学说成立，理应在牙本质管全程均会有神经纤维，然而迄今组织研究仅能在牙本质管的内侧 1/3 证明有神经存在。生理学实验也不能证实此学说，许多实验结果并不支持"神经对各种刺激的反应是直接的"这种观点。用对神经末梢有强烈刺激的药物，如氯化钾、乙酰胆碱、缓激肽等置于新鲜外露的牙本质表面，并不能引起疼痛反应，而且继续向牙本质深层测试时也均无反应，然而一旦与牙髓接触，即有剧痛。局麻药作用于牙本质表面也不能减轻牙本质敏感。而一些对神经无刺激性的高渗糖溶液却可以很快引起酸痛反应。

(二)成牙本质细胞感受器学说(odontoblast receptor theory)

外界刺激系通过成牙本质细胞突起接受，并传导入牙髓。Frank(1968)曾报告牙本质小管中观察到有神经与成牙本质细胞突起形成的复合体，这些神经纤维与成牙本质细胞突缠绕成螺旋状，很难分离，从而认为二者间存在"突触样关系"，可行使感受器功能，并在光镜下观察到成牙本质细胞突起达到釉—牙本质界。但是，以下几方面的研究不支持该学说：①电子显微镜观察牙髓和牙本质，牙髓内未发现突触，而发现来自牙髓的游离神经末梢终于前期牙本质和牙本质内层 1/3 的牙本质小管内，成牙本质细胞突也未见充满牙本质小管。②试验性将组织胺和 K^+ 等致痛物质贴于人的牙本质上，并不诱发疼痛。贴附于牙髓上便会产生疼痛。同样，将表面麻醉剂涂布于牙本质上，也未能减轻痛感。这表明牙本质内并未发现特殊的能接受刺激的感觉装置。③Lilja(1982)在透射电镜下观察时，临床表现上为感觉过敏的外露牙本质，其成牙本质细胞突和位于牙本质小管内侧 1/3 的神经均有退变。这些说明成牙本质细胞并不具有感觉器的特性，可能在牙本质敏感中仅起被动作用。

(三)流体动力学说(hydrodynamic theory)

该学说认为牙本质细胞和神经不是直接接受刺激的痛觉感受器，而是有害刺激引起了牙本质小管液的移动，进而间接地兴奋了小管中的游离神经末梢，传入冲动，产生痛觉。此学说由 Brannstrom(1972)提出，以流体动力学观点阐述牙本质液与牙本质痛觉之间的可能关系，说明牙本质液具有 $25\sim30mmHg$ 的压力梯度，外界温度变化，窝洞制备时对牙本质的切割、吹气以及其他刺激,均可影响牙本质液流动的方向和速度。牙本质的组织学研究表明,牙本质有丰富的牙本质小管,每平方毫米约3000个。小管内充满牙本质液,其组成和性质与其他体液相似,并与牙髓组织液相通。牙本质小管的直径很小,近髓处牙本质小管的直径为$3\mu m$,釉牙本质界处为$0.5\sim0.9\mu m$,且近髓处牙本质小管平均数目为65000个/mm^2,釉牙本质界处平均15000个/mm^2。因此,小管内液体的流速可以变得较快。由于牙本质液的热膨胀系数高于牙本质管壁,温度变化导致的热胀、冷缩可能引起牙本质液的流动,并因此形成痛觉。

当牙齿受到温度刺激时,在牙本质髓侧能测得温度变化以前,痛觉即已发生,说明痛觉的产生来自牙本质液的流动,而非温度本身。除热刺激为向内流动外,其他刺激均导致牙本质液向外流动,流速在$2\sim3mm/s$,最快时可达$4mm/s$。为数众多的牙本质小管内的液体同时向一个方向流动,不论向釉质方向(向外)或向牙髓方向(向内)流动所产生的压力均足以引起牙髓内压力变化,可将成牙本质细胞吸入牙本质小管,从而影响该牙本质小管内侧和牙本质细胞时近的神经感受器,使之受到牵扯而产生过敏性疼痛(图8-2)。

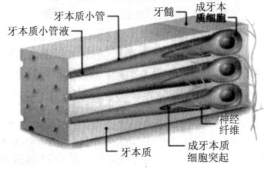

图8-2　成牙本质细胞被吸入牙本质小管示意图

临床上,患者的敏感程度与牙本质外露并不完全成正比。牙体解剖学表明,有10%左右的牙颈部釉质和牙骨质互不接触,牙本质天生外露,这类人群中并非都有牙本质敏感症;又如牙周洁治和根面平整后,均可有新牙本质外露,理应产生敏感,而实际上有相当一部分人并不敏感,或敏感产生后很快即行消失。由此可见,牙本质敏感也存在着明显的个体差异,不仅不同患者在病损相似时症状差异显著,而且在同一患者,同一患牙也可随着机体或环境的变化而有不同表现。

牙本质外露以及反应性、修复性牙本质和表面矿化层的形成等,都可以影响牙本质敏感的发生和发展。此外,机体因素也不容忽视。在牙本质感觉的产生和消除两方面都还有一些内容有待进一步研究。

(古丽妮萨·艾散)

第二节　临床表现和诊断

牙本质敏感的主要临床表现是激发痛,即在冷热、酸甜、机械及渗透压变化等刺激时,有酸痛感觉;用尖头探针检查釉牙本质交界处痛最明显,刺激去除后疼痛立即消失,酸痛的强弱还与个体、牙的部位、年龄和牙本质暴露的时间、修复性牙本质形成与否有关。

一、临床表现

多数患者均有牙本质外露,通常均发生在殆面或牙颈部等易有牙体缺损的部位,如磨损、磨耗等。咀嚼时牙酸软乏力,严重者往往咬合、漱口、饮食均感困难。患者一般均能定位,指出过敏牙,敏感区常局限于殆面与对殆牙尖相应部位所成凹陷,与外露的釉质—牙本质界处。此外,由于机体因素所致的牙本质敏感患者,牙体组织完整无缺,无牙本质外露。

临床上也发现有长期的感觉过敏转化为慢性牙髓炎的病例。有人认为,牙感觉过敏可能是牙髓炎的前驱症状。因此,对经久不愈,尤其是牙体缺损较重的患者,应密切注意观察有无自发性隐痛等慢性牙髓炎症状,以早期发现、及时治疗。

二、检查诊断

牙本质敏感属于排除性诊断。因此,必须排除可能产生敏感症状的其他疾病,如隐裂、邻面龋、充填体边缘微渗漏等,以免因漏诊而贻误治疗。牙微裂、充填体边缘微渗漏等一般可通过放大装置或染色剂渗透的方法发现。对因磨损、酸蚀、釉质内碎等使釉质或牙骨质丧失而发生的牙本质敏感,若牙体组织缺损严重,一般需要粘接修复,在诊断牙本质敏感的同时也可以直接诊断为磨损、酸蚀或楔状缺损等。

牙本质敏感的诊断是建立在病史收集及患者的主观感受之上,因此必须获得敏感史和对症状的精确描述。牙本质敏感患者通常在寒冷(最常见的触发因素)、机械性、吹气、化学刺激或渗透压变化下出现短而尖锐的疼痛。牙本质敏感的症状特点是一般刺激产生的症状持续时间短暂,且不随着时间延长而加剧(如不可复性牙髓炎等),也不会因咀嚼压力而激发(如牙隐裂等)。探诊、温度试验、患者主观评价等都是临床常用检查方法。

探诊是临床上检查牙本质敏感最常用的方法之一。最简单可靠的探诊方法是用尖探针轻轻划过牙的敏感部位,将患者的主观反应分成 4 级,0°:无不适;1°:轻微不适或酸痛;2°:中度痛;3°:重度痛。临床上,最好能寻求一种可定量的检测方法,以便能获得客观、可靠的结果。Smith 等发明了一种探诊装置,可改变探诊压力,直到患者感到疼痛,此时的阈值定为敏感阈值。这种专用的压力敏感探针,简便而易于操作,经临床应用有 94.8% 的患牙对之产生敏感反应,平均敏感阈值为 22.79g,当力量达到 80g 仍无反应,该牙被认为不敏感。

温度试验是另外一种常用的检查方法。最简单的是冷空气刺激,目前该方法已被标准化,气温为 18~21℃,气压为 60kPa,刺激时间为 1s,同样根据患者反应分为四级。另外还可利用接触式金属探头温度测定仪进行温度试验。该仪器的探头温度可在 12~82℃ 之间变动,由探头内的热敏电偶测定并显示。检测初始温度为 37.5℃,作冷测时,温度每次降低 1℃,直到患者感觉不适。热测法与冷测相似,温度从 37.5℃ 按 1℃ 阶梯逐渐增加,用温度的高低来判断牙的敏感程度。

患者的主观评价方法来判断牙的敏感程度,包括疼痛的 3 级评判法(verbal rating scale, VRS)和数字化疼痛评判法(visual analogue scale, VAS)。VRS 系将患者日常生活中对冷空气、冷热酸甜食物、刷牙等刺激的敏感进行综合和评价,每次复诊时间采用问卷方式,好转为(-1),无改变为(0),加重为(+1)。3 级评判所提供的描述词语有时不足以反映患者的真实感受。VAS 是用一条 10cm 长的直线,一端标有"无不适或无疼痛",另一端标有"严重不适或剧烈疼痛",要求患者在直线上作一标记来代表当时的牙敏感程度。学者们认为 VAS 比 VRS

重复性更好,能连续地评价疼痛的程度,以及判定不同患者对同一敏感刺激的不同感受,因此,更适于测定牙的敏感性。

在诊断过程中需要注意的是,牙本质敏感患者可能只对一种刺激敏感,也可能对各种刺激敏感。任一种检测方法的单一使用,均有一定的漏诊病例。因此,临床研究过程中要使用多种手段来测定,其中至少有一种测试方法可以定量。两种不同测试方法测量时,时间间隔应大于10min。同时应注意不同测试方法的先后顺序,如由于冷空气刺激需待一定时间才能消失,因此在顺序上探诊应先于冷刺激。

(古丽妮萨·艾散)

第三节　预防与治疗

一、预防

牙本质敏感的预防常常被医生和患者忽视,影响其治疗效果。

预防牙本质敏感首先必须改变或去除危险因素。医生需对患者进行口腔卫生宣教,建议患者:①建立餐后漱口的习惯。②减少酸性食物和饮料的摄入。③进食酸性食物和饮料后,不要即刻刷牙,1h后再刷牙。④选择合格的牙刷,采用正确的刷牙方法,避免刷牙时用力过大。⑤有牙周疾病、夜磨牙、牙过度磨耗等相关疾病的患者应及时诊治。⑥有内源性酸来源的患者,建议治疗全身疾病。医生还可建立患者档案,建议患者记录每天饮料和食物摄入情况,发现牙本质敏感和饮食的关系,同时建议患者定期复诊,并在复诊时对患者口腔卫生改善情况进行随访和评估。

二、治疗方法

在牙本质敏感的发病机制中,流体动力学说被广为接受,根据该学说,牙本质敏感的治疗原理包括减少牙本质小管内的液体流动和(或)阻断牙本质小管内的神经传导。前者通常采用物理或化学的方法封闭牙本质小管或产生表面层,以减少或避免牙本质内的液体流动。后者通常采用含钾化合物如硝酸钾、氯化钾等。

早在1935年,Grossman就曾提出理想脱敏剂的几个标准,仍沿用至今:①对牙髓无刺激。②操作时无痛感。③操作简便。④反应迅速。⑤持续时间长。⑥无着色。然而近一个世纪以来,国内外学者进行了大量的研究,涌现出多种脱敏方法,但尚无一种方法能完全达到上述要求。常用的脱敏方法有:

对牙本质敏感的治疗,不可仅考虑局部因素而忽视机体因素的影响。如经期、孕期、绝经期生理变化;神经衰弱、精神紧张;夜磨牙及消化道疾患等。应在局部脱敏治疗的同时,考虑上述因素,对症治疗。对明确有钙、磷代谢紊乱的患者,可以给予甘油磷酸钙,0.25g每日3次,1个月为一疗程。

(一)家用脱敏剂

家用脱敏剂如抗敏感牙膏、含漱液、口香糖等是应用最为广泛的非处方脱敏剂,它们具有价廉、使用方便等优点。

1.目前,常用抗敏感牙膏的有效成分多为含钾盐化合物,如硝酸钾、氯化钾等。其机制是

K^+ 释放后作用于牙本质小管的神经末梢,使神经去极化,从而干扰对疼痛的神经传导,缓解牙本质敏感症状。

2.锶是一种可以增强牙体组织抗酸力的微量元素,可渗入牙本质,并在牙本质小管内形成沉淀物。常用的锶脱敏剂为氯化锶牙膏,氯化锶为中性盐,高度水溶性,毒性很低,放入牙膏内使用,方便安全。10%氯化锶牙膏在国内、国外均有制品,市场有售。使用时应注意,这类患者刷牙的目的是脱敏,在时间、方式上均应按脱敏要求进行。一般每天 3～4 次,集中在过敏区反复涂刷。锶对牙本质敏感的作用被认为是通过钙化锶磷灰石的形式,阻塞了开放的牙本质小管。在学者们广泛研究的各种药物中,锶对所有钙化组织具有强大的吸附性。

使用氯化锶牙膏,一般可于 1～2 周见效,1 个月后可有 50%～70%患者敏感消失,总有效率在 90%左右,良好以上者占 75%。停用药可有复发,重新使用,药效依然。

一般建议使用家用脱敏剂的患者使用 2～4 周再评价其有效性,如果症状没有缓解,则尽快进行诊室内治疗。

(二)诊室内治疗

1.药物脱敏在诊室内治疗中,医生的操作方法是否适当对治疗效果有重要影响。药物局部脱敏的同时,用木尖或毛刷等器械在敏感区不断揉擦 2～3min,揉擦过程中应进行隔湿,应不断询问反应情况,至揉擦时敏感基本消失,或有明显减轻,方可结束治疗。

(1)氟化物:氟化物脱敏的可能机制在于氟离子可渗透到牙体硬组织中,与钙盐结合,在牙表面形成氟磷灰石,封闭牙本质小管;同时可增加牙本质硬度和抗酸、抗溶性,从而减少液压传导;但继发性牙本质的形成需要一定时间,故见效缓慢。有多种形式的氟化物可用来处理牙本质敏感,最早使用的氟化物是氟化钠(Hoyt 1943,Chimert,1947),Grenhill 与 Pashley(1981)证明了离体牙 2%氟化钠可以减少 18%牙本质的流动,用氟化钠电离子透入法所减少的液压传导则高达 33%。2%氟化钠液离子透入法使用直流电疗器,正极握于患者手中,负极以氟化钠润湿,接触过敏区,电流强度为 0.5～1mA,以患者无不适感为限度,通电时间 10min。

0.76%单氟磷酸钠凝胶(pH6.0)可保持有效氟浓度,为当前氟化物中效果较好者。也可用 75%氟化钠甘油反复涂擦敏感区 1～2min。NaF 与 CaF_2 制成双氟 12(biflnoride)合成树脂氟化涂剂,以小毛刷涂布薄层牙敏感部位,有较好的即刻疗效。氟化亚锡也有良好的脱敏效果,常用氟化亚锡甘油或其甲基纤维素制剂,浓度为 1%。氟化氨银是以氧化银、氟化氨与氨水配制而成,使用前先隔湿,然后用 38%氟化氨银饱和液小棉球涂擦患处 2min,反复 1 次,共 4min,拭去药液后漱口。该药有阻塞牙本质小管的作用,同时还能与羟基磷灰石发生反应,促进再矿化,提高牙的耐受性,防止牙本质小管的再次开放,并使药效持久。

(2)硝酸银:是一种蛋白质沉淀剂,还原后可形成蛋白银与还原银,沉积于牙本质小管中堵塞小管。常用的还原剂为丁香油,以棉卷隔离患牙,将蘸有硝酸银的小棉球置于过敏部位涂擦 5～10s,温气吹干,重复 2～3 次后以小棉球蘸还原剂涂擦,吹干。重复脱敏疗效更佳。因还原后生成黑色,且可灼伤牙龈,故不宜用于前牙及牙颈部。

为避免黑色还原物产生临床上有以下改进:①碘化银法:由 Hirschtick 提出,清洁牙面后,用小棉球蘸碘酊(2%～3%),涂擦 1/2min,再用 10%硝酸银涂擦 1/2min,使生成白色碘化银沉淀。沉积于牙本质小管,从而阻断了传导,如此重复两次,吹干,结束治疗。2～3d 后复查,如敏感尚未消失,可重做一次。②亚铁氰化银法:由 Gottlieb 提出,用 40%氯化锌液、

20％亚铁氰化钾、10％硝酸银依次涂擦于过敏区，形成乳白色的亚铁氰化银，每次5～10s。

硝酸银法虽然具有药物易得，有效浓度范围宽（10％～30％），易配制，但使用时必须小心保护软组织，有报道硝酸银可通过牙本质小管渗入牙髓，导致轻度牙髓炎症，因此应严格选择适应证。

（3）氢氧化钙制剂：包括水糊剂和甲基纤维素糊剂。适应于牙颈部过敏者。先用凡士林保护牙龈，然后将氢氧化钙脱敏糊剂敷于敏感区，加力涂擦3～5min，用温水冲洗，探查若敏感，可重复一次。

（4）钾盐脱敏：5％硝酸钾液、30％草酸钾液离子透入法皆可用于牙本质敏感的治疗。钾盐不能降低牙本质通透性，但是钾离子经牙本质小管渗入，通过改变膜电位降低神经的兴奋性。

（5）蛋白凝固类药物：Gluma脱敏剂的主要成分是亲水的2－羟乙基甲基丙烯酸酯和戊二醛。戊二醛是一种生物凝固剂，可使牙本质小管内的蛋白质变性，凝固，从而封闭牙本质小管。2－羟乙基甲基丙烯酸酯可溶于牙本质小管液，协助戊二醛进入小管内发挥作用，从而达到脱敏目的。另外，25％麝香草酚、2％碘酚、酚醛树脂等都可使牙本质小管内的蛋白质凝固，阻塞牙本质小管，从而减轻敏感症状。

2. 树脂粘接剂脱敏　许多脱敏药物并不能有效地粘接在牙本质表面，疗效短暂。随着粘接修复技术的发展，利用釉质或牙本质粘接剂进行脱敏治疗在临床上应用越来越多，粘接剂可进入牙本质小管形成树脂突，部分或全部堵塞小管，从而阻断传导，取得较好的脱敏效果。使用时可先用橡皮轮等去除表面食物残渣，清洗后隔湿，轻轻吹干，用蘸有脱敏剂的小毛刷涂擦脱敏区，静置30s，然后用气枪吹匀，使用光固化材料时需用光固化灯照射。如果疗效不够显著，可反复多次进行。

3. 树脂充填脱敏　𬌗面敏感区局限于小凹陷经反复脱敏无效者，可考虑用小倒锥钻备洞，用复合树脂或银汞合金充填，可取得良好、持久的脱敏疗效。

4. 冠修复　对反复进行药物脱敏无效，充填脱敏失败者，可考虑全冠修复。个别磨损严重而近牙髓者，必要时，可考虑行牙髓治疗后再以冠修复。

5. 激光脱敏　20世纪80年代中后期临床上开始用激光进行脱敏治疗。YAG激光、He－Ne激光和Ga－Al－As半导体激光均可用于脱敏治疗，目前临床应用以YAG激光为主，绝大多数为小功率脉冲型Nd：YAG，有较好的脱敏效果。激光的脱敏机制：

（1）热效应：激光可在瞬间产生高热效应，使牙本质表面的有机物变性和无机物熔融，在牙本质表面形成一种熔融状态，封闭或阻塞牙本质小管，达到阻断刺激脱敏的治疗效果（图8－3）。牙本质熔融厚度和牙本质小管的封闭程度与激光输出能量的大小密切相关，不同的激光参数，如脉冲频率、总数、单脉冲输出能量，以及输出功率等，可造成不同深度和牙本质熔融，从而使牙本质产生相应的变化，通透性降低，直至完全封闭。但需注意的是，大能量的激光照射会对牙髓造成伤害。应根据患牙磨损程度，尤其是髓室顶牙本质有效厚度选择适当输出能量与脉冲频率，选择适宜的参数条件。为避免牙面照射时反射性的能量消耗与增强激光热效应，照射区域应涂墨汁或2％甲紫液。

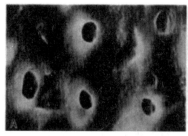

图 8-3　激光照射前后的牙本质小管(SEM)

A. 激光照射前；B. 激光照射后

(2)影响牙本质 Ca/P 比值，提高牙本质钙化程度：脉冲 Nd-YAG 激光照射牙本质，能明显增高牙本质表面的 Ca/P 比值，提高牙本质的抗酸力，达到脱敏效果。

近年来，激光与药物脱敏的联合应用备受关注，两者的联合应用主要通过协同堵塞作用，增加牙本质小管的封闭深度，减少牙本质的渗透性，从而获得更好、更为持久的疗效。激光联合与氟化物使用，可增进牙本质对氟的吸收，提高疗效。实验证明，激光照射牙本质后再用氟化物脱敏，牙本质表面牙本质小管几乎全封闭外，有密集的颗粒沉积，而牙本质中氟峰值水平增加明显。激光可促进牙本质对氟的吸收，处理后的牙本质与氟有更高的亲和力。

2009 年，中华口腔医学会发布了《牙本质敏感的诊断和防治指南》，对牙本质敏感的诊断、鉴别诊断以及防治进行了系统和规范。即临床医生在选择脱敏方法时还应遵循一个合理的、合乎逻辑的治疗程序，对于敏感症状轻度或中等者应优先考虑脱敏牙膏、药物脱敏等非创伤性治疗方法；严重牙本质敏感或牙体组织破坏过大者采用充填脱敏，冠修复等有创性的治疗措施。有时需要几种方法联合使用，反复进行脱敏。

(古丽妮萨·艾散)

第九章　牙齿颜色异常

牙齿颜色异常(tooth discoloration)可分为变色牙和着色牙。发病原因与机制、临床表现及治疗方法,这两类颜色异常牙有明显的差别。

变色牙是牙发育期间或萌出后受到内在或全身因素的影响,牙体组织结构发生改变而产生的永久性颜色变化。如服用大量四环素族药物而产生的四环素牙,饮水或食物中氟含量过高而产生的氟斑牙,遗传性因素引起的牙本质发育不全(又称乳光牙),牙髓坏死后牙冠变色以及牙齿增龄性变化出现相应的颜色改变等。

着色牙是由外部因素或口腔局部环境变化引起牙表面覆盖异常的颜色。如烟、茶、饮料、食物及药物中的色素沉积附着在牙体表面,遮盖了牙齿的正常颜色。外源性着色一般不会对牙体硬组织结构产生影响。

消除着色牙的色素一般通过较简单方法即可解决,如超声波洁牙或手工洁治、化学方法清洗表面即可消除,但需经常进行处理才能保持牙齿干净洁白。处理变色牙的方法则相对较难,如用漂白剂脱色、复合树脂遮盖或戴烤瓷冠等。随着经济和文化生活的改善,人们的审美意识不断提高,要求治疗变色牙和着色牙的人越来越多。这一方面给我们提供了大量的临床机会,另一方面也给我们的技术水平提出了更高的要求。作为口腔专业医生应当不断提高牙齿美容技艺,完善治疗变色牙和着色牙的方法,让牙齿颜色异常患者恢复一口自然美观的牙齿,拥有自信的微笑。

第一节　四环素牙

四环素牙(tetracycline－stained teeth)是儿童在牙齿发育矿化阶段服用了大量四环素族药物引起牙齿永久性变色。早在 20 世纪 50 年代初期,国外已有关于四环素牙的报道。在我国直到 70 年代中期,四环素牙才引起人们的广泛重视。

四环素牙患者在我国十分普遍,其发患者群主要集中在一个特定的年龄阶段。即 20 世纪 60—70 年代末 10 余年间出生的人,曾较普遍服用过四环素族药物,使现在 30～50 岁不到的年龄阶段呈高发人群。据国内许多文献报道,该年龄阶段四环素牙的发病率高达 30%～70%左右。城市出生的人群发病率远高于农村出生的人。根据发病率估算,我国仅这 10 余年间出生的人群中,四环素牙患者可高达数千万之多。

临床上四环素牙的颜色以黄色为主,也可呈现灰、褐、棕色等色调。各种颜色在同一病例中也可相互混杂共存,呈深浅不一表现。严重的四环素牙还可伴有釉质发育不全。目前对四环素牙还没有统一的临床分类,笔者提出以下分类:

Ⅰ度:牙冠颜色比正常牙明显偏黄色,或浅灰色。

Ⅱ度:牙冠颜色呈显著黄色,或出现灰、褐、棕色,可伴有轻度釉质发育不全。

Ⅲ度:牙冠颜色呈深度黄色,或深灰、深褐、深棕色,多数伴有较显著的釉质发育不全。

上述分类仅是临床上肉眼观察大致区分,带有一定的主观性和受临床经验等因素局限,尚缺乏科学客观的描述。近年,采用 CIE1976(L□a□b□)色度系统,运用计算机牙齿色度分析软件,制定了更加客观科学的牙体色彩的识别、测试、描述与判定方法,有助于指导四环素牙的准确分类。

四环素牙的颜色与服用四环素族药物的种类、剂量、服药年龄以及持续时间有关。四环素族药物中,服用四环素后牙齿变色最深,服用去甲金霉素(地美环素)和土霉素牙齿染色则较浅些。服药时间持续越长,给药次数越多,剂量越大,则牙齿变色越深。短期服用大剂量四环素与长期服用剂量相当的牙比较,前者四环素牙罹患更为严重。由于四环素牙主要是牙本质着色,服药年龄愈早,色素沉积愈靠近釉牙本质界处的牙本质层,颜色则容易透过釉质显露出来,故服药年龄愈早牙齿显色愈深。由于颈部釉质较薄,故多数四环素牙病例牙颈部显色较牙冠其他部位深。

四环素牙发生的年龄阶段主要在 6 岁之前,尤其在 1～3 岁左右幼儿时期。这时恒牙牙冠正处于钙化阶段,摄入四环素药物后牙齿很容易受累。孕妇服用四环素后,药物可部分通过血胎屏障使胎儿牙齿染色,出现四环素牙,临床上乳牙四环素牙发病率远较恒牙低且着色亦浅。

随着年龄增加,四环素牙的颜色会逐渐加深。这是由于四环素族药物的分子结构具有光感性,萌出后的牙经日光和紫外光照射而色素基团变深。因此许多四环素牙患者成年后牙齿颜色较儿童时期深了许多。越容易暴露口腔外接受光照的牙变色程度越严重,四环素牙患者前牙颜色较后牙深,唇面颜色较舌面深的缘故。

一、发病机制

四环素类药物具有和多价阳离子亲和的性能,对牙体组织和骨组织亦具有极好的亲和力。在牙发育矿化过程中,摄入的四环素族药物容易沉积到牙体硬组织,以一种络合物形式与钙结合后形成四环素－钙复合物。由于四环素药物具有带黄色荧光特性,这种色素复合物的沉积使牙齿呈现出四环素色改变。四环素－钙复合物主要沉积于牙本质中,牙本质中的色素分布量是釉质中的 4～9 倍。牙本质中色素呈带状分布,似帽状层层排列,而釉质中仅为游散性非带状色素。也有观点认为,牙本质中色素分布量大是因为牙本质中羟磷灰石晶体小,总表面积比釉质羟磷灰石大,使牙本质吸收四环素色素多于釉质。

四环素类药物对牙齿的影响主要是改变颜色,严重时也会伴有釉质发育不全。四环素类药物产生的四环素正磷酸复合物抑制了牙齿矿化过程中的核化和晶体生长两个相。严重釉质发育不全会使牙本质暴露,着色显得更深。较轻的釉质发育不全降低了釉质透明度,对牙本质变色还有部分遮挡作用,使四环素牙颜色显得浅些。

二、治疗方法

四环素牙是可以预防的。我国药典已明文规定,孕妇、哺乳期妇女及 8 岁以前的儿童禁止服用四环素族药物。这一规定颁布后 30 多年来,我国出生的人口中四环素牙发病情况已得到根本性控制。临床观察表明,目前在 30 岁以下的年龄阶段,四环素牙患者已很少见。对已经出现四环素牙的患者,我们则应根据病变情况采用相应处理措施,满足对美观的要求。

四环素牙的治疗方法有漂白脱色法和遮盖法。脱色法适用于变色不太深的Ⅰ、Ⅱ度四素牙。遮盖法采用复合树脂或烤瓷冠,前者适合于轻、中度四环素牙,后者更适用于严重程度着色或伴有釉质发育不全的四环素牙。

（一）复合树脂遮盖法

复合树脂主要包括光固化树脂和化学固化树脂两类。由于光固化树脂使用方便、性能优越，在临床上得到广泛应用，化学固化树脂已基本被临床淘汰，下面提及的复合树脂均指光固化（或光敏）树脂。

光敏树脂是经 430nm 波长蓝色可见光催化聚合的高分子材料。自 20 世纪 70 年代问世以来，经过不断研究改进，其性能得以逐步完善。光敏树脂在物理光学性能方面与天然牙十分匹配，使修复后的牙齿达到近乎自然、完美的效果。同时，光敏树脂较好地解决了与牙体硬组织的粘接强度和耐磨性能，已成为现代牙体美容修复的理想材料之一。用复合树脂酸蚀粘接技术进行四环素牙美容修复，方法简单，磨除牙体组织少，治疗效果较好，深受患者欢迎，在临床上早已被广泛采用。下面介绍该方法操作步骤与要领。

1. 术前准备　术前应常规用超声波洁牙，消除牙面色素、结石和软垢。龈炎患者应在术前一周作治疗，待牙龈炎症消退后才能作树脂贴面。如果以前作过树脂覆盖需重新美容修复者，应彻底去除残留树脂。牙龈增生患牙应用电刀切龈，待牙龈外形恢复正常后再作牙体美容。牙髓或根尖周病患牙应先完成根管治疗再行树脂贴面修复。最好在橡皮障完全隔离下完成操作。

2. 牙体预备　作光敏树脂覆盖的牙应对唇面釉质进行必要的打磨。打磨的厚度一般为 0.2～0.4mm 左右，也可为 0.6～0.8mm，作者认为这样会损伤更多健康牙体硬组织，不宜提倡。也有人主张不打磨釉质，直接对牙齿表面进行酸蚀粘接。临床经验表明，完全不打磨釉质不利于树脂与牙齿的粘接，脱落率明显增加，修复后的牙冠显得过于膨突。打磨时最好采用粗砂粒金钢砂针，以获得更大的粘接力。打磨牙面时下列情况应作适当调整。

牙冠唇向错位明显者可增加打磨厚度，而舌向错位的牙应尽量少磨釉质。颜色过深的四环素牙亦可适当多磨一些釉质，以便增加树脂覆盖厚度，提高遮色效果，磨除厚度不应超过釉质的 2/3，否则暴露牙本质后不仅降低粘接强度，还会对牙髓造成刺激，出现术后敏感或牙髓炎症。

正常邻接关系的牙打磨釉质范围不应超过牙冠邻面接触点，有明显牙间隙者应打磨整个邻面以利关闭间隙，但邻面磨除厚度应尽量薄。

牙体过宽的牙应多磨除一些近远中轴角区釉质，以减少树脂覆盖后牙冠的宽度。

牙体预备还应包括对龋坏、釉质发育不全等引起牙本质暴露较深的牙进行垫底或间接盖髓处理。垫底材料主张选用玻璃离子粘固剂或复合体。如果用 $Ca(OH)_2$ 作间盖处理，必须再用上述垫底材料或专用遮色树脂遮盖，否则在 $Ca(OH)_2$ 表面直接覆盖树脂后会透出白色雾状斑块。

打磨后应彻底清洗牙面，用浸有肾上腺素棉捻放入龈沟排龈，以减少龈沟液分泌，保持术中牙颈部洁净清晰。

3. 酸蚀牙面　隔湿干燥牙面后，用小棉球或专用小毛刷蘸釉质酸蚀剂（30%～50%磷酸）涂布于打磨后的釉质表面，活髓牙酸蚀 30s 左右，死髓牙可适当延长。

酸蚀剂应均匀涂布在打磨过的釉质面，不能涂布在暴露的牙本质区。如果牙面有牙本质暴露区，可用专用牙本质处理剂处理。

用流水冲洗牙面 15～20s，最好使用吸唾器排除冲洗液，避免唾液污染酸蚀后的牙面。用压缩空气适度吹干牙面。干燥后的釉质表面呈无光泽的白垩状改变。如果白垩色不明显，表明酸蚀不够或酸蚀液涂布不匀,可补充酸蚀该区域。

酸蚀后的牙面应进行彻底隔湿保护,防止油剂类药物、含油气体、唾液、手指污迹接触牙面,将唇颊黏膜与牙面隔开。

漂白剂可降低复合树脂与釉质的粘接强度,对重度四环素牙漂白后的贴面治疗,应考虑间隔一段时间后进行,并适当延长酸蚀时间。

4.涂布粘接剂　用小毛刷或小棉球蘸粘接剂均匀涂布于酸蚀干燥后的釉质面上。牙本质暴露区可涂牙本质粘接剂或牙本质处理液。

涂粘接时应注意均匀周到,酸蚀过的牙面均应涂布,不能遗漏。粘接剂应呈薄层,切忌过厚,可用气枪轻轻吹拂牙面 20s,一方面促使有机溶剂挥发,另一方面促使粘接剂流动,以利于渗入酸蚀后的微孔隙。

光照或不光照对树脂与牙面的粘接强度无明显影响。但如果使用遮色剂或使用遮色作用较强的树脂之前最好先光照 20s,以保证粘接剂充分固化。

5.选色　颜色选择是进行四环素牙美容至关重要一步。这一步应由医师与患者共同完成。医生应耐心向患者解释所用方法的优缺点、材料的性能、颜色的搭配以及美容后的效果。有经验的临床医生一般都会与患者一起探讨颜色的选择方案,达成共识。这一步也可在术前准备工作中进行,以事先取得患者认可和配合。

目前临床上使用的复合树脂品种多,颜色挑选余地大,而且不断有新的产品问世,为了获得更理想的美容效果,我们应当选择材料性能优越的产品。四环素牙颜色选择一般不使用比色板,这是因为厂家提供的比色板上树脂牙厚度(5mm 左右)远比覆盖在牙面的树脂厚度(1mm 左右)要厚,两种厚度所表达的色彩信息是不会相同的。比色板上树脂牙底部并没有四环素牙那样深的颜色作衬托。同样树脂厚度,底色越深遮盖效果越差。故按比色板选出的材料覆盖在四环素牙上远达不到比色板上树脂牙的色泽和美感。

随着现代牙体美容修复技术的发展,四环素牙或其他着色牙树脂贴面多采用分层修复技术,即同一牙由内到外可选用先牙本质色树脂再釉质树脂,必要时可在底部用遮色树脂。

在四环素牙美容选色时应考虑以下几种因素:

(1)患者牙齿颜色的深浅

Ⅰ度四环素牙,可选用 2 层材料分层修复:即分别用 A_2 或 A_3 颜色牙本质树脂与 A_1 或 A_2 釉质树脂覆盖,对修复后牙齿颜色要求更白的患者可选用 B_1 做釉质层树脂。

Ⅱ度四环素牙,可采用三层树脂修复覆盖:底层选用遮色能力较强且接近自然牙本质色的遮色树脂或遮色剂,牙本质层选 A_2 或 A_3 树脂;外层釉质树脂应用较浅的颜色如 A_2、A_1 或 B_1。

Ⅲ度四环素牙处理同样可采用遮色树脂(或遮色剂)加牙本质、釉质树脂三层修复进行覆盖,但应加强遮色树脂的效果。

(2)不同牙位以及同一牙冠不同部位颜色选择:牙冠的切端、中部和颈部颜色有明显差别。一般说牙冠颈部彩度大,色相偏红黄。中部明度大、彩度小,颜色偏白或灰白。切端具有半透感。邻接面较中部树脂应稍微增加彩度,减少明度。选色时应充分考虑这些因素。如果仅仅用一种颜色树脂完成牙面修复,则显得呆板,缺乏活力和美感。

不同牙位颜色选择也应考虑颜色变化规律。中切牙和侧切牙应用明度大、彩度小的树脂,尖牙、前磨牙的彩度相应增加、明度随之降低。这样从中切牙到尖牙颜色出现渐暗变化,符合天然牙色泽变化规律。

(3)选色还应考虑覆盖牙齿的数量以及患者的肤色：一般说四环素牙美容修复牙数应上下颌各 6 颗或 8 颗为宜，如果患者要求前牙覆盖的数量少于 6 颗，则树脂颜色不宜过浅，以免造成与未覆盖牙齿颜色反差过大产生极不协调感觉。如果患者肤色较白，可选用较浅的颜色，反之树脂颜色应适当调深一些。原则上牙齿颜色的明度不应超过患者眼珠的亮度。

(4)光敏树脂修复后受日光和紫外光影响：随着日光和紫外光照射树脂颜色可能会逐渐变暗，有时光照后树脂即刻也会损失明度。因此主张对四环素牙选色宁可选明度大、彩度小的颜色，以保持较长时间内树脂贴面的美白效果。

四环素牙选用光敏树脂美容修复由于非单一颜色能够完成，临床上应同时备有多种颜色的树脂材料供选择。如果选色一时难定，可先用待选树脂试作一个牙的贴面，光照固化后再作出判断。

6.堆放树脂　将树脂堆放牙面并进行塑形是四环素牙美容修复中的关键一步。操作者应对每个牙位的唇面外形相当熟悉，并具备扎实的牙体美容修复技能。这就要求牙医有一定的美学基础知识和艺术修养，把牙面塑形视为艺术加工，才能使牙齿修复后达到自然、逼真、美观的效果。

按照事先选好的颜色进行分层堆放。选用专用遮色树脂打底，用专用雕刀（最好是光洁而薄）推压树脂铺平在牙面上。这一层树脂应薄而均匀，应根据着色牙深浅决定树脂厚度，Ⅱ度四环素牙厚度 0.2mm 即可，Ⅲ度四环素牙遮色相应厚些，才能到达较好覆盖效果。若使用遮色剂应均匀涂布牙面，切忌涂成花斑状。但一般来讲，牙齿颜色越深遮盖效果越不理想，即便加厚遮色材料。

底层的遮色树脂或中层牙本质树脂放置范围应注意切端不应超过切缘，颈部应不接触牙龈，邻面盖至外展隙。光照固化后进行表层树脂塑形。这一层树脂厚度 0.4mm 左右。注意表层树脂在牙体与颈缘交界处两种颜色树脂接触应呈斜面交错，以保证颜色自然过渡。光照之前应对表面一些解剖特征如发育沟、生长线等外形基本塑形（这一解剖特征也可在牙本质树脂塑形时就有所体现）。发育沟在上颌前牙塑形中具有画龙点睛作用，应注意其位置、深浅、长度、角度和宽度，做好了则修复体显得生动有活力，否则给人生硬呆板感觉。塑形时还应考虑性别差异，如女性的牙应尽量做得小巧，线条圆润，男性的牙可做得适当宽大丰隆。

7.打磨抛光　用细砂粒金钢砂针磨除颈缘、切缘和邻面多余树脂，仔细修磨外形，调整咬合，消除早接触点，适当减轻切端树脂砑力。颈部应以不能探及悬突或台阶为宜。树脂贴面颈部悬突过大，术后牙龈发炎出血情况十分普遍。打磨修形还可对牙冠外形作进一步调改，前期未作出的形状如发育沟亦可通过打磨成形。对塑形效果满意的牙冠表面仅作轻微打磨，以便去除树脂表层发粘的氧阻聚层。

打磨外形后还应进行仔细抛光，临床上不少牙医忽略这一步。抛光工具最好备有白细砂石，含铝的软塑料碟片及条，以及橡皮杯和抛光膏等。抛光应严格按程序进行，从粗到细逐一抛光。抛光时应喷水，防止干磨。手机转速不宜过快，应调至 1000r/min 以下。操作过程中应注意避免伤及牙龈，发育沟应顺着沟磨，不应忽略颈缘和邻间隙抛光。按程序抛光后的牙冠表面会产生一种光洁、滑润的感觉，犹如一件精美的工艺品。未抛光或抛光不精细的牙面则显得粗糙无光泽。

8.疗效评价　光敏树脂作为四环素牙的主要美容材料之一，深受牙医和患者欢迎，临床应用极为广泛。此法磨除牙体组织少,花时间不多,美容效果肯定,尤其对Ⅰ、Ⅱ度四环素牙较为理想。但光敏树脂覆盖也有自身不足,如脱落问题,随时间延长颜色逐渐变暗,对重度四环素牙遮色效果欠佳,选择病例时应掌握好适应证。

(二)漂白脱色法

使用漂白剂作用于变色牙后,其颜色可部分或全部脱色,称之为牙齿漂白脱色法(bleaching)。四环素牙漂白治疗可由医生操作实施(称之为诊室内漂白),也可由患者带回家自行完成(称之为家庭内漂白)。漂白剂可通过釉质表面起作用(活髓牙漂白术),也可通过髓腔作用于牙本质产生脱色效果(死髓牙漂白术)。目前常用的漂白剂有强氧化剂如30%过氧化氢,也有刺激性较弱浓度为10%~15%的过氧脲素。采用不同方法和药物其脱色效果有明显差异。

在牙发育阶段,人体摄入四环素族药物后经血流分布到牙体组织中,与钙离子结合形成色素基团,永久性沉积在牙体硬组织中。牙本质中沉积的色素基团远多于釉质,故四环素牙的颜色主要是牙本质中的色素显现出来的。因此,漂白剂必须穿过釉质渗透到牙本质中才能产生脱色效果。目前临床上使用的过氧化氢或过氧化脲等漂白剂分解后产生多种超氧化物,他们作为强氧化剂可通过链式或链式支链反应增大氧化剂的作用。这些氧化剂可渗入牙体硬组织,与色素基团发生结合反应,从而达到漂白牙齿改变颜色的作用。漂白剂能渗入牙本质的直接证据是,漂白治疗期间患牙有明显敏感症状,甚至轻微牙髓炎症反应,停止使用后症状不久会消失。但也有研究认为,漂白剂无法通过结构致密的釉质进入牙本质起作用,使釉质脱矿后结构变化而改变了釉质的折光率,釉质表面呈白垩色改变,部分遮挡牙本质色素。

目前临床上采用的漂白剂有过氧化氢、过氧化脲、磷酸、盐酸等。

1.过氧化氢与过氧化脲　过氧化氢(hydroxgen peroxide)漂白的具体机制目前仍未明确,普遍比较赞成的观点是过氧化氢是一种活泼的氧化剂,在氧化还原时容易发生分解,可通过链式或链式支链反应增大氧化剂的作用,释放出新生态氧并形成超氧化物自由基HO^{2-},这些新生态游离氧和自由基渗透进入釉质及牙本质层,在牙本质小管内与有色基团结合发生化学反应,将其分解为小分子,可直接渗入牙体组织产生漂白作用。过氧化脲(carbamide peroxide)则必须通过分解后生成过氧化氢才能起作用。由于以过氧化脲为主要成分的漂白剂脱色显效较过氧化氢慢,故须要持续较长时间与牙面接触才能达到脱色效果。如果在过氧化脲中加入羧基多亚甲基聚合物还可延迟过氧化氢释放。这种缓释剂有助于更多漂白剂渗透入牙本质层,获得最大脱色效果。过氧化氢对釉质有脱矿作用。漂白后釉质表面都呈不同程度的白垩色改变,不透明、无光泽。过氧化脲在水溶液中分解产生的尿素可中和口腔细菌产酸,具有一定的防龋作用。

常用的漂白剂浓度:10%~30%过氧化氢,10%~15%过氧化脲,高浓度漂白剂对牙龈牙髓有强烈刺激作用,只能由医生使用,应特别注意保护软组织。低浓度药物刺激性小,较为安全,可作为家庭内漂白剂。

2.磷酸和盐酸　临床上还可使用18%~36%盐酸和30%~50%磷酸作为四环素牙漂白剂,使用次数需在10次或20次以上才能产生漂白作用。

酸类漂白剂作用原理主要是使釉质表层脱钙溶解,产生白垩状改变遮挡了深部牙本质色素,并非改变了牙本质中的色素基团。

酸类漂白剂对牙髓、牙龈有明显刺激作用,使用时应注意操作安全。

3.漂白方法　包括诊室内漂白和家庭内漂白两种方法。

(1)诊室内漂白法(in-office bleaching therapy):诊室内漂白一般采用30%过氧化氢作为漂白剂,由专业医生实施操作。其基本操作方法是:严密隔湿,凡士林涂擦牙龈,乙醇清洁牙面,吹干后用棉球蘸30%H_2O_2,反复涂布牙面。然后不断更换新鲜药液棉球,每次持续约20~20min,每次处理后能产生明显的脱色效果。每周进行1~2次同样操作,直到牙齿达到漂白效果为止。

使用过氧化氢漂白过程中,可配合使用其他药物或方法,能取得更佳效果。如灯光照射或红外线加热:先在牙面涂布30%H_2O_2,再用灯光照射加热(50℃以下)或红外线照射,这些方法处理后可增加过氧化氢对硬组织的渗透能力。

半导体激光照射:采用专门的半导体激光仪通过830nm独特波长照射能促进过氧化氢的分解和增强渗透作用,可选择性用于牙体硬组织的色素颗粒,将其氧化分解。此法可显改善漂白效果,提高临床效率,并能显著降低疗程。一次就可以达到美白效果,业界有人称为光子美白,其实质仅是漂白脱色方法的一种改良。

加入有机溶剂或术前酸蚀牙面:为了提高漂白效果,有人主张用适量乙醚,加入到过氧化氢中,或漂白前先用磷酸酸蚀釉质,提高疗效。

从髓室内给药:有的牙医主张把需漂白的四环素牙全部摘除牙髓行根管治疗,在髓室内放置过氧化氢棉球,能比从釉质表面进行处理获得更好的漂白效果。但我们认为此法有顾此失彼之嫌,不宜提倡。

(2)家庭内漂白法(in-home bleaching therapy):家庭内漂白法是患者将漂白药物带回家并通过特定的装置自行实施漂白操作。实施这一过程须具备2个条件:一是安全性较好且操作方便呈凝胶状的漂白剂,二是根据患者牙弓特制的托盘。患者睡觉前将放有漂白凝胶的托盘戴入口中,早晨起床后取出托盘。这一方法主要是在夜间完成,又称为夜间漂白法(nightguard vital bleaching)。

家庭内漂白剂一般采用10%~15%过氢脲素作为主要成分,并配成凝胶制剂。患者初诊时先取模,用真空机压制出无色透明的纤维托盘。托盘应保证与牙颈缘贴合紧密。患者使用时将适量凝胶漂白剂放入托盘中,戴入牙弓上,去除多余凝胶,早上起床后摘下托盘洗净。每日一次,连续2周为一疗程。家庭内漂白方法给四环素牙患者提供了极大方便,减少了复诊时间。由于漂白剂与牙面保持长时间接触,使药物能有充分时间发挥作用,提高了脱色效果。

4.使用注意问题　牙齿漂白技术的不良反应主要有牙龈、牙髓反应、温度刺激、牙齿硬组织吸收、粘接强度的影响、口唇的光热过敏肿胀等。釉质发育不全、磨耗或外伤折裂的活髓牙行漂白术时应防止漂白剂直接接触暴露的牙本质面,以减少或避免对牙髓的刺激。漂白过程中或完成后,患者可能会出现感觉不适,如对冷酸敏感,这些症状一般是暂时的、可逆的,停止漂白后会逐渐恢复。也可使用含氟制剂作脱敏处理以减轻症状。如症状加重,应停止使用漂白剂或调整治疗计划。治疗后24h内,牙齿容易着色,应避免饮用茶、咖啡、深色食物,尽量避免吸烟。由于牙齿漂白术后的一定时期内,牙齿内部会有残留一部分氧分子,影响树脂的固化,漂白术后两周内不宜进行树脂粘接修复。

30%H_2O_2是一种强氧化剂和腐蚀剂,接触黏膜、皮肤会产生严重灼伤。因此,操作过程中应特别注意对龈、舌、颊及口唇黏膜和皮肤的保护,尤其是注意避免接触患者眼睛。家庭内漂白应注意防止凝胶从托盘中泄漏或误吞入食管。

5.疗效评价　目前对于疗效的评价尚缺乏统一客观的标准。由于涉及光学、视觉生理、视觉心理等诸多因素,颜色的判断容易受到主观及比色参照物颜色有限的影响,缺乏准确性。常用的方法包括传统的视觉比色、混合等色、三刺激值直读及分光测色法等。其中视觉比色法要求检查者对颜色有较高的敏感性,需长期、系统训练才可最大程度地避免主观臆测对结果的影响;分光测色法可以定量地测定两种颜色的差异,但携带不便且仍存在颜色不足涵盖牙体颜色的问题。

科学客观地描述三大色彩指标:色相(颜色的性质)、纯度(彩度/饱和度)、明度(亮度),从而对牙齿美白的效果作出科学和具有说服力的评估。近年许多研究都采用CHE1976(L*a*b*)色度系统,运用计算机牙齿色度分析软件研究其牙齿美白效果,制定了更加客观标准的牙体色彩的识别、测试、描述与判定方法。Lab色彩空间是由国际照明委员会(CIE)于1976年制定的,用L*、a*、b*三个互相垂直的坐标轴来表示一个色彩空间,L*轴表示明度,黑色的L*值接近于0,位于底端,白色的L*值接近100,位于顶端。a*、b*表示色相和彩度。+a*显示红的趋势,-a*显示绿的趋势,+b*显示黄的趋势,-b*显示蓝的趋势。a*,b*的绝对值增高,表示色度的增加。a*轴是红-绿色轴,b*轴是黄-蓝色轴。由于Lab色彩空间包括了肉眼可识别的整个颜色范围,因此用L*、a*、b*三个数值可以描述自然界中的任何色彩。运用数码照相计算机色度分析系统来评价分析牙齿美白效果,吸收了传统的视觉比色法和分光测色法的优点,数值的测定具有可重复性,条件更加客观标准,科学可靠,避免主观因素干扰。

四环素牙的漂白效果与牙齿染色程度、使用漂白剂种类和方法以及漂白时间等因素有关。一般说,颜色越深的四环素牙疗效越差,Ⅰ、Ⅱ度四环素牙脱色效果较为满意。颜色偏黄的比偏灰偏褐色或棕色的四环素牙漂白效果好。

漂白剂的浓度、作用时间、接触次数与漂白效果呈正相关。

牙冠切端漂白效果较龈端好。牙齿钙化程度高、患者年龄增大,漂白效果降低。

漂白后的牙齿颜色虽变白,光泽度却降低,有"光玻璃"变"毛玻璃"之感。漂白后的牙齿可出现回色。回色一般在术后短则数天多则数月后出现,回色程度因人因牙而异。颜色越深的四环素牙回色越快越明显,前牙回色比后牙快,唇面比舌面快。漂白脱色后牙齿颜色的稳定性直接影响到漂白术的应用与发展前景,有待于加以研究解决。

(三)烤瓷全冠或贴面修复

对于颜色很深并伴有釉质缺损的重度四环素牙,复合树脂或漂白脱色往往很难达到满意效果,最好选择烤瓷全冠或贴面修复,方能满足对美观的要求。

(于新波)

第二节　死髓变色牙

牙髓坏死后牙齿颜色会逐渐失去原有的光泽,变得灰黯,严重者变成褐色或深褐色,与邻牙比较显得极不协调。这种死髓变色牙在成年人中间较为普遍。死髓变色牙可发生在任何牙,但以前牙尤其上中切牙多见。

一、牙髓坏死导致牙冠变色的原因

(一)外伤

牙齿受到碰撞、打击或其他外力因素后，牙髓血流循环容易出现障碍，活力降低出现退行性变或渐近性坏死。当外伤较轻时，牙髓出现坏死和牙齿变色的过程十分缓慢，常常经过数年或更长时间才表现出来，并且时间越久，颜色变得越深。

牙齿外伤后髓腔内血管出血，血红蛋白等物质进入牙本质小管，分解释放出铁离子，与硫化氢结合生成硫化铁，引起牙冠颜色改变。

(二)龋损

牙齿龋损穿髓后，牙髓组织受到细菌感染而发炎、坏死。坏死牙髓组织中含有多种蛋白降解产物，使牙齿逐渐失去光泽，颜色变暗。

(三)充填材料

牙髓治疗过程中使用的化学药物或材料选择不当也可引起牙冠变色。如塑化液中的色素容易渗透进牙本质小管，牙体修复过程中使用的银汞合金及金属桩、钉腐蚀后释放出氧化物、硫化物及氯化物等，这些色素透过牙体或修复体显示出来，对美观产生一定影响。

二、死髓牙变色的防治

(一)及早去髓充填根管预防变色

牙髓因外伤或龋坏引起感染或坏死后，应及早去尽炎性物质及坏死牙髓组织，特别是软化牙本质，进行彻底根管治疗，避免使用性能不稳定或带色素的充填材料。这样虽不能完全防止牙冠变色，但至少可以减轻变色的程度。

(二)髓室内漂白

坏死牙髓变色的漂白必须在根管治疗完成后进行，将漂白剂放入髓室内直接作用于牙本质，效果优于髓室外漂白法，其操作方法如下：

1.严密充填根管，将牙胶尖从根管口下 2mm 处挖去，用磷酸锌水门汀或复合体垫底，去尽髓室内残存的感染物质及垫底材料。

2.用浸饱和的 $30\%H_2O_2$ 棉球置于髓室内，10～20min 更换新鲜药液棉球，重复 2～3 次后牙冠颜色会明显变浅。也可将 $30\%H_2O_2$ 棉球放入髓室内用丁氧膏严密封洞，2～3d 后换药。经过几次处理后，牙冠颜色可基本恢复正常。

3.漂白治疗完成后，应用牙色材料如光敏复合树脂或复合体充填髓室及窝洞。切勿使用金属类充填材料或深色复合树脂充填。

髓室内漂白可产生某些副作用，如牙颈部出现外吸收。临床观察表明，部分病例可在短则数月、多则数年出现程度不同的外吸收。据研究认为，导致外吸收的机制可能是，漂白剂沿牙本质小管渗透出牙颈部，使周围组织酸度增加，导致牙本质轻度脱钙和溶解，并出现周围组织感染，增加破骨细胞作用，继而引起牙颈部硬组织吸收。防止牙颈部外吸收的方法，主要在于掌握根管口垫底的位置、密合度和材料种类。建议选用耐酸材料从根管口垫底，厚度 2mm 左右，与髓室底平齐即可，一定要压紧填密合，防止漂白剂向颈部渗漏。

(三)光敏树脂遮盖或戴烤瓷冠

光敏树脂贴面(photosensitive resin overlay)是解决无髓变色牙的常用美容方法之一。

无髓变色牙多为单个牙或少部分牙,邻牙颜色大都正常,故光敏树脂覆盖前主张磨除较多釉质,保证材料有足够厚度,以获得更佳的遮色效果。由于光敏树脂遮色能力有限,变色过深的牙冠用此法很难收到满意效果,烤瓷全冠则是首选方法。

(于新波)

第三节　牙齿外源性着色

外源性色素沉积或附着在牙齿表面,难以用水清洗干净者,称之为着色牙。着色牙中的色素主要来自日常生活中的食物、饮料、药物以及烟、茶等嗜好。着色牙可出现在不同年龄阶段,成年人最为普遍,尤以吸烟、饮茶、咖啡者为甚。着色牙是口腔卫生不良的一种表现。不仅影响美观,还会成为一些口腔炎症的诱因。外源性着色牙的机制目前仍不清楚,据分析可能是有色物质中的阳离子沉积于牙面及获得性膜表面与含阴离子的食物色素发生反应从而使整个牙面着色;着色还与不同个体所形成的获得性膜的物理化学性质、唾液流率和唾液蛋白中有机物浓度等相关。

一、临床表现

外源性色素可单独附着于牙面各个部位,也可与菌斑、牙结石混杂并存。轻者呈散在点状颜色分布于牙齿表面上,重者则大面积或全部覆盖牙冠。着色牙的颜色因色素来源不同可呈棕色、褐色、绿色等。成年人中的着色牙发生比例很高,与吸烟饮茶有密切关系。

茶叶的着色能力很强。据认为是茶叶中的鞣酸与铜、铁、镁等结合,形成棕色沉积物牢牢附着于牙面上。

烟叶中的焦油非常易于附着在牙面上,抽烟人群中大多数牙齿都有浓厚的褐色烟斑。观察表明,抽烟人群中无论着色牙的数量还是程度都远高于非吸烟者。

有的地区一些人有咀嚼槟榔的习惯,牙齿表面着色非常严重。

口服或外用药物中的色素也很容易沉积在牙面上,如经常使用氯己定、氯化锶可使牙面呈棕色着色,某些中成药也有一定着色性,药物性着色牙在停药后可逐渐消失。

儿童牙齿也会出现一定着色现象,一般呈黄绿色或棕褐色薄膜。这些颜色一方面是牙菌斑生物膜中产黑色菌作用所致;另一方面来自带有色素的食物或饮料。值得一提的是,市面上一些饮料极易导致着色,不仅牙齿甚至口腔黏膜表面也会染上色素。

二、防治方法

防止着色牙的形成主要靠自我口腔保健措施。刷牙和牙线是防止牙面色素形成最有效的方法。应掌握正确刷牙方法,选用有效的牙膏和适宜的牙刷。坚持每天至少早晚各刷一次,每次不少于 3min,耐心认真刷净牙齿各个部位,配合使用牙线更能保证牙间隙得到彻底清洁。每日口腔卫生措施坚持较好的人,牙面不易形成色素,反之刷牙不认真或不刷牙的人则牙面色素广泛而浓厚。

通过改变饮食习惯或嗜好是预防牙齿外源性色素沉着的有效方法。如彻底戒烟,少饮浓茶和咖啡,不使用使牙染色的药物、食物和饮料等。

当色素日积月累较多时,或与菌斑、牙石一起堆积在牙面上,单靠刷牙和牙线是无法清洁掉的,必须采用超声洁牙或手工洁牙才能彻底清除。超声洁牙应定期进行每年 2 次为宜,色素、牙石形成较快者应每季度一次。值得强调的是,无论超声洁牙或手工洁治,应力求干净、彻底,否则粗糙牙面会使色素、牙石形成更快。因此,主张洁牙后应对牙面进行认真、仔细打磨抛光,保持牙面光滑洁净。

定期洁牙已成为发达国家常规口腔保健措施之一,在我国也逐渐被人们接受,但普及率尚待提高。应当指出,定期洁牙固然需要,每天或经常性采取有效措施防止牙着色和牙结石形成,比定期到牙科门诊超声清洗牙齿更为重要。养成良好的口腔卫生习惯,使自己随时都能保持一口洁白美观健康的牙齿。

(于新波)

第十章　氟牙症

氟牙症(dental fluorosis)，又称氟斑牙(fluorosed teeth)或斑釉症(mottled enamel)，是在牙发育矿化时期，机体摄入过量的氟所引起的一种特殊的釉质发育不全，是地方性慢性氟中毒最早出现的一种特异性体征。

氟牙症是全身性氟中毒的特异性早期表现，是地氟病流行的重要标志和多源性氟中毒病的重要指征。氟牙症不但反映人群总摄氟量的情况，而且也反映个体氟摄入量的特征；氟牙症是反映一个地区人群摄氟量水平及判定地氟病程度的重要指标，既是划分地氟病标准的敏感指标，又是划分氟骨症严重程度的指标之一，氟牙症还是监测地氟病预防措施落实情况的重要指标。

氟牙症是在牙发育、矿化过程中，机体持续摄取过多的氟造成釉质矿化和发育异常。形成于牙齿萌出前，表现于牙齿萌出后，临床特征是釉质表面从出现细小的不透明条纹、进而成为牙面的不透明区形成白垩色粉笔状区，严重者出现釉质缺损；白垩色侵犯可在部分或整个牙齿表面，在白垩色区域可有黄色、褐色、棕色甚至黑褐色的着色表现，釉质缺损则表现为分散或融合成片状的缺损，甚至牙齿变形。

第一节　氟牙症的流行病学

一、研究历史

氟牙症与生活环境有着密切关系，在我国，公元前 232—262 年，晋代嵇康著的《养生论》中记载"齿居晋而黄"，当时虽然还不知道是因为过量氟而引起的，但在实践中观察到了特定居住地区的人牙是黄色的事实，并以简略的五字加以描述，使人一目了然。1963 年研究证明山西太原等地区有氟牙症流行，是地方性氟中毒为害的地区。

Kuhns(1888)以变色牙为名最早报告氟牙症。Eager(1901)报告从意大利那不勒斯移民到美国的人中，牙有黑褐色的颜色变化，以及有釉质缺损表现，认为此现象发生于一定地区。Mckay 在科罗拉州行医中发现许多患者有褐色的牙而称为"Colorado brown stain"。在与Black 的共同研究中，1961 年 Blade 和 Mckay 两人在论及牙的这种损害时，首先采用"斑釉(mottled enamel)"一词，已意识到斑釉牙的发生与饮水中含有的某种物质有关。于是进行了无机化合物的毒性研究，发现从食物得到大量氟的动物，牙所发生的变化，非常近似于斑釉牙。Smith 等(1931)证明了氟牙症是机体摄入过量的氟所造成的。同年，Churchill 首先肯定饮水中过高的氟是引起氟牙症的主要原因。不少学者探索氟牙症原因而进行流行病学调查时，发现氟牙症患者的龋病较少。此后，研究饮水氟和龋病关系的人越来越多。由此，从发现一种牙病(氟牙症)的病因到发现另一种牙病(龋病)的预防。

二、氟牙症与龋病的关系

大量的实地调查研究发现有氟牙症流行的地区，人群龋病患病较少。很多国家的医学家的研究如何利用饮水中的氟来预防龋病。美国公共卫生研究院的 H. T. Dean(1933—1942)对美国 22 个城市的饮水含氟量及 2～14 岁男女儿童口腔健康情况进行了全面系统的检查，发现饮水含氟量低于 0.8mg/L 时，无氟牙症；饮水含氟量为 1～1.2mg/L 时，轻度氟牙症，发生率在 10% 以下；饮水氟超过 1.4～1.6mg/L 时，较多的牙表面出现淡黄色或褐色斑点；超过 2.5mg/L 时，则大多数人的釉质出现黑褐色斑点，甚至釉质缺损。饮水氟浓度与氟牙症的发病率呈正相关，而与龋病的发病率呈负相关。Dean 等认为：以 1mg/L 的饮水氟防龋时效果最佳，所引起轻型以下的氟牙症率小于 10%；而这类氟牙症既不影响美观，又不妨碍健康。Dean 的研究结论，促使美国在高龋病率的城市开展了自来水加氟防龋，成功地减少了龋病发病率，这是 Dean 对人类健康的贡献。氟的防龋作用，并不是通过形成氟牙症才获得的，当釉质内含有足够量的氟而又未出现氟牙症时已具有明显的抗龋力。重度氟牙症造成表层釉质缺损，患龋风险反而增加。

三、氟牙症的流行情况

作为氟中毒病最早出现的表征，氟牙症的流行病学特点是发生呈多发、群体性；有生活环境的共同性；能确认在饮用水中含有过量的氟；存在耐龋蚀性。

氟牙症的流行具有显著的地区性，其发病率与当地水、土壤、空气及食物中的含氟量过多密切相关。一般情况认为饮水氟含量以 0.8～1.0mg/L 为适宜浓度，超过此浓度就可能引起氟牙症的流行；如我国西北、华北、东北等一些地区，水氟浓度超过 3mg/L。我国的一些高氟煤矿区，如云、贵、川、重庆三峡等高寒地区，饮水氟浓度很低，由于燃高含氟煤取暖、烘烤粮食而造成气源性氟污染，土壤、空气、食物中的氟含量很高，居民从粮食、空气中摄入了过多的氟，也会产生氟牙症。氟牙症的流行及其严重程度也与气候有密切关系。如居住在热带地区的人，饮水多摄入的氟也多，氟牙症的患病率及患病程度也高。

氟牙症流行情况的国家性调查数据仅有 1986—1987 年美国国立牙科研究所(NIDR)的流行病学调查和 1999—2002 年美国疾病控制中心(CDC)的流行病学调查，调查结果见表 10—1。

表 10—1　NIDR 及 CDC 流行病学调查氟牙症发病率

Dean 指数	1987	2002
可疑	17%	11.8%
极轻		19%
轻度	4%	5.83%
中度	1%	0.59%
重度	0.3%	
总和	22.3%	37.2%

饮食也是机体氟化物的主要来源之一，其氟含量差异较大，有的食品如茶叶、海产品等含氟量高，而经过加工的食品含氟量往往高于原食品的数倍；而不同的煮食、饮食习惯，食物的氟含量也不相同，如加水多、煮食物时间长的食品，含氟量高；若加入茶叶、海产品煮成的汤、煲等含氟量高；有的食物添加剂如泡打粉、点豆腐用的卤水等都能提高食物的含氟量。长期食用这些高含氟量食物的地区，氟牙症流行的严重程度就较其他地区高。因此，只要某地区人群摄氟量过高，该地区氟牙症就有可能流行。

　　氟对牙的损害,主要是在牙发育矿化时期,若牙齿完成矿化,如恒切牙在 4 岁半,恒第二磨牙及其他牙在 7 岁后,则可避免氟的损害。氟牙症的发生一般在 7～8 岁前已基本形成,其表现是牙齿萌出后才被发现。全部牙发育和矿化在不同的年龄中发生,氟牙症和个体摄取的氟量有直接关系;当婴儿出生后 1～3 岁时,氟的摄入量最多,釉质对氟也最为敏感,氟牙症侵犯切缘和牙尖部位。釉质越厚受氟损害越严重,因中切牙切缘没有牙本质,全层均为釉质,中切牙受损最严重。由于各个牙发育的时间不尽相同,随着不同时期摄氟量的不同,牙齿受氟损害的程度也不尽相同。

　　乳牙的釉质薄、矿化时间短,乳牙本身呈乳白色,并有"胎盘屏障"、"乳腺屏障"的作用,乳牙受氟影响较小,乳牙氟牙症表现较轻,临床上以乳第二磨牙为多见,常与恒第一磨牙同时发现,其次是乳第一磨牙。在牙面位置上,乳牙的病变多在牙颈部,其白垩色较恒牙淡,故乳切牙诊断较为困难,常被忽略。

(于新波)

第二节　氟牙症的病因及分类

一、氟牙症的病因——化学及生物特征

　　氟对釉质的影响是累积性的,而非达到一定阈值才会出现损害。损害的严重程度取决于从各种途径摄入氟的总量和时间的长短。釉质矿化对游离氟离子非常敏感,游离氟可特异性地水解酸性前体,如磷酸八钙,形成氟磷灰石晶体沉淀。氟被整合入釉质晶体后,通过降低矿物质溶解度从而改变矿化中心周围液体的离子构成,进一步影响后续的矿化过程。

　　人和动物实验获得的数据提示,氟牙症的釉质矿化不足的主要原因是过量氟导致的基质蛋白降解和(或)降解过程副产物在釉质成熟过程中排出速度的异常。釉质基质蛋白的迁移受到任何干扰,都可能导致釉质成熟过程中的晶体生长减缓,使牙齿萌出时釉质呈现不同程度的多孔性。目前尚没有直接证据证明微摩尔浓度水平的氟能影响釉器官细胞的增殖和分化。目前认为在导致氟牙症的剂量下,氟并不影响釉质基质蛋白及蛋白酶的产生和分泌。

　　氟牙症最可能的机制是摄入的氟通过降低矿化环境中游离钙离子的浓度,间接影响蛋白酶的活动。钙离子介导的对蛋白酶活动的调节与以下原位观察的结果一致:①釉质基质蛋白的酶解仅缓慢发生于分泌期钙转运受限的情况。②在正常釉质发生过程的转换期和成熟早期,如果钙转运增加,釉质基质蛋白的降解速度似有增加。

　　氟发挥防龋作用的主要机制并非在牙发育过程中的釉质摄入,在保证防龋效果的前提下降低氟牙症风险是可行的。

二、氟牙症的分类

　　一般认为,0.05～0.07mg/kg 为适宜的氟摄入水平。超过这个水平,即有发生氟牙症的可能,有报道低氟摄入亦有可能发生氟牙症。根据氟的来源不同,地方性氟中毒可分为饮水型和燃煤污染型。根据氟化物来源的不同,可将氟牙症分为以下几种类型:

　　(一)饮水型

　　饮水是人体氟的主要来源,水中的氟很容易被人体吸收。人体氟的摄入量受到饮水氟浓

度和饮水量的调控。饮水摄入量与个体的年龄、生活习惯及当地的气温等因素有关,12岁以前的饮水量约占液体总摄入量的50%,成人饮水量每日约2500～3000mL。而热带地区人群饮水量更多于严寒地区。

Churchill(1931)首先肯定了饮水中含氟量过高是氟牙症的病因。动物实验证明饮水含氟量过高可引起氟牙症。含氟量若超过1mg/L即能引起氟牙症的流行。由于氟的多源性来源,在许多饮水氟浓度在1mg/L及其以下的国家和地区都出现了氟牙症的流行。

(二)食物污染型

人体每天摄入的氟约有35%来自于食物,食物是人体摄氟的第二主要来源,所有食品,包括植物或动物食品中都含有一定量的氟。植物食品如五谷种子类、蔬菜、水果、调味剂等,常因地区的不同其含氟量有较大差异。以茶叶为例,印度茶的含氟量比中国高,我国北方茶叶较南方茶叶的氟含量低。大米的氟含量也是南方大于北方。而动物性食品以骨、软骨、肌腱的含氟量较高,干品中约含氟45～880mg/L;其次是皮肤,约含氟10～100mg/L。代谢与分泌功能旺盛的腺体,氟含量最少,约为1mg/L。海鱼的含氟量高于淡水鱼,如大麻哈鱼为5～10mg/kg,罐头沙丁鱼则可高达20mg/kg以上。

食物型氟中毒已成为氟中毒的一种重要类型。统计表明,亚洲食物氟化物含量水平普遍比欧洲高。在动物性食物中,鱼的含氟量最高(5.8～249mg/kg),在习惯吃鱼的日本,氟的主要来源之一就是鱼。1956年开始对牛奶进行氟化,追踪调查表明在饮用氟化牛奶5年后,牙活检发现含氟量明显高于对照组,世界许多国家陆续对牛奶进行氟化防龋,有学者就担心地指出,长期饮用氟化牛奶最终会导致氟中毒,对此仍在继续观察中。食盐也能造成氟牙症流行;如我国重庆彭水县郁山镇某盐矿的岩盐含氟量达203.9mg/kg,当地人群氟牙症患病率为66.4%。当然,同一地区的不同种类的食品,不同地区的同类食品的氟含量都存在着一定的差异,故从食品中摄取的氟量是不一致的。

(三)空气污染型

空气中的氟不是人体氟的主要来源,但在某些特殊环境条件下空气中的氟仍然会给人体带来危害,我国一些高氟煤矿区(云、贵、川、重庆三峡等地区),因地处高寒地区,雨季较多,当地居民长年直接燃烧高含氟煤取暖、烘烤粮食等,而造成气源性氟污染,土壤、空气的氟含量很高,居民从粮食、空气中摄入了过多的氟,也会产生氟牙症。

(四)工业污染型

含氟废物高的工厂(如铝厂、磷肥厂)附近的空气、农作物受污染,食品含氟量增高。

(五)饮茶型氟中毒

饮茶可增加入体氟的来源,茶叶干品中含的氟可被浸泡出来,在淡茶水中也含有约1mg/L以上的氟。一个嗜好饮茶的人,每日从茶叶中约摄入1～3mg的氟。

国内近年来报道饮茶型氟中毒(brick tea type fluorosis)病,主要流行地在我国的青海、西藏、新疆、甘肃、四川的部分地区。这些地区的少数民族有饮用砖茶的习惯,因这些地区海拔高,气候寒冷,砖茶性温,可御寒。而砖茶的含氟量是一般商品茶叶的几十倍甚至几百倍,其含氟量的多少取决于茶叶原料的粗老和细嫩,越粗老的砖茶氟含量越高。研究表明,若按每日饮茶2000mL计,每人每日从茶叶中的平均摄氟量为2.81～11.22mg,长期饮用砖茶的藏族、蒙古族、哈萨克族、裕固族儿童氟牙症的患病率分别为51.2%、51.7%、84.42%、75.75%。

（六）含氟制剂使用过程中所引起的慢性氟中毒

儿童使用含氟牙膏,是最易增加氟牙症的危险因素之一,儿童喜欢氟化牙膏的香味,可能当作甜食食用。儿童吞咽功能尚未发育完全和不熟悉漱口,部分含氟牙膏被咽下所致。研究表明,3 岁儿童可吸入 1/3 的氟牙物牙膏（0.32mgF⁻）;1～2 岁的婴儿使用氟化牙膏摄入的氟就会更高。通常 6 岁以下的儿童使用含氟牙膏,有 20％左右（甚至 34％）的含氟牙膏被咽下。1997 年报道,挪威没有氟化饮水,饮水含氟量低于 0.25mg/L,而 95％的居民长期使用氟化物牙膏,当地就有氟牙症的流行。研究人员指出:14 个月前的婴儿使用氟化牙膏和服补充氟的药物是儿童患病的主要原因。

氟化物补充剂有氟片、氟滴剂、维生素丸、氟口香糖等同样有造成氟牙症的危险。

（于新波）

第三节　氟牙症严重程度的影响因素

氟化物的毒效反应累及人体牙与骨矿化组织。个体之间易感性差异的原因,可以通过个体间的生物学变异量进行分析。但如各条件都相同,则个体摄取氟化物量的增加与氟牙症的严重程度有直接关系。

一、机体对氟化物代谢的影响

人体摄入氟化物的过程包括食入、吸收、分布、贮留、排除。每一步骤都会影响最后的结果。氟化物一旦被食入,主要在胃内吸收。同氟化物一起食入的其他食物的量和组成与氟化物吸收的量和速度密切相关,决定氟化物在生物体内可利用的程度。若胃已饱和,氟化物附着在食物中而被排出;氟化物吸入空腹内则被全部吸收。氟一旦被吸收,即分布于全身。其中部分保留在身体的矿化组织中,主要是骨和正在形成和矿化的釉质中。若牙齿完成矿化,如恒切牙在 4 岁半之后,第二恒磨牙及其他牙在 7 岁后,可避免氟的损害。

二、水中氟化物的影响

人类摄氟大部分是饮水中的氟化物,而不论是天然存在的还是人工加入的。虽然供水中氟化物的增加与氟牙症程度之间有直接关系,但实践证明天然氟浓度有明显变化时,饮水中咀氟量也有波动而不恒定,但氟牙症的程度比较恒定。人工氟化饮水的氟浓度波动很大,不易稳定,要经常保持其恒定的浓度也是很难做到的。供水中氟的波动足以影响氟牙症的严重程度。世界各国和地区供水厂都对自来水加氟中的氟浓度变化进行了研究,一致认为氟浓度即使在短期内都会有变化,故长期监测是必要的。

三、其他环境因素的影响

一般认为水氟浓度和氟牙症呈正相关关系。而大量的研究还指出氟牙症流行及其严重程度与气候也有密切关系。如居住在热带地区的人,饮水多摄入的氟也多,氟牙症的患病率及患病程度也高。因此各国在饮水加氟防龋过程中对气候条件的影响应值得重视。我国新疆的资料就充分说明了这一点,北疆水氟 0.65mg/L 时,氟牙症患病率为 13％;而南疆水氟为 0.59mg/L 时,氟牙症患病率却高达 39.3％,因年平均气温北疆为 0～10℃,南疆为 25

～30℃。

铅摄入也会加重氟牙症的症状,提示同时接触铅和氟,可能影响氟牙症的严重程度。

四、食物的影响

食物是机体氟化物的主要来源之一,种类繁多,其氟含量差异较大,有的食品如茶叶、海产品等含氟量高,经过加工的食品含氟量往往高于原食品的数倍;在水氟浓度高的地区生产的食品、饮料比低氟区的产品含氟量高;不同的煮食、饮食习惯,食物的氟含量也不相同,如加水多、煮食物时间长的食品,含氟量高,若加入茶叶、海产品煮成的汤、煲等含氟量高;有的食物添加剂如泡打粉、点豆腐用的商水等都能提高食物的含氟量。长期食用这些高含氟量的食物,可能加重氟牙症流行的严重程度。

五、营养的影响

生活在高氟区的人并非人人都患有氟牙症,与个体对氟的感受性、食物种类和营养有关。营养缺乏是影响氟中毒程度的因素,营养不良,减缓生长,并可能影响代谢紊乱,使人体对氟化物的毒性更加敏感,其中最敏感的组织是釉质。地氟病也被称为“穷病”,生动地说明了它的发病因素为机体缺乏营养。

中国医学科学院环境卫生研究所和美国印第安纳大学牙学院在 1977 年共同完成不同氟水平地区人群膳食营养调查,结果说明营养缺乏特别是蛋白质、热量和钙不足,加重了氟牙症的流行程度。在非洲发现第三世界国家中的人群居住在低氟地区却有高氟牙症患病率。这虽然可归结于营养不良的假设,但还没有直接证据证实是氟化物的因素。郭媛珠等发现在我国广州饮水加氟在 1965 年,而发生氟牙症最严重的是在 1962—1963 年自然灾害严重、营养缺少时出生的儿童。

六、年龄、体重、牙发育的影响

氟化症的发生在 7 岁前已定型。前牙矿化完成在 4 岁半,后牙在 7 岁。从 6 岁开始先后萌出,到 12、13 岁已全部萌齐(第三恒磨牙除外)。氟牙症在牙萌出后才被发现。全部牙的发育和矿化在不同的年龄中发生,氟牙症和个体摄取的氟量有直接关系。当婴儿出生后 1～3 岁时,氟的摄入量最多。釉质对氟在此时最为敏感,氟牙症侵犯切缘和牙尖部位。中切牙受损最严重,因中切牙切缘没有牙本质,全层均为釉质,釉质越厚受损害也越严重。摄氟量若按体重计,则婴儿期最高,即婴儿期比幼儿期摄氟多。研究人员指出氟对釉质损害在出生后 18～30 个月间最为敏感。

(于新波)

第四节　氟牙症的临床表现及特点

氟牙症是在牙发育矿化时期,机体持续摄取过量氟而造成的,主要发生在 7 岁以前的儿童,其形成于牙萌出前的矿化期,表现于牙萌出后,因而氟牙症大多出现在 6～13 岁先后萌出的恒牙上。氟牙症在不同的人甚至同一人的牙列上都可能是轻重不一而又同时出现的表征。因此,氟牙症的临床表现繁多,症状不一。

一、恒牙氟牙症

氟牙症从白色条纹到条纹致密成块状，严重时融合一起呈白垩色。在临床上表现为白色的不透明条纹，常沿釉质横纹分布。白色条纹或斑点可成为区，不规则如云雾状分散在牙面上或切缘处而呈白色帽状，色淡薄者表明病变程度轻。随病变发展，白色不透明条纹或斑点显著，釉面横纹更加明显。后牙的白色条纹或白垩色常沿着牙尖伸展至牙面或牙颈处，随病变的加重，白色不透明条纹或白色斑点较深地侵犯釉质，并且排列致密呈白垩色。以上病变可侵犯部分或全部牙面。釉质对氟特别敏感，釉质损害最严重的是切牙切缘和后牙的牙尖，釉质唇腭面间没有牙本质，釉质厚度分别为 2mm 和 2.5mm，恒中切牙受害最为严重。恒中切牙的釉质厚，萌出时间较早，在牙列中最易受氟的损害。牙矿化始至切缘，最后为牙颈部，矿化时期为 4～4.5 岁。上侧切牙切缘矿化始自 10～12 个月，故侧切牙受损程度较轻。

釉质表面着色，或浅或深的黄、褐、棕及黑褐色，常在白垩色的牙面上出现，在牙面上的部位不一，面积不一，视机体摄氟的程度和矿化中的时间而定。过去认为着色为内源性，新的研究表明着色是外源性，釉质矿化不全形成较多的微孔区，可沉着外来的色素。初期萌出的牙，都是白垩色的，数月或一两年后才出现着色表现。缺损主要发生在程度严重的氟牙症中，病变的范围大小不等，有点状、凹坑状、片状，分布于牙面各处，常侵犯切缘和牙尖处，在白垩色的基础上出现各种形状的缺损，高氟区出现的白垩色常呈烟白色。缺损可融合呈片状，侵犯牙面各处并伴有深棕色、深褐色，釉质脆，牙外观变形、磨损和易断裂。

二、乳牙氟牙症

长期以来，乳牙氟牙症常被忽略，原因是乳牙釉质薄、矿化时间短，乳牙本身呈乳白色，有"胎盘屏障"或"乳腺屏障"的作用，乳牙受氟影响较小，乳牙氟牙症表现轻微，临床诊断相对困难。乳牙氟牙症的发病率为 5.3％～15.3％，2 岁组儿童即可出现氟牙症。饮水氟浓度为 1mg/L 时，乳牙氟牙症患病率为，10mg/L 时为 100％。

乳牙氟牙症直接与饮水氟浓度以及总摄氟量有关。临床表现较恒牙轻，也出现着色和缺损，由于大部分乳牙的发育完成于出生前，乳牙氟牙症多见于第二乳磨牙的牙龈 1/3，这一位置的病损预示早期萌出的磨牙往往也会有同样的病损（如果高氟摄入持续到 3 岁）。在牙面位置上，乳牙的病变多在牙颈部，其白垩色较恒牙淡，故乳切牙诊断较为困难，常被忽略。但乳牙氟牙症的准确诊断，尤其是 1～2 岁幼儿的乳牙氟牙症的诊断能促进医生准确了解其氟接触史，有助于后期口腔预防及保健措施的正确制定及实施。

三、氟牙症的临床表现

（一）发生部位

氟牙症多发生在恒牙，对称性发生；乳牙较轻且很少见。受氟损害严重程度的牙位依次为第二恒磨牙、上颌切牙、尖牙、前磨牙、第一恒磨牙和下颌切牙。

（二）患牙牙数

患氟牙症牙数的多少取决于牙发育矿化时期在高氟区生活时间的长短，出生至出生后长期居住在高氟区，可使全口牙受侵害；如 2 岁前生活在高氟区，以后迁移至非高氟区，在恒牙氟牙症可能表现在前牙和第一恒磨牙；如果生活在低氟区的儿童，6～7 岁以后再迁入高氟区，一般不会出现氟牙症。

(三)牙面表现

釉质可出现白色斑纹,甚至整个牙为白垩样釉质;有些牙出现黄褐色色染;严重者出现牙实质性缺损以致牙失去整体外形。釉质和牙本质变脆,耐磨性差,但对酸蚀的抵抗力有所增强,故树脂充填体与氟牙症牙的粘接力低于与正常牙的粘接力,导致树脂充填治疗失败率上升;正畸治疗中,正畸托槽与中度到重度氟牙症牙的粘接力亦有明显降低。

(于新波)

第五节　氟牙症的诊断与鉴别诊断

氟牙症的诊断主要靠临床特点,如牙表面失去光泽呈白色条纹或斑块或白垩色,常为对称性和多对牙或全口牙受累,询问病史时常在恒牙萌出时发现。当地居民有部分人的牙受累,调查饮用水含氟量可帮助确诊。在饮水不高的地区,注意有无环境污染,食物氟是否高和有无特殊的生活习惯等。必要时作其他检查,如总摄氟量、尿氟、食物氟、空气氟等。值得注意的是如何将氟牙症与非氟牙症的釉质缺陷加以鉴别。

一、釉质发育不全

釉质发育不全(enamel aplasia)是在牙发育期间,由于严重的全身性疾病、营养障碍或感染等原因,使釉质发育受到影响而遗留下不可逆的缺陷,患牙在牙的不同时期,对称性地受到不同程度和不同时期的障碍而造成釉质发育不全。

釉质发育不全的牙面有实质性的缺损,即在釉质表面出现带状或窝状棕色的缺陷,牙面常为棕褐色蜂窝状缺损,甚至无釉质覆盖。带状凹陷是由于在同一时期发生的釉质全面地受到障碍而形成的。带的宽窄可反映出受障碍的时间长短。如果障碍反复发生,牙面会出现数条并排的带状缺陷。窝状凹陷的形成是因部分成釉细胞受损所致。在同一牙上除了病损区外,其他部位为正常釉质。在同一牙列上,除了患牙以外,其余的牙齿是正常的。重症釉质发育不全患者的前牙切缘常常变薄,呈刀削状;后牙的牙尖常向咬合面中央聚合或牙尖消失,表面粗糙,釉质呈不规则的结节状凹陷,如桑葚状。釉质发育的牙容易磨损,易发生龋病,进展较快,造成患牙的过早丧失。前牙釉质发育不全影响美观。

根据病损的牙位与部位,可以推断出釉质发生障碍的时期,如 631|136 近切缘与牙尖部的缺陷,障碍多发生在出生后的第一年内。由于 2|2 的釉质在出生后 10～12 个月才开始沉积,所以除上述牙位外,同时出现 2|2 的切缘被累及时,则可推断障碍的发生已延续到出生后第二年。如果前牙未受累,患牙主要表现在 7543|3457,则障碍的发生是在 2～3 岁以后。

氟牙症的釉质缺损表现为坑凹状缺损,大小、深浅不一,呈鸟啄状或蜂窝状。在同一个牙上,除病损比较明显的区域以外,其余的釉面也有不同程度的氟牙症表现,缺损的分布与釉质形成无明显的年代关系。

釉质发育不全白垩色斑的周界比较明确,且其纹线与釉质的生长发育线相平等吻合。氟牙症的斑块是散在的云雾状,周界不明确,与生长发育线不相吻合。釉质发育不全可发生在单个牙或一组牙;而氟牙症发生在多数牙,以上前牙多见。氟牙症患者有在高氟区的生活史。

二、四环素牙

四环素牙是在牙齿矿化期间服用四环素族药物引起的。这类药物容易与牙本质形成一种稳固的四环素钙复合物,沉积在牙本质中,主要特征是牙着色。着色可以是浅黄或黄色、浅灰或灰色、浅褐或褐色。变色从牙表面见是发暗、比较均匀一致,颜色从牙本质里面透出来的。在荧光显微镜下观察或拍片,可以在牙本质和釉－牙本质交界处见到有四环素特征的黄色荧光带。

四环素类药物对正在形成中的牙,不但会引起变色,而且随着药物剂量的增大或使用时间的延长,还可以影响牙体组织的矿化和发育。重症患者的病例中,同一时期形成的牙,可表现为带状釉质缺损,损害多见于中切牙、侧切牙和第一恒磨牙牙冠的同一水平上。四环素牙的这种带状缺损不同于氟牙症的坑凹状缺损,多呈散在、不规则分布。四环素牙中毒比较轻的患牙仅有颜色的改变,釉质仍是半透明、有光泽的,牙冠外形正常。四环素类药物对乳牙和恒牙均能产生影响,慢性氟中毒则以损害恒牙为主,乳牙的损害较轻。

四环素牙的釉质表面有光泽,由于是牙本质着色,整个牙变暗,呈黄褐色,带状缺损多呈散在、不规则分布、有四环素接触史。

三、非氟斑

非氟斑也叫原发性釉斑,主要同轻型氟牙症相鉴别。原因是感染、营养代谢等全身障碍对恒牙胚的影响,或者乳牙外伤或根尖周围感染对恒牙胚的局部影响,使釉质矿化不良,多见于1个或少数几个牙,常在前牙的唇面或后牙的牙尖,以上中切牙为最多见,很少对称。表现为孤立的,均匀的白色、米黄色或橘黄色斑块,特别不透明,呈圆形或卵圆形,边界清楚,在强光下垂直视线观察时更为明显。轻型氟牙症在牙列上常左右对称,发生在多个牙上,常沿着釉质生长线分布。

四、牙面着色

与氟牙症的变色牙相鉴别,它是牙冠萌出后沉积上去的污物或色素,包括软白污物、菌斑、牙结石和色渍等。表现为白、黄、褐、绿等多种颜色,仔细观察可以见是黏附在牙面上的,能被擦去或刮去,其下方的釉质是正常的。氟牙症的变色则是釉质本身着色。

五、脱矿性斑

主要与极轻型氟牙症相鉴别,由牙菌斑生物膜产生的酸作用下其下层釉质表面使之轻度脱矿所引起的,在清除菌斑后可以见到,发生在菌斑容易堆积的部位,如靠近牙颈部处,与菌斑的形状相一致。白色的深浅度与牙菌斑的厚薄相一致。当清除菌斑,可以再矿化而消失,表现常常是不对称的。

（于新波）

第六节　氟牙症的治疗

氟牙症作为一种萌出后才表现的疾病,如果没有大面积的缺损,对牙齿功能影响不大,主要影响美观,特别是对着色严重或有中重度釉质缺损者,影响更为明显,20世纪90年代,世界各国的口腔医务工作者对氟牙症的预防、治疗进行了大量研究,已把氟牙症列为公共卫生课题,以解决公众最关心的牙美观问题。

一、氟牙症严重程度的评价

(一)Dean指数(Dean index,DI)(表10-2)

表10-2 按Dean指数分类对不同程度氟牙症的治疗

氟牙症程度		治疗方法	
Dean分类	临床表现	前牙	后牙
可疑(0.5)	与正常釉质相比透明度有轻度改变,不影响美观	不处理	不处理
极轻(1)	小的不透明的似纸样的白色区,不规则分布在牙面,不超过牙颊面的1/4	不处理	不处理
轻度(2)	白垩色区较广泛,但不超过牙面的1/2	脱色,微量磨除	不处理
中度(3)	白垩色区超过牙面的1/2;釉质表面呈显著磨耗和染成棕色	脱色或光复合树脂修复	不处理或冠修复
重度(4)	釉质表面严重受影响,呈明显釉质发育不全和失去正常外形,坑凹状缺损明显,广泛呈棕黑色,牙表现为受腐蚀的外观	贴牙面或全冠修复	充填法或冠修复

(二)Thylstrup-Fejerskov指数(TFI)

在Dean指数的基础上,Thylstrup和Fejerskov进行了改良和延伸,提出了Thylstrup-Fejerskov指数(表10-3)。

表10-3 按Thylstrup-Fejerskov指数对不同程度氟牙症的分类

评分	临床表现
0	擦拭干燥后,釉质呈乳白色,透明度正常,表面有光泽
1	牙面釉面横纹对应位置可见白色不透明纹路,牙尖和切缘部位有时可见"雪帽状"现象
2	不透明区域更加清晰,且多融合为白垩色"云雾状"区域分布于牙面上。牙尖和切缘的"雪帽状"现象更加常见
3	牙面各处均可见融合的白垩色"云雾状"区域,这些区域之间,可见白色不透明纹路
4	牙面呈现显著的不透明白垩色,部分磨耗后的表面呈现相对正常的结构
5	牙面完全不透明,可见直径不超过2mm的圆形凹坑(外层釉质的点状缺损)
6	在不透明的釉质上,部分圆形凹坑彼此融合,形成条带,垂直高度不超过2mm。本类也包括颊侧牙尖边缘釉质的点状缺失,直径不超过2mm
7	外层釉质不规则缺失,累及不超过一半牙面,剩余的完整釉质不透明
8	外层釉质不规则缺失,累及超过一半牙面,剩余的完整釉质不透明
9	大部分外层釉质缺失导致牙/表面解剖形态改变,大多具有不透明釉质形成的颈缘

此外,尚有牙面指数(tooth surface index)、氟牙症风险指数(fluorosis risk index)等不同的氟牙症评价系统。

二、治疗原则

轻度氟牙症症状不明显,过去多不予处理。但随着人们对牙美观要求的增高,对氟牙症的治疗观念也在发生改变。对无实质缺损的氟牙症,前牙可采用脱色法(磨除加酸蚀法);后牙可不予处理；有实质性缺损的氟牙症，前牙适合用可见光复合树脂修复，重者可用贴牙面、罩冠修复；后牙氟牙症影响咀嚼功能者，可采取充填法或金属全冠修复。

三、治疗方法

（一）脱色法或称漂白法

我国民间流传用酸漂白牙的方法，高氟地区流传用小石块磨去变色牙面的方法。国外，最早的漂白技术是 1877 年 Chapel 将草酸和低浓度的盐酸用于牙漂白；1884 年 Harlan 首先将过氧化氢用于牙漂白。而过氧化氢被确立为最有效的漂白剂之后，促进漂白剂有效吸收的方法是用电流和紫外线加速漂白过程。1918 年 Abbot 采用升高温度来加速漂白液的化学反应；1980 年报道采用较弱的漂白液但延长漂白剂在牙面的存留时间来强化漂白的方法，即将漂白剂放入套冠样的牙模中，患者夜晚佩戴，视病情轻重，持续 3～6 周，以达到较为满意的漂白效果，常用的漂白剂为 10％的过氧化氢。1989 年 Haywood 等首次报道了对活髓牙的夜间漂白技术，也称套冠样模型漂白或家庭漂白。这是对诊室内漂白技术的发展，患者对牙的治疗有了更多的主动权。这种指导患者在家中进行的漂白方法省时又方便。目前，长效的家庭式漂白由于其疗效的确定性和操作的简便性，已广泛应用于轻到中度的氟牙症治疗。

适用于矿化程度较高的患牙，即外观未见组织缺损、表面平整、有光泽、透明度较高者。此类患牙不论着色是浅黄色或深棕色，也不论着色范围的大小，着色都只在釉质的表层，用脱色法均可取得良好的效果。除去着色后，釉质表层丧失的厚度为 $50～150\mu m$，既不破坏牙的外形，也不影响釉质对深层组织的保护作用。

（二）修复法

用修复材料将氟牙症患牙的唇面加以修复，遮住着色，修复釉质发育不全的缺损。适用于重度氟牙症，特别是釉质发育不全并伴有缺损者；牙面无光泽的患牙和经脱色无效的病例。一般多用光固化复合树脂，也可用塑料贴面或烤瓷贴面以及烤瓷冠修复。

（三）微量磨除法

牙面有白色或白垩色斑点，或不均匀分布的着色者，可使用微量磨除法。

氟牙症的治疗中，脱色法、微量磨除法、修复方法以及其他口腔医疗技术的联合使用对许多患者都可以带来满意的效果。

（于新波）

第七节　氟牙症的预防

严格控制氟的摄入量，强调安全预防措施，是氟牙症预防的关键。目前，使用氟制剂时，更强调风险评估和个体化用药。氟对龋病预防具有显著作用，但并不是氟越多越好。20 世纪四十年代，在没有其他类型氟制剂的情况下，饮用氟化水人群的患龋率相对于未饮用氟化水人群下降了 50％～60％，而氟牙症仅发生于水氟浓度大大超过 1ppm 的地区。随着时间推移，人们接触到越来越多的不同形式的氟制剂，人体氟的其他来源大大增加且更加复杂，人体氟的摄入量也明显增加。用氟的受益逐渐减低，风险逐渐增加。

一、预防原则

在牙发育阶段限制摄入过量的氟,如选择新的含氟量适宜的水源,应用活性矾土或活性骨炭去除水源中过量的氟;治理环境、控制氟污染、严格控制儿童防龋氟化物的使用剂量,消除其他致高摄氟量的影响因素。

二、预防措施

寻找合适的水源和采取饮水除氟措施,选用适宜氟浓度的饮水。对于燃煤污染型病区,改灶、通风,改变烘烤粮食的方法等,减少生活燃煤所带来的空气、食物、土壤等的氟污染。

改变饮食习惯及烹食方法,减少氟化物在食物中的聚集,控制长期摄入高含氟食物。合理处理工业"三废",加强个体防护,改善工作环境,预防工业氟污染。

严格控制儿童防龋过程中,使用含氟制剂的剂量及正确方法,强调安全用氟的重要性。加强对人体摄氟"多源性"及其"总摄氟量"的研究,制定"安全摄氟量"标准。可通过指甲/趾甲及尿氟水平检测不同个体的氟摄入水平,进行个性化的氟补充和氟牙症预防。有报道显示,母乳喂养可显著降低婴儿恒切牙氟牙症的患病率,原因可能是母乳喂养减少了婴儿的自来水摄入,从而降低了氟摄入。因此,鼓励增加母乳喂养的频率和时间可能有助于降低高氟地区或饮水加氟地区的氟牙症发病率。

国家卫生部门与水规划部门以及防疫部门的合作,定期通报饮水含氟浓度以及常用食物、饮料等的含氟量,使医生、口腔医生和一些社区防治部门,了解各种氟化物的可能来源,以确定是否需要补充氟及补充形式。

近年来,抗氟制剂的开发为氟牙症的预防提供了新的方法,如镁氟制剂、硼制剂、钙剂等等,但其预防效果的确定性和生物安全性尚有待进一步的实验室和临床实验验证。

(于新波)

第十一章　根尖周病

第一节　根尖周炎

一、根尖周炎是如何发生的

根尖周组织是牙根尖周围的牙周膜和牙槽骨,都是结缔组织。牙髓组织通过一个或数个窄小的根尖孔与根尖周组织密切联系,若牙髓炎不及时治疗时,牙髓组织大部分或全部坏死,根管内的感染物质通过根尖孔作用于根尖组织,引起局部组织发炎,叫根尖周炎。感染是引起根尖周炎的最常见的原因。当患有深龋时,龋洞内的细菌可致使牙髓发炎。牙髓炎若不及时治疗,可波及根尖周围组织,引起发炎,另外,创伤、化学刺激、免疫学因素也可引起根尖周炎。

乳牙和年轻恒牙患牙髓炎时,由于患牙根尖孔粗大,牙髓组织血运丰富,感染较易扩散,所以在牙髓炎症早期,便可合并急性根尖周炎,急性根尖周炎在一定条件下可以变成慢性根尖周炎,而慢性根尖周炎在机体抵抗力减弱时,又可急性发作。

二、根尖周炎的分类及临床表现

根据根尖周病的发展进程,可将其分为急性根尖周炎、急性根尖周脓肿、慢性根尖周炎。

1.急性根尖周炎的临床表现　多数急性根尖周炎的牙齿患有深龋,但也有无龋齿或其他牙体损害者。炎症的早期,根炎周膜充血、水肿,患牙出现咬合痛,随炎症的加剧,大量的炎症分泌物局限于牙根尖周围,患牙有浮出和伸长感,同时,由于牙周间隙内的压力增高,出现自发性、持续疼痛,疼痛是因牙周膜神经受到炎症刺激而引起,疼痛范围局限于患牙根部,也不放散到邻牙或对颌牙齿,患者能明确指出患牙,用手指扣压根尖区黏膜时,有压痛。

2.急性根尖周脓肿的临床表现　急性根尖周炎没有得到治疗,炎症继续发展,炎症渗出物及坏死细胞液化后形成脓液,集中在根部,向骨壁薄弱的一侧穿通,形成骨膜下脓肿。脓液达到一定压力时,穿通骨膜达牙龈黏膜下,有时可自行破溃,脓液排出。

急性根尖周脓肿可引起患牙区剧烈持续性跳痛,牙齿明显浮出伸长,不能咀嚼,扣压时疼痛,邻近的牙齿也被波及引起疼痛。一般都有全身反应,如发热,白细胞计数增高等,同时炎症常波及面部的软组织,使颜面肿胀,皮肤发红、发热,开口受限,同侧颌下淋巴结肿大。当已发生骨膜下脓肿,应当在麻醉下及时切开脓肿,排出脓液,放入纱布或橡皮引流条引流。在治疗患牙的同时,也应给予全身抗炎治疗,使炎症得到及时控制和缓解。

3.慢性根尖周炎的临床表现　慢性根尖周炎一般没有明显的自觉症状,常常因为咀嚼不适或牙龈起脓包而就诊,慢性根尖周炎系由牙髓炎或急性根尖周炎发展而来,患牙常有牙髓病史,反复肿胀史或牙髓治疗史。

患牙常存在深的龋洞或充填后,或其他的牙体硬组织疾患。牙冠变色,失去光泽,深洞内探诊无反应,牙髓活力测验无反应,当根尖部炎症通过骨质扩散到牙龈时,可在患牙的牙龈处看见瘘道的开口,叩诊患牙可出现不适感或无反应,X线片可见根尖部有密度减低区,这是由于根尖牙槽骨被破坏所致。

三、根尖周炎的常用治疗方法

根尖炎同牙髓治疗一样,消除炎症,尽量保存患牙,恢复其咀嚼功能,所不同的是患根尖周炎时,牙髓已坏死,同时炎症波及根尖周组织,所以治疗时不能采用保存活髓的方法或干髓术,只能采用塑化术和根管治疗的方法,必要时拔除患牙。

当急性根尖周炎发作时,要开髓治疗,开通髓腔引流通道穿通根尖孔,使根尖渗出物及脓液通过根管得以引流,以缓解根尖部的压力,使疼痛减轻,开髓后,髓腔内放入一个棉球,引流2～3d,待急性炎症消退后,再作常规治疗。

当急性根尖周炎发展至骨膜下或黏膜下脓肿时,应在局麻下切开排脓,并在切口内放入橡皮引流条一根,每天更换,直至无脓为止。对于根管外伤和化学药物刺激引起的根尖周炎,应去除刺激物,反复冲洗根管,重新封药,或封无菌棉捻。如果根管充填超充引起根尖周类,经用药治疗,观察效果不佳者,应去除充填物,封药安抚,以后重新充填。根尖周炎的治疗一般要给予抗生素或止痛药,也可以局部封闭、理疗及针灸止痛。

1. 根管治疗 根管治疗是治疗牙髓病和根尖病最常见的方法。根管治疗就是将炎症或坏死的牙髓完全除去,用根管扩大针把根管壁上的感染变软的牙本质去除干净,并扩大根管,即医学上称为根管预备。经封药消炎,使根管内无菌化后,严密充填。根管充填后,可防止根管内的感染物质继续向根尖扩散,也可使病变的根尖周组织恢复正常。根管治疗特别适用于前牙,当后牙牙冠缺损多,也应选择一个较粗大的根管作根管充填,以便桩冠修复。

当牙髓或根尖有炎症时,首先要在牙上钻洞开髓,抽出炎症牙髓,上药安抚,2～3d后,进行根管预备,封药根管消毒。当根尖无叩痛或叩诊无不适感,根管清洁无渗出物,棉尖干燥、无色无臭,自觉咀嚼功能恢复正常时,即可进行根管充填,但当根管内分泌物多时,常常需增加封药次数。

根管治疗适合于各种牙髓病、慢性根尖周炎。根管治疗操作复杂,费时费力,常常选择单根管牙和多根管的年轻恒牙。目前随着理论逐渐完善,器械、材料的改进及其他治疗方法的发展,选择做根管治疗牙病的范围越来越广,如成人后牙常规作一个根管的根管治疗,以备牙冠缺损严重时打桩做修复治疗,患者有严重的系统性疾病不能拔牙时,可将残根做根管治疗后,再做覆盖义齿,当根尖周炎伴牙周炎时,牙槽骨吸收,牙齿松动,过去须拔除,而现在通过根管治疗和牙周联合治疗仍可保存患牙,根尖周炎引起牙龈瘘管时,作根管治疗术是众所周知的,目前,对根尖周炎引起的皮肤瘘管,采取根管治疗术同样有效。

牙髓的不可逆性炎症发生时,细菌经由各种感染渠道进入牙髓系统,组织的炎症从局部的浆液性炎症发展成全部的化脓性炎症坏死,细菌通过根尖孔扩散,导致根尖周围组织的炎症渗出、水肿和破坏,这一病理过程由于根管治疗术的介入而被中断。从病因学的角度分析,造成根管治疗失败的诸多原因可归纳为两大类:第一类是微生物性病因。当根管治疗没能有效地阻止细菌的扩散,或者短期内出现了再污染。病程从中断的地方继续发展,那就标志着治疗失败了。由此也可解释为什么感染的根管治疗成功率要低于非感染根管。第二类是非微生物性病因。主要存在于高质量的根管治疗之后仍然发生失败的病例。本文的目的,是从第一类因素入手,讨论如何通过改善根管治疗的各个环节,尤其详细分析了治疗操作过程的环节,来改善治疗质量,提高根管治疗成功率。其中有一部分涉及质量评定的标准。第二类因素的分析不包括在本文论述之列。对于根管治疗术,不论是传统观念中的三大步骤:即根管预备、根管消毒和根管充填,还是现代观念中所提倡的大锥度、侧方加压或垂直加压等,单从治疗操作过程来说,实际上首先是一个外科清创的过程,因此根管系统彻底地被清洁非常关键,应该被视为整个治疗过程的基础。在此之后的根管充填术中,在用充填材料封闭根管系统时,封闭的严密性又是一个关键。任何影响到这两个关键步骤的操作,都将很大程度地关系到根管治疗的质量。根管治疗的长期疗效同样依赖根管的非感染状态,所以某些导致根管再污染的原因会增加失败风险。每一次根管治疗都是一次临床操作的手术过程,这个过程中的每一个细节都会对手术的质量有着或大或小的影响,从而影响治疗成功率。

(1)直接影响彻底清洁的因素:清洁的目的是彻底清除根管内容物,包括:残髓组织、牙本质碎屑、感染松解的牙本质表层及可能有的唾液、龋腐残屑、暂封物碎屑等。清洁最主要是依靠化学药物的荡洗,此外,器械的进出、切割和提拉也起到一定的机械辅助作用。在这一过程中,直接影响彻底清洁的因素有以下一些:①工作长度不准确。很显然一个短于实际长度的工作长度必定会导致根管不能被完全清洁。对于怎样确定工作长度,传统的方法是通过测量X线片显示的根尖段长度减去1mm来得到,现代的手段是借助根管长度电测仪来寻找和确认牙本质-骨质界。在实际操作中,不能仅仅依靠某一种方法,而是主张将X线片和电测仪结合起来,以得到最准确的数值。②器械预备根管成形不到位。根管的形状对清洁的效率和效果有着关键的作用。成形的目的是去除髓腔侧壁和根管口的阻力,建立到达根管的直通道;将根管冠中2/3部分扩锉增粗到足够锥度,并且锥度变化均匀一致,建立进入根尖部位的直通道。显然,一个有着粗大开口并且直线进出的根管,比一个细小弯曲的根管更利于冲洗液的分布和回流。从理论上讲,根管越粗,开口越大。锥度越大,越能达到我们希望的目的,但是无限制的过渡扩大增粗是十分错误和危险的,会损害根壁的抗折断力和牙根强度。保持平衡才是成功之道。对于在器械预备成形中发生的一些不测,例如:断针、穿孔、台阶和根尖拉开等等,如果没有影响原始根管系统的清洁和成形,就不会直接导致治疗失败;如果妨碍了对原始根管的清洁和成形,甚至使之变成不可能,尤其是发生在一个牙髓坏死的感染根管内,就会大大增加失败的几率。③选择的冲洗药物未能达到预期效果。冲洗的药物应有较强消毒杀菌功能且流动性较好。3%~5%的次氯酸钠有很强的溶解有机物的能力,是很好的选择。有实验证明:5.25%的次氯酸钠溶液,能在20~30min内完全溶解一个完整的新鲜牙髓,加温到60℃时,溶解力显著增强。但是次氯酸钠溶液因为缺少抑制根管内厌氧菌的作用,所以建议要配合使用5%的盐酸洗必泰溶液交替冲洗,作为弥补。此外,氯亚明和3%双氧水溶液都是不错的选择,若选用生理盐水则无法达预期的目的。④冲洗的方法和工具不利。对于冲洗的工具,除了常用的冲洗器之外,超声根管锉的效果非常好。超声根管锉最开始是作为根管预备的工具被广泛推广使用。但根据笔者的使用经验,此器械不宜用于根管预备,倒是其独特的机械震荡清洁功能,在临床使用中效果显著。实际工作中,如果受条件所限,则应尽量选择较细针头的冲洗器,反复大量冲洗。通过增加冲洗量和冲洗次数,并辅助以手用根管锉或棉捻纸捻进行根管荡洗,以期做到尽可能彻底的清洁。

(2)直接影响严密充填的因素:①根管预备的好坏决定了根充的好坏。在影响根充质量的因素中,首当其冲是根管预备的质量。如果根管成形不到位,器械预备后根管没有具备良好的形态,会直接妨碍充填材料被加压致密,根管清洁不到位,尤其是根充前若未能有效地去除根管壁上的牙本质玷污层,会大大影响根充材料与根管壁的密切结合,直接减弱根充的封闭性。②选择合适的根充材料。选择适宜的材料也是个重要的因素。国内已经有条件使用进口成品糊剂的，使用前要根据说明一幅，充分了解产品主要成分、添加成分、性能、硬固时间、允许工作时间。以及与刺激性、安全性有关的信息。有些仍然在使用传统的氧化锌糊剂的，则应当注意糊剂不要过于稀薄，那样会强度不够，体积收缩过大，并且充填时容易卷入空气形成空隙。此外，碘仿糊剂已经被证明其中的碘会被吸收留下空隙，影响封闭，建议不要再继续使用了。③准确的工作长度。准确的工作长度对完善的根管预备必不可少，同样对高质量根管充填也有着至关重要的作用。因为欠填和超充都会大大降低根管治疗的成功率。欠填的发生主要是由于工作长度不够，或者由于根管预备的成形和清洁不良，根尖区牙本质泥未被完全清除所导致。造成超充最直接的原因是，预备根尖区时过渡切割，根尖狭窄部被破坏，失去了足够的根尖抵抗，这使得超充的发生不可避免。④选择适宜的根充方法。关于选择哪一种根充方法，理论上讲，没有单纯的侧方加压或垂直加压，根充时施加的任何一次压力都被分解为垂直向分力和水平向分力，同时起到垂直加压和侧方加压的效果，所以无论选择哪一种方法都能够完成一例完美的高质量的根管充填。术者需要熟知每种方法的适应证，熟练掌握操作技术，明白何种情况下应该选择何种相应的根充方法。

(3)根管再感染问题：在导致根管治疗失败的诸多因素中，根管再感染是一项很重要的因素，并且容易被临床医生所忽视。从打开牙髓，开始髓腔预备到完成根管充填，再进行牙体修复，术者应该始终具备防止根管感染和再感染的意识以及相应的措施。

首先，使用橡皮障是很重要的手段。它能有效地避免在手术过程中，口腔环境对根管系统的再污染。当然，使用橡皮障的好处远远不止这一点还可预防器械落入口腔甚至误吞误吸，保护邻近软组织，避免被不慎划伤或被药物灼伤等，在此不做赘述。如果受条件所限，不能做到每一次根管治疗都在橡皮障的保护下进行。那么也许把注意力放在力所能及的事情上会更有实际意义。在开始根管治疗时，前期要做的是彻底去除所有龋腐质。这样的要求有两个含义：第一，在接触到根管口之前，牙冠上的任何地方都不能还有龋腐质存在，哪怕是与开髓孔没有直接关系，很远的地方；第二，做根管治疗，同时保留原有的充填体或全冠修复体，这种做法不应当受到鼓励。

其次，通常认为根尖4mm的充填封闭是根管充填术的关键。但这并不是说可以忽略对根管上段的严密充填。根管上段充填物内部有空隙，或根充物与根管壁不密和，或由于根管桩修复体破坏了封闭，很容易发生根管再污染。从而增加了根管同时，牙冠充填物或暂封物的封闭性不佳也会导致根管的再污染。牙齿长期处于口腔唾液环境中，目前任何材料任何技术都不可能从根本上避免修复体微渗漏问题，根管时刻受着再污染的威胁。术者在根管治疗后牙体修复设计时，必须充分考虑选择适宜的修复时机、修复材料和修复技术，有效地防范，减少发生根管再感染的几率。

(4)影响根管治疗成功率的其他间接因素：根管治疗术可以说是一次手工操作过程，手术实施者和接受者的心理状态、情绪和精神状态无疑是影响技术发挥的关键。手术不是由一个人单独完成，从术前准备到术中的配合，以及相关的医辅条件，其中的任何一个细节都能通过对医者心智形成干扰，从而影响治疗水平。这些细节包括医护配合的协调性，四手操作能达到何种程度，X线根尖片技术水平，患者做拍片检查是否便捷，患者术前是否有足够的心理准备，时间和经济方面能不能全力配合，甚至诊室的布局格调，设备器械的摆放是不是方便取用等等。这类细节若处理不好，造成的后果可能会很严重，在决策的时候，都不要认为是无关紧要的,往往大的失误就来自于看似无关紧要的细节。

长期以来我们在评估根管治疗术的质量时,主要取决于最后根管充填的结果。就是说,根据对根充恰填、欠填或超填的判断,来确定根管治疗的质量。现在看来,这种评估的标准和方法过于片面和简单。首先,恰填、欠填或超填的描述反映的是根充的深度,根管充填的质量除了对根充深度的评估;还应包括极其重要的对根管粗度、锥度、预备后形态等方面的评估;再者,根管充填术只是根管治疗术中的一个小环节,除此之外的每一个环节和细节都会对治疗的结果产生影响,对根管治疗的质量评估,应该着眼于对整个治疗过程作全面地衡量。对此我们已经在 3 年前,总结出一套比较全面科学的而且是非常实用的根充术后即刻评估标准,不仅作为专业评估标准应用于临床,并且成为医院医疗质量监控的一部分。用科学的评估标准判定根管充填的质量是第一步,更多的是要注意治疗过程中所应用的器械、设备、材料和药物是否科学有效,所选择的术式、方法是否恰当,以及所有与临床操作有关系的各个细节的设置,至少不要有碍于医者医疗水平的发挥,这样才能对一次根管治疗的质量做全面、科学而准确地评价。

在长期的临床实践中,我们切身体会到,要想提高根管治疗成功率,应该把握以下一些要点:①得到准确的工作长度。②根管预备达到一定的形态标准。③使用有效的工具和方法,选择适当的药物,彻底清洁根管系统。④选择适当的根充方法和材料,达到尽可能严密的封闭。⑤根管治疗之后及时制作优良修复体进行牙体修复。⑥使用橡皮障有助于提高治疗成功率。⑦注意与诊疗工作相关的一切细节,涉及医生和患者、设备和材料等各方面,这些都会直接或间接影响到临床治疗的质量。

2.寻找根管口的方法 临床上,多根管牙若因某些原因,寻找根管口有困难时,除了应用牙齿髓腔解剖形态的知识外,还可结合使用下列方法来帮助寻找根管口。

(1)多根管牙常因增龄性变化或修复性牙本质的沉积,或髓石,或髓腔钙化,或根管形态变异等情况,而使根管口不易查找时,可借助于牙齿的三维立体解剖形态,从各个方向和位置来理解和看牙髓腔的解剖形态;并采用多种角度投照法所拍摄的 X 线片来了解和指出牙根和根管的数目、形状、位置、方向和弯曲情况;牙根对牙冠的关系;牙根及根管解剖形态的各种可能的变异情况等。

(2)除去磨牙髓腔内牙颈部位的遮拦根管口的牙本质领圈,以便充分暴露髓室底的根管口。

(3)采用能溶解和除去髓腔内坏死组织的根管冲洗剂,以彻底清理髓室后,根管口就很可能被察觉出来。

(4)探测根管口时,应注意选择髓室底较暗处的覆盖在牙骨质上方的牙本质和修复性牙本质上作彻底地探查。并且还应注意按照根管的方向进行探查。

(5)髓室底有几条发育沟,都与根管的开口方向有关,即沿髓室底的发育沟移行到根管口。所以应用非常锐利的根管探针沿着发育沟搔刮,可望打开较紧的根管口。

(6)当已经指出一个根管时,可估计其余根管的可能位置,必要时可用小球钻在其根管可能或预期所在的发育沟部位除去少量牙本质,然后使用锐利探针试图刺穿任何钙化区,以指出根管口除去牙颈部的牙本质领圈以暴露根管口的位置。注意钻磨发育沟时不要过分地加深或磨平发育沟,以免失去这些自然标志而向侧方磨削或穿刺根分叉区。

(7)在髓室底涂碘酊,然后用稍干的酒精棉球擦过髓底以去碘,着色较深的地方常为根管口或发育沟。

(8)透照法:使用光导纤维诊断仪的光源透照颊舌侧牙冠部之硬组织,光线通过牙釉质和牙本质进入髓腔,可以看到根管口是个黑点;而将光源从软组织靠近牙根突出处进行透照,光线通过软组织、牙骨质和牙本质进入髓腔,则显示出根管口比附近之髓底部要亮些。

3.塑化治疗　牙髓塑化治疗是指将根管内部分牙髓抽出,不必进行扩大根管等复杂的操作步骤,将配制好的塑化液注入根管内,与牙髓组织聚合一体,达到消除病源刺激物的作用。

牙髓塑化是利用处于液态尚未聚合的塑料,将其注入根管内,当其聚合前,可渗透到残存的牙髓组织及根管的感染物质中,和这些物质一起聚合。残存的牙髓组及感染物质塑化后,在一定时间内,成为对人体无害的物质,对防止和治疗根尖周病起了一定的作用。它与传统的根管治疗不同点在于根管治疗是采用彻底取出病原刺激物的方式,塑化治疗则不需彻底取出,而将这些有害物质固定,包埋于根管中而达到消除病原刺激的目的。

牙髓塑化治疗不需作根管预备及根管换药,复诊次数要比根管治疗少得多。一般情况下,牙髓炎患者初诊时封入"杀神经"药物,再次复诊就可揭髓顶,拔除部分根髓后,向根管内导入塑化液,完成塑化治疗。根尖周炎患者首诊时,一般就可揭髓顶,拔除部分根髓,窝洞内放入药物棉球开放 2~3d 后,冲洗根管,封入另一种根管消毒的药物,再次复诊时即可做塑化治疗。

塑化治疗同根管治疗一样,是用于治疗牙髓病和根尖病的重要方法,便由于使用的塑化剂的理化性能,使其选择原适应证有自己的范围。成年人根尖孔已完全形成的恒磨牙,若患有牙髓病和根尖病时,可考虑塑化治疗。尤其是根管细小弯曲的患牙及根管器械意外折断于根管内时,采用塑化治疗可以显示出根管治疗所不及优势。但有些牙病,如根尖狭窄部已破坏的牙,完全钙化不通的根管,准备进行桩冠修复的患牙或根管就不能做塑化治疗。

塑化治疗术成功条件:①塑化液应具有强大的杀菌作用。②塑化液能够渗透到感染的根管组织中。③塑化液与感染组织共聚形成无害物质。④固化后的塑化剂封闭根管系统。

教科书上介绍的塑化液处方中主要成分包括甲醛和间苯二酚。鉴于这两种成分的强蛋白凝固作用和半抗原性,对正常组织的刺激作用显而易见。笔者认为下述可能产生负面作用的问题也有必要弄清:①塑化的聚合反应严格局限于根管内。②塑化反应应该是完全的,即聚合后根管系统不应有剩余单体(甲醛或酚),或剩余单体在已知的安全范围。③塑化物质对任何细胞、组织和器官无害,且无潜在的免疫原性和致癌、致畸作用。

四、牙髓外科包括哪些内容

当前,根管治疗的适应证逐渐扩大,许多过去不能治疗的患牙,现在大部分可以保留了。但还有一部分病例仅用根管治疗术难以治愈,必须辅以外科手术,这种由两种方法结合起来的保存患牙的治疗技术,就是牙髓外科。通过牙髓外科手术,大大提高了保存患牙的成功率,缩短了疗程。主要包括以下方面。

1.建立外科引流通道　如根尖周开窗术和切开引流术。

2.根尖手术　如根尖刮治术、根尖切除术、根尖倒充术。

3.牙根外科手术,如截根术、牙根刮治术、牙半切术等。

4.根管内折断器械取出术。

5.髓腔修补术。

6.根管内、骨内植桩术。

7.牙再植术。

8.根尖外露修补术。

五、牙瘘的形成与治疗

有的人牙龈上有一个小瘘管,经常溢脓,我们把它叫牙龈瘘管,俗称牙瘘。一般是由根尖周炎引起的,患根尖周炎时,牙髓坏死,根尖周组织化脓,牙槽骨破坏,脓液沿破坏牙槽骨流至牙龈处,使牙龈破坏即成瘘管,有的牙瘘是由牙周脓肿发展来的,它多在靠近牙颈部的牙龈上。有的是由颌创伤性根尖周炎和医源性牙病引起的。

由慢性根尖周炎引起的牙瘘,可只做牙髓治疗,有效去除病因,牙瘘即可痊愈,而牙髓牙周联合病的患牙,因病因复杂,除进行牙髓治疗外,还要进行牙周治疗,对牙周袋及瘘管进行搔刮、冲洗、上药,必要时可进行手术治疗,切除患病根尖及所形成的瘘管,去除病因,促进愈合,由颌创伤引起的要进行适当调颌消除致病因子。

六、抗生素在治疗根尖周炎中的应用

根尖周炎大多是由龋洞发展成牙髓炎,继而牙髓坏死,炎症波及根尖周组织,产生剧烈疼痛。在治疗过程中,使用抗生素是非常必要的,但仅使用抗生素是不行的,抗生素只消除炎症而不能去除髓腔内的病灶,且疗效缓慢。牙根位于牙槽骨中,当根尖有炎症时,炎性分泌物不易排出,刺激牙周膜神经产生剧烈疼痛。只有开髓后去除坏死的牙髓,通畅根管,建立引流,才能缓解症状,同时全身应用抗生素,根管内局部换药,才能达到消除根尖周炎症的目的。

根管治疗时要经过根管预备、消毒、充填等许多步骤。炎症坏死的牙髓有大量细菌,而医生的操作有时不能达到完全无菌,所以当进行根管预备时,器械不慎超出根尖孔或根管冲洗时将坏死物质推出根尖孔,可造成根尖的炎症反应及牙龈肿胀,在根管预备及充填后应口服抗生素,以预防和控制炎症。

在根管换药过程中,常用的药物有醛、酚和抗生素,用于根管消毒的抗生素有金霉素,强力霉素,土霉素,甲硝唑等,用盐水、丁香油酚等调料拌成糊剂应用,可有效杀灭根管内细菌,达到消炎消毒的作用。

七、牙髓炎与根尖周炎的区别

牙髓炎大多由龋病引起,发展到一定程度时,可变为根尖周炎,二者有密切的联系。一般来说,牙髓炎疼痛发作时为自发性、阵发性疼痛,并且疼痛常常向头部放射,患者常不能指明患牙。根尖周炎则表现为持续性痛,以咬合痛为主,牙齿有明显的浮出和伸长感,能指明患牙,牙髓炎时牙髓有活力,冷、热刺激能引起疼痛或疼痛加重,而患根尖周炎时牙髓神经大多已坏死,对冷、热刺激无反应。医生做检查时,用探针探入患牙髓炎的龋洞时,一般会感到疼痛或敏感,而根尖周炎的患牙探诊时常无感觉。当叩击患牙时,牙髓炎的患牙出现轻度叩痛或无反应,而根尖周炎叩痛明显。X线片上,根尖周炎的根尖周围有密度减低区,而牙髓炎的根尖周围无明显异常表现。

八、有效清除和控制感染是治愈牙髓及根尖周病的关键

有效清除与控制根管系统的感染物质是牙髓与根尖周病得以治愈的关键,不同的时期,

不同的地区,人们曾尝试过多种不同的治疗方法,但所遵循的原则都基于上述认识,即清除感染物质或使感染物质无害化。

1.微生物是牙髓与根尖周病的病原 牙髓的原发性感染物质主要来自龋损中的微生物感染,牙周组织的感染也可以通过根尖孔或其他牙髓牙周交通支感染牙髓,但所占比例很小。口腔中的微生物还可以通过其他途径如外伤导致的牙硬组织破损、裂纹感染牙髓,或通过各种原因暴露的牙本质小管感染牙髓。另外,微生物也可能通过血运感染牙髓。

2.清除感染源 由于根管系统的复杂性和同时要考虑对机体的保护,清理根管系统感染的工作是一项十分细致和复杂的工作,在根管治疗过程中占有举足轻重的位置。清除感染亦即清创,在根管治疗的步骤中又称为根管预备。根管预备实际上是包括根管清洗和根管成形两部分。两个部分的核心是最大限度的有效去除感染物质,为有效的封闭根管系统做准备,同时要最大限度的限制感染物质的扩散、保护正常的组织。

3.无害化的理念 牙髓治疗中考虑对感染物质的无害化处理时,不能忽略的是对无害化处理的效果和可能持续的时间进行评价,尤其不能忽略对残留物质和药物可能的远期危害进行评价。在理论上,利用药物在体内达到长期控制感染物质的目的是不可取的。一种药物很难同时具备有效的抗感染作用和机体生物相容性,完全不对机体产生负面影响。由此看来,有效的最大限度的清除感染物质加上有效的封闭根管系统的死腔,是目前理想的治疗牙髓及根尖周病的方法。

达到完好的根管充填,需要使材料进入所有的根管空隙。良好的根管预备是完善根管充填的前提。同时,根充材料的流动性,稳定性,生物相容性必须符合相关的要求。目前最常用的根充材料仍然是牙胶。如果采用加温加压的方法,会使材料更容易进入根管空隙,更好地与根管组织贴合,达到更好的封闭效果。

4.牙髓治疗过程中的感染控制 鉴于牙髓根尖周病的病原学特征,在牙髓治疗中,应该尽可能做到以下几点。

(1)不使根管系统现有的微生物感染扩散,包括不将感染物质推出根尖狭窄部。

(2)不增加新的感染,包括不增加根管内细菌感染的类型。

(3)清理和消除已有的感染物质。

(4)封闭清理过的根管系统,防止再感染或感染复发。

(5)及时有效的修复已经进行了牙髓治疗的患牙,防止冠部微生物的渗漏。

对上述五条的全面理解是决定治疗成功的重要方面。目前存在于我国牙髓病临床实践中的许多问题均来自于对这些问题理解或重视的不够。

九、细而弯曲根管预备技巧

1.术前术中术后拍摄清晰不同角度的牙片(推荐数字化牙片) 根尖片可观察堵塞部位,深度,可能的根管弯曲方向等。术中术后的根尖片可以检查是否侧穿或可能形成侧穿,可以不断调整预备的方向。当然,数字化牙片主要是方便,可以进行一些调整图像明暗等的操作,普通的胶片大多数情况还是比数字片清晰的。胶片多次拍片成本比较高,而且洗片花时间(即使现在自动洗片系统也要5min以上)。由于X线片仅能反映二维重叠图像,当切削方向向颊侧或舌侧偏移时则不易判断,以不同角度的拍片可以帮助解决此类问题。

2.根管口预备要充分 用15#,20#锉,对于钙化细小堵塞根管,用08#,10#锉,还有根管探针,在 15# 找不到或者不确定的时候是有帮助的。

开髓孔预备要充分,开髓之前一定去净龋坏组织、无基釉和松动的充填体等,尽可能形成根尖 1/3 的直线通路,避免器械进入根管时的冠部障碍,这点非常重要。可先采用逐步深入根管锉预备法进行根管上端的预备,使 K 锉能尽可能直的进入到堵塞部位。另外,G. G. 钻对拉开根管口和髓腔侧壁以形成"直线通路"是很好的办法。这样向下预备的时候就 K 锉的工作部分就不是堵塞部上方的根管侧壁或者开髓孔侧壁。对于细小的弯曲根管"直线通路"是很有意义的(另外"直线通路"发现下切牙的唇舌向双根管,以及根管充填都是也很有帮助的)。

3.好的完备的扩大器械　一定要有好的手用扩大锉,"好的"简单说就是质量好,比较新的,设计的合理,适合自己手感,号码要齐全,对于细小弯曲或者堵塞根管,小号器械特别重要,要备有 15# 以下器械。最好从 6#,8#,10# ～140# 都有。还要注意器械会折旧,金属疲劳,要检查器械有无折断,解螺纹等。

堵塞细小的根管,可以反复使用小号的锉通畅根管。15# 无法扩通的根管,试着使用 10# 或者 8# 的扩大锉。好的完备的器械对细小弯曲根管的预备作用很大。在使用根管锉的时候,了解各种根管锉正确的使用方法也很重要,哪些器械用作提拉,哪些用作旋转,限制旋转多少度,根管锉上蘸根管润滑剂……另外,注意使用中的一些问题,如:根管锉再次进入根管应清洁;根管锉不可跳号;反复使用小号的锉通畅根管,根管锉不可过度旋转或用力;预备根管一定要在湿润的条件下进行等。

4.扩大锉的预弯　小号扩大锉＋尖端 3～4mm 一定的预弯对预备弯曲根管很有帮助,预弯 10# 或 8# 锉或扩大器通过堵塞处,K 锉尖端 3～4mm 弯成 30°～45°角,直的扩大锉可能与根管的解剖方向不一致,或者较大号(15#,或者更大号)的器械已经在侧壁预备出一个小台阶,有时会发现有卡住的感觉,这样一般是很有希望的。预弯小号器械能通过堵塞部,可以以 2～3mm 小距离提拉把弯曲(可能是肩台)处扩顺畅,然后就采用逐步深入根管锉预备法,15# 能进去一般就没问题了。锉的尖端蘸上含 EDTA 的根管润滑剂有明显帮助。镍钛锉弹性很好,不用预弯。

5.关于镍钛器械　镍钛锉对细小(非堵塞)根管的预备也是比较有用的,某种意义上讲,镍钛器械最大的贡献是:用于后牙弯曲根管的预备和提高根管预备的效率,以及更好的根管成型(ProTaper 成型好,配合 06 锥度的非标准牙胶尖存填,效率高)。通常使用的机用的有 ProFile,ProTaper,Hero642 镍钛机动根管锉等。ProTaper 应该可以算是 ProFile 的升级产品。另外手用 ProTaper,也很好用,值得推广。Profile 尖端圆钝,无切削力,能引导器械进入根管,能有效防止侧穿和根管偏移,ProTaper 尖端做了改良,具有一定的切削力,应该算是在两方面都有帮助。另外 Hero642 是设计最简单的一种镍钛机动根管锉,一般根管仅需 3 根车针。

(古丽妮萨·艾散)

第二节　牙痛的原因及治疗

牙齿是受感觉非常灵敏的三叉神经支配的,牙体组织和牙周组织的任何部分发生损伤或炎症,都可能引起疼痛。牙痛是口腔科疾病最常见的症状,是诊断许多口腔疾病的重要依据。

一、牙本质过敏症

即俗称的"倒牙"。由于牙齿过度磨耗或者龋坏(蛀牙)等原因,牙齿最外层坚硬的牙釉质(珐琅质)被破坏,内层敏感的牙本质外露,当用冷水漱口或进食冷、热、酸、甜等食物时,就会因牙髓神经受到刺激而产生难受的酸痛感。久而久之,则会出现牙髓充血,并进而发展为牙髓炎、牙髓坏死、根尖周炎等病症,给患者带来极大的痛苦。

治疗:对牙本质过敏症应进行积极的治疗。首先,可采用专用药物或激光进行脱敏。如果牙齿有龋坏或其他缺损,还需及时加以修补。如果缺损范围较大,修补效果不佳,则可采用全冠进行保护。如果所有这些方法都无法解决问题,最后可将部分或全部牙髓失活,进行牙髓治疗或根管治疗。

二、牙髓炎

多由牙齿龋坏发展而来。由于牙髓处于硬组织包围之中,有了炎症后,牙髓充血、渗出,压力明显增高,又无处扩散,因而患牙出现一阵阵剧烈难忍的疼痛,晚上平卧时更痛得厉害,常常导致彻夜难眠。进冷热食物可使疼痛加剧。牙髓炎疼痛常常放散到其他部位,患者有时不能指明患者,需要医生借助各种手段才能准确定位。

治疗:急性期的治疗原则是迅速止痛,方法是在局部麻醉下,开放髓腔,引流减压,疼痛可立即缓解。由于牙髓腔的特殊解剖结构,牙髓炎一般是不可逆的,待症状明显减轻后,应进行彻底的牙髓治疗或根管治疗。对于损坏范围过大,无保留价值的患牙,应尽早拔除。总之,不仅要治牙痛,而且要治牙病。

三、牙根尖周围炎

牙髓炎为及时治疗,继续发展,蔓延到牙根尖周围的组织,便可在此发生较严重的炎症。开始时牙齿有胀痛、伸长的感觉,逐渐发展到不敢触碰,持续跳痛,有时牙齿附近的牙龈与面部还会肿胀、出脓。

治疗:急性期的治疗一是要止痛,行根管开放排脓或软组织切开引流处理,可同时应用止痛药物。二是要消炎,口服或注射抗生素。急性期过后,应及时进行彻底的根管治疗,以防止炎症再度急性发作并消除病灶。

四、牙周炎

即牙周组织发生的炎症,其特征是牙龈经常出血,反复肿痛、流脓,还有口味腥臭,牙面污垢与结石存留等。牙周炎晚期,由于牙槽骨广泛吸收,导致牙齿松动,咀嚼无力,使患者无法正常进食。牙周炎是造成牙齿脱落的主要原因。患有牙周炎的牙齿还可成为慢性感染病灶,有时会导致心内膜炎、风湿热、肾炎等全身性疾病的发生。

治疗:牙周炎属口腔难治疾病之一,有时甚至无法控制其发展,不可避免地导致牙齿脱落。关键是要早发现、早诊断、早治疗。治疗大都是综合性的,包括牙周洁治、药物应用、牙周手术、甲板暂时或永久固定等。对于松动度过大的晚期牙周炎患牙,已无保留价值,应及时拔除,以免形成病灶,祸及全身。

五、智齿冠周炎

即下颌最后一颗大牙(第三磨牙,俗称智齿)在长出过程中受阻时,其周围软组织发生的炎症。初发时仅感下颌后牙局部肿胀、疼痛,不敢咀嚼。严重时疼痛剧烈并可向耳颞部放散,甚至出现张口和吞咽困难,同时伴有发热、无力、食欲减退等全身症状。

治疗:急性期以抗感染和对症治疗为主,如止痛、局部冲洗上药、全身应用抗生素等。如果智齿冠周形成脓肿,应及时切开引流。对反复发作且无保留价值的智齿应予拔除。

六、其他原因所致的牙痛

牙痛不一定表明牙齿有病,一些其他疾病也可表现出牙痛。

1.三叉神经痛 其特点为锐痛,突然发作,程度剧烈并沿三叉神经分布放散,与急性牙髓炎类似,易误诊。但三叉神经痛有疼痛触发点即"扳机点",疼痛时间较短暂,每次持续数秒至1~2min,一般不超过5min,而且很少在夜间发作。

2.急性上颌窦炎 上颌后牙的根尖邻近上颌窦底,分布于上颌后牙牙髓的神经在进入根尖孔前要经过上颌窦侧壁和窦底。因此,上颌窦内的感染常引起上颌后牙的牙髓神经痛,还可放射到头面部,易被误诊为牙髓炎。

3.某些全身性疾病 可能引起牙痛的全身性疾病有关节炎、疟疾、流感、伤寒、糖尿病、月经痛、妊娠期、绝经期、子宫或卵巢摘除后、心脏功能亢进或减退、神经官能症、癔病等。另外,心绞痛可反射至颌骨或牙齿,患者往往先到口腔科就诊。

4.某些特殊环境引起的牙痛 常见的有两种,一是航空性牙痛,二是潜水性牙痛。这类患者牙髓往往处于充血状态或慢性炎症,在平常生活环境中不出现症状,但在特殊环境中,由于气压的改变而引起牙痛。所以说,牙痛的原因很多,大部分是由牙病引起的,还有一部分是牙齿以外的原因造成的。我们不能轻易下结论,要仔细区分以免误诊,查明原因,有针对性地进行治疗。

(古丽妮萨·艾散)

第三节 现代根管治疗概念

根管治疗术是治疗口腔科常见疾病"牙髓和根尖周病"的最根本和最有效的方法。20世纪80年代以来,根管治疗术已逐步发展为理论系统完善、操作步骤规范、器械设备标准化及疗效恒定的一种保存患牙的治疗方法。近20多年来,根管治疗术的医学科学基础研究、根管预备器械和预备方法、根管充填材料和方法,以及显微根管治疗技术等均有明显进步,根管治疗的成功率可达95%左右,而且明显扩大了牙齿保存的范围,也为修复技术的进步奠定了基础。近十几年来,现代根管治疗在国内的研究和应用逐步推广,但在临床应用、根管治疗的完善程度和长期疗效方面仍有许多问题值得商讨。

一、根管治疗术的发展过程

尽管牙髓根尖周病的治疗历史悠久,但根管治疗学是近代牙科保存治疗学中最为年轻的专业学科之一。被誉为"牙髓病学之父"的 Louis Grossman 将 1776—1976 年的 200 年根管治疗史分为 4 个阶段:1776—1826 年:水蛭治疗脓肿牙齿,用烧红的金属丝烫死牙髓,用金箔充填根管;1826—1876 年:全麻,橡皮障,牙胶尖的出现,原始的拔髓针和根管锉的产生,砷剂用于杀死牙髓;1876—1926 年:X 线的发明,局麻的应用,根管内消毒(cmCP)的应用;1926—1976 年:X 线根尖片的应用,局麻和根管治疗方法的逐步提高,根管预备器械的标准化。牙髓病学的先驱 Edgar Coolidge 提出了大量的实例证明原来认为必须拔除的患牙可以用根管治疗得以保存。1945 年后,根管治疗逐渐在保存牙医学的领域中占有重要的地位。Grossman 编著的 Endodontic practice 奠定了根管治疗术的实践基础。

近 20 多年的发展,根管治疗技术有了明显的进步。经过许多学者和临床专家的实践和研究,根管治疗学已发展为一门独立的治疗学科,成为牙髓病学中的重要部分。详细阐述根管治疗术的牙髓病学专著也在不断更新。如 lngel 和 Bakland 编著的 Endodonties、Cohen 和 Burns 编著的 Pathway of the pulp、Wine 编著的 Endodontic therapy 等较全面地介绍了根管治疗学的理论和实践;Seltzer 编著的 Endodontology biologic considerations in endodontics procedures 强调了根管治疗学的生物学基础,Gutmann 等编著的 Problem solving in endodonties 主要阐述了临床根管治疗中的难题及解决方法等。

国内作为口腔医学本科生教材用的口腔内科学、牙体牙髓病学和口腔医学实验教程中讲述根管治疗术的篇幅逐渐增多,内容逐渐丰富,并有相应的专著出版,如王晓仪的现代根管治疗学、张光诚的实用根管治疗学等。随着根管治疗器械、设备和技术的引进,国内牙体牙髓科和口腔科应用根管治疗术的比例迅速增高,一些口腔医学院和口腔专科医院还设立了解决根管治疗中疑难问题的专家诊室,并不断举办国内、外专家的继续教育讲座。根管治疗学中的问题已成为许多口腔临床研究生的研究课题,研究根管治疗学的论文也日益增多,上述情况表明现代根管治疗术已在国内得到应用,并正在逐步推广。

现代根管治疗学不仅有了完整的理论系统,而且根管治疗技术有了明显的进步,具体内容将陆续在以后的讲座中介绍。

二、现代根管治疗的原理及其医学科学基础

根管治疗术的原理是通过清创、化学和机械预备彻底除去根管内感染源,并严密充填根管以促进根尖周病变的愈合或防止发生根尖周病变。

为了能达到"彻底消灭根管内感染源"和"严密充填根管,防止再感染"的目的,许多学者进行大量的医学科学的基础研究,与根管治疗技术有关的研究简要归纳如下。

1. 根管内微生物学研究 随着厌氧培养和厌氧菌分析鉴定技术的进步,已确定厌氧菌是感染根管内的优势菌,约占 2/3 以上;厌氧菌中以革兰氏阴性菌最多,如产黑色素类杆菌群、不产黑色素类杆菌群和梭杆菌属等。根管治疗的主要任务就是去除根管内的感染源。虽然根管内细菌培养阴性已不作为根管充填前的常规检查。但从根管治疗效果来看,根管预备后细菌培养阴性者的成功率高于阳性者。当患根尖炎的感染根管经过化学和机械预备后,根管内残留的细菌 85% 是革兰氏阳性菌,偶见革兰氏阴性厌氧菌。根管治疗期间急症的发生率为 1.5%~22.0%,原因包括不完善的根管预备、感染物挤出根尖孔及根管内氧化还原电位的变化致使兼性厌氧菌数量的急剧增多。有研究表明,根管治疗失败伴有根尖透射区的患牙,根管内细菌培养分离最多的是专性厌氧菌(42.6%)。与根管内微生物相关的研究还包括根管内冲洗剂和消毒剂的大量研究。上述研究结果均表明,根管内感染源的控制是根管治疗成功

的首要条件。

2.根管系统类型的研究 Vertucci 根据根管和根尖孔的分布将根管类型分为Ⅲ类 8 分类；岳保利和吴友农根据中国人 1769 个透明恒牙标本描述了各牙位错综复杂的根管解剖形态，并按根管口和根尖孔的分布将根管系统分为 7 型；上颌磨牙近中颊第二根管自 1925 年首次报道以来有关文献颇多，由于研究方法不同，近中颊根第二根管（MB2）的检出率为 38.0%～95.2%。下颌第二磨牙"C"型根管的发生率文献报道不一，国内报道为 15.8%～45.5%，并有详细的分型。不同根管类型的预备和充填方法均有其特殊性，因此上述研究资料对提高根管治疗的质量起了重要作用。

3.有关根管壁玷污层的研究 玷污层是指根管预备时压贴在根管壁上的由细菌、坏死组织及扩锉下来的牙本质碎屑组成的混合物。玷污层厚度约 $2～5\mu m$，可贴附在牙本质表面，也可能深入到牙本质小管内。玷污层的存在可以阻止或延迟消毒剂对牙本质小管中细菌的作用，妨碍根充材料与根管壁的渗透和紧密贴合；玷污层可以是根管治疗过程中或充填后微生物生长和定植的底物，也可以是微渗漏的通道。因此关于去除玷污层的化学制剂、根管预备方法和充填技术有大量的研究报道。现代根管治疗术中，根管预备后根管壁玷污层的情况已成为评定根管预备器械、冲洗液和预备方法优劣的重要指标之一。

4.根管充填后微渗漏的研究 现代根管治疗学认为，根管系统的三维严密充填是根管治疗成功与否的关键因素。根管充填后存在的微渗漏使微生物及其代谢产物再次进入根尖周组织，约 60% 的失败病例是由于根尖区不完全封闭所致。因此，研究微渗漏方法与根管充填质量的研究密切相关。体外研究微渗漏的方法很多，包括示踪剂浸润法、示踪剂透过法、电化学技术、电镜观察和液压技术。与其他研究方法比较，由 Pashley 等提出，经 Wu 等改进的流体输送模型可以对根管微渗漏进行连续和动态的观察，定量准确，但需要一定的设备。国外学者推荐的葡萄糖定量分析模型方法简便，定量灵敏，已引起了许多学者的重视。目前，根管充填后微渗漏的检测是评定各类根管充填材料、器械和充填技术对根管封闭效果优劣的重要指标。

5.毒理学、组织学和分子生物学等方面的研究 当研究新的药物和材料是否可以用于根管治疗术时，根尖周组织的生物相容性是最基本的一个评价指标。有关口腔根管治疗生物材料鉴定的国际标准规定在用于人体之前，必须通过严格的毒性测验和动物实验鉴定，以保证根管治疗所用的药物和材料具有良好的生物相容性。分子生物学的研究又进一步为根管治疗材料的优良生物性能提供了科学依据。近 20 年来对氢氧化钙制剂的大量研究结果奠定了其在根管治疗术中应用的重要地位。

三、根管治疗适应证范围的扩大

随着根管治疗技术和器械的进步，只要患牙有保留的价值，患者同意选择，根管治疗无牙位的限制，全口牙齿均可进行完善的根管治疗；也没有年龄的限制，只要患者有适当的开口度。机用旋转 NiTi 预备器械的广泛应用，使磨牙的根管预备变得相对容易，对患者开口度的要求有所降低。弯曲钙化根管治疗的成功率与正常根管治疗成功率相近，90% 以上的钙化根管能够成功扩通和预备，由于显微根管治疗技术和超声根管治疗技术的应用与推广，根管内折断器械及堵塞物的取出率明显提高，使得非手术根管再治疗成为可能。

四、无菌观念的加强

1.橡皮障的应用　根管治疗要求手术区域和周围均处在无菌环境中。口腔内和周围环境微生物对根管的污染会影响根管治疗的效果,导致根管治疗的最终失败。橡皮障的使用是标准根管治疗的必要步骤,不可缺少。橡皮障具有以下作用:隔离治疗牙齿,获得干燥、清洁和无菌的治疗区;预防患者的误吸;避免软组织受伤;有效隔湿防止唾液进入术区。

2.约诊间严密封药的意义　开髓孔的严密暂封是防止微生物再次污染根管系统的关键步骤之一,它的重要性一直未受到临床医生的足够重视。根管治疗约诊之间和根管充填后都应进行严密的暂封,而且暂封的时间不宜过长,一般不应超过4周。体外研究表明,根充后髓腔暴露于唾液中几天,唾液能渗入到根管全长的33%~85%。这种微渗漏可能是根管治疗失败的重要原因之一。暂封材料至少应具备良好的严密的边缘封闭作用;能阻止细菌和液体的通透,能在数分钟内硬固;能形成良好的固位,具有一定的抗压强度,承受咀嚼压力;操作方便。临床应用的暂封材料种类较多。最常用氧化锌丁香油水门汀,暂封厚度应不少于3.5mm。双封技术是Grossman建议采用的方法,内层放入牙胶,外层放上水门汀。由于ZOE的抗压强度较差,牙胶能增加ZOE的抗压强度;在去除ZOE时,牙胶的存在也能防止水门汀碎屑进入根管。

3.冠部封闭的重要性　冠部修复体或充填体是完善的根管治疗的必要步骤。如果没有良好的冠部修复体将影响根管治疗的远期疗效。一些研究证实,X线上可见修复体(充填体)边缘不密合或继发龋的病例,其根尖病变明显高于修复体完好组;充填物下有垫底层比无垫底层根尖病变率低;银汞充填比树脂充填的根尖病变率低。而且,全冠修复能显著延长根管治疗后牙齿的寿命。

五、根管治疗方法的进步

1.根管预备方法的进步

(1)根管预备的时机:应该在急性炎症控制后进行。

(2)开髓孔和髓腔预备的要求:去除全部髓顶;开髓孔的壁应与根管的根尖1/3成直线,器械与冠部根管壁无阻力;使暂封药固位良好;提供冲洗液存留的空间,获得良好的寻找根管口的视线和细小器械进入的通道。对于弯曲钙化根管开髓孔应尽可能取得便利型,有时甚至需要牺牲更多的牙体组织。

(3)根管工作长度的确定:临床上,医生不能看到牙齿的根尖部,不能直接确定根管长度,需要采用各种不同的手段或几种手段相结合的方法,确定临床工作长度。理想的工作长度测量方法应具备下列条件:适应于不同的牙髓状况和根管内容物;能快速准确地确定根尖狭窄处;能不停地监测和确定工作长度的变化;医生和患者舒适;放射量小;费用较低。目前为止,没有任何一种方法能完全达到理想方法的要求。要获得高度准确的工作长度,应将几种不同的方法结合起来,特别是在测定根管工作长度有困难或有疑问的病例。最常用的方法为线法,电测法和手感法。纸捻法和根尖牙周膜敏感法也有人采用。将X线诊断丝照相与电测法结合是临床上最常用和相对准确的方法。

(4)根管预备的基本原则:根尖1/3预备之前一定要有准确的工作长度;根管预备时一定保持根管湿润,保证足够的冲洗;根管锉不可跳号1根管锉应做适当的预弯;预备后的根管为连续锥状;保持根管原始的解剖形态;根尖孔位置不变;根尖狭窄处直径越小越好,避免在急性炎症期做根管预备。

(5)根管预备器械的进步:根管治疗的进步很大一方面受到材料和器械发展的影响。近年来,根管预备器械在材料,锥度,手用器械与旋转器械等方面有很大的进步。

1958年以前,根管预备器械分为1~6号,没有统一的规则和规格,多采用碳钢材料。1976年确定了根管预备器械的国际标准,锥度为0.02mm/mm。2002年根管预备器械最新修订标准为:器械从6~160号,以尖端的直径确定号数,锥度为0.02mm/mm,材料多为不锈钢。最近,大锥度根管预备器械的出现,0.04,0.06及0.08锥度能形成更好的根管冠部的扩展,材料多为NiTi合金。与大锥度相反,0.02锥度的半号锉用于极细小根管的预备。机用根管预备系统能明显提高临床工作效率并减低医生的疲劳程度。M_4手机使用不锈钢根管锉在较直的根管内效果良好,但在弯曲根管内会造成肩台、根管拉直、侧穿或人造根管。NiTi机用预备系统由于NiTi合金的超弹性和记忆性,有利于沿根管原始形态预备;但应避免NiTi合金的疲劳或使用方法不当,防止器械折断,并及时更换器械。

2.根管冲洗的原则 根管荡洗是根管预备过程的重要环节之一,对根管治疗成败起关键作用。根管荡洗主要目的:去除根管内容物,溶解组织,破坏和杀灭病原微生物,润滑作用,去除玷污层,避免被推向深部或出根尖孔。根管冲洗的三重含义:根管冲洗液量要足够,每次冲洗液量应在1~2mL以上;次数要足够,每次换锉均应冲洗;冲洗的深度要足够,冲洗器应能疏松地进入根管的2/3或离根尖狭窄处4~6mm。

玷污层去除及乙二胺四乙酸的使用:超声根管预备成型效果不十分明显,但超声根管荡洗去除根管壁玷污层的作用非常显著。超声根管荡洗与NaOCl结合效果更好。螯合剂如EDTA、REDTA、EDTAC等,其中的活性成分是15% EDTA,研究已证实15% EDTA与5.25%次氯酸钠交替冲洗根管能有效去除根管壁的玷污层。此外,含EDTA和过氧化脲的糊状混合物,如:RC-Prep、Glyoxide、Glyde等是良好的根管润滑剂,在预备钙化和弯曲根管的初始阶段有明显的辅助作用。

3.根管内封药的意义 根管内封药消毒曾被认为是根管治疗的重要步骤。很长一段时间,许多学者强调两次复诊之间,根管内封药消毒是根管治疗成功的重要因素。现在的研究证实,目前根管消毒药物难以使根管内达到完全无菌;而且,根管内完全无菌也不是根管充填的必要前提。因此,根管消毒不能忽视,但也不能过分强调完全无菌。药物性能应具备持久的、较强的杀菌作用,对根尖周无刺激,无全身性的毒副作用,无耐药性,使用方便等。根管消毒药物如酚类(cmCP),醛类(FC)在杀菌的同时,都有一定的不良反应。氢氧化钙的强pH值具有很好的抑菌性,能够降解细菌的内毒素,同时能降低根尖周的炎症,诱导根尖周组织的愈合,使得氢氧化钙类根管内封药临床应用更广泛。根管预备时,荡洗的液体也具有一定的杀菌作用。

氢氧化钙制剂是目前根管内封药的最常用药物,有糊状或与牙胶混合做成牙胶尖状。氢氧化钙糊剂的表面最好放一小棉球,然后再放暂封材,以便于氢氧化钙的取出。封药时间为1周。对于活髓牙,在充分的根管预备和荡洗后也可不封药,只封干棉球。FC、CP应用于根管内封药逐渐减少。

4.根管充填方法的进步 严密的根管系统的三维充填是根管治疗成功的关键。不论根尖状况如何,超填和差填都是不适当的,恰填是良好根管充填的标准。认为超填比差填好缺乏科学根据。根充物应以牙胶为主,根充糊剂为辅,采用相应的侧压法或垂直加压法,使根充物致密。单纯用糊剂,特别是可吸收的碘仿类糊剂治疗恒牙是错误的,银尖法也已被淘汰。单牙胶根管充填也难以获得良好的三维封闭,已少用。在良好的根管预备的基础上,目前最常用的方法为:侧压法包括冷侧压和热侧压;垂直加压法;热牙胶技术如 Obtura 2、Uitrafil 3D、Thermafil 等。根管充填的各类方法将在第三讲中详细讨论。

5.显微镜的应用 显微镜能够提供良好的视野,放大倍数为 3～26 倍,便于精细操作,扩大了根管治疗的范围并提高了疑难根管的治疗成功率,显微镜在根管治疗中的主要应用有寻找钙化根管、打通钙化桥、寻找和去除再治疗根管的内容物、修补各种穿孔、取出根管内异物及显微根尖手术等。

六、根管治疗与知情同意

随着人们生活水平的提高,患者在要求获得高质量的口腔科服务的同时,也更加关注自己的权利。由于根管治疗的复杂性,出现意外的可能性较大,术前详细的临床检查和 X 线分析,将可能发生的问题及预后告之患者,并要求患者在知情同意书上签字是十分必要的。患者的投诉主要包括:诊断错误、检查不完善(如无术前 X 线片)、病历记录不全面、开髓牙位错误、使用材料不当(如可吸收糊剂用于恒牙)、根管穿孔、器械折断、误吞(未用橡皮障)、过度超填或欠填、下唇麻木等。对于复杂和特殊病例如复杂的多根管、根管分叉、细小钙化根管、堵塞根管(根管内异物)、弯曲根管、牙齿错位、畸形牙、有严重全身疾病的患者和智力障碍的患者,有条件应转诊给根管专家治疗。知情同意书至少应包括治疗的方法、步骤、术中术后反应、预后、可能出现的意外、其他可选择的治疗方法、不治疗的后果以及治疗所需的时间和费用等。由于医疗纠纷和诉讼逐年增加,医生应该在更加谨慎和认真地提供医疗服务的同时,有义务让患者对自己的患病情况和治疗效果充分理解,有思想准备与医务人员共同面对治疗过程中出现的并发症及其他问题。

七、现代根管充填技术

1.冷牙胶侧向加压充填技术
(1)选择侧向加压器:侧向加压器应能无阻力地插入至距工作长度 1～2mm。
(2)试尖:根管充填前需进行试尖,并拍 X 线片确认。
(3)涂根管封闭剂:将封闭剂均匀地涂布到根管壁上。
(4)放置主尖:将选定的主牙胶尖蘸取根管封闭剂缓慢插至工作长度。
(5)侧向加压:将选定的侧向加压器紧贴主尖缓慢旋转插入至距工作长度 1～2mm 处,放置 15s 以上,旋转 180°后退出侧向加压器;沿形成的空隙插入副牙胶尖,如此反复操作直至整个根管充填紧密。
(6)垂直加压:用烧热的挖匙将多余的牙胶从根管口切断去除,选用合适的垂直加压器对根管口软化牙胶垂直加压。

2.热牙胶垂直加压充填技术 1967 年,Schilder 提出热牙胶垂直充填技术,他的观点主要是以最少的封闭剂和最大量的牙胶三维充填根管,包括侧支根管和副根管。

将根管预备成连续的锥形并彻底清理后进行试主牙胶尖,这是根管治疗成功与否的关键步骤。首先通过 X 线片确定根尖终点的位置,主牙胶尖在根管内达到这个长度,并在根尖区应当有"紧缩感",使主牙胶尖与根管尽可能密贴,然后切除牙胶尖端 0.5～1.0mm。对于初学者而言,通常切除的太多了。有学者报道,热牙胶垂直充填技术的应用,有超过 40% 的牙根表现出不止一个根尖孔,只要时间准确、正确,很少会发生欠填或超填的现象,当然如果发生上述现象最好重新预备根管。

根充前要选择好垂直加压器,大号垂直加压器用于根上 1/3 充填,中号垂直加压器用于根中 1/3 充填,小号垂直加压器用于根尖 1/3 充填,根管充填一般用 3/4 个加压器,加压器上每隔 5mm 有一个凹槽标记,有利于操作过程中,控制好加压深度。

使用这项技术时,需要有器械对牙胶进行加热,现在应用的是一种电加热器,其特点是可以自助加热。作者推荐使用 kerr 公司的根管封闭剂,它的特点是凝固时间短,收缩小,最近经过改进后的商品名叫做 EWT。下面详细介绍热牙胶垂直充填技术的详细步骤。

(1)干燥根管,确定根尖位置。

(2)通过 X 线片试主牙胶尖,并去除冠方多余的牙胶尖。

(3)主尖根尖去除 0.5～1.0mm,取出后备用。

(4)选择垂直加压器。

(5)清洗干燥根管。

(6)根管内用螺旋充填器倒入少量根管封闭剂。

(7)主牙胶尖尖端蘸少量根管封闭剂并置入根管。

(8)去除主牙胶尖根管口或冠方的牙胶。

(9)加热根管上 1/3 的牙胶,用垂直加压器加压充填,使半流体状的牙胶能充填入侧副根管内。

(10)然后取出经过垂直加压过的根上 1/3 牙胶,通常情况下,每次操作的深度为 3～4mm。

(11)用同样的方法充填根中 1/3 部分,充填至根尖 4～5mm 时,顺向充填就结束了。

(12)如果不做桩冠,就向根管内加入少量牙胶,经过加热后垂直加压,每次充填深度也为 3～4mm,直至充填到根管口。

热牙胶垂直充填技术适用于极度弯曲的根管,多根尖孔的根管,能够很好地充填侧副根管,充分的反映根管的形态,和各种解剖学变异,与其他充填方法比较,有极少的微渗漏。热牙胶垂直充填技术应用过程中,要注意根管内的温度不可过高,否则容易损伤牙周组织。热牙胶充填技术还包括很多种,例如热塑牙胶充填,热牙胶机械式充填,热注牙胶充填等,各种技术都有其独特的优点,但也都有很多缺点有待进一步改进。

3.热牙胶连续波充填技术

(1)选择携热加压器头:携热加压器头能自由达到距工作长度 5～7mm。

(2)试尖:同上。

(3)放置主尖:同上。

(4)去除上端牙胶尖:用已加热携热加压器头平根管口去除上端牙胶尖,用冷的垂直加压器向下轻轻加压。

(5)热加压:开启加热器,携热加压器头向根方进入牙胶,直到距参照点 2～3mm,关闭加热器。

(6)连续加压:继续向下加压直到参照点,保持加压状态 10s。

(7)退出热压器头:开启加热器1s,迅速退出热压器头,再用冷的垂直加压器向下加压。

(8)充填根管上部:用 Obtura 注射式充填方法完成。

八、现代根管治疗技术的新进展

1.传统根管治疗术(简称传统)的治疗一般有三部曲 预备,消毒,充填。而现代根管治疗术(简称现代)清理,成形,充填。强调的是根管的清理和成形,而不强调消毒的必要性,对于活髓牙不强调封药消毒,可以即可充填;对于感染的根管才强调根管消毒的必要性。根管预备的侧重点不同,传统的根管预备强调的是根管工作长度,而现代的根管在重视根管工作长度的同时,还强调根管直径的大小,根管横截面的形态并不是标准的圆形,而是椭圆形或扁圆形,采用标准器械来成型根管时,必然有一部分根管壁没有得到彻底的清理,从而使感染物质残留,导致根管治疗失败,目前越来越广泛的运用镍钛根管预备器械,采用的是大锥度设计,提高了切削力能更好地进行根管清创尤其是 Lightspeed 器械,它可以在根管成形前快速测出根尖部的直径大小。

2.预备的方法不同,传统的是传统手用器械采用逐步后退法,而现代的预备方法是机用镍钛器械采用冠根向的逐步深入法。根管的消毒药物不同,传统的是用酚醛类,这些物质有潜在的组织刺激性等,目前已经不提倡用了,现代根管治疗术首选氢氧化钙糊剂,因为它无毒安全,刺激性小。用超声波根管清洗可以起到事半功倍的效果,主要因为有它的声流作用和空穴作用,不仅能有效的杀灭细菌,而且对根管的清洁程度非常高。如果加上 Lightspeed 器械效果更好。

3.根管充填的侧重点不同,传统的强调严密封闭根尖孔,其技术主要是糊剂牙胶侧压充填术,而现代认为严密封闭根管口及根管壁同等重要,可以达到三维充填效果,其技术主要是牙胶尖热加压技术,热熔牙胶充填术等。其中热熔牙胶充填术密封效果最好,简单规范的特点,我个人认为不管是什么技术做到简单、有效、患者满意就是最好的技术,要不就是做的再漂亮如果繁琐无果都是空谈,就像 stranger 说的一样“确实 crown—down 不是适合所有的根管,并且根据病例不同,根管开阔的程度应该有所选择。如果考虑到牙齿较小,牙根较细,绝对不可以粗暴的追求扩大,对某些根管我甚至不反对塑化。”

4.显微根管治疗术的出现使牙髓治疗由宏观趋向微观,是牙髓治疗史上的一次意义深远的变革。在牙隐裂根折,寻找根管口,根管预备,等等有很大的帮助。不过这个技术还需要一段时间“上市”(对于我们基层的来说更是)。

5.弯曲根管预备的方法与技巧大致有以下几种:

(1)逐步后退法:注意问题:弯度偏大的根管少用旋转力,多用提拉力,少用扩大针,多用根管锉,过弯过曲的根管先预弯器械再进入,小弯码的根管器械易变形扭曲,其使用次数应受限制;可使用含 EDTA 或次氯酸钠的液体或凝胶。

(2)平衡力法:方法:顺转 $90°\sim180°$,进入根管,逆转 $180°\sim360°$,下压器械,再顺转 $180°\sim360°$提拉退出根管外;注意:过细过弯根管使用此法慎重,旋转角度应减少(其断针率小于 STEPBACK)。

(3)逐步深入法:可简单归纳为:3 个锥度。0.02,0.04,0.06(手用 0.02,镍钛机扩 0.04~0.06 或更大);3 个号码。25#,30#,35#(常用);3 个阶段。第一次达根管 1/2 或 2/3,第二次距工作长度 2mm,第三次达工作长度;机动器械和手动器械联合使用,机动一根管口,手动一根尖。

6.器械折断与根管中的处理方法。在根管治疗中,拔髓针、扩大器均有可能折断与根管中。使用前应检查器械是否生锈、弯曲。器械进入根管后,不要在插紧的情况下用力旋转。折断器械的断端完全在根管中则不易拔出,可试用棉捻放进根管中将其带出。若不能取出时,则改用塑化治疗,但要确认器械断端未刺出根尖孔时,才能用塑化治疗。若器械断端已刺出根尖孔时,则考虑拔除患牙或做根尖切除术。术中将器械断端取出,并将根尖填充完整。

(古丽妮萨·艾散)

第四节　根管治疗技术规范和质量控制标准

一、适应证和禁忌证

1.适应证　各种类型的牙髓病和根尖周病;牙髓牙周综合征;选择性根管治疗如需行桩冠修复的患牙,修复前有可疑牙髓病变的牙,修复错位牙及行根切术等可能导致的牙髓暴露等。

2.禁忌证　无功能或无修复价值的牙;无足够牙周支持的患牙;患牙预后不良或患者不能合作或患者有严重的全身系统性疾病不能耐受治疗。

二、术前准备

根据患者主诉、病史、临床检查及 X 线片检查明确诊断。诊断明确后,制定根管治疗计划,并向患者讲明治疗方案及可能出现的问题,经患者知情同意后再进行治疗。器械准备:包括感染控制,高压消毒所有金属器械等(推荐使用橡皮障)。

三、髓腔入口的制备(开髓)

1.开髓　髓腔入口是进入髓腔的通道,其形状、大小、方向取决于髓腔的解剖形态,制备髓腔入口时,首先用金刚砂钻或裂钻去除所有龋坏组织,并穿入髓腔;然后换球钻从髓室顶到洞口上下提拉,去除全部髓顶,使髓室充分暴露;后用金刚砂钻修整洞形。

质控标准:髓室壁与根管壁连续流畅,并且不对器械产生阻力,保证器械可循直线进入根管弯曲处。髓腔入口的制备既要使髓腔充分暴露,又要尽量少破坏健康牙体组织,并应避免发生牙颈部台阶、穿孔及髓室底的过度切削和穿孔等。

2.髓腔初步清理　开髓后,先用锋利的挖器去除髓室内容物,用尖探针探查根管口,使根管口充分暴露,再用倒钩髓针去除根髓,如果牙髓已坏死可配合冲洗进行清理;对于细小的根管,不要用拔髓针拔髓,以免发生折断,可用 10# K 锉做初始预备,残留根髓及根管壁上残留的感染牙本质可在根管预备过程中用根管扩大器械去除。

四、工作长度测定

确定工作长度是为了根管预备尽可能地止于根尖最狭窄处(牙本质牙骨质界)。常规应用根尖定位仪 ROOTZX 测定工作长度(禁用于戴心脏起搏器患者;推荐插锉拍 X 线片确认)。质控标准:将距根尖 0.5～1mm 处作为根管预备的工作长度。

五、根管预备

常用的根管预备方法主要为不锈钢 K 锉、镍钛 K 锉联合应用 G 钻的逐步深入(Step－down)技术及逐步后退(Step－back)技术,以逐步深入技术最常用,其预备原则:根尖 1/3 预备之前一定要有准确的工作长度;根管预备时一定保持根管湿润;预备过程中每退出或换用一次器械需用根管冲洗液冲洗根管,防止碎屑阻塞;根管锉不可跳号;对弯曲根管,根管锉应预弯;为便于根管充填,根尖最小扩大为 25#,根据初尖锉的不同,主尖锉一般比初尖锉大 2～3 号。

1. 逐步后退技术程序

(1)确定工作长度:方法同前。

(2)根尖预备:将初尖锉预弯成与根管弯曲度一致的形状,轻轻插入根管,转动器械进行根管扩大。顺时针方向旋转 30°～60°,然后轻轻向下加压逆时针方向旋转 30°～60°,最后向外提拉退出器械,这种切削模式类似于上手表发条的方法。预备过程中每退出或更换一次器械,应用生理盐水和 3% 过氧化氢液交替冲洗根管(推荐使用 2.5% 次氯酸钠和 17%EDTA 溶液)。根尖预备的最大号器械应比初尖锉大 2～3 个号码。为防止在预备过程中发生根管阻塞,在换用大号器械之前,可先用小一号器械插入根管内,去除根管内的牙本质碎屑,并用冲洗液冲洗并润滑根管壁。以根管工作长度 20mm、初尖锉 15# 的根管为例,根尖预备时器械进入根管内的顺序依次为:15#～20#～15#～25#～20#。每个器械的操作长度均为 20mm。

(3)逐步后退预备:根尖预备完成后,根管尖部和中部通过器械每增加一号、工作长度减少 1mm(0.5mm)的方法敞开,即逐步后退。在逐步后退预备时,每更换大一号器械前,应将主尖锉插入至操作长度,去除根管内的牙本质碎屑,并用冲洗液冲洗,防止根管阻塞。以工作长度为 20mm、主尖锉为 25# 的根管为例,逐步后退时器械进入根管内的顺序及相应操作长度依次为:25#(20mm)～30#(19mm)～25#(20mm)～35#(18mm)～25#(20mm)～40#(17mm)～25#(19mm)～45#(16mm)。

(4)根管中上部的预备:根管中上部用 G 钻进行预备,顺序使用 1#、2#、3# 或 4# G 钻;每换用大一号 G 钻时,操作长度减少 2mm,并将主尖锉器械插入至工作长度,去除根管内的牙本质碎屑,并用冲洗液冲洗。

(5)根管壁的修整:使用主尖锉将根管壁修整成为连续的锥形,方法是将主尖锉插入根管至工作长度,使用锉法消除阶梯,并用冲洗液洁净根管。

2. 逐步深入技术程序

(1)根管中上部的预备:参考术前 X 线片,用 10# 和 15# K 锉疏通根管后,再用 20# 和 25# K 锉扩大根管的冠 2/3(16mm);然后使用 2# 和 3# G 钻进一步敞开根管的中上部(14mm 和 12mm);G 钻通过具有恒定速度的慢速手机驱动,并轻轻向下加压进行切削。更换器械时使用 3% 过氧化氢液和生理盐水冲洗根管。

(2)确定工作长度:方法同前。

(3)根尖预备:根尖预备的方法与逐步后退技术使用的方法相同,根尖预备的最大号器械应比初尖锉大 2 个或 3 个顺序号。

(4)逐步后退预备:这一阶段根管的预备方法与逐步后退法中的逐步后退预备相同,一般制备 3～4 个阶梯。

(5)根管壁的修整:使用主尖锉进行根管壁的修整,使根管形成连续的锥形。使用逐步深入技术扩大根管时应注意:由于工作长度的测量是在根尖预备时进行的,因此在预备根管中上部之前,应能根据术前X线片较为准确地推测根管的工作长度或用根尖定位仪测定初步工作长度。

对于弯曲根管,可选用机用镍钛器械或机用镍钛器械联合应用手用器械,常用的机用镍钛器械主要有ProFile及ProTaper器械,推荐使用根向预备技术。

3. ProFile机用镍钛器械预备程序

(1)X线片粗估工作长度,用10#、15# K锉疏通根管,再用20# K锉扩大根管口。

(2)OS器械及3#及2#预备扩大根管冠部,然后用ProFile.06 25#及20#预备根管中部,预备至短于粗估长度3mm处。

(3)确定精确工作长度。

(4)再用ProFile.04 25#及20#预备根管尖部,由最小号逐步扩大至主尖锉,每一号均达正确的工作长度。

(5)最后用ProFile.06的20#器械最后成形。

4. ProTaper机用镍钛器械预备程序

(1)X线片粗估工作长度,用10#,15# K锉疏通根管,再用20# K锉扩大根管口。

(2)S1、S2敞开冠2/3(根管直线部分),遇阻力时退出;以上下轻轻提拉的动作切削根管冠部牙本质。

(3)测定工作长度。

(4)S1、S2依次到达工作长度,进行根尖预备。

(5)用F1~F3完成根管预备;对于细小弯曲根管,一般预备至F1即可。

机用镍钛器械操作过程中不要用力推进;遇阻力时,退出然后继续下一步;每换一根器械,应使用冲洗液冲洗根管并维持根管在预备过程中的湿润状态,并用15# K锉疏通根管以防堵塞;器械所需转速为150~350rpm;每根器械在根管内的停留时间不超过4~6s;根管尖部重度弯曲时,推荐使用手用器械预备。

5. 根管预备的质控标准 根管经预备后,选择的侧压器应能自如地到距工作长度12mm处;主牙胶尖可以较容易地进入到根管的尖部;尽可能保持根尖狭窄区的原始位置和大小;根尖狭窄区明显,有明显的停顿;根管壁光滑无台阶;预备后的根管形态为冠方大根端小的连续锥形、无偏移。

六、根管消毒

两次治疗间期,经预备的根管需进行根管封药消毒以防止残留于根管内的细菌生长繁殖。对于活髓牙如冠折露髓及因修复要求需行根管治疗的牙可在局部麻醉下行一次根管治疗,不需根管封药。

常规采用氢氧化钙糊剂行根管封药,具体操作如下:用适量生理盐水将氢氧化钙粉调制成糊剂状,将其导入已预备好的根管,用氧化锌丁香油粘固剂暂封。

七、根管充填

根管经预备、消毒后,应进行严密的根管充填,有效消灭死腔,阻断来自根尖及冠方的各种微漏,阻止外界细菌和污染物的渗入,防止再感染,创造一个有利于根尖愈合的良好生态环境。通常情况下,只要患牙无疼痛或其他不适,根管无臭味,无渗出液,窦道完全闭合即可进行根管充填。

常规使用侧向加压根管充填技术,材料主要选用标准牙胶尖和根管封闭剂(常规应用AHPlus根管封闭剂)。对于解剖形态复杂的根管,如根管峡部、根管间交通支、侧支根管以及C形根管等可采用热牙胶垂直加压充填技术和连续波充填技术,所需器械材料主要有非标准牙胶尖、根管封闭剂、垂直加压器和携热器等。

1. 侧向加压充填技术

(1)选择侧向加压器。侧向加压器应能无阻力地插入至距工作长度1~2mm。

(2)试尖。根管充填前需进行试尖,主尖(主牙胶尖)的大小通常与主尖锉一致。选择相应大小的标准牙胶尖作为主尖,根据操作长度用镊子在主尖相应部位夹一压痕,将其插入根管内至正好到达做好标记的工作长度处,插至工作长度处应有摩擦感,如不能到达工作长度则应换小一号牙胶尖,如果无摩擦感则需剪除牙胶尖尖端后再试直至有摩擦感为止。拍插有主尖的X线片确定主尖在根管内的具体位置。如X线片显示主尖位于距根尖1~2mm,可行根管充填;如果主尖位于距根尖2~3mm或超出根尖,则需重新试尖;如果距根尖3mm以上,则需重新行根尖预备和试尖。

(3)涂根管封闭剂。选用与主尖锉相当的锉或小一号的锉,在尖端蘸适量根管封闭剂,插入至工作长度,反时针方向旋转退出,将封闭剂均匀地涂布到根管壁上。

(4)放置主尖:将选定的主牙胶尖蘸取根管封闭剂缓慢插至工作长度。

(5)侧向加压:将选定的侧向加压器紧贴主尖缓慢旋转插入至距工作长度1~2mm处,放置15s以上,旋转180°后退出侧向加压器;沿形成的空隙插入副牙胶尖,如此反复操作直至整个根管充填紧密,加压器只能进入根管口2~3mm为止。

(6)垂直加压:用烧热的挖匙将多余的牙胶从根管口切断去除,选用合适的垂直加压器对根管口软化牙胶垂直加压,使牙胶紧密充填根管颈1/3区。

2. 热牙胶垂直加压充填技术

(1)选择加压器:选3根垂直加压器,最小一根能自由到达距工作长度3~4mm。

(2)试尖:选择非标准牙胶尖作为主尖,距工作长度0.5mm,根尖部有摩擦感,拍插有主尖的X线片确认。

(3)放置主尖:根管干燥后涂少量封闭剂于根管壁上,主尖涂根管封闭剂后插入根管。

(4)充填根管上部侧支根管:用携热器齐根管口切除多余主尖,并将根管上段牙胶软化。用最粗的垂直加压器对根管上段进行垂直加压,此时根管上部的侧支根管得到充填。

(5)充填根管中部侧支根管:将加热后的携热器插入牙胶中并保持2~3s,取出携热器同时带走部分牙胶,迅速将中号垂直加压器放入根管内加压,此时根管中部的侧支根管得到充填。

(6)充填根尖部主根管及侧支根管:将加热后的携热器插至根尖部分,并带走部分牙胶。迅速用最小号垂直加压器加压,将根尖分歧主副根管充填,如作桩冠修复则可结束充填过程。

(7)充填中上段主根管:用ObturaⅡ注射式充填方法完成,注射2~3次,每次用合适的垂直加压器压紧。

3. 热牙胶连续波充填技术

(1)选择携热加压器头:携热加压器头能自由达到距工作长度 5mm,用橡皮片作参照点。

(2)试尖:选择非标准牙胶尖作为主尖,距工作长度 0.5mm,根尖部有摩擦感,拍插有主尖的 X 线片确认。

(3)放置主尖:根管干燥后涂少量封闭剂于根管壁上,主尖涂根管封闭剂后插入根管。

(4)去除上端牙胶尖:用已加热携热加压器头平根管口去除上端牙胶尖,用冷的垂直加压器向下轻轻加压。

(5)热加压:开启加热器,携热加压器头向根方进入牙胶,直到距参照点 2~3mm,关闭加热器。

(6)连续加压:继续向下加压直到参照点,保持加压状态 10s。

(7)退出热压器头:开启加热器 1s,迅速退出热压器头,再用冷的垂直加压器向下加压。

(8)充填根管上部:用 ObturaⅡ注射式充填方法完成,注射 2~3 次,每次用合适的垂直加压器压紧密。

4. 根管充填质控标准　完成根管充填后均需拍 X 线片检查充填效果:①适充:根充材料距根尖≤2mm,根管充填致密。②欠充:根充材料距根尖 2mm 以上或根管充填不致密。③超充:根充材料超出根尖。

(古丽妮萨·艾散)

第十二章　牙及牙槽外科

第一节　牙拔除术概述

牙拔除术(exodontia)是口腔颌面外科最基础和最常用的手术,常作为某些牙病的终末治疗手段,也是治疗口腔颌面部牙源性疾病或某些全身相关疾病的外科措施。

作为一项外科手术,牙拔除术必然造成局部软、硬组织不同程度的损伤,再者,拔牙是在有菌环境(唾液、微生物、感染组织等)下进行的手术,所以,术中术后出现的局部反应(出血、肿胀、疼痛等)和不同程度的全身反应(体温、脉搏、血压的波动、并发症的出现、患者精神心理的变化等),须引起口腔医护人员的重视;对于牙拔除术的准备和操作,应遵循无痛、无菌、微创等的外科原则。在理论学习和临床实践中,应清楚认识到牙拔除术的如下要求:①拔牙是积极治疗和预防的手段。②无痛时拔牙,减少创伤,减少并发症。③严格遵循无菌操作原则。④合理有效掌握拔牙的适应证、禁忌证。⑤心理护理贯穿于术前、术中、术后整个过程。

因此,口腔科医师只有掌握了充足的基础理论、熟练的操作技术和完美技巧,以严肃认真的态度,才能取得拔牙手术的成功。

一、适应证

牙拔除术的适应证是相对的,应根据医疗水平及患者自身条件选择。随着口腔医学的进展,口腔治疗技术的提高,口腔微生物学和药物学的发展,口腔材料和口腔修复手段的不断改进,拔牙适应证正在不断变化,过去很多认为应当拔除的患牙现已可以治疗、修复并保留下来。口腔医师的职责,首先是保存牙齿,应最大限度地保持功能及美观。因此,在考虑牙齿是否应拔除时,既应遵循一定原则,又要灵活掌握运用,必要时请口腔内科、修复科、正畸科医生会诊决定。

1. 牙体病　牙体组织龋坏或破坏严重、用现有的修复手段已无法恢复和利用者可拔除。如:因龋齿引起牙体破坏过大,无法治疗或修复的牙;牙颈部深龋已达牙槽突下方难以修复的牙;残根或外伤所致断根不能做桩冠修复的牙。

2. 根尖周病　严重的根尖周病变,不能采用根管治疗或根尖切除等方法治疗者。

3. 牙周病　晚期牙周病所致牙齿明显松动,牙周骨组织支持大部丧失,采用常规和手术治疗,已无法取得牙的稳固和功能。

4. 牙外伤　因外伤劈裂、折断而不能修复的牙。具体而言,冠折通常经过及时、合理的治疗处理是可以保留的;冠根折应依据断面位于龈下的位置、松动度、牙周组织状况、固定条件等综合考虑是否保留;根中1/3折断一般为拔牙适应证;根尖1/3折断可经治疗后观察;部分脱位的牙,如牙体组织基本完整,应局麻下手法复位、可靠固定后保留;完全脱位的牙,条件良好时,可行牙再植术保留患牙。

5. 错位牙　影响功能及美观,导致咬合紊乱、邻近组织病变或创伤、食物嵌塞、牙周炎、邻牙龋坏、妨碍义齿修复,不能用正畸等方法恢复到正常位置者,均可考虑拔除。

6. 埋伏牙、阻生牙　引起邻牙牙根吸收、反复冠周炎、牙列不齐、邻牙龋坏均应拔除;颌骨内的埋伏牙当其压迫神经干引起疼痛时,应予拔除;部分阻生牙预测可采用牙移植方法利用者,暂且保留。

7. 额外牙 额外牙常会引起正常牙的萌出障碍或错位,造成错𬌗畸形,常为拔牙的适应证。

8. 融合牙及双生牙 发生于乳牙列延缓其牙根的生理吸收,阻碍其继承恒牙的萌出者应拔除。

9. 滞留乳牙 影响恒牙正常萌出者应及时拔除;乳牙根尖周炎不能控制而反复急性发作者应予拔除,乳牙根尖外露刺伤周围软组织者应予拔除,若距换牙期尚早者,有条件应做乳牙列间隙保持器;乳牙滞留,如其下方无恒牙胚(先天缺失)或恒牙阻生,乳牙无松动且有功能时,予以保留。

10. 治疗需要 因正畸治疗需要进行减数的牙;因义齿修复需要拔除的牙;囊肿或良性肿瘤波及的牙,可能影响治疗效果者均为拔牙适应证;恶性肿瘤放疗前,为预防严重并发症而需要拔除的牙,但应注意,拔牙2周以后方可行放射治疗。

11. 病灶牙 引起牙源性感染(蜂窝组织炎、颌骨骨髓炎、上颌窦炎等)局部病变的病灶牙,在急性炎症控制后也应予以拔除;对可疑为某些疾病,如亚急性心内膜炎、风湿病、肾炎,特别是一些眼病(虹膜睫状体炎、视神经炎、视网膜炎等)的病灶牙,在相关科室医生的要求下,可慎重考虑拔除。

12. 骨折累及的牙 因颌骨骨折或牙槽骨骨折所累及的牙,有龋坏、牙周病而影响骨折愈合者应拔除;但在不影响骨折愈合的前提下,有利于骨折固定者尽可能保留。

二、禁忌证

牙拔除术的禁忌证具有相对性。禁忌证受医院或诊所的具体设备、药物条件、技术条件、医师的经验水平、全身系统状况、口腔局部情况、患者精神心理状况等因素的综合影响。应根据具体情况,慎重考虑后决定。某些疾病必要时,应协同有关各科医生,共同决定,做好周密的术前准备,在一定的监控条件下实施拔牙手术。

(一)心脏病

术前应了解患者患心脏病的种类,其患病程度如何,治疗情况及目前心功能状况如何。一般而言,心脏病患者如心功能尚好,为Ⅰ级或Ⅱ级,可以耐受拔牙及其他口腔小手术;但必须保证镇痛完全,保证患者安静,不激动、恐惧或紧张。

1. 下列情况应视为拔牙的禁忌证或暂缓拔牙 ①6个月内发生过心肌梗死。②心绞痛近期频繁发作。③心功能Ⅲ~Ⅳ级或已出现心力衰竭症状者,如端坐呼吸、发绀、下肢水肿、颈静脉怒张等症状。④心脏病合并未控制的高血压者,血压高于 24/14.7kPa(180/110mmHg),应先治疗后拔牙。⑤有Ⅲ度或Ⅱ度Ⅱ型房室传导阻滞、双束支阻滞、阿斯综合征(突然神志丧失合并心传导阻滞)史者。

2. 牙拔除术及口腔手术能引起暂时性菌血症的发生。因此,先天性心脏病、肺心病、风湿性瓣膜病、心脏修补术等患者,在有菌血症发生时,都有导致细菌性心内膜炎的可能性,主要表现为绿色链球菌(甲型溶血性链球菌)菌血症,青霉素是预防绿色链球菌性心内膜炎的首选药物;但使用青霉素24h后,即产生耐药菌株,所以在有多个牙需拔除时,较安全的方法是在术前15min肌内注射青霉素或术前30min口服青霉素类药物,一次将应拔的牙全部拔除;若在 2 周内曾使用过青霉素者或对青霉素过敏的患者,建议用阿莫西林胶囊、大环内酯类等抗生素预防心内膜炎。

3. 对于冠心病者术前预防性口服异山梨酯(消心痛)或含化硝酸甘油等扩血管药物;高血压性心脏病术前合理降压;心肌炎多为病毒性,做好心功能监测,慎重拔牙。

4. 心脏病患者如处于抗凝药物治疗之中,在行牙拔除术时,应注意出血问题。

5. 心脏病患者在拔牙术中的注意事项

(1)保证无痛操作、轻柔快速的手术;局麻药物以使用 2%利多卡因为宜,但如有Ⅱ度以上的传导阻滞不宜应用。麻醉药中一般不加血管收缩剂肾上腺素,以免增加心脏负担。

(2)术前口服治疗心脏病药物。

(3)预防性使用抗生素,预防细菌性心内膜炎的发生。

(4)心理护理贯穿于拔牙术整个过程,如患者的信任感、消除紧张情绪等。

(5)在心电监护下拔牙,必要时协同心内科医生会诊。心脏病患者应在安静宽敞的专用诊室,配备心电图机、多导生理监测仪、氧气传输设备、气管插管器械、心脏除颤器等监测和抢救器材及配齐各类急救药品,同时应配备具有一定临床经验且操作熟练的麻醉师和医护人员。

(二)高血压

1. 据最近 WHO 的血压界定,小于 16/11.3kPa(120/85mmHg)为正常血压;大于 18.6/12kPa(140/90mmHg)为异常血压;介于两者之间为临界血压。如为单纯性高血压病,在无心、脑、肾并发症的情况下,血压在 24/13.3kPa(180/100mmHg)之内,一般是可以拔牙的。

2. 当合并有脑、心、肾等器质性病变者,最好在心脏、血压监护下行牙拔除术。一般的高血压患者是否可以拔牙,应根据血压高低、有无自觉症状、既往血压最高值和近期血压波动情况以及患者精神是否紧张来决定。如患者有头痛头晕症、血压在既往最高水平、近来血压波动较大,应暂缓拔牙,给予硝苯地平、安定类药物控制较高血压,减小血压波动,缓解紧张焦虑症状。

3. 局麻药物以使用 2%利多卡因为宜,局麻药中禁用血管收缩剂肾上腺素,注意完善止血。术后应继续控制血压,防止拔牙后出血。

(三)造血系统疾病

造血系统疾病包括贫血、白血病、出血性紫癜及血友病等。应注意血液的成分与质量,在有出血倾向和抗感染能力低时,应视为拔牙禁忌证。

1. 贫血　指外周血液血红蛋白量低于正常值的下限,一般伴有红细胞数量比容减少。正常人血红蛋白(Hb)范围:成年男性 120～160g/L,成年女性 110～150g/L,新生儿 170～200g/L。WHO 诊断贫血的血红蛋白标准为(氰高铁血红蛋白法测定):成年男性低于 130g/L,成年女性为低于 120g/L,孕妇低于 110g/L。

贫血是一种症状,而不是具体的疾病,多种疾病可伴有贫血。皮肤和黏膜苍白是最常见和显著的体征,观察指甲、手掌、皮肤皱纹处、口唇黏膜和睑结膜等处,较为可靠;疲倦、乏力、头晕耳鸣、记忆力衰退和思想不集中等皆为常见症状。临床中常见的贫血类型包括:再生障碍性贫血、巨幼细胞性贫血、缺铁性贫血、溶血性贫血。应注意:血红蛋白低于 60g/L 者,约 30%患者可有心电图改变。

如血红蛋白在 80g/L 以上,血细胞比容在 30%以上,一般可以拔牙。慢性贫血者因机体已有良好适应性和代偿功能,即使血红蛋白在 60g/L 左右,也能耐受一般手术。但老年或动脉硬化者,血红蛋白应保持在 100g/L 左右,以防止术中术后出血。

2.白细胞减少症和粒细胞缺乏症　正常成人周围血白细胞数为 $(4\sim10)\times10^9$/L,当白细胞低于 4×10^9/L,称白细胞减少症,粒细胞绝对计数持续低于 2×10^9/L,称粒细胞缺乏症。白细胞和粒细胞的大量减少,可以直接引起严重感染和影响伤口愈合,临床中一般要求,中性粒细胞在 $(2\sim2.5)\times10^9$/L 以上,或白细胞总数在 4×10^9/L 以上,患者可耐受拔牙及手术。

引起白细胞和粒细胞减少的病因甚多,一些临床中常用的药物,如普萘洛尔(心得安)、氯霉素、青霉素、磺胺、利福平、异烟肼、苯妥英钠、氯丙嗪等;治疗肿瘤的药物,如多种细胞毒制剂、抗代谢药物等;密切接触放射线或苯的工作人员亦可导致发病。

3.白血病　急性白血病常有发热和感染,并以咽峡炎及口腔炎多见。1/3 以上患者由于血小板减少表现为出血倾向,约 2/3 患者有严重贫血症状。急性白血病为拔牙的禁忌证。

慢性白血病包括慢性粒细胞白血病(慢粒)和慢性淋巴细胞白血病(慢淋),主要表现为脾大和白细胞、血小板异常,如必须拔牙时,应与有关专家合作,注意预防感染及出血。

4.淋巴瘤　为原发于淋巴结或淋巴组织的恶性肿瘤,恶性程度不一,淋巴瘤现分为霍奇金病及非霍奇金淋巴瘤两大类,前者的发病率明显低于后者。典型者有无痛性、进行性淋巴结肿大并多见于颈部,发热及肝脾肿大也常见;晚期有恶病质、贫血等表现。必须拔牙时,应与有关专家配合,在治疗有效、疾病稳定时进行。

5.出血性疾病　为止血功能缺陷引起,表现为自发性出血或损伤后出血不止。

(1)原发性血小板减少性紫癜或称自身免疫性血小板减少性紫癜并无特殊病因引起的血小板减少(有明确病因者为继发性),为较常见的一种出血性疾病。急性型常见于儿童,突然发生广泛、严重的皮肤及黏膜出血,此时为拔牙的禁忌证;慢性型较常见,约 80% 为青年女性,起病慢,表现为持续、反复的皮肤出血,牙龈及口腔黏膜出血,女性月经过多等方面,拔牙时,应选择在血小板 5×10^9/L 以上进行,注意术中、术后选择合适有效的止血方法,必要时行专科会诊检查,与专科医师合作拔牙。

(2)血友病为一组遗传性凝血功能障碍的出血性疾病。共同特征为活性凝血活酶生成障碍,凝血时间延长,终身皆有轻微创伤后出血倾向。以血友病甲最多,血友病甲及乙仅见于男性;血友病丙男女均可患病及传递疾病,在我国少见。血友病甲如必须拔牙时,应补充因子Ⅷ。当血浆因子Ⅷ浓度提高到正常的 30% 时,可进行拔牙或小手术;提高到 60% 时始可行较大手术。拔牙时应力求减少创伤,拔牙后拉拢缝合牙龈,缩小创口,拔牙创内填塞止血药物。

(3)血管性假血友病:也称 Von Willebrand 综合征(VWD)。本病为遗传性疾病,男女皆可罹患。患者有出血倾向,如鼻出血、牙龈出血、妇女月经过多等。常发生于儿童期,随年龄增长,出血的严重程度可逐渐减轻。此类患者禁用阿司匹林、保泰松、吲哚美辛(消炎痛)、双嘧达莫(潘生丁)和低分子右旋糖酐等影响凝血功能的药物,以防加重出血。原则上应避免拔牙或手术,必须手术时应在术前及术后输新鲜血,拔牙时注意事项同血友病。

有些疾病和出血诱因,如血管性假血友病、轻型血友病、血小板功能缺陷性疾病、长期服用某些药物等,在日常生活中可不出血,但手术或创伤后可出血不止,因此在考虑拔牙或手术时,必须详细询问病史,认真判断。

(四)糖尿病

正常成人空腹血糖为 $3.9\sim6.1$mmol/L。临床中,未得到控制的糖尿病是拔牙术的禁忌证,如需拔牙,空腹血糖应在8.88mmol/L(160mg/dl)以内,且又无酸中毒症状时进行;糖尿病患者在接受胰岛素治疗时,拔牙术最好在早餐后1~2h进行,术后还应注意进食情况,继续控制血糖。由于糖尿病患者机体抵抗力低,术后容易发生感染,应在术前、术后给予抗生素。

(五)甲状腺功能亢进症

此类患者可因感染、手术、焦虑引起"甲状腺危象",重者可迅速引起衰竭甚至死亡,故不宜贸然拔牙。如果必须拔牙时应做详细检查,使其基础代谢率在+20%以下,脉搏100次/min以下。局麻药中不加肾上腺素类血管收缩剂,术前、术中、术后应监测脉搏和血压,术前、术后都应采取抗感染措施。

(六)肾脏疾病

各类急性肾病、肾功能衰竭或肾病严重者均应暂缓拔牙。对于慢性肾功能不全,如处于肾功能代偿期,即内生肌酐清除率>50%,血肌酐<132.6μmol/L(1.5mg/dl),临床无症状,则可以拔牙,但手术前后应预防感染,一般术前应肌内注射青霉素,以防止拔牙造成的暂时性菌血症,而促使肾病急性发作;对于慢性肾衰竭接受透析治疗的患者,如果患牙作为病灶具有较大危害时,可在完成一次透析后进行手术,且应避免使用可能加重肾脏负担的药物。

(七)肝炎

对急性期肝炎或肝功能损害严重者应暂缓拔牙。主要由于肝脏产生的凝血酶原及纤维蛋白缺乏,或肝脏无能力利用维生素K合成某些凝血因子而导致术后出血不止,必须待疾病好转后再行拔牙。

对于慢性肝炎,肝功能有明显损害者,会导致术后出血,术前应做凝血酶原和出、凝血时间检查,术后应使用止血药物,如维生素K、维生素C、酚磺乙胺(止血敏)等药物。对于肝炎患者,特别是乙型肝炎患者,术中应注意防止医源性交叉感染,如戴手套、使用一次性器械盘、拔牙器械使用后应用消毒液浸泡后再清洗高压消毒等。

(八)妊娠

对于引起极大痛苦、必须拔除的牙,在健康正常者的妊娠期间皆可进行;但是由于在妊娠期前3个月容易发生流产,后3个月容易发生早产,故对于选择性手术,则应在怀孕的第4、5、6个月期间进行较为安全,必要时术前1~2d注射黄体酮,手术应尽量避免恐惧、疼痛,局麻药中不加肾上腺素。

(九)月经期

月经期拔牙,有可能发生代偿性出血,一般认为应暂缓拔牙。但必要时,简单的拔牙仍可进行,但要注意防止出血。

(十)急性炎症期

在感染的急性期拔牙应根据感染的部位、波及的范围、病程的发展阶段、细菌的种类和毒力、拔牙创伤的大小、医师所能使用的抗生素水平、患者的全身状况、有无并发症等因素综合考虑。

1.对于牙源性感染,病变局限,无全身并发症,通过拔牙有利于去除病灶和引流者,可以在有效的抗生素控制下拔除简单的牙齿,术后应严密观察,如急性颌骨骨髓炎。

2.在急性炎症未控制前,应首先控制炎症,防止炎症扩散,择期拔除患牙。如:蜂窝组织炎、智齿冠周炎。

3.口腔黏膜急性病变,如急性坏死性龈炎、急性传染性口炎,应暂缓拔牙。

4.急性传染病、严重的肺结核、营养不良、过度疲劳都可以降低机体的抵抗力,延迟伤口愈合,合并感染,因此应暂缓拔牙。

5.复杂阻生牙的拔除,由于创伤大,有可能使炎症扩散,则应先控制炎症。但容易拔除的阻生牙,拔除有利于冠周炎症的控制,可在抗生素控制下拔牙。

(十一)恶性肿瘤

恶性肿瘤患者,瘤区的牙齿拔除可使肿瘤扩散,应与肿瘤一同做根治性手术,所以如发现在拔牙区有经久不愈的溃疡、肿物时应先取活检,排除恶性肿瘤后再拔牙。

恶性肿瘤患者放射治疗前至少7～10d完成患牙拔除或治疗。放射治疗后,对位于治疗区中牙的拔除应持慎重态度,一般认为,在放疗期间和放疗后3～5年不应拔牙。必须拔牙时,术中尽量减少创伤,术前、术后应给予大剂量抗生素预防感染,并向患者说明创口可能不愈合,甚至可能发生放射性骨坏死、放射性骨髓炎等。

(十二)长期抗凝药物治疗

抗凝疗法多采用抗凝剂(阿司匹林、肝素等)降低血液黏滞度,抑制凝血过程的某些环节,防止血栓形成或扩大,以预防疾病复发。常用于急性缺血性心脑血管性疾病、血黏滞性增高、陈旧性心肌梗死、冠心病合并高血脂、脑血栓、肺栓塞、快速进行性肾小球肾炎、微血管病变、视网膜血栓栓塞性疾病和糖尿病血管病变等。

对长期服用小剂量者,如须停药应在术前3～5d开始,做好相关疾病的严密监测,对长期使用肝素的患者,其主要不良反应为出血、血小板减少,如停药,药效须在五个半衰期后方可解除,通常肝素静脉注射6h后、皮下注射24h后,方可进行手术。

临床治疗中考虑停药的风险比拔牙后出血的危害更大,停药须冒严重或致命的栓塞意外之险,故现主张通常可以不停药,要求凝血酶原时间高于正常2倍以下时,可以拔牙;术中和术后使用有效止血措施,如缝合创口、加压、局部止血剂(碘仿海绵)、局部冷敷等手段控制出血;对心瓣膜置换术、冠状动脉搭桥或成形术后的患者,可使用血凝酶(立止血)预防术后出血。

(十三)长期肾上腺皮质激素治疗

长期使用肾上腺皮质激素类药物,可导致肾上腺皮质萎缩。此种患者的机体应激反应能力及抵抗力均降低,故如发生感染、创伤、手术等应激情况时,可导致危象的发生,表现为高热、恶心、呕吐、腹泻、烦躁不安、血压下降、脉搏弱快等,最终发生循环衰竭,必须及时抢救。

术后20h左右是发生危象最危险的时期。此类患者在拔牙前应与专科医师合作,术前迅速加大皮质激素用量,并须注意减少创伤、稳定患者情绪、保证无痛及预防感染。

(十四)神经精神疾患

有器质性及功能性神经疾患的患者,主要为合作问题,因精神与肉体的刺激或手术容易诱发疾病发作,轻度疾病者如必须拔牙,应在神经内科医生会诊与治疗后才能进行手术,术前还应给予镇静剂;严重疾病者应在全身麻醉下进行手术。如震颤麻痹(帕金森病),经常有不随意的活动;大脑性麻痹,有痉挛状态:这些患者皆不能合作,除非使用全身麻醉方可进行手术。

(十五)获得性免疫缺陷综合征

艾滋病,即获得性免疫缺陷综合征(AIDS),1981年在美国首次被报道命名。平均潜伏期是2～10年,是人类免疫缺陷病毒(HIV)破坏感染者免疫系统,逐渐导致免疫功能衰竭,最终感染者会死于任何一种(即使对正常人来说是微不足道的)感染、恶性肿瘤、神经系统病变,如:EB病毒感染、卡氏肺囊虫肺炎、卡波西肉瘤、恶性淋巴瘤等,最终恶病质、全身衰竭而死亡;所以,此类患者一般不能耐受常规手术,对于艾滋病的临床监测、预防、治疗、控制感染的问题应加以高度重视。

三、术前准备

术前准备就是依据手术目的制订计划,在手术前对患者的身体状态作出必要的调整,对手术人员、手术器械、手术场地进行必要准备和检查,对手术野进行必要的清洁和预备,以保证手术安全顺利地完成。

(一)患者术前的思想准备

对于拔牙,多数患者皆有恐惧、忧虑及焦急心理。精神心理状态的变化可导致机体生理功能的变化,对于有全身系统疾病的患者其影响尤为明显。牙拔除术大多在局麻下进行,术前应进行必要的解释工作,加强患者对治疗的信心及保持情绪上的平衡,取得与医师的配合,减少情绪波动对生理功能的影响,使手术顺利平稳地完成。

术前的准备应始于患者进入医院时,包括医院及诊室应整齐、清洁、优雅美观的环境;与患者接触的一切工作人员,皆应亲切、体贴、同情、耐心,认真听患者叙述病情,细致的解释等;对于恐惧严重的患者可以使用放松、分散注意力、呼吸放松疗法等椅旁调整缓解方法。

医护人员在与患者解释拔牙手术时,应注意以下问题:避免对拔牙过程生动描述;避免无痛的暗示,不承诺绝对无痛;避免准确估计拔牙时间;说明拔牙术中可能发生的情况;告知患者如有不适,向医护人员示意;不承诺拔牙术后,无任何不良反应。

(二)术前检查

1.简要询问病史,特别注意有无拔牙禁忌证,必要时应做各种相关的辅助检查,如:化验、胸透、X射线牙片等。

2.做详细的口腔局部检查,肯定所要拔除的牙符合拔牙适应证,告知患者并取得患者的同意;了解牙的大小形态、牙根数目及有无弯曲或变异;明确要拔除的牙有无龋病,是否做过根管治疗,是否为死髓牙;了解牙周组织的情况如何(炎症、牙石、牙槽骨等);对于复杂牙齿(阻生牙、埋伏牙)应了解牙根数目、弯曲情况、与邻牙的关系、与周围腔窦的距离、与知名神经血管束的关系等。

3.如果有多个牙需要拔除,应根据患者的健康情况和拔牙的困难程度做出全面计划。一般一次可以拔一个象限内所有的牙,1周后如肿胀及不适已消失,可以再拔其他象限内的牙。如果要拔除上下一对同名牙,通常先拔上牙再拔下牙,因为上牙的麻醉起效快,还可避免碎牙石、牙片和骨片等掉入下牙牙槽窝;如果前后有多个牙须拔除时,应先拔除最后面的牙,再拔前面的牙,因为先拔前面的牙时,流出的血液、涎液多积聚于后方,导致再拔后面的牙时视野不清;对于较难拔除的牙(阻生牙、第一磨牙、尖牙),通常应最后拔,因为先拔邻牙时,使牙槽窝已有扩张,再拔阻力大的牙时较容易。

4.选择麻醉方法及药物。

5.估计术中可能出现的情况及确定对策。

6.选择拔牙方法和器械。

(三)患者和医师的体位

1.为了便于手术操作,患者头部应稍后仰;拔上颌牙时,上颌牙𬌗平面与地面呈45°角,上颌与术者肩部平齐；拔下颌牙时，下颌牙𬌗平面与地面平行，下颌与术者的肘关节平齐。

2.医师可采用坐位或站位，位于患者的右前方；医师双脚必须平踏于地面上，以保持身体的协调稳定性，严禁将脚放于医师座椅底部滑轮之上，以防用力过程中，由于座椅的移位导致拔牙器械的失控。

（四）手术医师的准备

手术医师应当穿好手术衣，戴好手术帽和口罩；按照标准洗手法使用洗手液和流动水洗手，然后戴无菌手套，整个拔牙过程严格无菌操作。

（五）手术区准备

1.口腔是多种致病微生物和非致病微生物驻留的环境，但绝不能因此而放弃无菌原则。应尽可能减少口腔内的细菌量，更不能发生医源性感染，所有使用的拔牙器械和敷料均须经过严格的灭菌处理。

2.术区消毒前，应嘱患者取出口内的活动义齿；如牙石较多，应先行牙周龈上洁治。

3.术前口腔冲洗或含漱是有效减少细菌量的方法，可用 1：5000 的高锰酸钾溶液或 0.05％的氯己定溶液；较为复杂的口腔手术，应使用 1：10000 苯扎溴铵（新洁尔灭）或 75％乙醇消毒口周和面部皮肤至少 2 次，然后用无菌孔巾遮盖面部。

4.口内术区及麻醉穿刺区以 1％碘酊或 1％碘伏局部消毒；手术中也可在术区周围放置灭菌纱巾或棉卷，以隔离手术区，且可将舌隔开；在不妨碍手术操作下，也可吸取唾液及血液，并防止牙及各种碎片进入咽腔。

（六）器械准备

根据患牙位于牙列中的位置、牙冠大小、牙根的数目和形态、牙体组织破坏程度、周围骨质状况选择合理、适用、效率高的拔牙器械。主要器械为拔牙钳、牙挺，辅助器械有牙龈分离器、刮匙、根尖挺、骨凿、骨锤、咬骨钳、骨锉、手术刀、骨膜分离器、持针器、手术剪、缝针缝线、涡轮机、吸引器等。

（七）拔牙前注意事项

1.拔牙前要核对患者姓名、病历记录和应拔的牙位，确诊符合拔牙适应证，无局部和全身禁忌证，并要征得患者或家属同意；对于全身严重疾病者，必须将术中、术后可能出现的并发症和存在的拔牙风险，逐一说明并罗列于病例记录中，由本人或家属同意，并签字后才能拔牙。

2.拔错牙齿在临床中被视为医疗事故，故拔牙时提高警惕，避免拔错牙齿。临床中容易拔错的牙齿见于以下情况：思想不集中，医生未仔细核对牙位；外形正常的正畸牙；乳牙和恒牙的鉴别（如：乳磨牙与双尖牙）；牙位要依牙形态来判断，不能从牙数上推断（如：先天缺失某一牙齿，牙数与牙位的不一致）；其他医生在书写病历时写错牙位；老年患者因年迈、耳聋等原因指错牙位；牙髓炎不能定位而拔错的牙齿；残根或残片被牙龈黏膜覆盖或粘连时，数目混淆。

四、拔牙器械

（一）牙钳

1.牙钳的结构　由钳喙、关节及钳柄三部分构成。

钳喙是用以夹持牙齿的部分，钳喙为外凸内凹，钳喙有多种形态，内凹面使牙钳与牙根成面与面的接触;关节是连接钳喙与钳柄的结构,并能使其活动灵活、便于启闭;钳柄是手术者握持的部分,它有各种形态,以适应牙钳避让邻近组织而探入口腔内患牙部位的要求,并能舒适牢固地握持。

2.牙钳的类型 临床中,常常通过所适用的牙位将牙钳区分,如:乳牙钳、恒牙钳、上(下)颌前牙钳、上(下)颌双尖牙钳、上(下)颌第一二磨牙钳、上(下)颌第三磨牙钳、上(下)颌根钳、前(后)牙根钳、牛角钳等。此分类有利于初学者识别牙钳,待熟练掌握后,则不必拘泥于其名称的限制,可根据所拔牙的形态、位置灵活选择拔牙钳(图12-1)。

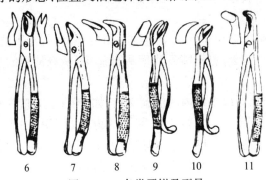

图12-1 各类牙钳及型号

1.上颌前牙柑(1);2.上颌前磨牙钳(150);3.上颌第一二磨牙钳(18R18L);4.上颌第三磨牙钳(210);5.上颌根钳(65);6.上颌牛角钳(18R18L);7.下颌磨牙钳(151);8.下颌前牙钳(44);9.下颌磨牙钳(15);10.下颌牛角钳(16);11.下颌第三磨牙钳(222)

3.牙钳的使用 牙钳用右手握持,将钳柄置于手掌,一侧钳柄紧贴掌心,另一侧钳柄以示指和中指把握,无名指与小指伸入钳柄之间,以便张开钳柄与钳喙,当夹稳患牙后,退出无名指、小指,与示指、中指同在一侧,紧握钳柄,拇指按在关节处,可进行拔牙手术;在拔除牢固的后牙时,亦可反手握钳,掌心向上,五指紧握钳柄,进行拔牙动作;与此同时,术者可将左手拇指和示指捏触于患牙、邻牙和钳喙尖端部位,确保勿伤及邻牙,用力平稳而适度(图12-2、图12-3)。

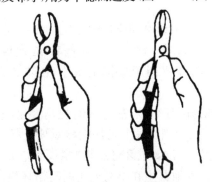

图12-2 上颌牙钳握持方法

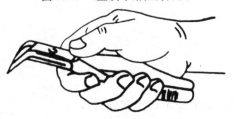

图12-3 下颌牙钳握持方法

（二）牙挺

对于牢固的或无法直接夹持的患牙,牙挺常作为首选的拔牙器械。

1.牙挺的构成　由挺刃、挺杆、挺柄构成。

挺刃是作用于患牙的部分,它的形状及大小随使用目的而有所不同,挺刃多数中间有稍倾斜的纵行凹槽,刃端为圆弧状锐利边缘,根挺或根尖挺的挺刃端成尖状。挺杆是连接挺刃和挺柄的部分,多为直型,也有因功能不同而成一定角度的曲折型。挺柄是术者握持的部分,有直柄和横柄两种,常见为直柄的牙挺,柄与中轴基本在一条直线上;横柄的牙挺主要是三角挺,常于拔除下颌第三磨牙时,以颊侧骨板为支点挺松牙体。

2.牙挺的类型　按牙挺的形状分为直挺、弯挺、三角挺,按挺刃的宽窄和功能分为牙挺、根挺、根尖挺。

3.牙挺使用的工作原理　借助于手的压力或骨锤的敲击力,将牙挺楔入牙体与牙槽骨面之间,通过杠杆原理、楔的原理和轮轴原理,将牙体挺松;操作过程中,三种力量可以单独使用,亦可互相结合作用。

4.牙挺的使用　牙挺的握法有两种:掌握持法和指握持法。

掌握持法是将牙挺用右手握持,挺柄置于掌心,用中指、无名指和小指握持挺柄的一侧,平伸拇指,把握住挺柄的另一侧,示指固定在挺杆上,所产生的力量较大;指握持法适用于根尖挺挺柄细长,常采用执笔式握持,小指或无名指放于所拔牙附近硬组织处作为支点,以控制所用力的大小和方向(图12—4)。

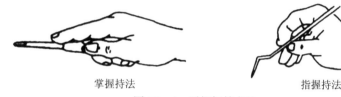

掌握持法　　　　　　　　　　　　指握持法

图12—4　牙挺握持方法

5.牙挺使用时的注意事项　正确的使用牙挺,省力且不易断根;当使用牙挺不当时,会出现许多并发症,如:邻牙损伤、骨折、软组织的刺伤、牙根移位到上颌窦或下颌神经管、牙根被推入咽旁间隙等。因此,牙挺使用时,必须遵循下列原则:

（1）绝不能以邻牙作为支点,除非邻牙需同时拔除。

（2）除拔除阻生牙或颊侧须去骨者外,龈缘水平处的颊侧骨板一般不应作为支点。

（3）龈缘水平处的舌侧骨板,也不应作为支点。

（4）操作中应注意保护。必须以手指保护,以防牙挺滑脱伤及邻近组织。

（5）用力必须有控制,不得使用暴力,挺刃的用力方向必须准确。

（三）常用辅助拔牙器械

1.牙龈分离器　用于拔牙前分离牙龈。握持牙龈分离器应为持笔式,使用时,将其凹面紧贴牙的颊、舌面,自龈沟插入至牙槽嵴顶部,向近远中方向移动,离断牙颈部的牙龈附着。

2.刮匙　刮匙可用于探查牙槽窝,除去异物,刮除病变组织。刮匙有直、弯两种,适用于前、后牙槽窝;握持刮匙应为持笔式,轻巧灵活、感觉敏锐。

操作时注意事项:牙槽窝内壁上的牙周膜(牙周韧带)不应刮除;有急性炎症和脓肿时,一般不应刮除:乳牙拔除后不应刮除,以免伤及恒牙胚;刮除上颌后牙牙槽窝时,警惕与上颌窦的关系,避免造成上颌窦穿孔;对遗留的残片不要用力搔刮,只需清理出即可;如确认有残余的肉芽组织、根端囊肿时,可用力将病变组织去除刮净;最后处理完牙槽窝时,应保证出血充满牙槽窝,以达到正常愈合。

3.骨凿与骨锤　骨凿常见的有双面骨凿、单面骨凿、刀面骨凿、半圆骨凿,通过骨锤的敲击,达到去骨、劈冠、分根、增隙等目的。在下颌拔牙操作中,当骨锤敲击骨凿、牙挺等拔牙器械时,助手必须托稳患侧下颌角,以防敲击力造成对颞下颌关节的损伤;骨锤敲击牙挺或半圆骨凿增隙时,要求连续双声(先轻后重)敲击;骨锤敲击刀面骨凿去骨时,要求连续单声(较轻)敲击;骨锤敲击单面骨凿或双面骨凿劈冠、分根时,要求单声(较重)敲击,且1~3次内成功劈冠、分根,否则牙齿因出现轻度松动,导致操作失败。

4.手术刀　用于切开牙龈和黏骨膜,口外常用的为15号小圆刀。

5.骨膜分离器　用于切开牙龈和黏骨膜后,将其从骨面剥离。握持骨膜分离器应为持笔式,小指或无名指放于附近硬组织处作为支点;使用时,将其凹面朝向骨面、圆钝的凸面朝向软组织,从切口处插入骨膜下,在骨面上滑行剥离,使黏骨膜瓣逐渐与骨面分离。

6.咬骨钳　用于修整牙槽骨突起的骨质,以及去除过高的牙槽窝骨壁、牙槽间隔或牙根间隔。

7.骨锉　用于锉平细小的骨尖和锐利的骨缘。常见的为双头直柄骨锉,握持骨锉应为持笔式,小指或无名指放于附近硬组织处作为支点,以适当的压力向单一方向反复运动锉平骨面。

(祁东)

第二节　牙拔除术的基本步骤和方法

一、牙拔除术的基本步骤

牙拔除术就是通过外科手术操作,将牙齿与牙周组织分离,将患牙从牙槽窝中取出的过程。在完善术前各项准备工作后,医师应常规核对牙位,手术野消毒,选择适宜的麻醉方法,进行局部麻醉。注射局麻药后,医护人员应注意观察患者的情况,不可离去。当麻醉显效后,按以下步骤进行拔牙操作。

(一)分离牙龈

分离牙龈的目的是避免安放牙钳时损伤牙龈,导致术后牙龈出血。操作时,将牙龈分离器紧贴牙齿的唇颊面和舌腭面,从龈沟处插入至牙槽嵴顶部,经近远中方向移动,将牙龈轻轻掀离根面,分离应达到牙槽嵴顶部(器械可与骨接触)。

(二)挺松病牙

对于坚固无松动的牙、死髓牙、牙冠有大的充填体或破坏较大的牙等,应先用牙挺,将患牙挺松到一定程度后,再改用牙钳拔除。

(三)安放牙钳

拔牙钳放置时应注意:

1.必须正确选用拔牙钳,牙钳关节处松紧度要合适。

2.握钳时,手掌勿太接近关节部,应握钳柄接近末端处。

3.安放时,钳喙的长轴必须与牙长轴平行,钳喙应紧贴牙面,在推压力下滑入牙颈部,并且尽量向根方插入;此时钳喙的位置必须在牙根部,而不是放于牙冠釉质上。

4.夹紧患牙,保证在用力时,钳喙不会在牙骨质上滑动,否则易断根。

5.确定钳喙没有损伤到牙龈和邻牙。对于错位扭转的患牙,可以灵活选择拔牙钳或血管钳,选择性的从颊舌向或近远中向夹持患牙。

6.再次核对牙位,以免发生错误。

(四)拔除病牙

牙钳夹紧牙体后,使患牙脱位的运动力主要有三个方面:摇动、扭转、牵引(图 12－5)。

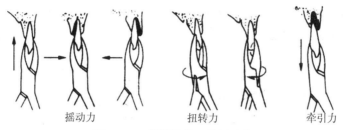

摇动力　　　　　扭转力　　　　牵引力

图 12－5　钳拔法的三种运动力

1.摇动　夹紧患牙后,常见为唇(颊)舌(腭)方向的摇动,个别的错位扭转牙或乳牙也可近远中方向的摇动,逐渐扩大牙槽窝并撕裂牙周膜纤维;适用于扁根的下前牙、双尖牙及多根的磨牙;摇动顺序一般应先向弹性大、阻力小的一侧进行,并逐渐加大摇动的幅度,直至牙根在牙槽窝中完全松动。

2.扭转　夹紧患牙后,以牙根纵轴为中心轴反复扭转,以撕裂牙周膜纤维并扩大牙槽窝;适用于单根且圆锥形牙根的牙齿,常见牙位是上颌前牙、下颌尖牙和双尖牙;扭转的幅度应由小到大,使患牙逐渐松动。

3.牵引　是继上述两种动作之后,最后将患牙脱出牙槽窝的动作;牵引力应与摇动力或扭转力相结合进行,向阻力最小和牙根弯曲弧度的方向,将患牙牵引脱位,牵引时切忌暴力和过急,防止损伤对颌牙。

(五)拔牙后的检查和拔牙创口处理

将牙齿拔出后,手术并没有结束,须做好以下相关处理:

1.检查拔除的牙或牙根是否完整,如发生断根,应及时取出。必要时辅助 X 射线摄片检查。

2.使用刮匙探查牙槽窝,清除创口内的碎牙片、骨屑、牙石及炎性肉芽组织等,保证新鲜血液充满牙槽窝。

3.创口内有过高的牙槽间隔、牙根间隔、骨嵴或牙槽骨壁时,可妨碍创口愈合和义齿修复,应同期去除修整。

4.术后用手指垫以纱布或棉球,压迫颊舌侧牙槽窝骨壁,使其复位并缩小牙槽窝。

5.检查牙龈有无撕裂,如有撕裂应予缝合,以避免术后出血。

6.将消毒的棉卷或纱布放于创口处,压迫止血,嘱患者咬紧。

(六)术后医嘱

1.30min 后吐出棉卷或纱布。

2.2h 后再进食,可进软食、不宜过热,当日避免患侧咀嚼。

3.24h 内,勿刷牙漱口;次日可刷牙,但勿伤及伤口。

4.术后当日不要用舌尖舔创口、不要用手指触摸创口,更不要反复吸吮创口,如:不要吐唾液、不要吸烟、不要用吸管吸饮等,以免由于口腔内负压增加而破坏血凝块。

5.术后当日适当休息,不宜剧烈活动。

6.术后当日或次日,唾液内有少量血丝或唾液呈淡红色属正常现象;如出血较多,应及时就诊。

7.注意保持口腔卫生清洁。

8.当手术创伤大、时间较长,以及全身抵抗力较差者,可酌情给以抗生素预防感染。

9.留置的引流条在术后24～48h撤除或更换。创口的缝线,术后5～7d拆线。

二、牙拔除术的基本方法

临床中根据患牙的牙冠和牙根形态、所处的位置、萌出和病损的程度,选用不同的手术方法进行拔牙,现将一般牙齿的拔除方法介绍如下。

(一)钳拔法

钳拔法是拔牙手术中最常用的方法之一,适用于位置正常,牙冠无严重破损的牙;拔牙时术者左手应恰当配合,可将左手拇指和示指捏触于患牙、邻牙和钳喙尖端部位,用力平稳而适度(图12-6、图12-7);其相关注意事项同前所讲述内容。

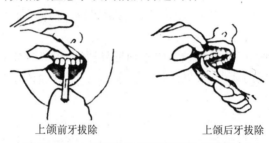

上颌前牙拔除   上颌后牙拔除

图12-6 上颌牙齿的拔除(钳拔法左手配合)

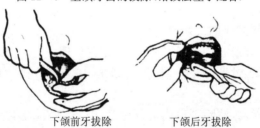

下颌前牙拔除   下颌后牙拔除

图12-7 下颌牙齿的拔除(钳拔法左手配合)

(二)挺拔法

适用于患牙坚固稳固或不易直接用牙钳夹持的牙,如:死髓牙、纵折牙、错位牙、残根或断根等。

1.挺法 将挺刃插入患牙牙根的近(远)中面与牙槽窝内壁之间,使挺刃的凹面朝向根面,凸面支靠在近(远)中牙槽嵴顶作为支点,通过挺刃的旋转,使靠近患牙侧的挺刃面作用于牙体,将患牙挺松。

2.推法 将挺刃插入患牙牙根的近(远)中面与牙槽窝内壁之间,使挺刃的凹面朝向根面,凸面支靠在近(远)中牙槽嵴顶作为支点,通过挺刃的旋转,使远离患牙侧的挺刃面作用于牙体,使患牙受力后,被推向另一侧而松动。临床中常用于拔除位于牙列末端或一侧邻牙缺失的患牙。

3.楔法　使牙挺长轴与牙长轴方向相一致,将挺刃插入牙根面与牙槽窝内壁之间,然后施力,边楔入边旋动,使牙根在牙槽窝内逐渐松动。

4.撬法　挺刃从残根或断根根面较高一侧插入,楔入牙根面与牙槽窝内壁之间,以牙槽嵴或牙槽窝骨壁作为支点,撬动牙根使之松动;常用于残根或断根的拔除(图12-8)。

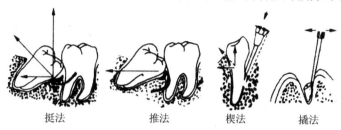

挺法　　　　推法　　　　楔法　　　　撬法

图12-8　挺拔法的基本手法

使用牙挺拔牙时,术者左手也应恰当配合,可将左手拇指和示指捏触于患牙或邻牙部位,用力平稳而适度;其相关注意事项同前所讲述内容。

(三)劈冠分根法

临床中,由于患牙所受阻力的影响,须将牙齿或牙根分成几部分,去除阻力后,分别拔除的方法。可以用于牙挺、骨凿、涡轮钻进行劈冠和分根;适用拔除阻生牙、嵌顿在邻牙间的错位牙、牙根分叉过大或异常弯曲的多根牙及残冠、残根等(图12-9)。

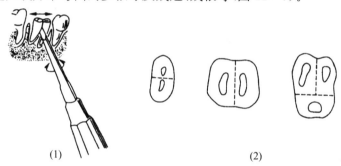

(1)　　　　　　　　　　(2)

图12-9　多根牙分根法

(1)牙挺分根法;(2)多根牙骨凿或涡轮分根法

(四)增隙法

用增隙凿、半圆骨凿或涡轮钻,插入牙体与牙槽窝内壁之间,压缩或去除一部分骨质而达到扩大牙槽窝的目的,使挺刃便于插入或钳喙便于夹持患牙。适用于拔除阻生牙、残冠、残根及断根等(图12-10)。

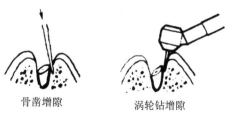

骨凿增隙　　　　涡轮钻增隙

图12-10　断根增隙法

(五)冲击法

用冲出器、半圆骨凿或牙挺,放置在舌(腭)侧错位牙或舌向阻生牙的唇(颊)侧牙颈部,使凿刃或挺刃朝向牙冠𬌗面,锤击骨凿或牙挺末端,使牙齿受冲击力而松动脱出于牙槽窝(图12—11)。

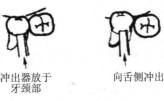

冲出器放于　　　　向舌侧冲出
牙颈部

图 12—11　冲击法

（六）翻瓣去骨法

翻瓣去骨法是指用外科手术切开部分黏骨膜而形成的带蒂的软组织瓣,并在掀起黏骨膜瓣后暴露下方骨壁,凿除适量的牙槽骨,显露牙或牙根后,再将牙或牙根拔除的方法。适用于阻生牙、某些拔出困难的牙、畸形根、残根、断根等的拔除。手术步骤包括麻醉、切口、翻瓣、去骨、拔牙、缝合。详见牙根拔除术的相关内容。

（岑锴）

第三节　牙拔除术

一、概述

在拔除各类不同部位的患牙时,除按照牙拔除术的基本步骤和方法外,还应结合各类牙齿的特殊解剖形态和周围牙槽骨的解剖特点,灵活选择各种拔牙方法,掌握相关注意事项。

（一）上颌中切牙

牙根为单根,近似圆锥形,牙根较直,根端圆钝,根的横切面近于圆形,唇侧的牙槽骨壁较薄。拔除步骤:向唇、腭侧摇动(向唇侧的力量应较大,以扩大牙槽窝),待牙松动后,再略向远中及近中施旋转力(以撕裂牙周膜),最后沿牙的纵轴方向牵引脱位(图12—12)。

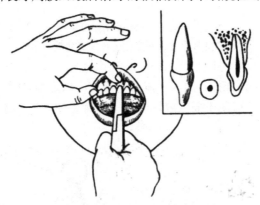

图 12—12　上颌中切牙拔除法

（二）上颌侧切牙

解剖形态与中切牙相似,但牙根的近远中面稍扁平,根稍细,根尖微弯向远中,唇侧骨板较厚。拔除方法以摇动为主,但扭转的角度要小于中切牙,牵引的方向宜向下并稍向远中,以防根尖折断。

（三）上颌尖牙

牙根圆锥形,单根,近远中面略扁平,根粗而长,一般较直,也有根尖 1/3 弯向远中者,根的横切面为圆三角形,唇侧骨板薄。该牙十分稳固,拔除时需要较大的力量。拔除时向唇腭的摇动,可以加大向唇侧的摇动力量,并可向远中施加扭转力,待牙松动后再向下牵引,从唇侧脱位拔除。由于唇侧骨壁较薄,拔除时注意防止唇侧牙槽骨板折断(图 12－13)。

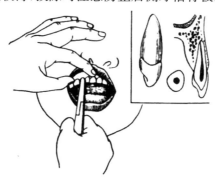

图 12－13　上颌尖牙拔除法

（四）上颌前磨牙

上颌前磨牙是扁根,断面呈颊腭径宽的哑铃状。上颌第一前磨牙常在根尖部分为颊、腭两根;第二前磨牙颊侧骨板较薄。拔除时先向颊侧后向腭侧摇动,逐渐加大向颊侧的摇动力量,并与牵引力结合,将其拔除,不能使用扭转力,以免断根(图 12－14)。

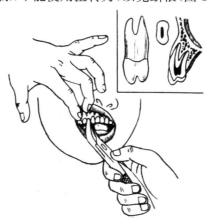

图 12－14　上颌前磨牙拔出术

（五）上颌第一、二磨牙

上颌第一磨牙为三根(颊侧两根,腭侧一根),根分叉大,牙槽骨板都较厚。上颌第二磨牙亦为三根,但牙根较细,分叉小,颊侧骨板较薄。

拔除时,一般应先用牙挺挺松后,再用牙钳向颊腭侧反复摇动,并逐渐增大向颊侧的摇动力,扩大牙槽窝,使其松动后,再向阻力小的方向(向下、向颊侧方向)牵引即可拔除(图 12－15)。

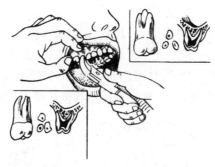

图 12—15 上颌第一、二磨牙拔除术

（六）上颌第三磨牙

牙冠较第一、二磨牙小，牙根变异较大，多数是三根融合，略呈圆锥形，并向远中弯曲，此牙周围骨质较疏松，且较薄。拔除时，可用牙挺向后、下外方施力，多可拔出；用牙钳时，向颊、腭侧摇动使其松动后，再向下向颊侧并向远中牵引，即可拔除。应注意断根及上颌结节骨折（图 12—16）。

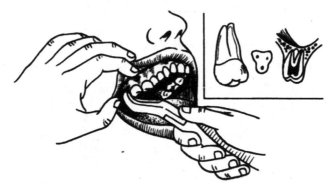

图 12—16 上颌第三磨牙拔除法

（七）下颌切牙

下颌切牙牙冠窄小，牙根扁平，唇舌径宽、近远中径窄，多为直根；牙槽骨壁唇侧较薄。牙钳拔除时向唇舌向摇动，以向唇侧为主，松动后向唇侧上方牵引脱位，不能扭转（图 12—17）。

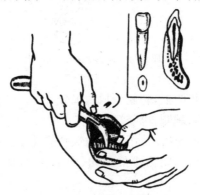

图 12—17 下颌切牙拔除术

（八）下颌尖牙

下颌尖牙单根，粗而长，根端有时稍向远中弯曲，牙根横切面似三角形，尖向舌侧；唇侧牙槽壁较薄。拔牙时，用力方向为唇舌向摇动，以向唇侧为主；可稍加小幅度的扭转力，最后向

上向唇侧牵引脱位(图 12—18)。

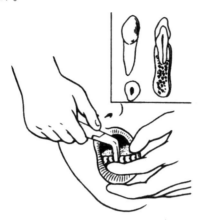

图 12—18　下颌尖牙拔出法

(九)下颌前磨牙

下颌第一、二前磨牙解剖形态相似,均为锥形单根牙,牙根细长,有时略向远中弯曲;根的颊舌径较大、近远中径较小,牙根横切面为扁圆形;牙槽骨壁均较厚,骨质弹性较上颌小。拔牙时,主要为颊舌向摇动,稍可扭转,最后向上、向颊侧、向远中拔除。

(十)下颌第一磨牙

多为彼此平行的近、远中双根;颊舌径都较大,切面呈扁圆形,略弯向远中;有的牙为三根,即远中根分为远中颊根及远中舌根两根,远中舌根常常较细小且根尖带有弯钩,术中容易折断。拔除时,对牢固的牙先用牙挺挺松,然后使用牙钳做颊舌向的摇动力量,最后向上、向颊侧拔出;如此牙为近、远中双根,尤其在死髓牙、牙冠破坏较大或有大面积充填物时,可选择牛角钳,将两个尖锥形钳喙伸入根分叉之下,紧握钳柄向颊舌侧施力,拔除患牙(图 12—19)。

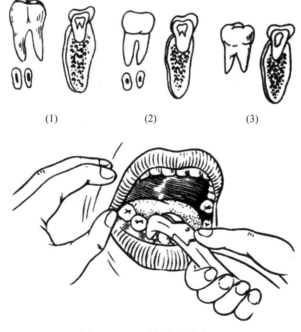

(1)　　　　　　(2)　　　　　　(3)

图 12—19　下颌磨牙拔除法

（十一）下颌第二磨牙

下颌第二磨牙多为近、远中双根，但牙根较小，分叉也较小，有时两根可融合。该牙的长轴在牙列上向舌侧倾斜，故舌侧骨壁较薄，阻力较小。拔除时可先用牙挺将牙挺松，再用牙钳向舌颊侧摇动，待牙松动后向上、向舌侧牵引脱位。

（十二）下颌第三磨牙

下颌第三磨牙牙槽骨在颊侧因有外斜线而使骨壁更为坚实，且牙的位置和冠根形态变异较大，牙根多融合成锥形单根或是两至三个以上的牙根，且常有异向弯曲，拔除的难易程度不一，术中易发生断根。

下颌第三磨牙因其位置在最后，舌侧骨板相对较薄，拔除前应观察 X 射线摄片，可先用牙挺将牙挺松，再用牙钳施以颊舌侧的摇动力，当牙明显松动后，循阻力较小的方向牵引脱位。

二、乳牙的拔除

滞留乳牙具备拔牙适应证时，应予拔除。乳恒牙替换期，乳牙根常已发生不同程度的吸收而容易拔除；当乳牙根仅与牙龈相连而极为松动时，用表面麻醉可拔除；当稳固的乳牙或乳牙根拔除时，仍须选用浸润麻醉或阻滞麻醉。

拔牙时，一般选择合适的乳牙钳、血管钳或持针器，操作要轻巧、敏捷，拔牙操作时注意事项：①乳牙牙根不均匀一侧吸收时，牙根则薄细长，用力时方向、大小灵活调整，如下颌乳中切牙、乳侧切牙最常见。②注意不要遗漏乳牙残片。③使用牙挺时，切勿损伤邻牙和下方的恒牙胚。④拔牙窝禁忌搔刮，以免损伤下方的恒牙或恒牙胚。⑤乳牙脱位时，应夹稳牙体，防止乳牙脱落后掉入气管中。

三、额外牙的拔除

额外牙的大小不一，牙冠形态常不规则，大多呈圆锥体形，多见于上前牙区或硬腭前部。拔牙时，应灵活恰当地选择拔牙器械，注意防止损伤邻牙；如为埋伏额外牙，术前通过 X 射线摄片，从不同方位在颌骨中定位后，用翻瓣去骨法拔除。

四、错位牙的拔除

牙齿排列在正常牙列之外，可以错位于颊侧或舌侧，导致牙列的重叠和拥挤。拔除此类牙齿时，应灵活恰当地选择拔牙器械，注意防止损伤邻牙，如：选用的牙钳如不能从唇舌向夹持牙体时，可从其近远中向夹持牙体，摇动力和旋转力的幅度均要小，常须用较大的牵引力拔除；必要时，利用劈冠分根法，可将牙齿或牙根分成几部分，分别拔除的方法。

（祁东）

第四节　牙根拔除术

牙根拔除术是指将牙冠已破坏遗留于牙槽骨内的残根和牙拔除术中折断的断根取出的方法。

一、残根和断根的概念及相关因素

残根是指遗留牙槽窝中时间较久的牙根。在根周和牙槽骨壁间,多存在慢性炎症及肉芽组织,根尖、牙周膜及牙槽骨壁均有程度不等的吸收,一般拔除较易;亦有少数残根,因牙体、牙周组织的慢性增生性病变造成不同程度的根骨粘连,拔除难度较大。

断根是指外伤或拔牙手术中所造成的牙根折断而存留于牙槽窝内的牙根。当断根部分与根周组织基本未分离时,拔除较为复杂。

拔牙术中应尽量减少断根的发生,现将术中造成牙根折断的相关因素分析如下:

1.技术因素　常见的有拔牙器械选用不当,钳喙安放位置不正确,拔牙时用力不当,拔牙经验不足等。

2.病理因素　常见的有牙冠有广泛的破坏,有较大的充填物,经口内治疗后的死髓牙导致牙齿的脆性增加等。

3.解剖因素　常见的有牙根外形变异(如弯根、额外根等),根分叉过大,牙骨质增生导致根端肥大,牙根与周围骨质粘连、老年人骨质弹性降低等。

二、牙根拔除的手术原则和术前准备

在临床工作中,原则上各种断根皆应在术中取出。以避免由于根髓内容物的崩解而发生感染,以及根尖周炎性病变导致的感染和疼痛的发生。

在某些情况下,也必须全面考虑,如患者体质较弱或伴其他系统性疾病,而手术又很复杂时,亦可延期拔除;有的断根甚小,且本身并无炎症存在,或断根接近上颌窦或下颌管部位时,为避免手术所造成不必要的并发症,也可不予拔除。留在牙槽窝内的断根可能有两个归宿:①被骨组织包裹钙化成为牙槽骨的一部分。②逐渐升高自行从牙槽窝内排出。

牙根拔除前应做仔细的检查分析:确定断根的数目、大小、部位、深浅、阻力,断根斜面情况及与周围组织的关系(如:上颌窦、下颌神经管),必要时拍摄 X 射线片,然后制订取根方案和准备器械。

顺利取出断根的前提是清晰辨别断面,在清楚地看清断根的条件下进行,切忌盲目操作。要求光源明、术野清,光线必须照入牙槽窝底。术区应止血充分,可使用干棉球或含血管收缩剂(如肾上腺素)的棉球压迫,要压至牙槽窝底部。术中应避免急躁情绪,忌用暴力,防止出现断根的进一步移位。对术中可能发生的情况,应向患者解释清楚。

三、牙根拔除的方法

(一)根钳拔除法

适用于高位残根,颈部折断的断根或虽折断部位低于牙槽嵴,但在去除少许牙槽骨壁后,仍能用根钳夹住的断根。

根钳的钳喙薄而窄长,能与牙根紧密的贴合。使用根钳时应注意:夹持牙根时,用力不要太大,以防根钳滑脱或夹碎牙根;根钳应尽量向根端方向推进,夹住较多的牙体,也可一边拔除,一边向根方插入;当唇颊断根面过低时,可同时夹持住一小部分唇颊骨板和牙根一块拔除,注意去除的牙槽骨板不应太多,一般2～3mm即可(图12—20)。

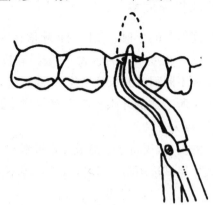

图12—20 根钳拔除法

(二)牙挺拔根法

适用于根的折断部位较低,不能用根钳夹住或特别稳固的牙根。

1.器械的选择 应选用挺刃宽窄、厚薄合适,能进入断根面与牙槽窝内壁之间,挺刃的大小、宽窄与牙根表面相适应,并能达一定深度的牙挺、根挺或根尖挺等。直挺用于拔除高出牙槽嵴平面以上的牙根;弯挺常用于后牙牙根;根尖挺适用于拔除根尖1/3折断的牙根;三角挺可用于下颌的磨牙已有一根拔除而另一根存留者。

2.支点的选择 使用牙挺或根挺最常选用的支点部位是颊侧近中、牙槽间隔和牙根间隔,或腭侧骨壁;上下前牙的唇侧骨板均较薄,不可作为支点,以避免损伤骨板及牙龈。

3.器械的使用 牙挺应从牙根断面的边缘与牙槽骨内壁之间顺根面插入,插挺的方向与牙根长轴平行;如断根位于牙槽窝深部,根断面不平整,根挺或根尖挺应从断面较高的一侧插入;对稳固的位于牙槽窝深部的根尖1/3折断,可以用根挺或小半圆骨凿,去除一小部分根周的牙槽窝内壁骨质,增隙后使根尖挺插入;插挺成功后,使用楔力及旋转力,旋转的频率要大,角度要小,逐渐使挺深入并使牙根松动(图12—21)。

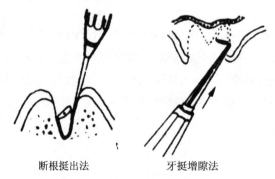

断根挺出法　　　　牙挺增隙法

图12—21 牙挺拔根法

(三)分根法

适用于多根牙,当牙根分叉大,同时拔除所有牙根时阻力也较大,此时可将各牙根分开,逐一取出。如:用骨凿、牙挺、涡轮钻或牛角钳先将各牙根分开,再用根钳或根挺拔除每一牙根(图12—22)。

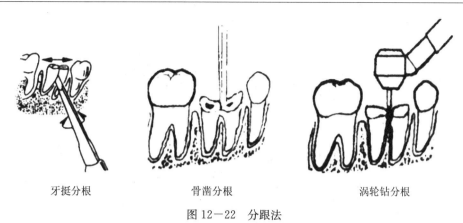

牙挺分根　　　　　　　骨凿分根　　　　　　　涡轮钻分根

图 12—22　分根法

（四）去根尖中隔法

适用于多根牙仅有一个根的 1/3 折断的牙根。可用骨凿或涡轮钻去除根尖中隔，然后再取出断根；如下颌磨牙仅有一个根折断，或一个根已拔除者，可用三角挺将挺刃深入牙根已被拔除的牙槽底部，挺尖朝向根尖中隔，以牙槽骨为支点，向上旋动牙挺，可将断根与根尖中隔一起挺出（图 12—23）。

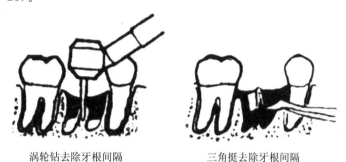

涡轮钻去除牙根间隔　　　　　　　三角挺去除牙根间隔

图 12—23　去根尖中隔法

（五）翻瓣去骨法

翻瓣去骨法广泛适用于取深部断根、阻生牙埋伏牙的拔除、牙槽突修整、颌骨囊肿刮治等手术，如：无法用根钳和牙挺拔出的牙根、牙根粗大或弯曲、根端肥大、牙体组织脆而易碎、牙根与牙槽骨病理性粘连、根尖深在、断根距上颌窦等重要组织过近、断根已发生移位等情况，均可使用此法；但此方法对组织创伤大，且去除牙槽骨会导致牙槽突变窄、变低，不利于义齿的修复，故不应滥用。

翻瓣去骨法的原理是用外科手术的方法，将牙根表面的黏骨膜瓣（带蒂软组织瓣）切开并掀起，显露其下方的骨组织并将骨适量凿除，以显露牙根及病变组织，将其去除，最后将黏骨膜瓣复位缝合。手术步骤及要求如下（图 12—24）。

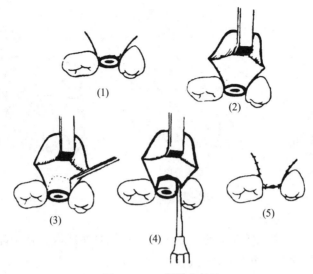

图 12－24　翻瓣去骨法

(1)切口；(2)翻瓣；(3)去骨；(4)拔出牙根；(5)缝合

1.切口　设计瓣时,首先要考虑好手术需暴露的部位和范围,瓣要有足够的大小,保证术野清晰;应注意血运供给,瓣的基底必须比游离缘宽大;切口距术后骨创缘至少 6～8mm,有足够的去骨间隙,使去骨时不致损伤软组织边缘;切口的位置应在不准备去除的骨质之上(即在去骨的范围之外),使缝合后的切口之下有骨组织支持而有利于愈合,否则创口可能因塌陷、裂开而延迟愈合。

下颌双尖牙区设计瓣时,应避免伤及颏神经;下颌磨牙后区的切口,也应注意勿太偏舌侧,以免损伤舌神经;上颌者应注意由腭大孔及切牙孔穿行的血管神经束,后者必要时可切断,因出血不多,且神经再生迅速。

常用的切口有梯形切口、角形切口(适用于牙列末端或去骨仅在牙槽骨边缘时)和弧形切口(适用于手术只要求去除根尖部骨质时)。各种瓣的蒂都要放在龈颊沟侧,纵向的切口一般不要超过龈颊沟底,否则易出血,术后肿胀重。

2.翻瓣　瓣的厚度应包括覆盖于骨面上的全部软组织(黏膜、黏膜下软组织、骨膜),亦称黏骨膜瓣。

将黏骨膜瓣作为一层全层切开,从骨膜下,紧贴骨面翻瓣;这是由于骨膜是牙槽骨创区愈合的有利条件,再者口腔内黏膜与骨膜之间紧密连接,强行分离会造成严重出血和创伤。

翻瓣时使用器械为骨膜分离器,从两切口相交处开始,应贴骨面向前推动,先剥离附着龈,然后向移行沟推进;在下颌双尖牙区翻瓣时,要注意避开颏神经。

翻瓣波及多个牙龈乳头时,应将颊舌侧牙龈乳头间垂直抛开再翻瓣,避免牙龈乳头处的撕裂。

3.去骨　去骨可使用骨凿、牙钻、涡轮机和其他外科动力系统。去骨量不宜过多,以能暴露牙根,能插入牙挺或根钳可以夹持为宜,去骨宽度应达牙根的整个宽度,切不可暴露或伤及邻牙牙根。

临床常用的为半圆骨凿去骨,敲击方法为连续双击,先轻(进入骨内)后重(劈开板)反复进行,直至去骨完成;操作时,应有良好支点,防止滑脱;敲击下颌时,助手必须用手托稳下颌骨,减小对颞下颌关节的刺激和损伤。使用钻去骨时,必须注意充分的局部冷却,防止出现骨烧灼。去骨时,上颌要避免损伤鼻底和上颌窦壁,下颌防止损伤下颌神经管和颏孔。

4.拔出牙根　暴露牙根后,用根钳、牙挺或根挺取出;牙根取出后,应去除锐利不规则的骨缘、骨突和过高的牙槽中隔,并使之光滑移行;按常规拔牙创口处理方法,将骨创口彻底清理干净后,用生理盐水冲洗,以清除细小的骨屑。

5.缝合　将黏骨膜瓣正确复位、拉拢缝合,术后5～7d拆线。

(六)其他拔根法

临床中,对于松动的牙根也可试用小头刮匙刮出或蚊式止血钳夹持后取出。

如遇根尖部折断的断根,已有一定松动度但难以取出时,可试用牙科探针或根管扩大针,插入断根的根管内,逐渐用力摇动,加大其松动度再施提拉牵引力将根取出(图12－25、图12－26)。

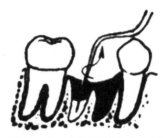

图12－25　断根探针取出法图

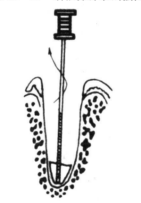

图5－26　根管扩大针取根法

(祁东)

第五节　阻生牙拔除术

阻生牙(impacted tooth)是指由于邻牙、骨或软组织的影响而造成牙萌出受阻,只能部分萌出或完全不能萌出,且以后也不能萌出的牙。引起牙齿阻生的原因,主要是随着人类的进化,颌骨的退化与牙量的退化不一致,导致骨量相对小于牙量,颌骨缺乏足够的空间容纳全部恒牙。阻生牙最常见于下颌第三磨牙,其次是上颌第三磨牙、上颌尖牙。

由于阻生牙发生位置特殊、常邻近重要解剖结构、与邻牙关系密切,因而造成手术难度较大。术者应对阻生牙的形态和位置、与邻牙的关系、阻生牙周围的局部解剖环境,在术前通过详细的临床检查和必要的 X 射线检查,做出准确的判断,并在术中根据实际情况及时调整。

一、下颌阻生第三磨牙拔除术

(一)应用解剖

下颌阻生第三磨牙位于下颌体后部与下颌支交界处。此区域颌骨骨质由厚变薄;且下颌体和下颌支的方向不同,应力向周边的传递受阻;加之牙体深入骨体内,使骨的连接更加薄弱;拔牙时,如使用暴力,有可能引起下颌角骨折。

下颌阻生第三磨牙位于下颌支前下缘内侧。在下颌支前下缘与第三磨牙之间形成一骨性颊沟,下颌支前下缘向前与外斜线相延续,外斜嵴的上面常为凹槽状,此区域还有颊肌附着。拔牙后的渗出物、出血及冠周炎的炎症产物或脓液,会沿这一路径向前下引流至第一、第二磨牙的颊侧,形成肿胀、血肿或脓肿。

下颌阻生第三磨牙颊侧骨板较厚,并有外斜线的加强,成为骨阻力产生的重要部位,而且去骨困难。然而这也使之成为用牙挺时的有利支点。

下颌第三磨牙的颊侧骨皮质的纹理与下颌体平行,成层状排列,去骨时,凿骨线可能沿纹理向前延伸,导致邻牙颊侧骨板缺损。为避免这一问题的发生,水平凿骨前,应在邻牙的远中凿纵痕,中断骨纹理。用凿去骨时,可利用层状结构,顺纹理凿行,去除板层状骨片,提高去骨效率。

下颌阻生第三磨牙舌侧骨板薄,自牙根的下方突出于下颌体的舌面,一方面其弹让性较大,牙多向舌侧脱位;另一方面,容易导致舌侧骨板骨折,引起出血、肿胀等反应。有人提出利用这一特点,用劈开舌侧骨板的方法拔除低位阻生第三磨牙。

舌神经在下颌第三磨牙处常位于黏膜下,有的位置较高。术中切口和累及舌侧的操作应谨慎。下颌阻生第三磨牙是距离下颌管最近的牙,芽根可在下颌管的上方、侧方甚至直接接触。拔牙取根时,应避免损伤下牙槽神经血管束。

下颌阻生第三磨牙的远中是磨牙后区,磨牙后区内有一下颌血管分支经过,如远中切口延及下颌支前缘且较偏舌侧时,可导致术中出血多而影响术野,应予以注意。

(二)下颌阻生第三磨牙拔除适应证与禁忌证

1. 对于有以下症状或引起病变的阻生下颌第三磨牙均主张拔除,包括:

(1)下颌阻生第三磨牙反复引起冠周炎者。

(2)下颌阻生第三磨牙本身有龋坏,或引起第二磨牙龋坏者。

(3)下颌阻生第三磨牙引起相邻的下颌第二磨牙与下颌第三磨牙之间食物嵌塞者。

(4)因压迫导致下颌第二磨牙牙根或远中骨吸收者。

(5)已引起牙源性囊肿或肿瘤者。

(6)因正畸需要保证正畸治疗的效果者。

(7)可能为颞下颌关节紊乱病诱因的下颌阻生第三磨牙。

(8)因完全骨阻生而被疑为某些原因不明的神经痛病因者,或可疑为病灶牙者,亦应拔除。

2. 由于下颌阻生第三磨牙可以引起局部感染、邻牙损害、颞下颌关节紊乱病,并成为牙源性囊肿及肿瘤的潜在病源,且本身无法建立正常的咬合关系而行使功能,故有人提出对无症状的下颌阻生第三磨牙应考虑早期预防性拔除。预防性拔除下颌阻生第三磨牙的目的如下。

（1）预防下颌第二磨牙牙周破坏：下颌阻生第三磨牙的存在，特别是在近中和前倾阻生时，使下颌第二磨牙远中骨质丧失。由于牙弓中最后一个牙的远中面最不易保持清洁，故易导致炎症，使上皮附着退缩，形成牙周炎。

（2）预防龋病：阻生牙的本身及第二磨牙的远中面皆易产生龋病。

（3）预防冠周炎：当下颌阻生第三磨牙部分萌出时，阻生牙的殆面常为软组织覆盖，形成盲袋，成为细菌滋生的良好场所而引起冠周炎。如不拔除阻生牙，冠周炎可反复发作，且有逐渐加重并引起一系列并发症的可能。

（4）预防邻牙牙根吸收：有时阻生牙的压力会引起下颌第二磨牙牙根吸收，早期发现及早期处理有助于保存邻牙。

（5）预防牙源性囊肿及肿瘤发生：如阻生牙存在，则滤泡囊亦存在。虽然在大多情况下不发生变化，但也有发生囊性变而成为牙源性囊肿及牙源性肿瘤的可能性。

（6）预防发生疼痛：完全骨阻生有时也会引起某些不明原因的疼痛。

（7）预防牙列拥挤：下颌第三磨牙与牙列拥挤之间的关系，有两种不同的观点：一种认为第三磨牙与牙拥挤的发生、发展无关；也有不少学者认为下颌第三磨牙对前面的牙有挤压作用，引起和加重前牙拥挤在这些情况下，是否拔除下颌阻生第三磨牙，应与正畸科专家共同研究决定。

3. 当下颌第三磨牙仅处在下列情况可考虑保留：

（1）正位萌出达邻牙殆平面，经切除远中覆盖的龈片后，可暴露远中冠面，并与对颌牙可建立正常咬合关系者。

（2）当下颌第二磨牙已缺失或因病损无法保留时，如下颌阻生第三磨牙近中倾斜角度不超过45°，可保留做修复的基牙，避免游离端缺失。

（3）虽邻牙龋坏可以治疗，但因牙间骨质吸收过多，拔除下颌阻生第三磨牙后邻牙可能松动者，可同时姑且保留下颌阻生第三磨牙和下颌第二磨牙。

（4）完全埋伏于骨内，与邻牙牙周无相通，无压迫神经引起疼痛症状者，可暂时保留。

（5）下颌第三磨牙根尖未形成，下颌其他磨牙因病损无法保留时，可将其拔出后移植于其他磨牙处，行使其功能。

（6）下颌第二磨牙拔除后，如下颌第三磨牙牙根未完全形成，可以自行前移替代第二磨牙，与上颌磨牙建立咬合，如配合正畸治疗，可建立良好的殆关系。

（7）8～10岁的儿童下颌第一磨牙龋坏无法保留时，如下颌第三磨牙前倾位阻生，拔除下颌第一磨牙后的间隙，可能因下颌第二、三磨牙的自然调整而消失，配合正畸治疗，可获得更好的殆关系。

下颌阻生第三磨牙拔除的禁忌证与一般牙拔除术禁忌证相同。

在临床中，当患者具备拔除下颌阻生第三磨牙的适应证，且无拔牙禁忌证时，一般将拔除下颌阻生第三磨牙（智齿）的最佳时机认为是16～18岁，由于此阶段智齿牙根形成1/3～2/3，且已萌出到应有的高度，拔除患牙时较容易、不易断根，再者，此阶段患者全身耐受力好，创口愈合快。

（三）下颌阻生第三磨牙临床分类

1. 根据阻生牙与第二磨牙及下颌升支前缘的关系可分为三类。

第Ⅰ类阻生：第二磨牙远中面与下颌升支前缘之间的距离，能容纳阻生牙牙冠的近远中径。

第Ⅱ类阻生:第二磨牙远中面与下颌升支前缘之间的距离,不能容纳阻生牙牙冠的近远中径。

第Ⅲ类阻生:阻生牙牙冠的大部分或全部位于下颌升支内。

2. 根据阻生牙在颌骨内的深度 分为高位(position A)、中位(position B)、低位(position C)阻生(Pell & Gregory)。

高位阻生:牙的最高部位平行或.高于牙弓牙合平面。

中位阻生:牙的最高部位低于牙合平面,但高于第二磨牙的牙颈部。

低位阻生:牙的最高部位低于第二磨牙的牙颈部。骨埋伏阻生牙(即牙全部被包埋于骨内)也属于此类(图 12—27)。

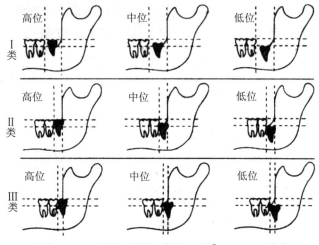

图 12—27 下颌阻生第三磨牙 Pell & Gregory 分类

3. 根据阻生牙的长轴与第二磨牙长轴的关系分成下列各类:垂直阻生、水平阻生、近中阻生、远中阻生、倒置阻生、颊向阻生、舌向阻生(图 12—28)。

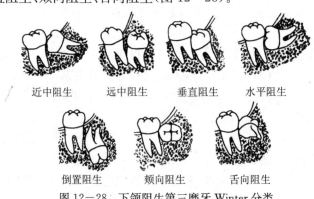

图 12—28 下颌阻生第三磨牙 Winter 分类

4. 根据阻生牙在下颌牙列中线的位置分为:颊侧移位、舌侧移位、正中位(图 12—29)。

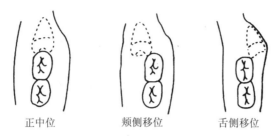

正中位　　　　　颊侧移位　　　　　舌侧移位

图 12—29　下颌阻生第三磨牙与牙列中线的关系分类

临床中,为准确描述阻生牙的位置,应将各项分类结合,这样才能将牙的三维位置表述出来。

在阻生的下颌第三磨牙中,垂直阻生最常见(43.8%),其次为近中阻生(28.5%)、水平阻生(15.4%),拔除的难易有很大差距。

(四)术前检查

1.检查患者的全身情况,符合拔牙适应证,无拔牙禁忌证。

2.详细全面的局部检查,确定手术的最佳时机。

(1)口外检查:颊部软组织有无红肿、硬结、瘘管,下颌下及颈部淋巴结有无肿大、压痛,下唇感觉有无异常或麻木,有无张口受限及受限程度。

(2)口内检查:下颌阻生第三磨牙的阻生情况(位置、方向、与邻牙关系等);牙冠发育沟是否明显;牙冠有无龋坏及大小如何;冠周龈瓣覆盖情况,有无炎症及溢脓;下颌第二磨牙远中面有无龋坏、有无松动及叩痛,牙周状况如何。

3.X射线摄片检查　常规在拔除下颌阻生第三磨牙之前,需做X射线摄片检查。术前的X射线检查对阻力分析、手术设计、术中注意事项等方面有重要的参考价值。

X射线摄片观察内容包括:阻生牙萌出的位置、类型;牙根的数目(单根、融合根、多根)与形态(长度、分叉大小、弯曲方向);牙根与下颌神经管的关系;阻生牙与邻牙的关系,以及邻牙的牙根情况、邻牙有无远中龋坏;阻生牙周围的骨质有无骨硬化等。

X射线摄片虽能提供很多的信息,但应注意投照造成的重叠和失真。下颌管与牙根重叠时,易误认为根尖已突入管内,此时,应观察牙根的牙周膜和骨硬板是否连续,重叠部分的下颌管是否比牙根密度高、有无变窄等,以判断牙根是否已进入管内。下颌阻生第三磨牙常位于下颌支前下缘内侧,在下颌体侧位片和第三磨牙根尖片上,牙冠常不同程度地与下颌前缘重叠,形成骨质压盖的假象,误认为须去骨法拔牙,故判断冠部骨阻力时,应结合临床检查综合诊断。

锥形束CT可以避免根尖片因影像重叠和投照角度偏差而造成的假象,直观并量化下颌管在不同层面和方位上与下颌第三磨牙的距离关系。

(五)阻力分析

在拔除下颌阻生第三磨牙之前,必须对阻生牙所存在的各种阻力进行仔细分析。一般来说,有三种阻力,即软组织阻力、骨组织阻力、邻牙阻力(图 12—30);只要将其阻力去除,患牙可轻而易举的拔除。

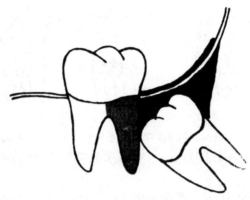

图 12—30 下颌阻生第三磨牙阻力分析示意图

1.软组织阻力 牙冠部的软组织阻力,来自下颌第三磨牙牙冠方覆盖的龈瓣,此龈瓣组织质韧并保持相当的张力,对下颌第三磨牙向远中殆向运动形成阻力。龈瓣覆盖超过冠部远中 1/2 常产生阻力,解除软组织阻力的方法是切开、分离。

2.骨组织阻力

(1)冠部骨阻力冠部骨阻力来源于包裹牙冠的骨组织,主要是牙冠外形高点以上的骨质。解除冠部骨阻力主要采用去骨法,有时截冠或增隙也可达到减除冠部骨阻力的目的;垂直阻生时,冠部骨阻力多在远中,近中或水平阻生时冠部骨阻力则多在远中和颊侧。

(2)根部骨阻力:根部骨阻力是来自牙根周围的骨组织。根部骨阻力的大小取决于牙的阻生情况,牙根的数目、形态,根尖的形态和周围的骨质情况;当牙根多、粗长、分叉大、根尖弯曲、根尖肥大、根周骨质与牙根粘连等,都是增大根部骨阻力的因素。去除根部骨阻力的方法有分根、去骨、增隙。

3.邻牙阻力 邻牙阻力是拔除下颌阻生第三磨牙时,下颌第二磨牙所产生的妨碍其脱位运动的阻力。邻牙阻力视第二磨牙与阻生第三磨牙的接触程度和阻生的位置而定。邻牙阻力的解除可来取劈冠法和去骨法。

X 射线摄片的阻力分析,指在 X 射线根尖片上,根据阻生牙脱位运动中可能出现的阻力进行分析。虽然它不能完全等同于手术的实际情况,但可作为阻生牙手术设计时的参考。Thoma 提出在 X 射线片上,以近中阻生牙的根尖为圆心,以根尖到冠部近中牙尖为半径划弧线,如果弧线与邻牙冠部远中面相重叠,则可判断有邻牙阻力存在,拔牙时需去除阻力。

(六)手术设计

拔牙设计是根据阻力分析、器械设备条件和个人操作经验,设计合适的拔牙手术方案。

手术方案应包括:严格的无菌操作原则;麻醉方法和麻醉药物的选择,黏骨膜瓣的设计(充分暴露手术野、充足血运、切口下方有骨支持),确定解除阻力的方法(切开位置、去骨范围、劈冠部位),估计牙脱出的方向。

由于阻力分析不是绝对可靠的,会出现不符合实际情况的推断,因此拔牙术前设计的方案,不应机械的执行,要根据术中出现的问题及时调整。

1.各类低位牙阻生牙 由于各种阻力都大,常需作附加切口、翻瓣、去骨、解除冠部骨阻力和显露牙冠的沟裂;用去骨法、分牙法、增隙法来解除各种阻力,使阻生牙能顺利拔除。去骨范围不宜过多,可减少手术创伤及术后出血、水肿等反应。

2.各类中位牙阻生牙 因有一定程度的软组织及骨组织阻力,有时须做切开、翻瓣后去骨解除冠部阻力,根据邻牙及根部骨阻力的程度,可采用分牙、增隙等方法,使阻生牙顺利拔除。

3.各类高位牙阻生牙无软组织、邻牙及冠部骨阻力。故在无根部骨阻力的垂直或近中阻生牙的拔除时,可配合增隙法解除阻力,常无须切开、分牙或去骨。水平阻生因脱位时须转动的角度较大,为减少转动半径,有时仍须采用分牙法,甚至少量去骨后方能顺利拔除。

(七)拔牙步骤和方法

下颌阻生第三磨牙拔除术是一项较为复杂的手术。手术本身包含对软组织和骨组织的处理。该区位于口腔后部,进路及术野显露均较困难。术野中的血液及唾液亦增加手术的难度。拔除时应严格遵守无菌原则。

手术方案应包括:麻醉方法及局麻药的选择,黏骨膜瓣的设计,解除阻力方法的选择,预估须去除骨质的量和分开牙体的部位,设计牙脱位的方向。

根据手术方案选择器械。如有条件,可选择涡轮机、种植机、骨钻等动力系统去骨及分开牙体,相对使用锤、凿而言,既避免因掌控不当引发较严重并发症,也减少对患者锤击时震动所引发的痛苦和心理影响,显现人文关怀。

在完善术前检查、手术设计后,现将标准手术步骤介绍如下(图12-31):

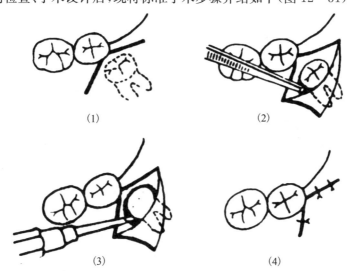

(1) (2)

(3) (4)

图12-31 下颌阻生第三磨牙拔除术主要手术步骤

(1)切开;(2)翻瓣、去骨;(3)拔除阻生牙;(4)缝合

1.麻醉 通常选择下牙槽、舌、颊神经一次阻滞麻醉。为了减少术中出血,保证术野的清晰,可在下颌第三磨牙的颊侧近中、颊侧远中角及远中,三点注射含血管收缩剂(1:5万～1:20万肾上腺素)的药液。当局部龈瓣有感染时,切开之前,应彻底冲洗盲袋并滴入杀菌剂,切开后还应进一步冲洗。

2.切开、翻瓣 高位阻生牙一般不须翻瓣,以能挺出牙冠为宜,当有部分软组织阻力时,仅在牙冠𬌗面处做远中切口,分离龈瓣即可。

对于中、低位阻生牙,常用的是角形切口;其远中切口从距下颌第二磨牙远中面约1.5cm开始,向前切开,直抵第二磨牙远中面中央;近中颊侧切口从下颌第二磨牙的远中或近中颊面轴角处,与龈缘约呈45°角,斜向前下切开。如用涡轮机拔牙,远中切口宜稍偏向下颌第二磨牙远中舌侧龈缘,向后外方成弧形切口,其目的在于翻瓣后,骨面暴露充分,可避免操作中舌侧软组织被卷入钻针而造成撕裂伤。

操作中注意事项:远中切口勿过分偏舌侧,以免损伤舌神经;近中颊侧切口勿超过移行沟底,颊侧瓣掀起一般不要超过外斜嵴,以免引起术后肿胀;切开时应直达骨面,做黏骨膜瓣的全层切开;翻瓣时使用骨膜分离器,由近中切口开始,将黏骨膜瓣作为一层,沿骨面全层翻起,切口舌侧黏骨膜也应稍加分离,避免因粘连导致软组织撕裂。

3.去骨　翻瓣后应检查骨质覆盖牙面的状况,决定去骨量和部位。一般垂直阻生去骨要达牙各面外形高点以下;水平和近中阻生颊侧去骨,应达近中颊沟之下,远中至牙颈部以下。

去骨最好用涡轮机或其他外科动力系统,用钻针去骨速度快,震动小。临床中常使用半圆骨凿去骨,应先在第二磨牙的远中颊侧骨皮质凿一纵向切痕,形成应力中断线,防止去骨前移而过多;凿骨时应利用骨纹理,按去骨量的需要,力求大块,凿次少,以减少创伤。一般阻生牙为颊侧去骨,如须去除舌侧骨板时,将凿置于牙远中面后,凿刃向下前方,抵舌侧骨板内侧面,与舌侧板上缘呈45°,锤击骨凿去骨。

4.分牙　分牙的主要目的是解除邻牙阻力,减小牙根骨阻力。分牙包括劈冠和分根,临床中多用双面骨凿分牙,创伤小、速度短,操作方法有正中劈开(纵劈法)和近中劈开(斜劈法);如使用涡轮机等动力系统分牙,多采用横断截开牙齿,并可分多块断开取出,但应注意横断牙冠时必须使游离冠下部小,上部大,方可取出(图12—32)。

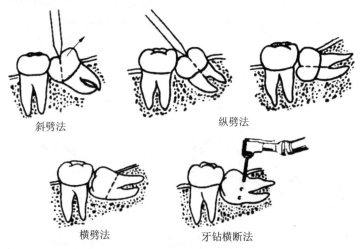

斜劈法　　　　纵劈法

横劈法　　　　牙钻横断法

图12—32　下颌阻生第三磨牙分牙方法

正中劈开的劈开线与牙长轴基本一致,将牙冠在根分歧处一分为二,同时将近远中牙根分开。优点为解除邻牙阻力;减小牙根部骨阻力。缺点为劈开角度如有误差导致远中牙冠劈开,未能解除邻牙阻力,导致劈冠失败;锤击骨凿用力过大时,易并发下颌角部骨折。

近中劈开是将下颌第三磨牙的近中冠劈下,牙根未受影响。优点为解除邻牙阻力;劈开角度如有误差导致正中劈开,仍可达到分牙的目的;不易导致下颌角部骨折。缺点为未能分根,没有减小牙根部骨阻力。

临床中双面骨凿分牙的注意事项:

(1)选择凿刃较薄,宽度合适的双面骨凿为宜。

(2)分牙之前,牙冠最大周径必须暴露。

（3）一般骨凿放于牙冠颊侧发育沟进行分牙，如果颊沟不明显，可用涡轮机车针磨出沟槽，放置骨凿。

（4）注意掌握分牙时的骨凿方向及角度。

（5）术者握持骨凿，要有稳定的支点，防止骨凿滑脱。

（6）助手一只手用骨锤敲击骨凿时，另一只手应托稳患者下颌角，以免锤击时造成颞下颌关节损伤。

（7）骨锤锤击骨凿时，应准确地敲击在凿柄末端，方向与骨凿长轴方向一致，且为重单声、快速闪击样敲击，一般1~3次要将牙齿劈开，锤击次数增多后，牙齿会出现松动，不易劈开。

（8）被劈分的牙在牙槽内必须稳固无松动，如牙已松动，则牙周区出现一定弹性，不仅不易劈开，还易造成舌侧骨壁折裂或牙被击入颌周间隙内。

5.增隙　增隙是指用增隙凿、半圆骨凿或牙挺，插入牙体（牙根）与牙槽窝内壁之间，利用松质骨的可压缩性，扩大牙周间隙，解除根周骨阻力的方法。增隙法是锤凿拔牙的重要手段。

6.拔出阻生牙当软组织阻力、邻牙阻力解除，骨阻力在一定程度上解除后，根据临床的情况，选择适当的牙挺，将患牙挺松或基本挺出，最后用牙钳使牙完全脱位。

使用牙挺时，应明确牙挺使用时的注意事项，左手手指随时感知牙齿的动度和舌侧骨板的扩开幅度，避免舌侧骨板折断及牙移位；牙的最终脱位一般用牙钳或根钳完成，以减少牙挺滑脱和牙被误吸、误吞的可能。

对分牙后拔出的牙，应将牙体组织全部取出，并拼对检查是否完整；如有较大缺损，应仔细检查拔牙创，取出残片。

7.拔牙创处理　拔牙创不仅应遵循常规相关处理，而且应注意以下问题：

（1）使用劈开法或去骨法拔牙，会产生碎片或碎屑，应认真清理。但不可用刮匙过度搔刮牙槽窝，以免损伤残留牙槽骨壁上的牙周膜而影响愈合。

（2）在垂直阻生牙的远中、水平阻生或近中阻生牙冠部的下方常存在肉芽组织，X射线摄片显示为月牙形的低密度区。如探查为脆弱松软、易出血的炎性肉芽组织，应予以刮除；如已形成较致密的纤维结缔组织，探查有韧性感则对愈合有利，不必刮除。

（3）低位阻生牙的牙冠常有牙囊包绕，拔牙后多与牙龈相连，为防止形成残余囊肿，应将其去除。

（4）对扩大的牙槽窝应压迫复位。锐利的骨边缘应加以修整，避免刺激黏膜而产生疼痛。大部分游离的折断骨片应取出，骨膜附着多的骨片予以复位。

（5）应避免过多的唾液进入拔牙窝与血液混合，唾液和血液混合后会形成质量不佳血凝块，影响拔牙创的愈合。封闭拔牙窝前，用生理盐水冲洗，去除各种残渣，以棉球拭干，使血液充满牙槽窝。

8.缝合　缝合的目的是将组织复位以利于愈合；防止术后出血；缩小拔牙创口、避免食物进入，防止血凝块脱落。

缝合不宜过于严密，通常第二磨牙远中、切口转折处可以不缝，这样既可达到缝合目的，又可使伤口内的出血和反应性产物得以引流，减轻术后周围软组织的肿胀，减少血肿的形成。

缝合时，先缝近中再缝远中。近中颊侧切口的缝合不便操作，应斜向夹针，使针与切口呈垂直交叉；先从切口近中未翻瓣侧膜龈联合稍下位置刺入，使针按其弧度贴骨面自然顺畅推进，不可强行使针穿出而造成牙龈撕裂；针前部穿出后，如继续推进困难，可用持针器夹住针前段拔出,再缝向切口远中侧;线结不要过紧,以免撕脱;一般近中颊侧切口缝合一针即可。

9.压迫止血 缝合完成后,压迫止血方法同一般牙拔除术。如果拔牙创较大、拔牙时间较长,为预防术后干槽症,可放入碘仿海绵1～2小块。

10.术后医嘱及注意事项 遵循一般牙拔除术后注意事项,告知患者,如有不适,及时复诊处理。

(八)各类下颌阻生第三磨牙拔除的特点

1.垂直阻生 高位垂直阻生多数牙根为融合锥形根,故根部阻力不大,较容易拔除;可将牙挺从近中颊侧插入,以近中牙槽嵴为支点,用牙挺的推力和挺力将患牙向远中挺出,也可挺松后用牙钳拔除。低位垂直阻生,冠及根部阻力都较大,拔除较困难;如聆面有软组织覆盖者,应先做切口,去除软组织阻力;然后,通过去骨解除颊侧及远中骨阻力,显露牙颈部后再试挺;如根部仍存在较大骨阻力(如:根分叉大,根端肥大等),还须结合分根法、去骨法、增隙法,方可拔除。

2.近中阻生 高位近中阻生如邻牙及牙根阻力不大,多数可用牙挺从近中颊侧插挺将牙挺出;如邻牙阻力较大而根部阻力不大,可用近中劈冠法,解除邻牙阻力后分别拔除;如邻牙及牙根阻力均较大者,且根分叉较高,可用正中劈冠法,解除邻牙及牙根阻力后分别拔除。中位和低位近中阻生,一般冠部、根部、邻牙阻力均较大,须结合切开法、去骨法、分牙法共同拔除。

3.水平阻生 高位水平阻生有根部阻力和邻牙阻力,解除方法为去除颊侧及远中骨板,邻牙阻力可用近中劈冠法解除;如根部阻力较大,且根分叉较大时,可用正中劈冠法解除阻力后,再分别拔除。中位及低位水平阻生,因其三种阻力都较大,常须结合切开法、去骨法和分牙法共同拔除;有时须在去骨显露牙冠及牙颈部后,用骨凿或涡轮钻在牙颈部将牙截断,先将牙冠挺出后,再去除根部骨质或分根或去除牙根间隔,最终将牙根拔除。

二、上颌阻生第三磨牙拔除术

(一)上颌阻生第三磨牙的分类

1.根据在颌骨内的深度分类 ①低位(Pell & Gregory A 类):阻生牙牙冠的最低部位与第二磨牙殆面平行。②中位(Pell & Gregory B 类):阻生牙牙冠的最低部位在第二磨牙殆面与颈部之间。③高位(Pell & Gregory C 类):阻生牙牙冠的最低部位高于第二磨牙的颈部或与之平行。

2.根据阻生牙长轴与第二磨牙长轴之间的关系分类 ①垂直阻生。②水平阻生。③近中阻生。④远中阻生。⑤倒置阻生。⑥颊向阻生。⑦舌向阻生。

3.根据阻生牙与牙弓之间的关系分类 ①颊侧错位。②舌侧错位。③正中错位。

4.根据阻生牙与上颌窦的关系分类 ①与窦底接近(SA),阻生牙与上颌窦之间无骨质或仅有一薄层组织。②不与窦接近(NSA),阻生牙与上颌窦之间有 2mm 以上的骨质(图 12—33)。

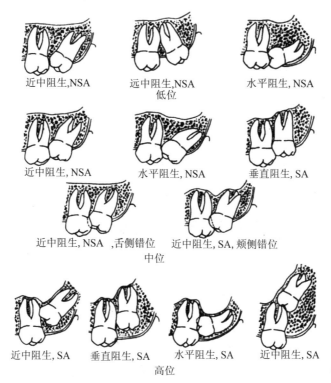

近中阻生,NSA　　　远中阻生,NSA　　　水平阻生,NSA
　　　　　　　　　　　低位

近中阻生,NSA　　　水平阻生,NSA　　　垂直阻生,SA

近中阻生,NSA ,舌侧错位　　　近中阻生,SA,颊侧错位
　　　中位

近中阻生,SA　　垂直阻生,SA　　水平阻生,SA　　近中阻生,SA
　　　　　　高位

图 12－33　上颌阻生第三磨牙的分类

（二）手术适应证

1.阻生上颌第三磨牙本身龋坏者。

2.阻生上颌第三磨牙反复引起冠周炎者。

3.阻生上颌第三磨牙因无对颌牙而下垂身长者。

4.阻生上颌第三磨牙,常咬伤颊部或摩擦颊黏膜者。

5.阻生上颌第三磨牙与邻牙之间有实物嵌塞者。

6.阻生上颌第三磨牙引起邻牙龋坏或疼痛、压迫邻牙压根吸收或牙槽骨明显吸收者。

7.上颌第三磨牙埋伏阻生,引起神经痛症状或形成颌骨囊肿者。

8.阻生上颌第三磨牙。

9.妨碍下颌冠突运动者。

完全埋于骨内且无症状者可不予拔除。

（三）拔除方法

上颌第三磨牙阻生的发生率较下颌低。上颌第三磨牙阻生垂直位占 63％,远中阻生占 25％,近中阻生占 12％;并且颊侧错位和(或)颊向阻生最为常见;但由于术区狭窄,操作空间小,直视困难等原因,亦增加手术难度,拔牙时应耐心细致。

高位或中位阻生上颌第三磨牙,由于上颌结节的骨质疏松,易于挺出;低位阻生上颌第三磨牙,须翻瓣去骨暴露牙冠后多易挺出;应注意:上颌阻生第三磨牙不宜使用劈开法,因周围骨质疏松,上前方为上颌窦,上内方为翼腭窝,上后方为颞下凹,锤击时很易使其进入以上各腔隙内。

1.术前检查　临床检查结合 X 射线片影像,须注意邻牙本身的情况;注意上颌阻生第三磨牙与邻牙的关系;注意上颌阻生第三磨牙与上颌窦之间的关系。口内检查时注意用手指触诊软组织、硬组织及邻牙情况。

2.切开及翻瓣 手术多从颊侧进路,可从上颌结节后部开始做远中和颊侧的角形切口,其相关注意事项同下颌阻生第三磨牙拔除术。

3.去骨 去除阻生牙颊侧或覆盖牙冠的骨质。去骨范围以能显露牙冠颊侧及牙冠最大周径,能插入牙挺为宜;在去骨时,力度不要太大,注意勿将上颌阻生第三磨牙推入上颌窦。

4.拔牙 用牙挺从近中颊侧插入,将牙齿向颊侧远中方向挺出。

5.拔牙创口处理及缝合 按常规处理拔牙创后,缝合创口压迫止血(图12—34)。

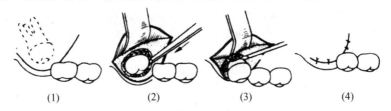

(1)   (2)   (3)   (4)

图12—34 上颌阻生第三磨牙拔除术基本步骤
(1)切口;(2)翻瓣及凿骨;(3)挺出阻生牙;(4)缝合

三、阻生尖牙拔除术

尖牙对牙颌系统的功能和美观甚为重要,故对其拔除应持慎重态度,术前应与口腔正畸医师商讨。阻生尖牙好发于上颌,现以阻生上颌尖牙为主要讨论内容;阻生下颌尖牙的处理,其原则基本相似。

(一)阻生原因

除引起阻生牙的一般因素之外,尖牙阻生还可能与以下因素有关:

1.发育和萌出过程的影响 在发育过程中,恒尖牙的牙冠位于乳尖牙牙根舌侧,故乳尖牙的位置改变、龋坏、早失等,皆能影响恒尖牙牙胚的生长发育,并使其位置或萌出路线发生改变。再者,尖牙在萌出时,牙根发育的程度较其他牙更接近于完成,其萌出的距离越长,偏离正常萌出轨道的可能性越大,易发生阻生。

2.解剖因素的影响 上颌尖牙错位于腭侧者三倍于错位于唇侧者。因恒尖牙牙冠在发育过程中位于乳尖牙牙根舌侧之故;而腭侧骨组织密度大,将受其阻力增大而不能萌出;硬腭前1/3的黏骨膜瓣由于反复承受咀嚼摩擦的刺激,故其致密而坚厚,有一定程度的阻萌作用;尖牙是在其他邻牙已建立𬌗关系的情况下萌出,故间隙多不足;一般尖牙的间隙在后期得以调整而能将其容纳,但调整过程如果受到影响,则导致尖牙萌出的间隙不足,发生阻生。

(二)上颌阻生尖牙的分类

第Ⅰ类:阻生尖牙位于腭侧,可呈水平位、垂直位或半垂直位。

第Ⅱ类:阻生尖牙位于唇侧,亦可呈水平位、垂直位或半垂直位。

第Ⅲ类:阻生尖牙位于腭及唇侧,如牙冠在腭侧而牙根在唇侧。

第Ⅳ类:阻生尖牙位于牙槽突,多为垂直位,在侧切牙和第一双尖牙之间。

第Ⅴ类:无牙颌的阻生尖牙。

(三)拔除方法

1.术前检查 临床检查结合X射线片(根尖片和定位片)影像,须确定阻生牙的具体位置,明确阻生尖牙位于唇侧或腭侧,了解阻生牙与邻牙的关系和与上颌窦或鼻腔的关系。

2.腭向进路法 适用于第Ⅰ类阻生尖牙拔除。切口自中切牙至第二双尖牙的远中腭侧龈缘,并沿腭中线向后延约1.5cm;双侧阻生可将双侧第二双尖牙之间腭侧的龈缘切开;如阻生位置高可距龈缘5mm切开。其他相关操作注意事项参见翻瓣去骨法(图12-35)。

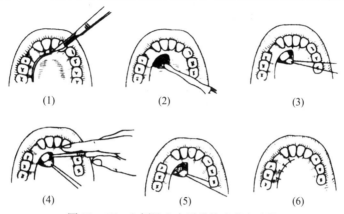

图 12-35 上颌阻生尖牙拔除术基本步骤
(1)切口;(2)翻瓣;(3)凿骨显露阻生牙;(4)挺出阻生牙;(5)清创后牙梢窝;(6)缝合

3.唇向进路法适 用于第Ⅱ类阻生尖牙拔除。在上颌前牙唇侧牙龈相当于阻生尖牙的牙冠部做梯形或弧形切口,其他相关操作注意事项参见翻瓣去骨法(图12-36)。

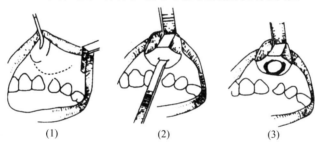

图 12-36 上颌阻生尖牙拔除术基本步骤
(1)弧形切口;(2)翻瓣、去骨;(3)去骨范围

4.唇腭向进路法 适应于第Ⅲ类阻生尖牙拔除。牙冠在腭侧、牙根在唇侧者,从腭侧做弧形切口;牙冠在唇侧、牙根在腭侧者,从唇侧作弧形切口;其他相关操作注意事项参见翻瓣去骨法。

四、上颌前部埋伏额外牙拔除术

上颌前部是额外牙的好发部位,额外牙埋伏多偏于腭侧,数目由一颗到多颗不等,外形偏小、形态常为变异锥形牙,较容易鉴别。埋伏额外牙在替牙期常因恒牙迟萌或错位而发现,也有相当数量的病例是在前牙区 X 射线检查时发现。埋伏额外牙除造成错𬌗畸形、邻牙根压迫吸收、影响正畸治疗外,还是引发牙源性囊肿和肿瘤的诱因,临床建议在恰当年龄应予拔除。

(一)额外牙的定位

埋伏额外牙的定位是决定手术成败的关键。X 射线摄片检查是必须进行的,不同的投照方式和技术所得到信息,可以从不同的方位确定额外牙在颌骨的位置。

1. 根尖片　额外牙常在根尖片时发现。可以用来判定额外牙的基本位置,确定与邻牙牙根近远中及上下的关系;投照角度好的根尖片通常显示的比例关系为1∶1,可据此按照邻牙冠根比例确定打开骨窗的位置;单一根尖片不能确定埋伏额外牙唇腭方向的位置。

2. 定位根尖片　通过不同的水平投照角度摄片,得到两张根尖片影像,依据投影移动相对距离判定埋伏额外牙与对照牙的唇腭方向位置。具体为:选择埋伏额外牙附近牙列上的一颗可见牙齿作为标记牙,将两张根尖片影像对比观察,当埋伏额外牙移动度大于标记牙移动度时,埋伏额外牙位于标记牙的唇颊侧,当埋伏额外牙移动度小于标记牙移动度时,埋伏额外牙位于标记牙的舌腭侧。

3. 全口牙位曲面体层X射线片　此片观察范围广泛而全面,提供的位置信息与根尖片相似,但有放大效应,上颌前部重叠影像较多。

4. 上颌前部横断颌片　正常上颌牙列上所有牙齿冠根重叠,可以清晰判定埋伏额外牙的唇腭侧位置关系。

5. 锥形束CT　是目前比较理想的判定埋伏牙位置的技术。可以在不同的轴向观察埋伏牙与邻牙的位置,还可以判断距唇腭侧骨表面的距离。但临床上仍要求医师具有三维定向的能力,用以判断埋伏额外牙在颌骨内的真实位置。

(二)手术要点

1. 麻醉　可选用局部浸润麻醉,对埋伏较深、位置较高的额外牙可采用眶下神经阻滞麻醉和鼻腭神经阻滞麻醉,儿童患者可以配合镇静术或全身麻醉。

2. 手术入路　位于邻牙唇侧或邻牙牙根之间的埋伏额外牙,可以选择牙槽突唇侧弧形切口或龈缘梯形切口;如埋伏额外牙位于邻牙腭侧,通常选用腭侧龈缘切口;对于埋伏位置较高、大部分位于邻牙根尖上方且偏腭侧的额外牙,唇侧入路可能比腭侧更易于暴露,易于操作。

3. 打开骨窗　建议初始开窗时选用骨凿,当去骨在牙骨界面处形成清晰边界,待发现额外牙后再使用骨钻扩大骨窗比较安全;如直接用骨钻去骨,应对埋伏额外牙的位置和深度有较高把握,因为去骨操作时,深度易发生偏差,如磨过牙骨界面时可造成进一步手术的困难(图12-37)。

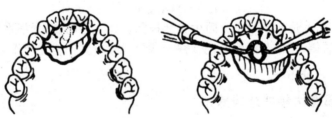

图12-37　上颌前部额外牙拔除术

4. 保护邻牙　开窗位置应尽量远离邻牙。术中应随时感觉邻牙是否有关联性动度,距邻牙较近的去骨使用骨凿较骨钻安全。

(祁东)

第六节　微创拔牙

伴随微创拔牙理念的引入,不仅简化了拔牙过程,缩短了手术时间,更减轻了患者的恐惧和痛苦,也有效减少了并发症的发生,尤其在减轻拔牙术中创伤方面,突显其优势。再者,随着口腔修复学提高自身技术和材料的提高,对维护牙槽突骨量、保持牙龈丰满度提出了新的要求;特别是近年来口腔种植修复的发展,为使种植体可以在更理想的位置和状态下植入,也要求拔牙后的牙槽突吸收应尽量减小;目前减小拔牙后牙槽突吸收最基本也是行之有效的临床环节,就是减轻拔牙术中的创伤,力求做到不去骨,减少微小骨折,不使骨膜与骨面分离。

　目前临床中微创拔牙器械最常见的形态是以原有牙挺为雏形,其挺刃部分薄且有锐利刃端;宽度为适应不同直径的牙根而成系列,并有不同的弯角;其握持手柄部分更符合人体工学要求,握持舒适,易于操控,并最大限度地发挥杠杆省力作用(图12-38)。

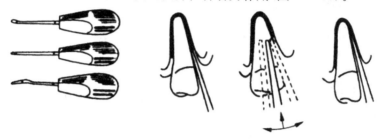

图12-38　微创拔牙器械

另一类微创拔牙器械是将薄刃牙周纤维剥离刀与螺栓牵引器相结合。先使用牙周膜剥离刀,尽量多和深入地剥离牙周纤维,然后将螺栓打入根管,使用滑轮牵引器将牙根拉出(图12-39)。

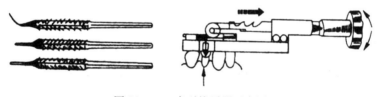

图12-39　牵引拔牙器示意图

（祁东）

第七节　拔牙创的愈合

综合实验研究和临床观察的结果,可将拔牙创的正常愈合分为五个主要阶段。

一、拔牙创出血和血凝块形成

拔牙后,拔牙创内充满的血液,15～30min即可形成血凝块而将创口封闭。血凝块的存在可以保护伤口,防止感染,促进创口的正常愈合。如果牙槽窝内的血凝块脱落、形成不良或无血凝块形成,则创口的愈合延缓,出现牙槽感染、疼痛等并发症。

二、血块机化、肉芽组织形成

拔牙后数小时,牙龈组织收缩,使拔牙创口变小,这也是保护血块及促进愈合的一种反应。24h左右,有毛细血管及成纤维细胞自牙槽骨壁向血凝块内延伸生长,即血块开始机化、肉芽组织形成,7～8d以后牙槽窝内被肉芽组织所充满。

三、结缔组织和上皮组织替代肉芽组织

拔牙后 3～4d 更成熟的结缔组织开始替代肉芽组织,至 20d 左右基本完成;同时,术后 5～8d 开始形成新骨,不成熟的纤维状骨逐渐充填拔牙窝。在牙槽突的尖锐边缘骨吸收继续进行,当拔牙窝充满骨质时,牙槽突的高度将降低。

拔牙后 3～4d,上皮自牙龈缘开始向血凝块表面生长,但在 24～35d,乃至更长的时间内,上皮组织的生长仍未完成。

四、原始的纤维样骨替代结缔组织

大约 38d 后,拔牙窝的 2/3 被纤维样骨质充填,3 个月后才能完全形成骨组织。这时骨质的密度较低,X 射线检查仍可看到牙槽窝的低密度影像。

五、成熟的骨组织替代不成熟骨质、牙槽突功能性改建

尽管人为将拔牙窝的愈合分为 5 个阶段,但实际上其中许多变化是同时交织进行的。牙槽突的改建早在术后 3d 就开始了;40d 后愈合区内逐渐形成多层骨小梁一致的成熟骨,并有一层密质骨覆盖这一区域;牙槽骨受到功能性压力后,骨小梁的数目和排列顺应变化而重新改造;3～6 个月后重建过程基本完成,出现正常骨结构,6 个月后 X 射线检查可见牙槽窝影像消失,已形成正常骨组织结构。临床中,由于多数牙的颊侧骨板薄,拔牙时多从颊侧脱位拔出。

(祁东)

第八节　牙拔除术的并发症及其防治

牙拔除术作为一项外科手术,术中或术后可能会出现一些并发症,常由于患者机体状态的改变或颌骨、牙解剖结构上的变异等而引发。为了预防与减少拔牙术中及术后的并发症,应加强责任心、详尽的术前检查(全身状况检查和必要的辅助检查尤为重要),制订合理有效的治疗方案。

术前应赋予患者和家属充分的知情权,详尽地解释手术的过程、可能发生的问题;对术中出现的变化也应及时通报;对已发生的并发症应本着积极诚恳的态度告知患者,最终取得患者及家属的理解和配合。

即使进行了充分的准备、负责细心的手术,并发症仍可能发生,因此,在做好预防的基础上,术者应对各种并发症的诊断和处理全面掌握。同时,为减少并发症的产生,术者应对自己的能力有清醒的判定,决不能做力所不及的手术,手术计划也应充分考虑患者全身状况对手术的影响,必要的辅助检查不可因盲目迷信既往的经验而遗弃。

一、术中并发症及其防治

(一)晕厥

拔牙术中由于恐惧、疼痛、饥饿、疲劳等原因,有时会发生晕厥。其发生原因、临床表现和防治原则与局部麻醉时发生者相同。手术中,特别是孔巾遮盖面部的情况下,要注意及早发

现,及时处理;经适当处理恢复后,一般仍可继续手术。

（二）术中出血

1.术中出血原因　急性炎症期拔牙;术中损伤牙龈、骨膜或牙槽骨等组织;局部血管断裂;拔牙禁忌证所涉及的相关内容,如:出血性疾病、高血压、月经期等。

2.预防和处理　术前应仔细询问患者,无拔牙禁忌证,必要时做相关检查。如因局部因素导致术中出血,应及时压迫止血;较大血管断裂引发出血时,应结扎止血;牙槽内的出血,可用明胶海绵、碘仿纱条或骨蜡填塞止血;必要时,拔牙创口两侧牙龈做水平褥式缝合,并观察半小时,创口无出血后再让患者离去。

（三）牙及牙根折断

牙及牙根折断是拔牙术中最常见的并发症。造成牙和牙根折断的相关因素和手术原则在牙根拔除术中已详述。

预防及处理:掌握各类牙及周围骨质的解剖特点,准确地检查和判定其病变情况,熟练掌握正确的操作方法,深刻理解牙根折断的相关因素（技术因素、病理因素和解剖因素）,不断总结临床经验,尽量减少牙和牙根折断的概率。

断根发生后,原则上应取出。但经综合分析患者状况、断根及根周情况、创伤大小、可能的并发症等多个因素后,对患者无所影响,可以不取。

（四）恒牙、邻牙或对颌牙的损伤

1.恒牙损伤　乳恒牙交替时期,由于乳牙牙根吸收不完全,恒牙牙冠顶嵌入乳牙牙根下,或者因恒牙初萌,牙冠部分显露形似乳牙残根（尤其是恒牙釉质发育不良）,容易造成误伤。

2.邻牙损伤可导致松动、疼痛、牙折或修复体脱落等,相关原因有:

（1）在拔除牙列拥挤、错位牙过程中摇动或旋转幅度过大。

（2）使用牙挺时邻牙被作为支点而受力。

（3）钳拔牙时,牙钳选择不当,钳喙过宽,钳喙与牙长轴方向不一致等。

（4）在拔除阻生牙时,邻牙阻力未解除。

（5）缺乏左手的配合及保护等。

3.对颌牙常因牙钳撞击而损伤,易发生于拔除下颌前牙时,术中应注意左手的保护位置并控制用力,待牙齿完全松动后再牵引拔出。

4.预防及处理　严格选择拔牙器械,遵循拔牙手术原则,避免以上所述的危险因素存在;同时,术前必须认真检查邻牙,对有大充填体、全冠修复者,应向患者解释可能发生修复体脱落、邻牙牙体损伤的可能性;如已造成邻牙或对颌牙损伤,应降低咬合接触,对松动半脱位的牙,应予结扎固定或行牙再植术。

（五）软组织损伤

1.软组织损伤常见于以下情况:

（1）由于局麻而使口唇麻木,牙钳关节部或牙科镊也可能夹伤口唇黏膜。

（2）牙龈分离不彻底、钳喙夹住牙龈或牙龈与牙面粘连而引起牙龈撕裂。

（3）牙挺、骨凿使用时支点不稳、滑脱、用力不当或缺少左手保护,可刺伤颊、腭、舌、咽、口底等软组织,严重者可因刺破腭咽深部大血管而造成致命的大出血。

（4）强行牵拉黏骨膜瓣可导致其撕裂。

（5）使用涡轮钻时,如保护隔离不当,将软组织卷入导致撕裂伤。

2. 软组织损伤后,会引起组织的出血、肿胀、疼痛,甚至将感染带入深部组织。

3. 预防及处理　严格遵循拔牙手术原则,避免以上所述的危险因素存在;对软组织意外损伤的创口,应及时清创缝合,术后合理选用抗生素预防感染。

(六)骨组织损伤

1. 骨组织损伤常见于以下情况

(1)牙槽突骨折:多因拔牙用力不当,牙根与牙槽骨粘连或牙根形态异常所致。如:拔除上颌第三磨牙时上颌结节的骨折,拔除下颌第三磨牙时舌侧骨板骨折,拔除上下颌前牙时唇侧牙槽骨板折断。

(2)下颌骨骨折:极罕见,主要发生在拔除下颌第三磨牙(尤其是低位埋伏阻生牙),采用凿骨或劈冠法拔除时,由于该处因智齿埋伏而使下颌角部极为薄弱,再者凿、挺的用力过大或方向不正确,导致受力后下颌角部的骨折。

(3)如在拔牙区附近有较大的颌骨囊肿及肿瘤或有全身性骨疾患(如骨质疏松症、甲状旁腺功能亢进等)时,颌骨已较薄弱,拔牙手术中也有发生骨折的可能性。

2. 预防及处理　术前仔细分析、操作细致、切忌粗暴,避免以上所述的危险因素存在。当发现牙槽突骨折后,如骨折片与牙根粘连,不可强行将牙拔出,应用骨膜分离器仔细分离黏骨膜后再取出,避免牙龈撕裂;如牙已拔出,骨片一半以上无骨膜附着,应取出骨片,修整锐利边缘后缝合;若骨片大部有骨膜附着,可将其复位,牙龈拉拢缝合。一旦发生下颌骨骨折,要及早发现,按颌骨骨折的处理原则及时处置。

(七)神经损伤

1. 拔牙时可能损伤的神经有颏神经、舌神经、鼻腭神经、颊神经和下牙槽神经。

(1)鼻腭神经和颊神经常在翻瓣手术时被切断,但它们可迅速恢复,一般不产生影响;颏神经损伤发生在下颌前磨牙区手术时,多由于切开翻瓣或器械滑脱造成,如为牵拉或触压造成,可能在数月后恢复功能。

(2)下牙槽神经损伤90%发生于拔除下颌阻生第三磨牙时。其发生原因与下颌第三磨牙和下颌管解剖上邻近密切相关,也与拔牙难易、拔牙方法、拔牙技术有关。如:骨凿劈开阻生牙,牙向后下方被压,能压碎薄弱的下颌管壁而损伤神经;取断根时,由于牙根的压迫、器械的直接创伤,导致下牙槽神经受压,造成下唇长期麻木或感觉异常等后遗症。

(3)舌神经损伤在拔除阻生下颌第三磨牙时易发生,主要见于舌侧骨板折断或器械滑脱的情况下。

2. 预防及处理　阻生牙拔除术前应 X 射线摄片,了解牙根与下颌神经管的关系,避免术中损伤。如发现断根已入下颌神经管,应及时扩大牙槽窝后取出,不可盲目用器械强取;如神经已受损伤,术后应给予预防水肿及减压的药物(如地塞米松、地巴唑),促进神经恢复药物(如维生素 B_1、维生素 B_6、维生素 B_{12}),理疗等。

舌神经损伤易发生于舌侧骨板折断或器械滑脱的情况下,如舌侧骨板折断,应仔细、轻柔分离取出骨片,有望恢复其功能。

(八)颞下颌关节损伤

较常见的有颞下颌关节脱位和颞下颌关节紊乱病。多因在拔牙时,张口过大、时间过长,以及拔牙时摇动和锤击震动(分牙、去骨、增隙)所引起。

预防及处理:在拔牙过程中应控制张口度,尽量缩短手术时间,并用手托扶下颌;在分牙、去骨、增隙时，必须托稳下颌骨，避免锤击震动导致颞下颌关节和咀嚼肌损伤。

如发生关节脱位，应及时复位，并在2～3周内限制下颌运功；如关节区有疼痛、张口受限、关节弹响者，则以颞下颌关节紊乱病治疗方法合理实施。

（九）口腔上颌窦穿通

1.口腔上颌窦穿通常见于以下情况

（1）上颌窦的下壁由前、后盖过上颌8—5|5—8的根尖，与上述根尖之间隔以较厚或较薄的骨质，或无骨质仅以黏膜相隔。当根尖位于上颌窦底黏膜下时，拔牙时，有时可撕裂窦底黏膜，或在搔刮牙槽窝时导致口腔上颌窦穿通。

（2）因慢性根尖周感染使根尖与上颌窦黏膜发生粘连，拔牙时撕裂窦底黏膜，导致口腔上颌窦穿通。

（3）因上颌磨牙根尖病变导致窦底骨质缺如，拔牙后搔刮病变时窦底穿孔。

（4）临床中取上颌后牙断根时，如盲目在根面上施以暴力，易将断根推入上颌窦，导致窦底穿孔。

口腔上颌窦穿通的症状主要表现为：捏鼻鼓气时，空气由口腔通过窦腔经鼻腔冲出；在捏鼻鼓气时，空气可由鼻腔进入窦腔，并由病变区牙槽窝瘘口冲出；患侧鼻腔常有出血；X射线摄片检查，有时可显示窦内有断根存留。

2.预防及处理　术前应仔细观察X射线摄片，注意牙根与上颌窦的关系；如两者关系密切，根分叉大，拔除困难时，应从颊侧做梯形切口，去除颊侧骨壁，显露牙根断端，将根挺插入牙根断端的根方，用力向下方将其挺出；如为腭侧根折断，还须去除牙根间隔，显露牙根将其取出。

断根如在窦底黏膜下方、靠近穿孔处，可小心地从扩大的拔牙窝将其取出；如断根已进入上颌窦内者，可扩大牙槽窝，通过拔牙创吸引或用大量生理盐水对窦腔反复冲洗，有时断根可从已扩大的牙槽窝排除；当用以上各种方法无效时，常须从颊侧翻瓣去骨或经上颌窦前壁开窗，取出断根。

如发生口腔上颌窦穿通，处理方法决定于穿通口的大小。

小的穿孔（直径2mm左右），可按拔牙后常规处理，使牙槽窝内形成以高质量的血凝块，待其自然愈合。术后特别注意保护血凝块，除常规注意事项外，要求患者2周内，切忌鼻腔鼓气、吸食饮料、吸烟，避免强力喷嚏；必要时患侧鼻腔使用滴鼻剂可降低上颌窦炎的发生，并合理选用抗生素预防感染。

中等大小穿孔（直径2～6mm）也可按上述方法处理，如将两侧牙龈拉拢缝合，进一步固定保护血凝块，更有利于自然愈合。相关注意事项同前。

穿通口大于7mm，须用邻位组织瓣关闭创口。可将颊侧牙槽突适当降低后，利用颊侧梯形组织瓣关闭（图12—40）；也可使用腭侧黏骨膜舌形瓣转移封闭创口（图12—41）；组织瓣封闭交通口的关键是组织缝合区有足够的新鲜创面接触，且下方有骨支持；必须做到无张力缝合。相关注意事项同前。

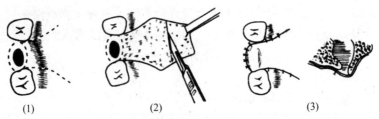

图 12—40　颊侧梯形瓣关闭口腔上颌窦穿通
(1)切口;(2)横断骨膜;(3)缝合后

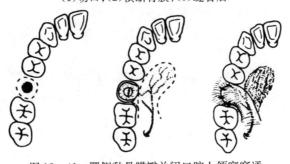

图 12—41　腭侧黏骨膜瓣关闭口腔上颌窦穿通

口腔上颌窦交通如合并有上颌窦炎,则须上颌窦修补术和上颌窦根治术同期进行。

（十）断根移位

1.术中断根移位原因　在拔除下颌阻生第三磨牙或取根过程时,由于盲目操作,键击不当或用挺不当,强力推压,使断根或整个患牙推入翼下颌间隙或咽旁间隙内;移位后的断根成为组织内的异物,原则上均应取出。

2.预防及处理　术前应做必要的 X 射线摄片,有利于全面了解阻生牙周围的解剖关系及薄弱点。锤击骨凿、牙挺或根尖挺时,应注意直视操作,掌握正确的方法、方向与力量大小,避免暴力,注意保护。

如牙根被推出舌侧骨板,应立即用手指按压患牙根尖舌侧,用示指从下向上推挤,有时可将落下的牙根推回原牙槽窝,从而将其摘除;当牙根被推入颌周间隙时,不应盲目探查,应进一步做 X 射线摄片定位或电视 X 射线透视,须扩大手术野将其取出;如果从牙槽窝难以取出断根时,必须从下颌下做切口方能取出。

（十一）误入食管或气管

患牙拔出后,如果未能夹紧落在舌根部,可能吞入食管或吸入气管。食管吞入无严重后果,无须特殊处理;吸入气管将引起频繁的强力呛咳,如能咳出则好,如不能排出者,须在气管镜下取出。如:乳牙冠小不易夹稳,加之患者拔牙不配合,乳牙易脱落后掉入口腔中,尤为注意。

二、术后并发症及其防治

（一）出血

1.拔牙术后出血概况　拔牙术后经压迫止血,一般 15min 左右即可形成凝血块而不再出血;如果牙拔除后半小时,仍有明显出血时,称拔牙后出血。拔牙后出血可分为原发性出血和继发性出血,原发性出血为拔牙后当日,取出压迫棉卷后,牙槽窝出血未止,仍有活动性出血;继发性出血是拔牙出血当时已停止,术后 48h 以后因创口感染、血块分解等其他原因引起的出血。

2.拔牙术后出血原因　有局部因素和全身因素。

局部因素有：①急性炎症期拔牙。②牙龈及黏骨膜撕裂未行缝合或缝合不当。③牙槽窝内残留炎性肉芽组织。④牙槽内小血管破裂。⑤手术创伤大，牙槽骨折未行复位。⑥创口护理不当(术后反复漱口、吐唾、吮吸、进食过热过硬、剧烈活动等)。⑦局麻药中肾上腺素含量过高或术中用肾上腺素棉球压迫止血，引起局部小血管暂时性收缩，当其作用消失后，引起的血管后扩张。对全身因素所致的拔牙后出血(如高血压、血液疾病、肝脏疾病等)应以预防为主。

偶尔有全身因素(如：高血压、造血系统疾病、肝脏疾病等)引起的拔牙后出血。

3.预防及处理　应注意出血患者的全身状况，问明出血情况，估计出血量；在了解全身情况后，应向患者细心解释；先安慰患者使其消除恐惧紧张状态，使其情绪稳定；当患者有全身状况不适时，如：虚脱、晕厥甚至血压下降等，应立即平卧，并根据情况给予静脉注入葡萄糖、输液、输血、使用升压药物等急救措施。

针对不同情况，局部可采取相应的止血措施：

(1)出现高出牙槽窝的血凝块，松软并轻微出血时，可清除高出的血凝块，填塞碘仿海绵后压迫止血。

(2)牙槽窝内的出血，在局麻下彻底清创，刮除不良的血凝块或残留的炎性肉芽组织及碎骨片，用碘仿纱条填塞止血。

(3)对于牙龈及黏骨膜撕裂后的出血，应在局麻下将两侧牙龈做水平褥式复位缝合。

(4)必要时，创口局部使用止血粉、云南白药、止血灵等药物外敷止血。

全身因素引起的出血应以预防为主，详细询问病史并做必要检查常可发现其危险因素。对于全身因素引发的拔牙术后出血，应给予合理的局部、全身止血药物，并使用抗生素预防感染，必要时请内科医生协同诊治。

(二)拔牙后反应性疼痛

牙拔除时，骨组织和软组织皆受到不同程度的损伤，创伤造成的代谢分解产物和组织应激反应产生的活化物质刺激神经末梢，引起疼痛。拔牙术后，常无疼痛或仅有轻度疼痛，一般经过24h以后疼痛即明显减轻，大多可以耐受；但是术后如有周围软组织损伤、牙槽突损伤、拔牙创内异物、拔牙创血块分解脱落(骨壁上末梢神经暴露，受到外界刺激，引起疼痛)、术后感染以及邻牙损伤时，可发生持续疼痛。

临床中应注意：术后反应性疼痛要与干槽症或三叉神经痛相鉴别；详细询问病史，疼痛患者是否有麻醉药品成瘾性或吸毒等行为。

预防及处理：详细询问病史，避免以上所述的疼痛危险因素发生；一般应根据原因对症处理，通常不使用止痛剂；如异常剧痛，可行镇痛治疗方案。

(三)感染

口腔组织血运丰富，抗感染能力甚强，术后急性感染少见。临床所见急性感染，常由于拔牙适应证掌握不恰当而造成，如：急性浆液性炎症期拔牙，导致急性感染向周围或全身扩散；手术创伤大、时间长或患者全身状况低下，术后发生菌血症、颌周蜂窝组织炎，甚至引起脓毒败血症；风湿性心脏病患者可能发生细菌性心内膜炎等。

慢性感染较多见，常与术前有根尖周围慢性感染及术后有碎牙片、碎骨片、牙石及炎性肉芽组织等残留有关。临床表现常为患者感觉创口不适,检查发现创口愈合不良,局部充血明显,可有淤血和水肿,拔牙创内有暗红、松软的炎性肉芽组织,触及易出血,或有瘘管溢脓;拔除下颌阻生智齿后,可伴发咽峡前间隙感染;局部颌下区淋巴结可有肿大、压痛;偶尔有低热、全身不适等症状;X射线摄片显示有残留的碎牙片或碎骨片。

预防及处理:预防急性感染应严格掌握拔牙适应证,做好术前准备,尽量减少手术创伤,注意无菌操作,术后应给予有效的抗生素预防感染;如在急性炎症期拔牙,禁忌搔刮牙槽窝,创口不应严密缝合;术前有慢性感染者,切勿遗留炎性肉芽组织、碎牙片与碎骨片等;术后拔牙创的感染,在局麻下彻底刮治、清创后,用生理盐水冲洗创口,然后放置碘仿纱条引流。

(四)术后肿胀反应

术后肿胀反应多在创伤大时,特别是翻瓣术后出现,主要由于局部组织渗出物所致。术后肿胀开始于术后12~24h,3~5d内逐渐消退;肿胀松软而有弹性,手指可捏起皮肤,因而可与感染性浸润鉴别;此外要与局麻药的局部过敏反应、血肿相鉴别。

为防止术后肿胀,黏骨膜瓣的切口尽量不要越过移行沟底;切口缝合不要过紧,以利于渗出物的排出;术后冷敷、加压包扎;也可使用肾上腺皮质激素(如地塞米松5mg)与局麻药混合后术区局部注射,其预防、减轻肿胀的效果明显。

(五)术后开口困难

术后的单纯反应性开口困难,主要是由于拔除下颌阻生牙时,颞肌深部肌腱下段和翼内肌前部受创伤及创伤性炎症激惹,产生反射性肌痉挛造成的;应注意与术后感染、手术致颞下颌关节病发作鉴别。

预防及处理:用去骨法拔牙时,切口及翻瓣大小应适度,尽量减轻磨牙后区的创伤。明显的开口受限可用热含漱或理疗帮助恢复正常开口度。

(六)干槽症

干槽症是以疼痛和拔牙创愈合障碍为主要特征的拔牙术后并发症。干槽症的病因有多种学说,目前均不能全面解释干槽症的发病及临床表现。

1.病因

(1)感染学说:感染学说是基于干槽症实际上表现为骨创感染,它是较早提出的病因。但迄今为止,单一的病原体尚未发现。多数学者认为干槽症是一种混合感染,厌氧菌起重要作用。感染的作用可以是直接的,也可以是间接的,即引起血凝块的纤维蛋白溶解。基于感染学说,全身或局部使用抗感染药物可预防及治疗干槽症,针对厌氧菌的药物预防干槽症也取得了满意的效果。但也有学者报道不支持感染学说。

(2)创伤学说:许多研究认为创伤为干槽症的主要发病因素之一。创伤引起发病的机制有不同的解释:创伤使骨组织易发生继发感染;创伤使骨壁的血管栓塞,导致牙槽窝内血凝块形成障碍;创伤产生的组胺影响伤口愈合;创伤骨组织使组织活化剂释放,导致纤维蛋白溶解。确切机制有待进一步研究。

(3)解剖因素学说:此学说认为下颌磨牙区有较厚的密质骨,致使该部位血液供应不良。下颌第三磨牙拔除后,骨腔大,血凝块不易附着。下颌牙拔除后,食物及唾液易进入拔牙创而引发感染。

(4)纤维蛋白溶解学说:此学说认为拔牙的创伤或感染,引起骨髓的炎症,使组织活化剂释放,将血凝块中的纤溶酶原转化为纤溶酶,使血凝块中的纤维蛋白溶解导致血凝块脱落,出现干槽现象;同时产生激肽,引发疼痛。

除上述因素以外,还有许多病因被提出,如全身因素、吸烟等。目前认为干槽症的病因是综合性的,起作用的不是单一因素,而是多因素的综合作用结果。

2.临床表现　干槽症多数发生于拔除下颌阻生第三磨牙或其他复杂牙拔除术后。临床上可分为腐败型气非腐败型两类,前者更严重而多见。主要症状发生在术后 3～4d 后的持续性疼痛,可向耳颞部放射,一般止痛药不能镇痛;检查可见创口周围牙龈红肿;牙槽窝内残留腐败变性的血凝块或血凝块脱落,牙槽窝内空虚,牙槽窝内壁有灰白色假膜覆盖;骨壁有明显的探痛;有明显恶臭味;局部淋巴结肿大、压痛;偶尔有张口受限、低热和全身不适等症状。

3.治疗治疗原则　消炎止痛,清创,隔离外界刺激,促进牙槽窝内肉芽组织生长。具体操作方法是:在局麻下,用刮匙彻底刮除牙槽窝内的炎性肉芽组织、残余的血凝块及坏死组织;用小棉球蘸 3％过氧化氢液,彻底清除牙槽窝内的坏死腐败组织直至骨壁清洁;再用生理盐水反复冲洗,直到骨壁清洁后吸干;自牙槽窝底部起紧密填入碘仿纱条,为防止其脱落,也可缝合 1 针。经此处理后,多数患者的疼痛可逐日缓解直至完全消失;一般不须再换药,偶尔可更换 1 次,再次换药时不可再搔刮牙槽窝,轻轻用过氧化氢液和生理盐水小棉球交替擦洗牙槽窝即可,一般 7～10d 后取出纱条,可见在空虚的拔牙创口内已有一薄层肉芽组织覆盖,其愈合过程为 1～2 周(图 12－42)。

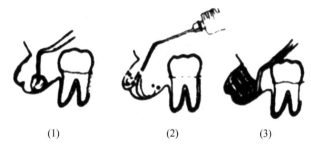

图 12－42　干槽症的局部处理
(1)3％过氧化氢液棉球清洁;(2)生理盐水反复冲洗;(3)填入碘仿纱条

4.预防尽量减少创伤及预防感染。术后创口内置入碘仿海绵(明胶海绵浸入 10％碘仿液,晾干后剪成小块),压迫牙槽窝骨壁、缝合创区牙龈缩小创口,术后注意血凝块的保护、口腔卫生清洁和合理使用抗生素等。

(七)皮下气肿

皮下气肿的发生可能由于:在拔牙过程中,反复牵拉已翻开的组织瓣,使气体进入组织中;使用高速涡轮机时,喷射的气流导致气体进入组织;术后患者反复漱口、频繁吐唾、咳嗽或吹奏乐器,使口腔内不断发生正负气压变化,使气体进入创口,导致气肿产生;严重者甚至可形成颈胸及纵隔气肿。

皮下气肿主要表现为局部非炎性肿胀,无压痛,可有捻发音;发生在颊部、下颌下、颏部较多。

预防及处理:应避免过大翻瓣;使用涡轮机时,应使组织瓣敞开;术后嘱患者避免做鼓气等造成口腔压力加大的动作。如果发生气肿,应拆除缝线,并在伤口内放置引流,局部加压包扎,口服抗生素控制感染,一般 24～48d 即可逐渐吸收。

(岑锴)

第九节　牙槽外科手术

牙槽外科手术是指在口腔内进行的一些为修整或矫治牙槽骨和周围组织畸形的手术。其中主要是义齿修复前手术和口腔上颌窦瘘修补术。

一、义齿修复前手术

义齿修复前手术,是因义齿修复需要,对妨碍义齿固位和承受𬌗力的畸形组织进行外科修整手术。具体表现为矫正畸形或去除不利于义齿修复的口腔内软、硬组织的外科手术。

义齿修复对口腔骨组织和软组织的要求应具备以下条件:有足够的牙槽嵴支持义齿基托;骨组织有足够的软组织覆盖;牙槽嵴无影响义齿就位的倒凹或悬突,无锐利的嵴突或骨尖;唇颊、舌侧有足够的深度;上下颌牙槽突关系良好;无妨碍义齿就位的肌纤维、系带、瘢痕、软组织皱襞或增生。

(一)牙槽突修整术

牙槽突修整术是矫正牙槽突不利于义齿戴入和就位的手术。其目的是:矫正牙槽突各种妨碍义齿戴入和就位的畸形;去除牙槽突上突出的尖或嵴,防止引起局部疼痛;去除突出的骨结节或倒凹;矫正上前牙槽突的前突。手术应在拔牙后 2～3 个月,拔牙创基本愈合,牙槽突改建趋于稳定时进行。对拔牙时即发现有明显骨突者,亦可拔牙同时加以修正。

1.适应证　凡用手指触诊牙槽骨能感到明显压痛的骨尖、骨突、锐利的骨缘、骨嵴、倒凹或隆起,应予修整;义齿基托下方牙槽嵴严重突出者;即刻义齿修复时,应于拔牙后同时修整牙槽嵴,使预成义齿顺利配戴;上下颌间隙过小,上下颌牙槽嵴之间距离过小;上颌或下颌前方牙槽骨明显前突,不利于义齿正常𬌗的建立及面部容貌美观,应适当修整。

2.手术方法与步骤　根据手术范围,选用局部浸润或阻滞麻醉。

孤立的小骨尖,可用钝器垫以纱布,直接锤击将其挤压平复。现将常规牙槽突修整术的方法与步骤介绍如下(图 12－43):

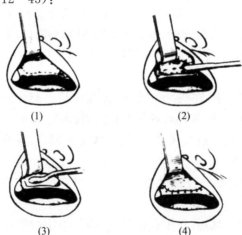

(1)　　　　　　　　　　(2)

(3)　　　　　　　　　　(4)

图 12－43　牙槽突修整术基本步骤

(1)切口;(2)翻瓣、去骨;(3)锉平背面;(4)缝合

(1)切口:小范围的修整术,做蒂在牙槽底部的弧形切口;较大范围的修整可选用梯形或

L形切口(上颌结节部位),无牙颌大范围牙槽突修整术的切口沿牙槽突顶做长弧形切口,在两侧磨牙区颊侧做纵行附加切口。切口顶部应位于牙槽突顶偏唇颊侧,既有利于暴露骨突,又可避免修剪软组织时去除过多的承托区角化黏膜。

(2)翻瓣时,选用小而薄的骨膜分离器;由于牙槽突顶多有瘢痕组织粘连,故应从唇颊侧骨板光滑处开始,以免撕裂软组织;翻瓣的大小应稍大于须修整的骨面,勿越过移行沟底,以减少术后水肿。

(3)去骨:去除骨尖、骨突、骨嵴时,可使用刀面骨凿、单面骨凿、咬骨钳、钻针。去骨量应适度,仅去除过高尖的骨质,在尽量不降低牙槽突高度的基础上,必须保持牙槽突顶的圆弧状外形;上颌前部牙槽突明显前突者,可整块去除唇侧骨质;根据咬合情况修整牙槽突的高度,保证有足够间隙安装义齿;去骨后,应用骨锉锉平骨面,清理碎屑,冲洗创面,将软组织瓣复位,触摸检查骨面是否平整。

(4)缝合过多的软组织应当修剪,然后间断缝合伤口。

3.术后处理

(1)保持口腔卫生清洁,可用消毒含漱剂漱口。

(2)骨修整范围较广、创伤大者,应合理给予抗生素和止痛药物。

(3)术后7d拆线。

(4)伤口完全愈合后即可取模制作义齿。

(二)骨隆突修整术

骨隆突是颌骨局部的发育畸形。表现为颌骨局限性的圆形凸起,质地坚硬,表面光滑,生长缓慢,无任何自觉症状。常见于硬腭正中部的腭隆突及下颌尖牙或双尖牙区舌侧的下颌隆突。一般不需要手术处理,如妨碍义齿的就位与稳定时,则须做修整术。

1.腭隆突修整术　腭隆突位于硬腭正中,属良性骨质增生,表面覆有较薄的黏膜;过高、过大的腭隆突会导致进食摩擦出现黏膜溃疡,以及造成义齿就位困难、翘动、压痛等问题,应予平整。确定骨隆突前应排除颌骨的其他病变,术前应摄上颌正位断层片,了解腭隆突至鼻腔的距离,避免造成口腔鼻腔瘘。

手术范围小者,可用局部浸润麻醉;较大骨隆突修整,宜进行鼻腭神经及腭前神经阻滞麻醉。手术切口自中线向两侧翻黏骨膜瓣;整块凿除腭隆突易穿通鼻腔,应将整块腭隆突用钻分割成多块,分次用骨凿小块去除骨质,使用刀面骨凿或单面骨凿,斜面与腭板平行相贴;去骨后,平整骨创面,冲洗创面;修剪黏骨膜瓣,正确复位缝合;可用碘仿纱布打包压迫或使用腭托压迫,防止血肿。术后注意事项同前(图12-44)。

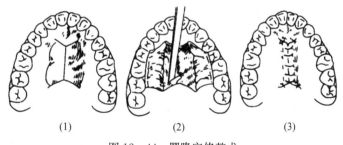

图12-44　腭隆突修整术
(1)切口;(2)去骨;(3)缝合

2.下颌隆突修整术　下颌隆突位于下颌尖牙及双尖牙的舌侧,大小不一,可为单个或多个。在确定骨隆突前应排除颌骨的其他病变,择期手术。

在下牙槽神经及舌神经阻滞麻醉下,做蒂在口底侧的弧形或梯形切口;翻黏骨膜瓣,显露骨隆突,翻瓣范围尽量不向口底延伸,以减小术后肿胀;可选用宽而薄的刀面骨凿,置于隆突的根部,沿颌骨体的方向凿去骨隆突,由于该处骨质为层叠排列,较易整块凿除,也可用钻磨一浅槽,再用骨凿去除;骨锉锉平骨面、冲洗创面;复位软组织瓣,正确复位缝合(图12-45)。术后注意事项同前。

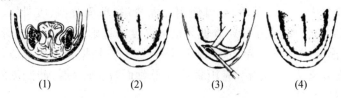

图12-45 下颌隆突修整术
(1)下颌隆突;(2)手术切口;(3)翻瓣去骨;(4)缝合

(三)上颌结节肥大修整术

上颌结节肥大分为骨性肥大和纤维性肥大两种。无论何种肥大,凡妨碍义齿戴入或造成上下颌之间、上颌结节与喙突之间的间隙过小者,均须做上颌结节修整术。术前应注意:①上颌结节肥大,有时骨内可含有埋伏阻生第三磨牙,在手术修整前应摄X射线片进行检查,正确设计手术方案。②上颌结节肥大也可能同时伴有上颌窦位置过低,术前摄X射线片检查,掌握局部解剖,防止盲目手术造成上颌窦底的穿通。

在上牙槽后神经和腭前神经阻滞麻醉下手术。

对于伴有纤维组织肥厚者,可采用牙槽突顶入路。将顶部软组织楔形切除达骨面,切口两侧组织则做黏膜下切除,去除过多的骨组织和倒凹,平整、冲洗、修剪后缝合。

如软组织无过度肥厚,可采用侧方入路。切口位于颊侧,平行𬌗面,由后向前通过颧牙槽突下方切达骨面;切口两侧向下做松弛切口达牙槽突顶,掀起整个黏骨膜瓣;亦可在黏膜下切除部分软组织;去除骨质;从横切口上方游离,加深颊沟;将整个黏骨膜瓣滑行向上缝合,这样颊沟黏膜也覆有角化上皮;术后应立即戴上边缘已延伸的义齿,以维持颊沟的深度(图12-46)。

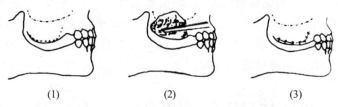

图12-46 上颌结节肥大修整术
(1)切口;(2)翻瓣去骨;(3)缝合

上颌结节修整通常先修整一侧,且应保持足够的牙槽突宽度,以不妨碍义齿戴入为准;避免双侧修整后,出现义齿固位不良。

肥大的上颌结节内有埋伏阻生牙时,在修整中牙已外露,应予同时摘除;上颌窦底过低,无法按要求进行修整时,可将对颌相应部分骨质进行修整,使之有足够的间隙戴入义齿即可。

(四)牙槽嵴增高术

牙槽嵴增高术是通过植骨或植入其他材料,以增加因萎缩而低平的牙槽嵴高度的手术。

适应证:无牙颌患者,牙槽嵴明显的萎缩而影响义齿的固位,且不能采用唇颊沟加深术达到目的者;牙槽嵴低而锐利,义齿固位不良,又不能正常承受咀嚼功能者;牙槽嵴表面黏膜条件良好,是手术成功的重要基础。

1.自体骨牙槽突加高术 自体骨移植是较早应用于牙槽突重建的方法。采用自体髂骨移植较多,但远期吸收率较高。近来提出进行颅骨外板移植,愈合能力强,远期骨吸收少,但不易被患者接受。

自体骨牙槽突加高术的适应证是:上颌牙槽突完全吸收,口腔前庭与腭呈水平状;下颌体高度不足 10mm,尤其是因颌骨肿瘤、创伤致下颌下缘以上部分缺损者。

自体骨移植时应将骨块固定,用螺钉固定使移植骨块稳定是骨移植成功的关键。保证有足够的软组织在无张力状况下严密缝合。应严格消毒,选择适宜的抗生素并使用足够的时间。及时进行(一般为术后 4 个月)唇颊沟成形及义齿修复,使植入骨表面生成骨皮质,以减少骨吸收,取得良好效果。

2.生物材料人工骨植入牙槽突重建术 人工骨植入,不须取自体骨,创伤小,患者易接受。具体做法亦有两种:一是将颗粒状生物材料植入骨膜下,二是块状生物材料植入,后者既可做贴敷式植入亦可做夹层法植入。

植入的材料种类很多,临床一般使用羟基磷灰石(HA)为基础物质的材料。羟基磷灰石是一种磷酸钙材料,与人骨的无机成分相似,是一种具有良好组织相容性的人工骨移植代用材料。生物机械性能良好,有较高的抗压强度,稳定性好,不降解,并有一定的骨诱导作用(图12-47)。

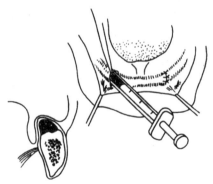

图 12-47 羟基磷灰石牙槽嵴重建术

(五)唇颊沟加深术

唇颊沟加深术或称牙槽突延伸术。目的是改变黏膜及肌的附着位置,使之向牙槽突基底方向移动,加深唇颊沟,相对增加牙槽突的高度,使义齿基托能伸展至较大范围,加大与牙槽突的接触面积,增加义齿的固位和稳定。这种手术在存有相当量的牙槽骨时,才能实施。否则,在下颌下,由于颏神经的位置、颊肌和下颌舌骨肌的位置改变,将使手术难以完成;而在上颌,前鼻棘、鼻软骨、颧牙槽突等移位也会影响手术结果。

唇颊沟加深术应遵循的原则是:裸露的软组织应有上皮组织覆盖,以预防术后的收缩;局部组织不足(或手术目的不能达到,或不能在无张力状态下覆盖缺损部)时,应采用组织移植(腭黏膜及皮片游离移植);应预计术后的组织收缩程度,特别是使用游离移植或局部瓣时,一般应在手术时做一定量的过矫正;断层皮片移植时,皮片越厚,收缩越小(图12-48、图12-49)。

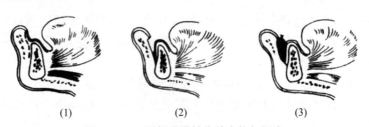

图 12－48　唇颊黏膜转位前庭沟加深术

(1)切口;(2)转位黏膜瓣形成新的前庭沟;(3)置入碘仿纱卷并固定

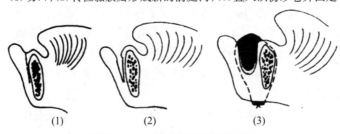

图 12－49　游离植皮前庭沟加深术

(1)切开;(2)形成前庭沟创面;(3)移植皮片、压入碘仿纱团并固定

(六)系带矫正术

唇、颊及舌系带如发生形态、位置及数目异常,影响唇、舌的运动,以致发生哺乳、咀嚼、发音等功能障碍;影响牙齿萌出排列;影响义齿的就位和稳定,常须手术矫正。

1.唇系带矫正术　唇系带矫正术常用 V 形切除术,配合横切纵缝法。在局部浸润麻醉下,用一直止血钳平行贴于牙槽骨唇面,并推进至前庭沟夹住系带;将上唇向外上拉开,使之与牙槽突呈直角,用另一直止血钳平贴上唇,与已夹住系带的止血钳呈直角相抵夹住系带;在两止血钳外侧面切除系带;潜行游离创口后,拉拢纵形缝合(图 12－50)。也可用 Z 成形术或 V、Y 成形术。

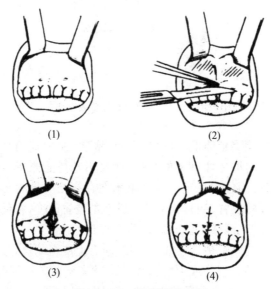

图 12－50　唇系带矫正术

(1)唇系带附着过低;(2)横形切开唇系带及切除中切牙间软组织;(3)形成菱形创面;(4)纵型缝合切口

2.舌系带矫正术　舌系带过短或其附着点前移,有时颏舌肌过短,两者可同时或单独存

在,导致舌运动受限。先天性舌系带过短主要表现为舌不能自由前伸运动,勉强前伸时舌尖呈 W 形;同时舌尖的上抬困难;出现卷舌音和舌腭音发音障碍。在婴幼儿期可因舌前伸时系带与下切牙切缘经常摩擦,发生褥疮性溃疡。在婴儿期乳牙未萌出前,系带前部附着可接近于牙槽突顶,随着年龄增大和牙的萌出,系带会逐渐相对下降移近口底,并逐渐松弛。因此,先天性舌系带异常的矫正术在 1～2 岁进行为宜。

无牙颌患者下颌牙槽突的吸收和萎缩,舌系带或颏舌肌的附着接近牙槽突顶,常妨碍义齿的就位和固位。

手术可在局麻下进行,以缝线通过舌中央距舌尖约 1.5cm 处,作牵引用。实施横切纵缝法,向上牵拉舌尖,使舌系带保持紧张,舌系带中央垂直剪开;剪开线从前向后,与口底平行,长度 2～3cm,或剪开至舌尖在开口时能接触到上前牙的舌面为止,如有必要可剪断颏舌肌;拉拢缝合横行切开出现的菱形创面,使之成为纵行线状的缝合创口(图 12－51)。有时也可用 Z 成形术或 V、Y 成形术。

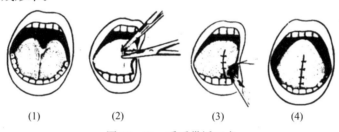

図 12－51　舌系带矫正术

(1)舌系带过短;(2)横形切开舌系带;(3)纵形缝合切口;(4)缝合后

术中应注意勿损伤舌静脉,避免损伤下颌下腺导管和开口处的乳头;缝合时切勿结扎下颌下腺导管,临床可通过以下方法检测:缝合后,患者舌部给予酸性物刺激(如柠檬酸、橘子等),如口底即刻出现肿胀,证明下颌下腺导管被结扎,须拆除口底处缝线,重新缝合;若口底无肿胀出现,证明缝合正确。

二、口腔上颌窦瘘修补术

在拔牙手术中断根推入上颌窦,取根时扩大了与上颌窦的通路,或上颌骨囊肿手术后所遗留的穿孔均可造成上颌窦瘘。

（一）拔牙手术所致的上颌窦与口腔穿孔的处理

在拔牙时发现牙槽窝与上颌窦穿通时,应用刮匙轻轻去除牙槽窝内及上颌窦底部的炎性组织。用刀片切去牙槽窝周围腭侧牙龈缘 2～3mm,使骨面暴露,再在牙槽窝颊侧近远中牙龈上各做一切口,形成一梯形龈瓣,将龈瓣覆盖于牙槽窝及腭侧暴露的骨面上,与腭侧牙龈紧密缝合。

（二）陈旧性口腔上颌窦瘘封闭术

1. 手术原则

(1)术前应做临床检查及鼻窦摄片;伴有上颌窦炎症者,术前应行上颌窦冲洗,并用抗生素控制感染,同时给以滴鼻剂,选用抗生素时,应考虑有厌氧菌感染的可能。待炎症消除后方能实施手术。

(2)黏膜瓣的设计应注意要有足够的血供,做腭侧黏骨膜瓣转移时应包括腭大动脉。

(3)准备穿孔周围的创面,暴露周围的新鲜的骨面,使黏骨膜瓣转移后不仅有缘对缘的缝合,同时也有正常骨组织支持。

2.手术方法

(1)颊侧滑行瓣修补术在去除穿孔周围的牙龈后,刮除病变组织并剪去锐利骨缘,沿创面的两端向上方做平行切口到达颊沟。切透骨膜,剥离切口内的黏骨膜瓣,将其拉下覆盖穿孔及穿孔周围的骨面并与下方牙龈紧密缝合。

(2)腭侧旋转瓣修补术先去除穿孔周围的牙龈,切除锐利的骨缘及一切病变组织。再设计足够大小的黏骨膜瓣,并在黏骨膜瓣的基部及穿孔之间切去一个 V 形的组织,以免黏骨膜瓣转移后形成皱褶。黏骨膜瓣应注意连同骨膜一起剥离,以保证将距离骨面很近的腭大动脉包含于瓣内一起转移。穿孔颊侧的牙龈亦应剥离,以便与黏膜瓣接触更好。最后紧密缝合创口,7~8d 拆线。

(祁东)

第十三章　口腔黏膜病

第一节　概述

一、口腔黏膜与口腔黏膜病

口腔黏膜(oral mucosa)是指口腔内的湿润衬里。在结构或功能上具有皮肤的某些特点，两者均由上皮和结缔组织组成，有相似的组织学结构，其交界处呈波浪形。但与皮肤相比，口腔黏膜具有呈粉红色、表面光滑湿润等特点。口腔黏膜病(oral mucosa diseases)是指发生在口腔黏膜与软组织上的类型各异、种类众多疾病的总称。

根据损害的来源，口腔黏膜病分为四类：主要发生在口腔黏膜的疾病，如复发性口疮、口腔黏膜的创伤性溃疡；可同时发生在皮肤或单独发生在口腔黏膜上的皮肤－黏膜疾病，在口腔黏膜与皮肤的病损表现有明显不同，这类疾病最多，如扁平苔藓、盘状红斑狼疮、天疱疮和感染性疾病；全身疾病在口腔的表现，如维生素缺乏、血液病和某些代谢性疾病；合并起源于外胚层和中胚层的某些疾病，如合并外阴、肛门、眼结膜、虹膜的多形红斑、白塞病等。

二、口腔黏膜的结构与功能

1. 口腔黏膜的结构　　口腔黏膜由上皮层及固有层构成，上皮为复层鳞状上皮，角化型上皮分为四层，即基底层、棘层、粒层和角化层；非角化型上皮为2～3层，无角化层。

黏膜下层为疏松结缔组织，内含腺体、血管、淋巴管、神经及脂肪组织等，主要分布在被覆黏膜，而牙龈、硬腭的大部分区域及舌背无黏膜下层。此层为固有层提供营养及支持作用。

基底膜为上皮与固有层连接处。

2. 口腔黏膜分类和分区　　按黏膜部位可分为唇、前庭穹隆、牙槽黏膜、牙龈、颊、腭、口底和舌黏膜等八个区；按黏膜功能可分为咀嚼黏膜、被覆黏膜和特殊黏膜三类。口腔黏膜有三个危险区：口底－舌腹区，包括口底、舌腹、舌缘；唇联合区，即颊黏膜在口角区的三角形区域；软腭复合区，包括软腭、咽前柱、舌侧磨牙后垫。这些部位是癌肿、癌前病变高发区。

3. 口腔黏膜功能　　口腔黏膜主要具有屏障和感觉的功能。

三、口腔黏膜病的基本临床病损

(一)斑与斑片

斑(machle)与斑片(patch)是指皮肤黏膜上的颜色改变。直径小于2cm的局限颜色异常，称为斑；斑密集融合成直径大于2cm时，称为斑片。一般不高出黏膜表面，不变厚，无硬节改变，呈现圆形、椭圆形和其他不规则形态。色泽可呈红色、红棕色和棕黑色。

1. 红斑　　一般为黏膜固有层血管扩张，充血或血管增生所致。炎性红斑早期为鲜红色，晚期为暗红色。

2. 出血性斑　　如出血少则称瘀点，出血较多呈斑块状，则称瘀斑。其原因为血管受损、严重感染、中毒、过敏、血管性改变、凝血机制改变、血小板减少及第Ⅷ因子缺乏等。

3.黑斑(色素沉着斑)　内源性的色素沉着多见于阿狄森病(addison disease)。黏膜固有层的陈旧性出血因有含铁血黄素,或脂色素、胆色素等也可使表面发黑。而外源性黑斑往往是由于金属颗粒的沉积,如铅、银、铋、汞等金属中毒。

4.色素减退斑　如盘状红斑狼疮和白癜风患者唇、颊的色素减退。

(二)丘疹

丘疹(papule)是黏膜上一种小的实体性突起,针头大小,直径一般小于1cm。基底形状为圆形或椭圆形,表面的形状可为锥形、圆形或扁平形,颜色呈灰色或红色,消退后不留痕迹。口腔黏膜上只有扁平苔藓可出现针头大小的丘疹损害,丘疹可以排列组成各种图案,亦可单独出现。

(三)斑块

斑块(patch plague)又译为丘斑,多数由多个丘疹密集融合而成、直径大于1cm,界限清楚,大小不等,高出或不高出稍增厚的病损,为白色或灰白色,表面平滑或粗糙,可见有沟裂将病损分割开。对薄而不高出的白色损害多用斑片描述,如扁平苔藓、盘状红斑狼疮、白色角化病等。对厚而高出的白色损害多用斑块进行描述,如白斑。

(四)疱

黏膜内储存液体而形成痕(vescle),呈圆形突起,直径小于1cm,表面为争球形。疱位于上皮内者称上皮内疱(如天疱疮),疱位于上皮下者称上皮下疱(如扁平苔藓、类天疱疮)。疱的内容物有浆液(水泡)、血液(血疱)及脓液(脓疱)。疱壁一旦破裂,则形成糜烂或溃疡。疱性损害,可见于病毒感染、药物反应、烫伤或疱性皮肤病等。

疱损害直径大于1cm,称为大疱(bulla)。大疱壁的厚薄取决于部位是上皮还是上皮内。病损可直接发生或由数个邻接的小疱融合而成。典型的大疱,见于天疱疮或类天疱疮,也可见于典型的疱性疾病,如多形性红斑。

(五)糜烂

糜烂(erosion)是黏膜的一种表浅缺损,为上皮的部分损伤,不损及基底细胞层。大小形状不定,边界不清,表面光滑。常见于上皮内疱破溃后,如单纯疱修、天疱疮,或由于机械创伤引起·因上皮部分缺失而呈红色,有刺激痛。

(六)溃疡

溃疡(ulcer)是黏膜上皮的完整性发生持续性缺损或破坏。因其表层坏死脱落而形成凹陷。浅溃疡只破坏上皮全层,而不累及固有层,愈合后无瘢痕,如轻型口疮。深溃疡则破坏固有层甚至黏膜下层,愈合后留有瘢痕,如腺周口疮。

(七)结节

结节(nodule)是一种突起于口腔黏膜的实体病损,多为结缔组织成分的团块,大小不等,一般直径为5cm,形状不定,颜色从粉红至深紫色,如纤维瘤或痣。

(八)肿瘤

肿瘤(tumor)是一种起自于黏膜而向外突起的实体生长物,或向外突起生长,或向内呈浸润生长。大小、形状、颜色不等。肿瘤在组织学上有真性肿瘤(有良性和恶性之分)和瘤样病变(肉芽肿、血管瘤、囊肿)。

(九)萎缩

萎缩(atrophy)是组织细胞的体积变小,但数量不减少。上皮变薄,表面呈红色,病损部位略呈凹陷。如舌乳头的萎缩,可使舌面光滑而发红。

（十）皲裂

皲裂(rhagades)是黏膜表面的线状裂口,由于炎性浸润使组织失去弹性变脆而成,如维生素 B_2 缺乏引起的口角皲裂。浅的皲裂位于上皮内,愈合后不留瘢痕;深的皲裂可达黏膜下层,能引起出血、灼痛,愈合后留有瘢痕。

（十一）假膜与痂皮

假膜(pseudomembrane)为灰白色或黄白色膜,由炎性渗出物的纤维素、坏死脱落的上皮细胞和炎性细胞聚集在一起形成,它不是组织本身,可以擦掉或撕脱。在黏膜的湿润环境下称为假膜。在皮肤或唇红上称为痂皮(crust),多为黄白色痂皮,如有出血则为深褐色,为纤维素性及炎性渗出物与上皮表层粘连凝固而成。

（十二）坏死与坏疽

体内局部细胞的病理性死亡,称为坏死(necrosis)。较大范围的坏死,又受到腐物寄生菌作用而发生腐败,称为坏疽(gangrene)。黏膜组织坏死或坏疽时形成腐肉而脱离,遗留深溃疡。

（十三）鳞屑

鳞屑(scale)是指已经或即将脱落的表皮角质细胞,常由角化过度和角化不全而形成。

四、口腔黏膜病的检查与诊断

（一）病史

病史包括主诉、现病史、治疗史、既往史和家族史。由于口腔黏膜病的病种繁多且常与全身性疾病或皮肤病有一定的联系,因此询问和记录病史时应更详尽,注意症状的特征、程度、性质(如疼痛是阵发性剧痛、痒痛或持续性烧灼痛等)、发作时间的规律、加剧或减轻的因素、部位等。

（二）检查

1.口腔黏膜的检查

(1)唇红:注意唇线的对称性,唇的张力和形态,上下唇的封闭情况,皮肤黏膜交界是否清楚,唇红的色泽、有无皲裂、脱屑及痂壳等。

(2)唇、颊黏膜:注意系带位置及唇前庭部位黏膜形态。在上下牙的咬颊线相对位置常可见前后纵向的组织皱襞,色灰白而微水肿,称为颊白线,是牙齿长期机械刺激所致,有时演变为部位较宽的白水肿。正对上颌第二磨牙牙冠处,颊黏膜隆起称为腮腺乳头。其周围常有皮脂腺颗粒,称为迷脂症。下颌最后一颗磨牙的远侧称为磨牙后垫,聚集了较多颊腺。

(3)口底及舌腹:检查舌系带、舌下腺、舌下肉阜等。颌下腺导管开口位于舌系带两侧的舌下肉阜;舌下腺的主导管开口位于舌下肉阜或邻近;一些小的导管分别开口于舌下皱襞;扪诊时可压出唾液。

(4)舌:检查伸舌是否对称,有无震颤或歪斜,舌乳头有无增生或萎缩,舌苔的形态和颜色。检查时,用纱布包绕舌前份,用手握持并向前拉出。

(5)腭:检查腭皱襞、切牙乳头(腭乳头)、硬软腭交界的腭小凹、软腭的活动性及腭垂的形态。

(6)咽:检查咽前后柱是否充血,扁桃体是否肿大。

（7）龈：检查牙龈的形态、色泽，有无起疱或上皮剥脱，白色斑纹的分布等，这些均与口腔黏膜疾病关系密切。

2. 辅助检查

（1）血液学检查：血常规、凝血功能、血清铁、叶酸和维生素 B_{12}。

（2）免疫学检查：免疫功能及免疫成分的测定，抗核抗体和抗上皮基底膜抗体。免疫组织化学检查，具有敏感、快速且能在组织原位检测目标抗原的优点，有时也用于某些黏膜疾病的诊断和鉴别诊断。

（3）活体组织检查：是重要的辅助检查，其目的一是辅助诊断；二是排除恶变。病变范围较小的损害一般采用切除活检。切除组织的部位、大小和深度均应合适，组织块大小应不少于 0.5cm×0.5cm，深浅达黏膜下层，应含有正常组织的边缘。

（4）脱落细胞学检查：主要了解上皮细胞的种类和性质，也可作为病毒性疾病及天疱疮的辅助诊断。

（5）微生物学检查：直接涂片检查微生物，如真菌、螺旋体、细菌等。

（6）免疫组织化学检查：利用特异免疫反应以定位组织中某类抗原成分分布的新技术，具有敏感、快速且能在组织细胞原位检测目标抗原的优点，有助于某些黏膜疾病的诊断、鉴别诊断、分型分期及转归的判断。

（7）分子生物技术：分子生物技术如多聚酶链反应（PCR）、印迹杂交等已逐渐应用于病原微生物的检测和鉴定。目前也用于某些黏膜疾病的病因和发病机制的研究。

（古丽妮萨·艾散）

第二节　口腔黏膜感染性疾病

口腔黏膜感染性疾病也称感染性口炎，是因病原体如病毒、真菌、细菌或螺旋体等所引起的口腔黏膜损害。

一、单纯疱疹

口腔单纯性疱疹（herpes simplex）是由单纯痕疮病毒（herpes simplex virus，HSV）引起口腔黏膜、咽喉、口周与颜面等处的感染性疾病。以簇集性小水泡为特征，有自限性，易复发。单纯疱疹病毒在体液及表面可生存数小时。一般认为，人类是单纯疱疹病毒的天然宿主，口腔、皮肤、眼、会阴部及中枢神经系统易受累。

（一）病因

单纯疱疮病毒是有包膜的 DNA 病毒。根据生物学特征将单纯疱疹病毒分为Ⅰ型单纯疱疹病毒和Ⅱ型单纯疱疹病毒。前者主要导致口腔黏膜、咽、口周皮肤、面部、腰以上的皮肤黏膜及脑的感染；后者主要引起腰以下的皮肤黏膜及生殖器黏膜的感染。虽然引起口腔损害的主要为Ⅰ型单纯疱疹病毒，但也有约 10% 的口腔损害中可分离出Ⅱ型单纯疱疹病毒，并且15%～37% 的原发生殖器疱疹是由Ⅰ型单纯疱疹病毒引起。Ⅱ型单纯疱疹病毒与宫颈癌关系密切。

（二）发病机制

口腔单纯疱疹病毒感染患者及无症状的带病毒者为传染源，主要通过飞沫、唾液及疱疹液直接接触传播,也可通过餐具和衣物直接传染。

单纯疱疹病毒直接经呼吸道、口腔、鼻、眼结膜、生殖器黏膜或破损的皮肤进入人体,在侵入处生长、繁殖,造成原发感染,大多无临床症状或呈亚临床感染,其中只有约 10% 的患者表现出临床症状。此后病毒可沿感觉神经干围的神经迁移而感染神经节(如三叉神经节),也可潜伏于泪腺及唾液腺内,当全身状况改变影响免疫系统功能或局部受到外来刺激(如身体疲劳、失眠、情绪烦躁、上呼吸道感染、发热、日照、女性月经期)时,便沿神经干向外迁移至神经末梢,并在邻近的上皮细胞内自身复制,形成复发(再发)。有的病毒核酸与人体的 DNA 发生整合,长期潜伏在局部的上皮细胞内,一是可以导致此处反复感染,二是引起细胞癌变。因此,学者们推论 HSV-1 型与唇癌有关。

(三)病理

细胞内有包涵体;多核巨细胞(桑葚样细胞)形成;上皮细胞内水肿,呈气球样变性。

(四)临床表现

单纯疱疹在临床上可分为原发性和复发性两型。

1.原发性疱疹性口炎(primary herpetic stomatitis) 为最常见的Ⅰ型单纯疱疹病毒引起的口腔病损,可能表现为一种较严重的龈口炎,即急性疱疹性口炎。6 岁以下儿童多见,尤以半岁至 2 岁儿童易患。

潜伏期为 4~7d,以后出现发热、头痛、疲乏不适、全身肌痛、咽喉肿痛、颌下淋巴结肿大、患儿流涎、拒食、烦躁不安。经 1~2d 后,口腔黏膜可出现广泛充血水肿,附着龈和边缘龈红肿明显,易出血。在口腔黏膜的任何部位均可能出现成簇的小水泡,疱小而透明,薄而易破,破后形成糜烂,并相互融合,外形不规则,面积较大,继发感染,可有假膜覆盖。唇及口周皮肤也有类似的病损,疱破溃后形成痂壳。表现为一种较严重的广泛性龈炎和口腔黏膜多处溃疡损害,即急性疱疹性龈口炎,7~10d 可自愈。

如极度营养不良,抵抗力虚弱的儿童可伴发脑膜感染和坏疽性龈口炎。

2.复发性疱疹性口炎(recurrent herpetic stomatitis) 以成人多见,原发性损害愈合后,30%~50% 可发生复发性损害。一般复发感染的部位在唇部,尤以唇红黏膜与皮肤交界处易发生,故又称复发性唇疱疹。如发生在口角,称疱疹性口角炎。

临床表现特征:①损害总是在已发生过的部位或相邻处。②发病前局部先有刺痛、痒痛、缩紧感或麻木感。③损害均以水泡开始,常以成簇的小水泡出现,单个较少,可相互融合成数个较大水泡,周围有轻度红斑。④10h 内出现水泡,24h 左右疱破裂、糜烂、结痂,痂皮呈橘黄色,10d 左右愈合,如继发感染常延缓愈合。⑤愈合后不留瘢痕,可有色素沉着。

(五)诊断

1.原发性疱疹性口炎 婴幼儿多见,急性发作,有 1~2d 发热史,全身反应重,牙龈红肿明显,口腔黏膜的任何部位和口唇周围可出现成簇的小水泡或融合性糜烂面,口周皮肤形成痂壳。

2.复发性疱疹性口炎 成人多见,无全身症状,有诱因,口角唇缘处的黏膜皮肤交界处好发,成簇的水泡或橘色痂皮或血痂。

3.实验室检查 主要用于最终诊断,常用方法:①取疱疹的基底物直接涂片,可发现上皮细胞气球样变性,核内包涵体的多核巨细胞。②病毒分离培养阳性。③血常规和血清学检查,白细胞计数升高,以淋巴细胞升高明显。

(六)鉴别诊断

1.疱疹样阿弗他溃疡(表 13—1)

表 13—1　急性疱疹性龈口炎与疱疹样阿弗他溃疡的区别

项目	急性疱疹性龈口炎	疱疹样阿弗他溃疡
好发年龄	婴幼儿	成人
发作情况	急性发作,全身反应较重(中毒症状)	反复发作,全身反应较轻
病损特点	成簇小水泡 小泡可融合,破后糜烂相互融合成大片溃疡,溃疡周围黏膜发红,范围大损害可发生在口腔黏膜任何部位,包括牙龈、上颚、舌、颊和唇黏膜可伴皮肤损害,尤其是黏膜皮肤交界处	散在小溃疡,无发疱期 溃疡周围一圈红晕,一般不融合损害仅限于口腔非角化黏膜无皮肤损害,不伴牙龈损害

2.三叉神经带状疱疹　由水痘—带状疱疹病毒引起,疱疹沿三叉神经的分支排列成带状,但不超过中线,疼痛剧烈,极少复发。

3.手足口病　感染柯萨奇病毒 A16 所引起的皮肤黏膜病,但口腔损害比皮肤重。前驱症状有发热、困倦与局部淋巴结肿大;之后在口腔黏膜、手掌、足底出现散在水泡、丘疹与斑疹,数量不等。斑疹周围有红晕,无明显压痛,其中央为小水泡,皮肤的水泡数日后干燥结痂;口腔损害广泛分布于唇、颊、舌、腭等处,初起时多为小水泡,迅速成为溃疡,5~10d 后愈合。

4.疱疹性咽峡炎　柯萨奇病毒 A4 所引起口腔疱疹损害,临床表现为较似急性疱疹性龈口炎,但前驱症状和全身反应较轻,病损只限于口腔后部,如软腭、腭垂和扁桃体处,疱疮丛集成簇,不久溃破成溃疡,损害很少发生于口腔前庭部,牙龈不受损害,病程为 7d 左右。

5.过敏性口炎　有过敏因素,口腔黏膜突然发生广泛糜烂,易出血,不以牙龈为主要损害部位。

6.多形性红斑　是一组累及皮肤和黏膜,以靶形或虹膜状红斑为典型皮损的急性炎症性皮肤黏膜病。诱发因素包括感染、药物的使用。表现为黏膜充血水肿,有时可见红斑及水泡,但水泡很快破溃,因此临床最常见的病变为大面积糜烂,糜烂表面有大量渗出物形成厚的假膜,病损易出血,在唇部常形成较厚的黑紫色血痂。皮损常对称分布于手背、足背、前臂,损害为红斑、丘疹、水泡、大泡或血疱等。斑疹为水肿性红斑,呈圆形或卵圆形,可向周围扩散,中央为暗紫红色,衬以鲜红色边缘,若中央水肿吸收凹陷成为盘状者,称为靶形红斑。

(七)治疗

1.全身抗病毒治疗

(1)核苷类抗病毒药物:如阿昔洛韦(无环鸟苷)口服,成人每日 5 次,每次 200mg,5d 一个疗程;伐昔洛韦口服,成人每天 2 次,每次 1000mg,10d 一个疗程;泛昔洛韦口服,成人每日 2 次,每次 125mg,5d 一个疗程。

(2)利巴韦林:又称病毒唑,是一种广谱抗病毒药物。成人口服,每天 3~4 次,每次 200mg;成人肌内注射 5~10mg/(kg·d),每天 2 次。

2.局部治疗　抗病毒软膏、抗生素软膏、抗病毒漱口水、抗生素漱口水等均可使用。

3.支持和对症治疗　急性发作时患者应卧床休息,输液,保持电解质平衡,补充营养、补充维生素 B 和维生素 C,发热者可用退热剂。

4.抗感染　继发感染者应使用广谱抗生素。如伴有牙龈损害可配合使用甲硝唑。抗生素可按病情选用静脉滴注或口服。

5.中医中药治疗 以疏风清热、凉血解毒、泻火通腑为主。冲剂、散剂、煎剂均可使用。如银翘散、板蓝根冲剂、抗病毒冲剂等。

全身或局部均禁用肾上腺皮质类药物。

（八）预防

原发性单纯疱疹感染均因接触了单纯疱疹患者引起。单纯疱疹病毒经口—呼吸道传播，也可通过皮肤、黏膜、眼角膜等疱疹病灶处传染。因此，患者应避免与其他儿童与幼儿接触。复发性单纯疱疹感染目前无理想预防复发的方法。

二、带状疱疹

带状疱疹（herpes zoster）是由水痘—带状疱疹病毒所引起的，以沿着单侧周围神经分布的簇集性小水泡为特征，常伴有明显的神经痛的皮肤黏膜疾病。

（一）病因

水痘—带状疱疹病毒为本病的病原体，侵犯儿童可引起水痘，在成年人和老年人则引起带状疱疮。水痘—带状疱疹病毒具有极高的传染性，经呼吸道传染为主，多数患者感染后可获得终生免疫，个别免疫功能缺陷者可再发。

水痘—带状疱疹病毒在儿童无免疫力的情况下初次感染表现为水痘。也可形成潜伏期感染，病毒可长期潜伏于脊髓神经后根神经节或三叉神经节内，当机体免疫力低下时（极度疲劳、肿瘤、年老体衰、严重的系统性疾病、系统性免疫病、艾滋病等），可诱发带状疱疹。

（二）病理

上皮细胞呈气球样变性，细胞核内有嗜酸性包涵体。

（三）临床表现

本病夏秋季的发病率较高。

1.前驱症状 发病前1～2d常有低热、乏力。发疹部位有烧灼、疼痛感，三叉神经带状疱疹可出现牙痛。本病最常见为胸腹或腰部带状疱疹，约占整个病变的70%；其次为三叉神经带状疱疮，约占20%，损害沿神经的三支分布。

2.局部表现 病损部位先出现不规则或椭圆形充血性红斑，数小时后在红斑上发生水泡，成簇成串，逐渐增多并融合为大疱，严重者可为血疱，如继发感染可为脓疱。数日后疱液吸收或破裂，1～2周脱痂，遗留色素沉着，色素沉着可逐渐消退，一般不留瘢痕。黏膜上的损害为较大的溃疡面，形态不规则，表面有假膜。损害常不越过人体中线。老年人病程可为4～6周。

剧烈疼痛为本病的特征之一，甚至少数患者有类似三叉神经痛，发作时间长，有的愈合后仍有疼痛，可出现偏头痛。

颜面及口腔损害沿三叉神经三支的分布范围出现：第一支累及额部皮肤及眼角膜，可致失明；第二支累及上唇、腭、颞下部、颧部及眶下皮肤；第三支累及舌、下唇、颊及颏皮肤。

如病毒侵入面神经的膝状神经节可出现外鼓膜疱疹，表现为耳痛、面瘫及愈后听力障碍，称为赖—享综合征（Ramsay—Hunt syndrome）。

（四）诊断和鉴别诊断

根据有特征的单侧性皮肤—黏膜疱疹，沿三叉神经分布及剧烈疼痛，一般易于诊断。但应与单纯疱疹、疱疹性咽峡炎等鉴别。

（五）治疗

其治疗原则同疱疹性口炎，但本病的治疗应注意以下内容。

1. 止痛　阿司匹林每次 0.5g，每天 3 次；布洛芬（芬必得）每次 0.2g，每天 2 次；卡马西平每次 100mg，每天 3 次。

2. 防止持久性疾患　早期使用短疗程小剂量泼尼松（每日 30mg），对防止持久性脑神经麻痹和严重的眼部疾患有积极意义，但要结合患者感染程度和全身状况应用。

3. 物理疗法　微波、毫米波、氦氖激光、紫外光局部照射、神经节部位照射或穴位照射，对减轻疼痛、加快愈合均有一定辅助治疗效果。

三、手足口病

手足口病（hand－foot－mouth disease，HFMD）是一种儿童传染病，又名发疹性水泡性口腔炎。以手、足和口腔黏膜疱疹或破溃后形成溃疡为主要临床特征，其病原为多种肠道病毒。

（一）病因

最常见的病原微生物为柯萨奇 A16 型病毒与肠道病毒 71 型。我国主要为前者，日本则由肠道病毒引发，且逐年增多。此外尚有 A4、A5、A7、A9、A10 型及 B3、B5 型等。柯萨奇 A16 型多在婴幼儿中流行，而肠道病毒常致较大儿童及成年人患病。

（二）临床表现

主要发生于 3 岁以下的幼儿，可发生于四季，但夏、秋季最易流行。潜伏期为 3～4d，多数无前驱症状突然发病。常有 1～3d 的持续低热，口腔和咽喉部疼痛，或有上呼吸道感染的特征，皮疹多在第 2d 出现，呈离心性分布。

多见于手指、足趾背面及指甲周围，也可见于手掌、足底、会阴及臀部。开始时为玫红色斑丘疹，1d 后形成半透明的小水泡，如不破溃感染，常在 2～4d 吸收干燥，呈深褐色薄痂，脱落后无瘢痕口内颊黏膜、软腭、舌缘及唇内侧也有散在的红斑及小疱疹，多与皮疹同时出现，或稍迟 1～2d 出现。口内疱疮极易破溃成糜烂面，上覆灰黄色假膜，周围黏膜充血红肿。患儿常有流涎、拒食、烦躁等症状。

本病的整个病程为 5～7d，极少数达 10d，一般可自愈，预后良好。一般无并发症，但少数患者可复发。

少数患者可并发无菌性脑膜炎、脑炎、急性弛缓性麻痹、呼吸道感染和心肌炎等，个别重症患儿病情进展快，易发生死亡。

（三）诊断与鉴别诊断

夏秋季多见于托幼单位群体发病，患者多为 3 岁以下幼儿，根据病毒感染的全身症状和典型的疱疹分布部位（手、足、口），即可诊断。

应与水痘、单纯性疱疹性口炎及疱疹性咽峡炎鉴别。水痘是由水痘－带状疱疹病毒初次感染引起的急性传染病，也主要好发于婴幼儿，但以冬春两季多见，以发热及成批出现周身性、向心性分布的红色斑丘疹、疱疹、痂疹为特征，口腔病损少见。原发性疱疹性口炎四季均可发病，一般无皮疹，偶尔在下腹部可出现疱疮。疱疹性咽峡炎为柯萨奇 A4 型病毒引起，其口腔症状与本病相似，但主要发生于软腭及咽周，而且无手足的病变。

（四）治疗

1.对症治疗　由于手足口病的症状较轻,预后良好,主要应注意患儿的休息和护理,给予稀粥、米汤、豆奶及适量冷饮,注意补充维生素、维生素 B₂ 及维生素 C。

2.抗病毒治疗　小儿口服利巴韦林 10mg/kg,每天 4 次;或肌内注射利巴韦林,每千克体重 5～10mg,每天 2 次;不良反应为口渴、白细胞减少等,妊娠早期禁用。

3.中医中药治疗　可用口炎颗粒、板蓝根颗粒或抗病毒颗粒口服;托幼单位的群体发病情况下,用中草药口服有较好的疗效。

4.局部用药　主要用于病损部位,如各种抗病毒糊剂和软膏,口腔可用 0.1%氯己定含漱。

（五）预防

及时发现疫情和隔离患者是控制本病的主要措施。托幼园所应注意观察体温、双手和口腔,发现病儿应隔离 1 周,同时注意日用品、食具、玩具和便器的消毒。

四、口腔念珠菌病

口腔念珠菌病(oral candidiasis)是由念珠菌属感染所引起的口腔黏膜疾病,是人类最常见的口腔真菌感染。

（一）病因

口腔念珠菌病的病原体为白色念珠菌,此菌在 25%～50%的健康人的口腔、阴道、消化道寄生,为正常菌群,正常情况下不致病,只有当条件发生改变时,方可引起疾病,故称为条件致病菌。如全身性疾病引起的抵抗力低下,长期使用广谱抗生素和先天或病毒药物所致的免疫功能低下,以及口腔生态环境的改变等。

（二）病理

口腔肥厚性白色念珠菌病的病理特征是增厚的不全角化上皮,其中有白色念珠菌菌丝侵入,称为上皮斑。用 PAS 染色可见菌丝垂直地侵入角化层,其基底处有大量炎细胞聚集,并能形成微脓肿。上述病损都在棘细胞层的上方,接近上皮表面,而棘层则常有增生,同有层有慢性炎细胞浸润。

（三）临床表现

口腔念珠菌病在口腔主要表现为念珠菌口炎(candidal stomatitis),也可仅表现为念珠菌唇炎与口角炎。

1.念珠菌口炎　一般分为四种类型:

(1)急性假膜型念珠菌口炎(acute pseudomembranous stomatitis)(雪口病):可发生于任何年龄,多见于长期使用激素者、HIV 感染者、免疫缺陷者、婴幼儿及衰弱者。但以新生婴儿最多见,发生率约为 4%。

新生儿鹅口疮多在出生后 2～8d 内发生,又称新生儿鹅口疮或雪口病。好发部位为颊、舌、软腭及唇,损害区黏膜充血,有散在的色白如雪的柔软小斑点,如帽针头大小;不久即相互融合为白色或蓝白色丝绒状斑片,并可继续扩大蔓延,严重者扁桃体、咽部、牙龈皆为白色假膜覆盖使满口色白如雪。早期黏膜充血较明显,呈鲜红色与雪白的对比,陈旧的病损黏膜充血减退,白色斑片带呈淡黄色。斑片附着不很紧密,稍用力可擦掉,暴露红色黏膜糜烂面,有轻度出血。患儿烦躁不安、啼哭、哺乳困难,全身反应一般较轻,有时有轻度发热,少数病例可能蔓延到食管和支气管,引起念珠菌性食管炎或肺念珠菌病。

成人多因免疫功能低下引起急性假膜型念珠菌口炎,特别是艾滋病患者,易复发。病程为急性、亚急性或慢性,病损可发生在口腔黏膜任何部位,表现乳白色绒状假膜。病情轻时病变周围黏膜无明显变化,重时周围黏膜充血发红。假膜大多紧贴在黏膜上不易剥离,如强行剥离可发生渗血,不久又有新的绒状假膜形成。自觉症状为口干、烧灼不适,轻微疼痛。

(2)急性红斑型念珠菌口炎(acute erythematous stomatitis):原发或继发于假膜型,又称为抗生素口炎、抗生素舌炎。多见于成年人长期使用抗生素、激素及 HIV 感染者,且大多数患者原患有消耗性疾病,如白血病、营养不良、内分泌紊乱、肿瘤化疗后等。临床表现为黏膜上出现外形弥散的红斑,以舌黏膜多见,严重时舌背黏膜呈鲜红色并有舌乳头萎缩,双颊、上腭及口角可有红色斑块。若继发假膜型,则可见假膜,自觉症状为口干、味觉异常、疼痛及烧灼感。

(3)慢性增生性念珠菌柄(chronic hyperplastic candidosis):又称慢性肥厚型念珠菌口炎、念珠菌性白斑。多见于颊黏膜、舌背及腭部。由于菌丝深入到黏膜或皮肤的内部,引起角化不全、棘层肥厚、上皮增生、微脓肿形成以及固有层乳头的炎细胞浸润,而表层的假膜与上皮层附着紧密,不易剥脱。组织学检查可见轻度到中度的上皮不典型增生,念珠菌性白斑病的恶变率较高,应提高警惕,争取早期活检,以明确诊断。

本型的颊黏膜病损,常对称地位于口角内侧三角区,呈结节状或颗粒状增生,或为附着紧密的白色角质斑块,似黏膜白斑。与颗粒型白斑不易鉴别。

(4)慢性红斑型(萎缩型)念珠菌病(chronic erythematous candidosis):又称义齿性口炎(denture stomatitis denture sore mouth),念珠菌唇炎或口角炎的患者中 80% 有义齿性口炎,但本型病损可单独发病,不一定并发唇和口角的损害。损害部位常在上颌义齿腭侧面接触的腭、龈黏膜,多见于女性患者。黏膜呈亮红色水肿,或有黄白色的条索状或斑点状假膜。

义齿上附着的真菌是主要的致病原因,下颌义齿引起的真菌性口炎甚少见,这可能是由于上颌义齿的负压吸附力大,封闭较好,易产生酸性环境,使白色念珠菌得以迅速繁殖。

2.念珠菌唇炎 无特征表现,只有镜检多次发现芽生孢子和假菌丝,并经培养证明为白色念珠菌时才能确诊。

3.念珠菌口角炎 多发生在垂直距离降低的老年人和流唾液的儿童。

(四)诊断与鉴别诊断

白色念珠菌病除了根据病史和临床特征进行诊断外,实验室检查也有重要意义,包括涂片检查病原菌、分离培养、免疫学和生化检验、组织病理学检查和基因诊断等。

1.直接涂片 取口腔黏膜区假膜、脱落上皮等标本,并于载玻片上,滴入 10%KOH,微加热以溶解角质。光镜观察可见折光性强的芽生孢子和假菌丝。

2.革兰染色 用棉签或竹片刮去病损组织后趁湿润时固定,常规革兰染色呈阳性。

3.PAS 染色 标本干燥后用 PAS 染色,芽孢呈红色,假菌丝较蓝,较便于观察。涂片法只能发现真菌而不能确定菌种,其阳性率也较低。

4.其他检查 必要时可行分离培养、活检、免疫、生化和基因检查等。

口腔念珠菌病应与另一种以假膜病损为特征的球菌性口炎(膜性口炎)鉴别。后者黏膜充血水肿明显,有成片的灰黄色假膜,表面光滑致密,且易被拭去,遗留糜烂面,而且有渗血,多为继发性损害,区域淋巴结肿大,可伴有全身反应。

（五）治疗

治疗原则为去除诱发因素，积极治疗基础病，必要时辅以支持治疗。

1. 局部药物治疗

（1）2%～4%碳酸氢钠（小苏打）溶液：本药系治疗婴幼儿鹅口疮的常用药物。用于哺乳前后洗涤口腔，使口腔成为碱性环境，可阻止白色念珠菌的生长和繁殖；轻症患儿不用其他药物，病变在 2～3d 内即可消失，但仍需继续用药数日，以预防复发。还要用本药在哺乳前后洗净乳头和喂养器具以免交叉感染或重复感染。

（2）氯己定（洗必泰）：氯己定有抗真菌作用，可选用 0.2% 溶液或 1% 凝胶局部涂布、冲洗或含漱，也可与制霉菌素配伍成软膏或霜剂，其中亦可加入少量去炎舒松，以治疗口角炎、义齿性口炎等（可将霜剂涂于基托组织面戴入口中）。以氯己定液与碳酸氢钠液交替漱洗，可消除内色念珠菌的协同致病菌－革兰阴性菌。

（3）西地碘：是一种具有高效、低毒和广谱杀菌活性的分子态碘制剂，商品名华素片。抗炎杀菌能力强而且适合于混合感染，口感好。每日 3～4 次，每次一片含后吞服。禁用于碘过敏者。

（4）制霉菌素（mycostatin）：本药属多烯类抗生素，1mg 相当于 2000U，宜低温存放。局部可用 5 万～10 万 U/mL 的水混悬液涂布，每 2～3h 一次，涂布后可咽下，7～10d 为一疗程。

（5）咪康唑（miconazole）：局部使用的硝酸咪康唑的商品名为达克宁。散剂可用于口腔黏膜，霜剂适用于舌炎及口角炎，疗程一般为 10d。

此外，克霉唑霜、酮康唑溶液及中成药西瓜霜、冰硼散等均可局部应用治疗口腔白色念珠菌感染。

2. 全身药物治疗

（1）抗真菌治疗

1）氟康唑（fluconazole）：氟康唑口服治疗浅部真菌病疗效好。对口腔念珠菌感染疗效优于酮康唑。剂量：首次一天 200mg，以后每天 100mg，连续 7～14d。本品无严重不良反应。

2）酮康唑（ketoconazole）：成人剂量为每日每千克体重 3～5mg，2～4 周一疗程。并可与其他局部用的抗真菌药合用，效果更好。

（2）增强机体免疫力：对于身体衰弱、有免疫缺陷或与之有关的全身性疾病，长期使用免疫抑制剂的白色念珠菌感染患者，以及慢性念珠菌感染者，需辅以增强免疫力的治疗措施，如注射胸腺肽、转移因子。

3. 手术治疗　对于白色念珠菌白斑中的轻度、中度上皮异常增生，经以上药物治疗后（疗程可达 3～6 个月），可能逆转或消失。对于此种癌前损害，在治疗期间应严格观察白斑的变化，定期复查，若治疗效果不明显或患者不能耐受药物治疗，应考虑手术切除。

（六）预防

避免产房交叉感染，分娩时应注意会阴、产道、接生人员双手及所有接生用具的消毒。

长期使用抗生素和免疫抑制剂的患者，或患慢性消耗性疾病的患者，均应警惕白色念珠菌感染的发生，特别要注意容易被忽略的深部（内脏）白色念珠菌并发症的发生。

五、口腔结核

口腔结核是由结核分枝杆菌侵犯黏膜引起的慢性感染。由于结核分枝杆菌的数量、毒力及机体抵抗力的差异,可呈现不同的临床表现。口腔软组织的结核病损包括口腔黏膜结核初疮、口腔黏膜结核性溃疡及口腔寻常狼疮。

(一)病因

病原微生物主要是人型或牛型结核分枝杆菌。可经受损的皮肤黏膜直接感染,也可由血行或邻近组织病灶播散到皮肤。

(二)病理

最主要特征性变化为结缔组织中形成多个结节,结节的中心为无结构的干酪样物质,环绕着许多上皮样细胞核朗格汉斯多核巨细胞,结节最外层为大量淋巴细胞。结核结节之间可见增生的成纤维细胞。老化的结节细胞成分减少,逐渐瘢痕化。结节中心的干酪样物质一般不能被吸收,可逐渐发生钙化。抗酸染色可检测出结核分枝杆菌。

(三)临床表现

1.结核初疮(原发性综合征) 临床少见,多见于成人。结核杆菌经破损的黏膜侵入,经2～3周潜伏期后,在入侵处可出现一小结,并可破溃成为顽固性溃疡,周围有硬结,称为结核性初疮,一般无痛感。发生于口腔的典型损害,常位于口咽部或舌部。

2.结核性溃疡(继发性损害) 病变可发生在口腔任何部位,但常见于舌部,多有全身的结核病灶(如肺结核)。其口腔溃疡特征为:边界清楚或呈线性;表面浅表,微凹而平坦;基底有少许脓性渗出物;除去渗出物后,可见暗红色的桑葚样肉芽肿;溃疡基底质地可能与周围正常黏膜组织近似;溃疡边缘微隆,呈鼠啮状,并向中央卷曲,形成潜掘状边缘;溃疡边缘处可见黄褐色粟粒状小结节,破溃后成为暗红色的桑葚样肉芽肿,溃疡也随之扩大;溃疡外形不规则。患者疼痛程度不一,古部溃疡疼痛明显,溃疡也可出现硬结现象,但一般不如恶性病变明显

3.寻常狼疮 临床少见,好发于无结核病灶且免疫功能较好的青少年或儿童。早期损害表现为一个或数个绿豆大小的结节,质稍软而略高于皮肤表面,边界清楚,常无明显自觉症状。若合并感染,则可发生坏死,造成组织的缺损,形似狼噬,故名狼疮。

(四)诊断

对于无复发史而又长期不愈的浅表溃疡,如有上述溃疡特征,应怀疑为结核性溃疡口腔结核损害的确诊,主要取决于组织病理学检查。可见典型的结核结节,即中央为干酪样坏死,其周围绕上皮样细胞,最外层为淋巴细胞浸润。除常规的病理检查外,也可利用其他辅助检查进行确诊,如结核菌素试验,可检查是否感染过或正在感染结核;胸透和胸片,可检查有无结核病史;齐一尼氏抗酸染色,可检查有无结核杆菌病原体等。

(五)鉴别诊断

1.创伤性溃疡 溃疡形态与机械损伤因子基本契合,去除创伤因子后,损害愈合较快。

2.口腔鳞状细胞癌 基底较硬,浸润块较溃疡面大,边缘隆起呈堤状,较硬,相应的淋巴结肿大且较硬、粘连。

3.口腔梅毒 溃疡无潜掘性,基底有软骨样硬度感,通过梅毒血清试验、结核菌素试验可鉴别。

4.腺周口疮 呈弹坑状溃疡,无潜掘性,有复发史和自限性。

(六)治疗

1.按照国际防结核协会建议给予全身抗结核治疗(表13－2)。

表 13－2　抗结核化疗方案

	开始强化阶段 1～3 个月	继续巩固阶段
长程(标准)化疗	SHE(或 SHP),每天	HE(或 HP),每天或每周 2 次,直至 18 个月
短程化疗	HR,每天	HR,每天,直至 6 个月
	SHR(或 ZHR),每天	HR,每天或每周 2 次直至 6 或 9 个月
	SHRZ,每天	HR,每天或每周 2 次直至 6 或 9 个月

注:S＝SM(链霉素);H＝INH(异烟肼);E＝EB(乙胺丁醇);R＝REP(利福平);Z＝PZQ(吡嗪酰胺);P＝PAS9(对氨柳酸)

2.局部封闭与肌肉注射相结合　可以将链霉素局部封闭与全身注射相结合,异烟肼亦可局部封闭注射,隔日一次。

3.支持疗法和对症处理　补充营养,增强抗病能力,去除局部一切刺激因子,含漱抗生素水预防继发感染。

六、球菌性口炎

球菌性口炎(coccigenic stomatitis)是急性感染性口炎的一种,临床上以形成假膜损害为特征,故又称为膜性口炎。

(一)病因

球菌性口炎主要致病菌有金黄色葡萄球菌、草绿色链球菌、溶血性链球菌、肺炎双球菌等。口腔黏膜感染常是几种球菌同时致病,引起口腔黏膜的急性损害。

(二)病理

黏膜充血水肿,上皮破坏有大量纤维素性渗出,坏死上皮细胞、多形核白细胞及多种细菌和纤维蛋白形成假膜,固有层有大量淋巴细胞浸润。

(三)临床表现

可发生在口腔黏膜任何部位。口腔黏膜充血,局部形成糜烂或溃疡,在溃疡或糜烂的表面覆盖着一层灰白色或黄褐色假膜。假膜特点是较厚,微突出黏膜表面,致密而光滑,擦去假膜,可见溢血的糜烂面,周围黏膜充血水肿。患者唾液增多,疼痛明显,有炎性口臭,区域淋巴结肿大压痛,有些患者可伴有发热等全身症状。

(四)诊断与鉴别诊断

多发生于体弱和抵抗力低下的患者。病损有灰黄色假膜覆盖,假膜致密光滑,擦去可见溢血的糜烂面,病损周围炎症反应明显,伴有炎性口臭,淋巴结肿大压痛,白细胞数增高,体温升高。必要时,可做涂片检查或细菌培养,以确定主要的病原菌。

注意与口腔念珠菌病、坏死性龈口炎性鉴别。

(五)治疗

1.局部治疗　聚维酮碘漱口液含漱 15s,每 6h 一次;或 0.2％氯己定漱口液含漱 1min,每 6h 一次。西地碘片 1.5mg 含化,每天 4～6 次,可具有光谱杀菌收敛作用。溶菌酶片 20mg 含化,每天 4～6 次,有抗菌抗病毒作用。

2.控制感染　感染程度较严重或伴有全身感染症状者,应根据细菌检查和药敏试验结果针对性选择抗菌药物。

3.补充维生素　维生素 B_1 10mg、维生素 B_2 5mg、维生素 C 100mg,每日 3 次。

4.中药治疗　可选有清热解毒作用的药物,如银翘散等。

七、坏死性龈口炎

坏死性龈口炎(necrotic ulcerative gingivo－stomatitis)是梭状杆菌和螺旋体感染为主要病因的急性坏死性溃疡性口腔病变。

(一)病因

本病病原体是梭状杆菌和螺旋体,正常情况下在口内不易感染致病,但在局部或全身抵抗力下降时,则可使两种细菌大量繁殖而发病。可合并其他细菌造成混合感染。

(二)病理

主要以组织坏死为主,细胞核和细胞质溶解,开始为细胞核固缩,之后核破裂,最后溶解。

(三)临床表现

坏死性龈口炎为急性感染性炎症,多见于 18～30 岁年轻人。牙龈边缘及龈乳头顶端出现坏死,下前牙唇侧多见。牙龈边缘呈“虫蚀状”,牙龈乳头消失变平如“刀削状”。在坏死组织表面可有灰白色的假膜形成,容易擦去,擦去后可见出血的创面。唇、颊、舌、腭、咽、口底等处黏膜均可受累,形成不规则形状的坏死性深溃疡,上覆灰黄色或灰黑色假膜,周围黏膜有明显的充血水肿,触之易出血。患者口腔有特殊腐败性臭味,常伴有流涎、发热、头痛、淋巴结肿大等症状。

如急性期未及时治疗,坏死向邻近的口腔黏膜及深层组织蔓延,在全身抵抗力急剧下降,同时合并产气荚膜杆菌感染时,大量坏死组织脱离,颊部皮肤肿胀发亮,进一步可造成面颊部的穿通性缺损,称为走马牙疳或面颊坏疽。溃疡产生的大量毒素可导致患者死亡。愈后可留有颜面部的严重缺损。

(四)诊断

坏死性龈口炎起病急,受累的黏膜形成不规则形状的坏死性深溃疡,上覆黄或灰黑色假膜,自发性出血,有典型的腐败性口臭,坏死区涂片可见大量梭状杆菌和螺旋体。

(五)诊断与鉴别诊断

1.疱疹性龈口炎　多见于婴幼儿,为病毒感染,一般具有高热,体温超过 38℃,充血范围波及全口牙龈及口腔黏膜。典型病变为多个小泡及疱破溃后形成的溃疡面,无坏死。

2.球菌性口炎　口腔黏膜广泛充血,牙龈充血水肿,易出血,但龈缘无坏死,在颊、舌、唇等部位可见表浅平坦的糜烂面,上覆盖黄色假膜。也可见于附着龈,但无恶臭及腐败气味。涂片镜检为大量各种球菌。

(六)治疗

尽早进行治疗,给予抗感染治疗和支持疗法,以控制感染,消除炎症,防治病损蔓延和促进组织恢复。

1.急性期治疗　轻轻去除牙间乳头和龈缘的坏死组织,去除大块牙石。局部用 1.5％～3％过氧化氢溶液冲洗和含漱:聚维酮碘漱口液含漱 15s,每 6h 一次,或 0.2％氯己定漱口液含漱 1min,每 6h 一次。

2.全身抗感染　可给予光谱抗生素,同时使用甲硝唑或替硝唑等抗无芽孢厌氧菌活性较强的药物。

3.全身支持治疗　给予高维生素、高蛋白等饮食,加强营养。必要时可输液,以补充液体和电解质。

4.中药治疗 以清热、解毒、祛腐为主。

(古丽妮萨·艾散)

第三节　口腔黏膜变态反应性疾病

一、概述

变态反应(allergy)亦称超敏反应(hypersensitivity),是指机体对再次接触某种抗原物质所产生的一种异常免疫反应。常表现为免疫反应性增强。其结果是组织损伤或生理功能紊乱。

进入机体引起变态反应的抗原物质称为过敏原或变应原,包括完全抗原和半抗原。完全抗原,如微生物、寄生虫、花粉、皮毛、鱼虾、异体组织细胞、异体血清蛋白等,具有免疫原及反应原的特性,进入机体后即可引起变态反应;半抗原,如一般药物为低分子化合物,只有反应原特性而缺乏免疫原特性,或免疫原特性不完善,进入机体后需与组织蛋白结合后才具有免疫原性而引起变态反应。

变态反应性疾病根据其发病机制不同,可出现各种不同的临床表现。最早对变态反应的分型仅分为速发性及迟发型两类,随着对免疫学研究的进展和认识的提高,分型逐渐细化。1963年,Gell与Coommb根据反应发生的速度、发病机制和临床特征,将变态反应分为四型。Ⅰ～Ⅲ型由抗体介导,可经血清被动转移,反应出现较快,因此称为速发型变态反应。Ⅳ型由T细胞介导,经细胞被动转移,反应发生较慢,故称迟发型变态反应。后来Ivan Koitt及Calder1974年又提出了六型分型法,但未获得公认。

(一)第Ⅰ型变态反应(反应素型)

Ⅰ型变态反应是最常见的一个类型,属于速发型变态反应。其发生机制是过敏原再次进入,与结合在肥大细胞或嗜碱性粒细胞膜表面的IgE发生特异性结合,引起脱颗粒反应,释放组胺、慢反应物质、缓激肽、5-羟色胺等作用于相应的效应器官,引起各种症状。口腔黏膜病中的药物过敏性口炎、血管神经性水肿等,其发病机制属此型。

(二)第Ⅱ型变态反应(细胞溶解型或细胞毒型)

引起第Ⅱ型变态反应的抗体为IgG或IgM。抗原分两类:一类为自身抗原,靶细胞表面的抗原与抗体结合后可发生细胞溶解或被吞噬细胞吞噬破坏,如由于ABC血型不符的输血而引起的溶血反应,或由于母子Rh血型不符引起的新生儿溶血病等;另一类为外源性抗原,大多为半抗原如药物、内毒素等,半抗原与机体蛋白结合后形成完全抗原,完全抗原刺激机体而产生IgG或IgM抗体,在补体参与下与吸附在靶细胞表面的抗原相结合而导致细胞溶解。临床常见的疾病有粒细胞减少症、血小板减少性紫癜等属于此型变态反应性疾病,口腔黏膜发病与此型变态反应的关系较少。

(三)第Ⅲ型变态反应(免疫复合物型)

此型变态反应的发生,是由于抗原轻度或中度过剩时形成的抗原一抗体复合物引起的变态反应。参加此型反应的抗体多为IgG,也有IgM和IgA,引起毛细血管和肾小球基底膜的损害。病变以水肿、炎症细胞浸润、出血、坏死为主,从而引起脉管炎、类风湿关节炎等多种疾

— 259 —

病。该型变态反应发病机制较复杂,造成的病变往往迁延难治,与某些口腔黏膜病的发病有密切关系,如目前原因尚不明确的结缔组织疾病、肉芽肿性疾病及反复发作的溃疡等,均可能与此型变态反应有关。

上诉三型都为有抗体介导的变态反应,且做皮试时,反应皆出现较快,因此称为速发型变态反应。

(四)第Ⅳ型变态反应(迟发型或结核菌素型)

与Ⅰ～Ⅲ型不同,此型反应为细胞介导的变态反应,参与引起反应的免疫物质不是抗体,而是致敏淋巴细胞,由抗原与致敏的T淋巴细胞直接作用,也可释放各种淋巴因子而导致组织坏死。其发生机制是致敏的淋巴细胞当再次接触同一抗原时,可释放各种淋巴因子,引起以淋巴细胞为主的单核细胞浸润,最后发生血管炎症,形成结节性病变,并使组织坏死等。引起此型变态反应的抗原可为细菌、真菌、病毒、原虫等,也可为某些化学物质。此型变态反应发展缓慢,往往机体与抗原接触24h以上才产生反应,故称为迟发型变态反应。口腔黏膜病中一些自身免疫病和非感染性疾病与此型有关。

变态反应疾病是一组异常的免疫反应,各型临床表现形式不同,但有共同的临床特征:突发性、复发性、可逆性、间歇性、特异性。

二、过敏性口炎

过敏性口炎(allergic stomatitis)包括药物过敏性口炎和接触性过敏性口炎。

药物过敏性口炎,是药物通过口服、注射或局部涂擦、含漱等不同途径进入机体内,使过敏体质者发生变态反应而引起的黏膜及皮肤的炎症反应性疾病,严重者可累及机体其他系统。药物过敏若仅导致口炎则称药物过敏性口炎;若伴有其他部位皮肤黏膜损害,部位较为固定,则称固定性药疹。

接触性过敏性口炎,是过敏体质者局部接触抗原物质后,发生变态反应而引发的一种口腔黏膜炎症性疾病。

(一)病因

由于过敏体质者使用药物引起变态反应而发病,引起过敏的药物一般以抗原性较强的化学药物所产生的反应最多,常见的有解热镇痛药、安眠镇静药、磺胺类药,抗生素类药。有些药物本身是完全抗原如血清及生物制剂、蛋白制品等,但大多数药是半抗原。药物过敏性口炎多为Ⅰ型变态反应。而接触性过敏口炎除了局部使用药物外,主要为充填和修复材料引起,如银汞合金、自凝塑料等,多为Ⅳ型变态反应。

(二)病理

组织病理变化表现为急性炎症:上皮细胞内及细胞间水肿,或有水泡形成;结缔组织水肿,有炎症细胞浸润;早期嗜酸粒细胞增多,以后中性粒细胞增多,血管扩张明显。

(三)临床表现

1.药物过敏性口炎　一般有一定潜伏期。初次用药导致的发病一般需经4～20d(平均为7～8d)的潜伏期后,才发生变态反应。初次发作潜伏期长,随着反复发作潜伏期缩短,甚至数小时或数钟即可发病。

药物过敏性口炎的病变可单发于口腔黏膜,也可伴有皮肤的病损。轻型患者可无全身症状,或仅在病损出现前有轻度全身不适,如头痛、咽痛及低热等前驱症状。

口腔黏膜病变多见于口腔前部,如唇及颊、舌的前 2/3 部分,亦可发生在上腭。表现为口腔黏膜明显充血发红、水肿,有时出现红斑、水疱,但疱很快破溃形成糜烂或溃疡,有时在舌背及软腭可见疱破溃后残留的疱壁;病变面积较大,外形不规则,表面有较多渗出物,形成灰黄或灰白色的假膜;病变易出血,在唇部因出血常形成黑紫色血痂,使张口受限,疼痛剧烈;口腔中唾液增多,唾液中常混有血液;局部淋巴结可肿大、伴压痛。

可伴有皮肤损害,好发于口唇周围,四肢下部,手足的掌背两面,以及躯干等部位,出现斑疹、疱疹、斑疱疹,疱为表皮内疱,如果皮肤损害明显重于口腔损害,就超过了过敏性口炎的范畴,其诊断也相应改变。全身症状多不明显。

病损有时表现为固定型药疹,即在同一部位反复以同一形式发生病损,口唇及口周皮肤是固定型药疹的好发部位。皮肤出现水肿性红斑,有灼热感,或红斑中心有水疱;经停用过敏药物及治疗处理后,病损于 10d 左右可消退,而遗留色素沉着,留存较长时间而不消退;再用该过敏药物数分钟或数小时后在原处又出现病损,复发时其他部位亦可出现新的病损。

重型的药物过敏又称莱氏综合征。常为急性发病,全身和皮肤损害重。发生全身广泛性大疱,波及全身体表、黏膜和内脏,称为中毒性表皮坏死松解症;出现高热、咽痛、头痛、肌肉痛、关节痛、呕吐、腹痛或腹泻等症状,严重者出现昏迷;皮肤出现全身性广泛性红斑性水疱和大疱,可融合成片损害,破溃呈现糜烂面;身体其他腔孔也可出现相应病变。

2. 接触性过敏性口炎　接触变应原后,经 2～3d 在接触部位发生病变,轻者黏膜肿胀发红,或形成红斑,重者发生水疱、糜烂或溃疡,甚至组织坏死。病变除在接触部位外,也可向邻近部位扩展。口腔科临床常见为修复材料引起的接触性口炎。

另一种较常见情况为银汞合金或金属冠引发的过敏反应。临床可见银汞充填或金属冠的牙齿在相应部位的颊黏膜和牙龈黏膜发红,可伴有白色条纹状病变,患者有粗糙不适感、烧灼感或刺痛感,可发生糜烂,此称为苔藓样变。

口腔黏膜局部用抗生素软膏、止痛剂、含漱剂或化妆唇膏等亦有发生过敏反应者。在药物接触部位有瘙痒不适或烧灼刺痛,亦可出现肿胀发红,甚至糜烂、出血,与药物性口炎的临床表现相似。

(四)诊断

(1)发病前有用药史和过敏原的接触史,且与发病时间的潜伏期吻合,结合临床表现,一般可做出诊断。

(2)药物性过敏性口炎起病急,损害面积广泛,有大面积糜烂和假膜。接触性过敏性口炎起病缓慢,损害位于接触物处。

(五)治疗

1. 截断致敏原　首先找出可疑致敏原,并立刻停用药物和拆除充填物、修复体,停用与可疑致敏药物结构相似的药物。

2. 给予抗组胺药　以抑制药理活性介质的释放,降低机体对组胺的反应,减少各种过敏症状。可选用氯苯那敏(扑尔敏)、阿司咪唑(息斯敏)、氯马斯汀(吡咯醇胺)、赛庚啶等。

3. 10% 葡萄糖酸钙加维生素 C　静脉注射可增加血管的致密性以减少渗出,减轻炎症反应。

4. 肾上腺皮质激素治疗　视病情轻重给予肾上腺皮质激素治疗。轻者可给予泼尼松(强的松)每日 15～30mg,分 3 次口服,控制病情后逐渐减量;重症者可给氢化可的松 100～

200mg、维生素 C 1～2g 加入 5％～10％葡萄糖 1000～2000mL 中静脉滴注,每日 1 次,用药 3 ～5 日病情改善后停用滴注,以适量泼尼松口服代替。

5. 应用抗生素　为了预防继发感染,必要时谨慎选用一种抗生素,但必须注意所选药物 与致敏药物在结构上应不相似,以免引起交叉过敏反应。

6. 口腔局部治疗　以对症治疗及预防继发感染为主。用 0.05％氯己定和替硝唑含漱液 做唇部湿敷及含漱,局部病损处涂抹消炎、防腐、止痛药膏,如抗生素及氟氢松软膏、中药养阴 生肌散等,皮肤病损可用 2％硼酸钠或生理盐水洗涤后辅以消毒粉剂或炉甘石洗剂、氟氢可的 松霜等。

(六)预防

避免再接触已知过敏的药物以及与其同类结构的其他药物;用过敏性抗原(已确定的过 敏药物)浸出液做脱敏治疗。

三、血管神经性水肿

血管神经性水肿(angioneurotic edema)为一种局部急性反应型的黏膜皮肤水肿,又称巨 型荨麻疹(urticaria giant)。其特点是突然发作的局限性水肿,消退较迅速。

(一)病因

血管神经性水肿为一种过敏性疾病,其发病机制属Ⅰ型变态反应。其过敏原可能为食 物、药物、感染因子、情绪激动、寒冷刺激等多种因素,亦有些与家族性的遗传有关,但在临床 上部分患者可能不易找到确切的过敏原。

(二)病理

病理变化为深层结缔组织内可见毛细血管扩张充血,有少量炎症细胞浸润。

(三)临床表现

血管为突然急速发病,病变好发部位为头面部疏松结缔组织处,如唇、舌、颊、眼睑、咽喉 等,上唇较下唇好发,下眼睑较上眼睑好发,外阴部、胃肠道黏膜也可被侵犯,有时也发生于 手、足部的背和侧面。开始患处有瘙痒、灼热痛,随之即发生肿胀。唇部发病者可见唇肥厚、 翘突;如肿胀发生在舌或软腭,可引起口腔功能障碍;如肿胀发生在会厌处则影响呼吸而引起 窒息,如不立即施行气管切开,可致死亡。肿胀可在数小时或 1～2d 内消退,不留痕迹,但可 复发。

(四)诊断

根据临床表现可明确诊断。发病突然而急速,病变为局限性水肿,但界限不清;按之韧而 有弹性;好发部位为皮下结缔组织疏松处,如唇及眼睑最常见;病变在十几分钟或数十分钟内 发生,常在数小时或 1～2d 消失,而不留痕迹;常有复发史。部分患者可追寻到过敏因素,更 能明确诊断。

(五)鉴别诊断

注意与颌面部蜂窝织炎鉴别,后者病因多为牙源性细菌感染,可找出病原牙,肿胀发生缓 慢,病区红肿、触痛明显,肿胀不经治疗不会自行消退。

(六)治疗

尽量寻找过敏原,并加以隔离,可解除症状,防止复发。对于轻症者,可不给予药物治疗; 重症者可于皮下注射 0.1％肾上腺素 0.25～0.5mL,但应注意,对有心血管系统疾病的患者慎用。其他药物的应用可根据情况参看药物过敏性口炎的治疗。

对伴有喉头水肿、呼吸困难的病例应密切观察病情的发展，如发生窒息应立即施行气管切开术以抢救生命。

四、多形性红斑

多形性红斑(erythema multiforme)是黏膜皮肤的一种急性渗出性炎症性疾病。发病急，具有自限性和复发性。黏膜和皮肤可以同时发病或仅侵犯皮肤，皮肤表现为多种类形的皮疹，如斑疹、斑丘疹、斑疱疹，故而得名多形性红斑。又因损害表面往往有大量的纤维素性渗出物，故又称多形渗出性红斑。

（一）病因

一般认为发病和过敏体质有关，也可能和病毒感染、体内慢性病灶和结缔组织疾病、甚至恶性肿瘤等因素有关。但临床上有些病例并不一定能找出明确的发病诱因或过敏原。

（二）病理

在镜下表现均有细胞间及细胞内水肿，上皮下有疱形成，且有炎症细胞浸润；血管明显扩张，内皮细胞肿胀变性，有血管炎；血管周围有炎症细胞浸润，主要为淋巴细胞，有时可见渗出的红细胞。

（三）临床表现

任何年龄均可发病，但以青壮年多见。起病急骤，常在春、秋季节发病和复发，病程一般为2～4周，有自限性。

临床表现可分为轻型和重型两种情况。

1.轻型　一般无全身症状，或仅有轻微全身不适，病损只限于黏膜和皮肤，无身体其他器官和系统的病变。

口腔黏膜病损可伴随皮肤同时发生，亦可单独发生。口腔病损分布广泛，可发生于唇、颊、舌、腭等部位。黏膜大面积充血水肿和糜烂，有时可见红斑及水泡，但泡很快破溃，因此最常见的病变是大面积糜烂；糜烂表面有大量渗出物形成厚的假膜；有时渗出物很多，病损易出血，在唇部常形成较厚的黑紫色血痂；疼痛明显，影响进食；颌下淋巴结肿大，有压痛。部分患者除口腔黏膜外尚可有其他黏膜如眼或外阴黏膜病变，均表现为急性炎症。

皮肤病损常对称分布，好发于手背、手掌、足背及四肢伸侧，有时躯干亦可发生。常见病损为红斑，典型的为虹膜状红斑，即直径为0.5cm左右的圆形红斑，中心有粟粒大小的水泡，又称靶形红斑。此种红斑多见于腕部、踝部及手背，开始时为淡红色，1～2d后中心部位红色转暗，并发生水泡，边缘呈鲜红色环状，亦可出现丘疹，皮损有瘙痒感，无明显疼痛。

2.重型　常有严重的全身症状，如高热39～40℃，全身无力，肌肉痛、关节痛、头痛、咳嗽等，有些病例有鼻炎、咽炎等。

皮肤病损除红斑外还出现大疱、丘疹、结节等，疱破后皮损形成大片糜烂面，疼痛明显。

黏膜病损除口腔表现与轻型者相同外，眼睛、鼻腔、阴道、尿道及直肠等部位黏膜均可受累，发生糜烂及炎症。如发生在眼睛，病变较严重，眼结膜毛细血管广泛充血发红，亦可出现小丘疹或疱疹，严重时可引起角膜溃疡、脉络膜炎等，个别病例处理不当可致失明。如身体各腔孔均受累，则称为多腔孔糜烂性外胚叶病，亦即斯－约综合征(Steven－Johnson syndrome)。

本病有自限性,轻型者一般2～3周可以痊愈,但重型者或有继发感染时,病期可延长至4～6周,极少数病甚至可迁延数月不愈。若治疗处理得当,一般预后良好,但痊愈后可复发。

(四)诊断

1.根据病史　突然发生急性炎症,发病与季节有关,春、秋季常见,可有复发史。有些患者能询问出发病前的用药史或进食某些食物,接触某些环境刺激因素而诱发疾病。

2.根据检查　所见口腔黏膜广泛地充血、发红、水肿,并有大面积糜烂,表面渗出多,形成厚的假膜,易出血,有剧烈疼痛。皮肤可见多种病损,如红斑、丘疹、疱疹、斑疱疹,特别是虹膜状红斑有诊断意义。重型者有全身症状,有多窍黏膜损害。

(五)鉴别诊断

1.寻常性天疱疮　临床表现为黏膜及皮肤渐进性地发生水泡,为慢性病程。一疱刚愈另一疱又起,发疱此起彼伏;无急性炎症反应。病理变化天疱疮为上皮内疱,有棘层松解现象。

2.疱疹性口炎　临床表现为口腔黏膜上小水疱,成簇,小水疱融合成疱。除口周皮肤可见病损,其他皮肤无损害。

(六)治疗

1.去除诱发因素　详细询问患者全身健康状况,有无慢性病灶,全身系统疾病或过敏史,如发现可疑致敏物质,应立刻去除。如口腔内有根尖周炎、牙周炎或全身其他疾病时应进行治疗,以除去可能致病的诱发因素。

2.药物治疗　参见药物过敏性口炎。但需考虑患者身体正处于发敏阶段,过敏性往往增高,因此用药应慎重,凡不急需之药可暂时不用,以防接触新的过敏原而加重过敏反应。

3.支持治疗　可根据患者的情况给予高营养、高蛋白食物、大量维生素等以促进病损愈合。

(古丽妮萨·艾散)

第四节　口腔黏膜溃疡类疾病

一、复发性阿弗他溃疡

复发性阿弗他溃疡(recurrent aphthous ulcer,RAU),又称复发性口腔溃疡(recurrent oral ulcer,ROU)、复发性口疮、复发性阿弗他口炎(recurrent aphthous stomatitis,RAS)等,是口腔黏膜病中最常见的溃疡类疾病,居口腔黏膜病的首位。女性患病率高于男性,10～30岁好发。因具有明显的灼痛感,故冠之以希腊文aphthous即灼痛之意。本病具有周期性、复发性、自限性特征。根据溃疡大小、深浅及数目不同分为轻型阿弗他溃疡、疱疹样阿弗他溃疡和重型阿弗他溃疡三种。

(一)病因

病因不明,存在明显的个体差异。研究报道的发病因素甚多,目前较为公认的与免疫、遗传、环境三大因素有关。

1.免疫因素　研究以细胞免疫的异常为主,其主要机制是T细胞亚群之间存在免疫不平衡现象,如CD4/CD8之间的比值在溃疡前期、溃疡期和溃疡后期各不一样。

2.遗传因素　对RAU的单基因遗传、多基因遗传、遗传标志物和遗传物质的研究表明,

RAU的发病有遗传倾向,尤其与多基因遗传有关。

3.环境因素　包括患者口腔生态环境、心理环境、生活环境、社会环境等,在本病的发病中也起到诱发作用。

4.其他因素　如感染因素、内分泌因素、微循环、系统性疾病等在相关研究和调查中也都各有报道,可能与该病的发生也有一定关系。

(二)病理

复发性阿弗他溃疡为非特异性炎症性溃疡,重型阿弗他溃疡可深及黏膜下层。除炎症表现外,还有小涎腺腺泡破坏,腺管扩张、腺管上皮增生,直至腺小叶结构消失,由密集的淋巴细胞替代,呈淋巴滤泡样结构。

(三)临床表现

临床表现为反复发作的圆形或椭圆形溃疡,具有"黄、红、凹、痛"的特征,即溃疡表面覆盖黄色假膜、周围有红晕带、中央凹陷、疼痛明显。溃疡的发作周期长短不一,可分为发作期、愈合期、间歇期,有不治自愈的自限性。临床分型尚不统一,目前常见的分类为轻型、重型及疱疹样溃疡三种类型。

1.轻型复发性阿弗他溃疡　最常见,约占RAU的80%,好发于角化程度较差的区域,如唇、颊黏膜。溃疡一般直径为5~10mm,呈圆形或椭圆形,周界清晰,孤立散在,数目不多,每次1~5个不等;有"黄、红、凹、痛"特征,即溃疡表面覆有浅黄色假膜,周边围有约1mm的充血红晕带,中央凹陷,基底不硬,灼痛感明显。复发有一定规律,即随着病程的推延,溃疡个数由少变多,溃疡由小变大,溃疡愈合期由短变长,间歇期由长变短。溃疡病程一般呈现如下特点:约24h出现白色或红色小点,灼痛明显;2~3d后上皮破损,形成溃疡;4~5d后红晕消失,溃疡开始愈合,疼痛减退;10~14d溃疡愈合,不留瘢痕。一般无明显全身症状和体征。

2.重型复发性阿弗他溃疡　又称复发性坏死性黏膜腺周围炎、腺周口疮。初始好发于口角,其后有向口腔后部移行趋势,如咽旁、软腭、腭垂等。发作时溃疡大而深,"似弹坑",直径可大于10mm;深及黏膜下层直至肌层,周围组织红肿隆起,边缘整齐清晰,表面有灰黄色假膜或灰白色坏死组织,扪之基底较硬。溃疡常单个发生,或在周围有数个小溃疡,疼痛明显,愈后可留瘢痕,甚至造成舌尖、腭垂缺损和软腭穿孔。发作规律基本同轻型,但发作期可长达月余甚至数月,有自限性。

3.疱疹型复发性阿弗他溃疡　又称阿弗他口炎、口炎型口疮。多发于成年女性,好发部位及病程与轻型相似。溃疡小而多,可达数十个以上,似"满天星"感觉,散在分布;直径较小,约2mm,不超过5mm;邻近溃疡可融合,但界限清楚;黏膜充血发红,疼痛较轻型重。唾液分泌增加,可伴头痛、低热、全身不适、局部淋巴结肿大等症状。发作规律同轻型,不留瘢痕。

(四)诊断

根据临床体征、复发性及限性的发病规律,不必做活检即可诊断。依据溃疡特征(多少、大小、深浅等)可以分型。但对大而深且长期不愈的溃疡,应警惕癌性溃疡的可能性,必要时可做活检以明确诊断。

(五)鉴别诊断

1.重型应与癌性溃疡、结核性溃疡和创伤性溃疡相鉴别　见表13-3。

表 13-3　重型阿弗他溃疡与其他疾病的鉴别

项目	重型	癌性溃疡	结核性溃疡	创伤性溃疡
年龄	中青年多见	中老年	中青年	青少年
好发部位	口腔后部	舌腹、舌缘、口角区、硬软腭复合区	唇、前庭沟、牙槽黏膜、腭部	唇、颊、舌、颊脂垫尖
溃疡特征	深在,周围红晕,周边规则整齐,底部凹陷,有黄色假膜	深浅不一,周围有浸润,似堤状,边缘不整齐,底部呈菜花状	深在,周围轻度浸润,边缘呈鼠咬状,底部肉芽组织,外现似桑葚	深或浅,炎症不明显,边缘可隆起,有创伤因子,表面无假膜
病理	慢性炎症	细胞癌变	结核结节	慢性炎症
自限性	有	无	无	无
复发性	有	无	无	无

2.疱疹样阿弗他溃疡应与原发性疱疹性口炎鉴别　后者多发于儿童,牙龈为好发部位,溃疡数目多而细小,一般似针头大小,可相互融合,黏膜大面积充血发红,急性炎症反应明显,全身症状较重。

（六）治疗

由于 RAU 的确切病因目前尚不明了,因而治疗方法虽多,但疗效均不理想。临床上经过采取局部治疗结合全身治疗的方法,以达到减轻症状、促进愈合、延长其间歇期为目的。

1.局部治疗　原则为消炎、止痛、促进溃疡愈合。

（1）凡能在口腔使用的具有消炎、止痛、促进溃疡愈合的药膜、软膏、散剂、含漱液、口含片均可使用,表皮生长因子、表面麻醉药、物理疗法、微波激光等有时配合使用。

（2）对于持久不愈或疼痛明显的重型阿弗他溃疡,可在溃疡部位做黏膜下封闭注射,每个封闭点局部浸润注射 5～10mg/mL,有止痛促进愈合作用。常用曲安奈德混悬液加等量的 2% 利多卡因液,每 1～2 周局部封闭一次;或醋酸泼尼松龙混悬液 25mg/mL 加等量 2% 利多卡因液,每周局部封闭 1～2 次。

2.全身治疗　以病因治疗、减少复发、促进愈合为原则。

（1）针对与该病有关的全身性疾病进行治疗。

（2）肾上腺糖皮质激素治疗:对 RAU 的重型,可适当采用泼尼松,每天总量不宜超过 30mg,一般主张在上午 9 时前一次性服下,时间一般不宜超过 15d,后逐渐减量。对于其他型,一般不主张使用该类药物。

（3）免疫抑制剂:也仅限于 RAU 的重型患者,使用前必须了解肝肾功能和血象。常用环磷酰胺片,每片 50mg,每次 1/2 片,每日 2 次。氨甲喋呤片,每片 2.5mg,每次 1/2 片,每日 2 次,口服。硫唑嘌呤片,每片 50mg,每次 1/2 片,每日 2 次,口服,连服不超过 4～6 周。

（4）免疫增强剂

1)主动免疫制剂:有激发机体免疫系统,产生免疫应答的作用。常用转移因子(TIF)每周 1～2 次,每次 1 支。注射于上臂内侧或大腿内侧皮下淋巴组织较丰富部位。左旋咪唑片剂,每片 15mg 或 25mg,每日用量 100～150mg,分 3 次或 2 次口服,连服 3 天后停药 4d,4～8 周为 1 疗程。偶有头晕、恶心、白细胞减少。胸腺肽注射液,每支 2mg 或 5mg,每日或隔日肌内注射 1 次,每次 2～10mg,有促进 T 淋巴细胞功效。卡介苗:每支 0.5mg,每周 2～3 次,每次 1 支,肌内注射,3 个月为一疗程。

2)被动免疫制剂：如胎盘球蛋白、丙种球蛋白等，对免疫功能低下者有效。肌内注射，每隔1～2周注射1次，每次3～6mL。胎盘脂多糖，是人胎盘组织提取的脂多糖，有抗感染、抗过敏作用。每次0.5～1mg，每日1次，肌内注射，20d为一疗程。

3.中医药辨证施治。可用昆明山海棠片中成药，有良好的抗炎和抑制增生作用，抑制毛细血管通透性，减少炎性渗出，不良反应较小，但长期使用应注意血象改变。每片0.25g，每次2片，每日3次，口服。

二、白塞病

白塞病(behcet's disease，BD)，又称白塞综合征。1937年因土耳其眼科医生Hulusi Behcet首先报道而得名。同时或先后发生的口腔黏膜溃疡以及眼、生殖器、皮肤病损是该病的主要临床特征，几乎累及每一个病例，故被称为口－眼－生殖器三联征。临床表现也可累及血管、神经系统、消化道、关节、肺、肾、睾丸等器官，为系统性疾病。大部分患者预后良好，眼、中枢神经及大血管受累者预后不佳。

本病有明显地域分布特点，地中海沿岸、中东及远东地区发病率高，我国主要分布在河西走廊至地中海的古"丝绸之路"沿途，故有人称之为"丝绸之路病"。任何年龄均可患病，发病高峰为16～40岁，我国以女性居多。

（一）病因

确切病因尚不明确，但有关研究表明遗传、免疫、感染等因素，以及纤溶系统、循环系统障碍在该病发病中起重要作用。病毒、细菌、结核、梅毒等感染和微量元素缺乏等也可能有关。

（二）病理

此病主要表现为血管壁受累及血管周围的非特异性炎症。

（三）临床表现

本病以先后出现多系统多器官病损，且反复发作为特征。依照病损出现的概率多少，可分为常见症状和少见症状两大类，前者包括口腔、生殖器、皮肤、眼等症状，后者包括关节、心血管、神经、消化、呼吸、泌尿等系统病变。

1.常见症状

（1）口腔溃疡：反复发作的口腔黏膜溃疡，与复发性阿弗他溃疡类似，多表现为轻型或疱疹样型，亦可出现重型。

（2）眼炎：约50％的患者受累，眼炎可以在起病后数月甚至数年后出现，双眼均可受累。表现为视物模糊、视力减退、眼球充血、眼球痛、畏光流泪、异物感、飞蚊症和头痛等。通常表现为慢性、复发性、进行性病程，眼受累致盲率可达25％。病变可分为眼球前段病变和后段病变，前段病变主要是虹膜睫状体炎、前房积脓、结膜炎和角膜炎。后段病变主要为脉络膜炎、视神经乳头炎、视神经萎缩和玻璃体病变、继发性白内障、青光眼、视网膜剥离、黄斑区变性、眼球萎缩，造成视力逐渐减退，甚至导致失明。

（3）生殖器溃疡：约75％患者出现，主要表现为外生殖器溃疡，常反复发作，但间歇期较长。溃疡多见于大小阴唇、阴茎、龟头、阴囊，形态与口腔溃疡相似，直径较大，可达0.5cm左右。溃疡数目虽少，但因该处易受感染和摩擦，常愈合较慢，疼痛剧烈。溃疡有自愈倾向，可留有瘢痕。溃疡亦可发生于阴道、子宫颈，累及小动脉会引起阴道出血，还可引起男性附睾炎，有局部淋巴结肿大。生殖器溃疡发生率极高，仅次于口腔溃疡。

(4)皮肤病变:发病率高,可达 80%,主要表现有反复发作的结节性红斑、面部毛囊炎、痤疮样皮疹、皮下血栓性静脉炎和皮肤针刺反应。特别有诊断价值的体征是结节性红斑样损害和皮肤针刺反应:①结节性红斑是最常见而典型的病损,发病率约为 65%,多发生在四肢,尤以下肢多见,红斑直径为 1~2cm,中等硬度,触痛,一周后自愈,愈后有色素沉着,无瘢痕,同一患者可见大小、颜色和病期不同的损害,约有 30%的新发病损周围有 1cm 宽的鲜红色晕围绕,这种红晕现象有较高的辅助诊断意义。②皮肤针刺反应,是指患者接受肌内注射后,24~48h 内该处可出现红疹和小脓点,即为针刺反应阳性;或静脉注射后可出现血栓性静脉炎,3~7d 内消退,这是末梢血管对非特异性刺激呈超敏反应所致。

2.少见症状

(1)关节损害:主要累及大关节,与风湿关节炎的症状相似,有红肿热痛。一般 X 线检查无异常。

(2)心血管系统:主要特征为血管症状,目前临床报道增多,男性多发。

(3)消化系统、神经系统、呼吸系统、泌尿系统均有受累的报道。

(四)诊断

关于 BD 的诊断标准,多年来众说纷纭。按 1989 年国际 BD 研讨组制定的 BD 国际分类标准:以复发性口腔溃疡为基础,加下述任意两项即可确诊:①复发性生殖器溃疡。②眼部疾病(前后葡萄膜炎、视网膜炎等)。③皮肤损害(结节性红斑等)。④皮肤针刺反应阳性。

(五)鉴别诊断

1.口腔溃疡的鉴别诊断　BD 与复发性阿弗他溃疡、疱疹性口炎均以反复发作的口腔溃疡为基本特征,其病损形态相似,但前者累及多系统、多脏器。

2.多系统损害的鉴别　BD 与斯—约综合征鉴别,后者发病急,糜烂损害面积较大,全身中毒症状重,且复发次数稀少。

(六)治疗

本病目前尚无公认的有效根治方法,多种药物均有效,但停药后大多易复发。治疗的目的主要在于控制症状,防治重要脏器损害,减缓疾病进展。

1.局部治疗

(1)口腔溃疡治疗:同 RAU。

(2)外阴溃疡。

可用 1:5000 高锰酸钾坐浴,每晚 1 次,再用四环素可的松眼膏涂于溃疡面,或用苦参汤、蛇床子汤熏洗。

(3)眼部:轻型炎症可用 0.5%醋酸氢化可的松液滴眼。

(4)皮肤:0.1%醋酸氟氢可的松软膏局部涂布皮肤。

2.全身治疗

(1)免疫抑制法:参照 RAU 重型的用药,可适当增加药量。

(2)免疫增强剂或免疫调节剂:参照 RAU 的用药方法。

(3)其他:异烟肼成人每日 300mg,晨间 1 次顿服,同时服用维生素 B_6 40~60mg,1~2 个月为一疗程,对伴有红细胞沉降率升高、乏力、低热者有效。

(4)中医辨证施治:中医认为 BD 与肝经湿热、脾胃湿热、肝阴虚、脾肾阳虚等有关,因此根据辨证可施以清肝利湿法、清胃泻火法、补肾养阴法和温补脾肾法等治疗。

三、创伤性黏膜血疱

创伤性黏膜血疱(traumatic mucosal hematoma)和创伤性溃疡(traumatic ulcer)是由机械性、化学性或物理性刺激引起的、病因明确的黏膜病损。

（一）病因

常因过烫食物或因仓促咀嚼大块干硬食物或吞咽过快而擦伤黏膜，引起血疱，也可因外力挫伤或误咬舌颊黏膜造成血疱，故称黏膜血疱(mucosal hematoma)。

（二）临床表现

因急食擦伤引起的血疱往往较大，有时直径可达2～3cm，常发生于咀嚼一侧的软腭、腭垂、舌腭弓和软硬腭交界。血疱迅速扩大，疼痛不明显，有异物感，近咽喉处的大血疱可反射性引起恶心。疱壁薄、易破裂，淤血流尽后留有鲜红色疱底创面，疼痛加重，影响吞咽。位于软腭处的血疱愈合较慢，有继发感染则形成糜烂或溃疡。

因咀嚼不慎误伤引起的血疱常位于口角区或两颊咬合线附近，血疱较小，有时可伴溃疡和糜烂，愈合较快。

（三）诊断与鉴别诊断

根据明确的急食史和咀嚼不当误伤黏膜的病史，以及单侧性血疱，发生迅速，疱壁易破，留有鲜红圆形创面等特点，不难做出诊断。

应与血小板减少性紫癜的口腔黏膜血疱鉴别，后者血疱好发于牙龈、腭、颊等摩擦较多部位，疱壁较厚，可反复发生，无明显的急食史，血常规检查血小板计数极低，凝血功能降低。

（四）治疗

排除血液病前提下，对未破血疱可用消毒过的针筒抽取疱血，或刺破疱壁流去淤血。对已破血疱可用消毒手术剪修整残余疱壁，然后用防腐消毒止痛的散剂局部涂布，如复方皮质散、青黛散、珠黄散等。也可用氯己定等漱口液含漱消毒，或用龙胆紫涂布疱底创面。

四、创伤性溃疡

（一）病因

1.机械性刺激

(1)自伤性刺激：指下意识地咬唇、咬颊或用铅笔尖、竹筷等尖锐物点刺颊脂垫等不良习惯的长期慢性刺激引起相应部位的溃疡。

(2)非自伤性刺激：指残根残冠，尖锐的边缘嵴和牙尖对黏膜的刺激；婴儿吮吸拇指、橡胶乳头、玩具等硬物刺激腭部翼钩处黏膜；婴儿中切牙边缘过锐与舌系带过短引起的摩擦等不良刺激。

2.化学性灼伤　误服入强酸、强碱等苛性化合物或口腔治疗操作不当，造成硝酸银、三氧化二砷、碘酚等腐蚀性药物外溢灼伤黏膜。偶见因牙痛而口含阿司匹林、因白斑用维A酸液涂布过度或贴敷蜂胶引起溃疡。

3.物理性刺激　偶因饮料、开水、食物过烫引起黏膜烫伤。

（二）病理

非特异性溃疡表现为上皮连续性破坏，表层脱落坏死形成凹陷，溃疡底部结缔组织有淋巴细胞、多形核白细胞和浆细胞浸润。慢性机械刺激引起的溃疡可见肉芽组织增生。

（三）临床表现

不同病因引起的创伤性溃疡临床表现不同。

1.压疮性溃疡（decubital ulcer）　由持久的非自伤性机械刺激造成，多见于老年人。残根残冠或不良修复体长期损伤黏膜，溃疡深及黏膜下层，边缘轻度隆起，色泽灰白，疼痛不明显。

2.贝氏口疮（bednar ulcer）　婴儿由吮吸拇指和过硬的橡皮奶头引起，固定发生于硬腭、双侧翼钩处表面黏膜，呈双侧对称分布，溃疡表浅；婴儿有哭闹表现。

3.李一弗氏病（Rida－Fede's disease）　专指发生于婴儿舌系带处的溃疡。过短的舌系带和过锐的新萌中切牙长期摩擦，引起舌系带处充血、肿胀、溃疡。长期不治疗则转变为肉芽肿性溃疡，扪诊有坚韧感，影响舌活动。

4.自伤性溃疡（factitial ulcer）　好发于青少年，性情好动，用铅笔尖捅刺黏膜。右利手，溃疡好发于左侧颊脂垫尖或磨牙后垫处；左利手，溃疡部位好发于右侧；咬唇咬颊习惯者，溃疡好发于下唇内侧或两颊、口角区，溃疡深在，长期不愈，基底略硬，或有肉芽组织，疼痛不明显，有时有痒感。溃疡可发生在舌背，舌背溃疡常表浅，增生明显并伴有痒痛。

5.化学灼伤性溃疡　组织坏死，表面有易碎的白色薄膜，溃疡表浅，疼痛明显，常发于治疗中的患牙附近。

6.烫灼性溃疡　烫伤后初始为疱疹，疱壁破溃后形成糜烂面或浅表溃疡，疼痛明显。

（四）诊断

有明显的理化刺激因素或自伤、烫伤等病史；创伤性溃疡部位和形态往往与机械性刺激因子相符合；去除刺激因素后，溃疡很快明显好转或愈合；无复发。经治疗不愈者应做活检，以明确诊断。

（五）鉴别诊断

对去除刺激因素后仍长期不愈的深溃疡应与一些特异性深溃疡鉴别。

1.腺周口疮　溃疡深大，常伴发其他部位小溃疡，有反复发作史，无创伤史和自伤性不良习惯，口内无机械性刺激因素存在，愈合后留有瘢痕。

2.结核性溃疡　溃疡深凹，呈潜掘性，边缘呈鼠咬状，基底面有粟粒状小结节，有红色肉芽组织。伴低热、盗汗、淋巴结肿大，OT试验阳性，无理化刺激因素存在。

3.癌性溃疡　常为鳞状细胞癌，溃疡深大，底部有菜花状细小颗粒突起，边缘隆起翻卷，似堤围绕在病损周围，扪诊基底较硬有浸润块，疼痛不明显。

（六）治疗

1.尽快去除刺激因素　拔除残根残冠，磨改过锐牙尖和边缘嵴，修改不良修复体等；纠正咬唇、咬颊等不良习惯，改变婴儿喂食方式及吮吸奶瓶的方式；手术矫正舌系带过短。

2.局部治疗　敷涂皮质散、养阴生肌散、冰硼散等消炎防腐药物；氯己定、依沙吖啶（雷佛奴尔）、复方硼酸液等含漱，以防止继发感染。

3.全身症状治疗　对有全身症状或继发感染者可用抗生素等。

4.长期不愈的深大溃疡　应做活检，以排除癌变。

（七）预防

避免理化因素的不良刺激，养成良好进食习惯，定期检查口腔牙齿咬合状况，避免口腔治疗中的操作失误，正确应用药物。

（古丽妮萨·艾散）

第五节　口腔黏膜大疱类疾病

一、天疱疮

天疱疮(pemphigus)是一种严重的、慢性皮肤黏膜的自身免疫性疾病。临床上根据皮肤损害特点可以分为寻常型、增生型、落叶型和红斑型等,其中口腔黏膜损害以寻常型天疱疮最为多见,且出现损害最早,故口腔医生的早期诊断具有重要的意义。

(一)病因

天疱疮的病因不明,目前多趋向于自身免疫学说。近年来有家族性趋向的报道,提示研究者注意到与基因表型间的关系。某些病毒、紫外线照射、某些药物等可诱发该病。

(二)病理

各型天疱疮的组织病理学改变,都是以上皮内棘细胞层松解和上皮内疱(或裂隙)为特征。寻常型与增生型的水疱形成于上皮基底层以上,落叶型与红斑型的水疱形成于上皮颗粒层中。疱底见有不规则的绒毛乳头突起,疱内见有松解的单个棘细胞或呈团状分布的棘细胞,这种细胞较大,呈球形,核大而深染,核周胞浆呈晕状,称为天疱疮细胞。

(三)临床表现

1. 寻常型天疱疮

(1)口腔:是早期出现病损的部位。在起疱前,常先有口干、咽干或吞咽时感到刺痛;有1～2个或广泛发生的大小不等的水疱;疱壁薄而透明;水疱易破、出现不规则的糜烂面;破后留有残留的疱壁,并向四周退缩;若将疱壁撕去或提起时,常连同邻近外观正常的黏膜一并无痛性撕去一大片,并遗留下一鲜红的创面,这种现象称为揭皮试验阳性;若在糜烂面的边缘处探针轻轻平行置入黏膜下方,可见探针无痛性伸入,这是棘层松解所致,对诊断有重要意义;口腔糜烂面长期存在而不易愈合,继发感染时糜烂加重,并引起疼痛。

此型几乎全部有口腔病损,其发生在牙龈往往误诊断为剥脱性龈炎或坏死性溃疡性龈炎。损害可出现在软腭、硬腭、咽旁及其他易受摩擦的任何部位,如咽、翼颌韧带等处,疱可先于皮肤或与皮肤同时发生。

新鲜糜烂面无炎症,不出血或仅有少许出血,假膜少,易感染,感染后病情加重,疼痛加重。口腔黏膜糜烂面不易愈合,甚至全身情况好转后,口内仍难以治愈。

(2)皮肤:易出现于前胸,躯干以及头皮、颈、腋窝、腹股沟等易受摩擦处。患病的早期,全身症状不明显,仅在前胸或躯干处有1～2个水疱,常不被注意。在正常皮肤上往往突然出现大小不等的水疱,疱不融合,疱壁薄而松弛,疱液清澈或微浊(为淡黄色的透明血清);用手压疱顶,疱液向四周扩散;疱易破,破后露出红湿的糜烂面;感染后可化脓而形成脓血痂,有臭味,以后结痂,愈合并留下较深的色素;若疱不破,则可渐变为混浊后干瘪。

用手指轻推外表正常的皮肤或黏膜,即可迅速形成水疱,或使原有的水疱在皮肤上移动。在口腔内,用舌舐及黏膜,可使外观正常的黏膜表层脱落或撕去,这些现象称尼氏(nikolsky)征阳性。尼氏征阳性常出现于急性期的寻常型和落叶型天疱疮,是比较有诊断价值的检查方法。但需注意的是,在急性期的类天疱疮和大疱型多型性红斑,有时也可出现此征。

皮肤损害的自觉症状为轻度瘙痒,糜烂时则有疼痛,病程中可出现发热、无力、食欲缺乏等全身症状；随着病情的发展，体温升高，并可不断地出现新的水泡；由于大量失水，电解质和蛋白质从泡液中消耗，患者出现恶病质，常并发感染；若反复发作，不能及时有力控制病情，可因感染而死亡。

（3）其他部位黏膜：除口腔外，鼻腔、眼、外生殖器、肛门等处黏膜均可发生与口腔黏膜相同的病损，往往不易恢复正常。

2. 增生型天疱疮　该型的口腔损害与寻常型相同，只是在唇红缘常有显著的增生。

3. 落叶型天疱疮　该型口腔黏膜完全正常或微有红肿，若有糜烂也是表浅的并不严重。皮肤上水痘破溃后形成广泛性剥脱性皮炎。

4. 红斑型天疱疮　该型口腔黏膜损害极少见，主要累及皮肤，损害特点是红斑基础上的鳞屑并结痂。

（四）诊断

1. 临床损害特征　口腔黏膜长期表现为起疱、上皮剥脱或不能愈合的表浅糜烂，可见疱破坏后的残壁。早期单独发生在口内的糜烂性损害常难以诊断，临床上仅见红色创面或糜烂面，若能用探针沿疱壁无阻力地伸入到上皮内，尼氏征阳性，或揭皮试验阳性有助于诊断，但需注意的是不要轻易或大范围地采用揭皮试验，以免增加患者的痛苦。尼氏征阳性多出现在病程活动期，若为阴性也不能完全排除天疱疮的诊断。

2. 细胞学检查　即检查有无天疱疮细胞或棘层松解变性的棘细胞。

3. 活体组织检查　在切取完整的病损处，可见上皮内疱形成。取活检时手术刀应锋锐，以避免在切取组织时上皮与其下方组织分离，如上皮及其下方组织不连接，诊断较困难。

4. 免疫学检查　经典的方法是免疫荧光法直接法，直接法可显示棘细胞层间的抗细胞粘接物质的抗体。

（五）鉴别诊断

1. 多形性红斑　是一种急性炎症性疾病，起病急，水泡为上皮下疱，口内黏膜呈大小不等的红斑、糜烂，其上覆以灰黄色假膜，但在糜烂面的边缘，用探针不能伸入表皮下方，尼氏征阴性，皮肤表现为靶形红斑。而天疱疮则是在貌似正常的皮肤上起疱。

2. 瘢痕性类天疱疮（见本章本节类天疱疮的表13—4）。

3. 剥脱性龈炎　表现为牙龈缘及附着龈呈弥散性红斑，亮红色，上皮易剥脱，严重者全口牙龈疼痛，伴有脱皮，表面覆盖坏死的假膜，易出血。

（六）治疗

1. 局部用药　其原则是治疗和预防糜烂面的继发感染，包括细菌和真菌感染可选用抗菌含漱液和3%碳酸氢钠含漱。

2. 全身治疗

（1）糖皮质激素治疗：糖皮质激素为治疗该病的首选药物，根据用药的过程，可动态地分为起始、控制、减量、维持四个阶段。在起始及控制阶段强调"量大、从速"；在减量与控制阶段则侧重"渐进、忌躁"。泼尼松的起始量国外学者建议为120～180mg/d；而国内学者推荐为60～100mg/d或1～2mg/(kg·d)，具体用量可视病情而调整，但切忌由低量再递加。起始量用至无新的损害出现1～2周，即病情控制后可递减，每次递减5mg或减原量的10%较为稳妥，1～2周减一次，至泼尼松剂量低于30mg/d后减量更应慎重，减量时间也可适当延长，直到每日5～15mg为维持量。长期大剂量应用糖皮质激素，要注意各种不良反应，常见不良反应有消化性溃疡、糖尿病、骨质疏松、低钾血症,各种感染和中枢神经系统的毒性等,应注意观察并做相关实验室检查,并适时加以辅助治疗。

对于病情较轻者,糖皮质激素的用量相对减少。

对于严重天疱疮患者,可以选用冲击疗法,以加快显效时间,降低副作用。为降低副作用,利于垂体和肾上腺皮质功能的恢复,还可选用间歇给药法。即大剂量给糖皮质激素至病情稳定(约需 10 周),逐渐减量至泼尼松 30mg/d,采用隔日给药或给 3d 药,休息 4d 的方法。

使用免疫抑制剂(硫唑嘌呤、甲氨蝶呤等)和糖皮质激素联合治疗,疗效较好且有助于减量。

(2)免疫抑制剂:环磷酰胺、硫唑嘌呤或甲氨蝶呤和泼尼松等肾上腺糖皮质激素联合治疗,以达到减少后者的用量和帮助减量,从而降低副作用目的。

(3)抗生素:长期应用糖皮质激素时应注意加用抗生素以防止继发感染,在糖皮质激素与抗生素合用时应注意防止真菌感染。

(4)中医中药:中医辨证施治对治疗天疱疮有一定疗效,尤其对减少糖皮质激素的副作用有益。

3.支持疗法 大疱和大面积的糜烂可使血清蛋白及其他营养物质大量丢失,故应给予高蛋白、高维生素饮食。进食困难者可由静脉补充,全身衰竭者需少量多次输血。要有充足的睡眠和愉快的精神情绪,预防上呼吸道感染和继发感染。

二、类天疱疮

类天疱疮是一类临床以黏膜皮肤的厚壁张力性大疱为特征的疾病。根据临床特征,与口腔黏膜表现相关的有瘢痕性类天疱疮和大疱性类天疱疮两种类型,前者多见。

瘢痕性类天疱疮(cicatrical pemphigoid)又称良性黏膜类天痕疮(benign mucous membrane pemphigoid),是类天疱疮中较常见的一型。以水泡为主要表现,好发于口腔、结合膜等体窍黏膜,故称黏膜类天疱疮。该病病程缓慢,平均 3～5 年,有的可迁延一生,预后较好。但严重的眼部损害可影响视力,甚至造成失明。

该病女性是男性的 2 倍,中年或中年以上较多见,死亡者少见。

(一)病因

一般认为是属自身免疫性疾病,用免疫荧光直接法检查患者的组织,20%～40% 可见抗基底膜区抗体。

(二)病理

上皮完整,上皮与结缔组织之间有水泡或裂隙,故为上皮下疱,无棘层松解。免疫荧光直接法检查,可见基底膜区有一连续的细长的荧光带。

(三)临床表现

1.口腔 损害可发生在口腔任何部位,但牙龈最多见,其次为硬腭和颊部。牙龈是最早出现体征的部位,最典型的表现是剥脱性龈炎。损害的早期在龈缘及近附着龈有弥散性红斑,其上常见有直径为 2～6mm 的疱,疱液清亮或为血疱,疱膜较厚,破后可见白色或灰白色疱膜,膜去除后为一光滑的红色溃疡面,尼氏征阴性,虽疱膜较厚但在口腔环境中仍然容易破裂,故水泡不常见到。

若损害发生在腭垂、软腭、扁桃体、舌腭弓和咽腭弓等处,常出现咽喉疼痛、吞咽困难。愈合后出现瘢痕,容易与邻近组织粘连,以致畸形,瘢痕粘连发生在口角区则可致张口受限或小口畸形,瘢痕性类天疱疮因而得名。

2.眼 50%～85%的瘢痕性类天疱疮患者出现眼部损害,单纯性的眼部损害被称为眼天疱疮(occular pemphigus)。眼部早期损害呈持续性的单纯性结合膜炎,以后可有小水泡出现,但少见。局部有痒感、剧痛,反复发作后睑、球结膜间有少许纤维附着,往往相互粘连,此称睑-球粘连,以致睑内翻、倒睫及角膜受损,角膜瘢痕可使视力丧失。

3.皮肤损害 此病常累及面部皮肤及头皮,胸、腹、腋下及四肢屈侧皮损亦可发生。皮肤出现红斑或在正常皮肤上出现张力性水泡,泡壁厚,不易破,尼氏征阴性。若泡破溃可形成溃疡、结痂。

4.其他黏膜 如咽、气管、尿道、阴部和肛门等处偶有受累。

(四)诊断

多窍性黏膜损害,口腔多见,临床检查出现牙龈呈剥脱状或红斑时应考虑是否发生本病,尼氏征阴性,常出现瘢痕粘连,尤其是睑-球粘连均有助于诊断。常规组织病理学检查,表现为上皮下疱,无棘层松解。

直接免疫荧光检查在新鲜的黏膜标本上,基底膜区显示有免疫球蛋白的结合,呈均匀的连续细带,主要是 IgG 及 C_3,偶有 IgA、IgM。

(五)鉴别诊断

1.寻常型天疱疮(表13-4)。

2.大疱性类天疱疮(表13-4)。

表13-4 良性黏膜类天疱疮与寻常型天疱疮的鉴别要点

鉴别要点	瘢痕性类天疱疮	大疱性类天疱疮	寻常型天疱疮
患病年龄	60～70岁(老年人多见)	老年人多见	40～70岁(青壮年、中年人多见)
性别	女性多	女性多	无明显倾向或女性较多
鉴别要点	瘢痕性类天疱疮	大疱性类天疱疮	寻常型天疱疮
患病部位	皮肤少见,多见于眼、鼻、咽、外生殖器等处,口腔内多为剥脱性龈炎	皮肤损害多见于易受摩擦的部位,口腔黏膜少见	皮损可见于皮肤的任何部位,但先躯干后四肢;口腔黏膜任何部位均可累及
皮肤损害	外观正常或红斑皮肤上发生的张力性大疱,尼氏征阴性	外观正常或红斑皮肤上发生的张力性大疱,尼氏征阴性	正常皮肤上发生的松弛性大疱,壁薄,尼氏征阳性
组织病理	无棘层松解,上皮下疱形成	无棘层松解,上皮下疱形成	棘层松解及上皮内疱
免疫病理	DIF30%可见 IgG 和 C_3 沿基底细胞膜带呈线状沉积,IIF 有抗基底膜带抗体,滴度低	DIF 可见 IgG 和 C_3 沿基底层膜呈线状沉积;HF 约有80%查见抗基底膜带的抗体	DIF 抗棘细胞间黏合物质抗体(IgG)在上皮细胞间沉积,IIF 血清中可查见抗棘细胞层抗体
病程预后	慢性迁延,缓解不明显,眼部形成瘢痕,可致失明	良好,可复发	经足够疗程的有效治疗可能痊愈,否则可能致死

3.多形渗出性红斑 该病为急性炎症性病损,有时也可起疱,疱破后糜烂,且以唇部表现最突出。皮肤多表现为虹膜状红斑,多见于四肢。

4.糜烂型扁平苔藓 该病可表现为牙龈的剥脱性损害,颜色鲜红,触之出血,其邻近区域或口腔其他部位可见白色条纹,组织病理显示基底细胞液化变性和固有层淋巴细胞浸润带;而类天疱疮在牙龈处虽有剥脱性损害,但口腔黏膜无白色细长条纹,且皮肤往往有水泡,组织病理和免疫病理检查有助于鉴别诊断。

（六）治疗

1. 局部用药　该病宜局部用药，以糖皮质激素制剂的溶液滴眼以防止纤维性粘连。口腔因剧痛而妨碍进食时，应用止痛、消炎为主的含漱剂。

也可在病变区进行糖皮质激素注射，一般每周 1 次为宜，因为该病迁延，若反复、长期注射，易引起组织萎缩。

2. 全身用药　病情严重者，考虑全身用糖皮质激素，但效果常不明显。有报道，用红霉素可以作为辅助的药物。此外，氨苯砜与磺胺吡啶合用、四环素与烟酰胺合用治疗该病也有成功的报道。

（古丽妮萨·艾散）

第六节　口腔黏膜斑纹类疾病

斑纹类疾病是指在口腔黏膜上以斑片、斑块、白色斑纹和条纹等损害为主的一类疾病。这类疾病有白色角化病、白斑、扁平苔藓、盘状红斑狼疮、红斑和口腔黏膜纤维变性等。本节仅叙述前四种疾病。

一、口腔扁平苔藓

口腔扁平苔藓（oral liche planus，OLP）是一种常见于口腔黏膜的、原因不明的、非感染性的慢性炎性疾病。患病率为 $0.1\%\sim4\%$，男女都可发病，女性多于男性，好发年龄为中年人，但从十几岁儿童到 80 岁老人都可发病。口腔扁平苔藓在祖国医学中病名有"口蕈"、"口破"、"紫癜风"等。病损可同时或分别发生在皮肤和黏膜，两者的临床表现不同，但病理表现非常相似。因口腔扁平苔藓长期糜烂病损有恶变现象，恶变率为 $0.4\%\sim2.0\%$，WHO 将其列入癌前状态的范畴。

（一）病因

OLP 的病因和发病机制目前尚不明确，临床和基础研究结果显示，可能与下列因素有关。

1. 免疫因素　OLP 固有层内有大量淋巴细胞呈密集带状浸润，浸润的淋巴细胞以 T 淋巴细胞为主，表明该病是一种以 T 淋巴细胞介导的炎症疾病，故该病呈慢性病程，用肾上腺糖皮质激素和氯喹治疗有一定疗效。

2. 精神因素　OLP 患者中，许多有精神创伤史或情绪不稳定，易生气、多焦虑；治疗时采取一定的精神治疗措施，可收到较好效果。因此，心理因素在疾病的发生、发展中的作用越来越受到重视。

3. 内分泌因素　流行病调查发现，中年女性 OLP 发病率较高。一些女性 LOP 患者在妊娠期间病情缓解，哺乳期过后月经恢复时，病损复发。

4. 遗传因素　曾有人报道该病有家族发病倾向，研究证实，该病患者体细胞的染色体脆性较高，如染色体畸变率和姊妹染色单体交换率较高。表明口腔扁平苔藓具有遗传易感性。

5. 其他因素　某些感染因素，如真菌感染、幽门螺杆菌（HP）感染，微循环因素等对该病的反复迁延均有一定作用。有学者报道，糖尿病、肝炎、高血压、消化功能紊乱与 OLP 发病有关。

（二）病理

OLP的典型病理表现为上皮过度不全角化、基底层液化变性以及固有层有密集的淋巴细胞呈带状浸润。

（三）临床表现

1.口腔黏膜病损　OLP可发生在口腔黏膜任何部位，以颊部最多见，其次为舌、龈、唇、腭、口底等处，大多左右或上下对称。

病损表现为小丘疹连成的线状白色或灰白色条纹（或花纹），类似皮肤损害的威肯姆线（Wickham straie）。白色花纹呈网状、树枝状、环状或半环状，黏膜可发生红斑、充血、糜烂、溃疡、萎缩和水泡等。临床表现虽多种多样，但仍以白色条纹为本病临床上最主要的表现。OLP病损在口腔黏膜消退后，黏膜上可留有色素沉着。

患者自觉黏膜粗糙、木涩感、烧灼感、口干、偶有虫爬痒感。黏膜充血糜烂时，遇辛辣、热、酸、咸味刺激时，局部敏感灼痛。病情反复波动，可同时出现多样病损，并可相互重叠和相互转变。

（1）根据病损基部黏膜状况分型

1）糜烂型：除白色病损外，线纹间及病损周围黏膜发生充血、糜烂、溃疡。糜烂周围常有白色花纹或丘疹，疼痛明显。常发生于唇、颊、颊沟、磨牙后区、舌腹等部位。

2）非糜烂型：白色线纹间及病损周围黏膜正常，无充血、糜烂。多无症状，或偶有刺激痛。黏膜上白色、灰白色线状花纹组成网状、环状、斑块、水泡多种病损。

网状：灰白色花纹稍高隆起于黏膜表面，交织成网状，多见于双颊、前庭沟、咽旁等部位。

环状：灰白色微小丘疹组成细条纹，稍高隆起呈环状、半环形，可发生于唇红、双颊、舌缘、舌腹等部位。

斑块：斑块大小不一，形状不规则，多见于舌背，舌乳头萎缩微凹下，表面光滑，微显淡蓝色。其他部位的萎缩损害呈现红斑样损害，如发生在颊部、舌腹、硬腭处的损害，周围可见白色条纹或斑片。

水泡：上皮及下方的结缔组织分离，导致水泡形成。泡为透明或半透明状，周围有斑纹或丘疹，泡破溃后形成糜烂面。可发生在颊、唇、前庭沟及翼下颌韧带处。

（2）口腔黏膜不同部位OLP病损的表现特征

1）颊部：颊部病损以磨牙前庭沟为好发部位，其次为颊线区域，向后波及磨牙后垫翼下颌韧带，前方可延伸到口角处。多为树枝状、网状白色条纹并可有丘疹、红斑、糜烂等不同类型损害。

2）舌部：一般认为发生率仅次于颊部，多发生在舌前2/3区域，舌部常见斑片和萎缩损害。舌背部病损出现单个或多个为圆形或椭圆形灰白斑片损害，舌背丝状及菌状乳头萎缩，上皮变薄呈光滑红亮，易形成糜烂，糜烂愈合后，遗留一平滑而缺乏乳头的表面，易与白斑混淆。舌腹及颌舌沟处病损常为网状、线条状的斑纹，可同时有充血、糜烂。

3）唇部：下唇唇红多于上唇，病损多为网状或环状，白色条纹可延伸到口角，伴有秕糠状鳞屑，有时花纹模糊不清，用水涂擦后透明度增加，花纹较为清晰。唇红黏膜乳头层接近上皮表浅部分，基底层炎症水肿常发生水泡，导致糜烂、结痂。病损累及部分唇红或波及整个唇红黏膜，但通常不会超出唇红缘而涉及皮肤，该特征是与慢性盘状红斑狼疮的鉴别要点。

4）牙龈：附着龈充血，接近前庭沟处可见白色花纹，由于龈上皮萎缩，牙龈表面发生糜烂，呈剥脱性龈炎表现,四周细的白色花纹能与良性黏膜类天疱疮相区别。

5)腭部:较为少见,病损常由移行皱襞或缺牙区黏膜蔓延而来,中央萎缩发红似红斑损害,边缘色白稍显隆起。

2.皮肤病损及其他损害　微高出表面的扁平多角形丘疹,呈粟粒至绿豆大,边界清楚,多为紫红色,有的小丘疹可见到白色小斑点或浅的网状白色条纹,称为 Wickham 纹。可以石蜡油涂于丘疹表面,放大镜下观察更加清晰。以四肢较躯干多见,瘙痒见抓痕,指(趾)甲发生变形。

(四)诊断

中年女性患者多见,损害常为对称性;以白色条纹组成的各种形状损害为主,也可呈斑块、糜烂或水泡等;慢性病程,静止与发作交替进行,有减轻和加重的表现;有其特征的病理表现,活检可帮助诊断。

(五)鉴别诊断

1.盘状红斑狼疮　下唇唇红为口腔黏膜的多发部位,唇红与皮肤交界不清,损害的黏膜侧有栅栏状的细白条纹,呈放射排列;皮肤侧有墨浸状的黑色围线,面部呈蝶形红斑;病理检查对两者鉴别有帮助。

2.白斑　白斑与扁平苔藓是口腔黏膜常见的白色病变,舌背和颊咬合线的白斑与舌背和颊部的斑片状扁平苔藓难以鉴别。可根据白色斑块的易变性、柔软度、是否高出黏膜面,边界清楚与否加以鉴别。另外,病理检查对鉴别有重要意义。

3.口腔红斑病　口腔红斑病间杂型红斑有时与 OLP 很易混淆。表现为红白间杂,即在红斑的基础上有散在白色斑点,常需依靠组织病理检查确诊。镜下红斑上皮萎缩,角化层消失,棘细胞萎缩仅有 2~3 层,常有上皮异常增生或已是原位癌。对舌腹、舌缘、口底、口角区黏膜上的病损应提高警惕,注意鉴别。

4.黏膜天疱疮、类天疱疮、剥脱性龈炎　OLP 表现为糜烂、溃疡或疱时,缺少明显白色条纹,易与天疱疮、类天疱疮、剥脱性龈炎相混淆。

天疱疮:临床检查可见尼氏征阳性,镜下可见棘细胞松解,上皮内疱形成,脱落细胞检查可见天疱疮细胞。

类天疱疮:上皮完整,棘层无松解,上皮下疱形成。免疫荧光检查类天疱疮基底膜处可见均匀细线状翠绿色荧光带,有助于鉴别。

剥脱性龈炎:牙龈充血、水肿发亮,上皮剥脱形成糜烂出血,轻微触及有明显的疼痛等敏感症状,上皮下有散在炎细胞浸润,而非密集的带状。

(六)治疗

1.镇静治疗　应详细询问病史,了解身心健康状况,如心理有无压力和焦虑,精神状态,睡眠、月经状况,消化及大便等情况。根据情况可辅以镇静剂治疗,并进行适当的心理治疗和调节自主神经的治疗。

2.肾上腺糖皮质激素　以局部应用为安全且疗效好,可采用肾上腺糖皮质激素制成的软膏、凝胶和油膏,或药膜、含片、气雾剂等。也可选用 10~25mg 泼尼松龙、5~10mg 曲安西龙、曲安奈德等加入 2%普鲁卡因等量做病损区基底部注射,7~10d 一次。口服肾上腺糖皮质激素应慎重,对大面积严重的糜烂型扁平苔藓,可试用小剂量和短程方案,每日泼尼松 15~20mg,口服 1~2 周,并逐渐减量。

3.昆明山海棠和雷公藤 昆明山海棠副作用小,可长期服用,每次 0.5g,每日 3 次;雷公藤多苷片 0.5～1mg/(kg·d)。未生育的男性患者禁用。

4.氯喹 每次 125mg,每日 2 次,服 5d 停 2d(每周服药 5d),注意血象变化。还可选用左旋咪唑、转移因子、聚肌胞、多抗甲素等。

5.抗真菌治疗 3%$NaHCO_3$ 含漱应作为常规治疗,局部可选用制霉菌素药膜、糊剂或含片治疗。

6.中医中药治疗

(1)阴虚有热型:以养阴清热佐以祛风利湿治疗。

(2)脾虚夹湿型:以清热利湿佐以祛风解毒治疗。

(3)血瘀型:以理气活血祛瘀治疗。

二、口腔白色角化症

口腔白色角化症(leukokratosis)又称良性过角化病、前白斑等,为长期机械性或化学性刺激所造成的口腔黏膜局部白色角化斑块或斑片,属良性病损。

(一)病因

口腔内残根、残冠、不良修复体或吸烟等为常见的局部刺激因素。刺激因素去除后,病损在 1～2 周内变薄,最后逐渐消退。

(二)病理

上皮过度角化或部分不全角化,上皮层有轻度增厚,棘层增厚,或不增厚,上皮钉突伸长,固有层无炎细胞浸润或轻度炎细胞浸润,包括浆细胞、淋巴细胞。

(三)临床表现

白色角化病可发生在口内与刺激因素有关的任何部位,以颊、唇和腭部多见。为灰白色、浅白或乳白色的边界不清的斑块或斑片,不高出于或微高于黏膜表面,平滑、柔软而无自觉症状,表面光滑无结节,基底柔软白色角化病位于颊部损害,以颊线区域为中心前后分布的白色斑片;位于唇部损害,为位于吸烟者衔烟卷的位置,白色斑块似棉絮状;位于上腭部损害,因吸烟的关系常见灰白色或浅白色病损,其间见有腭腺开口面呈小红点状,稍凹陷,呈肚脐状,又称烟碱性白色角化病(leukokeratosis nicotina palati)或烟碱性口炎(nicotinic stomatitis);位于舌部损害,往往与牙源性刺激有关,与刺激因子契合。

(四)诊断

白色斑块或斑片与局部刺激因素有明显关系,去除刺激因素 2～4 周后,白色损害颜色变浅,范围明显缩小,甚至消失。

重度吸烟者腭部可出现广泛灰白色过角化损害,软硬腭交界处黏液腺丰富区呈肚脐状损害,硬腭前部病变均匀、弥散、边界不清晰。停止吸烟后,症状逐渐减轻或消失。

(五)鉴别诊断

1.白色水肿(leukoedema) 白色水肿多见于双颊黏膜咬合线附近,弥散性半透明灰白色或乳白色薄膜;检查时拉展口腔黏膜,白膜可暂时消除,可见牙痕;局部扪之柔软,无压痛;患者无自觉症状;组织病理检查,表层无角化,上皮细胞有显著细胞水肿,基底层无明显改变。

2.颊白线(linea alba buccalis) 是由于咀嚼时牙齿持续不断的刺激所引起的组织角化;位于双颊部与双侧后牙咬合线相对应的黏膜上;表现为连续的白色或灰白色线条,与牙列外形相吻合,呈水平状纵向延伸,明显高出黏膜面,光滑;在成年人中常见,患者无自觉症状;组织病理主要为上皮正角化。

3. 灼伤(burns) 由于具有腐蚀性药物不慎接触口腔黏膜,造成黏膜灼伤,腐蚀性药物常见如碘酚、硝酸银、三氧化二砷糊剂、根管塑化液等;病损上有灰白色假膜,去除假膜后,露出出血创面,而不是灰白色弥散性白色损害,边界清楚;组织病理为上皮层凝固坏死及表层剥脱,浅层血管充血。

(六)治疗

主要为去除刺激因素,角化严重者局部可用维 A 酸制剂涂擦。

三、口腔白斑病

口腔白斑病(oral leukoplakia,OLK)是发生在口腔黏膜上以白色为主的损害,不能擦去,也不能以临床和组织病理学的方法诊断为其他可定义的损害,属于癌前病变或潜在恶性疾病范畴,不包括吸烟、局部摩擦等局部因素去除后可以消退的单纯性过角化病。

临床上可将白斑分为以下几个阶段:发现白色的黏膜斑块,又不能诊断为其他疾病时,即可做临床印象诊断,此种临时性白斑的诊断可能包括前述白色角化病一部分病例;如果去除某些局部刺激因素,经 2~4 周的观察后,损害无改善,则可做临床观察诊断;结合切取组织病理检查未发现其他可定义病损,符合白斑病的损害特征,即可做切取组织病理学的诊断;外科切除所有临床可见的损害,并通过组织病理检查而做出的诊断。

(一)病因

OLK 的发病原因仍不十分清楚,目前大致分为两类,一类是与局部刺激因素有关系,另一类是无明显刺激因素,称为特发性。

1. 局部因素

(1)吸烟:吸烟既可引起白色角化病,又可引起白斑。戒烟 2~4 周有明显好转者则为前者;戒烟后仍无变化的则为后者。

(2)牙源性刺激:不良修复体、残根、残冠、磨损的尖锐边缘嵴等均可引起摩擦性白色角化病和白斑。如去除刺激因素愈合者则为前者;不能完全愈合者则为后者。

(3)白色念珠菌感染:白色念珠菌感染本身就可引起慢性增生型念珠菌病,这种口腔损害与白斑鉴别较困难,如经抗真菌治疗仍无好转,即为白斑。

(4)其他理化刺激,如咀嚼槟榔、酒、醋、辣、烫等也可能在白斑的形成中起到促进作用。

2. 全身因素 无明显局部刺激因素的白斑通常解释为"特发性",可能与全身因素有关。

(1)遗传因素:由于遗传物质上的某些缺陷,这类患者染色体脆性增高,对白斑有易感性。

(2)免疫因素:全身或局部免疫反应的缺陷,使其对异物的侵入或对突变细胞不能有效清除。如白斑上皮常发生抗原性和凝集素受体的改变,朗格汉斯细胞和浆细胞也有变化。

(3)局部的微循环障碍,直接影响局部组织的防御能力和修复能力。

(4)其他因素:如缺铁性贫血、某些微量元素的减少,如锶(Sr)、锰(Mn)和钙(Ca)、维生素B_{12}和叶酸缺乏、梅毒等均可作为全身因素考虑。

(二)病理

均质型白斑病主要表现为过度正角化和棘层增生,无上皮异常增生;非均质型白斑病可有上皮异常增生、原位癌或鳞状细胞癌等三种组织病理表现。

上皮异常增生表现在上皮组织分层不规则,排列紊乱,上皮钉突呈滴状或藕节状;核分裂象增加,核浆比率增加,核染色质增加,核浓染,核仁增大;基底细胞极向改变,基底层增生,出现多层基底细胞;细胞多形性、异形性,棘层内出现单个细胞或细胞团角化,细胞间黏合性丧失。

WHO建议在口腔白斑病的病理诊断报告中,必须注明是否伴有上皮异常增生,因此,建议病理学术语可采用两种方式描述,即符合口腔白斑病的临床诊断;伴有或不伴有轻、中、重度异常增生。

(三)临床表现

1.发病情况

(1)年龄和性别:白斑多在中年后发病,40岁以上为好发年龄,而且随年龄的增加而增加,本病多发于男性,男女之比约为2∶1。但近年女性有增高的趋势。

(2)发病部位:白斑病可发生于口腔黏膜的任何部位,其中以颊黏膜为最多,其次为唇部、腭部、牙龈及舌部等。

(3)症状:患者可无症状或自觉局部粗糙、木涩,较周围黏膜硬。伴有溃疡或癌变时,可出现刺激痛或自发痛。

2.临床分型　口腔白斑病分为均质型和非均质型两大类:均质型有斑块状、皱纹纸状两种表现;非均质型有颗粒状、疣状和溃疡状三种表现。

(1)斑块状:口腔黏膜上出现白色或灰白色均质型斑块,斑块表面可有皲裂,平或稍高出黏膜表面,边界清楚,触之柔软,无粗糙感或略粗糙,周围黏膜多正常。患者多无症状或有粗糙感。

(2)皱纹纸状:多见于口底和舌腹,损害有时可累及舌侧牙龈,其他部位较少发生。损害面积不等,表面高低起伏如白色皱纹纸,基底柔软;除粗糙不适感外,初起无明显自觉症状;女性多于男性。为了明确诊断,需进行活体组织检查,凡位于口底、舌腹、软腭、牙槽黏膜等区域的损害,常具有肉眼所见的皱纹纸状的"峰状突起",镜下所见亦同。

(3)颗粒状:亦称颗粒—结节状白斑,多见于颊部口角区黏膜,损害常如三角形,底边位于口角。损害的色泽为红白间杂,红色区域为萎缩性红斑,红斑表面"点缀"着结节样或颗粒状白色斑点,所以有不少同义名(结节颗粒状白斑、颗粒状红斑或非均质型红斑等)。除颊部口角区黏膜外,舌腹、舌侧缘也常发生,多位于后磨牙相对舌侧缘及腹部区域,常伴有糜烂或溃疡,故有时称之为溃疡型。本型白斑多数可查出白色念珠菌感染。

(4)疣状:多发生于牙槽嵴、口底、唇、腭等部位。损害呈灰白色,表面粗糙呈刺状或绒毛状突起,高低不平,明显高出黏膜表面,触诊微硬。除位于牙龈或上腭外,基底无明显硬节。增生型疣状白斑是疣状白斑的一个亚型,多发生于老年女性,呈多病灶,易复发,且持续进展,癌变风险高。

(5)溃疡状:在以上各型损害的基础上发生溃疡时,可称为"溃疡型",患者感觉疼痛。发生溃疡实质是白斑已有了进一步发展的标志。

(四)诊断

口腔白斑病的诊断需根据临床和病理表现做出综合性判断才能完成。根据临床表现和病因可初步诊断为暂时性白斑;去除局部刺激因素后观察2~4周,如明显好转,即可确定其他诊断,如无好转;经病理检查,不具有其他任何疾病的特征,即可确定最后诊断,即肯定性白斑的诊断;如病理有异常增生,即可下非均质型白斑的诊断,反之为均质型白斑。因此,病理检查在白斑的诊断中至关重要。

(五)鉴别诊断

1.白色角化症 由于长期受明显的机械或化学因素刺激而引起的白色角化斑块,除去上述刺激因素后病损逐渐变薄,最后完全消退,组织病理变化为上皮过度角化。

2.白色水肿 多见于前磨牙和磨牙的咬合线部位,表现为透明的灰白色光滑"面纱样"膜,可以部分刮去,但晚期则表面粗糙有皱纹,病理变化为上皮增厚,上皮细胞内水肿,胞核固缩或消失,出现空泡性变。

3.迷脂症(fordyce disease) 是皮脂腺异位,错生在唇颊黏膜上。患者常在青春期前后发现在唇部、颊部黏膜上有针头大小,孤立或聚集成簇的淡黄色或淡白色的斑点;触诊无明显高出,柔软性、弹性正常;有的舌舔有颗粒感,一般无自觉症状。

4.口腔扁平苔藓 斑片状扁平苔藓与白斑有时难以鉴别,特别是舌背和咬合线的白斑与斑片状扁平苔藓鉴别较困难,有时需要依据组织病理检查确诊。通常情况下扁平苔藓多部位发病,常对称、变化快、边界不清,常有充血、糜烂,伴有白色条纹(表13-5)。

表13-5 口腔白斑与口腔扁平苔藓鉴别表

项目	口腔白斑	口腔扁平苔藓
发病部位	多为单一部位	常呈对称性
病损颜色	白色或灰白色	珠光白色
病损形态	不规则斑块;边缘突起于黏膜表面	主要为斑纹;在舌背可呈圆形或椭圆形斑块,但其周围仍有白纹
病损质地	弹性降低、质地改变	质地无改变
皮肤损害	无	可伴有
病理特点	角化层较厚	角化层较薄
	粒层明显,棘层肥厚	棘层增生轻或萎缩
	基底细胞无液化变性	基底细胞液化变性
	基底膜清晰	基底膜界限模糊
	无上皮下疱	可见上皮下疱
	炎细胞散在于固有层和黏膜下层	炎细胞在固有层呈带状浸润
	常见上皮异常增生	偶见上皮异常增生

5.梅毒黏膜斑 Ⅱ期梅毒黏膜斑可与皮肤梅毒疹同时存在,初期为圆形或椭圆形红斑,随后表面糜烂,呈棉絮状乳白色,稍高出黏膜表面,中间凹陷,边缘稍隆起,表面软,下面较硬,假膜不易揭去。做血浆反应素环状快速试验(RPP)及梅毒螺旋体血凝素试验(TPHA)可确诊。

(六)癌变倾向问题

口腔白斑病属于癌前病变,据WHO发表的资料,口腔白斑病患者3%~5%发生癌变。病理检查有无异常增生及异常增生程度是目前预测白斑癌变风险的重要指标。下列情况需严密随访。

1.年龄 年龄60岁以上者。

2.性别 女性,特别是不吸烟的年轻女性。

3.吸烟 不吸烟患者。

4. 部位　白斑位于舌缘、舌腹、口底以及口角部位等危险区。

5. 类型　疣状、颗粒型、溃疡或糜烂型及伴有念珠菌感染、HPV 感染者。

6. 病理　具有上皮异常增生者，程度越重者越易恶变。

7. 时间　病程较长者。

8. 面积　白斑病损面积大于 200mm² 者。

（七）防治

目前尚无根治的方法，治疗原则是：卫生宣教、消除局部刺激因素、检测和预防癌变。

1. 卫生宣教　是口腔黏膜白斑早期预防的重点。开展流行病学调查，早期发现"白斑"患者，进行卫生宣传及必要的健康保健，包括去除刺激因素、检查免疫状况、进行治疗等。凡有癌变的倾向者，应定期复查。

2. 去除刺激因素　如戒烟、禁酒，少吃烫、辣食物；去除残根、残冠、不良修复体；避免不同金属修复体的电流刺激等。

3. 维生素 A 和维生素 A 酸（维甲酸）　防止上皮过角化，保持上皮组织的正常功能。可采用口服药物，如维生素 A 成人每日 3 万～5 万 U，分 2～3 次口服，症状改善后减量；也可用 0.1%～0.3%维 A 酸软膏局部涂擦，但充血、糜烂的病损不适宜；还可用 50%蜂胶玉米朊复合药膜或含维生素 A、维生素 E 口腔消斑膜局部敷贴。

4. 维生素 E　维生素 E 属于抗氧化剂，与维生素 A 有协同作用，还可延长维生素 A 在肝内的储存时间，可单用或配合维生素 A 酸类药物使用，每次 10～100mg，每日 3 次，口服，也可采用局部敷贴。

5. 严密观察　对有癌变倾向的病损类型、部位，应定期严密复查，建议每 3～6 个月复查一次。在治疗过程中如有增生、硬结、溃疡等改变时，应及时手术切除活检。

6. 手术治疗　对溃疡型、疣状、颗粒型白斑应尽量手术切除全部病变活检；对于重度异常增生的白斑应同原位癌的手术切除一样；也可采用微波治疗，但不宜冷冻治疗。

四、盘状红斑狼疮

红斑狼疮可分为系统性红斑狼疮（systemic lupus erythematosus，SLE）和盘状红斑狼疮（discoid lupus erythematosus，DLE），是一种慢性皮肤－黏膜结缔组织疾病。前者侵犯全身内脏多个系统以及皮肤、黏膜、关节、肌肉等，而后者的病损主要局限于皮肤、黏膜，口腔病损多属于盘状红斑狼疮。发病无种族差异，女性患者约为男性的 2 倍。

（一）病因

DLE 病因不明，多认为是一种自身免疫性疾病，可能与内分泌障碍、紫外线、感染、寒冷刺激、妊娠、精神紧张、药物（如肼苯达嗪）、遗传因素等有关。

（二）病理

黏膜上皮过度角化与不全角化，角化层可有剥脱，粒层明显。皮肤损害有时可见角质栓；棘层萎缩变薄，有时也可见上皮钉突增生、伸长；基底细胞层显著液化变性，上皮与固有层之间可形成裂隙和小水泡，基底膜不清晰；固有层毛细血管扩张，血管内可见玻璃样栓塞，血管周围有密集淋巴细胞及少量浆细胞浸润；结缔组织内胶原纤维玻璃样变、水肿、断裂；血管周围上皮与结缔组织交界处可见到纤维素样（类纤维蛋白）物质沉积，苏木素伊红染色标本上呈粉红色，过碘酸雪夫反应（PAS）为阳性，染成红色。

免疫荧光检查,在上皮基底膜区有一较宽而不连续、粗细不均匀的荧光带,主要为 IgG 及 IgM、C_3。荧光带呈颗粒状、块状,阳性率在 $60\%\sim73\%$ 或达 95%。

(三)临床表现

1.黏膜损害 病损特点为圆形或椭圆形红斑糜烂凹下似盘状,边缘稍隆起,周围有红晕,可见毛细血管扩张,红晕外围有呈放射状排列的细短白纹。

下唇唇红是 DLE 在口腔黏膜中的多发部位,初起为暗红色丘疹或斑块,逐渐融合成片状红斑,糜烂,中心凹下呈盘状,周围有红晕或可见毛细血管扩张,在糜烂周围靠口内黏膜侧有白色短的条纹,呈放射状排列。病变区可向唇红缘延伸损及皮肤,此时唇红与皮肤界限消失,病损区皮肤边缘有黑色素沉着,呈墨浸状。

由于唇红黏膜乳头层接近上皮表面,唇红糜烂时乳头层内血管丰富,故常易发生溢血而形成血痂;唇红病损经历长时间后,唇红及唇周皮肤可有色素沉着,亦可有脱色斑,状似"白癜风";唇红病损自觉症状少,有时有微痒、刺痛和烧灼感。

口腔黏膜损害还易累及颊黏膜,亦可发生在舌背、舌腹、舌缘、牙龈及软硬腭:病损常不对称,边界较清晰,较周围黏膜稍凹下,其典型病损四周有放射状细短白纹。另外,约5%的患者在阴道和肛周发生红斑性损害。

2.皮肤损害 好发头面部等暴露部位,典型病损常发生在双侧颧部、鼻背和鼻侧,呈蝶形分布,又称蝶形红斑。病损开始为皮疹,呈持久性圆形或不规则形的红色斑块,稍隆起,边界清楚;表面有毛细血管扩张和灰褐色黏着性鳞屑覆盖;用力剥下鳞屑覆盖后露出扩张的毛囊孔,而取下的鳞屑底面可见角质栓,状似"图钉"。除面部皮肤外,头皮、耳郭、颈部、四肢与躯干亦可累及,耳郭病损酷似冻疮,皮肤上一般无自觉症状,可伴瘙痒、刺痛、灼热等自觉症状。

3.全身症状 局部常无明显自觉症状,可伴有瘙痒、刺痛、灼热等,部分患者伴有全身症状,如不规则发热、关节酸痛或关节炎、淋巴结肿大、心脏病变、胃肠道症状、肾病变、肝大等。应进一步检查血常规、尿常规、红细胞沉降率、心电图、类风湿因子、抗核抗体、红斑狼疮细胞,以排除 SLE。

DLE 病损要注意观察,有恶变的病例报道。

(四)诊断

一般根据皮肤黏膜病损,结合实验室检查即可做出诊断。

唇红部糜烂面黏膜侧的放射状白纹,皮肤侧的黑色围线,以及唇红黏膜与皮肤交界模糊,损害向皮肤扩展,均有助于本病诊断,如面部出现蝶形红斑则可以诊断。

实验室检查表现为红细胞沉降率加快、γ 球蛋白增高、类风湿因子阳性、抗核抗体阳性,局部病损活体检查有重要价值。

(五)鉴别诊断

1.慢性唇炎 慢性唇炎特别是慢性糜烂型唇炎也好发于下唇,与唇红部位的盘状红斑狼疮容易混淆,唇炎无皮肤损害,不向皮肤扩展、无白色条纹。

2.扁平苔藓 皮肤扁平苔藓为扁平丘疹,呈淡紫色多角形,伴有瘙痒感。DLE 皮肤病损多在头面部、耳郭,颧面部为蝴蝶斑、中央凹下、鳞屑、毛囊孔扩张,有时鳞屑底面有角质栓。

口腔扁平苔藓在唇红部的损害不越过皮肤—黏膜交界,糜烂周围有白色条纹呈网状,而DLE 在唇红往往超过唇红缘,黏膜侧白色细密纹呈栅栏状,皮肤侧有黑色围线的损害。

3.良性淋巴组织增生性唇炎 为好发于下唇的以淡黄色痂皮覆盖的局限性损害,其典型症状为阵发性剧烈瘙痒。组织病理表现为黏膜固有层淋巴细胞浸润,并形成淋巴滤泡样结构。

4.多形性红斑　具体鉴别见表13-6。

表13-6　盘状红斑狼疮与多形性红斑的鉴别

项目	盘状红斑狼疮	多形性红斑
病因	不明确	不明确,可能是一种变态反应
年龄、性别	20~45岁,女性	青壮年,与性别无关
发病情况	发病缓慢,慢性病程	发病急骤,病程为2~6周
前驱症状	无	有,头痛、发热、倦怠等
光敏感	有	无
好发部位	口腔:下唇唇红	口腔:下唇唇红
	皮肤:颜面部,以两颊、颧部、鼻部等暴露部位为主,常呈蝶形,其次为头皮和耳郭	皮肤:颜面、头颈、手掌、足背及四肢伸侧面
口腔病损	桃红色盘状红斑,周围有白色放射状花纹,易糜烂	大面积糜烂,有灰色假膜无白色花纹,唇部大量血痂
皮肤损害	盘状红斑,附有鳞屑,可有角质栓,毛细血管扩张	虹膜状红斑或靶形红斑
组织病理	上皮萎缩为主	表(上)皮内或表(上)皮下疱
预后	一般良好,但有极少数可转成SLE	良好,但可复发,重症者可伴有多窍性损害
癌变情况	为癌前状态,极少数可癌变	无癌变

(六)防治

1.尽量避免与减少日光照射　户外工作时戴遮阳帽,避免寒冷刺激。

2.局部治疗

(1)下唇有血痂或脓痂时,首先用0.2%呋喃西林液湿敷,去痂皮后外用金霉素或四环素眼药膏。如单纯糜烂无明显感染时,可用局部麻醉药物与泼尼松龙或曲安奈德等液体混合,局部黏膜下注射,7~10d 1次。

(2)唇红或口腔黏膜内病损处可敷用含抗生素和泼尼松的各种药膜,如螺旋霉素药膜、利福平药膜、复方金霉素药膜、复方诺氟沙星药膜等。局部可涂用含地塞米松的溃疡膏。

3.全身治疗

(1)氯喹:每天0.25g,分2次服用。主要通过稳定溶酶体膜等起作用,而产生抗炎作用及减轻组织和细胞损伤,不是典型的免疫抑制剂。副作用为头昏、恶心、呕吐、视野缩小、耳鸣、白细胞减少,严重的毒性反应有心律失常、心脏骤停、心源性脑缺血综合征,若不及时抢救可导致死亡。孕妇禁用。

(2)雷公藤与昆明山海棠:雷公藤有很强的抗炎作用,抑制体液免疫,对细胞免疫有双向作用。毒副作用主要为胃肠道反应,血象中白细胞、血小板下降,心肌、肾、肝病变,男性失去生育能力,女性闭经、月经紊乱等。雷公藤多苷片0.5~1mg/(kg·d),2个月为一个疗程,可服用1~4个疗程。昆明山海棠2片/次,3次/d。

(3)肾上腺皮质激素:在服用氯喹、雷公藤效果不明显时,如无肾上腺糖皮质激素禁忌证条件下,可服用泼尼松5~10mg/d,合用氯喹0.25g/d。

(4)有时加用环磷酰胺片口服,每次50mg,每日2次。

(古丽妮萨·艾散)

第七节　唇舌疾病

一、慢性非特异性唇炎

慢性非特异性唇炎(chronic cheilitis)又称慢性唇炎,不能归入后述各种有特殊病理变化或病因的唇炎,病程迁延,反复发作。临床上表现为干裂、脱屑和轻度糜烂,包括干裂性唇炎、脱屑性唇炎、糜烂性唇炎和湿疹性唇炎。

(一)病因

原因不明,可能与温度、化学、机械性因素长期持续性刺激有关,如天气干燥、季节更替、不良舔唇、咬唇习惯、涂口红和口腔病灶等。

(二)病理

黏膜上皮角化不全,上皮层内细胞水肿,上皮下见慢性炎症反应。

(三)临床表现

1.慢性脱屑性唇炎　易发生在夏秋更替季节,青少年女性多见,常累及上下唇红部,以下唇为重,可波及整个唇部,邻近皮肤及颊黏膜常不累及。病变初期无明显不适;损害表面干燥、开裂,有黄白色或褐色脱屑;轻者有单层散在性脱屑,重者鳞屑重重叠叠、密集成片,可无痛撕剥脱后露出红而发亮的基底面,呈鲜红的"无皮"样组织;如继发感染,呈现轻度充血水肿,撕去痂皮,脱屑处有烧灼痛或刺激痛;病情反复,可持续数月或数年不愈合。

2.慢性糜烂性唇炎　损害范围较小,有些是因脱屑性唇炎未得到及时治疗,患者形成了舔唇、咬唇、撕痂习惯后而继发的,也有部分病例是疱疹或局部外伤而使患者形成了舔唇、咬唇习惯所致,还有少数患者到了冬天就发生唇部糜烂。以下唇多见,唇红部反复糜烂,渗出明显,结痂剥脱,周围无白色条纹。有炎性渗出物时可形成黄色薄痂,有出血时会出现血痂,如继发感染可形成脓痂。痂皮脱落可形成出血性创面,伴有灼热、疼痛或发胀、瘙痒。伴有颌下淋巴结肿大,常复发。

(四)诊断

根据病程反复,时轻时重,寒冷干燥季节好发,唇红反复干裂、脱屑、糜烂、渗出、结痂等临床特点,排除后述各种特异性唇炎后,一般可做出诊断。

(五)鉴别诊断

应与盘状红斑狼疮、扁平苔藓、多形渗出性红斑、良性淋巴组织增生性唇炎等鉴别。后三者除了易出现唇红部糜烂性损害外,同时能见到相应特征性口腔内及皮肤损害。

(六)治疗

1.避免一切外界刺激,纠正不良习惯,如舔唇、咬唇、撕痂等。

2.对于结痂较多和糜烂者,可用消毒抗炎液体或由清热解毒作用的中药药液的消毒纱布湿敷,每日1~2次,每次20min,湿敷后涂擦抗生素类软膏或皮质激素类软膏。

3.有时应用抗过敏类药物可取得一定疗效。

4.对于糜烂型的可每天给予10~15mg的泼尼松口服,1周左右减量,逐渐停药。

二、腺性唇炎

腺性唇炎(cheilitis glandularis)是以唇腺增生肥大、下唇肿胀或偶见上下唇同时肿胀为特征的唇炎,病损主要累及唇口缘及唇部内侧的小唾液腺,是唇炎中较少见的一种。

(一)病因

病因不明,可能与牙源性病灶、吸烟、化妆品、含漱品或情绪变化等有关。

(二)病理

单纯性腺性唇炎镜下见腺体明显增生,导管扩张,呈低度炎症性变化。化脓性腺性唇炎镜下可见非特异性炎症,有明显的局限性炎症细胞浸润,且有部分纤维化。

(三)临床表现

腺性唇炎多发于青春期之后,男性多于女性,一般分为单纯型、浅表化脓型、深部化脓型。

1.单纯型腺性唇炎 是一种以唾液腺增生和导管扩张为主的继发性低度炎症性疾病,患者自觉唇部发胀、肥厚而外翻,触之有很多较硬的颗粒状小结节,为肿大的唇腺。翻开口唇,可见唇红部到黏膜侧有针头大深红色颗粒状突起,挤压时可溢出透明黏液,呈露水珠状。重症者整个下唇肿胀,而形成巨唇。

2.浅表化脓型腺性唇炎 由单纯性腺性唇炎合并葡萄球菌感染所致。唇部有浅表溃疡、结痂,痂皮下集聚脓性分泌物,去痂后露出红色潮湿基底部,疼痛明显,在挤压时,都有脓性渗出物。在慢性缓解期,唇黏膜失去正常红润,呈白斑样变化。

3.深部化脓型腺性唇炎 由单纯型或浅表化脓型反复脓肿引起深部感染所致。深部黏液腺化脓并发生瘘管,长期不愈可发生癌变唇部出现糜烂、结痂、瘢痕形成,呈慢性病程,此起彼伏,唇部逐渐弥漫性肥厚增大,成为巨唇。

(四)诊断与鉴别诊断

该病诊断较容易,患者出现唇肿大(以下唇多见),病损累及多个小腺体,唇部黏膜可见针头大紫红色中央凹陷的导管开口,扪压下唇可见一颗颗的露珠状或脓性分泌物,扪及粟粒样结节等表现可诊断为单纯型腺性唇炎。浅表化脓型还可见表浅溃疡及痂皮;深部化脓型可见到唇部肥厚增大及深部脓肿、瘘管及瘢痕。必要时可做病理检查,以明确是否癌变。

本病应与肉芽肿性唇炎鉴别,后者发病多位于上唇,常自唇的一侧发病后向另一侧进展,形成巨唇,且不易消退,唇明显肿大外翻,表面有纵横沟裂,呈瓦楞状,扪压无黏液流出。

(五)治疗

去除局部刺激因素,如洁牙、治疗患牙等;局部注射肾上腺糖皮质激素混悬液;放射治疗,如用放射性核素[32]磷贴敷;对化脓性损害可以给予大量的抗生素治疗,如青霉素类、先锋霉素类等,同时口服激素。对唇肿明显外翻,疑有癌变者,尽早行活检以明确诊断。

三、肉芽肿性唇炎

肉芽肿性唇炎(granulomatosa cheilitis)以唇肥厚肿胀为其主要特点。上、下唇可同时患病,以上唇多见。

(一)病因

病因不明,可能与牙源性病灶、变态反应等有关。

(二)病理

上皮层变薄,表面有不全角化;固有层为非特异性炎症;黏膜下层可见肉芽肿形成,也可见有上皮样细胞和多核巨细胞。此外可见淋巴细胞、组织细胞和浆细胞。

(三)临床表现

该病多见于青壮年,男女均可发病。起病急,进程缓慢、持久、反复、呈进行性发展。主要表现为上、下唇肿胀,以上唇多见;唇部肿胀发展较快,自一侧口角至另一侧口角呈弥散肿胀;早期的肉芽肿性唇炎呈淡红色,唇黏膜色泽正常;复发后转为暗红色;局部肥厚结实而有弹性,状似"褥垫",压诊时无疼痛,亦无水肿性凹陷;厚胀感为主要自觉症状,无痛,无瘙痒;肿胀可完全消退,但不久复发;多次复发后便不能恢复正常,终至发展为不同程度的巨唇,唇肿可至正常的2~3倍,唇红常伴有纵形沟裂2~6条,左右对称呈瓦楞状,且在较深的沟裂中可见渗出液并形成薄痂。

该病可累及唇部以外的部位,如颊、龈、鼻、颌、眶周等,称为局限性口面部肉芽肿病。

对于肉芽肿性唇炎的病例,应同时观察舌有无沟裂,面神经有无瘫痪,如三者均有,称为梅-罗(Melkerson-Rosenthal)综合征;若有其中两个症状者称梅-罗综合征不全型。

(四)诊断

依据该病所表现上唇多见,唇肿胀为渐进性的,时而缓解时而加重,扪诊有褥垫感,反复发作或肿胀病损不能恢复等典型症状,一般可做出诊断,但确诊需依据组织病理学检查。

(五)鉴别诊断

该病应与血管神经性水肿相鉴别,后者是一种急性、暂时性、局限性无痛的皮下或黏膜下水肿,也是一种特殊类型的荨麻疹,好发于唇部,起病急骤,但容易消散而痊愈。唇部肿胀,无指压性凹陷,呈淡红色、无压痛。亦可累及胃肠道及咽喉部黏膜。

(六)治疗

主要采用病变部位皮质类激素局部封闭,加上抗炎抗过敏等全身处理。肿胀明显者,必要时采用手术治疗,以恢复唇外形。

1.皮质激素治疗　口服皮质激素如泼尼松,可有较好的疗效,局部注射泼尼松龙混悬液或醋酸氢化可的松,效果明显,但停药后常复发。建议局部封闭取得疗效后,继续口服泼尼松10mg 15d左右,巩固疗效后逐渐减量。

2.放射治疗　可以控制反复发作,但恢复正常较困难。

3.手术切除　经治疗病情稳定后,可以手术切除,使唇部尽可能恢复正常形态。

四、良性淋巴组织增生性唇炎

良性淋巴组织增生性唇炎(cheilitis of benign lymphoplasis)又称为淋巴滤泡性唇炎,是多见于下唇的良性黏膜淋巴组织增生病。以淡黄色痂皮覆盖的局限性损害伴有阵发性剧烈瘙痒为特征。

(一)病因

发病原因不明,可能与胚胎发育过程中残留的原始淋巴组织在光辐射下增生有关。

(二)病理

部分上皮变薄,其表面有不全角化。在结缔组织中可见淋巴滤泡样结构,滤泡中央为网织细胞和组织细胞,周围有密集的淋巴细胞。

（三）临床表现

本病多见于青壮年女性，可发生在唇、颊及腭部黏膜，多见于下唇唇红部，尤以下唇正中部位为好发区。其表现与慢性非特异性唇炎的糜烂型相似：反复发作，唇部红肿、脱屑和糜烂，周围无明显炎症反应，基底柔软。最突出的症状是剧烈瘙痒，有时达到难以忍受的程度，迫使患者用力揉搓、咬唇，痂皮破裂，流出淡黄色液体后 2～3min，瘙痒才能暂时缓解。如此反复，每天发作 1～2 次，发作时间比较固定。损害长期反复发作后，造成下唇唇红部组织增生。

（四）诊断

根据损害局限、反复发作、剧烈瘙痒、淡黄色黏液等临床表现和活体组织检查，一般可以确诊。

（五）鉴别诊断

1.慢性糜烂性唇炎　糜烂表浅，微痒或无瘙痒。

2.唇部糜烂型扁平苔藓　周围非糜烂区有白色网纹，无瘙痒症状。

3.盘状红斑狼疮　糜烂的黏膜侧有栅栏状白色细纹，皮肤侧有黑色围线。

（六）治疗

避免日光曝晒；湿敷、局部涂布抗炎抗渗出软膏；局部用肾上腺糖皮质激素封闭等。有报道微波治疗可取得一定疗效。

五、光化性唇炎

光化性唇炎（actinic cheilitis）是由于反复持久的日光曝晒引起唇部糜烂、结痂等损害，故称为光化性唇炎。分为急性和慢性两种：急性光化性唇炎以水肿、水泡、糜烂、结痂和剧烈瘙痒为主要临床特征；慢性光化性唇炎以黏膜增厚、干燥、秕糠样白色鳞屑为主要临床特征。

（一）病因

该病为日光中紫外线过敏所致。症状轻重与个体对光线的敏感程度以及日光光线强弱、照射时间长短、光照范围大小有关。正常人体经日晒后产生黑色素沉积反应，出现皮肤变黑，可自行消退。而日光敏感者，在超过一定剂量的日光照射后，除黑色素生成外，还会发生细胞内和细胞外水肿、结缔组织纤维变性、细胞增生活跃等变化，引发该病。光敏感的发生，可能有如下因素：①摄入含卟啉多的蔬菜（菠菜、油菜等），以及药物如磺胺、氯丙嗪、异烟肼等，中药有当归、补骨脂等可使卟啉代谢紊乱，经日光曝晒后，对光敏感而诱发损害。②对光敏感也可能与肝病有关，肝病引起卟啉代谢障碍，而卟啉对紫外线具高度敏感性。

（二）病理

急性者表现为细胞内与细胞间水肿和水泡形成。慢性损害可见角化不全，棘层肥厚，萎缩少见，基底细胞空泡变性。突出的表现是结缔组织纤维嗜碱性变，地衣红染色呈弹力纤维状结构，称日光变性。少数慢性光化性唇炎标本可出现上皮异常增生的癌前病变构象。

（三）临床表现

发病有明显季节性，常春末起病，夏季加重，秋季减轻或消退。多见于海员、农民、电焊工人及长期户外工作者，50 岁以上男性多发。

1.急性光化性唇炎（acute actinic cheilitis）　起病急，在强烈的长时间照射后，唇部发生急性炎症；以下唇为主，也波及上唇；损害为深红斑、肿胀、小水泡、糜烂或脓血痂皮；自觉症状为灼痛和疼痛。一般全身症状较轻,2～4周内可能自愈,也可转成亚急性或慢性。

2.慢性光化性唇炎(chronic actinic cheilitis) 又称脱屑性唇炎。本病起病慢,以下唇多见,隐匿发病或由急性演变而来。早期表现为广泛唇红黏膜增厚与口周皮肤脱色,唇红区不断发生黄白色秕糠状鳞屑或脱屑,厚薄不等,鳞屑潮湿油腻,撕去鳞屑基底潮红,不出血,鳞屑脱落后又生新屑,病程迁延可致唇部组织失去弹性,形成皱褶和皲裂。长期不愈者,唇红黏膜增厚,角化过度,发展成浸润性乳白斑片,最终发展成疣状结节,易演变成鳞癌。患者常因干燥不适用舌舔唇引起口周1～2cm宽的口周带状皮炎。

(四)诊断

急性型有日光曝晒史,唇部肿胀、水泡、糜烂、脓血、痂皮等,下唇损害较重。慢性型主要为此起彼伏的秕糠状、潮湿性油腻性鳞屑,有反复日光照射史。组织学检查可以确诊病变的程度。

(五)鉴别诊断

1.单纯疱疹 急性光化性唇炎应与唇部单纯疱疹相鉴别,尤其是已糜烂结痂就诊者,更易混淆。前者有光照史,后者常有病毒感染史,水泡成簇,易破,有自愈倾向。

2.慢性脱屑唇炎 慢性型应与慢性脱屑唇炎鉴别,后者主要为痂皮,白色而菲薄,强行撕去痂皮可出血,有灼痛或刺激痛。

(六)治疗及预防

该病有发生癌变的可能,因此应尽早诊断和治疗。一旦诊断明确,应立即减少紫外线照射,停用可疑药物及食物。

唇部涂擦防光剂,如5%奎宁霜;用1:1000依沙吖啶湿敷,去除较厚的鳞屑;可外涂蜂蜜、甘油、凡士林、皮质激素软膏等。

对日光敏感性较强者,要避免日光直接照射,外出时应以伞或草帽等遮蔽强烈光线。

内服药可选用氯化喹啉,可吸收280～350nm的紫外线,且能稳定溶酶体膜,还能与体内的卟啉结合而使其迅速排出体外。

六、口角炎

口角炎(angular cheilitis)是发生于两侧上下唇联合处口角区的炎症总称,以皲裂、口角糜烂和结痂为主要症状,故又称口角糜烂、口角唇炎。根据发病原因可分为感染性口角炎、创伤性口角炎、接触性口角炎和营养不良性口角炎。

(一)感染性口角炎

1.病因 由病毒、真菌、细菌等病原微生物引起下列情况容易引起:如老年无牙,因颌间距离过短而造成口角区皱褶加深的情况下,唾液集中并浸渍口角,为内色念珠菌等感染提供了有利条件;长期慢性病,或放射治疗、化学治疗后体质虚弱患者,其口角区易感染念珠菌;疱疹病毒感染者引起口角区的疱疹伴发口角炎;其他如梅毒感染、艾滋病等性病也可有口角炎表现等。

2.临床表现 临床上感染性口角炎可以单侧发病,也可双侧同时发病。疱疹性口角炎有急性发病特征,如红肿、疼痛、起疱、疱破后出现糜烂,不久合并继发感染,出现较厚的橘黄色痂皮,有自限性,1～2周自愈,而真菌性口角炎常呈慢性发病,局部皮肤黏膜稍增厚,呈湿白色,伴细小横纹或放射状裂纹,疼痛不明显。

3.诊断　根据口角区炎症的临床表现和细菌培养、念珠菌直接镜检等微生物学检查结果可以明确诊断。真菌性口角炎常同时发生真菌性唇炎。

4.治疗　治疗可按照病因不同给予不同治疗，疱疹性口角炎必须行抗病毒治疗，真菌性口角炎行抗真菌治疗。具体用药可参照单纯疱疹和念珠菌口炎的治疗。

(二)创伤性口角炎

1.病因　由口角区医源性创伤、物理刺激或不良习惯引起。

2.临床表现　创伤性口角炎临床不多见，常为单侧口角区损害，为长短不一的新鲜创口，裂口常有渗血、血痂。陈旧创口则有痂皮、水肿、糜烂。

3.诊断　可依据明确的外伤史或不规范的口腔治疗经历，且发病突然、常单侧发生等确诊。

4.治疗　以局部处理为主。可用复方硼酸液、过氧化氢溶液、生理盐水、依沙吖啶溶液、氯己定液等局部冲洗或湿敷，局部涂聚维酮碘必要时清创缝合。

(三)接触性口角炎

1.病因　患者常为过敏体质，一旦接触变应原或毒性物质即可发生，故又称变应性或毒物性口角炎。

2.临床表现　接触变应原或毒物后迅速发作。口角区局部充血、水肿、糜烂、皲裂、渗出液明显增多、剧烈疼痛。常伴有唇红部水肿、糜烂、皲裂或口腔黏膜广泛性糜烂等其他过敏反应症状。

3.诊断　有明确的过敏史，本次有可疑物品接触或服用食物药物可以做出诊断。

4.治疗　首要去除过敏原，停止服用可疑药物及食物，其次应合理使用抗过敏药物。

(四)营养不良性口角炎

1.病因　由营养不良或B族维生素缺乏引起，或由糖尿病、贫血、免疫功能异常等全身因素引起。尤其是维生素B_2(核黄素)缺乏，可造成体内生物氧化过程不正常或脂肪、蛋白代谢障碍，短期缺乏可引起口角炎、口腔溃疡。长期缺乏，有可能发生以口角炎、眼部球结膜炎、阴囊对称性红斑为特征的综合征。

2.临床表现　可单侧或双侧同时发病表现为上下唇联合处水平状浅表皲裂，由黏膜连至皮肤，裂口大小、深浅、长短不等，多数为单条，亦可有两条或两条以上。皲裂区可有渗出液和渗血，结有黄色痂皮或血痂。口角区皮肤因沿口角溢出和唾液浸渍而发白，有时伴糜烂。无继发感染时疼痛不明显，但张口稍大时皲裂处受到牵拉扩张而疼痛加重。维生素B缺乏引起的口角炎尚可伴发唇炎和内外眦、鼻翼、鼻唇沟等处的脂溢性皮炎等。

3.诊断　根据口角区非特异性炎症的临床表现，结合其他症状，如舌部、唇部损害和全身症状可以做出诊断，但确诊需要进行维生素水平的实验室检查。

4.治疗　补充维生素B族、维生素B_2和叶酸等。

七、地图舌

地图舌(geographic glossitis)又称地图样舌，是一种浅表性非感染性的舌炎。病损形态也不规则，形似地图，故而得名。病损部位迁移不定，常昼夜改变形态和位置，故又称游走性舌炎(migratory glossitis)。

（一）病因

病因尚不明确，可能与遗传、免疫、营养缺乏、肠寄生虫病、内分泌失调、乳牙萌出的局部刺激及精神因素有关，也可能是脓疱型银屑病、脂溢性皮炎、贫血等全身疾病的局部表现。

（二）临床表现

多见儿童，无自觉症状，偶有灼痛。病损多见舌背、舌尖、舌缘，有时伴有腭、颊黏膜及牙龈相似病损。其特征为舌背丝状乳头萎缩消失，形成不规则红色剥脱区，红斑区周边常有白或淡黄色弧形曲线，似地图标示的蜿蜒国界。持续一周或数周内消退，同时又有新病损出现。这种萎缩与修复同时发生，使病变位置与形态呈游走性。病损多在舌前 2/3 游走，一般不越过人字沟，可昼夜间发生明显的位置移动。一般无自觉症状，合并感染时出现烧灼样疼痛。地图舌有自限性，发作一段时间可有间歇缓解期。

（三）诊断

临床常依据病损特征进行诊断。

（四）治疗

该病预后良好，且无明显不适感，故一般无需治疗。也可用 2%～4% 碳酸氢钠溶液或 0.1% 氯己定溶液含漱，连用 1～2 周；服用复合维生素 B 或维生素 B_2、葡萄糖酸锌 1 个月。

八、沟纹舌

沟纹舌（fissured tongue）又称脑回舌或皱褶舌，表现为舌背出现纵横或不规则沟裂，其走向、深浅和长短因人而异，可随着年龄增长而加重。常与游走性舌炎并发。

（一）病因

病因未明，可能与先天性舌发育异常、遗传、环境、营养缺乏及系统性疾病有关。

（二）病理

光镜下可见沟纹底部上皮明显变薄，无角化层；丝状乳头变大，上皮钉突增长；上皮内形成微小脓肿；上皮下结缔组织增厚，大量淋巴细胞、浆细胞浸润。

（三）临床表现

沟纹舌多见于成人，无性别差异。临床表现为舌背出现不同形态的裂纹，其形态、排列、数目、长短和深浅不一，形状似脑回、叶脉或树枝，也可发生在舌侧缘。沟底黏膜连续完整，无渗血；丝状乳头缺如。舌的色泽、质地和活动正常，常无症状，合并感染可有刺激痛、灼痛。该病发展缓慢，随年龄增长加重。

（四）诊断

根据舌部的裂纹不难诊断。

（五）治疗

如无症状可不做治疗，嘱患者保持口腔清洁，用软毛刷清洁，含漱时需将舌背拱起，避免继发感染。如合并感染而出现刺激痛，可对症治疗，适当补充维生素。

九、舌乳头炎

舌乳头炎（lingual papillitis）包括丝状乳头炎、菌状乳头炎、轮廓乳头炎、叶状乳头炎四种。除丝状乳头炎以萎缩性损害为主外，其他乳头炎均以充血、红肿、疼痛为主。

（一）病因

全身因素多见，包括营养不良、贫血、血液性疾病、真菌感染、滥用抗生素、内分泌失调、维生素缺乏等。局部因素有牙尖过锐、牙结石、不良修复体、进食辛辣或过烫食物等创伤刺激及咽部感染（叶状乳头炎）。

（二）临床表现

1. 丝状乳头炎　主要表现为萎缩性舌炎，即丝状乳头变薄或脱落。

2. 菌状乳头炎　菌状乳头数目较少，色红，分布于舌前部和舌尖部，炎症时乳头肿胀、充血、灼热、疼痛不适感，肿胀的乳头突起明显。

3. 轮廓乳头炎　轮廓乳头位于舌后 1/3 处，一般为 7～9 个，呈"人"字形排列，其侧壁上皮内含味蕾。炎症时乳头肿大突起，轮廓清晰，发红，疼痛感不明显，少数患者有味觉迟钝，也有患者无意间发现而感到恐惧。

4. 叶状乳头炎　叶状乳头位于舌缘后部，靠近咽部，为 5～8 条上下并列的皱襞，富于淋巴样组织。炎症时乳头红肿，乳头间皱更显凹陷，患者常有明显的刺激痛或不适感，担心其会发展为肿瘤，是引起患者恐惧的主要原因。

（三）诊断

以丝状乳头炎萎缩为主时可诊断为萎缩性舌炎。其他各种舌炎均以其特殊位置和乳头红肿明确诊断，常可发现与其相对应的过锐牙尖、不良修复体等刺激因素存在。患者常有患癌症的疑虑，因而频频伸舌自检。

（四）鉴别诊断

叶状乳头炎、轮廓乳头炎应与肿瘤鉴别。后者有癌前病变或长期慢性不良刺激史，常伴发溃疡，触诊局部有浸润发硬，且经久不愈，病理切片有典型的肿瘤表现。

（五）治疗

有贫血、维生素缺乏等明确病因者应给予纠正贫血、补充维生素等全身治疗；局部可用抗生素含漱液；去除不良局部刺激，如调磨锐利牙尖、牙周洁治等；炎症明显时可口服抗生素。

十、毛舌

毛舌（hair tongue 或 coated tongue）指舌背丝状乳头过度伸长和延缓脱落形成的毛发状损害，可呈黑、褐、白、黄、绿等多种颜色。

（一）病因

其发生一般认为与口腔内环境改变（如口腔卫生不良、过度吸烟、局部长期使用含肾上腺糖皮质激素与抗生素漱口液）、化学刺激（如长期使用发氧剂）、全身疾病（如放线菌病、糖尿病）及放射治疗后有关。黑毛舌由过度吸烟、真菌感染、食物或药物等引起。白毛舌可能与胃肠疾病或白色念珠菌感染有关。

（二）病理

舌丝状乳头角化细胞显著伸长增生，乳头间夹杂有细菌、食物残渣、脱落的角质块等。上皮钉突明显伸长。因固有淋巴细胞和浆细胞浸润，表现为非特异性炎症。

（三）临床表现

30 岁后成人多见，性别差异不大。常发生于舌背人字沟前方丝状乳头密集区，丝状乳头伸长呈丛毛状，毛长数毫米不等，用探针拨之有如麦波倒状。过长的丛毛可刺激软腭或腭垂，引起恶心。通常无自觉症状,少数患者可有口臭、口干或口内苦涩感。

(四)诊断

根据舌背部丝状乳头的伸长且呈现各种色泽可诊断。

(五)治疗

1.寻找和去除诱因　如停用可疑药物和食物,积极治疗全身性疾病,纠正口腔酸性环境等。

2.局部处理　如修剪或采用化学或机械法去除过长丛毛,或先后涂擦1%～5%苯酚和乙醇,2～3次/d,连用3d。或用制霉菌素片50万U含服,每日3次,每次1片。

十一、正中菱形舌炎

正中菱形舌炎(median thonttoid glossitis)是指发生在舌背人字沟前方类似菱形的炎性病变。

(一)病因

可能的因素有:舌背遗留的先天性发育异常、念珠菌感染、内分泌失调或继发于其他疾病(如缺铁、维生素缺乏、微血管损伤)等。

(二)病理

表现为程度不同的上皮萎缩,细胞形态无改变,固有层少量炎性细胞浸润,但可表现为上皮增生和不全角化,棘层增厚,上皮钉突伸长等改变。

(三)临床表现

正中菱形舌炎多见于中年以上男性,临床上分为光滑与结节两型。

1.光滑型　位于舌中、后1/3交界处中央,即人字沟中央区,呈菱形或圆形的无舌乳头区,面积为1.5～2.0cm,表面光滑,色泽深红或鲜红,质软,无压痛,周围区色泽及舌乳头正常。患者多无自觉症状。

2.结节型　病损部位及大小同光滑型,但舌乳头剥脱区内出现大小不等的暗红色突起,表面可见散在性白色角化点,不易擦去,扪之有结节、粗糙感、稍硬,无压痛,患者多无自觉症状和功能障碍。

(四)诊断

根据舌人字沟前的近似菱形损害可做出诊断。对于结节型者应切取活检排除恶变。

(五)治疗

对无症状者,正中菱形舌炎无需治疗,但应嘱患者勿过频伸舌自检。消除恐惧心理,保持口腔清洁。如有念珠菌感染,可给予局部抗真菌药物。对质地变硬的结节型病损,应尽早活检,排除恶变可能。

十二、灼口综合征

灼口综合征(burning mouth syndrome,BMS)指发生在舌部及其他口腔黏膜,以烧灼样疼痛为主要表现的一组综合征,常无明显体征,组织学上也无实质性变化。多数患者主诉舌痛,故称舌痛症或舌灼痛。围绝经期或绝经前后女性发病率高。

(一)病因

病因较复杂,尚无统一观点,可能原因如下。

1. 局部因素　不良修复体、锐利的牙尖和边缘嵴、残冠和残根、牙石、义齿中易挥发的化学成分、口腔充填材料、刺激性食物、口腔内术后瘢痕刺激、过度饮酒、大量吸烟等,均可成为创伤因子,导致黏膜损伤或引起局部变态反应,易继发感染(尤其是真菌感染),并致口腔黏膜出现烧灼样痛。另外,口腔内不同金属修复体间可产生微弱电流,也可引发异样感。频繁的伸舌、磨牙等不良习惯,有可能导致舌肌、咀嚼肌和相关肌筋膜紧张及疼痛。

2. 系统因素　包括:①围绝经期患者雌激素水平下降、节段性自律神经调节功能紊乱,导致的局部血液循环障碍。②胰岛素缺乏使口腔黏膜的分解代谢增强,进而使组织耐磨性降低。③B族维生素和叶酸缺乏、血清铁和锌水平低下。④长期滥用抗生素引起菌群失调、口腔白色念珠菌感染。以上因素均可能导致口腔黏膜上皮变薄或发育不良,血管改变,外周感觉神经敏感性增高,易出现口腔灼痛症状。

3. 精神因素　异常的精神社会背景,敏感多疑的特征性人格及恐癌、焦虑、抑郁、紧张等情绪障碍与口腔灼痛的发生有密切的关系。

4. 神经系统　病变研究显示疼痛感可能涉及中枢与周围神经系统。

(二)病理

口腔黏膜无异常明显改变。

(三)临床表现

舌灼痛多见围绝经期女性,好发于舌部、颊、唇、腭及咽部黏膜。表现为口腔内烧灼痛、麻木胀痛、刺痛、瘙痒、异物感;有的患者还伴味觉异常、口干;呈持续性疼痛,多数不影响睡眠。晨起较轻,午后加重;活动时,注意力分散时较轻,静止时,注意力集中于病灶时加重。上述症状可持续数月或数年,服用止痛药无效。灼痛区组织的色泽、形态和功能都正常,无器质性病变。除口腔表现外,部分患者有神经衰弱或神经官能症,产生失眠、多梦、烦躁、疲乏等症状。

(四)诊断

目前尚无统一的诊断标准,因而给诊断带来困难,临床诊断依据主要有:好发于围绝经期妇女;浅在性灼痛,常发生在舌尖,灼痛区组织的色泽、形态与功能正常,无器质性病变;注意力转移时疼痛减轻或消失;无全身器质性疾病(如缺铁性贫血、糖尿病),也无长期服药史等。

(五)治疗

主要应去除局部因素,全身(如针对围绝经期综合征治疗)、心理和药物治疗相结合,强调针对可能的病因用药,局部宜用无刺激药物,尤其应解除患者的心理负担。

(岑锴)

第八节　口腔黏膜常见色素异常

口腔黏膜正常为粉红色,如出现色素沉着或缺失,则为病理表现。依色素来源的不同,临床上分内源性和外源性两大类色泽异常。

一、内源性色泽异常

人体内上皮组织与血液能合成色素,称内源性色素,主要是黑色素与血红素,它们在黏膜上过度沉着或缺失,可导致病理性色泽改变。

（一）黑色素沉着异常

黑色素沉着异常主要是合成与分泌黑色素的细胞功能异常（过多与过少）所致。

1.黏膜黑斑　指与种族性、系统性疾病、外源性物质所致的口腔黏膜色素沉着无关的黑素沉着斑，常无明确病因和规律。

（1）病理：光镜下可见上皮基底层及其下部细胞色素明显增多，呈棕色带状，与结缔组织分界清晰，色素颗粒小而呈圆形，均匀分散在细胞质内。

（2）临床表现：患者一般无症状，常于照镜时发现。以下唇多见，也见于牙龈、颊、舌黏膜。黑斑常为棕色或黑色孤立散在分布，大小不一，界清，不高出黏膜表面；色深浅与黑色素沉积部位有关，越浅色越黑。

（3）诊断与鉴别诊断：根据临床表现及病理特点即可确诊。早期黑素瘤也可为黑斑，但好发于牙龈、硬腭，后逐渐隆起，变粗糙，易出现溃烂；晚期出现肿块，随访观察可与黑斑相鉴别。

（4）治疗：若为生理性黑斑，则无需治疗。病理性黑斑应手术切除，向患者解释并随访观察，如色泽及大小有变化或出现糜烂与溃疡，应尽早进行活检，以确定诊断。

2.黑色素沉着肠息肉综合征　又称普杰综合征，是一种常染色体显性遗传病，常有明确家族史，特点是肠道息肉伴口腔及口周黑斑。

（1）病理：组织切片光镜下观察，皮肤或黏膜基底细胞内合成黑色素及黑色素细胞均明显增加，肠息肉为错构瘤样表现，可见肠上皮树枝状增生及非特异性腺管增生。

（2）临床表现：出生后即可发病，出现肠道多发性息肉，有间歇性呕吐、腹痛、腹泻、便血，重者出现肠梗阻、肠套叠，部分息肉会恶变。手指、手掌、足底等处皮肤可见散在、不规则黑斑，尤其好发于口腔黏膜及口周皮肤，常呈茶褐色散在分布、不隆起、大小不一，多为直径 0.2 ～0.5cm 的圆形或不规则形斑。

（3）诊断与鉴别诊断：临床根据家族史、口腔表现、肠道症状及肠镜检查结果不难确诊。如仅出现口腔黑斑，则应与其他黏膜黑斑相鉴别。

（4）治疗：治疗无特效，少而局限的黑斑可手术切除或冷冻治疗；向患者解释，并随访观察；肠道息肉可于肠镜下手术切除。

（二）血色素沉着症

1.病因　血色素沉着症又称青铜色糖尿病，因高铁饮食、大量输血或全身病使体内铁质蓄积过多，发生铁代谢障碍的疾病。

2.病理　光镜检查见基底层有较多黑色素，结缔组织内可见噬黑色素细胞，血管周围及汗腺内铁染色阳性，肝、胰有铁蛋白及含铁血黄素沉积。

3.临床表现　中年男性好发，多发于面部、上肢、手背等处，肤色呈银灰或暗紫，伴嗜睡、体重减轻、肝功能异常、胰腺炎、糖尿病、性功能减退等表现。口腔及口唇黏膜可见不规则暗红色素斑。

4.诊断　根据皮肤、黏膜色泽异常，血清铁增高，肝功能异常，血糖升高等可确诊。

5.治疗　尚无特效疗法。可采用保肝、降糖、低铁饮食等措施。重者行静脉放血疗法，每周 1 次，每次 300～500mL。同时，加强口腔卫生，预防口腔感染。

二、外源性色泽异常

体外有色物质通过体内代谢经血液循环沉积到局部组织，皮肤、黏膜直接吸收这些物质，导致色泽异常,称外源性色泽异常。

（一）金属性色素沉积症

1.病因　金属性色素沉积症是长期接触或使用某些金属物质,导致黏膜、皮肤色泽改变,常为职业性,如口腔铅、铋、银沉着。

2.临床表现

（1）铅沉着症:常在近牙龈缘处出现灰色铅线,有时牙面见棕黑色素沉着,伴头晕、肌肉酸痛、腹绞痛及贫血等慢性铅中毒表现。

（2）铋沉着症:常见前牙龈缘出现黑色铋线,唇、颊、舌黏膜可见不规则灰黑色斑,全身(尤其面、手)皮肤上出现蓝灰或青灰色素沉着。

（3）银沉着症:常在口腔黏膜和外露皮肤上出现蓝灰色素沉着。

3.诊断　根据职业接触、用药史及临床表现,不难诊断。

4.治疗　避免接触可疑重金属,重者行专科治疗。轻铋、银沉着症可肌内注射二巯基丙醇。牙龈着色可试行局部放血或手术切除,加强口腔卫生,防止发生牙龈炎和牙周炎。

（二）药物性色素沉着症

重金属类药物、引起变态反应药物及药物本身的颜色(如长期局部使用激素类药物,或长期使用氯己定液漱口等)均可能导致色素沉着,也易诊断,停药后逐渐退色,无需特殊治疗。

（于新波）

新编临床口腔医学

（下）

张　营等◎主编

吉林科学技术出版社

第十四章　口腔颌面部肿瘤

第一节　口腔颌面部囊肿

囊肿是一种非脓肿性病理性囊腔,内含囊液或半流体物质,通常由纤维结缔组织囊壁包绕,绝大多数囊壁有上皮衬里,少数无上皮衬里者又称假性囊肿。由于特殊的解剖学结构和复杂的胚胎发育特点,口腔颌面部好发囊肿,其中颌骨为人类骨骼中最好发囊肿的部位。根据发生部位不同,口腔颌面部囊肿一般可分为颌骨囊肿和软组织囊肿两大类,其中颌骨囊肿又根据其组织来源不同而分为牙源性和非牙源性囊肿。

一、颌骨囊肿

囊肿发生于颌骨内者称颌骨囊肿。

（一）病因和病理

1.牙源性角化囊肿(OKC)　由 Philipsen 在 1956 年最先报道,是一种好发于下颌磨牙升支部的颌骨囊肿。与其他类型的牙源性囊肿不同,OKC 缺乏自限性,具有某些肿瘤的特征,术后有较高的复发倾向,且其内衬上皮可发生瘤变甚至癌变,因此一直广受关注。在 2005 年 WHO 对头颈部肿瘤的新分类中,已将其归属为牙源性良性肿瘤,并命名为牙源性角化囊性瘤。然而,目前国际上对这一新的命名存在诸多争议,支持方与反对方各执一词,很难达成共识。OKC 的组织病理发生和原因尚未确定,大多认为发生自牙源上皮发育异常的早期阶段——牙板及其剩余,因此不少学者认为 OKC 就是始基囊肿。

根据其组织病理表现及生物学行为,OKC 曾被分为两个亚型:不全角化型和正角化型。

典型的 OKC 为不全角化型,囊壁由薄层、均匀一致的复层鳞状上皮组成。不全角化的上皮呈波纹状,极少或没有钉突形成。基底层界限很清楚,由立方状或柱状细胞排列成栅栏状。不全角化型角化囊肿有潜在的侵袭生长特性,可以侵入邻近的骨和软组织,摘除以后易于复发,合并发生痣样基底细胞癌综合征的比例较高。也有合并发生鳞状细胞癌者,但极少见。不少报告此型有成釉细胞转化者。

正角化型上皮表层正角化,粒细胞明显,基底细胞扁平,不表现典型 OKC 上皮基底细胞层的栅栏状排列。正角化型很少具侵袭性,摘除术后的复发率很低,无伴发痣样基底细胞癌综合征的病例。正角化型在生物学行为上的差异可能是由于其衬里上皮的细胞增殖和分化特点有别于典型 OKC 所致,因此,在笼统归类为 OKC 的病例中,区分这种组织学类型的颌骨囊肿具有临床意义。李铁军等建议使用"正角化牙源性囊肿"这一名称来描述该类颌骨囊肿。在 2005 年 WHO 新分类中,典型 OKC 被归类为牙源性良性上皮性肿瘤,该分类同时指出:有正角化上皮衬里的颌骨囊肿不属于同一类病变。

痣样基底细胞癌综合征是指颌骨角化囊肿伴其他异常的一组症状,包括:①多发性痣样基底细胞癌和手掌、脚底凹痕。②多发性颌骨角化囊肿,约 80% 是不全角化型。③颅面骨、脊椎和肋骨异常。④颅内钙化等。此组综合征是常染色体显性遗传性疾病。

2.含牙囊肿　发生于牙冠完全形成之后,缩余釉上皮和牙冠面间出现液体积聚,不断增长发展而成。因牙冠包含于囊腔内,故称含牙囊肿。组织病理表现为纤维囊壁内衬复层鳞状上皮,有的衬里上皮可含黏液细胞或纤维柱状细胞。囊液呈琥珀色,含胆固醇结晶及脱落上皮细胞。萌出囊肿的发生与病理表现和含牙囊肿相似,所不同者是萌出囊肿发生在软组织内而使牙齿萌出受阻。

3.根尖周囊肿 是根尖肉芽肿中央坏死液化形成囊腔,上皮组织覆盖腔壁而成;或是含上皮的肉芽肿,上皮团中央变性坏死而形成。上皮来自牙周膜中的上皮剩余。镜检囊壁衬里为复层鳞状上皮,外周为纤维组织。炎症细胞浸润显著,可使衬里上皮发生中断。囊腔内含棕黄色透明囊液,常含胆固醇晶体。根尖周囊肿在病源牙拔除后若搔刮不彻底,残留组织可继续发展,此时称之为残余囊肿。

4.面裂囊肿 是由面突融合线的上皮残余衍化而来,根据囊肿所在部位及相关面突而命名。鼻腭(切牙管)囊肿发生自切牙管内上皮,如发生在切牙孔而不涉及管内者称腭乳头囊肿。球状上颌囊肿发生自球状突和上颌突的融合处,正位于侧切牙和单尖牙间的骨质内。鼻唇囊肿发生自球状突、侧鼻突、上颌突三者融合处,位于上颌单尖牙和前磨牙的唇侧,前庭穹隆的软组织内。腭正中囊肿发生自双侧上颌腭突融合处(图14-1)。下颌正中囊肿极其少见,位于下颌中线骨组织内。这些囊肿的囊壁衬里为复层鳞状上皮,有些尚含有纤毛柱状上皮,囊液也常呈棕黄色并含胆固醇结晶。

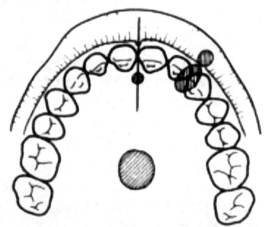

图14-1 面裂囊肿部位发生示意图

(二)临床表现

囊肿在骨内呈膨胀性、缓慢生长。早期无任何症状,不少病例是在常规 X 线检查时发现的。囊肿逐渐发展而压迫周围骨质使之膨隆并吸收变薄,触诊有乒乓球样感;骨质完全吸收,囊肿突入软组织,软而有弹性并有波动感。囊肿多向口腔前庭膨出致颌骨及面颊部变形,此时常被他人发现面颊不对称而成为患者就诊时的主诉。囊肿较大时常波及邻近器官,如上颌囊肿可突入鼻腔或上颌窦,甚至占据整个上颌窦(图14-2);下颌囊肿可压迫下颌管移位。邻近囊肿的牙齿因牙槽骨受压吸收而松动、移位。囊肿继发感染后呈急性炎症过程,自发破溃或切开引流后形成瘘管。

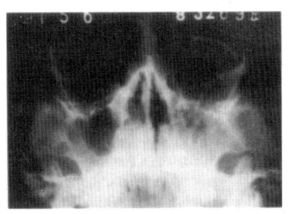

图 14—2　上颌囊肿,囊肿占据上颌窦

　　OKC 在颌骨囊肿中所占的比例各家报告不同,为 5%～20%。患者年龄多在 20 岁左右,男女无大差别。下颌较上颌多,为(2～3):1。10%～15%的病例系多发。下颌以下颌支或下颌支与下颌体交界部,上颌则以上颌后部为最常见的发生部位,可以多发。临床上一般无症状,偶诉有疼痛或颌骨膨隆,不少病例是在作 X 线检查时发现的,也有很多是在拔牙时被发现。正如前面提到,不全角化型的复发率在 12%～60%,而正角化型及其他各型囊肿的复发率不及 1%。不全角化型角化囊肿复发率高的原因是由于囊壁薄而易碎、侵袭性生长穿入骨内或穿破骨质而累及软组织以及有卫星囊肿或多发表现而不能彻底刮除。上皮性囊壁较其他囊肿囊壁增生活跃也是因素之一。

　　(三)X 线表现

　　颌骨囊肿普通 X 线片的典型表现是呈圆形或椭圆形的密度减低区,边缘围绕一细而致密的白线,此系骨组织反应性增生变化。若继发感染日久则此白线消失或呈间断性而不连续。含牙囊肿为单囊型密度降低区,内含 1～2 个牙齿,所含牙齿常为埋伏阻生牙或额外牙。根尖周囊肿则显示为围绕该病源牙根尖的圆或椭圆形密度降低区,包绕牙根尖的硬骨板消失。面裂囊肿则呈典型囊肿的 X 线表现而与牙齿无关,但常致牙齿移位,如常见的球上颌囊肿位于侧切牙和单尖牙间,牙根向两侧偏移,临床上牙齿不一定松动。

　　OKC 可以是单囊型透影区,也可呈现为多囊性。上下颌多发并非少见,因此,常规全口牙位曲面体层片检查是必要的(图 14—3)。多发性角化囊肿囊形透影区大小相差不大,常沿颌骨长轴发展而较少出现颌骨膨胀。有时透影区密度极低,表明囊肿穿破骨皮质而侵入软组织。牙齿移位不常见,偶见根尖吸收。有时囊形阴影区内可见有牙齿,但手术证实牙齿并非在囊腔内,而是在其生长发育过程中受压移位阻生所致。文献报道,正角化型 80%为单囊型密度降低区,非常类似含牙囊肿的 X 线表现。

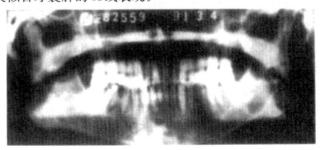

图 14—3　牙源性角化囊肿(多发)

（四）诊断

90%以上的颌骨囊肿为牙源性，最常见者为根尖及含牙囊肿。囊肿的部位对发育性囊肿最具诊断意义。根尖周囊肿最常见于上颌前牙区；含牙囊肿常见于上颌尖牙、前磨牙区以及阻生牙区。无牙颌患者骨内的囊肿可能系残余囊肿（根尖周囊肿拔牙时未予刮除完全），但也不除外 OKC 的可能性。

多囊性透影区病变从临床及 X 线表现常难以确定病变性质，但骨质破坏范围对治疗设计有重要意义。

（五）治疗

颌骨囊肿的治疗主要是手术刮治。未感染的囊壁一般均很容易将其全部、完整刮除。感染的囊肿壁易碎，有时完整刮除不易。除去解剖因素（如下牙槽血管、翼腭窝部血管等出血）外，哪里有出血灶，哪里就有囊壁残存，应仔细刮除。囊壁刮尽后除少量渗血外一般均无显著出血，此时应再探查骨面是否光滑及刮出囊壁组织的完整性。

涉及牙齿处理的原则：埋伏移位的牙齿或额外牙可予拔除。萌出囊肿内的牙齿可将冠部囊壁去除，切勿伤及牙胚，然后在釉质面粘接挂钩，引导其萌出至正常牙位。牙根尖位于囊腔内者，若牙槽骨存留量在 1/2 以上，牙齿虽有些许松动，也可在术前或术中作根管治疗保存并切除部分根尖。

上颌囊肿刮治时涉及上颌窦或鼻腔的处理原则：上颌窦无慢性炎症，囊肿也非感染性，刮治时和窦腔相通但穿孔孔径在 1cm 左右，无需处置上颌窦而可严密缝合；若穿通孔较大则宜在下鼻道作对孔引流。若上颌窦有慢性炎症或系感染性囊肿，不论穿通孔大小均宜作上颌窦根治术。

囊肿刮治术后的残余骨腔，直径在 5cm 左右时可直接缝合待血块机化。若继发感染可改成开放填塞，7~10d 换碘仿纱布一次，每次换药切忌过紧，以免妨碍肉芽组织生长。下颌巨大囊肿刮治术后骨腔过大者，一般采取将颊侧膨胀骨折裂并压向骨腔，可使之缩小。也可向腔内植入羟磷灰石或松质骨以促使其愈合，若囊肿有化脓感染者则不宜采取此法。

下颌囊肿单囊型者无疑应采取刮治术。多囊型者囊腔较大且大小类似、皮质完整者也可采取刮治术。临床常见喙突受病变累及而扩张变形，手术时宜将其截除而切忌刮治。手术时宜先离断附着于喙突的肌肉以期将其完整截除。我们曾看到一些病例，甚至是作下颌骨切除者，由于喙突受病变所累常变脆变薄，手术时强行撕裂残存部分，以后病变复发常累及颞下凹，处置时很棘手。囊肿突破骨组织、穿透入软组织者，宜将受累组织一并切除。多囊性病变囊腔相差悬殊或下颌骨皮质骨膨胀变薄以至消失者，不宜作刮治术而宜作颌骨截除，同期或二期植骨。

对于巨大颌骨囊肿也可行开窗减压术或袋形术治疗。开窗减压术或袋形术由美国医师Wine 于 1971 年最早报道，是在囊性病变表面开窗，局部打开骨质及囊壁，引流出囊液并保持引流口通畅，使囊腔内外压力保持平衡，术后病灶区骨质再生，从而使囊腔逐渐减小，颌骨形态逐渐恢复。待囊腔明显缩小后再行刮除术或小范围方块切除术。开窗减压术或袋形术的优点是可以保留颌骨连续性，尽最大可能保留牙齿，术后病理性骨折的发生率降低，对美观、功能的影响较小。但其缺点是换药时间较长，给患者生活带来不便。

二、甲状舌管囊肿

（一）病因和病理

胚胎第 4 周时，甲状腺始基发生自奇结节和联合突间的上皮向深部凹陷形成的盲管，称甲状舌管。其盲端向下延伸，在达到甲状软骨下时迅速发育而形成甲状腺。甲状舌管和舌骨关系密切，舌骨始基在中线联合，甲状舌管可以被卷入舌骨骨膜内甚至在舌骨内。甲状舌管一般在胚胎期 5～10 周内萎缩。一般认为沿甲状舌管的淋巴样组织的炎症反应，刺激残余上皮增生而发展成囊肿。甲状舌管囊肿可继发感染，破溃后形成甲状舌管瘘，也可无炎症史而形成瘘称为原发瘘。

甲状舌管囊肿的囊液呈黏性胶样，色泽淡黄或棕褐。衬里上皮为鳞状和假复层纤毛柱状上皮。纤维性囊壁组织内有淋巴样组织，并可见到黏液腺或浆液黏液腺组织及甲状腺组织。瘘道时间短者衬里为肉芽样组织，长期慢性的瘘道则纤维化并有上皮衬里。

（二）临床表现

甲状舌管囊肿是一种先天发育畸形，常并发感染，因此常在儿童少年时期即可出现症状，为患者就诊的高峰年龄段。男女发病无明显差别。典型表现是在颈前正中部、舌骨和甲状软骨之间有柔软或稍韧、界限清楚的肿块，其基底部和底面组织粘连而可随吞咽上下活动（图 14－4）。少数病例稍偏正中而居一侧，以偏左者居多。甲状舌管瘘是可扪及到的一条坚韧索条。当咀嚼或吞咽活动时可以从瘘道溢出大量黏液或脓性分泌物。

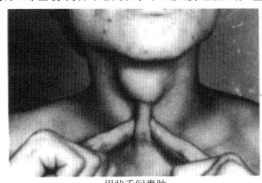
甲状舌间囊肿

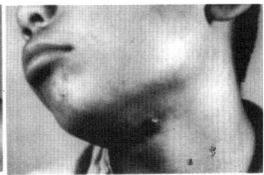
甲状舌骨瘘

图 14－4　甲状舌管囊肿及瘘

（三）诊断

根据病史和临床表现诊断并不困难。有时需和口底皮样囊肿区别。口底皮样囊肿位于颏下区，肿块不随吞咽活动。如有瘘道存在，可用碘化油作瘘道造影，有助于确定病变范围。

（四）治疗

手术切除。由于甲状腺舌管囊肿和舌骨的密切关系，应切除囊肿、中段舌骨及甲状舌管直至舌盲孔区域。如有瘘道存在，可用 1‰亚甲蓝染色指示病变范围。文献报告甲状腺舌管囊肿术后的复发率在 4％左右，如不切除部分舌骨则可高达 25％。

三、鳃裂囊肿

（一）病因和病理

人胚约 10 天，鳃器中胚层细胞增殖较快，在头部两侧有五对背腹向生长的柱状突起，称鳃弓。各个鳃弓由鳃沟所分开。鳃弓及鳃沟外覆外胚层扁平上皮。和鳃沟相对应且向外的内胚层突起称咽囊,内覆内胚层柱状上皮。鳃沟与咽囊间仅隔以含有薄层中胚叶组织或仅由这两层上皮所形成的膜,称闭锁膜。鳃沟咽囊结构称为鳃裂。由于第二鳃弓发育迅速,尾向生长覆盖第Ⅲ、Ⅳ、Ⅴ鳃弓及鳃裂,形成封闭的外胚叶腔隙,称颈窦(图14-5)。这些结构在胚胎45d左右逐渐消失,在生长发育过程中衍化为面颈部各种组织。

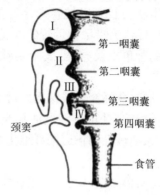

图14-5 鳃弓(Ⅰ~Ⅳ)、咽囊与颈窦(胚胎5~8周)

对于鳃裂囊肿的组织发生有不同看法。Bhaskar 和 Bernier 认为是发生自包含有唾液腺组织的淋巴结,称之为淋巴上皮囊肿。但很多学者反对这一观点,Little 和 Rickie 从胚胎学及临床研究表明鳃器残余能够埋入发育中的淋巴结内,而后发生囊性变化。鳃裂囊肿的组织发生仍和胚胎鳃器发育异常有关。但侧颈部的窦道或瘘一般认为与胚胎鳃器发育异常有关,称之为鳃裂瘘。

鳃裂瘘的瘘道上皮和鳃裂囊肿的衬里上皮一般为复层鳞状上皮,少数为假复层纤毛柱状上皮或系此两种上皮成分混合存在。纤维性囊壁内有丰富的淋巴样组织并有淋巴滤泡。腔内可见脱落的上皮团。

(二)临床表现

1.第一鳃裂异常 第一鳃裂瘘或窦道在婴儿时期即能发现,一般在下颌角处或在耳屏前或耳垂后下胸锁乳突肌前缘出现瘘口,或呈小结节破溃后溢出豆腐渣样分泌物(图14-6)。

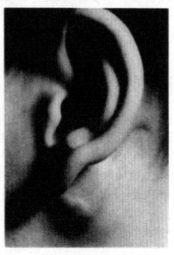

图14-6 第一鳃裂囊肿,耳垂后下肿胀

反复发作炎症,但也有不少病例仅有瘘口而无任何症状。第一鳃裂瘘和外耳道软骨密切相关,因此在外耳道下部形成瘘口溢脓,但鼓膜及鼓室正常。鳃裂囊肿则多见于青壮年,临床表现为腮腺区肿块性病变。

2.第二鳃裂异常　第二鳃裂异常发生的囊肿远比瘘或窦道多见。典型囊肿的位置是在胸锁乳突肌前缘肩胛舌骨肌水平以上和下颌角下缘间(图14—7)。扪诊囊肿较软、界限清楚,有轻微动度。肿块逐渐增大,有时随上呼吸道感染而大小有所变化。发病年龄多系青壮年,性别无大差别。

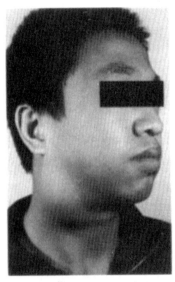

图14—7　右侧鳃裂囊肿

第二鳃裂瘘或窦道在出生后或婴幼儿时期即可发现。典型瘘口位置是从胸骨切迹向上、沿胸锁乳头肌前缘存在,在中 1/3 及下 1/3 交界处,少数病例可双侧发生。第二鳃裂瘘或窦道可以有三种类型:①只有外口而无咽部内口:此型最常见。②只有内口而无皮肤外口:此种情况可在颈部出现肿胀,切开引流后遗留瘘口不愈。③既有外口,又有内口:瘘道走行的路径是在颈内、颈外动脉间,越过舌下神经,于二腹肌后腹下方,内侧开口于咽侧扁桃体区域。皮肤外口经常有黏液性分泌物外溢。有时内口很大,液体性食物可经此瘘道向外排出。

3.第三鳃裂异常　如果发生囊肿,其部位常在喉室外侧。瘘或窦道的开口在胸锁乳突肌前缘下 1/3 处。内外开口的完全性瘘的路径和第二鳃裂瘘相似,和颈动脉鞘关系密切,不过其内开口位置偏下,接近梨状窝区。

4.第四鳃裂异常　极少见,如发生囊肿常易和胸腺囊肿相混淆。

(三)诊断

主要根据临床症状。鳃裂囊肿位置较深者应注意和神经鞘瘤和颈动脉体瘤区别。细针吸细胞学检查有大量分化好的表皮样细胞时可以确诊。鳃裂瘘或窦道应例行造影检查,以了解瘘道走行方向、数目、分支情况,以及内开口的位置等。

(四)治疗

手术切除。鳃裂囊肿手术一般不困难,可沿囊壁仔细剥离,在无感染后粘连的情况下可完整摘除。鳃裂瘘的手术难易不一,有时很困难,特别是反复炎症发作而有粘连的病例。第一鳃裂瘘手术时要注意面神经的保护;第二、三鳃裂瘘手术时要注意保护好颈内动脉、舌下及迷走神经等。为保证手术一次成功,瘘道用亚甲蓝染色非常必要,除切除主瘘道外应将其各个分支完全彻底切除,否则会复发。复发后瘢痕粘连,会使再次手术更加困难。

四、皮样和表皮样囊肿

（一）病因、病理

多数人认为皮样囊肿和表皮样囊肿发生于胚胎发育性上皮剩余,或是外伤植入上皮所致,发生于口底的囊肿可能是由第1、2对鳃弓融合时残留的上皮所发生的。组织病理上囊肿壁衬以复层鳞状上皮,腔内充以角化物或皮脂腺物,结缔组织囊壁内没有皮肤附属器者称为表皮样囊肿;若囊壁内含有皮肤附属器,如毛发、皮脂腺、汗腺和毛囊等结构,则称为皮样囊肿。

（二）临床表现

皮样和表皮样囊肿多见于20岁左右的青年,口底及舌下区为最常见的部位（图14-8）。肿块生长缓慢、无痛,但在青春期可能生长稍快。扪诊肿块柔软,面团样感,无波动,和周围组织界限清楚。肿块一般位于中线,少数病例可偏向一侧。根据囊肿所在部位临床可分为三种类型:①舌下区、颏舌肌间:口底黏膜受压变薄,透过黏膜可见黄色囊肿壁。囊肿体积较大时可将舌抬起并推向后份。②在颌舌骨肌及颏舌肌下的颏下三角区内,舌下区无异常表现。③哑铃型:即在颏下区和舌下区均可触及肿块。舌体部偶见发生皮样囊肿。

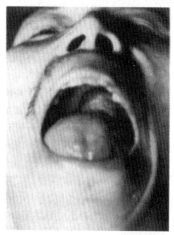

图14-8　口底皮样囊肿,主要位于舌下区,舌被推向后

（三）诊断

颏下区皮样及表皮样囊肿应注意和甲状舌管囊肿区别。明确囊肿所在的解剖部位是很重要的。颏下区囊肿不随吞咽上下活动,和舌骨并无明显附着关系。

（四）治疗

外科手术摘除。皮样和表皮样囊肿囊壁较厚,一般易于完整摘除。

五、单纯性骨囊肿

单纯性骨囊肿或称创伤性或出血性骨囊肿,是一种原因和组织病理发生尚不明了的骨囊肿性病变。提出的理论很多但均属推论性,广泛公认的发生理论是骨内创伤出血的结果。这一理论首先由 Pommer 提出,即囊肿的形成是由于轻微的创伤造成骨髓内出血,正常发展的血块机化愈合受碍而血块液化,邻近区域的骨由于酶的活性而被破坏,于是形成骨的腔隙。其增长发展则是由于囊腔内的压力增加致静脉回流障碍。尽管这一组织发生观点被很多学者接受,但也有很多难以解释的现象,如不少病例并无创伤史;也有人研究有无创伤史和单纯性骨囊肿发生率的比较,两者也无显著不同。又如一般下颌骨后部受创伤的机会较前部多,但单纯性骨囊肿在下颌后部的发生率并不多于下颌前部。

单纯性骨囊肿的组织病理特点是薄层纤维结缔组织构成囊壁但无上皮衬里,而是肉芽组织。从囊肿的定义说并非是真性囊肿。腔内可以是空的,或含有外渗的红细胞或血红蛋白,也可能含有淡黄血样液体。Kuroi复习文献报告255例,发生于下颌的占89%,前磨牙区是最常见的部位,占下颌的75%。而上颌以前牙区常见。临床并无明显症状,可能出现轻微的颌骨膨胀或病变区牙齿不适感。一般是例行X线检查时发现。X线片上所示范围可为直径1cm或更大范围,主要表现为界限清楚的密度减低区,但周界不如一般囊肿所见的那样明确。其特点是围绕根尖呈曲线伸展,牙齿可以移位或有根吸收,但活力正常。有报告单纯性骨囊肿有自愈倾向。由于其无特征性表现,外科手术显露刮除以明确诊断仍是必要的。

六、动脉瘤性骨囊肿

动脉瘤性骨囊肿既非动脉瘤,也不是真性囊肿,确切些说是一种良性、非肿瘤性的骨病变,是一种充满血性液体、无血管内皮细胞构成的腔。关于本病发生的原因不清楚,归纳起来有2种:一是认为骨内某些肿瘤,主要是良性肿瘤如巨细胞瘤、巨细胞肉芽肿、非骨化纤维瘤等发生变异或内出血,原有病变消失或不显著。这种表现在不少病例中确实存在,但不是所有良性病变都伴有动脉瘤性骨囊肿;因此另一种意见认为动脉瘤性骨囊肿是独立性病变。对其发生机制,Biesecker等的看法得到较多支持。他们发现病变腔血液压力很高,几乎和动脉压相似。根据这一表现他们提出最初病变发生于骨内,因此发生动静脉循环异常,由于血流动力学的力量,骨内发生继发性反应改变,于是形成了动脉瘤性骨囊肿。

据El Deeb分析文献报告发生于颌骨的38例,平均年龄18岁(6~59岁),以20岁左右的青年女性稍多。下颌骨是最常见的病变部位。病变生长缓慢,有时生长迅速,颌骨膨胀,牙齿疼痛但不松动。发展迅速者可能会被误诊为肉瘤。X线片示颌骨呈膨胀性的单囊或多囊透影区(肥皂泡样或蜂窝状),边界并不十分清楚而呈薄壳状新骨。病变区牙齿移位、牙根吸收也是常见的。因此X线表现并非特异性的。组织病理表现的特点是大体切面呈红棕色,似海绵吸血样。镜下见大小不等充满血液或血清样液体的腔隙,衬里为纤维性组织,偶见平滑的内皮样细胞、多核巨细胞及肉芽组织。腔内血液无凝结。囊壁是纤维性的,包含有骨样细胞、巨细胞、外渗红细胞及血红蛋白和炎性细胞等。外科手术切除或刮治是最主要的治疗手段。术中出血现象可能很显著,但当病变刮除以后出血即明显减少并停止。文献报告,颌骨动脉瘤性骨囊肿刮治术后的复发率在20%左右,如刮治术配合冷冻治疗可减少复发。

（岑锴）

第二节　颌骨良性肿瘤

颌骨良性肿瘤可分为两大类:牙源性和骨源性。牙源性良性肿瘤有成釉细胞瘤、牙源性腺样瘤、牙源性钙化上皮瘤、牙源性钙化囊肿、成釉细胞纤维瘤、牙瘤等;骨源性者有骨瘤、骨化纤维瘤及巨细胞瘤等。

一、成釉细胞瘤

（一）病因、病理

成釉细胞瘤是最常见的牙源性肿瘤，占63％。其组织发生来源一般认为是牙源性上皮，即残余的牙板、成釉器及 Malassez 上皮剩余。自从 Chan(1933)报告成釉细胞瘤可从含牙囊肿转化发生以来，得到众多学者的注意并陆续有报告。Stanley 和 Diehl 分析641例成釉细胞瘤，发现17％（108例）合并发生含牙囊肿。虽然有不少学者认为，成釉细胞瘤可以从口腔黏膜基底层发生，连续组织病理切片表明肿瘤成分和覆盖的表面上皮完全融合，但近年很多学者认为是骨内病变向黏膜扩展的现象。周缘性成釉细胞瘤和骨组织无关，其组织发生来源仍是牙板残余。

成釉细胞瘤大体剖面呈囊腔或实性，腔内有黄或黄褐色液体，有时可见闪闪发光的胆固醇结晶。肿物有包膜，但常不完整。镜下所见有两个基本类型：滤泡型和丛状型。滤泡型是最常见的，上皮细胞巢类似成釉器，中心疏松排列细胞也很像星网状层。上皮巢周边排列的是单层柱状细胞，细胞核的极性远离基底膜。上皮细胞巢周围常见玻璃样变物质。丛状型的上皮成分构成长的、分枝状的、相互吻合的条索或团块，周边也是高柱状细胞。中心是网状层但不如滤泡型明显。这两型中的间质都是成熟的纤维结缔组织。值得注意的是，如果纤维组织成分占主要地位，则应当和成釉细胞纤维瘤区别。因为成釉细胞纤维瘤在临床表现上类似成釉细胞瘤，但它具有完整的包膜，不具侵袭性，复发也极其少见。

成釉细胞瘤的组织病理图像是多样的，除去上述两种基本类型外，尚可分为基底细胞、棘细胞、颗粒细胞等亚型。基底细胞型极其类似皮肤的基底细胞癌的组织相，肿瘤细胞较原始，周边细胞呈明显柱状而中心常为实性细胞团。棘细胞型主要是中心星网状细胞鳞状化生，甚至有角化珠形成。如果这种现象广泛而显著，有时可误诊为鳞状细胞癌。颗粒细胞型成釉细胞瘤的特点是在滤泡内有大而圆或多边形的细胞，细胞质内有密集的嗜伊红颗粒，细胞界限清楚，细胞核固缩呈偏心位。这种细胞常常部分或全部置换了星网状层。成釉细胞瘤的囊性变是很常见的，囊变部分不仅限于滤泡，间质中也可见囊样间隙。囊腔大小不等，有时可以大到整个瘤体几乎全部为囊腔。上面这些亚型在同一肿瘤中的不同部位均可见到，只是所占比例有所不同。

成釉细胞瘤虽然分成很多亚型，但很多研究表明组织病理类型和临床生物学行为并无直接联系。成釉细胞瘤组织病理呈良性表现，生长缓慢，但可以引起广泛破坏以至累及重要生命器官，如累及颅底甚至侵入颅内而使外科手术不能彻底切除。

（二）临床表现

成釉细胞瘤最多见于青壮年患者，男性稍多，约为1.5∶1。由于本病起始于骨内，开始无任何症状，不少病例是在例行X线检查时才发现，因此病期短者仅1d，长者可达30余年。从初发症状到就诊，平均病期5年。下颌好发，下颌与上颌发生比例为10∶1。下颌又以发生于下颌支与下颌体交界部位最多，其次为下颌体，两者约占下颌的80％。

病变逐渐生长发展而致颌骨膨大，出现颜面不对称畸形，常为患者就诊的主诉。颌骨多向唇颊侧膨胀，舌侧膨胀较少，可能系受舌制约的关系。大的病变可累及一侧下颌骨甚至整个下颌骨，包括喙突均为膨胀性病变。罕见侵入颞下颌关节者，故很少引起开口困难。上颌骨病变可以侵入上颌窦及鼻腔，导致呼吸不畅。少数病例可扩展入颞下窝、颅底。肿物持续增长压迫骨质变薄，变薄区如正是囊变部分则可扪及乒乓球样感甚至波动感。一旦骨皮质完全吸收而失去阻力，囊变部分液体可循阻力小的软组织处突入，给人以肿物生长加快的错觉。肿物巨大者可以压迫皮肤变薄；口腔内可在肿物表面有对牙的咬痕，牙齿可缺失或移位。继发感染破溃后可在口内或面部皮肤出现瘘口，罕见发生病理性骨折者。

（三）X线表现

颌骨成釉细胞瘤在普通X线平片上主要表现为边界清楚的密度减低区，周边为密度增高的白色线条，无骨膜反应。成釉细胞瘤的X线表现可分为三个类型：①单囊型：如含有牙齿则和含牙囊肿无法区分，稍大者边缘可出现切迹。②多囊型：最常见，约占60%。多囊型者囊形密度减低区大小相差悬殊，大如核桃，小如黄豆或绿豆。也有的大小相差不显著，颇似牙源性角化囊肿。③蜂窝型：为小如绿豆或黄豆粒大小的密度减低区所组成。邻近病变区的牙齿常移位或缺失，也可呈现牙根吸收。如果病变继发感染，周围边界常不清楚或囊腔间的分隔消失，不宜将其确认为恶性倾向。

（四）诊断

根据临床及X线表现确诊成釉细胞瘤是很困难的，因为不少颌骨良性肿瘤或瘤样病变均有类似征象。临床诊断中有两点必须要肯定，一是病变确属良性，如必要可在术前作活检或术中作冷冻切片；二是要确定病变所累及的范围，可根据X线片确认，据此决定手术术式和切除范围。正确的定性诊断依赖手术后的组织病理检查。

（五）治疗

颌骨成釉细胞瘤的治疗只有外科手术，其术式主要有肿物摘除或刮治术、矩形或部分骨切除术和颌骨切除术。

1.肿物摘除或刮治术　适用于局限性、X线表现呈单个囊形透影区的病变，特别是病变位于上颌骨的青少年患者。多个大的、界限明确的多囊性病变，患者拒绝颌骨切除者也可考虑刮治，术后需每1～2年进行X线复查。一旦确认复发，应据具体情况采取治疗措施。

2.矩形或部分骨切除术　下颌骨病变仅限于喙突及牙槽突而下颌支后缘及下颌体下缘皮质骨完好者，可在正常骨组织内将肿瘤及该区骨切除，保存下颌骨的连续性，可以获得良好的美容和功能效果。

3.颌骨切除术　巨大的颌骨良性肿瘤或体积不大、X线显示颌骨骨质全部被肿瘤所替换或多囊形透影区呈蜂窝状，都应作颌骨切除术。上颌骨切除后可用赝复体或血管化组织瓣修复。下颌骨缺损则应作骨移植或其他代用材料修复。修复时机可选择在同期，也可二期进行。

理想的下颌骨移植材料应当是：①材料易得。②促进血管重建和刺激受区细胞诱导成骨，加速骨成长。③有良好的生物物理性能，如能提供良好的支持和固定，组织相容性好而不引起宿主的排斥反应等。④能尽快完全地为宿主体所替代，质量要和宿主骨相似或优于宿主骨。根据这些条件，理想的移植材料仍然是自体骨。但自体骨要从身体其他部位取材（髂骨和腓骨），患者要多受手术痛苦并有供骨区因手术而产生的并发症。有时所取骨达不到修复缺损所需要的量，塑形和功能修复也有一定困难。鉴于此，很多学者研究寻求各种植骨材料代用品。常用的有医用聚合物如塑料、尼龙、聚四氟乙烯等，金属和生物陶瓷、同种异体骨或异种骨等。目前以生物陶瓷为较有前途的骨代用品移植材料。

自体骨移植分游离骨和血管化骨移植,后者是指带有供血血管的移植骨块。游离骨移植的成活过程是移植骨坏死、吸收、产生孔隙,受区血管长入孔隙。沿血管长入的间充质细胞分化成成骨细胞附着在坏死骨架上,新生骨沉积于其表面,一年左右整个移植骨为新生骨所取代。坏死骨细胞壁释放一种糖蛋白,刺激周围由受区骨来的间充质细胞分化成成骨细胞形成新骨。这种由坏死骨细胞壁释放的糖蛋白称骨形成蛋白。自体松质骨较皮质骨有较多的成活细胞,包括造血细胞、网状细胞(原始的成骨细胞)和未分化血管周围细胞(间充质样细胞)。为了确保这些细胞的成活,取骨和植入之间的间隔时间越短越好,不宜超过 2h 并要保持骨块湿润度。但手术创伤使造血细胞变性,对成骨不起作用。网状细胞的成骨作用很小,只有未分化的血管周围结缔组织细胞分化成成骨细胞,对骨生长具有长时间的持续作用。

血管化骨移植常选用腓骨瓣或髂骨瓣。腓骨瓣的供血动脉是腓动脉;髂骨瓣的供血动脉为旋髂深动脉。血管化骨移植不发生坏死吸收而保持原来的形态结构,移植骨内的骨细胞和成骨细胞成活,加速了与受区骨的愈合。但血管化骨移植技术条件要求高,必须进行血管吻合。

最佳的生物陶瓷类的移植材料是羟磷灰石,多应用于下颌骨作矩形骨切除的病例,它可以恢复牙槽嵴高度以利于义齿修复。

对于下颌骨区段缺损的病例,若无植骨条件,可行重建钛板植入桥接修复,以维持下颌骨的正常连续性。但重建钛板植入为非永久性修复方法,常在远期出现排斥反应,因钛板折断、松脱、外露等导致修复失败。

二、牙源性腺样瘤

牙源性腺样瘤或称腺样成釉细胞瘤,以往将此瘤作为成釉细胞瘤的一个组织亚型,经多年观察发现其具有临床病理特点。牙源性腺样瘤有较厚而完整的包膜,镜下见不同大小的上皮团呈结节状,间质很少。实性上皮团中的瘤细胞呈梭形或多边形,排列呈玫瑰花样结构,其间杂以点滴状嗜伊红物质,或者由立方状或柱状上皮构成腺腔样结构,腔内含有不同量均质性的嗜伊红物质。细胞分裂象极其罕见。临床上牙源性腺样瘤主要见于 20 岁左右的年轻人,女性较男性多。最常发生的部位是前牙部,上颌多于下颌。临床表现为缓慢生长的无痛性肿胀,与颌骨囊肿表现相似。X 线片也和含牙囊肿表现一样,但腔内有时可见密度较高的钙化物。外科手术刮治是最佳的治疗方法,术后复发极罕见。

三、牙源性钙化上皮瘤

牙源性钙化上皮瘤是 Pindborg 于 1956 年首先描述,有的文献称之为 Pindborg 瘤。组织病理特点是肿瘤无完整包膜,瘤细胞呈梭形或多边形成片状排列,界限很清楚,细胞间可见细胞间桥。细胞质微嗜伊红,胞核较大,可见显著核仁,但分裂象极其罕见。另一特点是在淀粉样变性的细胞内或其周围有钙化物,钙化呈同心圆沉积排列。一般认为淀粉样物质是肿瘤上皮细胞变性产物。临床表现类似成釉细胞瘤,下颌多于上颌,并多发生在前磨牙区域。其 X线表现特点是病变常呈多囊形密度减低区,虽有一定界限但常常并不十分明确。其原因是牙源性钙化上皮瘤无包膜或包膜不完整。最重要的特点是在密度减低区有钙化点,呈散在不规则团块。牙源性钙化上皮瘤也可发生于骨外软组织。治疗方式决定于病变大小,小的病变可以刮治,而大的病变有时需作部分骨切除。手术不彻底可以复发,但迄今未见有转移发生的报告。

四、牙源性钙化囊性瘤

牙源性钙化囊性瘤(calcifying cystic odontogenic tumor)是一种囊性的牙源性良性肿瘤，含类似成釉细胞瘤的上皮成分和影细胞，后者可以钙化。这型肿瘤以往称为"牙源性钙化囊肿"，最早有 Gorlin 等于 1962 年作为一种独立的颌骨囊肿进行描述，但大量的临床病理观察表明：所谓"牙源性钙化囊肿"除大多数以囊性改变为主外，部分病例表现为实性病变或伴发其他牙源性肿瘤，其中少部分病例还可表现恶性特征。因此，2005 年 WHO 新分类中，将这几种变异型分别进行命名，将原先的囊肿型牙源性钙化囊肿命名为"牙源性钙化囊性瘤"；原先的肿瘤型牙源性钙化囊肿命名为"牙本质生成性影细胞瘤"；原先的恶性牙源性钙化囊肿命名为"牙源性影细胞癌"。本节所描述的牙源性钙化囊性瘤实际是指以往的囊肿型牙源性钙化囊肿。病变呈囊性，典型的组织病理表现囊壁上皮衬里为复层鳞状上皮，厚薄不一，由立方状或柱状细胞组成明确的基底细胞层，极其类似釉上皮。柱状细胞中细胞核的极性远离基底膜，基底层以上的上皮常类似星网状层。其主要特点是有成巢或成片的影细胞(ghost cells)。影细胞体积较大、细胞质显著嗜伊红，呈颗粒状，固缩的细胞核移位至细胞的边缘。这种细胞对钙质有亲和力，细胞内常有钙化。影细胞可以穿透基底膜，伸入到其下的结缔组织，并常引起异物性反应。影细胞形成的机制尚不清楚，有认为是上皮不完全或异常角化；亦有认为是变性的鳞状上皮。患者高峰年龄为 10～19 岁，男女性别差异不大。好发于上颌前磨牙区，病变多较为局限，有时也可发生于颌骨外的软组织内。X 线片表现为界限清楚的放射透光区，单房或多房，有时可伴发牙瘤发生。牙源性钙化囊性瘤手术摘除术后较少复发。

五、牙骨质瘤

根据 WHO 的分类，牙骨质瘤有 4 种病变含有牙骨质成分，即牙骨质化纤维瘤、良性成牙骨质细胞瘤或真性牙骨质瘤、根周牙骨质结构不良、巨大型牙骨质瘤或称家族性多发性牙骨质瘤。

关于牙骨质瘤组织发生的理论很多，但现今一般认为本病发生自牙周韧带。这是一层附着于牙根和牙槽骨的纤维组织，具有形成牙骨质、骨及纤维组织的能力。在病理情况下，这些细胞可以产生骨或反应性增生性病变。根周牙骨质结构不良和巨大性牙骨质瘤属反应性增生改变，临床很少见并具自限性(self limiting)特点，不拟详细讨论。

（一）牙骨质化纤维瘤

牙骨质化纤维瘤、牙骨质骨化纤维瘤和骨化纤维瘤均属同一病变。病变特点是在富于细胞的结缔组织中散布着圆、椭圆或不规则形的牙骨质。结缔组织细胞呈长梭形，类似牙周膜的纤维组织。牙骨质大小不同，是一种周界明确、边缘染色深的无细胞结构物质，可以互相融合构成大的团块。可见到成牙骨质细胞。骨化纤维瘤结构基本与此相同，只是替代牙骨质的是成层状的骨小梁。如果有骨小梁结构，又有牙骨质小体，则称之为牙骨质骨化纤维瘤。临床上牙骨质化纤维瘤无明显症状，多是 X 线常规检查时发现，一般是硬性、无痛性肿块，上颌及下颌前牙部是最常见的发生部位。这三种病变在 X 线片的表现基本类似，即在周界清晰的密度减低区内有大小不一成团的钙化物。采取保守的刮治术效果良好，无复发。

（二）良性成牙骨质细胞瘤

不常见。前磨牙及磨牙区是常见的发生部位，主要表现为颌骨膨胀而有畸形。X线表现为界限清楚、密度增高不匀的团块，周围绕以一圈密度减低透影区。可见牙根吸收或牙齿移位。镜检病变为富含血管的纤维间质，其内包含不同量的成骨、成牙骨质细胞及成片的骨小梁和牙骨质。肿物均有一层纤维包膜，因此在X线片上其周边为密度减低区。保守性的刮除术可以根治。

六、牙瘤

牙瘤是造牙器官中上皮和间叶组织形成的肿瘤，含有釉质、牙本质、牙骨质和牙髓组织。一般将其分为两型：混合性及组合性。前者是由牙组织不规则的组织排列；后者是一些基本发育成牙齿的结构及一些牙齿硬组织组合在一起。严格区分两者是困难的。但在组合性牙瘤中可以有数枚至数十枚发育完好、形状各异、大小不同的牙齿。临床无任何症状，多数病例是因正常牙齿萌出障碍作X线检查时发现。手术摘除后罕见复发。

七、牙源性纤维瘤和牙源性黏液瘤

牙源性纤维瘤和牙源性黏液瘤不常见，其临床及X线表现在很多方面和前面提到的颌骨牙源性良性肿瘤相类似，诊断主要靠手术后的组织病理检查。因此只对这两型肿瘤的组织病理特点及其生物学行为作简略介绍。

（一）牙源性纤维瘤

肿瘤由成熟且密集交织的纤维结缔组织组成，包含大小和形态一致的梭形成纤维细胞。其中可含有牙源性上皮和钙化物。这种牙源性上皮呈小条索或团块，无星网状层结构。钙化物是牙骨质小体。可见呈星形的黏液细胞，因此不少学者认为牙源性纤维瘤和黏液瘤两者有密切关系。如组织病理不见牙源上皮或牙骨质小体，则和原发于骨内的纤维瘤或韧带性纤维瘤不易区别，后者具局部浸润性。牙源性纤维瘤是具有包膜、界限清楚的良性瘤，刮治术或简单摘除术效果良好。但组织病理诊断必须明确有无纤维肉瘤的可能，如是则应采取根治性的颌骨切除术。

（二）牙源性黏液瘤

黏液瘤最常见于软组织，颌骨可以发生。很多肿瘤，不论其属良性或恶性，均可发生黏液变性。Dahlin明确提出，发生于颌骨以外骨组织的黏液样肿瘤可能是软骨肉瘤或纤维肉瘤变性。颌骨黏液瘤的组织发生来源是造牙器官原始间叶组织如牙滤泡、牙乳头和牙周膜，是稍具侵袭性的良性肿瘤。从肿瘤的大体表现即可初步诊断，切面呈灰白色，黏液胶冻样肿块，被膜不完整。瘤细胞呈星形或梭形并有长的、相互吻合的突起。肿瘤细胞核染色深，稍具多形性，但有丝分裂象极其罕见。瘤组织内可见少量散在的牙源上皮条索，但并非诊断牙源性黏液瘤必备的条件。根据牙源性黏液瘤的这些特点，刮治术是不适宜的，宜在正常组织内作部分或全部颌骨切除。定期随诊，以便在发现复发后及时手术。

（刘志民）

第三节　血管瘤与脉管畸形

脉管性疾病—血管瘤和脉管畸形是临床常见病,头颈部为好发部位,约 60% 的脉管疾病发生于头颈部。1982 年,Mulliken 和 Glowachi 按血管内皮生物学行为将传统分类中的血管瘤分为真性血管瘤和血管畸形,这一观点目前已被国内外广泛接受,两者在临床表现、病程和转归上截然不同。1995 年,Waner 和 Suen 又进一步根据细胞和组织病理学研究修改了 Mulliken—Glowachi 分类。表 14—1 将旧分类与新分类进行对照。

表 14—1　新分类与旧分类对照

旧分类名称	新分类名称
毛细血管型血管瘤	浅表(皮肤)血管瘤
	微静脉畸形
海绵状血管瘤	深部血管瘤
	静脉畸形
蔓状血管瘤	动静脉畸形
毛细血管型淋巴管瘤	微囊型淋巴管畸形
海绵状淋巴管瘤	微囊型淋巴管畸形
囊肿型淋巴管瘤	大囊型淋巴管畸形
混合型淋巴管瘤	微囊型淋巴管畸形
淋巴血管瘤	混合型淋巴管畸形(包括静脉—淋巴管畸形和静脉—微静脉畸形)

一、血管瘤

婴幼儿血管瘤是婴儿最常见的良性肿瘤,女婴发病率较高,根据不同文献统计发病率约为男婴的 2~5 倍。有三个明显的发展阶段,快速增生期(8~12 个月)、较长的退化期(1~12年)和伴有程度不同的纤维脂肪残留的末期。一般患儿在出生时病变不明显,或仅表现为皮肤或黏膜上的点状红斑和(或)白斑,进入增殖期后,以血管内皮细胞的快速增殖为特征,临床表现为两个快速生长期,出生后 1 月内和 4~6 个月时。此期若不加以干预,有可能发生一些并发症,如溃疡、感染、外耳道阻塞、呼吸道压迫、视力障碍、骨骼变形(约 1%)甚至充血性心力衰竭。增殖期过后,血管瘤进入消退期,在儿童阶段逐渐消退,Bowers 报道约 50% 的血管瘤在 5 岁时可消退,而血管畸形则无自发消退的病史,一生都在缓慢生长变大。

(一)组织学特点

1.增生期　光镜观察可见内皮细胞增生,聚集成团,血管腔很小,血管壁增厚、肥大,细胞明显增多。

2.退化期　内皮细胞数目减少,血管间有纤维组织增生和脂肪组织沉积,肥大细胞数逐渐下降到正常水平。

(二)发病机制

目前,关于血管瘤的病因学观点有:胎儿性血管母细胞性组织持续存在;血管发生原始阶段的阻断;也有提法称血管瘤的发生是局部异常的血管发生因子的反应的。

（三）临床表现与诊断

血管瘤可累及浅表皮肤或黏膜，也可为深部占位性病变，有时两者同时存在。浅表血管瘤表现与微静脉畸形临床表现有一部分重叠，早期可表现为浅红的斑痣，进入快速生长期则表现为典型的深红斑块，在过去被称为草莓状血管瘤。病变累及深在时，表现为团块伴有皮肤或黏膜表面浅蓝或紫色斑块状，类似静脉畸形。80％的患儿为单发病变，其他可有 2 个及以上的多发病变。

对于大多数血管瘤病例，通过临床表现及特征性可以进行诊断，病程在三四个月时经过反复评估，大多能建立准确的诊断，出生后发现红色丘疹样病变是血管瘤重要特征。出生时未看到病变，但有增生期，大多数情况是血管瘤。所以要首先仔细询问家长病变的发展变化，有无快速增长。彩色多普勒超声可观察内部血流，与其他一些不富含血流的包块性疾病相鉴别。因为血管瘤导致骨破坏较少，CT 检查仅表现为软组织密度影像，对确定病变范围及周围组织的关系不如 MRI 显示清晰。在 T_1 加权像，病变信号与肌肉相似或低于肌肉信号，T_2 加权像为高信号。对诊断不明确病例可在隐僻位置手术切取活检。

（四）治疗

血管瘤的治疗可分为保守观察、药物治疗、激光治疗和手术治疗。

对于婴幼儿血管瘤，因其自发消退的特性，任何治疗都基于早期的明确诊断。对于没有临床并发症、病变无过快生长时，可采取保守观察。此时需要做好对家长的教育及解释工作，消除家长恐惧。但是头颈部大范围的血管瘤病变会留下面部浅瘢痕，适当早期干预有利于改善外形，最后达到较理想的美容效果。

过去激素类药物一直作为血管瘤治疗的一线用药被使用。2008 年以来，普萘洛尔被发现对血管瘤有较好的治疗作用，并且对消退期血管瘤有效，近年来逐渐取代激素成为一线用药。

抗肿瘤药物平阳霉素注射血管瘤在国内应用较为广泛，其机制是抑制血管内皮细胞过度增殖，使血管腔发生栓塞，诱导细胞退化、瘤体消失。对具有膨隆表现的血管瘤无论是增殖期或消退期均有治疗作用，用药量有一定的限制，一般总量不超过 40mg。

其他治疗药物还有干扰素等，由于其临床并发症较重，只在其他药物控制不佳时使用。

激光主要用于皮肤或黏膜浅表血管瘤的治疗，适用的主要激光种类为脉冲燃料激光（595nm、585nm）和长脉冲 1064nm Nd：YAG 激光。

手术治疗适用于有严重梗阻、溃疡及巨大血管瘤药物控制无效的患儿，在消退期和消退末期病变消退遗留多余组织、瘢痕和产生的继发畸形可以通过手术进行矫正，以获得较好的美容效果。

二、微静脉畸形

微静脉畸形过去被称为毛细血管瘤或鲜红斑痣，在临床和组织学上都属于真性畸形，由乳头丛内毛细血管后微静脉组成，病因不清。微静脉畸形发病率在 0.3％，男女比率 1：1。在出生时就存在，也可以不十分明显。临床表现为扁平粉红色，83％在头颈部。微静脉畸形可累及多个感觉神经支配区，如三叉神经支配区，以第Ⅱ支多见。病变的颜色随年龄的增长而逐渐加深，厚度增加，成年后病变可出现隆起或结节样改变，有时可发生巨大赘生物，易出血。常累及口腔黏膜、颌骨、牙龈、上下唇等，引起牙龈增生、颌骨肥大，但多不超越中线，严重者咬合关系紊乱。1989 年，Waner 根据静脉扩张程度将病变分为四级：Ⅰ型病变较早，血管直径 50～80μm,临床呈现浅或深粉红色斑,在强光 6 倍透镜下观察可看到血管;Ⅱ型血管直径 80～120μm,临床呈现浅红色斑;Ⅲ型血管直径 120～150μm,病变是深红色斑;Ⅳ型血管直径＞150μm,病变常呈紫红色,扩张血管融合形成鹅卵石样结节。

过去常用核素^{32}P、冷冻、磨皮术、切除加植皮术,效果均不理想。近年对微静脉畸形更多地采用激光治疗方法。目前治疗效果较理想的激光治疗机是脉冲染料激光(595nm,585nm)。

三、静脉畸形

静脉畸形过去又称海绵状血管瘤,是胚胎时期血管形成过程中的结构异常。由扩张的静脉组成,伴有静脉数目的增加,扩张的程度随年龄不断发展,大约 90％在出生时就存在。早期不易发现,要看临床症状,当头低位时,相应位置皮肤膨隆,穿刺可抽出可凝固的血液。在败血症、创伤、妊娠、激素水平改变时,可使已有血管结构进行性扩张,导致畸形血管膨大;大多数静脉畸形呈海绵状,柔软易压缩,可累及颊、颈、舌、唇,造成面部畸形。静脉畸形的窦腔内血流相对缓慢,可凝固而成血栓,久之可钙化为静脉石。

(一)临床表现

静脉畸形目前在临床上分为四型:Ⅰ型为孤立型,无明显回流静脉;Ⅱ型有正常回流静脉;Ⅲ型回流静脉发育异常,Ⅳ型回流静脉扩张。Ⅰ、Ⅱ型静脉畸形在临床占据大多数。在皮肤和黏膜表面,皮温不高,无波动感,可压缩,体位试验阳性,病变由大小不等的血窦组成,无完整被膜。深层组织内的静脉畸形,为了确定其部位、大小、范围及其吻合支的情况,可以应用静脉造影或磁共振血管成像(MRI 或 MRA)来协助诊断,并为治疗提供参考。

(二)治疗

静脉畸形的治疗方案选择取决于血管畸形的血管容积(体积)、解剖位置和深度。

1. 药物治疗　静脉畸形的药物治疗主要是硬化剂注射治疗,可作为单一的治疗方法,也可与手术、激光等联合治疗。主要适用于病变内子囊较密集的静脉畸形。平阳霉素是目前临床常用的硬化药物,与国外的博来霉素有相似的化学结构。注射平阳霉素后的主要组织学变化是血管内皮细胞损伤,管壁不同程度增厚及管腔闭塞。注射平阳霉素的剂量一般是每次4～8mg,总量不超过 70mg。2 周左右注射一次。对于Ⅲ、Ⅳ型静脉畸形,由于血液高回流,病变广泛,所累及解剖位置结构复杂,并且无明显边界,过去采用手术等综合治疗效果不佳。注射平阳霉素后药物进入静脉腔内立即流走,难以发挥作用,所以对于这类的静脉畸形可采用联合治疗方法。北京大学口腔医院使用无水乙醇注射＋动力泵平阳霉素灌注的方法应用于数十例患者后取得了较好的疗效。

2. 激光治疗　对于舌部及口腔黏膜部位的Ⅰ、Ⅱ型表浅的静脉畸形 Nd:YAG 激光治疗可取得较好的治疗效果。其主要机制是病变内血红蛋白吸收激光热能量后产生凝固效应,组织立即萎缩,伤口愈合时间 10～14d。治疗需要 2 次或 3 次治疗,每次间隔的时间需 6 周以上。

3. 手术治疗　对于手术治疗需要根据静脉畸形的局部范围、深浅及患者的全身情况等因素综合考虑。大、中型多解剖间隙静脉畸形是手术治疗的适应证,但术中持续出血或渗血是令手术医师很麻烦的事情,所以手术医师应熟练掌握使用电刀、激光等热凝固原理止血的手段。

四、动静脉畸形

动静脉畸形（AVM）属于先天性血管畸形。头颈部是 AVM 的好发部位，以颅内病变居多，颌面部发病率相对较低，可分为软组织 AVM、颌骨中心性 AVM 及混合型 AVM。AVM 的病理实质是动脉与静脉之间缺乏正常毛细血管网的连接，而由含大量微小动静脉瘘的畸形血管团代替，动脉血流经畸形血管团直接汇入静脉。临床表现为病变区着色、皮温增高并伴有搏动及吹风样杂音，可发生溃疡、坏死或出血。目前 AVM 的治疗方法主要包括血管内栓塞和手术治疗。

（一）诊断

典型的 AVM 通过临床检查，诊断一般不难。从病史看，患者常自幼发病，随年龄增长病变逐渐增大。早期病变可见皮肤着色、皮温增高；病变增大可扪及动脉搏动及皮肤震颤感，听诊可闻吹风样杂音；病变进一步发展可于患区出现溃疡及出血。颌骨 AVM 除了上述表现外，常因为牙源性出血就诊。影像学诊断方法包括 B 超、X 线片、CT 及 MRI 检查。B 超可见患区存在动脉血流信号。上颌骨 AVM 的普通 X 线片可见蜂窝状、囊腔状或蜂窝囊腔状透射改变。对于下颌病变，常可见下颌管明显增宽迂曲，颏孔增大。增强 CT 可观察到软硬组织内畸形血管形态及范围，通过三维重现技术可以直观地显示病变的主要血管结构。尽管由于 CT 及 MRI 技术的发展，对于 AVM 血管结构的显示更加精细准确，但数字减影血管造影技术仍然是 AVM 影像诊断的金标准（图 14－9）。

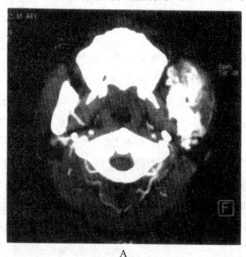
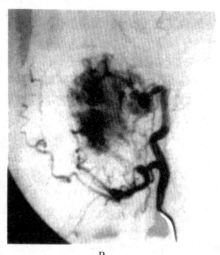

A   B

图 14－9　左侧颞颊部 AVM

A. 增强 CT 显示左侧咬肌腮腺及颊部 AVM；B. 颈外动脉造影侧位片显示左侧颞颊部较大范围 AVM

（二）动静脉畸形的栓塞治疗

栓塞治疗是高血流脉管畸形治疗的首选方法。AVM 栓塞治疗的关键是将栓子栓堵在畸形中心的微小动静脉瘘中，而不是仅栓堵近心端供血动脉，同时要尽量避免栓子超流入肺，或经危险吻合支入颅。栓塞剂包括明胶海绵、聚乙烯醇、α－氰基丙烯酸正丁酯（N－butyl－2－cyanoacrylate，NBCA）、弹簧圈、可脱性球囊和无水乙醇等。明胶海绵为可吸收栓塞剂，可用于术前辅助性栓塞，也可用于疑有危险吻合存在时临时阻塞血管。聚乙烯醇为固体栓塞剂，NBCA 为液体栓塞剂，常用于动静脉畸形的栓塞治疗。弹簧圈及可脱性球囊也是永久性栓塞剂,可用于栓堵动静脉瘘和动脉瘤。近年来有多位研究者采用无水乙醇进行动脉栓塞。无水乙醇可以直接破坏血管内皮,并使血红蛋白变性而形成血栓,故可永久性封闭动静脉畸形中的畸形血管网。

(三)软组织动静脉畸形的治疗

口腔颌面部软组织 AVM 可累及多个解剖区域,引起严重的面部畸形,并可发生大出血,甚至导致心力衰竭。治疗方法包括手术、硬化剂注射及血管内栓塞治疗等。部分病例经治疗达到了较好的效果,但有些病例治疗后多次复发,甚至呈进行性发展趋势,这与病变的部位、范围有关,也取决于病变的血管构筑特点。弥散型 AVM 畸形血管分布较稀疏,缺乏明确的畸形血管团,故栓塞宜采用动脉途径。这类病变有时栓塞短期疗效尚好,但长期疗效不满意,故重复栓塞后采取手术治疗仍是必要的。密集型 AVM 供养动脉及病变区静脉密集分布,呈团块状,这为瘤腔栓塞提供了条件。瘤腔栓塞可采用组织胶或无水乙醇,可达到根治病变或使病变得到长期控制的作用。对于存在明显面部畸形的 AVM 病变,单纯栓塞不能明显改善者,手术治疗仍然是重要的方法。

(四)颌骨 AVM 的栓塞与手术治疗

颌骨 AVM 发病率较低,下颌骨发生率高于上颌,多在 10～20 岁发病。临床表现为局部搏动、杂音、牙齿松动等,其危险性在于可引起致命的大出血。颌骨 AVM 的治疗既要考虑血管结构,也应考虑患区牙齿的情况。若有多个患牙明显松动,提示牙槽骨遭到广泛破坏,单纯栓塞难以使患牙重新获得固位,而栓塞后刮治疗效较确切。颌骨 AVM 的手术治疗一般采用颌骨刮治术,使患者的颌骨连续性得以保持并尽量保留其发育的潜力,避免行颌骨切除术。由于术中出血汹涌,即使对于栓塞治疗后的病例也应该作好充分的准备。病变区松动牙的处理不应过于保守,以避免术后感染或复发。术后定期拍片观察颌骨愈合情况。

五、淋巴管畸形

淋巴管畸形过去称为淋巴管瘤,是淋巴系统的畸形,由淋巴管发育缺陷造成的。常发生在人体含丰富淋巴管组织的部位,可以局限,也可以弥散,可以在面部浅层或深层。常见于儿童及青年。病变由淋巴管组成,管腔大小不等,多扩张成子囊。内含淋巴液,在黏膜表面呈现许多散在孤立白色圆形结节,常与毛细血管畸形并存。按其临床特征及组织结构可分为微囊型、大囊型及混合型三类。所有病变在出生后就可以存在,男女发生率无明显差别。头颈部淋巴管畸形占全身病变的 70% 以上。淋巴管畸形为发育畸形,属良性病变,很少有自愈的报道。

(一)临床特点与诊断

按囊腔体积大小区分微囊型和大囊型淋巴管畸形。一般认为囊腔直径小于 1cm 为微囊型,直径大于 2cm 为大囊型。

1. 微囊型(microcystic) 多见于婴幼儿。好发在舌、颊、唇黏膜,皮肤少见。由衬有内皮细胞的淋巴管扩张而成。淋巴管内充满淋巴液,在皮肤或黏膜上呈现孤立的或多发性散在的小圆形囊性结节状或点状病损,无色、柔软,一般无压缩性,肿瘤边界不清楚。口腔黏膜的淋巴管畸形有时与血管畸形共存,出现黄、红色小疱状突起,称为血管淋巴管畸形。

2. 大囊型 又称为囊性水瘤,由数个大囊腔组成,是由于颈部胚胎发育时颈囊发育畸形,主要发生于颈侧区。一般为多房性囊腔,彼此间隔,内有透明、淡黄色水样液体,不能压缩,周围有较厚的囊壁,囊壁由较厚纤维组成,衬以单层扁平细胞。囊腔大小不一,表面皮肤色泽正常,呈充盈状态,扣诊柔软,有波动感。与深层血管畸形不同的是透光试验阳性,体位移动试验阴性。囊型淋巴管畸形可在头颈部潜在间隙中延伸,上可至颅底,下可达纵隔和胸腔,囊腔造影可帮助明确其真实波及范围。穿刺检查可抽出淡黄色透明淋巴液。

（二）治疗

淋巴管畸形的治疗,主要是采用外科手术切除,对范围较大的肿瘤可分期切除。囊性水瘤宜争取早期手术。颈部囊性水瘤由于胚胎发育关系(一般认为系来自胚胎期的原始颈淋巴囊)常包绕颈部重要血管和神经,术前应在思想上、技术上作好充分准备。

毛细管型淋巴管瘤对低温或激光治疗有一定的效果,但还不够理想。

发生在舌、颊、唇等部位的淋巴管畸形以及囊性水瘤。过去多以手术切除为主,近年来有对婴幼儿采用局部注射平阳霉素治疗的报道,取得较好的疗效。该疗法尤其适用于不易手术切除的儿童巨大型囊性水瘤,也可作为手术后残留瘤组织的补充治疗。

（刘志民）

第四节　口腔颌面部软组织良性肿瘤及瘤样病变

口腔颌面部良性肿瘤性病变除颌骨肿瘤、脉管畸形和唾液腺肿瘤外,尚存在各种其他组织发生的良性肿瘤性病变,其中尤以各种软组织良性肿瘤性病变为最常见。本节仅就口腔颌面部多发并具有一定特征的软组织良性肿瘤及瘤样病变叙述。瘤样病变是指具有肿瘤的某些特征,但其本质是炎症或增生性疾病。对口腔瘤样病变的认识,不仅需要组织学诊断,也须熟知其临床表现和生物学行为。许多瘤样病变与刺激因素有关,需深知消除刺激因素的重要,有助于防止切除后的复发。

一、乳头状瘤样病变

口腔常见的乳头状瘤样病变有 3 种,即乳头状瘤、炎症性乳头状增生和疣状增生。

乳头状瘤是口腔黏膜最常见的良性上皮性肿瘤,好发于唇、舌、腭及颊黏膜。肿瘤一般呈现为外突的带蒂肿块,表面呈白色菜花状。大小从直径几毫米到 2～3cm。肿块基底无浸润。大多呈孤立单个病变,少数病例可多发。组织病理上乳头状瘤有多个手指样突出体,每个突出体中心为纤维血管条索,表面覆盖过度角化的复层鳞状上皮,因此临床呈现为白色斑块性病变。手术切除是最佳治疗。手术时应将基底部彻底切除以防复发。

炎症性乳头状增生绝大多数是由于不良修复体的刺激所引起,最常发生于上腭和义齿边缘压迫的龈颊沟部。临床表现为多个疣样乳头生长,颜色暗红呈水肿样,一般无痛。组织病理呈现为多个乳头状突起,表面覆盖不全角化的复层鳞状上皮,其下的结缔组织显示水肿并有慢性炎症细胞浸润。腭部病变可以显示腺泡萎缩、间质纤维化及炎性细胞浸润,小唾液腺导管上皮鳞状细胞化生,可有黏液池样积聚。此种情况不要误诊为黏液表皮样癌。炎症性乳头状增生虽然在不戴义齿后情况有所改善,但完全恢复正常不容易,手术切除有时是必要的。

疣状增生的原因不明,近些年由 Shear 和 Pindborg 将其明确划分出来。临床上常和白斑并存而与疣状癌不易区分。临床病理有两个基本类型:一种是由长而狭窄、重度角化的疣状突起所组成,临床表现为白色;另一种是由较宽而平、非重度角化的疣状突起所组成。两种病变的周围可以有均质性白斑存在,病变的特点主要是表面上皮呈疣状突起,并不向深面的结缔组织伸展。后一点是与疣状癌区分的重要标志。深面结缔组织内有炎性细胞浸润表现。

二、纤维瘤及其他纤维组织病变

(一)纤维瘤

纤维瘤是由致密纤维结缔组织组成的肿块性病变。口腔常见,可发生于任何部位,但以颊、舌、下唇及牙龈较多。临床上纤维瘤的颜色可从淡红到白色,表面光滑并高出于黏膜面。扪诊较硬,有蒂或无蒂。大小从直径几毫米到 1～2cm。由于本病常合并创伤刺激,因此不被认为是真性肿瘤。去除刺激因素并将肿块切除可以治愈。

(二)纤维瘤病

纤维瘤病是由具浸润性的成纤维细胞增殖构成的一组病变。光镜下显示的组织病理特点是由形态及大小一致、分化成熟的成纤维细胞组成,可以浸润肌肉或脂肪,罕见分裂象。病变中没有炎症反应或有轻度炎性细胞浸润。尽管纤维瘤病治疗后有复发倾向,但不发生转移。病变发展呈良性过程,但如累及重要器官也可致命。

纤维瘤病可发生于任何年龄的不同部位,但有些类型主要见于婴幼儿或青少年,有些则见于成年人。青少年或婴幼儿的纤维瘤病包括婴儿纤维错构瘤、儿童侵袭性婴儿纤维瘤病、先天性局部单发或全身性纤维瘤病、遗传性牙龈纤维瘤病等。从组织病理表现看,这些病变中有些细胞成分非常丰富,有些间质细胞很原始,加之其浸润性表现而常会被误诊为肉瘤。特别是儿童的侵袭性纤维瘤病和真正的纤维肉瘤难以区别,最后确诊要看临床发展过程。这一点给临床治疗带来一定的困难,特别是发生于颌骨者。以往我们曾经认为肉瘤中纤维肉瘤的预后较好,可能有些病例并非真性纤维肉瘤,而是肉瘤样的、侵袭性的纤维瘤病。因此,在处理这类病变时,不妨在不影响器官发育且不致严重畸形的情况下尽可能切除病变组织,严密观察。婴儿性纤维错构瘤几乎都发生于婴幼儿,多见于 2 岁以下男孩,男女之比约为 2～3：1。迄今尚未见本病有发生于成人的报告。纤维性错构瘤发生于皮下,呈圆形肿块,无包膜。镜下主要特点为由下列组织混合组成:密集条索状的胶原纤维组织,圆形、椭圆形或星形的原始间质细胞被黏液样基质所分开并有脂肪组织混杂其中。切除不彻底可复发,但无侵袭性的潜在恶性。先天的全身性纤维瘤病变极罕见,由于有重要脏器受累,故一旦发生常常是致命的。局部单发者预后较好,切除后不复发。

成年人中常见者除发生于掌、跖的纤维瘤病外就是硬纤维瘤病。头颈区域颈部常见,但舌、磨牙后区、唇颊及腮腺等都有发生本病的报道。硬纤维瘤病可以呈现为孤立活动的,也可以是弥散性但边界明确的肿块,无自发痛,表面皮肤或黏膜可以产生溃疡。生长速度不定,有时一段时间生长很快而后又停止。镜下见狭长的成纤维细胞被丰富的胶原纤维所分开。细胞核大小一致,分裂象极少。可浸润周围组织(如肌肉、骨等)而无明确边界,但不侵入血管及神经。手术彻底切除很困难。据 Barnes 等收集文献报道,发生于头颈部的 113 例,复发率在 32%～70%,由于硬纤维瘤病涉及重要器官而致命者 6 例。

(三)结节性筋膜炎

结节性筋膜炎是一种良性、非肿瘤性、具自限性的纤维组织增殖性疾病。明确诊断本病的重要性在于一些生长迅速并包含有核分裂象的病例可能被误诊为肉瘤。据 Werning 分析发生于口腔颌面区域的 41 例表明,患者以青壮年居多,罕见发生于儿童。男性稍多于女性。

病变好发部位是下颌角、下颌下缘及颧弓，位于皮下呈现为硬而界限清楚的无痛性肿块。生长可能很迅速，亦可以缓慢生长或生长到一定大小而长期无变化。组织病理为梭形成纤维细胞所组成，核深染并可见核仁，有分裂象，但细胞并无明显的异形性。间质呈多突起的黏液细胞样，并有粗短成束的胶原纤维。最重要的诊断依据是存在有较多的裂隙，很类似血管腔而无内皮细胞衬里；肿块周边的组织有淋巴细胞、浆细胞和组织细胞。病变可以浸润邻近的脂肪、肌肉组织。局部切除是最佳治疗方法。即使手术标本显示未切除干净，也不必进一步处理，因为结节性筋膜炎显示有自限性倾向。若有复发而明确诊断为本病，除非为矫正面容外观，也不必再次手术。

三、神经组织肿瘤及瘤样病变

(一)创伤性神经瘤

创伤性神经瘤是由于周缘神经被切断后远侧端神经纤维变性，而近心端产生增殖修复性反应而致。如果被切断的两断端间的间隙很小，两断端可愈合再接而无任何并发症。但如两断端间间隙较大，其间充满了血凝块、感染性的组织及瘢痕，两断端间不能相接，增殖的施万细胞和轴索呈不规则性的生长而形成创伤性神经瘤。这种病变显然是无包膜的，大小一般直径在 1~2cm，其症状主要是触痛。如症状较重可考虑切除。

(二)神经鞘瘤

神经鞘瘤是发生自施万细胞、缓慢生长、具有包膜的良性肿瘤。约 25%~45% 发生于头颈部，最常见的部位为颈侧部。男性为女性的 2~4 倍。口腔常见发生于舌及唇颊部。颈部神经鞘瘤多发生自颈交感神经及迷走神经，少数发生自舌下神经，手术中可以辨认其神经来源。临床表现为缓慢生长的无痛性肿块，出现于颈前三角区上部。肿块多为单个椭圆形，表面光滑、境界清楚，活动，肿瘤可将颈动脉推向表浅移位而显示搏动，但搏动沿血管走行方向存在而并非在瘤体任何部位，听诊无杂音，可与颈动脉体瘤区别。肿瘤压迫颈交感神经可产生 Homer 综合征(患侧瞳孔缩小、上睑下垂、睑裂张开不全、同侧面颈部潮红、少汗或无汗征象)。压迫迷走神经可有刺激性干咳。镜下特点见瘤细胞特别细长，呈梭形，边界不清楚。瘤细胞密集呈栅栏状排列，也有部分呈小镟涡状。肿瘤有完整、较厚包膜。手术应避免切断神经，在充分显示神经干及肿块后，可沿肿块长轴剖开包膜，逐层分离将瘤体剥出。术后复发少见。

(三)神经纤维瘤

神经纤维瘤可以单发或多发，单发者常为局限性、界限不清的无包膜肿块。多发性神经纤维瘤是神经纤维瘤病的一个组成症状。口腔颌面部任何部位均可发生，肿块位于皮肤、皮下或黏膜下，扪诊较软。神经纤维瘤也发生自施万细胞，瘤细胞也由梭形细胞组成，和神经鞘瘤的区别在于神经纤维瘤无包膜，瘤细胞不呈栅栏状排列，混有胶原纤维束。和皮肤相连的病变中常包含有汗腺、脂肪组织等。手术难以彻底切除，也无法辨认发生自哪支周缘神经。

(四)神经纤维瘤病

神经纤维瘤病是一种遗传性、皮肤具咖啡色素斑、有多发性神经纤维瘤的非肿瘤性病变。由于本病由 VonRecklinghausen 于 1882 年首先作了详细描述，故本病常以他的名字命名，称之为 Recklinghausen 病。咖啡色素斑界限清楚，呈棕褐色，大小在 2cm 直径左右，最常见于躯干及臀部皮肤。如果一位患者有 6 个以上的咖啡色素斑，直径在 1.5cm 以上，即使没有家族史,也可以诊断为神经纤维瘤病。神经纤维瘤病没有良好的治疗方法,手术仅能从美容观点作有限的部分切除,达不到理想的效果。文献报道本病有少数发生恶性变,其临床表现为突然生长加快、出现疼痛等。

（五）颈动脉体瘤

颈动脉体瘤又称化学感受器瘤或颈动脉副神经节瘤,不常见,但在颈部肿块的鉴别诊断及其治疗中的特殊性占有重要地位。

颈动脉体瘤发生自颈内、颈外动脉分叉间化学感受器。肿瘤表面光滑或呈结节状,剖面紫红,有薄层包膜,有丰富的血管支。瘤细胞呈多边形或梭形,细胞质嗜伊红,细胞核核仁明显。瘤细胞巢有毛细血管围绕或瘤细胞包绕脉管。基质为纤维组织,富含血管。

颈动脉体瘤生长缓慢,一般无明显症状,就诊主诉为颈部肿块。临床检查肿块位于颈动脉三角区,下颌角下方与胸锁乳突肌前缘间。触诊肿物中等硬,不可压缩,边界清楚。瘤体有搏动,听诊有吹风样杂音。肿块可左右推动而上下移动甚微。肿块一般为单侧,双侧者极少。少数为恶性,可发生远位转移。

颈动脉体瘤的临床诊断有时是困难的。鉴别诊断中应当鉴别的疾患有:特异性或非特异性淋巴结炎、下颌下腺肿瘤、鳃裂囊肿、神经鞘瘤等。拟诊为颈动脉体瘤时宜行血管造影(经股动脉插管或颈总动脉穿刺)或 CT 检查。CT 检查加血管增强则更为必要。

颈动脉体瘤的诊断一经确定,外科手术前必须作好充足的准备。其中最重要的准备工作之一是阻断患侧颈动脉的供血,以有效地促使脑血管建立足够有效的侧支循环。这种方法称 Matas 试验,即指压患侧颈总动脉阻断血运,指测颞浅动脉有无搏动以确认压迫有效性。从数分钟逐渐至 30min 以上,患者无脑缺血征象后方可手术。这并不是说只要阻断血运合乎要求标准就不会产生脑血管并发症,但训练和不训练,产生脑血管并发症的情况确有不同。

较小的肿瘤可以剥离切除。切除、结扎颈外动脉一般无问题,但必须保证颈内、颈总动脉完整性。不少病例需将动脉外膜连同肿瘤剥出,有时很难不损伤动脉内壁而破裂出血。此时需在阻断动脉血液循环的情况下予以缝合。如不能止住出血或肿瘤与颈内动脉或分支部粘连甚紧,可结扎颈总动脉或切除一段作血管移植(自体静脉或尼龙血管等)。

（六）婴儿黑色素性神经外胚瘤

黑色素性神经外胚瘤 80% 见于婴儿,90% 在 1 岁以下。性别无差异。2/3 的病例发生于上颌前部,在牙槽嵴呈现蓝黑或灰红色肿块,无蒂。少数病例增长速度较快。X 线片常显示骨吸收破坏。光镜检查特点是由密集的纤维血管组织构成无包膜的肿块,其中包含有小巢状或受压成条索状的嗜碱性肿瘤细胞。一种颇似淋巴样细胞,瘤细胞小而圆,核深染,细胞质少;另一种为上皮样细胞,细胞体积较大,形状不规则,核染色浅,细胞质丰富,内含大量黑色素颗粒。核分裂象罕见。治疗方式为手术切除并将破坏骨质刮除。切除彻底者罕见复发,但不彻底可复发,文献报告复发率不超过 15%。黑色素神经外胚瘤系良性,不应作放射治疗。

（七）颗粒细胞瘤

颗粒细胞瘤不常见,但在口腔常发生于舌体。颗粒细胞瘤的组织发生曾被认为来源于肌细胞、成纤维细胞或组织细胞等,虽然近年研究认为肿瘤来自施万细胞(Schwann cell),但可能是更原始的间叶细胞,这些细胞发生施万瘤及颗粒细胞瘤。颗粒细胞瘤最常发生于皮肤,口腔中舌的发生率占首位。唇颊、牙龈、口底等处均有报告发生。青年人常见。临床表现为硬的白色或黄色肿块,一般无疼痛且缓慢生长,但也有生长迅速者。扪诊肿块有清楚界限,但剖检肿块无包膜。镜检瘤细胞呈多边形,胞质嗜伊红,呈颗粒状,胞核呈圆形或椭圆形。细胞周界基本清楚,成团或成排排列,由纤维组织分隔成组。丝状分裂象及坏死罕见。可能会见到瘤细胞"侵犯"神经的现象,但这并非恶性象征。覆盖肿瘤的表面上皮常显示过度增生。颗粒细胞瘤也有恶性者,主要表现在核的变化上,即染色质加深、核仁增大或数目增加并可见核分裂象,亦可见坏死现象。颗粒细胞瘤的治疗为外科手术切除,要有足够的周界正常组织,不完全切除必然导致复发。

四、血管性肿瘤

血管外皮细胞瘤是不常见的血管性肿瘤。肿瘤发生自毛细血管网状纤维鞘膜外面呈梭形的血管外皮细胞。由于毛细血管无所不在,因此身体任何部位均可发生,约 15%～25% 发生于头颈部。鼻腔最常见,腮腺、口底、舌等均有报告发生。血管外皮细胞瘤临床确诊困难。肿块生长缓慢,没有显著不适,可以多年无变化。在鼻腔者极似鼻息肉。确诊依靠病理。镜下特点是肿块包膜不完整,可为许多由正常内皮细胞构成的小血管腔,周围绕以不同厚度的纤维鞘。瘤细胞在鞘外,呈椭圆形或短梭形,大小较一致,围绕血管纤维鞘呈放射状排列。血管鞘外的网状纤维丰富,包绕瘤细胞团。血管外皮细胞瘤手术切除后复发率很高,且可以发生转移。据 Backwinkel 等分析 224 例,复发率达 52.2%。由于复发率高及发生转移,拟将其分为良性及恶性型,但从组织病理表现难以确定。发生于头颈区域的血管外皮细胞瘤较身体其他部位发生者其转移率低。据 Walike 报告,头颈部血管外皮细胞瘤只有 10% 发生远位转移,而身体其他部位者高达 20%～45%。

局部广泛切除是唯一最佳治疗方法,但常由于病变所在位置受解剖条件限制不能彻底切除,复发也就必然。尽管血管外皮细胞瘤有丰富的毛细血管网,但对放射治疗不敏感。长期随诊是必要的,要注意有无转移发生。

五、骨化性肌炎

骨化性肌炎是非肿瘤性骨形成于肌组织内,临床表现有两种类型:局限型和弥散型。局限型者为某一肌组织受累;弥散型者为一组肌组织或全身多处肌组织发病。骨化性肌炎发生的原因一般认为和创伤有关。肌组织受创伤后发生进行性肿胀,在头几周内发展甚快,约在受创伤后 2～3 个月达高潮,之后趋向于稳定。一般在 1 个月左右即可见肌组织内有钙化物,4～5 个月后即可见有成熟性骨组织。口腔颌面部骨化性肌炎常见发生于咬肌、颞肌、翼内外肌,二腹肌也有报告发生。临床表现为在肌组织内可扪及界限不清的硬块,影响开口。X 线片可见受累的肌组织内有密度增高的钙化物。治疗与否决定于患者存在的症状,严重影响开口者可将其切除。手术时机应选择在病变稳定期。值得注意的是,如怀疑肌组织有发生骨化性肌炎可能时,绝对禁忌按摩,以免病变范围扩大。理疗有助于肌组织炎症消散。

六、嗜酸性淋巴肉芽肿

嗜酸性淋巴肉芽肿为我国金显宅、司徒展于 1937 年首先报道。日本在 1948 年由木村哲二报告类似疾病,后人称之为"木村病"。本病有明显的发病地域性,主要见于中国、日本及亚洲东部等国家。

嗜酸性淋巴肉芽肿最常见发生于青壮年男性,男女之比约为 10∶1。85% 发生于颌面部,其中又以腮腺区最为常见。临床表现可分为结节型和弥散型。结节型者原发于淋巴结,单个或多个;弥散型病变发生于皮下组织,侵犯皮肤、肌肉和腺体,但不侵犯骨组织。病变区皮肤松软,扪诊可触及结节状硬韧块。病史久者可见皮肤粗糙增厚,呈橘子皮状。由于受累区皮肤瘙痒,常见抓痕。组织病理特点为大量淋巴细胞增生并形成滤泡,有不同程度的嗜酸性粒细胞浸润或呈灶性聚集。末梢血象检查白细胞分类嗜酸性粒细胞可增加。怀疑本病时应作嗜酸性粒细胞直接计数,可超过正常值数倍(正常值在 $0.05 \times 10^9 \sim 0.3 \times 10^9 /L$),具诊断意义。放射治疗对嗜酸性淋巴肉芽肿有独特效果,一般给予 $20 \sim 30 Gy$ 即可治愈。如有复发尚可再作放射治疗。局限性的单个病变也可手术切除,视情况可辅以放射治疗,剂量在 $15 \sim 20 Gy$。目前本病尚未见恶性变报道,但有个别患者末梢血象嗜酸性粒细胞持续居高不降。激素治疗虽有效,但停药后又回升,且不宜久用。化疗药物也尚无确切效果。

(管宏伟)

第五节　口腔癌

一、概述

口腔癌是发生于口腔黏膜组织的恶性肿瘤。口腔的范围是从唇红缘内侧黏膜向后至硬腭后缘和舌轮廓乳头以前的组织,包括舌的游动部、口底、牙龈及颊,而软腭及舌根部属于口咽。发生于唇红缘黏膜的唇癌不属于口腔癌范畴,应称为唇红部癌。但很多研究报告并未将其严格区分而将其划属于口腔癌之内。

口腔癌在我国的发生率尚无确切的统计资料。据京、津、沪、穗四所肿瘤医院诊治的病例统计,口腔癌占全部恶性肿瘤的 2.7%;占头颈恶性肿瘤的 8.8%。美国和英国,口腔癌占所有恶性肿瘤的 $2\% \sim 3\%$;而在印度和东南亚一些国家口腔癌占全部恶性肿瘤的比例高达 40%。

口腔癌约 2/3 的病例发生在 $50 \sim 90$ 岁。男性较女性多 $2 \sim 3$ 倍。Waterhouse 等分析报告五大洲不同地区每 10 万人口中男性口腔癌的发生率:欧洲马耳他 16.9;英国仅为 2.5。美洲加拿大的纽芬兰达 29.9;巴西为 18.9;美国 9.2。非洲的津巴布韦 4.5;尼日利亚为 2.2。大洋洲的新西兰中非毛利人为 5.9,毛利人仅为 1.1。亚洲的印度为 19.6。同样生活在新加坡的印度人和中国人,口腔癌的发生率也有所不同,前者为 12.7;后者仅为 4.0,可能和生活习惯有关。欧洲的马耳他、匈牙利、西班牙以及加拿大的纽芬兰等地口腔癌发生率高是因为唇癌占有很大比例。唇癌在白种高加索人特别是户外工作者中有较高的发生率,显然和日照中的紫外线有关,皮肤的色素在这方面具有预防作用。也可能这些地区的报告中未将唇红癌(显然与日照有关)与唇黏膜癌分别统计有关。

口腔癌发生的有关因素除上述者外,根据流行病学调查研究,有证据表明和下面三个因素有关,即吸烟的方式、酗酒和咀嚼槟榔烟块。重度吸烟者(每天 20 支以上)口腔癌的发生率高出非吸烟者 $5 \sim 6$ 倍。吸鼻烟在南美颇为盛行,这一地区的口咽癌和下龈癌也就较多见。倒吸烟者(将燃烧着的烟头置于口腔内)和腭癌发生率高有显著关系。在印度和东南亚一些国家,咀嚼槟榔烟块极为盛行。这种烟块的成分有槟榔子、熟石灰、棕儿茶、烟叶等。槟榔烟块在不同地区成分有所不同,但烟草是必须具备的,因此无疑是最重要的致癌因子。不论以何种方式吸烟,其口腔癌发生的危险频率显然和用烟量及时间长短有关。酗酒者发生口腔癌的危险性增加,但酗酒者常有重度吸烟史,因此难以分析乙醇的致癌作用。此外尚有其他一些因素如营养不良,缺乏维生素及蛋白质、口腔卫生极差、尖锐的残根残冠刺激、不良修复体以及人乳头状瘤病毒等。但这些因素的作用是很微小的,只是在和主要致癌因素如吸烟方式、酗酒及咀嚼槟榔烟块相互作用中发挥其影响。

口腔癌就其发生部位而言,无论国内外,舌癌均占第一位。京、津、沪、穗四所肿瘤医院诊治口腔癌 4547 例,其中舌癌 1903 例,占 41.8%,其次为龈癌和颊癌。欧美一些国家中口底癌占相当大的比例,而我国则相对较少。印度和东南亚一些国家中颊癌则很常见。

从组织病理诊断分类看,鳞状细胞癌占口腔癌的 90%。因此,本节主要讨论其有关诊断及治疗。

(一)病理

分化好的鳞状细胞癌诊断不困难,癌细胞呈多边形、短梭形或不规则形,细胞质嗜伊红,胞核呈不同程度异形性及分裂象,组成不规则条索及团块状,颇似复层鳞状上皮的棘细胞层。

未分化或低分化鳞状细胞癌为散在较小的癌细胞,胞质很少,核染色质很丰富,癌细胞无一定排列方式。未分化癌和恶性淋巴瘤有时难以区分。此时应作免疫组织化学染色,如确认有角蛋白存在,则系上皮性肿瘤,如普通白细胞抗原染色强阳性,而角蛋白和 S-100 染色均阴性,则无疑是恶性淋巴瘤。S-100 还有助于确认恶性黑色素瘤。

疣状癌是鳞状细胞癌的一个类型,病理特点是上皮显著增殖变厚呈不规则乳头状或疣状增生。除向外生长外并向下伸入到结缔组织中。但这并非是真正的浸润性生长,因上皮和结缔组织间基底膜完整,伸入结缔组织的上皮网脚基本上在同一水平。结缔组织的乳头层有大量慢性炎症细胞,主要是淋巴细胞浸润。上皮分化甚好,极少见分裂象和细胞异形性。较大的病变其外突生长的上皮间存在裂隙,其内充满不全角化或角化物。疣状癌应和疣状增生区别,主要不同点在于疣状癌可伸入到其下的结缔组织中,而两者在临床上是无法区分的。

原位癌上皮也增厚,表面可无角化,个别细胞也可有角化或角化珠形成,但基底层常整齐,基底膜完整。上皮细胞有明显的异形性,核分裂象常见。原位癌在临床也是难以确认的,一般诊断为白斑或红白斑等。

(二)生长、扩展和转移

1.原发癌的局部生长和扩展　口腔黏膜鳞状细胞癌开始为表面病变,不断增殖生长累及邻近的组织结构。口腔不同部位发生的癌由于其局部解剖关系而各有其特点。肌侵犯是最常见的。可以从肉眼所见及扪诊所触及的范围,沿肌或肌筋膜面扩展相当大的距离,特别是舌和口底癌。癌组织在软组织内扩展的确切范围很难确定,常导致切除不足而短期内复发。

鳞状细胞癌对神经的侵犯现象是很普遍的。Carter 等分析报告 61 例口腔癌,31 例(51%)组织病理证实有神经侵犯。癌细胞一旦进入神经周围间隙,就可顺沿神经扩展一段相当长的距离。神经干直接受肿瘤侵犯不常见,但神经纤维变性很常见,甚至出现神经节段性坏死。癌细胞对神经的侵犯是临床出现感觉异常、麻木、疼痛以及运动神经受累出现功能障碍的原因。

癌组织可以侵袭脉管系统。小静脉腔内有时可以见到瘤细胞团,但并不预示必然发生转移。较常见到的是瘤组织压迫致远端淋巴管扩张,呈现为软组织肿胀,舌及唇颊部最为明显。肿瘤对动脉侵犯不常见。浸润性癌初期围绕动脉生长却并不侵犯动脉壁。但由于持续压迫致血流量下降,动脉壁结构逐渐受到癌组织的侵蚀破坏,如系较大者或知名血管受累,可以发生致命性出血。

骨膜及骨皮质,特别是皮质骨对癌组织的侵袭有一定抵抗力。癌肿对骨的侵犯主要从牙槽骨开始,由此侵入骨髓腔内。以往曾认为口腔癌可循骨膜淋巴管扩展,经 Marchetta 等细致的临床病理研究以及临床实践证明否认了这一观念。

2.淋巴结和远部位转移　口腔癌患者中颈部淋巴结有无转移以及转移病变的情况是影响生存率的重要因素之一。颈淋巴结转移率和原发病变的部位有关,口腔癌中以口底癌转移率最高,其次为舌及牙龈,唇癌转移率最低。

颈部淋巴结按其所在部位分为以下七组:颏下及颌下、颈上深、颈中深、颈下深、颈后三角、颈前中央区和上纵隔组,或依次称之为Ⅰ～Ⅶ区(图14-10)。仅有Ⅰ、Ⅱ区转移者预后较好。Ⅳ～Ⅴ区有转移者预后较差。锁骨上窝有淋巴结转移则不能排除有纵隔淋巴转移。

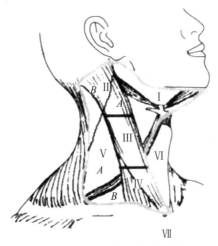

图14-10　颈淋巴结的分区

虽然淋巴结转移的数目和预后的关系存在有不同意见,但较多研究报告认为淋巴结转移数目增加,生存率随之下降。Kalnins 等报告 340 例口腔鳞状细胞癌,颈淋巴结无转移者五年生存率为 75%。只有一个淋巴结转移者为 49%;2 个淋巴结转移者为 30%;3 个或更多淋巴结转移则五年生存率下降为 13%。双侧淋巴结转移,预后更差。

受累的淋巴结可以是局灶性的癌细胞浸润,也可以是整个淋巴结被癌组织所取代。癌组织侵犯至包膜外者预后差。Johnson 等报告,颈部淋巴结阴性者五年生存率 70%;阳性而无包膜外侵犯者为 62%;如有包膜外侵犯者则降至 37%。他还指出,转移淋巴结大于 3cm 则包膜外侵犯的可能性增加。包膜外侵袭导致淋巴结固定者预后很差。

口腔黏膜鳞状细胞癌远位转移(主要是肺)的转移率明显低于头颈部其他部位者。据 Merno 等分析报告随诊在 2 年以上的 5019 例头颈部癌的远位转移率,依次为鼻咽癌(28.1%)、下咽癌(23.6%)、口咽癌(75.3%);而口腔癌的远位转移率仅为 7.5%。

(三)临床表现和诊断

口腔黏膜癌最初表现为上皮增殖性硬结,往往不为医患所重视。继而表层糜烂呈溃疡,表面呈红色间以少许白色小斑点,浅在而无坏死。自觉症状略感不适,偶有刺激性痛。此期也易被忽略而按一般黏膜溃疡对待。但仔细触诊会感到溃疡表面粗糙、边缘稍硬韧有棱缘感。进一步发展则溃疡中心坏死,边缘隆起呈堤状或似花瓣状外翻,或坏死现象不显著而呈结节菜花状增殖。患者此时自觉症状明显,常伴功能障碍,但此时已非肿瘤早期了。因此,口腔中一些好发部位如接近下颌磨牙的舌侧缘、颊黏膜的咬合线、上下牙龈的磨牙区等出现进展性溃疡、经一般治疗2周后无愈合倾向则应高度警惕癌的发生。

确诊的方法是作活体组织检查。辅助检查最简便的方法是用甲苯胺蓝溃疡染色。方法是先以清水漱口,继用1%冰醋酸清洁溃疡面及其周围组织,然后用1%甲苯胺蓝涂抹全部病变及周围黏膜约一分钟后,再以冰醋酸清洗涂抹部并漱口以除去余色。病变区不能除色,阳性呈深蓝色。此时宜取组织作病理检查,不能根据染色阳性作诊断。

颈部检查必不可少,特别是颈上深的二腹肌群淋巴结。如发现肿大淋巴结应注意其部位、大小、数目、活动度及硬度等。肥胖患者或触诊困难者可作CT或MRI检查,也可考虑做PET-CT检查。

口腔癌存在着明显的诊断延迟。诊断延迟是指自患者首次发现口腔症状至临床确诊的时间超出了一定的规定限度,针对的是时间概念,与误诊不同,分为患源性延迟和医源性延迟。前者是指患者自第一次注意到与疾病相关的口腔症状到第一次在医院就诊之间的时间超过一定限度;后者为患者首次就诊到确诊为口腔鳞状细胞癌的时间超过一定限度。我们曾经对102例原发口腔癌患者做过详细调查,结果发现:患源性延迟发生率81.37%,延长时间为7周;医源性延迟有71.57%,延迟时间7周;总的延迟发生率是98.04%。诊断延迟直接影响着口腔癌病程的长短和"三早"的实现。减少"延迟"的发生以及缩短延迟时间的长度,都对口腔癌的治疗和预后有着非常重要的意义。

(四)口腔癌的分期

恶性肿瘤的TNM分期是1943年法国学者Pierre Denoix倡导发展起来的。目前常用的临床分期方法是国际抗癌协会(UICC)设计的TNM分类法。T是指原发肿瘤,N是指区域性淋巴结,M是指有无远处转移。根据原发肿瘤的大小及波及范围可将T分为若干等级;根据淋巴结的大小、质地、是否粘连等也可将N分为若干等级;远处转移则是利用各种临床检查的结果,也可将M划分为若干等级,以上称为TNM分类。将不同的TNM分类再进行排列组合,即可以得出临床分期。这种分类便于准确和简明地记录癌瘤的临床情况,帮助制订治疗计划和确定预后,同时便于研究工作有一个统一标准,可在相同的基础上互相比较。TNM分类法每隔数年更新一次,目前最新版本是《恶性肿瘤TNM分期》第7版(2009年),读者可参考相应的参考书。

(五)口腔癌的治疗原则

外科手术和放射治疗仍是当前治疗口腔癌的最有效手段。其他治疗,包括化学药物治疗和生物治疗在内,仍处于探索研究之中。

早期口腔癌(T_1),无论采用放射治疗还是外科手术,都能取得较满意治疗效果。但对于一些晚期癌(T_3、T_4),根据原发癌所在的部位及其所涉及的解剖结构,治疗上存在不少棘手的问题。口腔癌总的治疗原则是以手术为主的综合治疗。

1.外科手术　决定作外科手术治疗的病例,必须对患者作详细的局部和全身检查。局部检查除对病变性质必须明确外,对病变所累及的范围应充分估计。全身检查应注意有无其他系统疾患,特别是心血管系统、肝、肾功能及有无糖尿病,并应排除转移灶存在的可能。

通过手术能够清楚了解病变对周围组织器官累及的情况,为进一步治疗提供依据。但外科手术又给患者机体造成创伤以及组织缺损和功能障碍。手术中除严格遵循无瘤原则外,尚应注意:①应该是全部切除肿瘤,如有残留肿瘤组织则使手术失去价值,患者所处的境况可能会比手术前更坏。②也不要盲目扩大手术范围而牺牲可保留的组织,尽可能维持近乎正常的生理功能。③手术前作过放射治疗或化学治疗而使肿瘤缩小,切除范围应根据在这些治疗前所显示的范围来定。④组织缺损整复的原则应是在尽可能恢复功能和外形情况下,尽量用简单方法解决而不要复杂化。

颈淋巴结转移灶的手术策略分为治疗性和选择性。前者是指对已有转移癌的颈部施行的手术;后者是指颈部未扪及肿大淋巴结,但根据原发癌大小、部位、分化度等认为有较高淋巴结转移倾向时而采取的手术。切除颈部淋巴结的术式称颈淋巴清扫术。口腔癌多采用以下三种颈淋巴清扫术式:①经典性颈淋巴清扫术(classical neck dissection,CND),是从锁骨到颅底全部切除一侧五区颈淋巴组织,包括切除胸锁乳突肌、颈内静脉、副神经(图14－11A)。②改良性颈清扫术(modified neck dissection),清扫淋巴结区域同经典性颈清扫术,但保留以下组织:胸锁乳突肌、颈内静脉、脊副神经,或以上三者之一,或三者之二,主要保留脊副神经,也可保留颈横神经(图14－11B)。③肩胛舌骨肌上颈淋巴清扫术(supraomohyoid neck dissection),切除一侧的Ⅰ、Ⅱ和Ⅲ区淋巴组织。口腔癌临床发现颈部转移,转移灶有粘连时应行传统颈淋巴清扫术;如转移灶无粘连且活动度较好则可行改良性颈淋巴清扫术。临床未及淋巴结转移,可行肩胛舌骨肌上颈淋巴清扫术。

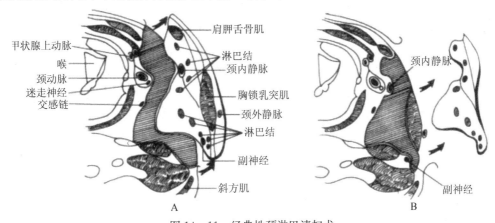

图14－11 经典性颈淋巴清扫术

(A)和改良性颈淋巴清扫术;(B)的切除范围图示

2.放射治疗 射线照射组织可引起一系列的细胞电离,使病理组织受到破坏,特别是分化较差的细胞,更容易受到放射线的影响。正常组织细胞虽也可受到一定的损害,但仍可恢复其生长和繁殖能力;而肿瘤细胞则被放射所破坏,不能复生。

(1)放射治疗量:要根除癌瘤并不需要以很高的剂量去直接杀死癌细胞,而只需以较之略低的剂量使癌细胞丧失再生能力即可最终杀死癌细胞。因此,放射治疗(以下简称放疗)设计的基本策略是投照的剂量既能使癌细胞丧失再生能力,又不至于使正常组织遭受不可逆的损害。

(2)影响放疗剂量因素:放疗敏感性是指在照射条件一致的情况下,机体器官、组织和细胞对辐射反应的强弱和快慢的差异。不同的组织和细胞或同一组织内的不同细胞的放射敏感性有明显差异,不同类型的细胞,甚至同一细胞的不同细胞周期有不同的敏感性。

临床上,对放射线敏感的肿瘤有恶性淋巴瘤、浆细胞肉瘤、未分化癌、淋巴上皮癌、尤文

(Ewing)肉瘤等。对放射线中度敏感的肿瘤主要是鳞状细胞癌及基底细胞癌。对放射线不敏感的肿瘤有：骨肉瘤、纤维肉瘤、肌肉瘤（胚胎性横纹肌肉瘤除外）、腺癌、脂肪肉瘤、恶性黑色素瘤等。在不同的细胞周期中，G_2 期和 M 期敏感性高，G_1 期和 S 早期放射敏感性稍差，而 S 后期和 G_1 早期有较强的放射抵抗性。一般而言，肿瘤越大需要的放疗量也越大。如肺内微小的骨源性肉瘤可为中等量的放射线根除，而同样部位的大体积淋巴瘤即使是使用大剂量也可能很难控制。

细胞所处的环境因素也影响其辐射效应。氧分子是强有力的放射敏感性修饰剂，氧的存在使损伤修复减少，在乏氧条件下，细胞对辐射的抵抗性增加。体积大的肿瘤乏氧灶较多，需要高剂量的放射线。

临床上可通过某些手段来提高放疗的敏感性，常用的方法有：高压氧、化学增敏剂和加温增敏。

（3）近距放射疗法：近距放射疗法是指将放射源植于瘤内或离瘤体极近的部位，以使瘤体接受的剂量远远大于周围组织，从而达到治疗肿瘤的目的。后装技术（after loading）的发展与应用极大改进了以往的近距放射疗法。后装技术是先将中空无放射性的针或塑料管植入，然后在空管内置入无放射性的虚拟放射源，并做 X 线检查定位以计算剂量分布，最后放入真正的放射源。近十年来，放射性核素粒子治疗也逐渐应用于口腔颌面肿瘤治疗，丰富了恶性肿瘤近距离放射治疗的内容。

（4）三维适形放射治疗和调强适形放射治疗：为达到剂量分布的三维适形，必须满足下述的必要条件：①在照射方向上，照射野的形状必须与病变（靶区）的形状一致。②要使靶区内及表面的剂量处处相等，必须要求每一个照射野内诸点的输出剂量率能按要求的方式进行调整。满足第一个条件的三维适形治疗（3DCRT）称之为经典适形治疗；同时满足以上两个必要条件的三维适形治疗称之为调强适形放射治疗。

20 世纪末出现的调强适形放射治疗是放射技术、放射物理、医学影像和计算机技术紧密结合的产物，它具有从三维方向上使高剂量曲线的分布与肿瘤靶体积形状一致，并明显减少周围敏感器官的照射剂量和体积的能力；其临床应用使安全地提高肿瘤照射剂量成为可能，从而达到提高肿瘤的局部控制率，改善患者生存质量的目的。

（5）X(γ)射线立体定向治疗：利用外照射技术，辅以精确的定位和集束手段，进行多角度的、单次大剂量照射颅内不能手术的良性疾病，诸如脑动静脉畸形（AVM）等。由于一次大剂量照射，照射野边缘放射剂量下降很陡，就像用刀切一样，达到与手术相同的效果，故称之为 γ 刀。X(γ)射线立体定向放射治疗也可用于治疗小体积的恶性肿瘤（如脑转移瘤、早期肝癌）。

近二十年来，计算机和诊断影像技术的发展，三维适形和调强放疗技术以及立体定向放疗技术应用于临床，大大提高了整体放射治疗水平。但其临床应用尚处于起步阶段，需要更多的临床实践以优化治疗方案。

（6）放疗前的局部准备：头颈部放射治疗前，应拔除口内病灶牙及肿瘤邻近的牙，拆除金属套冠及牙桥。这样，既可减少感染及颌骨坏死的可能性，又可使肿瘤受到放射线的直接照射。

（7）口腔颌面部上皮性癌的放疗原则：

1）原发灶肿瘤：多数 T_1、T_2 上呼吸消化道上皮性癌可单独用放疗治愈，对能同时进行近距放射疗法的肿瘤疗效更好。T_3、T_4 肿瘤如能手术切除，一般先手术后放疗。切缘阴性也应进行术后放疗。制定放疗范围应按术前的情况而定。对无法手术切除的晚期肿瘤,也应争取治疗。可以先给患者 40Gy 左右剂量,如反应良好,可考虑联用近距放射疗法,以延长缓解期。对晚期复发性肿瘤可采用与此相同的治疗方法。

2)颈淋巴结:如果原发肿瘤易发生淋巴道转移,颈部淋巴结即使检查阴性也应行选择性放疗。临床检查未发现转移淋巴结的颈部放疗量 50Gy(5 周内)可以起预防作用。颈淋巴结 N_1 可单独用放疗,全颈放疗 50Gy(5 周内),然后对肿大淋巴结在 1~2 周内用电子束或近距放射疗法加 10~20Gy。N_2、N_3 如果手术可切除,最好先行颈淋巴清扫术,然后加放疗。晚期不能切除的淋巴结转移灶可给予姑息性放疗。

(8)术前放疗和术后放疗:早期鳞癌可以通过单纯手术或单纯放疗达到根治目的。晚期癌的手术边缘常有肿瘤残留或局部区域多有亚临床转移灶,需进行辅助性放疗。术前放疗的目的在于减少肿瘤细胞的数量,同时希望根治肿瘤周围的亚临床灶,使肿瘤易于切除并减少手术中淋巴道转移的危险。与术前放疗相比,术后放疗不影响手术创口的愈合,而且也不干扰肿瘤病理诊断的可靠性,因为术前放疗可能会改变肿瘤的病理特点;另外,对一些有肿瘤预后意义的因素如淋巴结的包膜是否受侵、淋巴管内的瘤栓等也不至于遗失。但手术后的瘢痕中血管很少,影响局部血运,使乏氧细胞的比例升高,影响放疗的敏感性。

(9)放射损伤:

1)皮肤反应:在照射过程中达到较高剂量时,皮肤会变红、变黑,然后脱屑,甚至发生脱毛、皮炎、溃疡等反应。在治疗过程中,皮肤应保持干燥,避免一切局部摩擦、日晒、热疗、敷贴橡皮膏及刺激性药物,灼痒忌搔抓,难忍时可用冷敷或乙醇涂拭,并用镇静剂。轻、中度反应无需治疗;发生皮炎时应保持干燥且严防感染;发生溃疡时可涂布 5% 硼酸或可的松四环素软膏。

2)口腔黏膜反应:因不同放射剂量,可出现充血、水肿、溃疡、白色假膜、出血等。黏膜炎可用 1.5% 过氧化氢含漱以保持口腔卫生,局部涂以 2% 甲紫,并用抗生素控制感染。如发生剧痛可加用表面麻醉剂含漱。

3)唾液腺损伤:唾液腺被放射线破坏,可发生口干。口干可采用针灸及中西药物催唾。

4)全身反应:全身反应可有食欲减退、恶心、呕吐、头昏、乏力,白细胞及血小板减少等。恶心、呕吐者可针刺足三里、曲池、内关及中脘;给予大剂量维生素 B_4(腺嘌呤)、B_6 和止吐剂;重症者应暂停放射治疗。当白细胞低于 $4.0×10^9/L$,血小板低于 $100×10^9/L$ 时,应考虑减少放射剂量;此外,耳针、维生素 B_6、B_4、利血生、鲨肝醇、肌苷酸等有防治作用;白细胞低于 $3.0×10^9/L$ 时,应暂停治疗,并用抗生素,加强营养,辅以输鲜血。

3.化学药物治疗 头颈癌的主要治疗手段仍是手术与放疗,但化疗能起到辅助作用。

20 世纪 40 年代,化学治疗开始进入肿瘤治疗领域;五六十年代开始用于头颈部恶性肿瘤,但多用于晚期癌症病例作为姑息性治疗措施;到 70 年代,化疗开始作为辅助性治疗手段应用于头颈部恶性肿瘤的手术或放疗之后,使局部治疗的疗效得以改善;80 年代,头颈癌化疗进展较快,已作为综合治疗的手段之一。

当前,头颈癌化疗的趋势是把手术或放疗前后的辅助化疗作为综合治疗重要手段之一。化疗给药的种类已由单一用药向联合用药方向转变;给药方式从原始的姑息性化疗向手术或放疗前诱导性化疗、放疗前增敏、手术或放疗后辅助化疗等方面转变;给药途径已采用静脉注射、口服、肌注、颞动脉或颈外动脉其他分支推注或持续灌注、半身阻断血液循环静脉灌注、肿瘤内给药、外敷及新近发展起来的以微球作为载体,将化疗药物溶入微球,栓塞肿瘤供血动脉的定向治疗等。

必须明确的是,目前的化疗药物对大多数头颈部恶性肿瘤呈中度敏感,其疗效尚不能令人满意。除晚期癌或经局部治疗后复发和转移者外,把局部治疗和化疗相结合是应用化疗的基本原则。

(1)口腔癌常用的有效化疗药物:

1)单药化疗:原则上应用选择性比较强的药物,如鳞状细胞癌应用平阳霉素,腺癌类应用氟尿嘧啶治疗。较常用的药物有:甲氨蝶呤、氟尿嘧啶、博来霉素、平阳霉素、丝裂霉素-C(mitomycin-C)、羟基脲、顺铂、卡铂(carboplatin)、长春碱(vinblastine,VLB)、长春新碱、紫杉醇(paclitaxel)等。

2)联合化疗:对无明确敏感化学药物的患者也可选用不同细胞周期以及不同毒性的药物进行组合。在同类药物联合应用时,亦应选用在同一生物合成途径中阻断不同环节的各种药物,以便产生协同作用,提高疗效。联合用药的目的是增强疗效,但同时又要尽量减少各药毒性的叠加。在头颈癌常用的化疗药组合有:

①顺铂与5-FU:顺铂不引起黏膜炎,和5-FU合用不会明显改变两个药物的最大耐量,骨髓毒性会有所增加,但可用G-CSF对抗。复发或转移患者30%以上对这种联合用药有反应,60%~80%未经治疗的头颈癌患者对此有反应。和单独用甲氨蝶呤比较,反应率大3倍,但患者的中位生存期并未延长。

②顺铂、5-FU和甲酰四氢叶酸:甲酰四氢叶酸能改善5-FU治疗效果,两者有协同作用,同时可改善顺铂的药代动力学。这种联合用药毒性很大,约有2%~10%患者可能死于并发症。但该联合用药效果较好,80%~90%患者有反应,可以减少远处转移。

③顺铂、5-FU和紫杉醇:紫杉醇的单药反应率很高,和顺铂有协同作用。毒性有叠加,尤其是中性白细胞的减少。三者的联合治疗反应率为75%~100%,完全反应率为65%。

④顺铂与博莱霉素:博莱霉素无骨髓毒性,可以全剂量和顺铂合用。

⑤顺铂、5-FU和西妥昔单抗:西妥昔单抗是IgG$_1$的单克隆靶向抗体,针对表皮细胞生长因子受体(EGFR)并具有高度亲和性。其使用的依从性很好,不管是在联合化疗中还是在其后的单药维持中强度基本都在80%以上。

(2)口腔癌化疗原则:

1)手术前或放疗前的诱导化疗:晚期口腔颌面部恶性肿瘤,先用化学药物治疗,使肿瘤缩小后再手术,以期增加治愈的机会,称之为诱导化疗。20世纪80年代初期,术前诱导化疗开始用于治疗头颈鳞癌。手术或放疗后的患者一般都比较虚弱,肿瘤的血运也因先前的治疗遭到破坏,使药物不易进入肿瘤,而先进行化疗能起到更大的作用,有利于以后的手术或放疗。

2)联合放疗:同时应用放疗和化疗,可以利用有些化疗药的增敏作用,提高放疗效果,同时全身性的化疗还可能杀灭微小转移灶内的肿瘤细胞。有些化疗药物可能对那些对放疗不敏感的细胞有效。过去20年来,大量的临床随机试验表明,同步化放疗优于传统的放疗及序贯化放疗,能提高局部控制,延长无病生存期和改善生存。当然,同期化放疗也有较高的并发症发生率,为了提高疗效,减少并发症,同期化放疗的药物筛选、剂量、方案等仍需进一步探索。

3)晚期癌、局部复发及转移癌的姑息性化疗:对于局部治疗后失败、复发及合并有其他部位转移的原发灶不明头颈鳞癌,全身化疗是主要的治疗手段,但化疗对这些患者的姑息作用是有限的。其目的是控制肿瘤复发或远处转移灶的进展,延长生存期,改善生存质量。单药应用是年龄大、一般情况差的患者的选择;而在年轻、一般情况好的患者应选择多药联合化疗。

(3)化疗的不良反应:由于现有抗癌药物对肿瘤细胞的选择性尚不强,在治疗肿瘤的同时对正常增生旺盛的组织,如骨髓、肠胃和口腔黏膜细胞也有毒性。

主要的不良反应有骨髓抑制。对造血系统有抑制作用的药物有氮芥、丝裂霉素、甲氨蝶呤、氟尿嘧啶、长春碱、秋水仙碱等。对造血系统无抑制作用或作用较轻的抗癌药有激素、阿糖胞苷、平阳霉素、放线菌素、长春新碱等。当白细胞降到 $3.0 \times 10^9/L$、血小板降到 $8.0 \times 10^9/L$ 时,应予停药。防止白细胞下降或提高白细胞可用利血生、维生素 B_4、维生素 B_6、鲨肝醇、泼尼松、粒细胞集落刺激因子等药物。提高血小板的药物有酚磺乙胺等。白细胞严重减少时,应给予抗生素或丙种球蛋白以预防感染。必要时应输入新鲜血,或行成分输血,有条件者,患者应在消毒隔离室内生活与治疗。

其他的不良反应有消化道反应,表现为食欲减退、恶心、呕吐、腹泻或腹痛,严重时可出现血性腹泻、口腔炎或肝损伤,如甲氨蝶呤、氟尿嘧啶等均可引起。巯嘌呤、喜树碱、环磷酰胺有时可引起血尿。长春碱和长春新碱都有神经毒性,可引起麻木、疼痛,甚至麻痹性肠梗阻。轻度的消化道反应可于停药后逐渐恢复,重度的消化道反应须及时治疗,严重者需进行营养支持,并注意维持水电解质的平衡。对发生口腔炎患者,可用抗生素、激素、麻油混合液或甲紫局部涂布,并注意口腔卫生。发生血尿或神经毒性作用时,一般应停药,并给予对症治疗。

4.其他治疗方法

(1)激光:激光辐射对软组织的作用完全是一种热效应。热损伤的程度决定于靶组织对电磁能的选择性吸收。其结果是使组织发生光致凝结和小血管发生栓塞止血。如果吸收的能量高,则组织破坏发生碳化甚至汽化。

激光光源主要有 CO_2 激光、Nd:YAG 激光、氩离子激光等。CO_2 激光的优点是能被所有的生活组织所吸收,因此是一种理想的毁坏组织或有计划地切除组织的光源。术后瘢痕轻微,疼痛反应轻。缺点是必须在明视下进行并保持术野干燥,组织周围有大于 0.5mm 直径的血管则不能被 CO_2 激光束所凝结。主要用于喉科及支气管的癌肿所致的梗阻性病变。Nd:YAG 激光和 CO_2 激光相比,组织吸收其能量有限,传送入深部组织的距离只有 $1\sim1.5cm$;热损伤的效应(坏死)需数天才显现出来。主要用于气管和食管因癌组织梗阻后的姑息性治疗,在头颈部癌中的治疗价值有限。氩离子激光的组织能量吸收量更低,更难产生组织的毁坏作用。

激光医疗是一门较新的学科,有很多问题值得研究。光辐射治疗对一些小而局限、表浅性的病变还是有一定治疗价值的。配合应用血卟啉衍生物静脉注射后再用激光照射的光动力治疗,对唇癌及其他部位的浅表癌可取得良好效果。

(2)冷冻:大部分生活组织当温度降到 $-2.2℃$ 即发生冻结,细胞死亡必须降温到 $-20℃$ 以下。现今用的液氮,其沸点为 $-196℃$,经过传输到达组织的温度可以低达 $-50℃$ 左右。这和使用探头的表面面积、冷冻的速度、周围血管情况等有关。要使瘤组织获得破坏必须是迅速而充分的冷冻,随之一个缓慢的融化过程。这种冻-融的循环过程至少需重复 $2\sim3$ 次。

冷冻外科在 1970 年代前后曾时兴了一段时间,用于恶性肿瘤的治疗。经验表明冷冻外科仅适用于局限性、小而表浅的病变,其姑息性的治疗价值也是有限的。其缺点是冷冻后组织坏死可产生浓烈的臭味,由于坏死组织从生活组织分离时出血倾向增加,甚至较大的血管暴露在坏死或溃疡区域内,时时担心发生大出血。冷冻外科可以缓解疼痛,但不能延长患者生命。很多研究报告指出对原发于口腔的癌瘤不能用冷冻外科作为常规治疗。其用于癌前病变的治疗时,还有增加癌变机会的可能。

(3)癌的加热治疗:癌细胞对热的抵抗力微弱,当温度升至 42.5℃以上时可对细胞产生显著的杀伤作用。加热方法可分为全身或局部加热法两种。全身加热如超过 42℃,对肝、脑、消化道脏器影响很大。该法主要适用于有全身转移的病例,或与化学治疗和放射治疗并用。临床常用局部加热法,其方法有:①微波加热法:其加热深度为皮肤表面以下 2~4cm 处。②超声加热法:可进行深部加热,但超声波在软组织与空气以及软组织与骨的界面上均能发生反射作用,应用也有一定限制。③射频加热法:可对表皮以下 5cm 深部组织加热。

尽管热疗有上千年的历史,如我国的"烙术"实际上就属此疗法,但只是在近些年来才引起人们的重视和应用。除技术设备问题外,组织的热耐受是突出的生物效应问题之一。重复加热不如首次加热效果好。目前这一疗法处于试验研究阶段。

(六)口腔癌治疗后的随诊

口腔癌治疗结束后的前 3 个月,随诊检查非常重要。此时若肿瘤再现,与其说是复发,不如说是治疗不彻底。治疗后的前 6 个月必须每月复查,除原发灶部位外,颈部的仔细触诊检查也很重要,应特别注意颈上深二腹肌群淋巴结,以便发现隐匿性淋巴结转移。一般说 6 个月以后复发的机会减少,可以 2 个月左右复查一次,但治疗后的前两年内仍是复发和转移的高峰时期,不可放松警惕性。

二、唇癌

唇有两面,外面是皮肤,内面是黏膜,两者的连接部分是唇缘,称珠缘或红唇。这三个部分的上皮都可以发生肿瘤:皮肤部分发生的肿瘤类型和面部皮肤相似;黏膜结构和邻近的颊黏膜相似,发生的肿瘤也相似。唇部的肌肉和覆盖黏膜,包括小唾液腺的黏膜下组织间有一清晰分开的界面。但红唇和皮肤,其下的肌肉纤维直接附着于其下的真皮层。按照 WHO 的分类,唇黏膜癌属颊癌范畴,唇癌系指发生于红唇部分和口角部的癌。

(一)临床表现

绝大多数唇癌是鳞状细胞癌,常见的发生部位是下唇红唇外侧 1/3 处。偶见基底细胞癌,上唇常见,常系从唇的皮肤发生侵入肌层或黏膜。

唇部鳞状细胞癌主要有 3 种形态:外突型、溃疡型及疣状癌,后者唇部少见。外突型病变表浅,开始表现为上皮变厚区域向四周扩展,深部伸展形成一个盘样基底,其厚度在上皮下仅数毫米。初看起来似在唇红黏膜上堆积起来的。病变表面有许多小的凹陷和裂隙,常伴发感染,于是发生坏死,形成溃疡。病变继续发展,逐渐向深部浸润,较大范围病变则往往失去原有乳头状特点。溃疡型病变一开始类似外突型,但溃疡发生较早,也可能一开始就是溃疡,并迅速向其下及周围组织扩展,继发感染很常见。晚期病变不仅全层受累,尚可侵犯下颌骨。

口角或称上下唇联合部是一特殊部位,有些学者将此部位发生的癌划归颊黏膜癌。此处发生的鳞状细胞癌可以有两种表现:一种是和唇红部发生者完全一样;另一种是在颗粒性红白斑的基础上发生的。此部位病变局部扩张常累及颊黏膜。

唇癌约 85％为分化较好的鳞状细胞癌。分化较差者颈淋巴转移率较高,转移部位以下颌下或颏下淋巴结常见。转移发生率除与肿瘤分化程度有关外,另一重要因素是病变大小。病变愈大,颈淋巴结转移率愈高。一般来说,唇癌的颈淋巴结转移率低,大多发生于治疗后的随诊阶段。初诊时即证实有淋巴结转移者不到 10％,上唇癌转移率高于下唇。

(二)治疗

早期病变无论采用放射治疗或手术均可获得治愈的良好效果。病变在 1.5cm 直径而未累及口角者,手术切除简单,直接缝合也不至影响外观和功能。病变直径超过 2cm,切除后需作局部皮瓣修复—采用局部皮瓣推进、扇形瓣或 Abbe 瓣。放射治疗适用于 T_1 及 T_2 病变、病变累及口角或发生于上唇者,因为放射治疗可以避免复杂的修复手术。晚期病变累及颌骨、神经以及淋巴结,常需采取综合治疗办法。

外科手术切除时宜采取矩形切除术,以保证肿瘤周边有足够的正常组织。V 形切除除非对特别小的病变(0.5cm),否则不能确保肿瘤切除彻底。如果病变弥散而没有或轻度累及肌肉的表浅病损,切除后可以用唇内侧黏膜修复红唇缺损。

唇癌可以成功地应用外照射、组织间植入或两者联合的放射治疗。根治性的剂量需达到60～70Gy,6～7 周完成。

早期病例颈部淋巴结不作选择性治疗。对于晚期、特别是复发病例,应作选择性颈部放射治疗或颈淋巴清扫术。临床诊断颈淋巴结有转移者应作治疗性颈淋巴清扫术。

(三)预后

唇癌治疗后的效果决定于开始检查时病变的范围,T_1 及 T_2 期病变而没有颈淋巴结转移者,无论采用手术或放射治疗,五年治愈率可达 90％以上。

三、舌癌

舌是肌性器官,以轮廓乳头为界分为两部分:舌前 2/3 游动部和后 1/3 的舌根部。舌根属口咽范畴。舌游动部或称口腔舌分为四个区域,即舌尖、舌背、侧缘和腹面。舌腹面和口底黏膜相连接。

(一)临床表现

舌癌最常见的发生部位是在口腔舌侧缘中 1/3 部以及此区的舌腹面。

早期无任何症状,偶有轻微刺激性痛,此种现象常被患者误认为咬伤而不被重视。溃疡发展并向深部肌肉浸润,疼痛逐渐加重。如肿瘤稍偏后,通过舌神经可向外耳道有放射痛(图14-12)。舌肌广泛受侵则舌处于固缩状态,言语及吞咽功能受到严重障碍,唾液外溢。严重口臭系肿瘤坏死所致。病变范围大者除超越中线累及对侧舌外,并向口底扩展,破坏下颌骨。向后累及舌根和扁桃体也常见。

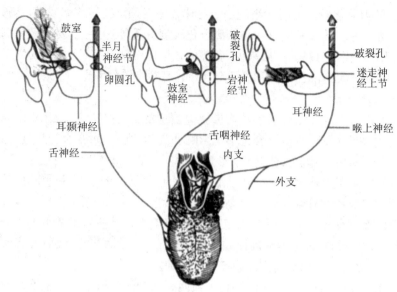

图 14—12　口咽部疾患反射至耳部疼痛的神经通路

　　舌癌的颈淋巴结转移率较高,初诊病例约 30% 即发现有转移。舌癌颈淋巴结转移的第一站是颈上深二腹肌群淋巴结或下颌下淋巴结。肩胛舌骨肌上腹舌骨附着部的淋巴结转移并非少见,但颏下及脊副神经链的转移则少见。由于舌淋巴网丰富并相互吻合,也可以发生对侧颈淋巴结转移(图 14—13)。这种情况常见发生于肿瘤接近中线,或由于肿瘤、外科手术后造成患侧淋巴管阻塞时。舌癌的隐匿性转移的发生率也很高,约占 30%。

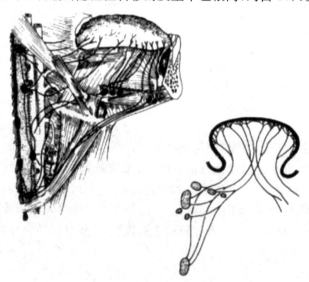

图 14—13　舌淋巴系统

　　根据舌癌的临床表现,诊断不困难。确诊需作活体组织检查。舌侧缘创伤性溃疡系由于下颌磨牙残根、冠的尖锐突起刺激所致。其特点是溃疡和刺激物相吻合且非进行性扩大,去除刺激物后溃疡缩小并逐渐愈合。

　　(二)治疗

　　1.早期病变(T_1)　位于舌侧缘的病变无论采取外科手术切除或放射治疗都能获得良好

的局部治疗效果,但是外科切除显然更简单而方便。离开病变1cm在正常组织内切除,术后不致语言及其他功能障碍。早期病变的颈淋巴结转移率很低,一般报告不到10%,因此除定期随诊观察外,无须特殊处理。

2.中等大小的病变($T_{2\sim3}$)　应仔细触诊肿瘤边缘及与中线间的距离,浸润突出部位和中线距离在1cm者,可从中线作患侧半舌切除,直接缝合或作皮瓣修复皆可,术后语言及其他功能会受到一定的影响,但不至影响患者的一般生活。此期病变的颈淋巴结转移率较高,为20%～30%,因此,颈淋巴结的处理是治疗时必须慎重考虑的问题。初诊时触及颈上深肿大淋巴结并被怀疑为转移时,应行治疗性传统颈清除术。未能触及肿大淋巴结(N_0),治疗性计划不外两种方式:一是进行选择性颈清除术;另一种则是进行放射治疗。颈淋巴结转移的亚临床病变完全可以用放射线控制,但照射剂量宜控制在45Gy左右。这一剂量为消灭亚临床病灶是足够的,如果无效而其后发生隐匿性转移,也不至影响手术的执行。一般不宜采用观望等候。

3.晚期病变(T_4)　晚期病例涉及的问题较多,有些在处置上相当棘手。基本原则是采取综合治疗。可手术切除的病例术后组织缺损较多,常需皮瓣修复。必须强调切除的完整和彻底,否则全部治疗将变得毫无价值。放射治疗可以在手术前或手术后进行。不少病例仅能作姑息性放射治疗。

(三)预后

舌癌的预后取决于原发癌的大小和颈部有无淋巴结转移。Ⅰ、Ⅱ期患者5年生存率在70%以上,Ⅲ、Ⅳ期患者在30%左右。颈部淋巴结无转移者5年生存率在60%以上,有转移者下降至30%左右。

四、牙龈癌

牙龈是包绕牙齿覆盖上、下牙槽骨的黏膜组织,呈浅粉红色,和呈红色的牙槽黏膜有明显分界线,而在上腭腭侧和腭黏膜则无明确界限。

上、下颌牙龈均终止于最后磨牙处,均和覆盖下颌支前面的黏膜相连续。此区组织称之为磨牙后三角区,为颊黏膜区的组成部分之一。

(一)临床表现

牙龈癌好发于磨牙区,下颌龈癌较上颌者多,约为2∶1。早期症状可为牙痛。肿瘤破坏牙槽突,牙齿松动,影响咀嚼功能。因此,牙痛和牙齿松动常常是患者就诊的主诉。病变继续发展,发生多个牙齿松动。下牙龈癌破坏颌骨,下牙槽神经受累而出现下唇麻木。向舌侧扩展累及口底,颊侧扩展累及龈颊沟或颊部皮肤,甚至穿破皮肤而形成窦道,为牙龈癌的晚期征象。肿瘤向颊部或向后部扩展累及颊肌及咀嚼肌群,常伴有严重开口困难。

X线片检查病变破坏的骨质范围是很重要的,上颌宜投照通过肿瘤中心的正位体层和通过上颌磨牙列的侧位体层片;下颌宜照患侧下颌侧位片或下颌曲面体层片(图14—14)。X线片上的主要表现为溶骨性破坏,无死骨或新生物,有时可见破坏骨周围有硬化型表现。晚期病例可见病理性骨折。

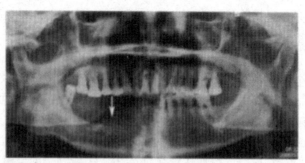

图 14—14　下牙龈癌,颌骨破坏

早期牙龈癌需注意与牙周炎鉴别。两者都产生牙齿松动和牙痛,但两者发生的原因有本质上的不同。牙龈癌是由牙龈黏膜增殖变厚并有形成溃疡的倾向,而牙周炎主要是牙周袋溢脓及牙槽骨吸收,牙龈肿胀,黏膜光滑而无增殖性表现。但临床上我们看到不少病例将牙龈癌误诊为牙周炎而误拔牙齿,以至拔牙创不愈,癌瘤不断增长。

牙龈癌颈淋巴结转移最常发现的部位是下颌下及颈上深二腹肌群淋巴结,下颌牙龈癌约20%的患者初诊时即发现有转移,大多为晚期病例。上颌牙龈癌扩展超越龈颊沟,颈部淋巴结转移增加。

(二)治疗

1. 原发癌的治疗

(1)早期病变(T_1):下颌牙龈癌如病变仅限于牙槽突浅部,可作保存下颌下缘(约 1cm宽)的矩形或牙槽突切除。上颌者可作根尖水平以下的低位上颌骨及患侧腭骨切除,保存鼻腔底黏膜。病变接近或超过根尖水平,常提示肿瘤已侵犯骨髓腔,矩形切除则不足而应作节段性下颌骨切除。

(2)中等大小病变($T_{2\sim3}$):常常需要作半侧下颌骨切除。下颌前部病变根据病变及 X 线显示的骨质破坏范围来决定,手术同时常需作气管切开,术后面容畸形显著,功能障碍大。因此,此种手术同时常需考虑修复问题。

(3)晚期病变(T_4):能否手术切除决定于肿瘤向颊、舌侧软组织以及向后对颞下窝扩展的情况。颊、舌侧扩展而能手术切除的病例,组织缺损可用皮瓣修复。颞下窝受累合并发生不能开口者则非手术适应证。

晚期病变常需综合治疗,以术后放射治疗较佳。

上颌牙龈癌根据病变扩展范围作次全(保留眶板)或全部上颌骨切除。若上颌牙龈癌累及上颌结节,宜作包括翼突在内的全部上颌骨切除。手术前或手术后配合放射治疗皆可。

2. 颈淋巴结的处理　临床检查有肿大淋巴结,特别是二腹肌群淋巴结肿大者,应作经典性颈清除术。此时常和原发癌切除同时进行,称颌颈联合根治术。未触及肿大淋巴结(N_0)、原发病变属 T_2 或 T_3 者,可作肩胛舌骨肌上颈清扫术。

(三)预后

牙龈癌的预后与原发的大小、颌骨破坏情况、治疗前是否错误拔牙以及手术是否彻底有关。早期病变治愈率可达80%以上,总的 5 年治愈率在 65% 左右。

五、口底癌

口底是位于下牙龈和舌腹面之间的新月形区域,组成口腔的底部。口底黏膜覆盖下颌舌骨肌及舌骨舌肌上面,后部和扁桃体前柱下基部黏膜及舌侧缘黏膜相连接,前面则被舌系带分为左右两侧。下颌下腺导管开口于舌系带旁的口底黏膜,黏膜下为舌下腺。

(一)临床表现

口底黏膜癌的好发部位是舌系带旁的前部区域和相当于第一、二磨牙的侧部区域,两者在临床表现上略有不同。口底黏膜癌更加不易为患者所察觉,特别是侧部区域,患者甚至以下颌下淋巴转移为主诉就诊,不仔细检查往往查不出原发灶。发生在口底前部的癌常位于舌系带黏膜或位于其旁侧,初起增殖为豆粒样,迅即中心坏死溃破,形如火山喷火口。也有一开始即呈典型癌性溃疡,向系带两侧及深部扩展。口底侧部癌常呈裂隙状,如不将舌体推向一侧将口底黏膜展平很难通过视诊发现。双手触诊发现硬的浸润可以帮助确诊。

口底癌除向深面舌下腺及各组肌肉、舌体侵犯外,还可向下颌骨侵犯。口底癌对下颌骨的侵犯,有牙齿存在和无牙颌的情况是不同的。下颌骨有牙存在时,颌舌骨肌附着点以上的黏骨膜至牙龈存在一段相当长的距离,牙齿及附着龈作为防护带,可防止肿瘤迅速从舌侧扩展至颊侧。无牙颌的情况则不同:牙齿缺失以后牙槽骨显著吸收,牙槽嵴顶的骨质修复并非完全由皮质骨所替代密封,看起来高低不平并有许多小孔而似虫蚀样,其上覆盖的黏骨膜直接和此表层骨或髓质骨连在一起。另外,牙槽骨缺失以后,颌舌骨肌附着线和下颌管的位置相对升高,口底、牙槽嵴顶、龈颊沟基本处于同一水平高度。因此,在无牙颌的情况下,口底癌很容易扩展至颊侧,侵入骨髓腔并沿管壁不完整的下颌管向近、远中方向扩展。口底癌对下颌骨的侵犯并向颊侧扩展,无论原发癌在前或侧部,扩展方式都是相似的。骨膜及骨皮质对肿瘤的侵蚀破坏有一定抗拒力,但如肿瘤达到牙槽突而患者患有牙周炎时,则很容易由此侵入下颌骨骨髓腔而在骨内扩展。随着时间推移,肿瘤也能侵蚀骨膜及骨皮质,侵入骨髓腔。X线片检查患侧下颌骨有无骨质破坏是很重要的。

口底癌就诊时原发癌大多处于 T_2 或 T_3 阶段,因此颈淋巴结转移的发生率较高,文献报告在 30%～50%。接近中线的口底癌可以发生双侧淋巴结转移。转移的部位常见为下颌下和颈上深二腹肌群淋巴结。

(二)治疗

1. 原发癌的治疗 早期病变(T_1)无论采取手术或放射治疗均可获得相似的良好效果。病变范围在 1cm 以下者切除后可直接缝合或植皮,手术同时应切除深面舌下腺。前部病变常涉及双侧下颌下腺导管,缝合时切勿将导管缝扎,否则会发生下颌下腺急性潴留性肿胀,可任其形成新的自然瘘孔或作导管改道,也可切除下颌下腺。

稍大或中等大小(T_2～T_3)病变要根据具体情况考虑。口底侧部癌如舌侧牙龈及牙槽突舌侧黏膜完好,切除肿瘤、舌下腺、下颌舌骨肌及舌骨舌肌,然后剖开舌侧缘黏膜,将其与下颌舌侧黏膜缝合以消灭创面。如果下颌舌侧牙龈受累但骨膜完好,X线片示下颌骨无破坏,可保留下颌骨下缘作矩形切除,将黏膜和颊侧龈缝合。如果不利用舌黏膜,也可采用鼻唇沟瓣、前臂游离皮瓣、颏下瓣等修复。病变范围累及舌体或下颌骨者,应作下颌骨半侧及舌部分切除术。

口底前部癌稍大范围者手术治疗所涉及的问题较多,主要有两个:一是手术常需切除颏舌肌、颏舌骨肌以至下颌舌骨肌,当这些肌肉离断后不可避免地发生舌后坠而需气管切开;二是下颌骨前部切除造成的无颏畸形,导致严重的面容畸形和功能障碍。除此,尚涉及双侧淋巴结的处理问题。为此曾提出不同术式及其修复方法,如作保留下颌下缘的边缘性或矩形切除、用两侧鼻唇沟皮瓣、下唇分裂瓣、远部位皮瓣修复等,应根据不同情况按前述原则进行手术。对于前部正中部分的下颌骨区段切除者,目前多采用腓骨带皮岛一次性修复软硬组织缺损。

2. 颈淋巴结的治疗　由于口底癌的颈淋巴结转移率高,选择性颈清术是适应证。早期 T_1 病变 N_0 病例,也可作颈部选择性放射治疗以治疗亚临床转移灶。口底前部癌尚需考虑双侧颈淋巴结的处理,一侧病变显著者可作经典性颈清术,对侧作肩胛舌骨肌上颈清术。

(三)预后

口底癌放射及手术综合治疗,5年治愈率在60%左右,早期病变的治愈率可达80%。

六、颊癌

颊黏膜构成口腔的侧面,前起自唇内侧黏膜中线,后界终止于扁桃体前柱黏膜,上下界限为龈颊沟。根据WHO关于癌的TNM分类(1987),颊癌分为四个部分:上下唇内侧的黏膜、颊黏膜、磨牙后区和上下龈颊沟。

(一)临床表现

颊癌在临床表现上常呈现3种形式:单发癌、多灶中心癌和疣状癌。

单发癌可发生于颊黏膜的任何部位,以沿上下颌牙齿殆线区偏后部位最常见。和口腔其他部位癌一样,呈现癌性溃疡,向深部腺体和肌肉浸润,晚期者浸润甚至穿透颊部皮肤形成窦道。上、下龈颊沟常被累及,以下龈颊沟受侵常见。颊黏膜单发癌诊查时必须仔细审视癌周围的情况,以排除多灶中心问题。

多灶中心癌可以和其他部位口腔癌伴发,也可呈红白斑表现形式。后一形式的区域发生特点是接近口角部。疣状癌好发于唇内侧黏膜及接近下龈颊沟的唇颊黏膜,常在以往白斑的基础上转化而来。

磨牙后区黏膜癌发生在覆盖于下颌韧带表面的黏膜。此区不大,解剖界限不是十分明确,但此区发生的癌有其临床表现特点,有时和下牙龈癌很难区分。因此,有人将此部位的癌划分在牙龈癌范畴。肿瘤常向内扩展至软腭,向外扩展至颊,而向下扩展至牙龈和口底的倾向和速度远大于向上及向颊部的扩展。深部扩展首先受累的是附着于翼下颌韧带的颊肌、咽肌,再深入则累及颞肌、咬肌和翼内肌的前份肌纤维。因此,磨牙后三角区癌较早出现开口困难,较严重。

颊黏膜癌的颈淋巴结转移率较高,初诊时发现转移者约为30%左右。转移最常见的部位是下颌下淋巴结、咬肌前缘的颊淋巴结和颈上深二腹肌群淋巴结。

(二)治疗

1. 原发癌的治疗　表浅而局限、病变直径在1cm以下者,切除后直接缝合或植皮或用颊脂垫修复。稍大病变切除后植皮不可取,因术后皮片收缩,可发生严重的开口困难,故应采用皮瓣修复,最常用的皮瓣是前臂皮瓣。如皮肤可疑受累,手术切除后的洞穿性缺损,可采用皮瓣立即修复。

龈颊沟受侵的病例尚应注意到颌骨的处理。颌骨切除的范围根据受累情况决定,下颌者可作矩形以至患侧下颌骨切除。严重开口困难的病例,特别是发生于磨牙后区者,表明肿瘤累及颞下窝,往往手术不能彻底切除,因此常采取根治性或姑息性放射治疗。

2.颈淋巴结的处理 由于颊黏膜癌颈淋巴结转移率较高,中等大小原发癌应行选择性颈清术。

(三)预后

五年治愈率在40%左右,早期病变可达50%以上,而中晚期病变仅在25%左右。

七、腭癌

上腭构成口腔的顶部,黏骨膜直接附着于其下的骨质并与牙的腭侧龈相连接。腭部黏膜下前磨牙以前无腺体,此后逐渐增多。

(一)临床表现

硬腭鳞状细胞癌在口腔癌所占比例较少,其原因为常与上颌牙龈癌、软腭癌,甚至和上颌窦癌的腭部扩展相混淆。腭癌的主要表现是疼痛性溃疡,累及软腭时有吞咽痛,牙槽突受累时可有牙痛、牙松动。向上方扩展可侵犯鼻腔、上颌窦。晚期病例很难区分病变原发于腭还是鼻腔、上颌窦及上牙龈。

约20%～30%的病例在初诊时即发现有颈淋巴结转移,转移的首站淋巴结为颈上深二腹肌群组。双侧转移较口腔其他部位癌常见,特别是肿瘤波及软腭及超越中线者。

(二)治疗

原发癌仅限于腭骨破坏、上颌窦底受侵者,可作保留眶底的低位上颌骨切除术。患侧有肿大淋巴结者应作经典性颈清术。病变范围大,临床未扪及肿大淋巴结者,可以考虑选择性颈清术,并应严密观察对侧颈淋巴结情况。

(三)预后

早期病变(T_1)外科手术的五年治愈率可达70%以上,中晚期(T_2～T_3)则下降至50%左右。病变范围愈大并有颈淋巴转移者预后愈差。

(张萱)

第六节　口咽癌和上颌窦癌

一、口咽癌

临床口咽的解剖区域划分是:上界为硬腭水平,下界为舌骨水平。前界为舌根,后界为咽前壁。两侧为侧咽壁(图14-15)。会厌谿是约1cm宽的光滑黏膜带,是舌根向会厌黏膜的移行部分。舌根表面黏膜凹凸不平,是因为黏膜下散在分布有淋巴滤泡组织,实际舌根黏膜和口腔舌一样是光滑的。舌根的肌组织和口腔舌相连续。

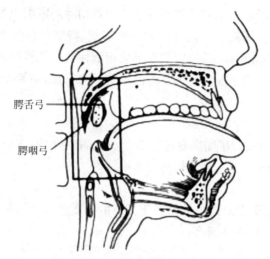

腭舌弓

腭咽弓

图 14—15　口咽区域的解剖划分

扁桃体区域呈三角形,前界为扁桃体前柱(腭舌肌),后界为扁桃体后柱(腭咽肌),下界是舌扁桃体沟和咽会厌皱褶。腭扁桃体位于此三角中。扁桃体外侧是咽缩肌,紧邻咽旁间隙。舌扁桃体沟划分开舌根和扁桃体区域。

软腭是一活动的肌性器官,两侧和扁桃体柱相接。软腭的口腔面是复层鳞状上皮,鼻腔面是呼吸道上皮。

(一)病理

口咽部的恶性肿瘤仍以鳞状细胞癌最常见。扁桃体区域及舌根常发生淋巴上皮癌,也常见恶性淋巴瘤,除此尚有小唾液腺恶性肿瘤发生。

(二)临床表现

部位不同,症状不一。此处只讨论和口腔有密切关系而在诊断上易于混淆者。

1.舌根部癌　舌根部鳞状细胞癌最早的症状常常是轻微的咽喉痛。此时不仅易被患者忽略,就是医师用常规的压舌板及触诊检查也难以发现,除非采用间接喉镜观察。稍大病变的患者会感到吞咽痛,或感到耳内深部位疼痛。肿瘤进一步浸润发展,舌运动受限甚至固定,呼出气体有难闻的臭味。

促使患者就医常常是因为发现颈部淋巴结主要是颈上深二腹肌群淋巴结肿大。患者有时会主诉是在一夜之间肿起来而导致医师误诊为炎症。患者的这种感受可能是正确的。因为转移性淋巴结在增长过程中毫无症状,由于肿块中心坏死或内部出血而迅速增大并有压痛。因此,对于有这些征象的中老年患者,口咽和鼻咽的详细检查非常必要。

舌根癌较早期即向深面肌肉浸润而无任何症状。发生于舌根侧面的癌可以浸润至舌扁桃体沟,由于此区无肌组织阻挡,肿瘤较易在颈部呈现肿块(下颌舌骨肌对于口腔舌部癌的扩展有一定阻挡作用,而舌扁桃体沟外侧无其他较大的肌组织起阻挡作用),临床可以从下颌角下方触及而易与肿大的淋巴结相混淆。肿瘤进一步扩展可累及会厌、喉及口腔舌,咽旁间隙受累则是晚期征象。

2.扁桃体区域癌　发生于扁桃体前柱者均为鳞状细胞癌。有人将此部位发生的癌归之于磨牙后三角区,但其临床表现、扩展、治疗和预后是不同的。早期病变呈红色、白色或红白相间表现,常表浅而深部浸润极少。此期患者常无症状,如有也仅有轻微咽喉痛或吞咽不适。病变进一步发展则中心产生溃疡,向深部浸润腭舌肌,此期可能出现耳内反射性疼痛。病变向内上扩展入软腭及硬腭后部、上牙龈;前外侧扩展至磨牙后三角区、颊黏膜和下牙龈;前下扩展入舌。扩展累及的范围不同则可发生不同的症状和功能障碍。后方扩展累及颞肌及翼肌群,可发生不同程度的开口困难。严重开口困难属晚期征象,表明病变已累及鼻咽和颅底。扁桃体后柱癌不常见,即使发生,也难于确定系原发于此部位者。

扁桃体凹的肿瘤可以发生自黏膜或扁桃体本身。临床症状类似发生于扁桃体前柱者。病变较早累及口咽侧壁并侵入舌腭沟和舌根。癌瘤进一步发展可以穿透咽壁及咽旁间隙,向上扩展达颅底,但很少有脑神经受累症状。扁桃体恶性淋巴瘤一般呈现为大的黏膜下肿块,但当其发生溃疡时,其表现也颇似癌。

3.软腭癌　几乎所有的鳞状细胞癌均发生自软腭的口腔面。早期软腭癌的临床表现和扁桃体前柱发生者相似。较大的病变由于软腭或悬雍垂的破坏除吞咽困难外,可能出现食物反流现象。患者就诊时病变大都尚局限于软腭部,张口困难、腭骨穿孔等常属晚期征象。

口咽癌无论发生于哪个部位,首站转移的淋巴结是颈上深二腹肌群淋巴结,然后沿颈静脉淋巴结链扩展。口咽癌的颈淋巴结转移率较高,甚至是患者就诊的首发症状。约50%的病例在初诊时即发现有颈淋巴结转移。病变愈大转移率愈高,T_3和T_4病变者可达65%以上。

(三)治疗

口咽部癌总的治疗原则是放射治疗根治,在原发灶控制的情况下,颈部淋巴结转移灶作经典性颈清除术。

原发癌的外科手术仅限于病变在2cm左右(软腭部直径不超过0.5cm)。舌根部肿瘤可从舌骨上进入或行侧咽切开术。较大的病变或放射治疗失败的挽救性手术,无论在舌根或扁桃体区域,常需离断下颌骨,甚至切除下颌支。气管切开及皮瓣修复设计是必需的。晚期病变仅能作姑息性治疗。

(四)预后

口咽癌的预后较差。舌根部癌无论放射治疗或手术治疗,五年治愈率在30%左右。

二、上颌窦癌

上颌窦是上颌骨的空腔,呈锥体形,上部宽大,下端狭窄。分上、内、前外侧和后侧壁。四个壁中以内侧壁最薄,有1～2个裂孔和鼻腔相通。内壁和前外壁下方以锐角相连,构成上颌窦腔底,和牙槽突及腭骨水平部毗邻。磨牙和前磨牙根尖仅藉一薄层骨(有时无骨质)与窦相隔(图15-16)。上壁分开眼眶和窦腔。后侧壁紧邻颞下窝,构成翼腭窝的前壁。上颌窦黏膜为纤毛柱状上皮。

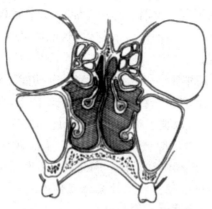

图 15-16　通过磨牙区横断视察
上颌窦和周围解剖关系

（一）病理

以鳞状细胞癌占首位。此外尚有小唾液腺恶性肿瘤、恶性淋巴瘤、骨肉瘤等，但均较少见。

（二）临床表现

初期肿瘤在窦内生长，临床无任何症状。及至症状出现，常系肿瘤已破坏窦壁累及周围组织。但这些症状并非特异性，因无明显肿块突起而又缺乏警觉性导致的延误诊断者为数不少。窦壁各部位均可发生肿瘤，由于其生长扩展累及的器官不同而有不同征象。现将常见的征象列举如下。这些征象如不能以常见疾病解释时就应警惕肿瘤的存在，并作必要的详细检查以确诊。

1.牙痛、牙龈麻木和牙松动　造成牙痛及牙松动最常见的原因是龋病和牙周病。当患者有这方面的症状而非龋病和牙周病及其他牙体病所致时，应当进一步查找原因，不要轻易地诊断为非典型性三叉神经痛，更不要任意拔牙。肿瘤所致的疼痛特点是持续性的，夜间更重，和任何刺激因素无关。除牙疼外常伴头痛、面颌部痛，甚至眼痛等。如果疼痛同时伴发牙龈蚁走感、发麻、发胀，就应高度怀疑上颌窦内肿瘤的存在。这些症状的出现大多系原发癌发生于上颌窦的下壁，压迫或破坏上牙槽神经所致。肿瘤进一步破坏牙槽突致牙齿松动，龈颊沟可以出现肿胀。文献报告上颌窦癌患者50%～70%有牙痛史。

2.眶下区感觉异常或麻木　上颌窦癌患者可以以眶下区蚁走感或麻木为首发症状而不伴发其他征象。肿瘤的原发部位可能在前外侧壁、上壁接近眶下神经的部位；也可能原发部位在上颌窦后壁，肿瘤破坏翼腭管累及其内的上颌神经及腭降神经，此时可能有上腭异常感。有的病例伴随上颌牙痛及头痛。

3.鼻腔症状　鼻的异常分泌和鼻塞是常见的主诉症状。鼻的渗出液常为血性或少量间断地出现；有时为脓血性伴有恶臭。如肿瘤原发于上颌窦内侧壁，鼻塞或异常分泌为早期征象。但不少病例系窦腔内肿瘤继发感染，合并上颌窦炎所致。如无其他肿瘤征象，也很容易误诊为鼻窦炎症而延误治疗。

4.眼的症状　发生于上颌窦内上部的肿瘤累及鼻泪管，溢泪可能是早期征象之一。病变累及筛窦也可出现鼻腔方面的症状。眼球移位（向上外侧居多）、突出（窦腔上后壁骨破坏）可以单独出现，但大多系肿瘤广泛破坏所致。

5.开口障碍以至牙关紧闭　原发于上颌窦后壁癌破坏翼突累及翼内、外肌时，可以出现开口困难、开口时偏向患侧。肿瘤继续发展、开口困难呈渐进性以至牙关紧闭。此时患者常伴发耳鸣、耳内闷胀感,表示肿瘤已侵入颞下窝、累及耳咽管,预示肿瘤已侵及颅底。

6.面部肿胀或窦道　上颌窦前外及上外壁发生肿瘤　很易破坏此区骨壁而在面颊部、颧颊部出现肿胀。肿瘤坏死可自发破溃,或误诊切开而留有窦道。常误诊为上颌骨骨髓炎。上颌骨骨髓炎是极其少见的,中年以上男性患者如在面颊有不愈窦道,首先应想到癌瘤,应从窦道深部刮取组织送病理检查。此种情况大多见于分化较好、发展缓慢的鳞癌。

上颌窦癌颈淋巴结转移率较少。但如肿瘤突破骨壁累及牙龈或龈颊沟黏膜时转移率则增加。下颌下及颈上深二腹肌群淋巴结是常见的转移部位,偶见转移至耳前区腮腺内淋巴结。

(三)诊断

临床表现中如同时有 2～3 组症状和征象,诊断为上颌窦癌是不困难的。从治疗方面考虑,确切了解肿瘤累及的范围极其重要。CT 及 MRI 是最佳的影像检查方法。如无条件作这些检查,X 线平片投照颅底片、正位及侧位体层片是必需的,要注意上颌窦后壁和翼突破坏受累情况。鼻颏位片由于重叠影像较多,定位诊断价值不大。

常规的耳鼻喉科检查是必需的。眼球的活动度至关重要,如眼球活动外展受限,表明肿瘤可能累及眶上裂,非手术适应证。

确定病变性质仍需作活体组织检查。

(四)治疗

上颌窦癌的治疗主要是手术、放射治疗和两者联合的综合治疗。单纯手术或放射治疗 5 年治愈率均在 30％左右,两者联合可提高一倍以上,并主张手术前作放射治疗。

术前作^{60}钴放射治疗,照射剂量为 45Gy 左右,休息 2～3 周后手术。如肿瘤仅限于上颌骨下部结构,可保留眶板。后壁或后下壁骨质破坏而翼突无骨质破坏者,可作包括翼突在内的全上颌骨切除术。术式可采用截除喙突,结扎上颌动脉,在翼突根部将其凿开,连同上颌骨一并切除。此术式出血少,术后功能障碍少。对眼球尽量保存,筛窦破坏眼球移位或运动稍受限并非牺牲眼球的依据,但眶板,特别是上颌窦后近眶尖部分或眶底骨膜受肿瘤破坏,可能需要牺牲眼球以获取正常周界。龈颊沟受累侵及颊部软组织者,宜从骨膜外翻开皮瓣,切除的软组织要足够,所遗创面以皮片修复。

上颌骨切除后的骨缺损,可在手术后 3～4 周以赝复体修复,并在其上作义齿恢复咬合关系。不主张以皮瓣修复上腭缺损,主要是术腔不能清洁而有恶臭,也不利于随诊复查。

颈淋巴结有转移者应作经典性颈清除术。对于 N_0 病例可以考虑作选择性放射治疗。

(五)预后

上颌窦癌治疗失败主要是原发癌未被控制。因此,原发癌治疗是否完全彻底是提高治愈率的首要关键。^{60}钴手术前照射加根治性的外科手术,5 年治愈率可达 60％左右。

(张菅)

第七节　颌骨恶性肿瘤

一、颌骨肉瘤

颌骨肉瘤是原发于颌骨最常见的恶性肿瘤,包括骨肉瘤、软骨肉瘤和纤维肉瘤。据国内王明华等报告,这三种肿瘤分别占全身骨肉瘤的 5%、13% 和 36%。和国外一些报告相比,颌骨骨肉瘤及软骨肉瘤占全身骨肉瘤的比例相似,而纤维肉瘤则高出 1 倍有余。

（一）病理

骨肉瘤的组织病理表现复杂多样,根据瘤细胞组成的不同比例,将骨肉瘤分成骨细胞型、成软骨细胞型、成纤维细胞型以及毛细血管扩张型。瘤样骨形成是诊断骨肉瘤的基本标准。但在应用这一标准诊断颌骨肉瘤时要注意区分成软骨型骨肉瘤和软骨肉瘤,两者预后不同,而前者在颌骨较常见。

成骨细胞型骨肉瘤瘤细胞呈梭形或多边形,并有不同程度的核异形性及丝状分裂,细胞形成新骨并有钙化。成软骨型骨肉瘤在纤维软骨基质中有大而圆或梭形的瘤细胞,软骨性及骨性区域常常交织在一起,称之为软骨骨样。成纤维细胞型的组织特点是成丛或成束的梭形细胞散布在不同密度的胶原纤维中,有些区域可以形成骨样组织。毛细血管扩张型骨肉瘤的特点是有大的、充有血液的窦样间隙存在于丰富的瘤细胞组织中,其中有散在斑点状的骨样区。

软骨肉瘤瘤组织多呈小叶状,中央为软骨,周边软骨成分减少而细胞较丰富。诊断软骨肉瘤的标准有三:很多细胞包含有丰满的核;常见双核细胞以及巨大的软骨细胞包含有大的单个或多个细胞核或成堆的染色质。

骨纤维肉瘤的组织病理表现类似于软组织,瘤细胞既不形成骨,也不形成软骨,但可形成不同量的胶原纤维。瘤细胞从卵圆到纺锤形都有,高度分化者细胞富含胶原,少量的分裂象及轻度细胞多形性,预后较好。

（二）临床表现

颌骨肉瘤最常见于 30 岁左右的青壮年,男性多于女性,约为 2∶1。主要的临床表现为局部肿块、口唇麻木、疼痛和牙齿松动。下颌骨肉瘤发生下唇麻木是早期征象,或者伴有剧烈而难以忍受的疼痛。这是因为肿瘤发生自骨髓腔内,压迫或破坏下牙槽神经所致。一旦肿瘤穿破骨皮质,疼痛可能减轻一些,而肿块性病变则出现。发生自牙槽突或骨旁区域则疼痛或麻木症状不显著,较早出现生长迅速的肿块及牙齿松动。上颌骨发生的肉瘤其疼痛程度不如下颌,除非肿瘤累及颞下窝及颅底。肿瘤可致鼻塞,突入口腔甚至充满整个口腔,呈结节状,紫红或暗紫色,伴有恶臭,也可突入眼眶致眼球移位。颌骨肉瘤无论发生于上颌或下颌,当肿块达较大体积时均可见皮肤受压变薄,皮表温度升高并可见怒张血管。这种情况以骨肉瘤表现最为明显。

颌骨肉瘤常通过血行转移,肺是最常见的部位。

（三）影像学检查

普通 X 线平片检查颌骨肉瘤均呈溶骨破坏性表现,缺乏特异性表现来诊断骨肉瘤、软骨肉瘤及纤维肉瘤。骨肉瘤的 X 线表现决定于组织类型。纤维型骨肉瘤由于瘤样骨少而在 X

线片呈现为边界不清楚的透影区,内部呈模糊网格状,颇似囊肿。成骨显著的骨肉瘤可在瘤体内见到硬化性骨,骨膜形成的瘤骨或反应性新生可呈日光放射状,但这并非骨肉瘤的特异征象。软骨肉瘤一般生长缓慢,但也看不到如在其他骨骼所见到的病变周围的硬化性反应。

从治疗观点看,影像学检查最重要的目的是提供肿瘤所累及的范围,除普通 X 线片外,CT 或 MRI 是最佳的检查方法。定性诊断主要依靠活体组织检查。

（四）治疗

颌骨肉瘤的最佳治疗手段是外科手术切除。按照骨恶性肿瘤手术切端应离瘤体 2～3cm 的原则,下颌骨体及前部肿瘤能在正常组织内切除。下颌支部肿瘤常累及颞下窝,肿瘤虽不侵入颞下颌关节窝但髁突常被破坏,因此手术常缺乏正常周界而不彻底。上颌骨尤其如此,除非肿瘤原发于上颌前部。

颌骨肉瘤对放射治疗不敏感。尽管文献报告采用大剂量 MTX 或 CTX 对骨肉瘤有一定疗效,但仍属姑息性的。颌骨肉瘤化学药物治疗的经验很少。

（五）预后

颌骨肉瘤的预后取决于原发瘤的部位、组织病理类型以及手术的彻底性。下颌者较上颌预后好。3 种类型的肉瘤中以骨肉瘤的复发率和转移率最高,5 年生存率最低;其次为纤维肉瘤;软骨肉瘤的预后最好,5 年生存率可达 70％以上。

二、恶性纤维组织细胞瘤

恶性纤维组织细胞瘤自 1964 年由 O'brien 及 Stout 作为组织细胞来源的恶性肿瘤提出后,诊断本病的例数不断增加。它可以发生于身体的任何部位,如躯干、四肢、腹膜后,头颈部较少见。

颌骨恶性纤维组织细胞瘤的临床表现和颌骨肉瘤表现相似,诊断主要取决于组织病理。光镜所见特点为肿瘤呈浸润性生长,无包膜,侵入骨质及肌组织内。瘤组织由梭形成纤维细胞、圆形组织细胞以及一些胶原纤维组成,并有显著的炎性细胞浸润。常见组织细胞产生的各种变形细胞为多核巨细胞、泡沫细胞、上皮样细胞等以及组织细胞的吞噬现象。瘤细胞异形性显著,有丝分裂象较多。

颌骨恶性纤维组织细胞瘤的治疗主要是外科手术切除。但由于其浸润性生长及解剖条件的限制,完整彻底切除是困难的。如本院近年观察 11 例发生于颌骨者,仅 4 例位于下颌骨者手术较彻底,余 6 例均未能彻底手术。放射治疗对本病的效果意见不一,我们认为根据现代放射治疗效应的理论:肿瘤的放射敏感性和肿瘤体积大小有关而与组织类型无关,主张在肿瘤切除后辅助放射治疗。至于化学药物治疗,由于经治的例数少,难以评定其效果,只能认为是尚处于研究应用阶段。

恶性纤维组织细胞瘤也可发生于软组织,而发生于软组织者预后较好。恶性纤维组织细胞瘤既可发生血行转移,也可发生淋巴结转移。肿瘤体积愈大,转移率愈高。手术后复发率是很高的,可达 80％～90％,并且常常是患者死亡的主要原因。

三、颌骨中心性癌

颌骨中心性癌是极其罕见的,颌骨癌多是其覆盖黏膜癌的进一步扩展。诊断颌骨中心癌必须十分慎重,除了排除黏膜癌的扩展,尚应除外转移癌的可能性。

文献有不少报道颌骨中心鳞癌发生于牙源性囊肿的上皮,但得到承认的病例却极少。必须看到上皮癌变与囊壁相接及其移行部分的存在。正如著名病理学家 Bernier 所说:我做了40 多年的病理诊断工作,未见到过 1 例鳞状细胞癌发生自牙源性囊肿的上皮。我不是说这种情况不会发生,但文献报告的病例不能使我完全信服。

(刘志民)

第八节　恶性黑色素瘤

恶性黑色素瘤是一种产生黑色素、高度恶性的肿瘤,仅少数为无色素的恶性黑色素瘤。恶性黑色素瘤的发生率有显著种族性差别,皮肤恶性黑色素瘤在白种人中较高,而黏膜恶性黑色素瘤在黄种人及黑种人中明显多于白种人。Batsakis 等分析报告头颈部恶性黑色素瘤占全身恶性黑色素瘤的 15%～20%。面颈部皮肤发生者约占头颈部恶性黑色素瘤的 1/2,眼外黏膜(口腔及鼻腔)发生者约占 3% 左右。他还引证比较白种人和日本人在黏膜恶性黑色素瘤发生比例的不同:3334 例白种人的恶性黑色素瘤,黏膜发生所占的比例为 6.3%;而 488 例日本人所患的恶性黑色素瘤,黏膜发生所占的比例为 24.0%。

一、病理

恶性黑色素瘤的瘤细胞呈圆形、多边形和梭形,胞质丰富,含有多少不等的黑色素颗粒。细胞核呈椭圆形或梭形,染色深,分裂象多。瘤细胞排列呈巢状或条索状,向周围组织浸润。肿瘤内色素沉积明显,呈灶性分布。无色素的恶性黑色素可能误诊为分化较差的鳞状细胞癌,有怀疑时可作 S-100 免疫组化染色,可以显示上皮内的黑色素细胞以助确诊。

二、临床表现

口腔黏膜恶性黑色素瘤常发生于 50 岁以上者,男女之比为 2:1。上腭以及上颌牙龈为最常发生的部位,上下颌比约为(3～4):1。临床我们常见两种表现形式:一种是开始为棕黑色肿块,迅速溃破,形成类似于鳞状细胞癌的溃疡,破坏牙槽突致牙齿松动,甚至脱落。有些恶性黑色素瘤的溃疡并非棕黑色,但仔细审视可见溃疡面瘤组织有黑色或棕黑色斑点。肿块型的黑色素瘤常局限在一个区域。另一种表现为墨浸状棕黑色斑块,表面粗糙,稍高于黏膜。这种墨浸状斑可以单发,也可以散在,主要分布于上腭、软腭和牙龈,涉及口腔其他部位则罕见。这种墨浸状斑块不断扩展,很难确定其所累及的范围,偶见在这种斑块上发生溃疡。

面颊及颈部皮肤恶性黑色素瘤和皮肤其他部位发生者类似,西方学者有关研究报告颇多。根据临床表现及恶性程度,皮肤恶性黑色素瘤分为 3 个类型:恶性黑色斑型、表浅扩展型和结节型。前两种类型有不少病例以后发展为结节型。虽然这 3 种类型的临床和光镜下的表现有所不同,但其生物学行为和预后是一样的。恶性黑色斑型多发生在老年人面部,呈棕黑色斑,扁平而边缘不规则,逐渐扩大。病理表现特点也是向四周皮肤扩展相当大的范围,表皮层有弥散增殖的黑色素细胞。肿瘤性的黑色素细胞倾向于保持在真皮表皮界面,上皮内生长发展常沿毛囊或汗腺导管深入,因此垂直向深部生长常是多中心性的。表浅扩展型为皮肤表面略隆起的多个灰黑色结节,瘤细胞相对一致,聚集于表皮并侵及表皮各层。侵犯真皮层并超过真皮乳头层进入其垂直深入生长发展阶段。结节型从其发生开始就是浸润性的,瘤细胞迅速生长,超越真皮乳头层进入网状真皮层。虽然这些临床病理表现提示其恶性程度,但这不是绝对的。

恶性黑色素瘤极易并较早发生区域淋巴结转移,并可通过血行转移播散至身体各部位。据北京大学口腔医院院治疗的一组病例观察,口腔黏膜恶性黑色素瘤经组织病理证实的颈淋巴结转移率为 51.2%;临床检查证实远处转移率(全身皮下、肺、肝、脑等部位)为 38.5%。

三、诊断

开始检查恶性黑色素瘤以前必须注意患者的全身情况。寻找和发现有无远处转移是很重要的,因为直接影响到治疗。胸部 X 线片、肝肾功能以及碱性磷酸酶的检测等,如有异常,应考虑放射性核素作骨扫描,必要时作 CT 检查。颈部淋巴结的仔细触诊,包括耳后、耳前、面颊、颈后以及腋下淋巴结。皮下,特别是胸、腹、背部也应仔细触诊有无皮下小结存在。

小的病变无论在口腔黏膜还是在面颊部皮肤宜全部在正常组织内切除而不是切取部分病变送病理检查,根据病理诊断结果以决定进一步扩大手术的范围。对于大范围病变而能手术治疗者是否取活体组织检查确诊,绝大多数学者是反对的,认为切取活检可把肿瘤细胞种入深层或周围组织,增加区域或全身转移的机会以及易致局部复发,因此可在手术同时切取作冷冻切片检查。如临床基本肯定,手术又不至严重影响功能及畸形,还是整体切除为佳。

四、治疗

面颊、口腔原发性恶性黑色素瘤的治疗目前仍认为是局部广泛切除,但对理想的切除线距病变多远有不同看法。长期的临床实践证明,局部广泛切除并不能完全避免局部复发。从预后因素分析恶性黑色素瘤的垂直生长(深度)较水平生长(广度)重要得多。现今认为恶性黑色素瘤侵犯的深度或厚度是决定局部切除范围的重要因素。

1969 年,Clark 等根据恶性黑色素瘤的浸润水平分成五级水平:第Ⅰ级水平是瘤组织仅限于表皮而未累及基底膜;第Ⅱ级水平是瘤组织累及真皮乳头层;第Ⅲ级水平是瘤组织波及真皮乳突层和网织层的连接区;第Ⅳ级水平是瘤组织侵及真皮网织层;第Ⅴ级水平是瘤组织浸入到皮下组织。虽然这一方法盛行多年,实践表明它并非完全客观,特别是真皮乳头层和网织层的连接区这一关键性的解剖部位常不大清楚。更重要的是真皮乳头层的厚度在身体各部位并非完全一样,因此黑色素瘤在同一解剖水平的实际厚度就有很大不同。1970 年,Breslow 用目微测计观察恶性黑色素瘤组织的实际厚度和预后的关系,提出了两个重要结论:一是恶性黑色素瘤的浸润厚度在 0.76mm 以下,肿瘤没有转移,预后极佳;二是随着厚度增加,区域淋巴结转移,远处转移率增加而生存率平行下降。这一研究观察得到了更多学者的承认,并成为指导皮肤恶性黑色素瘤的治疗原则。

恶性黑色素瘤的厚度在 1mm 以下,特别是在 0.76mm 以下时,离开肿瘤边缘 1~1.5cm 切除已足够,不会增加局部复发和影响患者生存率。稍厚的恶性黑色素瘤,在肿瘤周边 3cm 的正常组织内切除已足够。大多数面颊部的恶性黑色素瘤,离开肿瘤边缘 1~1.5cm 切除是足够的。

口腔黏膜的恶性黑色素瘤不如皮肤研究深入,但上述原则是适用的。在不影响功能的情况下,离开肿瘤 2cm 在正常组织内切除是适宜的。术后的组织缺损采取简便方法修复。对墨浸状、大范围或多发者则非手术适应证,往往超出所估计的范围而不能彻底切除。我们曾见过一例上腭墨浸状恶性黑色素瘤，单发，但手术中见鼻窦各处黏膜均有墨浸状瘤组织。通过此例也提示我们在这种情况下，详细的鼻腔、鼻咽检查是必要的。

颈淋巴结有转移而无远处转移征象者，治疗性颈清除术是必要的。对于未触及肿大淋巴结的 N_0 病例，是否进行选择性颈淋巴结清除术有不同意见。根据恶性黑色素瘤浸润厚度对预后的影响，肿瘤厚度不超过 1mm 时，无需作选择性颈清除术。厚度为 1～4mm 者可以考虑选择性颈清除术；超过 4mm 常常发生远处转移，是否作选择性颈清除术，根据具体情况考虑。

五、辅助治疗

1. 生物治疗 有很多研究报告采用非特异性免疫治疗方法，如用 BCG 卡介苗、左旋咪唑等，但其效果并不理想。也有采用病毒产生黑色瘤细胞溶解产物作特异性免疫治疗的报告。该疗法用于第 II 期恶性黑色素瘤有较好效果，但疗效相左的报告也存在。大剂量干扰素－α2b 治疗是目前较为有效的辅助方法。

2. 化学药物治疗 由于恶性黑色素瘤的局部复发和转移率较高，可用化学药物治疗以提高疗效。目前最常用的药物是抗黑瘤素(DTIC，三嗪咪唑胺)。通常作单一药物使用，给药方法是 200～250mg/(m^2·d)，加入 150mL 5%葡萄糖液或生理盐水中静脉快速滴注，宜在 20min 内点滴完。连用 5d 为一疗程，3～4 周后可重复。据文献报告用此方案治疗对全身播散性恶性黑色素瘤的缓解率为 20%～30%，平均缓解时间 6 个月。除 DTIC 外，卡莫司汀(BCNU)也有一定效果。

3. 放射治疗 传统的看法是恶性黑色素瘤对放射线具有抗拒作用。根据现代放射治疗效应理论以及临床应用分析，手术后辅助放射治疗有一定效果，也是需要深入研究的问题。

总之，口腔颌面部恶性黑色素瘤仍宜采取综合治疗，不能单纯依赖外科手术。

六、预后和预防

口腔颌面部恶性黑色素瘤，尤其是发生于口腔黏膜者，由于局部具有丰富的血管和淋巴管，转移率高，其预后比发生于其他部位者差。北大口腔医院治疗的一组病例显示：发生于颌面部皮肤者 5 年生存为 60.0%；而口腔黏膜者为 21.9%。全组死亡率为 85.4%，发生在术后 0.5～2 年内。死于局部复发者为 43.9%，远处转移为 41.5%。

(管宏伟)

第九节 恶性肉芽肿

恶性肉芽肿是一种主要发生在鼻腔、硬腭、鼻咽等中线部位，表现为溃疡和进行性坏死的肉芽肿性病变。以前有关该病的病因、病理、分类命名等都非常混乱，目前研究已经明确恶性肉芽肿是 T/NK 细胞淋巴瘤。局部表现类似的 Wegener 肉芽肿，属于自身免疫疾病，两者在病因、病理和治疗方式完全不同。

一、病理

恶性肉芽肿的基本病理变化为非特异性炎性肉芽组织伴有 T/NK 淋巴细胞浸润，不伴有明显血管炎病变，也少有肾脏病变。

Wegener 肉芽肿的病理表现为以中性粒细胞浸润为主,有多核巨细胞共存,并可见典型的坏死性血管炎存在这三个典型特征,但无组织细胞和淋巴细胞的浸润。

二、临床表现

恶性肉芽肿最常发生于青壮年男性,约占 2/3。主要发病部位是鼻腔和咽等中线部位,初发病变于口腔者较为常见。1933 年,Stewart 将恶性肉芽肿的临床表现分为三期,至今仍被普遍采用。

1.前驱期 为一般伤风或鼻窦炎表现,间歇性鼻塞伴水样或带血性分泌物。局部检查为一般炎症表现,中隔可出现肉芽肿性溃疡。此期持续约 4～6 周。

2.活动期 鼻腔炎症明显加重,病变明显者可致鼻外部膨胀隆起,进一步发展可致腭部穿孔。此时可见腭骨外露,周围为炎症性肉芽组织病变。患者常伴发热,38℃左右,但自我感觉尚好;少数患者可有高热。此期可持续数周至数月。

发生口腔的恶性肉芽肿并无特异性症状,典型病变在中线部位。但原发病变并不限于中线切牙区,磨牙及前磨牙区也很常见。开始时牙痛、牙松动、牙龈糜烂,类似恶性肿瘤表现,但多次活检病理诊断为炎性肉芽组织。溃疡面积可以很大,甚至暴露骨面,但无明显恶臭。可伴高热,呈稽留热型或弛张热型,双侧颈淋巴结可肿大。持续高热可以使患者很快进入衰竭状态。

3.终末期 患者衰弱,体温难以控制,出现恶病质。病变的广泛破坏累及邻近较大血管时可发生致命性出血,或并发其他脏器病变而死亡。

三、诊断

恶性肉芽肿诊断依靠病理学和临床检查。取活检时应先清除表面坏死组织,取材要足够。鉴别诊断中最重要的是要区分 Wegener 肉芽肿。Wegener 肉芽肿多数进展较慢,侵犯肾脏,患者常死于大出血或肾衰竭。这类病例抗中性粒细胞胞质抗体(ANCA)检测的阳性率与病情变化一致,静止期在 60% 以上,活动期达 100%,被确定为 ANCA 相关的自身免疫性疾病。

四、治疗和预后

恶性肉芽肿首选放射治疗,待放射治疗结束后 1～2 个月,可配合化学药物治疗。放射治疗剂量及化学治疗用药方案基本和恶性淋巴瘤的治疗类似。放射治疗效果各家报告不一,取决于病变所处时期,不少报告放射治疗后可获长期生存。活动期持续发热者预后不良。其他为对症治疗,如激素降温、镇痛剂等。

Wegener 肉芽肿主要采用激素治疗,同时配合应用化学治疗药物如环磷酰胺,可获得较佳效果。全身病变严重的,预后不佳。

(刘志民)

第十节 恶性淋巴瘤

淋巴瘤为原发于淋巴结或淋巴组织的恶性肿瘤,是一种全身性疾病,可发生于全身任何部位。口腔颌面部的淋巴瘤占全身淋巴瘤总数的 8%～27%,以颈部淋巴结最为好发。发生于淋巴结者称结内型,发生于淋巴结外者称结外型。根据其病理特点将其分为霍奇金淋巴瘤和非霍奇金淋巴瘤两大类。前者在口腔颌面部极其罕见,本节重点讨论非霍奇金淋巴瘤。

一、临床病理

确诊恶性淋巴瘤需作淋巴结的组织学检查,细针吸细胞学检查可作参考。切取的淋巴结应是有包膜的整个淋巴结,并尽快固定后做切片。

非霍奇金淋巴瘤尚无被普遍接受的组织病理学分类。2001 年,WHO 制定了恶性淋巴瘤的新分类。新分类具有以下特点:

1.恶性淋巴瘤是独立疾病。传统上,人们将恶性淋巴瘤看做是一个或两个疾病,即恶性淋巴瘤或霍奇金和非霍奇金淋巴瘤。而 WHO 淋巴瘤分类将每一类型的恶性淋巴瘤均定义为独立疾病。这是此分类最主要的特点。现在 B 细胞淋巴瘤包括 13 个疾病,NK/T 细胞淋巴瘤包括 15 个疾病,霍奇金淋巴瘤包括 2 个疾病,总共 30 个疾病。每一个独立的恶性淋巴瘤都有其独自的定义,具有独特的病理形态、免疫表型、遗传特点和临床表现。

2.WHO 恶性淋巴瘤分类建立在疾病病理形态、免疫表型、遗传学特征、临床特点的综合资料基础上。病理形态是分类的基础,大多数恶性淋巴瘤仅靠病理形态就能作出明确诊断。免疫表型和遗传学特征是确定每一恶性淋巴瘤的重要指标,是达成共识的客观依据,有助于提高诊断的可重复性,具有鉴别诊断和预后判断的辅助作用,但在恶性淋巴瘤诊断中并非必不可少。临床特点,特别是肿瘤原发部位,如结内或结外(皮肤、中枢神经、胃肠、纵隔、鼻腔),是确定某些恶性淋巴瘤的重要指标。虽然诊断恶性淋巴瘤是综合考虑的结果,但在具体确定某种恶性淋巴瘤时其侧重点有所不同。

3.淋巴细胞性白血病和恶性淋巴瘤为同一种疾病。传统上恶性淋巴瘤和白血病是两种不同的疾病,目前从形态、免疫和遗传学来看,恶性淋巴瘤和白血病是同一疾病的不同时相,即瘤体期或弥散/循环期。

4.明确了细胞起源,分为 B 细胞、T 细胞和 NK(自然杀伤)细胞。

5.分为两个主要分化阶段,即发生于前驱细胞的淋巴瘤和发生于成熟(周围)细胞的淋巴瘤,如前驱 B 淋巴母细胞白血病/淋巴瘤、前驱 T 淋巴母细胞白血病/淋巴瘤和母细胞性 NK 细胞淋巴瘤。

6.包含了淋巴瘤的发病机制及相关因素,如:成人 T 细胞白血病/淋巴瘤与 HTLV-I 感染有关、鼻型 T/NK 细胞淋巴瘤与 EBV 感染或遗传易感性有关、间变型大细胞淋巴瘤与 NPM/ALK 基因异位融合有关、原发渗漏性淋巴瘤与 HHV-8/KSHV 感染有关、套细胞淋巴瘤常有 Cyclin D1 过表达、胃 MALT 淋巴瘤与幽门螺杆菌或遗传因素有关、伯基特淋巴瘤与 C-myc 基因异位和 EBV 感染有关、滤泡性淋巴瘤与 Bcl-2 异位有关。

(1)非霍奇金恶性淋巴瘤(NHL):

B 细胞淋巴瘤:

1)前驱 B 淋巴母细胞白血病/淋巴瘤(ALL/LBL)。

2)B-慢性淋巴细胞白血病/小淋巴细胞淋巴瘤(CLL/SLL)。

3)B-前淋巴细胞白血病(B-PLL)。

4)淋巴浆细胞淋巴瘤(LPL)。

5)脾边缘区 B 细胞淋巴瘤，＋/－绒毛状淋巴细胞(SMZL)。

6)毛细胞白血病(HCL)。

7)浆细胞骨髓瘤/浆细胞瘤(PCM/PCL)。

8)MALT 型结外边缘区 B 细胞淋巴瘤(MALT－MZL)。

9)淋巴结边缘区 B 细胞淋巴瘤，＋/－单核细胞样 B 细胞(MZL)。

10)滤泡淋巴瘤(FL)。

11)套细胞淋巴瘤(MCL)。

12)弥漫性大细胞淋巴瘤(DLBCL)。

13)伯基特淋巴瘤(BL)。

T/NK 细胞淋巴瘤：

1)前驱 T 淋巴母细胞白血病/淋巴瘤(T－ALL/T－LBL)。

2)母细胞性 NK 细胞淋巴瘤。

3)慢性前淋巴细胞白血病/淋巴瘤(T－CLL/T－PLL)。

4)颗粒淋巴细胞白血病(T－LGL)。

5)侵袭性 NK 细胞白血病(ANKCL)。

6)成人 T 细胞淋巴瘤/白血病(ATCL/L)。

7)结外 NK/T 细胞淋巴瘤，鼻型(NK/TCL)。

8)肠病型 T 细胞淋巴瘤(ITCL)。

9)肝脾 γδT 细胞淋巴瘤。

10)皮下脂膜炎样 T 细胞淋巴瘤。

11)菌样霉菌病/赛塞里(Sezary)综合征(MF/SS)。

12)间变性大细胞淋巴瘤(ALCL)，T 和非 T 非 B 细胞，原发性皮肤型。

13)周围 T 细胞淋巴瘤(PTL)。

14)血管免疫母细胞 T 细胞淋巴瘤(AITCL)。

15)间变性大细胞淋巴瘤(ALCL)，T 和非 T 非 B 细胞，原发性全身型。

(2)霍奇金淋巴瘤(HL)分类：

1)结节性淋巴细胞为主 HL。

2)经典型霍奇金淋巴瘤：①淋巴细胞为主型(LP)。②结节硬化型(NS)。③混合细胞型(MC)。④淋巴细胞消减型(LD)。

二、临床表现

口腔颌面部非霍奇金淋巴瘤主要表现为上颈部淋巴结逐渐增大，有时增长迅速，有时相对稳定，可以迁延数月或数年。短期内持续增长，或开始为单个而后在其周围出现新的肿大淋巴结并相互融合成块，常为患者就诊的主诉。不少病例诊断为炎症，但抗感染治疗常无明显效果。患者可有全身发热或其他部位表浅淋巴结肿大，但为数不多。

结外型发生于颌骨者并非少见。下颌骨原发者下唇麻木常为早期征象，上颌则很难区分是从上颌窦内或骨内原发。临床表现均为颌骨膨大，表面黏膜无破溃，患区牙齿有不同程度松动。X 线片呈现溶骨性骨质破坏。

唾液腺常见发生于腮腺。由于腮腺组织内有淋巴结，因此，很难区分是发生自结内或结外。舌下腺偶见发生非霍奇金淋巴瘤,可以归之为结外型。

舌根、软腭、扁桃体常为非霍奇金淋巴瘤的好发部位,这些部位属咽淋巴环。瘤体常呈结节状增殖,中等硬而有韧性,极少破溃。常伴有颈淋巴结增大。因此当患者主诉颈淋巴结肿大而并无其他明显征象时,常规检查应包括鼻咽在内的上述各部位。

伯基特(Burkitt)淋巴瘤有其独特的临床病理特点,主要发生于2～14岁的非洲儿童,是中非儿童最常见的恶性肿瘤。约占该地区儿童恶性肿瘤的1/2,欧美及我国均极少见,但我国新疆地区时有报告。

Burkitt淋巴瘤主要发生于颌骨,上颌多于下颌,约为3∶1。主要临床表现为牙齿松动、牙龈肿胀增生和颌骨膨胀,病变发展迅速但疼痛很轻微,也无神经麻木及其他感觉异常等症状。组织病理表现由于存在有良性巨噬细胞遍布于恶性淋巴样细胞中,呈现所谓“满天星”样,但这并非完全是诊断Burkitt淋巴瘤的特征性表现。丝状分裂象是很显著的。Burkitt淋巴瘤如不治疗,幼儿一般在4～6个月死亡,较大儿童也不超过一年。大剂量烷化剂化学药物有相当好的治疗效果,约90%的患者瘤体可以回缩,但有全身性病变或向中枢神经系统扩展者预后不佳。

三、诊断

非霍奇金淋巴瘤临床缺乏特异性表现,有时诊断非常困难。细针吸细胞学检查可提供线索,确定诊断类型应切取肿大淋巴结作组织病理检查。如系多个淋巴结肿大应选取增长较快、质地坚韧的结节送检。

确诊淋巴瘤后除详细检查全身有无肿大淋巴结外,应作胸部X线片、B超。必要时作CT检查,以排除纵隔、腹腔等脏器部位有无病变存在。

四、治疗

非霍奇金淋巴瘤主要采取放射和化学药物治疗,辅以中医药以扶正培本治疗,减轻上述治疗方法后的毒副作用,保护和恢复机体的抗病能力。

单发病变或单发于一个结外器官部位(主要是唾液腺)可以手术切除,术后辅以放射治疗。原发于颌骨或咽淋巴环者以放射治疗为主要根治手段,辅以化学药物治疗。查明身体其他部位如纵隔、腹腔器官等有病变存在,应请肿瘤内科医师按病变恶性程度和分期有计划地进行综合治疗。

化学药物治疗在非霍奇金淋巴瘤中占有非常重要的地位,现今最常用的是COP、COPP和CAOP方案。

五、预后

非霍奇金淋巴瘤的预后和病理类型、分期、全身症状有无及治疗方式有关。病理属低度恶性,Ⅰ、Ⅱ期而没有发热、盗汗、体重下降等全身症状者预后较佳。中国医学科学院肿瘤医院报道,Ⅰ、Ⅱ期以放射治疗为主的病例,主要侵犯表浅淋巴结者5年生存率为53.5%,发生于扁桃体者为44.5%,鼻咽部则为30%。结外非霍奇金淋巴瘤的原发部位也是影响预后的重要因素,局限于下颌骨内或腮腺者显然比发生于舌根或扁桃体区要好。

附:Ann Arbor恶性淋巴瘤分期

Ⅰ期:病变限于单个淋巴结(Ⅰ)或淋巴结以外的单个器官或部位(ⅠE)。

Ⅱ期:病变侵犯横膈同一侧的两个或更多的淋巴结区(Ⅱ),或局限侵犯淋巴结以外的单个器官或部位,伴横膈同一侧的一个或更多的淋巴结区(ⅡE)。

Ⅲ期:病变侵犯两侧淋巴结(Ⅲ),或同时侵犯淋巴结以外的单个局限器官或部位(ⅢE),或侵犯脾(ⅢS),或两者都受侵(ⅢES)。

Ⅳ期:弥漫性病变,侵及一个或多个淋巴结以外的器官或部位,伴有或不伴有淋巴结受侵。

每个分期可按症状分为 A、B:

A:无 B 组所述症状。

B:发热(38℃以上)、盗汗、6 个月内体重下降>10％。

(管宏伟)

第十一节　其他恶性肿瘤

一、恶性脉管组织肿瘤

(一)血管肉瘤

血管肉瘤是发生自血管内皮细胞的恶性肿瘤,故有称之为"血管内皮细胞肉瘤"。组织病理特点是由一层或多层非典型血管内皮细胞构成相互吻合的血管网,网织纤维染色显示肿瘤细胞在网状纤维鞘以内。血管肉瘤不常见,但头颈部是好发部位,特别是头皮及面部软组织。牙龈、颌骨及口腔各部位软组织均可发生。发病年龄以青壮年居多。主要临床表现为迅速生长的肿块,呈蓝色或紫红色,周围有红斑带卫星状结节。病变侵犯真皮但仍保持表皮完整。肿物无包膜,常沿软组织扩展至相当大的范围,深入侵犯骨及软骨。血管肉瘤可以转移到肺和淋巴结,这种情况大多发生于瘤体巨大或复发的晚期病例。外科手术切除是唯一有效的治疗方法,小范围、局限性的病变可以获得较佳效果。

(二)卡波西肉瘤

卡波西肉瘤又称为特发性多发性出血性肉瘤。称其为肉瘤并不合适,因其并不具有一般肉瘤的特性,如生长迅速、局部广泛破坏、转移和短期致命等特点,但临床和组织病理却很类似肉芽组织性疾病。卡波西肉瘤的组织发生来源有很多争议,但现今一般认为来自血管形成的细胞。组织病理主要表现在早期呈慢性炎症或肉芽组织样,淋巴细胞浸润和毛细血管样血管增生。很容易和化脓性肉芽肿、血管瘤、梭形细胞鳞癌等相混淆。时间较长的病变呈现梭形细胞交织成束并有裂样间隙,在这些梭形细胞间充满红细胞,但是缺乏明确的内皮衬里。红细胞外渗现象是很显著的。罕见细胞间变或呈多形性,但可见多个分裂象。卡波西肉瘤在我国极少见。患者多为男性,见于各种年龄。常见病变部位是四肢皮肤,为多发病灶。临床分为结节型、局部侵袭型和全身性疾病。病变发展缓慢,可持续数年以至数十年,有的可自行消退。死亡原因主要是严重出血和继发感染。卡波西肉瘤很少发生于口腔颌面部,口腔最常见于腭部黏膜,牙龈、舌和颊黏膜也可发生。从几毫米到1cm 直径左右的红色或淡蓝色病变,不形成结节,无任何自觉症状。数个病变可以互相融合,而有出血。继发感染可形成溃疡,以至出现坏死。本病如见于口腔常为"艾滋病"的症状之一。局限性的病变可手术切除。卡波西肉瘤对放射线敏感,中等剂量即可获得良好效果。

二、横纹肌肉瘤

横纹肌肉瘤发生自横纹肌细胞或向横纹肌细胞分化的间叶细胞,根据细胞成分及组织结构可分为多形性、腺泡状、胚胎性 3 种类型以及上述 3 种类型构成的混合型。头颈部发生的横纹肌肉瘤主要是胚胎性者,眼眶是最常见的发生部位。横纹肌肉瘤是儿童,特别是幼儿最常见的恶性肿瘤之一,但成年人也可发生。口腔常见发生于舌、软腭、颊、下颌骨,腮腺部也有发生者。主要症状是肿块常伴自发痛,可以溃破、出血。约 10%～38%的胚胎横纹肌肉瘤转移至区域淋巴结,血行转移也非少见,但多属晚期病变。横纹肌肉瘤的治疗在近十多年来取得很大进展,采取外科、放射及化学药物联合治疗较之采用单一的治疗法更佳。外科手术应彻底,术后给予放射治疗,剂量在 50～60Gy,休息 1～2 个月后再作化疗,药物可选用环磷酰胺、阿霉素及长春新碱等。应用上述基本治疗原则,2 年生存率可达 65%～75%。当然,病变局限而治疗及时则能获得根治机会。

三、腺泡状软组织肉瘤

腺泡状软组织肉瘤是一种组织来源未定、发生于软组织内、细胞排列成假腺泡结构、生长缓慢的恶性肿瘤。较常发生于女性,男女比例约为 1:2。青壮年患者较多,主要发生于肢体肌肉,特别是股上部。口腔最常见的发生部位是舌及舌下区。临床常表现为局限性肿块,部分有包膜,可以侵入邻近的软组织内。肿块一般不大,很少直径超过 6cm。临床和组织病理应和恶性黑色素瘤、腺泡状横纹肌肉瘤、副神经节瘤及肾细胞转移癌区别。外科手术切除为主要治疗手段,术后配合放射治疗。腺泡状软组织肉瘤可以转移到淋巴结、肺、骨等处。虽然复发常见,但由于其生长发展缓慢,所以其五年生存率仍可达 60%以上。

四、浆细胞瘤

浆细胞瘤即多发性骨髓瘤,是浆细胞恶性增生、主要侵犯骨髓的恶性肿瘤。也可以单发或发生于软组织,后者称之为髓外浆细胞瘤。主要特点是:①组织病理呈现浆细胞或淋巴细胞样浆细胞恶性增殖。②高球蛋白血症,白蛋白和球蛋白比例常倒置。免疫球蛋白是在浆细胞中合成的,具有独特的化学结构和免疫功能。用免疫电泳方法再配合专一的抗血清,可将多发性骨髓瘤分为 IgA、IgG、IgD、IgE 等型。其中,以 IgG 型最常见,IgA 型次之,其他则很少见。浆细胞株除能产生免疫球蛋白外,还产生一种凝溶蛋白(本-周蛋白),可从肾排出,日久可致肾损伤。多发性骨髓瘤的主要并发症是感染和肾衰竭,成为患者死亡的主要原因之一。临床表现主要是:骨骼疼痛及肿块、有发热或出血倾向(如牙龈)、X 线片呈现多发性圆形或椭圆形穿凿样的溶骨性病变,主要见于颅骨、盆骨、肋骨等部位,或呈现为骨质疏松改变。单发性骨病变极少见。髓外浆细胞瘤在头颈区域(如鼻腔和鼻窦)非常常见,舌、牙龈、唾液腺也有发生。本病诊断除组织病理检查外,下列检查是必需的:骨髓穿刺涂片、蛋白电泳及免疫球蛋白、本-周蛋白和肝、肾功能等。多发性骨髓瘤的治疗主要是化学药物,对局部疼痛者可配合放射治疗。烷化剂配合泼尼松药物治疗有一定效果。髓外浆细胞瘤可行手术切除,术后配合放射治疗。如果不合并发生多发性骨髓瘤,预后良好,文献报告五年生存率在 31%～75%。髓外浆细胞瘤患者定期随诊是必需的,以监察有无多发性骨髓瘤发生,便于及时采取积极治疗。

（管宏伟）

第十二节　口腔及颈部转移性肿瘤

一、口腔转移性肿瘤

身体各部位的恶性肿瘤可以转移到颌骨、口腔及颌面部软组织。转移性肿瘤约占口腔颌面部恶性肿瘤的 1％。Oikarinen 等总结分析转移到口腔区域原发恶性肿瘤的部位，男性依次为肺、肾、前列腺及直肠；女性依次为乳腺、肾、直肠、子宫及甲状腺。下颌骨是最常见的转移部位，主要是下颌支部。临床症状主要是肿胀和疼痛，牙齿松动或下唇麻木可能是首发症状。口腔颌面部转移性肿瘤预后不佳，不少病例经组织病理检查为转移癌，待原发灶确认后已属晚期。

二、颈部转移性肿瘤

颈部肿块，特别是上颈部肿块，临床十分常见，并常为患者就诊时的主诉。其病变发生来自先天性发育异常、特异或非特异性炎症、原发或转移性肿瘤等。转移性肿瘤有些病例原发病变部位很明确，如鼻咽、口咽、喉咽及口腔等，但也有不少病例颈部肿块肯定系转移性，但原发部位不明。

临床疑为转移癌而无显著的原发灶时，仔细搜寻原发灶是首要的工作。头颈部除仔细检查鼻咽部位，有些部位，如舌根、扁桃体窝、梨状窝等，都应详细检查，对可疑的黏膜增厚或颜色改变都应切取组织作病理检查。除此，对全身各系统应仔细询问，有可疑现象也必须详细检查。虽然锁骨以下区域恶性肿瘤转移以下颈部常见，但也有转移至上颈区，特别是左侧。

细针吸活检是必要的。切取活检，特别是切除活检要计划周到。因为如果是鳞状细胞癌而原发灶未发现，切除后两周内应作颈清除术。时间拖长不仅造成手术操作困难，也影响手术的彻底性。有时活检的组织病理象可以提示原发癌的部位，可计对原发癌进行积极治疗。

不少病例经过各种检查也难以发现原发灶。治疗措施一般是作颈清除术。手术以后继续找原发灶仍是必要的。

有些学者认为找不到原发灶的鳞状细胞癌可能是鳃源性癌（bronchogenic carcinoma）。诊断鳃源性癌必须符合 Martin 提出的下列诊断标准：①颈部肿块必须是沿胸锁乳突肌前缘存在。②组织学表现有和鳃器残余结构相一致。③随诊五年未发现其他原发灶。④组织病理证明不是从其他位于颈部囊肿的囊壁而来。事实上，完全符合上述四个条件是不大可能的，只是一种理论上的阐述而已。

（管宏伟）

第十五章 儿童口腔疾病

第一节 牙齿发育异常

牙齿发育异常是儿童牙齿疾病中一个重要的部分。常见的牙齿发育异常(abnormality of development of teeth)从临床表现上可分为:牙齿数目异常、牙齿形态异常、牙齿结构异常及牙齿萌出与脱落异常。牙齿发育异常从宏观上看是由遗传因素和环境因素的作用所致。遗传因素在多种牙齿发育异常中起着重要的作用,如:大多数牙齿数目异常、牙齿形态异常等。而具体到每一种发育异常,还有许多疾病的病因尚不明确,有待进一步研究。环境因素在牙齿发育的特定时期可能发生重要影响,如:外伤的机械性因素及后续的炎症感染可能造成发育中的继承恒牙弯曲畸形;四环素类药物的使用能够导致牙本质的变色;梅毒螺旋体的感染可能损害牙胚,引起牙齿形态及结构的异常。

一、牙齿数目异常

人类正常牙齿数目是乳牙 20 颗,恒牙足额为 32 颗。牙齿数目异常表现为牙齿数目不足或数目过多。

(一)牙齿数目不足

牙齿数目不足(hypodontia)又称先天性缺牙,根据缺失牙数目的多少,又分为个别牙缺失(hypodontia)、部分牙缺失(oligodontia)和全口牙缺失或先天性无牙症(anodontia)。

有一部分先天性缺牙是综合征的表现之一,但多数病例为不伴有其他系统异常的单纯性先天性缺牙。在外胚叶发育不全综合征(ectodermal dysplasia syndrome)、色素失禁症、Rieger 综合征及 Witkop 牙一甲综合征等综合征中常见多个牙先天性缺失。

1.病因及临床表现 先天性缺牙据推测是牙板生成不足或牙蕾增殖受到抑制所致,但病因尚不清楚。大多数先天性缺牙可能与遗传因素相关,Gorlin 等指出单纯恒牙列缺失,乳牙列不受影响,其遗传方式是常染色体隐性遗传。Granhnen(1956)对 171 名先天缺牙患儿的父母进行调查,发现患儿父母中的一方出现先天缺牙的比例很高,认为先天性缺牙是一种常染色体显性遗传疾病。随着分子生物学的发展,对于先天性缺牙遗传因素的研究越来越深入。多项研究的结果表明:牙齿的发育是多基因调控的复杂生理过程,这些基因中的一个或多个发生突变,都有可能使牙胚发育停止,导致牙齿的先天缺失。Stockton(2000)运用微卫星标记法对一个常染色体显性遗传的先天性缺牙的家系进行研究,发现基因缺失的位点位于 14 号染色体的同源染色体上。进一步的研究认为:先天性缺牙是位于 14q12-q13 的基因发生框移突变所导致的。

先天性缺牙也可能与胚胎早期受到有害刺激相关,如放射线等。先天性缺牙往往与过小牙的发生相关。Guinerg(1978)在动物实验中的发现,提出先天性缺牙是牙齿减小的一个连续性变异过程。当牙齿大小达到某一下限时,就会发生缺牙。上颌侧切牙呈圆锥形时为部分缺牙的一种特殊表现,多与先天性缺牙明显相关。

先天性缺牙可发生在乳牙列,也可发生在恒牙列。乳牙列缺失情况较少发生,发生率仅为 0.1%～0.7%,多发生在下颌乳侧切牙和乳尖牙。恒牙列部分先天缺牙发生率为 2.3%～9.6%。恒牙列中任何一颗牙都可能出现缺失,除第三磨牙外,最常缺失的牙齿依次为:下颌第二前磨牙、上颌侧切牙、上颌第二前磨牙、下颌侧切牙和切牙。缺失数目最常见为 2 颗,其次是 1 颗,缺失 5 颗以上少见。乳牙列与恒牙列的牙数异常有一定相关性,乳牙列缺牙者,恒牙列发生先天性缺牙的可能性在 50% 以上。

临床上口腔内缺牙,不足以证明无牙,可能是因为牙齿没有萌出(如埋伏牙、迟萌)或早失。先天性缺牙的诊断首先要明确有无牙齿外伤和拔牙史,常规拍摄全口曲面体层 X 线片以确定缺失牙的数目。在 X 线片上,3 岁半应可见侧切牙牙胚,5 岁半应可见第二前磨牙牙胚,第三磨牙牙胚最迟在 10 岁时可以观察到。超过这些时间点而未见相应牙胚者,应该高度怀疑先天性缺牙。

2. 治疗　处理先天性缺牙问题需要全面诊断,认真评估牙弓长度和𬌗关系。早期进行多学科的会诊和咨询,有助于确定长期的治疗目标。相关的学科包括:儿童口腔科、牙体牙髓科、正畸科、颌面外科及修复科等。治疗方式多种多样,但最终目的应恢复咀嚼功能、促进牙齿美观,并保持治疗结果的长期稳定。

恒牙缺失的患者,是否保留对应乳牙是治疗时常需考虑的问题。当恒牙列较拥挤时,继承恒牙缺失的乳牙可以拔除,为拥挤的恒牙提供间隙。但通常情况下,当有先天缺牙时,其他牙也倾向于个体较小、牙列稀疏,可以考虑保留乳牙,以维持完整的牙列和咀嚼功能。在乳牙脱落后再酌情进行修复治疗。

对于牙齿先天性缺失总的治疗原则为:

(1)缺牙数目少,对咀嚼功能和美观影响不大时可不处理。

(2)当多数牙缺失,严重影响咀嚼功能时,可以进行活动性义齿修复,以恢复咀嚼功能,促进颜面骨骼和肌肉的发育。但必须注意:随着儿童的生长发育,应定期复查,更换活动义齿,避免影响颌骨的正常生长。

(二)牙齿数目过多

牙齿数目过多(hyperdontia)常见有多生牙(又称额外牙)和牙瘤。

1. 多生牙(supernumerary tooth)

(1)病因:多生牙的病因尚不明确,遗传因素是多生牙发生的重要致病因素。其形成机制目前公认的有几种假说:①返祖现象。这是由胚胎学家提出的,在类人猿牙列中有 3～4 颗前磨牙,因而在该区域出现的多生牙,可能是返祖现象。②牙板断裂时,脱落的上皮细胞过度增殖,或牙板局部牙源性上皮过度活跃,产生第三批牙胚。③牙胚的分裂可能会导致多生牙的发生。Taylor 认为一个牙蕾分裂为两个部分时,会产生两个大小相同或一个正常、另一个畸形的牙齿。

多生牙可单独发生,也可能伴有其他发育异常,在腭裂或颅骨锁骨发育不全综合征(cleidocranial dysplasia)的患者中,多生牙的患病率较高。另外,在加德纳综合征(Gardner syndrome,又称骨瘤肠息肉综合征)和口—面—指综合征(oral—facial—digital syndrome)中也很多见。

(2)临床表现:多生牙较少发生于乳牙列,多见于混合牙列和恒牙列。据文献报告发生率为 1%～3%。多生牙最常见的部位在上颌前牙区域,位于两颗中切牙之间的称为"正中牙"。其次,为前磨牙区域。发生率男性多于女性。有文献报告男女比例为 5.4:1。

多生牙多数萌出到口腔,但也有病例留在颌骨内,大约有 1/4 是埋伏在颌骨内而不萌出的。多生牙的牙轴方向多异于正常牙,有些甚至是冠根倒置的。多生牙的存在主要对邻近恒牙的发育和萌出产生多种影响,引起恒牙迟萌或阻生,牙间隙大,牙齿移位,有些甚至造成邻牙根吸收,偶尔与正常牙融合,有些倒置的多生牙进入鼻腔、上颌窦,还有可能造成含牙囊肿。虽然有些多生牙并不发生上述各种复杂情况,但它们的存在有碍外观,仅此一点也具有治疗意义。

临床发现或怀疑有多生牙时,如:上前牙间隙过大或唇、腭部有硬组织突出,需要拍摄 X 线片以明确多生牙是否存在,确定多生牙的数目和位置。常用的 X 线检查有:根尖片、上颌前部𬌗片、全口曲面体层 X 线片和锥形束 CT(cone beam CT,CBCT)等。

(3)治疗:多生牙如能及早发现,为了减少对恒牙的影响,应针对病情制订合理的治疗方案。对临床已萌出的多生牙应及时拔除。如果多生牙埋伏在颌骨内,需追踪观察。多生牙如未对恒牙产生影响且无任何病理变化时,可不处理。如果埋伏多生牙位于年轻恒牙根尖端附近,拔除多生牙时可能会伤及恒牙根部,可以暂时不处理;待年轻恒牙牙根形成后,再拔除多生牙。如果多生牙已造成正常牙的根吸收、牙根弯曲畸形或移位,而多生牙的形态类似正常牙,且牙根又有足够长度,可以考虑保留多生牙而拔除受损正常牙。

2.牙瘤(odontoma) 牙瘤是最常见的牙源性肿瘤,世界卫生组织(WHO)根据形态分化的程度将牙瘤分为两种类型:①组合性牙瘤(compound odontoma)是由釉质、牙本质和牙髓组织所组成的一些大小不等、与牙齿相似的锥形或弯曲不整的小牙,数目可有数个甚至数十个。②混合性牙瘤(complex odontoma):没有牙齿的解剖形态,而是一种结构混杂的牙组织团块。

(1)临床表现:牙瘤好发年龄为 10~20 岁。组合性牙瘤好发于前牙区,上颌多于下颌;混合性牙瘤易发生于磨牙区。牙瘤大多数保持较小体积和无症状,常因阻碍了正常牙的萌出在 X 线检查时被发现。有的是因颌骨产生骨膨胀和明显的面部肿胀才被发现,此种情况多见于混合性牙瘤。牙瘤的诊断需通过 X 线检查,以了解瘤体的大小、与邻牙的关系以及被阻生牙齿的萌出方向和发育程度等。

(2)治疗:牙瘤生长具有自限性。一旦发现,应及早手术去除瘤体,诱导被阻生的牙齿萌出。

二、牙齿形态异常

牙齿的形态和大小主要受遗传因素的影响,其作用方式目前还不明了。少数在环境因素,如机械压力的影响下,也可以出现牙齿形态的变异。

畸形牙尖(deformity of cusp)的常见部位:上颌切牙的畸形舌尖、前磨牙𬌗面的畸形中央尖。偶尔可在磨牙上见到额外牙尖。常见的牙齿形态异常有以下几种:畸形中央尖、畸形舌窝和畸形舌尖、双牙畸形、过小牙、过大牙、弯曲牙和牛牙样牙等。

(一)畸形中央尖

1.病因和发病 出现在前磨牙𬌗面中央窝处或颊尖三角嵴处的圆锥形额外牙尖,可以在一个、几个甚至全部前磨牙上发生,一般对称性出现,称为畸形中央尖(central cusp)。

畸形中央尖在发生率方面有种族区别,文献报告白种人少见,而黄种人发生率较高。据我国学者调查,中央尖的发生率约为 10%。

2.临床表现　牙尖高低不等(约 1～3mm),构造不一,有的髓角突入尖内,也有的髓角不高,只是牙本质伸入尖内。细而高的中央尖极易折断,临床上许多刚刚萌出的前磨牙畸形尖就已经折断,牙本质折断或髓角暴露引起慢性牙髓及根尖周感染。畸形中央尖折断的过程不会引起患者自身的注意,往往是在牙髓、根尖周炎症急性发作后,经仔细检查方能找到前磨牙𬌗面有畸形中央尖折断的痕迹。

由于畸形中央尖折断时多处于年轻恒牙阶段,牙髓、根尖炎症的出现常常影响牙根的发育,X 线片上表现为患牙牙根短、根管粗、根尖孔敞开或呈喇叭口状。

3.治疗　在混合牙列后期,牙齿根尖片的检查有助于早期发现前磨牙畸形中央尖。如果能够确诊或高度怀疑存在畸形中央尖,要建议患儿在乳磨牙脱落、前磨牙的𬌗面暴露完全后及时就诊。低而粗大的中央尖如果不存在折断的风险可不予处理。

为了防止中央尖折断及并发症的发生,最好及早进行预防性治疗,方法有:中央尖加固法和预防性充填。①中央尖加固法:适用于相对较粗、完整、没有折断的中央尖,用流动树脂在中央尖周围加固一薄层,形成更粗的圆锥形,以期中央尖逐渐自然磨耗,与此同时,髓角内部出现修复性牙本质沉积,有效地阻断物理、化学因素对牙髓的刺激。②预防性充填:适用于中央尖高尖的患牙。除牙尖完整无损的牙齿以外,中央尖折断时间不长、可除外牙髓感染的牙齿也可使用。具体方法是:局部麻醉下,磨除中央尖,在其基底部制备 1.5～2.0mm 深的洞型,检查是否有髓角暴露,如无肉眼可辨别的露髓,用 Ca(OH)$_2$ 制剂间接盖髓,如有针尖大小露髓,可行直接盖髓术;如果备洞后露髓点明显,特别是就诊时牙尖已折断,或有敏感症状的牙,建议行部分冠髓切断术。牙髓处理后,常规以树脂充填,同时封闭窝沟。治疗时如果牙冠高度允许,最好使用橡皮障以利于无菌操作。

过去曾有学者提出过中央尖逐步调磨法,因其疗效不佳,现已不推荐使用。对于已经出现牙髓炎、根尖周炎等并发症的患牙,可以在急性炎症得到控制后,根据牙根发育程度,选择进行牙髓切断术(pulpotomy)、牙根形成术(apexogenesis)、牙髓再血管化(pulp revascularization)、根尖诱导形成术(apexification)以及根管治疗术(root canal therapy)等。在年轻恒牙牙髓治疗中将会有详细的描述。

(二)畸形舌窝和畸形舌尖

1.病因和发病　畸形舌窝(invaginated lingual fossa)和畸形舌尖(talon cusp)的发生主要是受遗传因素控制。有学者对 58 个有畸形舌窝的患者家庭进行了研究,发现超过 1/3 的患者父母也有相同表现。而在同一个家庭成员中,有些表现为牙中牙,有些表现为深舌窝。研究提示为常染色体显性遗传,可能是不完全外显(incomplete penetrance)。

从发生机制角度来看,畸形舌窝是牙齿发育时期,造釉器出现皱褶,向内陷入牙乳头中而形成的,又称牙内陷(dens invaginatus),发育完成后,在牙面上出现一囊状深陷的窝,外观表现为一个釉质盲孔,窝的内壁覆盖着一层釉质,与牙表面的釉质相连续。牙根内陷较罕见,有学者认为这是继发于 Hertwig 上皮根鞘增生的表现,结果造成在牙根表面有条带状釉质形成,表面内陷至牙乳头中。牙内陷指有釉质覆盖的牙冠或牙根表面出现深凹陷,根据内陷深度的不同,分为三种不同类型:Ⅰ型内陷局限于牙冠内;Ⅱ型内陷延伸至釉牙骨质界以下;Ⅲ型内陷又称"牙中牙(dens in dente)",内陷区几乎涉及牙根全长。

当舌隆突呈圆锥形突起而形成牙尖畸形时称畸形舌尖。畸形舌窝和畸形舌尖有时互相伴随出现。

2. 临床表现　畸形舌尖常见于上颌中切牙、侧切牙舌隆突处,形成圆锥形牙尖,形如手指状高起的牙尖,所以又称指状尖,髓角可突入尖内,畸形舌尖在乳牙、恒牙均可发生。上颌侧切牙发生率大于中切牙。畸形舌窝多见于上颌侧切牙,其次是上颌中切牙,偶见于尖牙。根据内陷程度的深浅,以及其形态的变异,临床上又有畸形舌窝、畸形舌沟(lingual groove deform1ities)、牙中牙之称。

(1)畸形舌窝是内陷较轻的一种,牙齿形态无明显变异,只是舌窝较深。

(2)畸形舌沟是釉质内陷呈沟缝状,沟缝将舌隆突一分为二,并继续伸延至牙颈部,有的甚至达根部。

(3)牙中牙是釉质内陷较严重的一种,在 X 线片上,可以看到牙冠中央内陷的釉质囊腔,很像一个小牙包在牙冠中,故而得名。

3. 治疗　对于畸形舌尖,可在局部麻醉下一次性磨除畸形牙尖,如无肉眼可见的露髓点,行间接盖髓术;如有露髓,可行直接盖髓术或部分牙髓切断术。

对于畸形舌窝,应及早实行窝沟封闭或预防性充填以预防和控制龋病的发生。对于有色素沉着的较深窝沟,可制作简单洞型进行充填。牙内陷畸形的牙齿髓腔结构如同硬组织形状一样复杂,如果出现牙髓、根尖髓感染,治疗难度较大。原则上可根据根尖发育程度做根尖诱导成形术或根管治疗术,在根管充填术中热牙胶法的效果优于冷牙胶侧压法。

(三)双牙畸形

双牙畸形(double teeth)受遗传和机械压力两方面的因素影响。在牙齿发育期,机械压力将两个正在发育的牙胚挤压在一起而逐渐融合为一体。如压力发生在两个牙胚钙化之前,则形成一个完全融合的畸形牙。如发生在牙冠钙化完成时,则形成的根融合为一,而冠则为两个牙冠。临床上根据双牙融合的部位不同和形态上的差异分为融合牙、结合牙。而双生牙是牙胚在发育期间,成釉器内陷使牙胚形成一切迹,临床上表现为牙冠的完全或不完全分开,但有一个共同的牙根和根管系统。

1. 融合牙(fused teeth)　融合牙是指牙本质融合在一起,一般是两个牙的融合,根管可以是一个,也可以是两个。3 颗牙的融合极为罕见。

(1)临床表现:可以出现冠根完全融合,或冠、根部融合,其余部分分离。临床多见冠部融合。一般情况下,融合的两颗牙有独立的髓腔根管形态。乳牙列的融合牙比恒牙列多见,下颌乳中切牙和侧切牙、侧切牙和尖牙的融合最为多见。好发部位在前牙区。80% 以上在下颌,单侧占 88%,双侧占 12%。侧切牙和尖牙融合多见,占 61%;侧切牙和中切牙融合占 39%。有一半(50%)以上的融合牙其继承恒牙出现 1 颗先天缺失。

(2)治疗:融合牙的融合线处容易积聚菌斑造成龋病,可以进行窝沟封闭或预防性充填。临近替牙期时,应该拍摄全口曲面体层 X 线片检查是否存在恒牙先天缺失。融合牙的滞留可能影响继承恒牙的萌出,可以考虑适时拔除。

2. 结合牙(concresence of tooth)

(1)临床表现:两个及两个以上基本发育完成的牙齿,由于创伤或牙齿拥挤等外力因素的作用,根部的牙骨质增生结合在一起,而牙本质是完全分开的。可发生在牙齿萌出前或萌出之后。结合牙的冠是各自独立的。

(2)治疗:如果是 1 颗正常牙齿与 1 颗多生牙结合,可考虑切割分离、拔除多生牙。如果是两颗有功能的牙齿因结合导致排列不齐,甚至错𬌗畸形,原则上也可以进行切割分离,但实际操作难度较大。

3.双生牙(geminated tooth)

(1)临床表现：双生的两颗牙的形态相似，它是由一个牙胚发育而来的，故称为双生牙。在乳牙列和恒牙列均可发生。双生牙是由一个牙胚发育而来的，牙齿的数目不缺少；当牙冠分离完全时，可能被误判为多生牙。因此，X线片的检查非常重要。由于双生牙的近远中径大于正常，可能会影响其他牙的排列。

(2)治疗：一般不处理。如果在切缘处有不同程度的局限性分离，易出现龋病，可用复合树脂修复或进行窝沟封闭。在恒牙列必要时可进行减径或调改外形的治疗。

(四)过大牙及过小牙

1.过大牙(macrodontia)　指大于正常的牙齿。但缺乏具体的量化指标。

(1)病因：过大牙有个别牙过大和普遍性过大两种。遗传因素和环境因素共同决定牙的大小。普遍性牙过大多见于脑垂体功能亢进的巨人症，个别牙过大的原因尚不清楚。Y染色体对于牙齿的大小有直接影响。过大牙可在一些综合征，如：KBG综合征中出现。KBG综合征的特征为：特殊的面容、巨大中切牙、骨骼畸形和发育迟缓。

(2)临床表现：过大牙的形态与正常牙相似，体积过大。普遍性过大牙表现为全口所有牙齿都较正常牙大。个别牙过大多见于上颌中切牙和下颌第三磨牙。

(3)治疗：个别牙过大可不作任何处理。调磨牙齿可能会引起牙髓敏感症状，因此要慎重进行。全口牙普遍性过大如果出现牙骨量不调、牙列拥挤的问题，可能会有正畸治疗的必要。

2.过小牙(microdontia)　是指小于正常牙的牙齿。过小牙的形态部分是正常的，部分呈圆锥形，又称锥形牙(cone shaped tooth,peg tooth)。

(1)病因：临床分为普遍性过小牙和个别过小牙。普遍性过小牙多见于脑垂体功能低下的侏儒症患者，临床罕见。过小牙多与遗传相关，有些会伴随数目、结构及萌出异常同时出现。有些是综合征的一个表现，例如：少汗型外胚叶发育不全症、Ellisvan Creveld综合征、色素失调症及Witkop牙－甲综合征中多有锥形过小牙出现。

(2)临床表现：普遍牙齿过小见于脑垂体功能低下的侏儒症患者，临床较少见。个别过小牙较多见于上颌侧切牙和第三磨牙，其次是上下颌第二前磨牙。

(3)治疗：如牙的体积较小，造成牙间隙过大，从美观上考虑，可进行复合树脂修复或烤瓷牙恢复外形。

(五)弯曲牙

弯曲牙(dilacerations of tooth)是指牙冠和牙根形成一定的弯曲角度的牙，多发生于前牙。

1.病因　乳牙外伤，特别是乳切牙的挫入性外伤使已经矿化形成的恒切牙牙冠改变方向，而其余的牙胚组织继续发育，与改变方向的部分形成一定的角度。

龋源性或外伤导致严重的乳牙慢性根尖周炎可能改变恒牙胚位置，造成弯曲牙。另外，多生牙的阻挡或拔除埋伏多生牙时损伤恒牙胚，也可能导致牙齿弯曲畸形。

2.临床表现　多见于上颌中切牙，由于恒切牙不能正常萌出而就诊。通过放射学检查，通常使用牙齿根尖片和CT，可见牙齿萌出方向改变，冠、根呈一定角度。

3.治疗　治疗方案取决于牙齿弯曲的程度。对于牙根发育刚刚开始、弯曲程度轻的患牙，可以通过开窗手术、翻瓣手术暴露弯曲牙的牙冠，粘贴拉钩，进行早期正畸牵引，使牙齿达到功能位置。然而，有部分牙齿矫正后其牙轴方向距离理想位置仍有一定差距。如果弯曲程度严重，一般建议拔除。拔牙后是选择保持间隙，进行修复，还是通过正畸手段关闭间隙，则需要多学科会诊来决定。如果弯曲部位在牙颈部，牙根有足够长度且位置接近牙槽嵴，可进行牵引就位→截断牙冠→根管治疗→桩冠修复的治疗设计。

（六）牛牙样牙

这种牙的形态与牛等反刍类动物的磨牙整体形态相似，故称"牛牙样牙（taurodontism）"或"牛型牙"。磨牙的牙冠增大，髓室顶底距离增加，髓室底和根分叉向根尖位移，但釉牙骨质界的位置无明显改变。

1.病因　牛牙样牙的形成被认为是牙根形成时 Hertwig 上皮根鞘在一定水平线上的内折失败所致。有学者提出染色体异常可能是其主要病因。牛牙样牙被发现在大量不同的个体中出现，但其并非是特征性遗传异常的结果。

2.临床表现　牛牙样牙可以单发或多发，常对称发病，恒牙中的发生率高于乳牙，无明显性别差异。由于种族及诊断标准不同，文献报告，发生率为 0.5%～4%。可累及所有的磨牙，通常第二、三磨牙受累较重（图 15-1）。

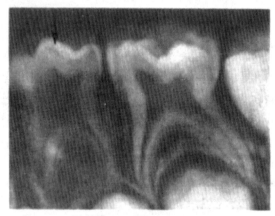

图 15-1　牛牙样牙

牛牙样牙的临床冠外观上与正常无异，只有在 X 线片检查时方能发现异常。按其冠根比例可分为 3 度：轻度牛牙样牙（hypotaurodontism）、中度牛牙样牙（mesotaurodontism）和重度牛牙样牙（hypertaurodontism）。牛牙样牙可在多种颌面发育异常的综合征中出现，如：毛发－牙－骨综合征（tricho－dento－osseous syndrome）、毛发－甲－牙综合征（tricho－onycho－dental syndrome）、唐氏综合征（21 三体综合征）、X 染色体非整倍体等多种综合征。有学者报告：大约 33% 的少牙畸形患者至少有一颗恒磨牙为牛牙样牙。

3.治疗　牛牙样牙能够行使正常的功能，只是在涉及牙髓治疗时具有明显的临床意义。如果是重度牛牙样牙，牙髓切断术不易操作，只能进行部分冠髓切断术或牙髓摘除术。根管治疗过程中，观察根管口和进行操作都比较困难，必要时可使用根管显微镜辅助治疗。

三、牙齿结构异常

牙齿发育期间，在牙基质形成或基质钙化时，受到各种障碍造成牙齿发育的不正常，并且在牙体组织上留下永久性缺陷或痕迹。常见的有：牙釉质发育不全、牙本质发育不全、氟斑牙等。

（一）釉质发育不全

釉质是全身唯一一种原始组织发育形成后不能再重建的组织结构。发育过程中,成釉细胞对于外界环境极为敏感,许多内、外因素都可对其造成不良影响。釉质形成分为两个阶段:釉基质的形成和釉基质的矿化。病源因素影响釉基质形成,导致釉质表面缺陷或异常称为釉质发育不全(enamel hypoplasia);如果釉基质矿化受到影响,称为釉质矿化不良(enamel hypocalcification)。

1.病因　釉质发育不全的病因可归为环境因素和遗传因素两大类。

(1)外源性釉质发育不全:在牙齿发育过程中,受到环境因素的影响,成釉细胞的功能出现障碍所导致的釉质缺陷称为外源性釉质发育不全。外源性因素又分为全身因素和局部因素。

1)全身因素:动物实验证明:营养不良,特别是钙、磷、维生素 A、维生素 C、维生素 D 等缺乏或代谢障碍,可造成牙齿釉质发育不全。Purvis 发现在 112 例严重缺乏维生素 D 所造成的新生儿手足搐搦症患者中,有 56% 出现乳牙釉质发育不全。全身性疾病与釉质发育不全相关,Sheldon 等的研究发现:超过 70% 的个体釉质缺陷形成时间与全身性疾病的发病时间呈正相关。Musselman 调查了 50 例先天性风疹的患儿,釉质发育不全的比例占 90%;同时,78% 的个体有锥形牙的发生。另外,大量研究还发现脑损伤和神经系统缺陷、肾病综合征、严重过敏反应、铅中毒及放疗等都可能影响釉质的形成和钙化。临床可根据多个牙对称发生的釉质发育不全,推断全身性障碍发生的时间。婴幼儿期正是恒牙基质形成和基质钙化的关键时期,轻度的全身障碍也会使其受到影响。

2)局部因素:个别恒牙的釉质缺陷和矿化不良是乳牙根尖周感染和创伤所导致的。Turner 第一个描述了前磨牙的釉质发育缺陷与相近的乳牙根尖周炎症相对应的现象,人们称此类釉质发育不全牙为"特纳牙"。Bauner 从尸检材料中观察到:在恒牙萌出前期,乳牙根尖周炎症过程会波及相应的恒牙胚,感染会沿着牙胚周围的骨壁蔓延,从而影响联合釉上皮(united enamel epithelium)对恒牙胚釉质的重要保护作用。乳前牙创伤所致乳牙根尖移位会影响恒牙胚釉基质形成及其矿化成熟。创伤以及随后的乳牙根尖周感染常引起继承恒牙唇侧面釉质发育不全,严重的还会造成牙齿萌出道的改变,甚至牙胚停止发育。

(2)遗传性釉质发育不全(amelogenesis imperfecta,AI):遗传性釉质发育不全根据遗传方式可分为常染色体显性、常染色体隐性及 X 染色体连锁遗传。迄今已证实的相关基因有:AMELX(amelogenin)基因、ENAM(enamelin)基因、MMP－20 基因、KLK4(kallikrein4)基因以及 DLX3(distal－less homeobox3)基因等。

2.临床表现　由于在牙齿发育的不同时期,釉质基质形成时受到阻碍的严重程度不同,时间长短不一,临床所见釉质实质性缺损也不一样。带状缺损是由于同一时期发生的釉质发育障碍,而带的宽窄体现了受影响时间的长短。窝状缺损反映的是成簇的造釉细胞的破坏。釉质在钙化阶段受影响,牙冠仅有硬度和颜色的改变,表面呈粗糙的白垩色,无形态缺损。

遗传性釉质发育不全的患者通常乳、恒牙全部受累,临床并不多见。

(1)临床按病损程度分成轻症和重症

1)轻症:釉质形态正常,无实质缺损,有些牙面横纹明显。釉质呈白垩色不透明,表面较疏松、粗糙,渗透性较高。有外来色素沉着,故呈黄褐色。

2)重症:牙面釉质有实质缺损,呈带状或窝状凹陷,严重者整个牙面呈蜂窝状,甚至无釉质覆盖。乳磨牙慢性根尖周炎感染易造成继承恒牙的釉质发育不全,因釉质大部分缺损,容易被误认为是乳牙的残根而拔除。因此,应根据年龄和形态仔细鉴别。

(2)根据釉质发育不全的部位,可推断发育障碍的时间

$$\frac{631}{6321} \bigg| \frac{136}{1236}$$

近切缘处和牙尖处出现缺损,表示发育障碍发生于出生后第 1 年内;如果上颌侧切牙切缘受累,说明发育障碍是在出生后第 1 年末或第 2 年初出现或由第 1 年内延续到此阶段的;第一前磨牙牙尖缺损,说明是在 2 岁左右出现发育障碍;出生后第 3 年内的发育障碍,主要累及的是第二前磨牙和第二恒磨牙牙尖;而第三磨牙牙尖釉质缺损,反映的是 7~10 岁这个阶段的发育障碍。

(3)遗传性釉质发育不全分型

Ⅰ型——釉质发育不良型:主要为釉基质形成缺陷,釉质形成的数量不足。釉质矿化好,硬度正常。但釉质很薄甚至无釉质覆盖。表面可呈点窝状或粗糙颗粒状改变。患者对物理化学刺激极为敏感。X 线片示釉质与牙本质对比度正常。

Ⅱ型——釉质矿化不良型:釉质量正常,基质矿化不良,质软。牙齿萌出时釉质呈橘黄色,软而易碎,容易剥脱露出牙本质。X 线片示釉质阻射率低于牙本质。

Ⅲ型——釉质成熟不全型:釉基质形成基本正常,但釉质晶体成熟阶段受累。釉质厚度正常,硬度有减低,牙齿表面多孔易着色。X 线片示釉质与牙本质阻射率接近。

Ⅳ型——釉质发育不全/成熟不全伴牛牙样牙:除具备上述釉质发育不全及成熟不全的特征外,磨牙多为牛牙样牙。

3.治疗 在临床上如果发现釉质发育不全,只能据此追溯在生长发育的某个阶段曾经出现过障碍。但无论釉质发育不全是哪种病因所致,再去补充钙、磷及维生素等营养素都没有治疗意义。患牙萌出早期主要通过局部涂氟、窝沟封闭及预防性充填等措施预防龋病发生。对于釉质缺损严重的磨牙可行预成金属冠修复。牙齿发育成熟后,可做树脂贴面、烤瓷贴面及冠修复。需要强调的是:从妊娠期开始,就需要加强母婴保健措施,积极预防和治疗可能导致釉质发育不全的全身性疾病。对于乳牙龋病的预防和治疗同样需要高度重视,避免其发展为影响继承恒牙釉质发育的根尖周炎症。

(二)牙本质结构异常

牙本质是最先形成的牙齿硬组织结构,其结构异常大多数是遗传性的,如牙本质发育不全症。一些环境和系统性因素也可能导致牙本质发育异常,如维生素 D 依赖性佝偻病、抗维生素 D 佝偻病(低磷酸血症 hypophosphatemia)、低磷酸酯酶症(hypophosphatasia)、青少年性甲状旁腺功能减退、特纳(Turner)牙及放射治疗等。本部分重点介绍相对常见的牙本质发育不全症。

1.病因 牙本质发育不全是一种常染色体显性或隐性遗传的疾病。主要是先天性机体磷代谢异常,导致与其密切相关的牙、骨发育异常。

2.临床表现 牙本质发育不全的牙齿异常主要表现在牙本质,而釉质基本正常。乳、恒牙均可受累。恒牙与乳牙相比,受累相对较轻。牙齿的变化主要表现为:①全口牙呈半透明的琥珀色、棕黄色或灰蓝色,又称"乳光牙"。②牙齿萌出不久,即出现全口牙明显磨损。前牙切端和后牙𬌗面易出现釉质剥脱,牙本质暴露,而牙本质也极易磨耗致牙冠变短,患儿面下 1/3 垂直距离明显降低。③X 线片显示:冠根交界处变窄,早期牙髓腔宽于正常,牙根比正常

薄而短。形成大量继发牙本质,髓腔明显缩小,根管呈细线状,严重时完全堵塞。

3.临床分型

Ⅰ型:伴有全身骨骼发育不全的牙本质发育不全,称为成骨不全(osteogenesis imperfecta)。成骨不全患者骨骼呈脆性变化,常多发骨折,有长骨弯曲畸形和脊柱侧凸、后凸畸形。眼睛异常,表现为蓝巩膜。一般在20～30岁开始出现传导性听力丧失,并且呈进行性变化。成骨不全又分为4型,出现乳光牙本质(opalescence dentin)的多为ⅠB型和ⅣB型。

Ⅱ型:单纯性牙本质发育不良,不存在全身其他器官异常,也叫遗传性乳光牙本质(hereditary opalescent dentin)。

Ⅲ型:又称"壳状牙"(shell tooth)。患牙形态、颜色与Ⅰ、Ⅱ型牙本质发育不全相似。表现为牙本质菲薄,牙根发育不足,髓室和根管宽大,当牙本质外露迅速磨耗后髓室极易暴露,特别是在乳牙,易造成牙槽脓肿导致乳牙早失。X线片显示:在釉质和牙骨质下方仅有一层极薄的牙本质,宛如空壳,故称"壳状牙"。

4.病理表现　牙本质发育不全的牙齿,其釉质一般正常。而釉牙本质交界处无扇贝状界面,近似线状结合,机械嵌合力差,故釉质容易剥脱。牙本质呈层板状,外层牙本质接近正常,有细分支的牙本质小管;其余部分牙本质小管排列紊乱,管径粗,数目少。一些短而异常的小管通过不典型的球间牙本质的基质,有些区域只有未钙化的牙本质基质,完全没有小管结构。随着牙齿的磨耗,髓室、根管内不断形成修复性牙本质,严重的会造成髓腔闭锁。Ⅲ型牙本质发育不全的患牙在罩牙本质层形成后,牙本质层的形成停止,使牙齿呈空壳状。

5.治疗　针对乳光牙本质的患牙容易磨耗、釉质剥脱等问题,可以早期做全牙列𬌗垫以预防或减轻牙齿过度磨耗。恒牙可进行全冠修复,乳磨牙可采用不锈钢预成冠修复,以恢复𬌗间高度和咀嚼功能。髓腔及根管狭窄、闭锁的牙齿一旦出现牙髓根尖周炎症,进行牙髓治疗非常困难,必要时可以采用根尖手术,进行牙根倒充填术。

(三)氟牙症

氟牙症(dental fluorosis)又称氟斑牙和斑釉(mottled enamel)牙,是一种地方性、慢性的氟中毒症状。

1.病因　牙齿釉质形成的过程中即6～7岁以前,机体通过食用含氟量较高的食物、饮水,摄入过量的氟,引起中毒。牙胚的造釉细胞受到损害,影响了釉质的形成和钙化。因此,氟斑牙是一种特定原因的釉质发育不全。当水氟含量超过百万分之一(1ppm)时,长时间生活在这种环境中就可能造成氟斑牙。

2.临床特点　多见于恒牙。以往认为乳牙的氟牙症罕见,因为乳牙釉质发育主要在胎儿期和婴儿期,胎盘屏障可阻止过量的氟进入胎儿体内,而母乳中的氟含量也是很低的。然而,近期Levy等学者在504名儿童的研究中发现12.1%儿童出现乳牙氟牙症,多出现于第二乳磨牙,提示可能是胎儿期或出生后前半年内摄取的氟所造成的影响。氟牙症的临床表现:轻症者可见牙齿表面呈白垩状或黄褐色斑块;重症患者的全口牙齿均有黄褐色斑块并可伴釉质发育不全。

3.预防和治疗　在高氟区,主要措施是改良水源,改变不良饮食习惯。低氟区,严格控制饮水及食物加氟的人工干预措施。已形成的氟牙症,儿童期一般不需要治疗。釉质缺损严重者,可用复合树脂修复。成年后,重症者可进行贴面、全冠等修复治疗;轻症者,可用4%盐酸涂擦牙面,将表面色斑去除以改善外观,再用2%氟化钠溶液涂擦,以促使釉质再矿化。

（四）萌出前牙冠内病损

萌出前牙冠内病损（preeruptive intracoronal radiolucency）由 Skillen 于 1941 年首次报告，其表现与龋病相似，又被称为萌出前"龋"（preemptive"caries"）。

1.病因和发病　关于病因尚不明确，目前较为流行的是牙本质吸收学说，组织学上发现病损内有多核巨细胞、破骨细胞，以及吸收陷窝。发生率为 3%～6%，通常单发，好发于第一、第二恒磨牙，亦有报道发生于尖牙和前磨牙。牙齿阻生和迟萌会增加萌出前牙冠内病损的风险。

2.临床表现　通常是在进行 X 线检查时偶然发现，未萌的或部分萌出的恒牙冠部邻近釉牙本质界的牙本质出现异常的透影区。有个别病例是出现了牙髓炎或根尖周炎的症状后才发现的。外科暴露牙冠后发现牙冠表面大多完整，病损腔内有黄褐色的软化组织。

3.治疗　早期发现、早期干预非常重要，在拍摄曲面体层 X 线片或乳牙根尖片检查时，要注意观察未萌的恒牙冠部是否存在可疑的病损。如果确定诊断，选择治疗时机非常重要，对于进展不显著的病损，建议在刚刚萌出时立即干预；对于距离萌出时间较远，病损迅速进展的情况，建议及早拔除殆方乳牙，或切开牙龈并去骨以暴露患牙，及早干预。处理原则与年轻恒牙龋齿充填或间接牙髓治疗一致。

（五）四环素牙

患者在牙齿发育期服用了四环素族药物，形成一种四环素－正磷酸钙复合物沉积于牙本质，这种牙齿内源性着色现象称为四环素牙（tetracycline pigmentation tooth）。

1.病因和发病　有研究表明：服用四环素族药物后约有 10%不被排出，主要以复合物形式沉积在骨骼和牙齿中。而牙齿内主要是在牙本质中，釉质内沉积很少。从胎龄 4 个月到出生后 7 年，是乳牙和恒牙最容易受影响的时期。本症在 20 世纪 60、70 年代出生的人群中高发，后来在孕妇和儿童中已禁用四环素族药物。文献报告四环素牙的发生率为 3%～6%。近年来长期服用盐酸米诺环素（minocycline hydrochloride）造成的多重组织器官染色问题引起重视，变色的组织包括：皮肤、甲状腺、巩膜、结膜、舌、牙齿、指甲及骨骼等。其机制还不清楚，发生率高达 10%～20%。

2.临床特征　乳、恒牙均可罹患四环素牙，牙冠变色一般为棕黄色或棕灰色。颜色的轻重与服药剂量和时间有关，在紫外线作用下，牙齿颜色逐渐加深。重症者伴有轻重不等的釉质发育不全，这与患者本身罹患的、需服用四环素族药物进行控制的全身感染性疾病对牙胚的损害有关。

3.治疗　目前对四环素牙没有理想的脱色方法。激光脱色法、30%双氧水脱色法对轻症有一定效果。重症染色或釉质发育不全者，临床主要进行贴面、全冠修复等治疗。

（六）其他罕见的牙齿内源性变色

在特定条件下，牙髓改变能够引起整个牙齿变色。具体原因有以下几个方面：经血液而来的色素、血液的分解产物及根管治疗的药物。

1.胎儿成红细胞增多症引起的牙齿变色（discorloration in erythroblastosis fetalis）　胎儿成红细胞增多症是由母亲血液中的抗体经过血胎盘屏障进入胎儿血液中，造成红细胞破坏加快的一种疾病。该病是引起新生儿黄疸和贫血的主要原因。

如果婴儿在新生儿期有严重持续的黄疸现象发生，牙齿就可能变成蓝绿色，个别情况还可能是棕色。随着时间推移，变色牙齿能够逐渐褪色，前牙褪色较为明显。

2.卟啉病引起的牙齿变色(discoloration in porphyria)　卟啉代谢异常是人类和动物界中罕见的遗传性疾病。其表现为在体内过量产生色素。该病发生多在出生的时候,也可能在婴儿期发生。

患有卟啉病的儿童畏光,尿液呈红色,手与面部起水疱。牙齿在发育的时候,由于沉积了卟啉而呈棕红色。在先天卟啉病患者中,恒牙也可出现内源性着色。

3.囊状纤维变性引起的牙齿变色(discoloration in cystic fibrosis)　患有囊状纤维变性儿童出现深色牙齿的比例很高,他们牙齿的颜色从灰黄到深棕色不等。有人认为发病原因可能是疾病本身所致,也可能是治疗的副作用,或二者共同作用。病史追踪发现,患有囊状纤维变性的患者,在儿童时期存在大量服用四环素的经历。

四、牙齿萌出与脱落异常

常见的萌出异常有:牙齿早萌、萌出困难和异位萌出。牙齿脱落异常通常表现为牙齿早失、牙齿固连和乳牙滞留。

(一)牙齿早萌

牙齿的萌出是按照一定的时间、一定的顺序、左右对称萌出。通常在萌出时牙根已发育约2/3。牙齿早萌(early eruption/premature eruption)是指牙齿萌出时间比正常萌出时间超前,而且牙根发育不足。

1.乳牙早萌　临床较少见。胎儿出生时就有牙齿萌出,称为"诞生牙"(natal teeth)。在新生儿期就长出的牙齿,称为"新生牙"(neonatal teeth)。

(1)病因和发病:乳牙早萌的原因目前多认为与遗传、内分泌和环境因素相关。个别牙胚距口腔黏膜很近,导致过早萌出。乳牙早萌可能与种族特性有关,美国黑人婴儿比白人婴儿发生率高。有报告在活产的婴儿中,诞生牙的发生率为0.03%~0.05%。

(2)临床表现:多见于下颌中切牙,偶尔见上颌切牙和第一乳磨牙早萌。这些牙多数是正常牙,约10%是多生牙。早萌的乳牙多数没有牙根或根发育很少,釉质和牙本质菲薄,松动明显。

(3)治疗:早萌乳牙如果极度松动,有脱落并导致误吸的风险,则建议拔除。如果松动不严重,哺乳时,婴儿舌系带及舌腹部与下前牙反复摩擦,易导致创伤性溃疡(Riga-Fede disease)。建议改用汤匙喂奶,溃疡处涂抗感染、促愈合的药物。如果溃疡难以治疗,严重影响进食,导致婴儿的营养障碍,建议拔除。

(4)鉴别诊断:上皮珠是新生儿牙槽嵴黏膜上可能出现的粟粒大小的半球形角化物,呈白色或灰白色,数量可从1个达数十个不等。上皮珠是牙板上皮剩余所形成的,无需治疗,出生后数周可自行脱落。

2.恒牙早萌

(1)病因及发病:乳牙慢性根尖周病变造成继承恒牙牙胚周围的牙槽骨破坏,或者伴有乳牙早失,可使恒牙过早萌出。恒牙早萌多见于前磨牙,下颌多于上颌。

(2)临床表现:早萌恒牙的牙根发育不足,乳牙的残根周围炎症都可能使早萌牙松动。早萌牙常伴有釉质矿化不良和(或)釉质发育不全的现象,即特纳牙。

(3)治疗

1)控制乳牙根尖周炎症,拔除残根、残冠,治疗有根尖病变的邻牙都是预防恒牙早萌的重要环节。

2)对早萌牙进行局部涂氟和预防性树脂充填,预防龋病发生。③如果早萌牙在对颌牙缺失的情况下有过长趋势,可制作对颌的功能性间隙保持器或阻萌装置。

(二)牙齿萌出过迟

1.乳牙萌出过迟(delayed eruption)　第一颗牙齿只要在出生后1年内萌出,均在正常值范围内。如果1周岁后仍未见乳牙萌出迹象,应拍摄X线片查找原因,判断是否有牙齿先天缺失。

全口多个乳牙萌出过迟应考虑有无全身性疾病的影响,维生素D缺乏性佝偻病、先天性甲状腺功能减退以及营养极度缺乏等都可能导致乳牙迟萌或萌出困难。应查明原因,对全身性疾病进行治疗,以促进乳牙萌出。

个别乳牙萌出过迟偶见于乳磨牙,发生在第一乳磨牙的迟萌可能导致相邻的第二乳磨牙近中倾斜,间隙变小。X线检查通常可见迟萌乳牙牙根出现固连,有些发育程度较对侧同名牙低(图15-2)。个别乳牙萌出过迟的病因还不明确,学者们倾向于遗传因素的影响。对于此类异常,建议定期观察,择期拔除埋伏固连的乳牙,以免影响继承恒牙萌出。

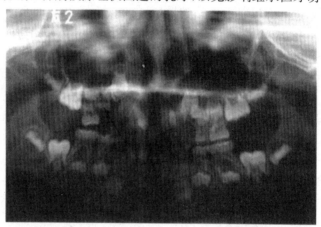

图15-2　个别乳牙(54)萌出过迟(男,4岁)

2.恒牙萌出过迟

(1)病因:个别恒牙萌出过迟的原因多与局部的软、硬组织的阻力相关。常见乳切牙早失,儿童习惯用牙龈咀嚼,致使牙龈角化坚韧,使恒牙萌出困难。当乳尖牙、磨牙早失,邻牙移位致间隙缩小时,也会导致恒牙萌出障碍。多生牙、牙瘤或囊肿也会阻碍恒牙的正常萌出。当恒牙胚自身发育出现异常时,如牙轴方向异常、牙胚位置异常、牙胚发育迟缓等都会造成恒牙萌出过迟。遗传因素可能造成多个牙萌出困难,临床较为罕见。颅骨锁骨发育不全(cleidocranial dysplasia)是一种常染色体显性遗传的综合征,约20%~40%病例表现出新突变。主要表现为颅骨囟门(fontanel)骨化(ossification)延迟、单侧或双侧锁骨发育不全(agenesis of clavicule)或发育异常。口腔的表现是:乳牙列正常;除第一恒磨牙和其他个别牙外,其他恒牙不能正常萌出;正常恒牙牙冠形成后,牙板(dental lamina)再次形成多生牙(supernumerary teeth)。在发育迟缓、脱发、假性无牙症和视神经萎缩综合征(growth retardation,alopecia,pseudoanodontia,and optic atrophy syndrome,GAPO综合征)患者可见乳恒牙均不萌出的表现。

(2)临床表现:临床多见恒中切牙或尖牙、前磨牙萌出困难。有时表现为局部牙龈色苍白、突出,牙槽嵴膨隆,扪诊可触及龈下坚硬的牙冠。此外,牙齿萌出可能受多生牙、牙瘤或囊肿等的阻碍,临床表现是牙齿不对称性萌出或局部骨质膨隆。如果牙齿超过正常萌出的时间范围,可通过 X 线片检查以辅助诊断。为了进一步判断阻生的恒牙位置、牙轴方向、冠根角度等可以进行 CBCT 检查。

(3)治疗

1)对于牙龈局部苍白、坚韧、肥厚,可触及切端的牙齿,可进行部分牙龈切除,暴露牙尖或切端,龈切术可使牙齿加速萌出。

2)对于多生牙、牙瘤、囊肿引起的恒牙阻生,应尽早手术去除影响因素,使恒牙正常萌出。

3)如果是因萌出间隙丧失而导致的恒牙萌出受阻,可考虑通过间隙扩展或序列拔牙的途径解决问题。

4)如果是恒牙牙轴方向异常所导致的萌出障碍,应及时拔除乳牙,待牙齿从牙弓的唇颊或舌腭侧萌出后再进行正畸治疗;如果是近远中向的阻生,情况则较为复杂,需要经正畸科专业医师的周密测量设计,决定选择开窗—牵引术还是拔除阻生牙。

5)如果恒牙发育迟缓,需要判断原因,与全身性疾病有关者,应进行相应治疗;个别牙发育迟缓,需注意保持间隙,定期观察牙胚的发育、萌出情况。

(三)牙齿异位萌出

牙齿异位萌出(ectopic eruption)是指恒牙在萌出过程中,未在牙列的正常位置萌出。临床最常见的是上颌第一恒磨牙和上颌尖牙异位萌出,其次常见牙位为下颌侧切牙和下颌第一恒磨牙。

1.第一恒磨牙异位萌出

(1)病因和发病:造成第一恒磨牙异位萌出的原因包括:第二乳磨牙和第一恒磨牙的牙冠体积较大;颌骨的发育不足,尤其是上颌结节的发育不足;第一恒磨牙的萌出角度异常,牙轴向近中倾斜等。虽然原因多样,但归根结底是在第一恒磨牙发育萌出阶段出现了牙量和骨量不协调的问题,颌骨发育不足是最主要因素。第一恒磨牙异位萌出的发生率为 2%~6%,男性多于女性。其中 2/3 发生在上颌,可单侧或双侧对称出现。

(2)临床表现:第一恒磨牙异位萌出可在 6 岁前后通过 X 线片检查发现并进行诊断。X线片的典型表现为:第二乳磨牙的远中根远中面接近牙颈部的位置出现弧形吸收区,而第一恒磨牙的近中边缘嵴嵌入吸收区。随患儿颌骨的生长发育,异位萌出的第一恒磨牙中,约 2/3(60% 以上)可以自行调整而正常萌出,这部分称为"可逆性异位萌出"。而另外 1/3 的牙不能正常萌出。到 7 岁前后,除 X 线片上的表现外,常见第一恒磨牙远中边缘嵴萌出,而近中边缘嵴被阻挡在第二乳磨牙远中牙颈部。在这种情况下已经没有自行调整的可能性,称为"不可逆性异位萌出"。阻生的第一恒磨牙𬌗面与第二乳磨牙构成一个清洁的盲区,极易造成牙齿龋坏。第一恒磨牙的挤压最终可能导致第二乳磨牙牙根完全吸收而脱落,其间隙明显丧失,造成继承恒牙萌出障碍。而第一恒磨牙由于倾斜前移会导致错𬌗畸形的发生。

(3)治疗:第一恒磨牙异位萌出的早期发现非常有意义,建议在儿童 6 岁前后拍摄全口曲面体层 X 线片,或者相应牙位的平行投照根尖片进行观察,发现问题要注意追踪观察。到 7~8 岁时,如果确诊为不可逆性异位萌出,应根据第一恒磨牙阻生的程度以及第二乳磨牙牙根吸收的状况采取有效的治疗方法。常用的方法有:①分牙法:用分牙圈、分牙簧或 0.5～

0.7mm的铜丝在第一恒磨牙和第二乳磨牙间实施分牙,不断加力,解除两颗牙齿的锁结,诱导第一恒磨牙正位萌出。②截冠法,或称"片切法":将第二乳磨牙远中对恒牙产生阻挡的部分磨除,诱导第一恒磨牙萌出。③牵引法:利用牙根条件较好的乳磨牙作为基牙,制作固定装置,在阻生的第一恒磨牙殆面设置拉钩,牵引其向远中移动,解除锁结,正位萌出。④推簧法:利用带有推簧的固定矫治装置推第一恒磨牙向远中移动。⑤口外弓法:只适用上颌,在第二乳磨牙脱落后或拔除第二乳磨牙,用口外弓推动第一恒磨牙恢复到正常位置,然后保持间隙。⑥间隙保持法:第二乳磨牙脱落后,保持间隙,待替牙完成后,再通过周密设计,确定正畸方案。

2. 恒尖牙异位萌出

(1)病因和发病:恒尖牙异位萌出主要发生在上颌,由于侧切牙比尖牙早替换,先萌出的恒侧切牙占去了尖牙的位置;而第一乳磨牙比乳尖牙早替换,也会使尖牙萌出间隙不足造成阻生。恒尖牙异位萌出发生率为 $1\% \sim 2\%$。有研究表明:在上颌弓窄、长、深的儿童中,相比颊侧阻生,恒尖牙更容易出现腭侧阻生。一些学者推测:10岁以下的儿童,如果有尖牙阻生家族史或上颌侧切牙过小或缺失的情况,则尖牙阻生发生的概率上升,10岁以上的儿童,如果出现两侧尖牙区扪诊不对称、尖牙不能触及、尖牙萌出不同步以及侧切牙切端向远中倾斜等情况时,都应考虑拍摄全口曲面体层 X 线片进行检查。如果在混合牙列后期进行 X 线片检查,发现上颌尖牙切嵴与侧切牙的牙根有重叠时,尖牙阻生的发生率较高。

(2)临床表现:常见的是上颌尖牙的唇侧错位萌出,一部分呈现腭侧阻生。有时临床可见尖牙与第一前磨牙或侧切牙与尖牙易位,临床称为易位萌出。上颌尖牙也可向近中移位,导致邻近的侧切牙或中切牙牙根吸收。有些尖牙能越过牙根较短的侧切牙,萌出到中切牙的位置,或者斜位、横位阻生于颌骨内。

(3)治疗:注意保护好乳尖牙,防止因龋病引起的根尖周炎导致其早失,诱导恒尖牙正常萌出。可通过早期检查,及时发现恒尖牙异位萌出的趋势。对于预防或阻断尖牙腭侧移位非常有效的方法是:在10岁左右,一旦发现有恒尖牙异位的存在,应及早拔除乳尖牙。这样,有可能避免后续进行相对复杂的手术暴露和正畸牵引,有助于减少邻近切牙的牙根吸收。研究表明:如果异位的恒尖牙不超过相邻恒侧切牙长轴的中线,拔除乳尖牙后,大约有 $85\% \sim 90\%$ 的恒尖牙能够自行萌出到基本正常位置。

(四)牙齿脱落异常

牙齿脱落异常通常表现为牙齿早失、牙齿固连和乳牙滞留。

1. 牙齿早失　儿童牙齿早失包括乳牙早失(premature loss of deciduous tooth)和恒牙早失(premature loss of permanent tooth)。牙齿早失的原因复杂,涉及牙齿外伤、严重的龋病及其所导致的根尖周炎、慢性牙周炎和侵袭性牙周炎等。儿童期一些罕见的遗传性综合征也会导致乳恒牙早失,如:低磷酸酯酶症、掌跖角化牙周病综合征、组织细胞增多症 X 等。

2. 牙齿固连　牙齿固连(ankylosis of tooth)是牙骨质与牙槽骨直接结合,患牙的殆面低于殆平面,这是由于患牙处于萌出停滞状态,周围的牙槽骨继续发育,相邻牙齿不断萌出,使患牙出现相对下沉的现象。因此,有人又称固连牙为"下沉牙"或"低殆牙"。

(1)病因和发病:牙齿固连可以发生于任何牙位,但多见于乳磨牙。乳牙的发生率大约是恒牙的10倍,牙齿固连的发生率为 $1.3\% \sim 9.9\%$。无性别差异。可以为单颗或多颗发病,下颌多于上颌。恒牙中最常受累的是第一恒磨牙;乳牙中为下颌第一乳磨牙,其次为下颌第二乳磨牙。关于牙齿固连的发生机制,一般公认的有以下几种观点。

1)发育不全性或先天性牙周膜缺失(agenetic or congenital gap in the periodontal membrance):牙齿固连有家族倾向,牙周膜先天缺失导致固连的发生。Via 发现固连牙患者的同胞兄弟姐妹中牙齿固连的发生率为 44%,而对照人群中仅为 1.3%。Kurot 认为此病可能是多基因遗传。固连牙的发病有人种差异,白人比黑人和蒙古人更易发生。Helping 等报道一对同卵双生子有相似的牙齿固连发生。这些研究从不同角度对遗传学说给予了支持。

2)局部代谢紊乱:组织学研究表明,牙齿固连部位的破骨和成骨活动活跃,在乳牙牙根生理性吸收和骨沉积的交替过程中,修复机制过于活跃,沉积过度会导致牙齿固连。

3)超负荷的咀嚼力或创伤(excessive masticatory pressure or trauma)。创伤或超负荷的咀嚼力引起牙周膜的局部损伤后,导致牙周膜撕裂或缺隙,从而为牙骨质和(或)牙本质与牙槽骨的直接接触提供了机会,修复过程中也存在着牙根吸收和牙槽骨的沉积。如果沉积过度,也可导致牙齿固连。

另外,有些学者认为局部感染、化学或温度刺激、牙骨质增生以及牙髓牙周通道均为可能的牙齿固连易发因素。

(2)临床表现

1)牙齿下沉:患牙的𬌗面低于𬌗平面,这是牙齿固连最明确的指征。Messer 等依程度不同将牙齿下沉分为三度:①轻度:患牙的𬌗面低于𬌗平面约 1mm。②中度:患牙边缘嵴与邻牙的接触点平齐或低于与邻牙的接触点。③重度:患牙整个𬌗面与牙龈平齐或低于牙龈。

2)患牙的正常生理动度消失。

3)患牙叩诊音异常:Anderson 等认为叩诊对诊断牙齿固连比 X 线片更为敏感和精确。当牙根面的 20% 以上发生固连时即可出现实性叩诊音,强调与多个对照牙的比较。但也有 Messer 等学者认为叩诊音易受主观因素的影响,不宜作为诊断指标。

4)X 线诊断:牙齿固连在 X 线片上的表现是牙周膜影像消失或模糊,根骨连接处不清晰。但是,当固连面积较小,或是固连只发生于牙齿的颊舌面时则很难诊断。

(3)牙齿固连对牙列的影响

1)受累牙本身可发生脱落延迟,邻接关系改变,易出现食物嵌塞,导致龋坏。

2)有继承恒牙者,可能造成恒牙迟萌或阻生。有学者发现乳磨牙牙齿固连,其继承恒牙先天缺失的概率增加,但另一些学者认为二者无相关性。

3)固连牙𬌗面位置低,邻牙向该处倾斜,造成间隙丧失,可能有对颌牙过长,出现错𬌗畸形。恒磨牙固连时,对整个牙列的影响更为严重。

4)恒牙脱落再植或移植后的固连易发展为骨替代性吸收,严重者最终会导致牙齿脱落。

(4)治疗

1)定期观察:对于乳磨牙轻度固连,可定期观察,测量间隙变化,拍摄 X 线片,观察继承恒牙的发育、萌出状况。

2)修复、恢复牙冠的临床高度:利用树脂、全冠及嵌合体等对固连的乳、恒牙进行修复,恢复功能,防止邻牙倾斜和对颌牙过长。

3)拔除患牙,保持间隙:Messer 等通过纵向研究,建议根据牙位及下沉的严重程度决定是否拔牙。下颌第一乳磨牙可采取较为保守的方法,早期进行观察或修复牙冠高度;在患牙根吸收缓慢、影响继承恒牙萌出时考虑拔除。下颌第二乳磨牙在出现中度以上低𬌗位、不及时脱落、第一恒磨牙前倾时应及时拔除,制作间隙保持器。当固连程度严重,局部牙槽骨发育不良,估计会影响继承恒牙牙周状况时应当及时拔除固连牙。

4)外科松解(surgical luxation)—牵引法:对于固连的恒牙进行正畸牵引很难奏效,Arnold.M等在1994年提出对固连牙进行松解,即在保证牙齿根尖血运的情况下使固连处松动,再辅以正畸牵引。希望能够牵引患牙到达正常位置,并且进一步在固连部位形成新的牙周韧带纤维。此方法可应用于已经萌出和埋伏的固连恒牙,较之以前医师单纯使用的外科松解法和正畸牵引法成功率更高。由于患牙情况复杂,其预后尚不稳定。

3.乳牙滞留　乳牙滞留(deciduous tooth retention)是指继承恒牙已经萌出,未能按时脱落的乳牙。或者恒牙未萌出,保留在恒牙列中的乳牙。

(1)病因

1)继承恒牙萌出方向异常,使乳牙牙根未吸收或吸收不完全。

2)恒牙先天性缺失,致使乳牙根吸收缓慢造成滞留。

3)乳牙根尖周病变破坏牙槽骨使恒牙早萌,而乳牙也可滞留不脱落。

4)继承恒牙萌出无力,乳牙根不被吸收。

5)恒牙牙胚位置远离乳牙牙根也可能使乳牙滞留。

6)某些遗传因素致多个乳牙滞留。

(2)临床表现:常见下颌乳中切牙滞留,恒中切牙于舌侧萌出,呈现双排牙现象。其次常见的是第一乳磨牙的残冠或残根滞留于继承前磨牙的颊侧。第二乳磨牙常因继承恒牙先天性缺失而滞留。上颌牙齿在滞留乳牙腭侧萌出,可能会造成反殆。

(3)疾病危害:乳牙滞留占据了恒牙萌出的正常位置,恒牙可能会异位萌出,影响牙列正常咬合关系的发育。尤其是滞留的乳牙或残根可以导致菌斑滞留、食物嵌塞,影响口腔卫生,使邻牙增加患龋病的风险。由于慢性根尖周炎造成滞留的乳牙残根,可以刺伤周围黏膜软组织,严重者可以造成褥疮性溃疡。由于先天缺失继承恒牙造成的乳牙滞留,这个牙齿的牙根仍然会吸收,只是吸收缓慢,有时可能会出现乳牙下沉,低于咬合平面,也会影响咬合关系。

(4)治疗

1)如果继承恒牙已经萌出,滞留的乳牙应该及时拔除。上颌滞留的乳切牙一定要尽早拔除,以免造成恒牙反殆。如果已经出现反殆现象,一定要密切监测,在前牙萌出后尽早进行矫正。下颌滞留乳牙拔除后,长在舌侧的恒牙会自行调整到正常位置,如果因为拥挤导致牙齿排列不齐,应先进行观察,牙齿替换后根据牙列情况择期矫正。下颌滞留乳切牙由于牙根不规则吸收,在拔除的过程中可能会出现牙根断裂现象,由于残留牙根距离继承恒牙牙根较近,为防止损伤恒牙,可不处理,残留牙根会自行吸收或随恒牙萌出排出体外。

2)如果继承恒牙先天性缺失,滞留乳牙可不予处理。但是,要密切观察滞留乳牙,积极预防龋病的发生,尽量延后牙齿脱落时间。如果牙齿脱落,要根据牙齿排列情况进行间隙管理。

五、进展与趋势

随着人类基因组计划的完成和功能基因组计划的实施,以及生命科学领域前沿技术向口腔医学领域的渗透,一系列牙颌面畸形的基因及其突变逐渐被认识。目前,人类牙齿先天缺失的基因研究主要集中在第4对染色体的MSX1基因及第14对染色体的PAX9基因的错义突变、无义突变、移码突变、同义突变及基因缺失等方面。多生牙致病基因的研究目前只限于几种常见伴多生牙的综合征,如:转录因子 Runx2 基因的错义突变、无义突变、剪切突变,以及核苷酸序列在染色体上易位、缺失、插入等改变所引起的颅骨锁骨发育不全综合征;NHS (Nance Horan syndrome,NHS)基因突变所引起的 Nance Horan 综合征,OFD1(Oro-facio-digital syndrome,OFD)蛋白基因突变引起的口-面-指综合征Ⅱ型;以及 APC 基因(Adenonatous polyposis coli gene)突变所引起的加德纳综合征(骨瘤肠息肉综合征)等。在先天性牙本质发育不全的研究中,我国学者分别检测到涎磷蛋白基因(dentin sialophoprotein, DSPP)第二、第三外显子出现的错义突变和无义突变。

在牙齿发育异常的临床检查中,锥形束 CT(CBCT)的使用日益受到重视。其原理是 X 线发生器以较低的射线量围绕投照体进行环形投照,然后将多次投照后所获得的数据在计算机中重组(reconstruction),从而获得三维图像。

与传统螺旋 CT 相比,CBCT 一次投照放射剂量 $36.9\mu Sv$ 只相当于传统 CT 的 $1/40\sim 1/30$;相当于 4 次数字化曲面体层 X 线投照或一套全口根尖片的放射剂量(大约 $13\sim 100\mu Sv$)。儿童射线吸收能力是成人的 10 倍,在儿童牙科领域,辐射极低的 CBCT 无疑具有极大的优势。

CBCT 的另一优势为:其数据可在初次重建获得的轴位图像上进行多向、多层面重建及曲面体层重建或三维重建。还允许任意角度旋转观察,任意选择重建范围。并可通过调节窗将部分骨组织去除,只留下密度较高的牙齿图像。再辅以轴位和其他层面图像可以精确地了解发育异常牙齿的外形,髓腔根管结构、位置,与邻牙的关系等。在牙齿形态发育异常的诊断中能够起到重要作用。

(栾晓玲)

第二节　儿童龋病

在口腔医学领域,龋病仍然是一个主要问题。虽然在一些发达国家儿童龋病的患病率处于较低的水平,但在发展中国家,儿童龋病的患病率较高,且呈急剧上升的趋势,可见龋病仍是影响人类健康最广泛的口腔疾病。因此对于儿童,无论从修复治疗方面,还是从减少这一疾病的预防实践方面,都应引起广泛的关注。

一、儿童龋病的患病率及在不同牙列阶段的患病特点

（一）儿童龋病的患病率

1. 学龄前儿童　乳牙在萌出后不久即可患龋,临床上最早可见 6 个月的儿童,上乳中切牙(maxillary primary central incisor)刚萌出不久,就已经患龋。关于学龄前儿童,尤其是婴幼儿龋病的患病率和分布状况及龋病的治疗状况研究很少。主要是因为婴幼儿多为散居,进行研究十分困难。在美国推测平均龋齿数从 2 岁的 0.60 个到 5 岁的 4.75 个,而对这些年龄儿童治疗率的范围是 $3\%\sim 39\%$。Weddel 和 Klein 调查氟化水源地区 441 名 3 岁以下儿童,发现在 $24\sim 35$ 个月的儿童中平均乳牙龋补牙面数(decayed filled surfaces,dfs)为 1.15。2005 年,我国第三次全国口腔健康流行病学调查显示:5 岁儿童乳牙龋病患病率为 66.00%,龋失补牙数为 3.50,在患龋的牙齿中只有 2.8% 的牙齿得到了充填,可见乳牙患龋状况十分严重,且治疗率极低。而且,由于饮食结构的改变,尤其是糖的摄入量增加,加上口腔保健的

不完善,低龄儿童的患龋情况有越来越严重的趋势。加强低龄儿童龋病的预防工作,已迫在眉睫。

2.学龄儿童　随着氟化物及其他一些预防措施的应用,在一些发达国家,学龄儿童中恒牙的龋失补牙面数(decayed missing filled surfaces,dmfs)明显降低。美国国立牙科研究所(NIDR)于1986—1987学年,在全美进行了学龄儿童龋齿患病率的调查,发现恒牙dmfs为3.07,龋失补牙数(decayed missing filled teeth,DMFT,即龋均)为1.97,较1979—1980学年的4.77和2.91明显降低,5～9岁儿童乳牙列,dfs为3.91,较1979—1980学年的5.32明显下降。而在我国,2005年进行的第三次全国口腔健康流行病学调查得出:全国12岁年龄组恒牙龋均为0.54,患龋率为28.9%,虽然与发达国家相比处于较低水平,但随着饮食结构的改变,糖摄入量的增加,口腔卫生自我保健的不足,学龄儿童恒牙龋的发病趋势也不容乐观。在2005年第三次全国口腔健康流行病学调查中,12岁年龄组窝沟封闭率只有1.5%,处于一个非常低的水平,其实在儿童恒牙龋中,最为常见的是窝沟龋,窝沟封闭(pit and fissure sealants)是预防窝沟龋最有效的方法,这就提示,积极采取窝沟封闭预防窝沟龋是十分必要的。但关键要严格掌握窝沟封闭的适应证和规范的操作。可见学龄儿童的龋病预防任重而道远。

(二)儿童龋病在不同牙列阶段的患病特点

1.乳牙列龋　在乳牙列龋病好发牙位顺序为:下磨牙、上磨牙、上前牙。除非在猖獗龋(rampant dental caries)或低龄儿童龋(early childhood caries,ECC),否则乳前牙的唇舌面或下前牙很少患龋。虽然上下颌第一乳磨牙较第二乳磨牙较早萌出,但其𬌗面却不如第二乳磨牙易患龋,这主要与二者𬌗面形态学的差异有关,第二乳磨牙的𬌗面窝沟较深且常常不完全融合。

在乳牙列,龋病好发的牙面在上下颌有所不同。在上颌乳牙为:乳中切牙最好发的为近中面,其次是远中面和唇面,乳侧切牙以近中面、唇面多见;乳尖牙则多见于唇面,其次为远中面;第一乳磨牙多见于𬌗面,其次为远中面;第二乳磨牙则多发于𬌗面和近中面。在下颌乳牙为:乳中切牙和乳侧切牙较少患龋,患龋多出现于近中面;乳尖牙多见于唇面,其次是远中面和近中面;第一乳磨牙多见于𬌗面,其次是远中面;第二乳磨牙多见于𬌗面,其次为近中面。

各年龄阶段乳牙龋病的发生部位有明显的特点。1～2岁时,主要发生于上颌乳前牙的唇面和邻面;3～4岁时,多发的是乳磨牙𬌗面的窝沟;4～5岁时,好发于乳磨牙的邻面。

由于左右侧同名乳牙的形成期、萌出期、解剖形态及所处位置等相似,又处于同一口腔环境内,加上乳牙龋病有多发、易发的特点,故在乳牙中,左右侧同名牙同时患龋的现象较为突出。

乳前牙和乳后牙邻面龋的早期,通过视诊和探诊很难发现,往往波及邻面接触点时,通过视诊可见边缘嵴下的墨浸状改变才能发现。此外,邻面龋的进展较𬌗面龋更快,且常常引起牙髓感染。但咬合翼片对早期诊断很有帮助,因此,最好定期对乳磨牙邻面进行X线检查。

Greenwell等对317名儿童进行7～8年患龋状况的纵向研究,发现:①84%乳牙列无龋的儿童在混合牙列仍然无龋(caries free)。②在乳牙列有窝沟龋(pit and fissure caries)的儿童较无窝沟龋的儿童更容易发展为乳牙的平滑面龋(smooth—surface caries)。③57%的在乳牙列阶段有乳磨牙邻面龋(proximal lesion)的儿童,在混合牙列阶段其他乳磨牙出现新的邻面龋。④具有唇舌面龋(低龄儿童龋)的儿童,最易同时发生其他牙齿的龋患。⑤不同类型儿童龋齿(光滑面龋、窝沟龋、磨牙邻面龋)的易感水平不同,可能的解释是窝沟龋和光滑面龋微生物致病的阈值不同。

2.混合牙列龋　随着第一恒磨牙的萌出,需定期对其进行窝沟及其他一些形态缺陷的检查,如:上下第一恒磨牙的𬌗面窝沟、下颌第一恒磨牙颊面沟(buccal groove)、上颌第一恒磨牙的腭侧沟(lingual groove),对较深的沟窝及时进行封闭,以预防龋损的发生。下颌第一恒磨牙较上颌第一恒磨牙更易患龋。一些学者通过对儿童龋病进行纵向研究发现,如果儿童在5岁前有3个或更多的乳磨牙龋病,则7岁时第一恒磨牙就有患龋的可能。

上颌恒中、侧切牙并不易患龋,除非猖獗龋的儿童。然而,上颌侧切牙常常在舌侧出现发育缺陷,如:畸形舌侧窝等;如果这些部位患龋,往往在成洞之前,就已进展迅速且很快波及牙髓。如果舌侧窝能够被尖锐的探针探入,则需作窝沟封闭(pit and fissure sealants)或预防性树脂充填(preventive resin restoration)。下切牙龋极少见,除非猖獗龋,如果这些牙齿患龋,则提示为特发的非控制性的龋病。

3.年轻恒牙列龋　随着第二恒磨牙及双尖牙的萌出,龋病患病率持续上升。下颌第二恒磨牙,同第一恒磨牙一样,较上颌第二恒磨牙更易患𬌗面龋,这些牙齿应注意预防龋病的发生。一般提倡窝沟封闭和使用氟化物,防止龋病迅速发展穿透牙本质层,引起牙髓感染。除第一、二恒磨牙外,对于窝沟较深的前磨牙,也不能忽视龋齿的预防。

二、乳牙龋病的特点及易患龋的因素

(一)乳牙龋病的特点

与恒牙龋相比,乳牙龋病的临床表现有其自身特点。

1.患龋率高、发病早　乳牙的患龋率高,7岁左右达高峰;乳牙萌出不久即可患龋,发病时间早。

2.龋病多发、龋蚀范围广　在同一个口腔内的多数乳牙常同时患龋,也常在1个牙的多个牙面同时患龋。恒牙龋蚀主要发生于𬌗面和邻面,乳牙龋蚀除发生于𬌗面、邻面外,还常发生于唇面、舌面等光滑面和牙颈部。

3.龋病进展速度快　乳牙因硬组织较恒牙矿化程度低,龋蚀进展快,在短期内易转变为牙髓和根尖周的炎症,甚至形成残根和残冠等。

4.自觉症状不明显　乳牙龋蚀发展快,但自觉症状不如恒牙明显,故临床上常见因家长忽视,在发展成有牙髓和根尖周炎症的症状时才来就诊。

5.修复性牙本质的形成活跃　龋蚀促使乳牙修复性牙本质的形成活跃,此防御功能有利于龋病的防治。修复性牙本质能避免露髓,防御细菌感染牙髓,保护牙髓。

(二)乳牙易患龋的因素

乳牙较恒牙易患龋,这与乳牙的解剖形态、组织结构、矿化程度及所处环境等因素有关。乳牙易患龋的因素有如下几点:

1.乳牙解剖形态的特点　乳牙牙颈部明显缩窄,牙冠近颈部的1/3处隆起,邻牙之间为面与面的接触,𬌗面的点隙裂沟以及牙列中的生理间隙等均易致食物滞留,且易成为不洁区。

2.乳牙组织结构特点　乳牙的釉质、牙本质薄,矿化程度低,抗酸力弱,抵御龋蚀侵蚀的能力较恒牙弱。

3.食物　儿童的饮食多为软质食物,黏稠性强,含糖量高,易发酵产酸。

4.口腔的自洁和清洁作用比较差　由于儿童的睡眠时间长,口腔又处于静止状态,唾液分泌减少,故自洁作用差,有利于细菌增殖,增加患龋机会。又因年龄幼小,不能很好地清洁口腔,食物、软垢易滞留在牙面上,成为龋病发生的重要因素之一。

5.早发现、早治疗困难　乳牙龋病多自觉症状不明显,往往出现明显的症状后才来就诊。因此,提倡定期检查,早发现,早治疗。

三、乳牙龋病的危害

乳牙龋病的危害包括两部分,一部分是对局部的影响,另一部分为对全身的影响。许多口腔科医生忽视对乳牙龋病的治疗,通过其不良影响,便可发现这一错误观念所造成危害的严重性。

(一)局部影响

1.影响咀嚼功能　乳牙因龋病导致牙体缺损,当涉及大部分乳磨牙时,咀嚼功能显著降低。

2.对恒牙及恒牙列的影响　乳牙的龋洞、牙体的缺损和崩解,使食物残渣、软垢等易停滞在口腔内,口腔卫生状况不好,使新萌出的年轻恒牙容易发生龋病,尤其对相邻的恒牙影响更大。

乳牙龋病进一步发展,当波及根尖周围的组织后,一方面会影响继承恒牙牙胚的发育,可使其出现釉质发育不全(enamel hypoplasia),导致特纳牙(Turner tooth)的发生;另一方面会导致局部牙槽骨的破坏、乳牙牙根吸收异常、残根滞留等使继承恒牙萌出过早或过迟,或萌出方向异常,影响恒牙萌出的正常顺序和正常位置,最后导致牙列的发育异常。

牙冠因龋缺损,近远中径减少,或因龋早失(early loss of primary teeth),导致间隙丧失。继承恒牙萌出时因间隙不足而发生位置异常,导致错𬌗畸形(malocclusion)。

3.损伤口腔黏膜及软组织　破损的牙冠可刺激局部舌、唇颊的黏膜。患有慢性根尖周炎的乳牙,有时其根尖会穿透龈黏膜外暴露于口腔内,使局部接触的软组织形成慢性创伤性溃疡。

(二)全身影响

多数乳牙患龋导致牙体的缺损和崩解,咀嚼功能必然降低,影响儿童的营养摄入。儿童又正处于生长发育的旺盛时期,故颌面部和全身的生长发育会受到影响(例如偏侧咀嚼导致的颜面不对称),机体的抵抗力也可降低。

由龋病转成的慢性根尖周炎,可作为病灶牙使机体的其他组织发生病灶感染(focal infection)。在儿童阶段与病灶牙有关的疾病有低热、风湿性关节炎、蛛网膜炎、肾炎等。有报告在治疗上述疾病的同时,治疗或拔除病灶牙,能治愈或减轻疾病。

幼儿期是儿童学习语言的时期,乳牙的崩坏和早失会影响正确发音。龋齿,尤其是前牙区的龋齿,会影响美观,给儿童正常心理的发育造成一定的影响。

四、儿童龋病的病因学

关于龋病的致病机制有三个学说,分别是蛋白水解学说(proteolysis theory),蛋白水解—螯合学说(proteolytic—chelation theory)和化学寄生学说(chemicoparasitic theory)或产酸学说(acidogenic theory)。其中化学寄生学说或产酸学说在上世纪晚期由 Miller 提出,当今已成为最为广泛接受的学说。大家普遍认为龋病就是微生物作用于碳水化合物产酸所引起的。

其特征为牙齿无机部分的脱矿伴随或随后出现的牙齿有机部分的分解。当1890年Miller提出他的致龋理论时，他设想没有一个微生物与龋病直接相关，但是在牙齿表面的每一个产酸微生物都参与了导致釉质表面脱矿酵解过程。许多学者研究证实，没有微生物龋病将不会发生。近年来，变形链球菌（Streptococcus mutans）已成为致龋微生物中最主要和最具毒性的细菌。耐酸性是变形链球菌最稳定的特性，且这一特性与它的致龋性密切相关。有趣的是，变形链球菌在刚出生的婴儿口腔中并不存在，只有乳牙开始萌出后才能检测到。许多学者研究证实，变形链球菌主要从母亲的口腔传入婴儿，且母亲口腔变形链球菌的状况和婴儿口腔变形链球菌的数目密切相关，减少母亲口腔中变形链球菌的数目可以延迟她们的孩子口腔中变形链球菌的植入。据报道52%携带变形链球菌的儿童在3岁时就发生了龋病，孩子口腔中变形链球菌植入越早，在4岁时，患龋率就越高。

最初使釉质脱矿的酸的pH值为5.5～5.2或更低，由紧紧贴在牙面的菌斑（dental plaque）所形成。无论对龋病易感或不易感，菌斑存在于所有的牙齿，这一主要存在于牙齿易感区域的细菌薄膜，因为龋的化学寄生学说而备受关注。

当前大量的研究所针对的仍是菌斑与其他口腔疾病的关系，许多研究是关于控制菌斑的化学方法。其中，一个新的观点就是在牙齿表面使用单分子层物质阻止微生物的附着。因此，将来可通过使釉质抵抗细菌植入来抑制菌斑形成，从而减少龋病和牙龈疾病的发生。

龋病形成过程中，最初的酸是细菌代谢碳水化合物的正常代谢的副产品。因为外层釉质较深层釉质矿化程度高，因此，大量的脱矿发生于釉质表面以下的10～15μm处。这一过程继续发展，导致早期的表层下釉质脱矿（subsurface demineralization），即临床所观察到的"白斑（white spot）"，除非脱矿被抑制或再矿化，否则表层下脱矿继续扩大，最终薄薄的表层崩塌，形成明显的龋损。

只要釉质表层仍完整，那么表层下早期脱矿就可以发生再矿化（remineralization）。唾液，尤其是钙、磷过饱和且有酸性缓冲剂（如：重碳酸盐、磷酸盐等）的唾液，扩散进入菌斑，中和微生物产生的酸来修复脱矿的釉质，这一过程称为再矿化（remineralization）。修复脱矿过程中损失的羟磷灰石（hydroxyapatite）所需再矿化的时间，取决于菌斑的年龄、所消耗碳水化合物的性质、氟的存在与否。举个例子，菌斑为12h内的菌斑，釉质脱矿是因为仅仅暴露于蔗糖，将被唾液在10min内再矿化。相比之下，如果菌斑为48h以上的菌斑，消耗的碳水化合物也是蔗糖，而釉质脱矿被唾液再矿化至少需4h。氟的存在将对再矿化起显著作用，不仅是氟大大加快了唾液对釉质再矿化的速度，而且氟也增强了釉质的抗酸性。

因此，龋病的发生是一个连续的动力学过程，既有微生物产生的弱有机酸（如乳酸、乙酸及丙酮酸）导致的脱矿，也有随后的唾液再矿化，几个因素影响了牙齿受侵蚀的程度。

除了致龋微生物及饮食这两方面的因素外，在宿主方面，以下的一些危险因素也容易导致龋病的发生。

1. 牙齿的解剖特点　　不仅仅是乳牙，包括恒牙，一萌出，龋病的发生和发展即开始了。因为牙齿刚萌出，釉质矿化尚不完全，需萌出暴露于唾液两年后才能进一步矿化完成，所以在牙齿开始萌出的两年内易患龋。第一恒磨牙的窝沟常常融合不完全，菌斑往往容易沉留在缺陷的底部，与暴露的牙本质相接触。当干燥情况下，用探针将食物残渣及菌斑去除，这些缺陷及解剖薄弱部位便被发现。上颌第一恒磨牙的腭侧沟（lingual groove）、下颌第一恒磨牙的颊侧沟（buccal groove）、上切牙的舌侧窝（lingual pit）都是龋病易发生且迅速发展的部位。

2.牙齿在牙弓中的排列　拥挤和不规则排列的牙齿在自然咀嚼过程中不易自洁,而且一般情况下很难用牙刷来清洁,这样就增加了患龋的机会。

3.口腔内矫治器的存在　局部义齿、间隙保持器、正畸矫治器等易使食物残渣和菌斑附着,增加了口腔内细菌的数量。只有极少数患者能够仔细清洁他们的口腔。对龋易感的患者如果不能保持良好的口腔卫生,那么戴矫治器后龋患可能性增加。

Rosenbloom 和 Tinanoff 评价矫治前、矫治期间和矫治后患者的变形链球菌水平。变形链球菌水平在治疗活动期明显提高。然而,当经过 6～15 周的治疗进入治疗稳定期后,微生物水平明显降低到与未经治疗的儿童一致的水平。

4.遗传因素　虽然多发龋及猖獗龋被认为有遗传因素或遗传倾向,但尚没有科学的证据支持这一观点。实际上,孩子从父母那里获得的是饮食习惯、口腔卫生习惯、口腔微生物,因此,对龋病的发生作用更多的是环境因素,而不是遗传因素。虽然有一些可遗传的牙齿发育缺陷,对龋病易感,但遗传只起了一个间接的作用,而不是主要的作用。

五、乳牙龋病的特殊类型

乳牙龋病在临床上可表现为急性龋与慢性龋,湿性龋与干性龋。由于乳牙牙体硬组织矿化程度低,又易脱钙,常见龋蚀进展快,呈急性龋、湿性龋。在牙冠广泛地崩坏时,牙髓仍可正常,龋蚀可以停止进展,表面硬化、光洁,呈暗褐色,称静止龋(arrested caries)。与恒牙相比,乳牙龋病的临床表现较为复杂,有其独特的临床表现。除了临床上常用的按龋蚀波及的深度分为浅、中、深龋外,由于儿童牙齿的解剖和组织结构特点以及特殊的饮食习惯等,乳牙龋病还有一些特殊类型,分别阐述如下。

(一)低龄儿童龋

1.定义　低龄儿童龋(early childhood caries,ECC)是指小于 6 岁的儿童,只要在任何一颗乳牙上出现 1 个或 1 个以上的龋(无论是否成为龋洞)、失(因龋所致)、补牙面,即为低龄儿童龋。

重度低龄儿童龋(severe early childhood caries,S-ECC),指小于 6 岁的儿童所患的严重龋病,应满足以下条件:3 周岁或者更小年龄的儿童出现光滑面龋;或患儿口内 dmfs≥4(3 岁),dmfs≥5(4 岁),dmfs≥6(5 岁)。

2.病因　主要是由于不良的喂养习惯和(或)延长的母乳或奶瓶喂养,加上不良的口腔卫生保健习惯,以及乳牙的解剖和组织结构的特点,往往可导致较早而严重的龋病。

3.表现　临床上低龄儿童龋具有典型的特征。较早的龋病首先涉及上前牙,以后逐渐波及上下第一乳磨牙、下尖牙,而下切牙常常不受影响(猖獗龋常受影响)。最早在 1994 年美国的疾病控制中心(USDHHS,Atlanta)将在 6 个月内发生的具有此种临床特征的龋病命名为低龄儿童龋,它的定义不是依据受累牙的个数,而是患者的年龄和对应此年龄的有特点的患牙位置。

4.特殊类型

(1)喂养龋(nursing caries):喂养龋是低龄儿童龋的一种,主要由于不良的喂养习惯所导致。不良的喂养习惯包括:含奶瓶入睡、牙齿萌出后喂夜奶、延长母乳或奶瓶喂养时间、过多饮用含糖饮料等。有关喂养龋的报道较多,使用的名词也较多,曾经用过的名词除喂养龋外,主要还有奶瓶龋(bottle caries、baby bottle tooth decay)、奶瓶综合征(nursing bottle syndrome,milk bottle syndrome)等。

(2)喂养龋在临床上常表现为环状龋。即乳前牙唇面、邻面龋较快发展成围绕牙冠的广泛性的环形龋,呈卷状,多见于冠中 1/3 至颈 1/3 处。有时切缘残留少许正常的釉质、牙本质。环状龋主要根据龋临床表现为环绕牙齿的环状这一特点而命名。环状龋最早由 Neuman 于 1987 年报导,在恒牙很少见,多见于乳牙,其原因为①乳牙新生线矿化薄弱,延伸到牙齿表面的颈部牙釉质部位,往往形成低矿化的区域,易受龋的侵蚀。②乳牙牙颈部釉质,尤其是出生后形成的釉质矿化程度低,也易受龋的侵蚀。③在乳牙的牙颈部,局部食物易滞留及自洁作用差,容易导致菌斑的聚集,易受龋的侵蚀。

(二)猖獗龋

关于猖獗龋(rampant dental caries)的定义和临床表现的观点尚未一致,被广泛接受的是由 Massler 定义的猖獗龋:突然发生,涉及牙位广泛,迅速地形成龋洞,早期波及牙髓,且常常发生在不易患龋的牙位和牙面上,如下颌前牙的唇面、近切端部位,这点可与普通低龄儿童龋相鉴别。猖獗龋多发生于喜好食用含糖量高的糖果、糕点或饮料而又不注意口腔卫生的幼儿,严重的乳牙釉质发育不全也是导致猖獗龋的重要病因;也可见于因头颈部肿瘤放疗或其他疾病导致唾液腺破坏,唾液分泌下降的患者。

总之,乳牙龋主要由于不良的饮食喂养习惯、不良的口腔卫生习惯、乳牙的特殊解剖及组织结构特点,在致龋菌的作用下所致。在上述常见的患龋类型中,低龄儿童龋含义最广,它包括乳牙的猖獗龋、喂养龋及环状龋,只是猖獗龋更强调龋损破坏的速度和严重程度,喂养龋更多的是强调不良的喂养习惯这一病因,而环状龋强调的是其临床表现特点,但所有 6 岁以内的儿童发生的龋都称为低龄儿童龋。

六、龋病的控制

既然我们已经知道导致龋病发生的病因,那么龋病就不是不可避免的。我们可以预防龋病的发生,阻止龋病的发展,促进龋病的修复。控制龋病有四个关键的方面,那就是:合理饮食、氟化物应用、控制菌斑和窝沟封闭。虽然从理论上,控制龋病很容易,但实际操作起来却比较困难,这是因为合理饮食和菌斑控制涉及生活行为的改变。在这四个控制途径中,合理饮食和氟化物的应用最为重要。

(一)营养和饮食在拉制龋病方面的作用

1.饮食对牙齿萌出前阶段的影响 许多研究证实,氟、钙、磷等是能够在牙齿萌出前阶段对牙齿今后的龋易感性产生影响的营养成分。因此,在牙齿的发育阶段,均衡饮食和营养是十分重要的。同时也有报道,严重的营养不良不仅可以导致唾液腺发育不良,使唾液分泌量减少,也使唾液质量下降,而且导致釉质发育缺陷,二者均降低了牙齿对龋侵蚀的抵抗力。也有研究报道,釉质发育缺陷与龋病的发生显著相关。

2.糖的致龋性和含糖食品 蔗糖是致龋性最强的糖,但饮食中的葡萄糖、果糖、麦芽糖等也具有一定的致龋性。而乳糖的致龋性较弱。每日我们从饮食中获取的糖,除了牛奶中的乳糖,水果及蔬菜中的糖(内源糖)外,还有一些外来糖即游离糖。这种区别在饮食建议中十分重要,因为乳糖和内源糖对牙齿健康的危害非常小,而游离糖才是使龋病发生的主要致病因素。以淀粉为主要成分的食物(如马铃薯、馒头、米饭等)不容易致龋,但精制面粉经过加热处理与糖混合制成的食物(如饼干等)则像糖本身一样具有致龋性。

3. 进食频率　摄取糖的频率对龋病的发生十分重要,因此要宣传减少摄糖频率,但也不能忽视摄糖量。一些研究证实,每天食糖量的大小与龋病的发生呈正相关,因为,在人群中尤其在散居人群中每天食糖量与摄糖频率是密切相关的。因此,我们应建议减少食糖量和摄糖频率,尤其是控制摄糖频率。

4. 饮食中糖的来源　据报道英国学龄儿童中 2/3 的游离糖来源于零食、软饮料和甜点。虽然我国没有具体的数字,但情况可能在有些地区会更为严重。因此,这是口腔健康教育的重点。在年幼的儿童当中,水果味的含糖饮料是牙齿健康的最大危害,常常也是猖獗龋的致病因素。一些研究指出,这些饮料,尤其是将它们装入奶瓶或重量轻的易于携带的饮料包装中,孩子饮用往往对牙齿有巨大的破坏作用。另外,在奶制品中加入额外的糖也是导致幼儿牙齿患龋的原因。

5. 不含糖的甜味剂　在甜味剂当中,强化甜味剂和木糖醇是不致龋的,而其他膨化甜味剂能被菌斑中的细菌代谢,但代谢率非常低,因而可以认为对牙齿是安全的。非糖甜味剂的运用,尤其是在糖果、软饮料中的使用,对预防龋病起了积极的作用。另外,无糖口香糖不仅不致龋,而且还可以通过刺激唾液分泌起到抗龋效果。值得注意的是膨化甜食易导致腹泻,低于 3 岁的儿童不能食用。

6. 在预防龋病方面的饮食建议　最主要的建议就是减少摄取游离糖的量和频率。那些有利于牙齿健康的建议也同时有利于全身健康,这一点十分重要。这里提供一个许多国家对饮食结构所制定的目标:低脂肪,特别是饱和脂肪酸,低游离糖和酒精,高淀粉类食品,多食新鲜水果和蔬菜。许多国家政府制定的最普遍的标准就是:脂肪摄取量不超过摄取食物能量的35%,游离糖在 0～10% 之间。而在以前,许多国家青少年脂肪摄取量占 40%,游离糖占17%。对于 5 岁以下的儿童,饮食建议中应该注意,不能过度限止脂肪的摄取;但这些儿童游离糖的摄取量太高了,正是因此才导致了这些儿童乳牙患龋率居高不下。但有些患全身疾病的患儿则需要特殊的饮食,摄取大量的糖以提供足够的能量,尤其是那些蛋白质和脂肪代谢紊乱的患儿,对这些特殊儿童,儿童口腔医生要与营养学家协调合作,以保证这些患儿的饮食结构对全身及牙齿健康均有益处。

合理的饮食建议对于那些年幼儿童的家长尤其重要,他们需要得到与儿童年龄相应的饮食建议,要经常鼓励他们抵制购买一些含游离糖和脂肪的产品。正确的饮食习惯非常重要,饮食建议要灵活,如采取通过替换糖来提供能量的手段。随着食物品种的大量增加,我们必须利用这种选择方式的增加来指导患者选择更好的食物,总体上讲,那就是多食淀粉类食物、新鲜水果及蔬菜。必须看到,饮食结构的改变十分困难,但是良好的饮食结构对健康的作用是显而易见的。良好的饮食习惯对患儿的全身及口腔健康,甚至是家庭其他成员的健康都有积极的意义。因此,饮食建议在儿童龋病的治疗中占有重要的地位,是不容忽视的。

(二)氟与龋病的控制

氟在预防龋病方面有重要的作用,包括:促进釉质的再矿化,增强釉质抗脱矿的能力,降低菌斑中的酸性产物。在氟的早期研究中,人们认为氟在加强釉质抗酸能力中的作用最为重要,因此,在牙齿形成期摄入氟很有必要。这种萌出前作用虽然很重要,但目前看来,牙齿萌出后氟在局部的作用似乎更为重要。将牙齿萌出前效果和萌出后作用分开就导致了全身用氟和局部用氟两大方法。这两种方法在作用上有交叉。全身性氟制剂在口腔中有重要的局部作用,而作为局部使用的氟被吞食后,又会起到全身作用。

1.水、盐和牛奶的氟化 半个世纪前,美国大瀑布(Grand Rapids)地区将自来水中的氟浓度调整到1.00ppm(1.0mg/L),现在全世界约有20个国家约2亿3千万人口使用氟化水源,许多研究表明氟化水源能减少一半的龋病发生,它的最大优势在于可以覆盖全部人口,尤其是那些不能够利用其他防龋措施的贫困人口受益最大。

盐可以代替水作为氟的载体。瑞士、法国、德国及一些中南美洲的国家都制定了相应的氟化食盐计划。食盐中的氟浓度通常为250mg/kg。虽然食盐氟化是有效的,但与氟化水源比较,它的有效性到底有多少还没有具体的资料来阐明。

牛奶是另一种氟的载体。氟化牛奶在防龋方面是有效的。目前在一些国家正在实施这项计划,通常牛奶中的氟浓度是5mg/L。

2.氟化辅食 当氟化水源的有效性明显显示出来后,口腔专业人员试图寻求其他的供氟途径,尤其对于那些饮用低氟浓度水的儿童就显得更为重要了。氟片是一种选择,一般假设儿童每天消耗1L自来水,1d使用1片,1片氟片中含1mg氟;年龄更小的儿童可使用半片。另一种选择是氟滴剂,尤其对幼儿使用更为方便。

虽然作为氟辅食的氟滴剂和片剂曾作为氟化水源的替代途径广泛应用于一些国家,但如今它们的用途已有变化,不再普遍地在儿童中应用了。如今,氟片中的氟剂量已降低,这主要有两个原因:①对于儿童来说原来的剂量有些大,因为儿童每天喝的水远少于1L。②幼儿可以从其他途径摄入氟,尤其是含氟牙膏或氟化水源地区生产的饮料和辅食。所以在使用氟片以前,必须检查患儿饮用水中的氟水平,选择适宜的氟片剂量,并向家长清楚地说明氟化辅食的使用,鼓励患儿和家长坚持科学地使用氟片。

3.氟化牙膏 在世界范围内,氟化牙膏目前为最重要的氟的载体。在许多发达国家,氟化牙膏成为龋病预防的转折点。20世纪70年代,牙膏中的氟浓度普遍为1000ppm(1mg/g),到20世纪80年代,人们认识到当氟浓度由1000ppm提高到1500ppm时防龋效果更好,因此许多牙膏都含有1500ppm的氟。因为儿童口腔医生考虑幼儿存在对含氟牙膏吞咽的问题,因此市场上出现了含氟量为500ppm的儿童牙膏。研究表明含氟量为500ppm的牙膏其防龋作用仅稍稍低于含氟量1000ppm或1500ppm的牙膏。对于幼儿是否有必要使用含氟500ppm而不是1000ppm的牙膏,以及什么年龄的儿童可以开始使用含氟1500ppm的牙膏,有很多不同的观点。但从目前来看,一个比较合理的建议是:1～5岁,用含氟量500ppm的牙膏(注意3岁以前没有完全具备含漱能力的儿童应防止误吞,避免过多吞咽);6～11岁,用含氟1000ppm的牙膏;大于11岁用含氟1500ppm的牙膏。

4.氟水漱口 大量的实验证明氟水漱口能有效地防龋。漱口的频率十分重要。因此,每天漱口比每周或两周一次漱口效果更好。每天漱口通常用0.05%的氟化钠溶液(约225ppm氟),每周一次漱口用0.2%氟化钠溶液(约900ppm氟)。氟水漱口对于那些需要采取特殊防龋措施的龋易感患者十分有效,这些患者包括:①有许多釉质脱矿(白垩斑)牙齿的患者。②正在接受活动或固定矫治器正畸治疗的患者。因为幼儿常常容易吞咽漱口水,因而通常推荐6岁以上的儿童使用氟水漱口。

5.临床用氟溶液、氟凝胶、氟泡沫和氟涂料 最开始应用的氟溶液为1%,仅用于临床,而不能在家庭中使用。随后有2%的中性氟化钠溶液(9000ppm氟),接着又出现了氟化亚锡溶液以及置于托盘中使用的酸性氟磷酸凝胶(APF),还有后来出现的氟化泡沫均广泛应用于临床。这几种氟制剂均对防龋十分有效,一般每半年使用一次,如果增加使用频率,效果会更好。

已开始应用的氟涂料有许多优点。氟涂料操作时间短,涂在牙面上后不用隔湿,而氟溶液和凝胶则需要 4min 的涂布时间;另外氟涂料味道好,易于被儿童接受,因此对儿童非常适用。

在临床应用过程中,人们很关注从凝胶和氟涂料中可吞咽的氟的量。尤其是凝胶,置于托盘中很容易过多,而这些过多的酸味凝胶刺激唾液的大量分泌,很容易产生吞咽。因此操作过程中应注意:①患者直立。②在托盘中放适量凝胶,不能超过一半。③使用吸唾器(图 15－3)。④取出托盘后擦拭口腔,嘱患者吐出分泌物,但不漱口。⑤不适用于 5 岁以下儿童。

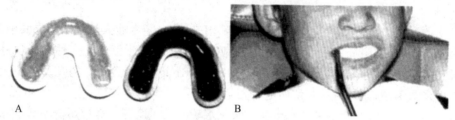

图 15－3　A.将适量的氟凝胶放入上下一次性托盘中,用量约是托盘容量的 1/3;B.干燥牙齿,放入上下托盘,保持 4min,吸唾管吸掉治疗过程中流出的唾液、凝胶,以避免误吞。

6.综合用氟的治疗计划　虽然每种用氟方法都是有效的,但两种或更多种方法的综合使用会有更好的效果。综合用氟的准则是:只用一种全身用氟方法(氟化水源、食盐、牛奶或氟片、滴剂)结合几种局部用氟方法。表 15－1 显示了根据饮水中氟的水平、年龄、龋易感性而制定的一些相适应的用氟方法。

表 15－1　氟化物使用指南

	龋易感程度	6 岁以下儿童	6～15 岁儿童	成年人
①	氟化水源地区:			
	低度龋易感人群	含氟牙膏	含氟牙膏	含氟牙膏
	中度龋易感人群	含氟牙膏	含氟牙膏	含氟牙膏
	高度龋易感人群	含氟牙膏	含氟牙膏	含氟牙膏
		氟涂料	氟凝胶/ 氟涂料 含氟漱口水	氟凝胶/ 氟涂料 含氟漱口水
②	低氟地区(饮水氟浓度<0.3ppm)			
	低度龋易感人群	含氟牙膏	含氟牙膏	含氟牙膏
	中度龋易感人群	含氟牙膏+氟	含氟牙膏	含氟牙膏
		氟滴剂/氟片	氟片	含氟漱口水
	高度龋易感人群	含氟牙膏	含氟牙膏	含氟牙膏
		氟滴剂/氟片	氟片	氟凝胶/
		氟涂料	氟凝胶/ 氟涂料 含氟漱口水	氟涂料 含氟漱口水

(三)窝沟封闭

随着 20 世纪 50 年代酸蚀技术的发展,人们才对窝沟封闭重视起来,这也与早期的氟研究结果密切相关。早期的氟研究指出，氟对防止邻面及光滑面龋很有效，但对窝沟点隙区域没有保护作用。由于氟的广泛使用，龋病主要发生于窝沟点隙。因此，氟与窝沟封闭的联合运用对防龋是十分有效的。窝沟封闭技术并不复杂，但对唾液污染十分敏感，这应引起操作者的注意。

许多材料都被用于窝沟封闭，但最成功、运用最广泛的还是 bisGMA 树脂。玻璃离子水门汀虽然固位力好，但性能不如 bisGMA，保留时间短，但因含有较高的氟，所以有一定的防龋作用。无填料和有填料的树脂都被成功地用于窝沟封闭。有些医生喜欢无色封闭剂，因为它流动性好、美观，并且易于观察封闭剂以下的釉质；有些医生则喜欢白色或彩色封闭剂，因为它们易于检查。

进行窝沟封闭时需注意以下几点：①酸蚀前清洁牙面虽然不会增加封闭剂的固位力，但当牙面上有大量菌斑和软垢堆积时则是十分必要的。②目前酸蚀标准为 30％～40％磷酸酸蚀 20～30s。③冲洗，重新隔湿、干燥都是十分重要的步骤，必须防止唾液的污染，利用橡皮障能较好地做到这一点。④未被封闭剂覆盖的酸蚀釉质表面会在 24h 内再矿化。

人们对树脂封闭剂进行了大量的临床研究，最长的研究持续了 15 年。普遍的结果是 50％的封闭剂可持续保持完好至少 5 年。儿童越小，口腔中越靠后的牙齿，封闭剂的固位效果越差。大部分研究中，没有研究针对封闭剂脱落的牙重新封闭的效果，但重新封闭还是很必要的。下面是关于窝沟封闭适应证的选择，从患者和医生两方面来进行阐述。

患者方面：①有特殊需要的儿童。对于那些身体或精神上有残疾，学习有障碍或社会生活经济条件极差的儿童，应该考虑对其所有恒牙的𬌗面进行窝沟封闭。②乳牙有严重龋病的儿童，在其恒牙萌出后，尽快地进行窝沟封闭。③乳牙无龋的儿童，一般不需对其第一恒磨牙进行封闭，应定期检查这些牙齿。

医生方面：①窝沟封闭对恒磨牙的𬌗面效果最佳，其他牙面也不能忽视，特别是上切牙的舌侧窝，有条件的话可以对乳磨牙的深窝沟进行封闭。②当选择的牙齿萌出到能进行有效隔湿的状况时，就应尽快作窝沟封闭。③对于第一恒磨牙𬌗面有龋坏的病例，其他健康的恒磨牙要进行窝沟封闭。④如果𬌗面龋波及一个或更多的第一恒磨牙，提示需要尽快对第二恒磨牙进行窝沟封闭。

（四）刷牙及其他去除菌斑的方法

龋病是由于菌斑中的细菌发酵食物中的糖产酸使釉质脱矿溶解而形成的。因此，去除菌斑对预防龋病十分重要。通常我们采用刷牙的方法去除菌斑。这里特别要强调：①刷牙能够有效地控制龈炎和牙周疾病。②用牙膏刷牙是向牙齿提供氟的有效途径。

其他去除菌斑的方法还有使用牙线和预防性洁治，使用牙线主要是清除牙齿邻面菌斑，而预防性洁治，主要是清除儿童牙齿表面的软垢和色素。另外，每天用氯己定（洗必泰）漱口两次可以抑制菌斑生长，但由于洗必泰有一些副作用，如：改变味觉、牙齿着色等，因此常作为辅助牙周治疗的短期用药，对于一般人群不建议常规每天使用。因此，去除菌斑的自我保健的基本措施是刷牙和使用牙线。

（五）控制龋病的综合原则

以上是对各种预防龋病方法的介绍，分别阐述了四种最基本的途径：合理饮食、使用氟化物、窝沟封闭和控制菌斑。每一种方法都能防龋，但试图将每种方法用到最大效果是不现实的。防龋需要一个整体的设计，每个人都应得到一些控制龋病的建议，而龋易感人群则应得到更全面的预防计划。龋病控制过程的成功,很大程度上取决于患者的合作和兴趣。比如看似"束手无策"的猖獗龋,通过进行诊断、治疗和采取预防措施是可以对其进行控制的。首先要寻找病因,需患者合作,改正坏的习惯和去除可能的致病因素;其次是修复治疗;最后使用预防和控制措施。

对于儿童,预防龋病的最基本建议是:让婴幼儿的父母了解关于形成良好饮食习惯的重要意义。如果儿童过多地饮用含糖的水果味饮料,吃大量甜食,就要减少含糖零食的量。另外,刷牙要经过医生的指导,使用合适的牙刷和牙膏,并有家长的参与,如:监督、帮助刷牙等。

有些患者比其他人更易患龋,这些患者需要更积极的预防建议和措施。使用含适量氟的牙膏有效地刷牙是第一个目标;同时还要考虑其他形式的用氟途径:氟片剂/滴剂(如果饮用水含氟低),氟水漱口,局部涂氟溶液,使用氟凝胶或氟涂料;应针对个人进行实际有效的、正面的饮食建议;由于刷牙、漱口及限制摄糖量都需要改变生活方式,因此不断地给予鼓励也很重要,除此之外,窝沟封闭也是很重要的措施。

综合预防计划应考虑所施对象的年龄、龋易感性、水氟浓度及合作程度。通过目前的诊断技术,完善的修复治疗,综合的预防步骤,以及患者的定期复查、合作是能够成功地控制龋病的。

七、儿童龋病的治疗

虽然解决龋病最有效的办法是建立一个有效的预防性计划,但许多儿童已患有龋病及继发的病变,因此,需要采取一些牙体治疗手段来防止牙齿的继续破坏。本节主要介绍一些治疗的基本原理,对治疗方法的合理选择,并介绍一些常用的治疗方法。

(一)修复体的寿命

近年来,用于牙齿修复(dental restoration)的生物材料(biomaterials)发展突飞猛进。这一现实使得口腔医生面临着牙科技术不断发展的挑战。儿童口腔医学专业(pediatric dentistry)最常用的修复材料(restorative materials)是复合树脂(composite)和其他树脂体系、玻璃离子水门汀(glass ionomer cement)、银汞合金(silver amalgam alloys)、不锈钢合金(stainless steel alloys)。虽然陶瓷(porcelain)及铸造合金(cast metal alloy)也在使用,但与前面的那些材料相比,使用率很低。

在儿童龋病的治疗中,使用复合树脂、玻璃离子水门汀或二者的复合物逐渐增多,而银汞合金则逐渐减少,甚至被全部替代。水门汀等材料具有黏接性(bonding capability),玻璃离子水门汀因为可以长时间释放氟(fluoride),所以具有药物疗效,并且具有凝固后收缩最小的特点。复合树脂则比较耐用、美观且修复的效果好。如果操作规范,复合树脂和玻璃离子水门汀都能在牙齿与修复材料界面形成良好的边缘封闭。Berg曾设想,如果将这些材料作一个连续带状分布,左边是玻璃离子,右边是复合树脂,中间区域是以二者不同比例混合的化合物。这一区域中有两种被称为"树脂改良玻璃离子 resin—modified glass ionomer"(或"光固化玻璃离子 light—cured glass ionomer")及"玻璃离子改良树脂 glass ionomer—modified resin"(或"复合体")的材料,在这一区间最右边可加入流动树脂(flowable composite resin),其为第五种材料。因此,熟知连续带内各种材料的优缺点将有助于临床医师根据患儿不同的情况作出最佳选择。

尽管银汞合金的使用逐渐减少,但它仍是最耐用、便宜的材料之一。银汞充填的成功依赖于特定的窝洞预备(cavity preparation)而形成的良好固位,而玻璃离子水门汀－复合树脂这一条带内的材料则不需要这样。随着"黏接银汞(bonded amalgams)"的出现,银汞合金又逐渐引起人们的关注。"黏接银汞"是指酸蚀(etch)预备好的窝洞(cavity),先用牙本质黏接剂(dentinbonding agent)处理,再用玻璃离子－复合树脂区间中的某种材料进行洞衬(line),最后进行银汞充填(restoration)。与传统银汞充填相比,"黏接银汞"充填需要更多的时间和费用,似乎很难适应乳牙常规的充填。

不锈钢合金是儿童口腔医学专业的另一种常用材料,专用于乳牙的全冠修复,即预成冠。毫无疑问,在其他修复方法不能解决的情况下,预成冠在很大程度上保留了乳牙的功能。在前牙可用树脂或瓷贴面加强美观性。下面就几种主要的充填和修复材料作一简单的介绍。

1. 传统的修复材料

(1)银汞合金(silver amalgam):其应用于牙齿充填已经有 150 年历史了。尽管它不是牙色材料,并且常有安全性方面的质疑(大多数没有可靠证据),但仍广泛用于临床。这可能是因为它应用简单,技术要求不高,作为后牙充填材料很经济。现代无 γ－2 相合金充填材料使用寿命延长,且技术要求较牙色材料要低得多。临床试验和回顾性研究表明,至今为止,没有哪一种冠内充填材料的性能优于银汞合金。

(2)预成金属冠(preformed metal crowns):开始于 20 世纪 50 年代,在北美地区已得到广泛应用。所有发表的研究结果表明,预成金属冠在乳牙修复方面比其他修复材料成功率要高,尤其在波及两个牙面以上的龋病及需要进行牙髓治疗的龋病。对于第一、二乳磨牙,除了很小的龋损修复外,预成金属冠都是修复的最佳选择。

当第一恒磨牙因龋病或发育缺陷涉及邻面时,预成冠也是很好的修复手段。它可以作为一种暂时性修复,用于 9～12 岁治疗性拔除以前或以后、铸造冠修复以前的阶段。

(3)复合树脂(composite resin):复合树脂在 20 世纪 70 年代早期进入市场,从那时起,人们就不停地对复合树脂进行改进以提高材料的性能。目前复合树脂广泛用于前牙及后牙的修复。酸蚀技术的发展使这些材料在边缘密合方面有较好的效果。复合树脂对技术要求高,操作时间较银汞合金长,而且要严格隔湿。由于树脂在水中不稳定,所以修复的长期效果不佳。虽然最好的复合树脂材料有最高性能的无机填料和较低的吸水性,但随时间发展也会发生老化。

(4)玻璃离子水门汀(glass ionomer cement):玻璃离子水门汀于 20 世纪 70 年代末期进入市场,人们也一直不断地改进,使其性能不断提高。目前其性能已得到了较大的提高,并且有些地方优于复合树脂。因含有高浓度的氟,能在长时间内缓慢释放氟,可保护邻面不再继发龋病。玻璃离子水门汀与牙釉质和牙本质黏接而不需要酸蚀,不产生聚合收缩,一旦固化,在口腔这样一个高湿度环境中也能保持稳定。但使用玻璃离子操作时,隔湿是非常重要的。

2. 新型修复材料　近年出现了许多新型材料,以期兼有复合树脂和玻璃离子水门汀的最佳性能。有些材料很有发展前途,可以考虑用来进行儿童乳牙的修复。这些材料可以根据是否保留了玻璃离子水门汀的酸基反应而分类。

(1)树脂改良的玻璃离子(resin modified glass ionomer):这种材料主要成分是玻璃离子水门汀,在其中加入一种树脂系统,这样可使材料通过光固化或化学催化剂固化加速材料固化过程。同时保留了玻璃离子的羧基反应,这样就算没有树脂系统,材料也能固化,只是相对慢些,并且玻璃离子的主要性能得以保留。

(2)多聚酸改良的复合树脂(polyacid－modified composite resin)：与以上相反,这种材料含大量的树脂成分,而不产生玻璃离子的羧基反应。因此,尽管它们易于操作,但长期性能是否优于树脂还难以肯定。

(二)龋病治疗过程中清晰术野的维持

在备洞充填时,保持清晰的术野将便于操作、增强治疗效果。使用橡皮障(rubber dam)可以维持清洁的术野。橡皮障有以下优点：

1.节省时间(saves time)　在熟练护士的配合下,使用橡皮障应是口腔治疗的常规。Heise通过302例病例的研究报道,用橡皮障平均1分48秒隔离出2.8个牙;放置橡皮障的最短纪录是15s(单个牙隔离),最长纪录是6min,多在25～50s;去掉橡皮障需10s。虽然安放橡皮障需要时间,但减少了患儿漱口的过程,所以实际上减少了操作时间。

2.帮助管理(aids management)　有创意的说法是：将橡皮障叫做牙齿的"雨衣"。使用橡皮障可以很好地减轻患儿的焦虑。据临床经验分析,橡皮障安放适宜,不安的或不合作的患儿会容易控制一些,因为橡皮障可有效控制唇和舌,医师可有更大的自由完成操作。

3.利于隔湿(controls saliva)　在乳牙上完成窝洞制备后,隔唾就显得格外重要。使用橡皮障,对髓腔宽大、龋坏广泛的乳牙备洞时,可减少边缘的误差。当牙齿被橡皮障隔离开来后,更易发现小的露髓孔,可以仔细观察牙髓暴露的程度、牙髓的出血程度。因此,橡皮障可以帮助医师对活髓牙进行牙髓状况的评价。

4.提供保护(provides protection)　用橡皮障可防止异物进入口腔;当充填材料、牙齿碎屑、药物掉入口中时,会增加唾液的分泌,而影响操作。橡皮障可阻止患儿误吞和误吸这些异物。

5.帮助医师指导家长(helps the dentist to educate parents)　家长们对于给患儿做的治疗往往很感兴趣,当使用橡皮障时,医师能很好地向家长展示治疗后的效果。橡皮障使得医师有总领全局的感觉,因而更能提供高质量的服务。

具体的橡皮障使用技术这里就不作详细介绍,如果有条件,建议尽量使用。

(三)乳牙的形态学特点及窝洞的制备

1.形态学因素　与对应的恒牙相比,乳牙牙冠小且更接近球形,磨牙呈钟形,颈部有明显的缩窄。乳磨牙颊面颈1/3处有显著的隆起。因为乳磨牙颈部的缩窄明显,所以在备Ⅱ类洞的龈壁和髓壁时一定要注意。颊舌面在𬌗面汇聚成一个窄的𬌗面,这在第一乳磨牙中尤为明显。乳牙的髓角高而尖,牙本质也较薄,所以其髓腔相对较恒牙的髓腔要大。乳牙的釉质很薄,但厚度一致,釉质表面与釉牙本质界趋于平行。

2.乳牙窝洞预备的基本原则　传统的Ⅰ类和Ⅱ类洞的预备应包括龋损部位、易于滞留食物和菌斑的潜在龋损区域,需要髓壁平整,但轴壁和髓壁的线角应避免尖锐。线角圆钝可减少应力集中,会使充填材料更好地适应备好的窝洞。

尽管传统的Ⅰ类洞的预备和充填在某些情况下是最有效的治疗方法,但最近这种方法却越来越少被应用。因黏接修复和封闭材料的采用,传统的治疗方法在很大程度上被保守的窝洞充填取代。

尽管传统的Ⅱ类洞的备洞充填没有明显减少的趋势,但随着具有治疗及黏接性能的修复材料的发展,其应用也将逐渐减少。传统的用于银汞充填的Ⅱ类洞,颊舌侧要扩展到自洁区(self－cleansing areas)。窝洞的设计应在颈部有较大的颊、舌侧扩展以保证与邻牙接触区的清洁。在邻面这一向颊舌扩展、散开的窝洞形状,对乳磨牙是必需的,因为乳磨牙邻面接触为面与面的接触,且接触区平而宽大,而且颊侧龈1/3处隆起明显(distinct buccal bulge in the gingival third)。理论上,鸠尾峡部(dovetail form isthmus)的宽度应为两牙尖之间距离的1/3。轴髓线角(axiopulpal line angle)应是圆钝的,以减少应力集中,这样,也可保证在这个易于折断的地方多放些材料。

银汞充填后,许多充填体在𬌗面折断是因为对𬌗的尖锐牙尖,所以最好在备洞前用咬合纸(articulating paper)确定这些有潜在危害的牙尖。轻微降低对𬌗尖锐牙尖的高度或将牙尖磨圆钝均可减少充填体的折断。

3. 乳牙的备洞 乳牙的备洞并不难,但需要术者精确控制。对制备窝洞的轮廓和进行窝洞的大体预备时,建议高速手机(high-speed handpiece)所使用的钻针应该是小的、圆头的钨钢钻针(small,roundedend carbide burs)或金刚砂钻针。通常情况下,考虑方便及效率,备洞整个过程的操作仅用同一根钻针即可完成。图15-4显示了四种用于高速切割的效率比较高的钨钢钻针,使用这些钻针还可满足保守的窝洞预备的要求,即点线角圆钝(rounded line angles and point angles)。除了使用钻针,还可使用一些新的技术来进行窝洞预备,如:氧化铝-空气磨除系统(aluminum oxide-air abrasion systems)或激光系统(laser systems),但这些技术还需不断改进。

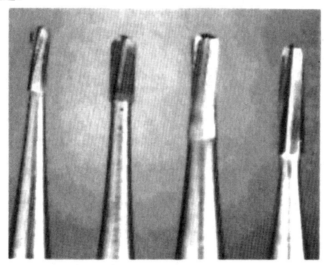

图15-4 四种圆头的钨钢钻针,适宜作窝洞预备,分别是 No. 329、No. 330、No. 245 和 No. 256

(1)低龄儿童龋的Ⅰ类洞:在2岁以下儿童的常规检查中,医师偶尔会发现一颗或多颗第一乳磨牙𬌗面中央窝的早期龋,但很轻微。因为儿童的心理不成熟,也不可能与之进行有效的交流,可采取父母在牙椅上用自己的双手和双腿交叉将患儿固定在自己身上的方式进行治疗。这样不仅可让患儿觉得放心,还可防止操作过程中患儿的意外运动。较小的窝洞预备可不用橡皮障,也不需要局麻(local anesthetic),用钻针打开龋洞,只在龋损范围内预备好窝洞即可,往往窝洞预备能在几秒之内完成。用银汞合金、树脂、树脂改良的玻璃离子水门汀或玻璃离子水门汀充填窝洞,可阻止龋病进一步发展或暂时抑制牙齿的进一步损坏。如果患儿比较合作,应进行预防性树脂充填(preventive resin restoration)。

(2)窝沟点隙处的Ⅰ类洞:预备窝洞及充填见下面的预防性树脂充填。

(3)深的Ⅰ类洞:如果计划用银汞充填,预备Ⅰ类洞时的第一步就是去除无基悬釉(overhanging enamel)。而后,窝洞应扩展至龋损窝沟或殆面的解剖缺陷处(预防性扩展)。龋损牙本质应用大号球钻(large,round burs)或挖匙(spoon excavators)去除。如果去腐干净且不露髓,洞壁应平行,按之前所述制备。深窝洞中应放置生物相容性(biocompatiblity)好的垫底材料(base material),避免对牙髓的刺激。

如果计划用复合树脂或玻璃离子水门汀充填,未病变的窝沟点隙也应作为黏接修复的一部分进行封闭。另外,充填时避免对牙髓的刺激。

(4)Ⅱ类洞:学龄前儿童中邻面龋很多,发现后应立即采取预防及修复措施。

1)小的病损:非常小的早期邻面龋(incipient proximal lesions)应由口腔医师对其进行局部涂氟,同时配合家庭局部用氟。通过这一治疗配合饮食习惯及口腔卫生的改善(improved diet and improved oral hygiene),一些早期邻面龋会再矿化或处于静止状态。但是一定要让家长知道采取这些措施的重要意义,并能做到定期复查。如果家长和患儿未能很好地配合上述治疗,则通过咬合翼片检查会发现病变出现扩大,这时,应采取充填治疗,以防止其进一步发展成为广泛的龋损。

随着黏接修复技术的进步,特别是那些释氟的修复材料的出现,越来越提倡保守的窝洞预备。小的Ⅱ类洞龋病,并未波及牙髓,这时仅打开边缘嵴或其唇面,去净腐质,不去除过多的牙体组织,进行窝洞预备,已成为一种流行的微创技术(图15—5)。对于龋损的入口,其大小能够进行去腐即可,不必过大,以保留更多正常的牙体组织。

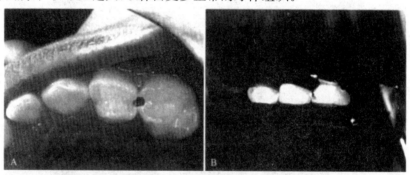

图15—5　乳磨牙去除较少的牙体组织预备的Ⅱ类洞
A.乳磨牙从边缘嵴入路;B.乳前牙从唇面入路

通过为期3年的临床研究发现,保守的窝洞预备后,用玻璃离子充填后的成功率较高。此外,新型的树脂改良的玻璃离子材料具有易掌握、固化时间短、成功率高等特点。

许多学者主张用释氟材料进行保守的备洞和充填。操作时,不是一定要使用局麻。如果患儿合作,建议最好能用橡皮障,尤其对于上牙的治疗操作。树脂改良的玻璃离子材料在保守的备洞和充填修复中可获得满意的效果。

2)较大的牙本质龋损病变:无论是银汞还是复合树脂充填修复,乳牙传统的Ⅱ类洞预备的第一步是打开边缘嵴。但当打开边缘嵴时,一定要加倍注意,防止对相邻牙邻面的损害。

窝洞的龈壁及邻面壁应解除与邻牙的接触。轴壁和颊、舌壁形成的角度应接近直角。颊、舌壁应依照牙齿外形向颈部发散,在殆面汇聚(图15—6)。轴壁(髓壁)的预备要避免意外露髓,对于龋损组织一定要去尽,当波及牙本质深层时,应注意对牙髓的保护,充填之前应进行洞衬或垫底。医师的专业判断是选择最适宜修复方法的关键。

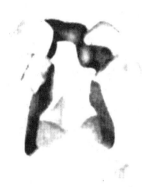

图 15—6　传统的乳磨牙Ⅱ类洞

（5）Ⅲ类洞：乳前牙邻面的龋损会发生在牙齿接触紧密或牙列拥挤的儿童中。乳前牙的龋损在一定程度上可作为患儿易患龋的证据，对这些患儿应采取综合的防治计划。如果龋损未进展到牙本质，去净腐质不累及或削弱切角，则可预备小的常规的Ⅲ类洞，用黏接材料充填（图 15—7）。

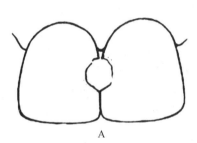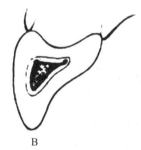

图 15—7　A.Ⅲ类洞的唇面轮廓线；B.Ⅲ类洞的邻面观

（6）改良的Ⅲ类洞预备：如果乳尖牙与第一乳磨牙相接触，那么在易患龋的儿童中，乳尖牙的远中面是常患龋的部位。乳尖牙因其在牙弓中特殊的位置、其远中面与第一乳磨牙近中面有较宽的接触区、位置较高的牙龈组织，使得预备典型的Ⅲ类洞并正确地进行充填变得比较困难。改良的Ⅲ类洞的预备是在舌侧或偶尔在唇侧备鸠尾（dovetail）。上颌尖牙多备舌侧鸠尾，而下颌尖牙多备唇侧鸠尾（图 15—8，图 15—9）。这种备洞方法可获得额外的固位及使放置充填材料的操作变得容易。

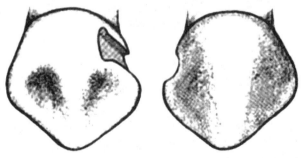

图 15—8　改良的Ⅲ类洞的舌唇面观，上乳尖牙鸠尾多在舌侧

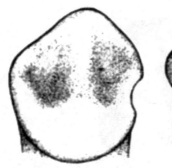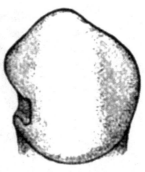

图 15-9　改良的Ⅲ类洞的舌唇面观,下乳尖牙鸠尾多在唇侧

（四）乳前牙邻面－切角处龋的修复

1.预成的不锈钢带环(preformed stainless steel bands)　对于乳前牙近中或远中累及切角的深龋损,较早的方法是推荐使用预成的不锈钢带环。在去腐前要放入合适的不锈钢带环,去腐后,用玻璃离子水门汀充填窝洞,同时黏接不锈钢带环到位。水门汀硬化后,去除多余的水门汀。

尽管这种技术在牙色修复材料出现前就已经被应用,虽然存在美观问题,但是,当家长不愿意花更多的时间及经济负担进行修复时,对于治疗患病年龄非常小的低龄儿童龋,这也是一种选择。如果患牙的牙髓是健康的,则水门汀－带环修复将优于拔牙。如果可以采取一定的方法安抚并固定住患儿,这一操作过程将会很快完成,且会有满意的长期修复效果。等患儿再长大一些,变得合作后,如果需要,可将带环去掉,换用美观效果好的修复方法。

如果前牙龋损非常近髓,水门汀－带环修复非常适于在间接牙髓治疗术(或二次去腐治疗术)中用于固定盖髓材料。第一次就诊,仅需去除肉眼可见的龋损组织即可,留下软化的牙本质。用水门汀将试好的带环黏接固定,封闭窝洞并抑制龋损进展,之后,至少等 10～12 周,当修复性牙本质形成后,将带环去掉并进一步去腐,如果没露髓,就可进行最终的修复治疗。

2.美容树脂修复　图 15-10 列出了乳切牙龋接近或累及切缘时,进行美容修复的一种窝洞预备类型。除了窝洞制备,对患儿还需进行其他操作,因此,使用橡皮障十分必要,因为橡皮障可以使术野干燥、视野清晰,并有效地控制唇舌。

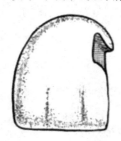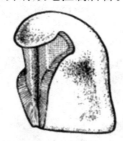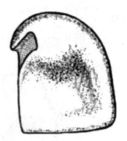

图 15-10　乳切牙美容修复洞型的唇面、邻舌面、舌面观

牙体预备包括通过切角的邻面预备、去腐、修整颈部肩台。然后在牙冠颈 1/3 唇舌两侧制备改良鸠尾(以利于固位),去尽残余腐质,之后,酸蚀、黏接充填。

将成型片通过楔子紧密地置于牙颈部的肩台处,这有助于操作者在治疗过程中向窝洞内放置充填材料、进行塑形及固化过程中对复合树脂的固定。好的成形片可简化和加速这些操作过程。

McEvoy 曾描述过一种相似的乳切牙的备洞和修复方法,但是其固位鸠尾不是放在唇面的龈 1/3。固位鸠尾可稍扩延至唇面的 2/3,甚至远达整个牙颈部的脱矿釉质。然后制备釉质斜面,以改善修复体的边缘黏接。

充填体最初的修整,应该用火焰状磨光钻针(flame－shaped finishing bur)去掉多余的树脂,建立修复体的外形。龈缘用尖的刃状的钻针磨光。最后抛光用橡皮杯及细的潮湿的磨光材料或复合树脂磨光系统(composite polishing system)来进行。

3.不锈钢全冠(stainless steel crown)　龋损广泛累及切缘及邻面的乳切牙及乳尖牙,可用不锈钢全冠修复。

先选择尺寸合适的不锈钢全冠,修整颈部的边缘外形,抛光,用水门汀黏接固位。尽管全冠有很好的同位,但是却不能满足一些患儿的美观要求。应该将大部分唇面的金属磨去,即唇侧"开窗",然后用复合树脂修复。这种修复叫做"开面不锈钢冠"(open－face stainless steel crown)。

一些唇面有美容贴面的不锈钢全冠也可用来修复乳前牙。这些全冠可以很好地在预备过的牙齿上就位。或者就诊两次,第一次就诊后,去技工室将裸露的金属冠做贴面,第二次就诊时再最后黏着。Croll(1998)推荐在修复治疗之前,应取一前牙藻酸盐印模(alginate impression),可先在石膏模型上模拟进行全冠预备,这样事先就可取得全冠的良好就位。这样就可以在进行牙体预备的首次完成黏冠(而不是等一段时间去技工室在已试好的裸冠上加贴面)。

4.直接树脂冠(direct resin crown)　Doyle 介绍了一种乳切牙甲冠(jacket crown)的预备设计,是利用牙冠颈缘处的倒凹区(undercut area),尽可能多地保留釉质来酸蚀及保存天然牙切缘的中央部分以增加固位。去除腐质后,保护暴露的牙本质,酸蚀釉质,用预成的丙烯酸树脂甲冠衬以自凝(self－curing)的修复树脂修复预备好的切牙。

Webber 等曾描述过一种和 Doyle 方法非常相似的树脂冠技术,不同的是,牙齿要通过赛璐珞冠(celluloid crown)成形进行复合树脂修复。他们不提倡保留天然牙部分的切缘,而且随着赛璐珞冠就位,内部的充填树脂成型并完全固化后,就可以去除赛璐珞冠,再经过简单的调磨,修复过程就完成了。赛璐珞冠成型的方法同样适用于乳后牙。冠成型对一些后牙黏接修复起到很好的成型片作用。使用这种冠成型的一个成功的指征是:通过这些修复,可以暂时地恢复牙列的完整和恢复下沉乳牙的咬合。

Doyle 的尽可能保留天然牙部分切缘的操作可增加固位效果,因为保存切缘区意味着可提供更多的釉质酸蚀面积及更多的牙冠长度,这两者都可以提高修复体的固位。

(五)年轻恒牙龋病的特点及治疗要点

1.年轻恒牙龋病特点

(1)发病早:第一恒磨牙(俗称"六龄齿")萌出早,龋病发生早,患龋率高。在混合牙列期,第一恒磨牙易被误认为乳磨牙而延误治疗。

(2)耐酸性差易患龋:年轻恒牙牙体硬组织矿化程度比成熟恒牙釉质差,萌出约两年才能完成进一步矿化,所以在牙齿新萌出的两年内易患龋。随着饮料消耗的增加,由此而导致的牙齿酸蚀症(erosion),尤其在儿童和青少年的年轻恒牙中有逐渐增长的趋势。应加强这方面的口腔健康教育。

(3)龋坏进展快,易形成牙髓炎和根尖周炎:年轻恒牙的髓腔大,髓角尖高,牙本质小管粗大,髓腔又近牙齿表面,所以龋病进展速度快,加上年轻恒牙矿化程度差,龋病往往很快波及牙髓。

(4)受乳牙患龋状态的影响:临床上常见因第二乳磨牙远中面龋未经过及时治疗,导致远中的第一恒磨牙的近中面脱矿和龋洞形成。乳牙龋多发还可使口腔处于龋的高危环境中,对于刚萌出的年轻恒牙存在较大的患龋隐患。

(5)第一恒磨牙常出现潜行性龋(隐匿性龋):因为釉板结构的存在,致龋细菌可直接在牙体内部形成龋洞,而牙齿表面完好无损。

2.患病状况 在混合牙列期,随着恒牙逐渐萌出,恒牙的患龋率开始升高。而混合牙列期第一恒磨牙常被家长误认为乳牙,不予重视,因此,治疗乳牙的同时,应常规检查年轻恒牙有无患龋,一旦发现有龋,应及时治疗。

年轻恒牙龋病好发部位为:第一、二恒磨牙𬌗面、邻面(上颌舌面和下颌颊面);上颌中切牙邻面。

第一恒磨牙的窝沟常常不完全融合,菌斑往往容易沉留在缺陷的底部,与暴露的牙本质相接触。上颌第一恒磨牙的腭侧沟,下颌第一恒磨牙的颊侧沟,上颌切牙的舌侧窝都是龋易发生且迅速发展的部位。有时前磨牙的𬌗面窝沟也较深,往往也是龋的好发部位,也应引起重视。

3.修复治疗的特点 年轻恒牙龋病的治疗有如下特点:

(1)牙体硬组织硬度比成熟恒牙差,弹性、抗压力等较低,备洞时应减速切削,减少釉质裂纹。

(2)髓腔大,髓角尖高,龋病多为急性,备洞时应避免意外露髓(去腐多采用慢速球钻和挖匙)。

(3)牙本质小管粗大,牙本质小管内液体成分多,髓腔又近牙齿表面,牙髓易受外来刺激,在去腐备洞过程中及充填修复时都要注意保护牙髓,注意无痛操作。波及牙本质中层以下深度时应间接盖髓,同时选择合适的垫底材料。

(4)当年轻恒磨牙萌出不全,远中尚有龈瓣覆盖部分牙冠时发生龋病:

1)如果龋病波及龈瓣下,需推开或去除龈瓣,去腐备洞,进行充填。

2)如果龋病边缘与龈瓣边缘平齐,可以去腐备洞后进行玻璃离子水门汀暂时充填,待完全萌出后,进一步进行永久充填修复。

(5)年轻恒牙自洁作用差,进行龋病充填时,还应注意与龋病相邻窝沟点隙的防龋处理。在年轻恒牙窝洞制备时不应采用预防性扩展,提倡采用微创的预防性树脂充填术(preventive resin restoration,PRR)进行治疗。即在窝沟点隙龋仅局限于釉质或牙本质表层(牙本质只有少量龋坏)时,去净腐质后,用复合树脂充填窝洞,然后其余相邻的深窝沟用封闭剂封闭,这种修复技术称为预防性树脂充填术。当窝沟龋较深、波及牙本质中层甚至深层,面积较大,但相邻的窝沟正常时,去净腐质后,窝洞经护髓垫底充填后,充填材料可选用符合磨牙𬌗面要求的材料如树脂、银汞合金等,随后再对相邻窝沟进行窝沟封闭。

如果去除窝沟点隙龋的腐质后,洞宽不超过1mm,可以用流动树脂充填窝洞的同时封闭牙面其余窝沟。这是改良的预防性树脂充填术。但要注意,由于流动树脂中填料成分少,固化后聚合收缩明显且不耐磨,不适用洞宽超过1mm的窝沟龋,以避免微渗漏。

在进行窝沟点隙龋的去腐治疗时,具体治疗过程是:首先用小球钻(常常是半号球钻)钻到龋病的窝沟底部,然后沿点隙周围进行提拉,去除窝沟壁上脱矿的釉质及釉牙本质界处的腐质。如果釉牙本质界处的龋损已经扩散,用器械或钻针无法去除,则应扩大开口,注意不要过多去除釉质、牙本质。备洞后,牙本质用氢氧化钙制剂或玻璃离子水门汀垫底,然后用复合树脂充填并用窝沟封闭剂封闭其余相邻窝沟。

较制备传统的银汞合金洞型时进行预防性扩展相比,预防性树脂充填术保留了更多的健康牙体组织,是一种在年轻恒牙值得推广的微创技术。

(6)因为年轻恒牙的修复能力强,其深龋治疗过程中必要时可考虑二次去腐修复(indirect pulp treatment)。

早在 18 世纪中叶,就有学者提出对接近露髓的龋齿,有意地留下部分软化牙本质,充填患牙。近 30 年来北美儿童口腔医师对较大的深龋多采用氢氧化钙的再矿化法治疗。由于氢氧化钙的 pH 值在 11 以上,有一定的杀菌作用,可以抑制龋损的进展,且其刺激作用促使牙髓形成修复性本质,并使大量的钙和磷自牙髓进入脱矿牙本质。覆盖氢氧化钙后 10～12 周,窝洞底脱矿牙本质可再矿化。因此,年轻恒牙的深龋,若全部去除龋损牙本质估计会露髓的病例,用再矿化法可避免露髓。

治疗分两次完成。首次在去除腐质时,近髓处的软化牙本质不一定去除。窝洞洗净干燥后,于洞底覆盖氢氧化钙制剂,之后垫底,并用封闭性能好的充填材料充填。10～12 周后再次治疗,去除全部充填物,常见首次淡褐色湿润的牙本质已变为灰色或黑褐色的干燥牙本质。用挖匙去除所残留的软化牙本质,确定未露髓,再作间接盖髓、垫底及永久性修复。前后两次X 线片对比,亦可见软化牙本质的再矿化。

(7)年轻恒牙存在垂直向和水平向的移动,所以其修复治疗以恢复解剖形态为主,不强调邻面接触点的恢复。

(六)后牙的修复:复合树脂或玻璃离子水门汀修复

随着复合树脂性能的改进,临床上已将其常规用于后牙的修复。最近,越来越主张用玻璃离子水门汀(或玻璃离子—复合树脂材料条带内的其他材料)进行修复。损坏严重的牙齿在进行预成不锈钢冠或铸造金属全冠修复的牙体预备之前,也可用复合树脂进行充填。

1.乳磨牙的修复　随着复合树脂和玻璃离子水门汀等修复体的不断改进,其在临床上的应用也越来越广泛,但这些修复材料的持久性还有待进一步的研究。

到目前为止,对于乳磨牙传统Ⅱ类洞的修复,还没有对比性强的、长期的临床研究来阐明这些材料的黏接修复在功能及持久性方面好于高铜银汞合金。除了明显的美观上的欠缺外,银汞合金充填Ⅱ类洞的整体表现比起新的技术及材料也并不逊色。

2.发育不全的恒磨牙的过渡修复　临床上往往会碰到严重的釉质发育不全的第一恒磨牙充填修复的难题,这些牙齿损坏得非常严重,需要在萌出的早期进行修复;这些牙常用预成不锈钢冠进行过渡修复(interim restorations)而得以保留。但是,完成这一操作需要去除一些健康的牙体组织,为预成冠提供足够的空间,即使这样,有时这种全冠修复也存在很难就位适宜的问题。

复合树脂是更好的过渡性修复材料。这种黏接复合树脂修复方法可以尽可能保留所有牙体结构,依靠一些釉质表面为修复体提供固位及边缘封闭。腐质应去除干净,通常几乎不需要额外的牙体预备,有时,脱矿的釉质表面也要保留下来增加固位,为修复材料提供支持。在一些病例中,为了获得去腐时的足够术野,应首先进行牙龈切除术(gingivectomy)。在玻璃离子—复合树脂这一连续条带上的一些更新的充填材料也可用于釉质发育不全牙齿的过渡修复(interim restorations)。

在用预成不锈钢全冠修复年轻恒牙的过程中,保守性牙体预备是非常重要的,因为它为将来的永久修复提供更好的选择。

（七）不锈钢全冠

临床上 Humphrey 介绍的铬金属冠（chrome steel crown）是一种耐用的修复体，它也叫做不锈钢全冠（stainless steel crown）。其适应证是：①大面积龋损的乳牙或年轻恒牙的修复。②不能用复合树脂修复的乳恒牙发育不全的修复。③遗传性牙齿畸形的修复，如牙本质发育缺陷（dentinogenesis imperfecta）及牙釉质发育缺陷（amelogenesis imperfecta）。④牙髓切断术和牙髓摘除术（或根管治疗术）后，面临冠折危险的乳恒牙的修复。⑤不良习惯阻断器的固位体。⑥冠折牙齿的修复。⑦第一乳磨牙用做远中扩展矫治器的固位体。⑧各种固定保持器的固位体。当然，预成不锈钢全冠最常用于大面积龋损的乳磨牙的修复（图 15－11）。

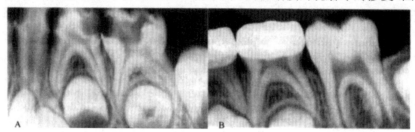

图 15－11　A. 乳磨牙广泛的龋损；B. 冠完美的外形修复

1. 牙体预备　修复时，应局部麻醉并使用橡皮障。近中邻面用高速的邻面粗金刚砂钻针预备（图 15－12）。邻面预备时要注意不要损伤邻牙。可以在要预备的邻面和其邻牙的邻面之间插入木楔子，将两牙分开，便于操作。几乎垂直预备邻面，至近颈部时，打开该牙与邻牙的接触，以探针可顺利通过两牙之间为标准。邻面龈缘处的预备应是光滑的羽状边缘，不能有突出或肩台。用高速的粗金刚砂球状钻针预备牙尖和𬌗面。𬌗面预备要依照原𬌗面的形态，磨除约 1mm。

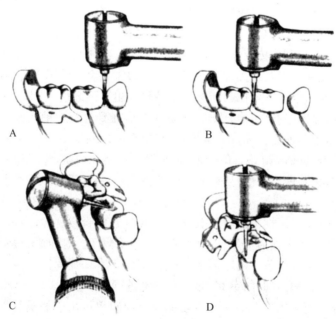

图 15－12　乳磨牙牙冠修复的牙体预备

A. 近中邻面预备；B. 远中邻面预备；C. 𬌗面预备；D. 圆钝线角

高速的粗金刚砂球状钻针还可用来去除尖锐的点线角。一般不需要预备颊舌面,这些面上的倒凹反而有助于全冠的固位。然而,在一些特殊的病例中,还是要预备颊面近颈部的明显突起,尤其对于第一乳磨牙。

如果完成牙齿预备后,还有残留的龋损牙本质,应继续去掉。如果去腐未尽而露髓,就要进行相应的牙髓治疗。

2. 全冠大小的选择　应该选择可完全覆盖预备体的最小的全冠。为得到更为合适的不锈钢全冠,需注意以下两点:第一,术者必须确定正确的牙冠的𬌗龈向高度。第二,全冠边缘的形态应和天然牙的龈缘形态相一致。降低全冠的高度,如必要,应使其无咬合,全冠边缘放在游离龈下 0.5～1mm。让患者咬压舌板将全冠压到预备体上,在牙冠上划出游离龈边缘后,取下全冠,用弯剪或旋转石(图 15－13)将多余的金属边缘去除。

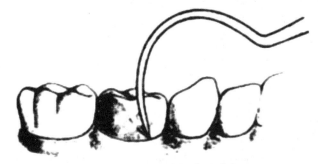

图 15－13　冠颈部边缘的确定

用收颈钳收紧全冠颈缘,将其重新就位。患者咬压舌板,迫使全冠就位后,检查全冠龈边缘的位置。合适的病例中预成冠几乎完全不用改动。

3. 修整全冠外形　在颊舌面的颈 1/3(如果全冠很松,从中 1/3 开始)用相应的修整钳来修整全冠,这样,可使全冠颈部更好地和天然牙相匹配。修整时,用钳子牵拉金属冠向内卷曲,用力时需保持钳子的柄向全冠的中心倾斜。修整钳可用来修改颊舌面的外形(图 15－14)。修整钳也可用来修整邻面的外形,以使全冠与邻牙获得满意的邻面接触。如果有必要,邻面可加焊以改善其外形及与邻牙的接触关系。修整全冠直至它与预备体完全密合,龈边缘延伸至游离龈下的正确位置。

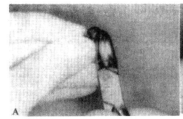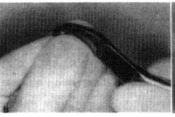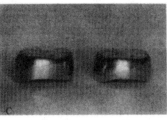

图 15－14　A. 修整钳修整冠颊舌面的外形;B. 修整钳内收冠颈部边缘,以便与预备体更好地贴合;C. 左侧的冠是修整前的,右侧是同样的冠经修整后的

修整好全冠外形后,将全冠在预备体上就位,检查咬合,确保没有打开咬合或引起下颌位置改变,影响与对𬌗牙的咬合关系(图 15－15)。

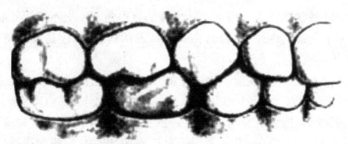

图 15－15　黏冠前试戴,可见达到良好的咬合关系

　　黏接前的最后一步是要将边缘磨圆钝、抛光,使其与牙龈组织更密合,使用橡皮轮是一个抛光的好办法。

　　颈部边缘及全冠外形都非常适合预备体的情况很少,为此,Mink 和 Hill 提供了一个修整乳恒牙预成金属全冠的方法。可将过大的全冠依照图 15－16 剪开,将剪开的边缘重叠。全冠在预备体上就位,调整颈部边缘合适后,在重叠的部位画出痕迹。取下全冠,沿痕迹将重叠部位摆好焊接,在外缘处加焊金,以使表面光滑。依照前面讲的将全冠修整好后,将其黏接到预备好的牙齿上。

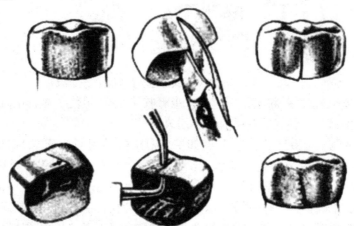

图 15－16　过大冠变小的修整技术

　　如果,天然牙牙冠太大,连最大号的全冠都不能用,可用相似的方法进行处理。将全冠的颊面或舌面剪开,全冠就位后,把一厚 0.1mm(0.004 英寸)的不锈钢片焊接到适当的位置。在边缘的外表面应加少量的焊金,以使表面光滑。用常规方法修整全冠外形,抛光,黏接。

　　(八)重度低龄儿童龋和猖獗龋的治疗

　　对这些患儿的治疗取决于患儿和家长对口腔治疗的积极性、龋损程度、患儿年龄和患儿的合作情况。治疗的开始包括暂时性修复、饮食评估、口腔卫生指导。在任何综合修复治疗开始前首先进行家庭和诊室用氟。但一些患者由于出现了急性或严重的症状和体征,如:大面积龋损、疼痛、脓肿或面部肿胀等,马上就要开始治疗。一旦龋损得以控制,就可以开始进行综合性修复治疗。下面列出对这些龋的综合防治措施。

　　1.乳牙期(0～6 岁)

　　(1)饮食建议:向家长提出合理的饮食建议,教会家长口腔护理技术。

　　(2)用氟:含氟牙膏(建议患儿具有正常的漱口能力时才使用);滴剂/片剂(该地区水源未氟化),每 6 个月一次局部涂氟。

（3）控制菌斑:指导家长进行口腔清洁,家长督促或帮助患儿刷牙。

（4）就医指导:在孩子满 12 个月时就应接受口腔的第一次检查,之后每 3～6 个月检查一次。

2.混合牙列期(6～12 岁)

（1）饮食建议:同患儿及家长共同讨论饮食结构,养成良好的饮食习惯。

（2）用氟:含氟牙膏;在没有氟化水源地区用片剂,氟水漱口;每 6 个月一次局部使用氟凝胶/氟涂料。

（3）控制菌斑:指导患儿进行口腔清洁,在家长的监督下刷牙,采用菌斑染色。

（4）窝沟封闭。

（5）复查:每间隔 3～6 个月复诊。

3.恒牙列期(12 岁以上)

（1）饮食建议:与患儿和家长讨论饮食结构,养成良好的饮食习惯。

（2）用氟:含氟牙膏;氟水漱口;每 6 个月一次局部使用氟凝胶/氟涂料处理。

（3）控制菌斑:指导患儿进行口腔清洁,刷牙,菌斑染色,用牙线或牙签。

（4）窝沟封闭。

（5）复查:每间隔 3～6 个月复诊。

（刘佳）

第三节　儿童牙龈、牙周、黏膜疾病

1974 年 Baer 和 Benjamin 即指出儿童或青少年时期可以患牙周病,当时并没有引起人们的重视。1975 年 Greene 指出由于牙周病的破坏高峰是在中年,人们认为牙周病是成年病(adult disease)。目前有证据表明牙周病可以在儿童时期产生并随年龄增长进入破坏期。近年来,对成人牙周病的认识已进入分子生物学水平,现代学者对牙周疾病的预防、预测、危险因子和易感人群的研究也愈来愈深入。儿童青少年牙龈、牙周病的研究有利于牙周病的早期诊断和治疗,有利于牙周病的预测和早期控制。

一、儿童牙周组织正常结构

儿童时期由于颌骨的生长发育,乳牙的萌出和脱落,年轻恒牙的萌出,牙周组织结构存在与成年人不同的特点,另外,儿童牙周组织还随年龄增长而不断发生变化。

（一）牙龈

是覆盖于牙槽突表面和牙颈部周围的口腔黏膜上皮及其下方的结缔组织,它由游离龈(free gingiva)、附着龈(attached gingiva)和牙龈乳头(gingival papilla)组成(图 15－17,图 15－18)。

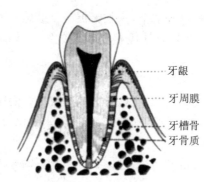

图 15—17　儿童牙周组织

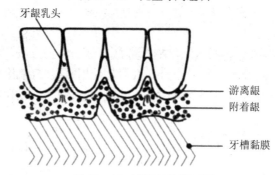

图 15—18　牙周结构断面图

1.乳牙牙龈　牙龈上皮薄,角化程度差,血管丰富。固有层组织疏松,结缔组织乳头扁平。儿童牙龈比成人娇嫩,质地松软,颜色粉红。牙龈颜色与上皮厚度、血管数量、组织色素和人种有关。牙齿刚萌出时,牙龈较红,随萌出变为粉红色。

游离龈比成人稍显肥厚,边缘圆钝,龈沟平均深度为 0.5～1.0mm,成人龈沟平均深度为0.5～2.0mm。

儿童附着龈比成人窄,文献报道 6～12 岁儿童前牙的附着龈宽度随年龄增长而增加。上颌尖牙唇侧最窄,侧切牙唇侧最宽。年轻恒牙萌出的位置也影响附着龈的宽度。唇侧萌出,宽度下降;舌侧萌出,宽度增加。正畸治疗时牙齿唇侧移动,附着龈宽度变窄,临床冠增加;舌侧移动,附着龈宽度增加,临床冠短。文献报道 3 岁以前附着龈点彩(stipple)不明显,随年龄增长 5 岁后出现,10 岁后可呈现带状橘皮样点彩。点彩消失可以是早期炎症的表现。

乳牙牙龈乳头扁平。有生理间隙存在时,牙龈上皮呈鞍状完整覆盖牙间隙,其角化程度较好,无生理间隙,牙齿接触紧密时,牙龈乳头充满牙间隙。

2.儿童恒牙牙龈　恒牙刚萌出时,牙龈卷曲,圆钝,颜色发红,牙龈与牙冠连接疏松,龈沟深。磨牙的远中可有龈瓣覆盖,随着恒牙萌出而退缩至牙颈部。恒牙完全萌出后,其牙龈与成人相似,呈粉红色,边缘贝壳状与牙齿连接紧密。龈沟深度 2～3mm。其牙龈乳头比乳牙高,呈三角形,充满牙间隙。两牙之间的间隙内牙龈角化不全出现龈谷,是牙周病的始发部位。

牙龈着色(stain of gingiva)正常牙龈呈粉红色,但少数人,如肤色黝黑或黑人的附着龈上可有色素沉着,表现为灰黑色或棕褐色色素斑。色泽均匀,形状不定,可呈带状、斑片或点状。色素斑表面平坦不高起。其形状、面积和表面多年不发生变化。牙龈着色多数情况是生理性的,但是也有病理性色素沉积现象。如使用含重金属的药物,吸入铅、汞后沉积在牙龈黏膜上。铅中毒者常有龈缘的蓝黑色铅线。汞、砷等也可在游离龈、牙龈乳头和附着龈处出现黑色斑块。因此应认真询问病史,必要时查血铅浓度,如为病理性沉积应及时治疗。

（二）牙周膜

牙周膜较宽,纤维束疏松,单位面积内纤维含量较少,细胞含量多,血管、淋巴管丰富。儿童牙周膜活力较强。

（三）牙骨质

牙骨质薄,钙化度低,随年龄增加,厚度增厚。牙周膜中的细胞分化成牙骨质细胞,在牙根表面形成新的牙骨质。牙骨质一生都在增长,尤以根尖区和根分叉区为主,以代偿牙的磨耗和继续萌出。

（四）牙槽骨

硬骨板薄而欠致密,乳牙根部有时看不清楚,钙化度低,骨髓腔大,骨小梁较少,随咀嚼及生长逐渐增加。

乳牙列牙槽嵴顶较平,牙槽骨内有正在发育的恒牙胚。恒牙完全萌出后牙槽骨逐渐达到最大高度。牙槽骨进一步钙化,血管减少,纤维增加。恒牙列牙周组织近似成人。

二、龈炎

龈炎是仅局限于牙龈软组织不侵犯深部牙周组织的炎症性疾病。其病因包括局部因素和全身因素。菌斑(dental plaque)的刺激——包括细菌的酶和毒素是导致牙龈组织感染的主要原因。另外,牙龈的机械损伤(常见的如食物嵌塞、不良的修复体如金属冠的边缘不适当伸展、充填体的悬突、不合适的正畸矫治器等),错𬌗,牙齿拥挤,口腔不良习惯(如口呼吸),乳牙脱落,恒牙萌出等等,都可能造成牙龈的损伤和菌斑的滞留堆积而诱发龈炎。应该引起注意的是较小的儿童没有牙石,随年龄增长牙石检出率增加,在大龄儿童牙石也起到不容忽视的作用。全身因素对龈炎的发生和发展也不可忽视,这些因素包括营养的失调如维生素 C 缺乏,内分泌激素的影响(如性激素),慢性系统性疾病(如儿童糖尿病),此外,药物及遗传的影响也时常可见。儿童龈炎临床表现为牙龈红肿、圆钝、探诊出血,牙龈上皮糜烂、溃疡、增生。与成人龈炎不同,龈炎症程度和菌斑量不一致,相同菌斑情况下,儿童龈炎症程度较轻。组织学发现儿童龈炎以淋巴细胞浸润为主。一般认为儿童龈炎是可逆的过程,改善口腔卫生可以减轻症状。

（一）流行病学

1. 流行情况　我国 1982—1984 年第一次口腔健康流行病学抽样调查显示,儿童龈炎患病率较高(见表 15-2)。1995—1996 年第二次流行病学抽样调查报告,6 个区域均健康的人数很少,随年龄的增加健康的人数逐渐减少。牙石检出率,随年龄增加而增加(见表 15-3)。所有年龄组软垢指数较高,说明有效刷牙的情况差,特别是后牙。2005 年第三次调查发现我国牙周疾病患病率也呈高发趋势,主要为龈炎、牙龈出血和牙石等。12 岁组儿童牙龈出血的患病率为 57.7%,牙石检出率为 59.1%。与 1995 年第二次口腔健康流行病学调查结果比较,我国牙周健康状况没有明显的改善。我国 12 岁以下儿童牙周状况研究资料较少,但从流行病学调查结果来看,儿童牙周状况并不乐观,因此儿童牙周组织健康状况应予以重视。

表15－2 1982—1984年全国7～12岁年龄组龈炎流行情况

年龄	流行发生率（%）	
（岁）	城	乡
7	40.17	43.04
9	54.54	61.37
12	67.10	75.58

表15－3 1995—1996年全国12～18岁年龄组6区段健康人数百分比和牙石检出率

年龄（岁）	6区段健康人数百分比（%）	牙石检出率（%）
12	24.96	52.03
15	15.67	67.91
18	11.44	78.95

文献中有关数据表明，儿童龈炎可以在乳牙列产生，并随年龄增长而增加，青春期达到高峰，青春期后有所下降。以乳磨牙和恒磨牙舌侧最易受累。在性别差异上，文献报道青少年时男孩龈炎比女孩重，男孩的牙石检出率高于女孩。

2. 主要相关因素

（1）龈炎与年龄有关，不同年龄发病率不同，发病部位也不尽相同。龈炎亦与萌出过程相关。Hugoson等发现10岁儿童的龈炎主要发生在正在萌出的牙齿——尖牙和下颌前牙。这和牙齿萌出时牙龈状态发生改变，刷牙时感觉不适，因此不刷牙或不认真刷牙使菌斑聚集有关。低龄儿童喜食软黏食物，口腔自洁作用较差，也容易集聚菌斑产生牙龈炎症。

（2）龈炎与性激素水平有关。很多学者认为激素水平对牙周组织代谢有直接影响，性激素破坏血管内皮细胞使牙周组织血管渗透性增加，影响白细胞向炎症区域聚集，影响肉芽组织形成。性激素可以改变菌斑成分，有学者发现青春期儿童龈下菌斑与成人在细菌种类上无明显差异，但是青春期龈炎组菌斑指数（PLI）、牙龈指数（GI）和探诊出血指数与棒状菌、中间普氏菌、艾肯菌呈正相关。青春期的多数龈炎患儿菌斑量较少，但是牙龈容易出血，对刷牙造成一定影响。如果口腔卫生较差引起菌斑聚集可以加重炎症程度。因此，更应该加强预防宣教，预防炎症进一步发展。

（3）龈炎与牙石有关。Timmerman等在1987—1994年对未接受保健的印度尼西亚15岁儿童的长期观察中发现，牙石是牙周病的危险因素。牙石存在不易清除菌斑，造成菌斑软垢堆积，进一步刺激牙龈，产生炎症。低年龄组牙石的检出率低，出现牙石的患儿往往和口腔卫生较差、长时间偏侧咀嚼有关。随着年龄增长，牙石的检出率增加，对牙龈炎症的作用增大。

（4）儿童龈炎易患因素：①儿童由于牙龈上皮薄、角化差，受细菌感染和外伤刺激后易发生炎症。②乳牙解剖结构有其特点：牙齿近牙颈部1/3隆起，牙颈部明显缩窄，龈沟处易积存食物残渣。③由于生理间隙存在，萌出期暂时性牙列不齐可以导致牙垢堆积，牙石附着，食物嵌塞。④另外，在儿童中进行口腔清洁工作较困难，唾液黏稠。以上因素导致儿童易患龈炎。

（二）龈炎分类

1999年10月在美国举行的牙周病分类国际研讨会上提出将牙龈病分为以下几种（简称1999年分类）。

1. 菌斑引起的牙龈病：

(1)仅与牙菌斑有关的龈炎。

(2)受全身因素影响的牙龈病：包括与内分泌系统有关的青春期龈炎，与血液病有关的伴白血病的龈炎。

(3)受药物影响的牙龈病：药物性牙龈肥大。

(4)受营养不良影响的牙龈病：维生素 C 缺乏性龈炎。

2. 非菌斑性牙龈病

(1)特殊细菌引起的牙龈病。

(2)病毒性牙龈病。

(3)真菌性牙龈病。

(4)遗传性牙龈病损：遗传性牙龈纤维瘤病。

(5)全身病的牙龈表现：皮肤黏膜病损，变态反应。

(6)创伤性病损：化学及物理性损伤，温度性损伤。

(7)异物反应等。

(三)儿童青少年龈炎

局限于牙龈组织且以炎症为主的疾病，不侵犯深部牙周组织。炎症可为原发的变化也可以后发或伴发于某些全身疾病。

1. 慢性龈炎(chronic gingivitis)　慢性龈炎也称为单纯性龈炎、边缘性龈炎，归属于 1999 年分类的仅与菌斑有关的牙龈病。为菌斑微生物及其产物作用于牙龈组织引起的局限于牙龈组织的慢性炎症。3～5 岁不刷牙、口腔卫生差的患儿多见。牙列拥挤、排列不齐或佩戴固定矫治器的患儿，由于鼻咽部疾患而习惯张口呼吸的患儿，自洁作用差、刷牙不完善的患儿也可出现。

(1)临床表现：乳前牙和乳磨牙唇颊侧症状较明显。牙列不齐部位的龈缘和龈乳头红肿、易出血，局部有牙垢和食物残渣附着。炎症多为慢性，有时出现急性症状，严重时可以破坏牙槽骨。

(2)处理：局部去除菌斑，控制感染。培养良好的刷牙习惯，改善口腔卫生状况。

(3)预后：若延误治疗，病情发展可形成牙周病。

2. 萌出性龈炎(eruption gingivitis)　萌出性龈炎是儿童慢性龈炎的一种特殊形式，特指由于牙齿萌出，局部菌斑堆积引起的一种局部性龈炎。

(1)病因：牙齿萌出时可能有异样感，患儿用牙咬或用手抠导致感染；牙齿萌出时有不适，患儿不敢刷牙，菌斑积聚导致牙龈感染。年轻恒牙萌出时，龈瓣未完全退缩，咬合时创伤或食物残渣、软垢、菌斑堆积在游离龈周围或覆盖牙冠的龈袋内导致感染。如第一、二恒磨牙萌出时牙龈感染可引发冠周炎(pericoronitis)和冠周脓肿(pericoronal abscess)。

(2)临床表现：正在萌出的牙齿冠周牙龈组织充血，无明显自觉症状，随着牙齿萌出自愈。第一、二恒磨牙冠周牙龈红肿，探诊出血，龈袋内可有溢脓，患儿疼痛，严重时炎症扩散造成间隙感染。

(3)处理：轻微炎症不用处理，改善口腔卫生可以减轻牙龈症状。较重的冠周炎，可用 1% 依沙吖啶(雷佛奴尔)或 3% 双氧水和生理盐水冲洗，局部涂碘甘油等。伴发脓肿、淋巴结肿大时可配合口服抗生素。

(4)萌出性囊肿(eruption cyst):乳牙萌出前临床上可见覆盖牙的黏膜局部肿胀,呈青紫色,内含组织液和血液,有萌出性囊肿之称。萌出性囊肿可以随萌出而消失,影响萌出时可以切除部分组织使牙冠外露。

3.青春期龈炎(puberty－associated gingivitis) 青春期龈炎为发生于青春期少年的慢性非特异性龈炎,与内分泌、性激素变化有关。

文献报道龈炎在9～14岁时流行及严重程度有一个小高峰,这一时期恰巧与青春期及青春前期一致。研究发现从11岁开始牙龈出血指数(papillary bleeding index,PBI)明显增加,35%的儿童1.5年后达到高峰,14岁以后明显下降,PBI和出血点部位随性激素升高而增加,6年后复查上述人群比较青春期后的牙周状况和微生物成分变化,发现患有青春期龈炎的患者有明显的探诊出血倾向和较多部位出现大于3mm的附着丧失,说明青春期龈炎对6年后的牙周致病菌检出有影响,但是否增加成人牙周炎的患病危险性还需进一步研究。

(1)临床表现:表现为前牙唇侧的牙间乳头和龈缘感染。乳头呈球状突起,松软发亮。舌侧和后牙区炎症较轻。患儿口腔卫生较好,菌斑量较少,而牙龈有易出血和增生倾向。当患儿害怕牙龈出血而不刷牙时,口腔卫生变差可加重病情。

(2)治疗:去除菌斑和牙石,可以配合龈袋冲洗、漱口水含漱等局部药物治疗。督促患儿认真刷牙,定期使用牙线,养成良好的口腔卫生习惯,避免复发。

4.急性坏死性溃疡性龈炎(acute necrotizing ulcerative gingivitis) 多发生于营养失调、机体抵抗力降低的患儿。本病是由革兰阳性梭形杆菌和革兰阴性奋森螺旋体所引起的。在正常情况下,两菌共生存于人体口腔牙间隙、龈沟或牙周袋内。当机体抵抗下降时,这两种病原菌大量繁殖,毒力增强,牙龈组织首先受到侵袭而发病。

(1)临床表现:损害部位主要在游离龈缘及龈乳头,出现急性坏死,沿龈缘、龈乳头向深层蔓延,致使牙龈的正常形态消失。坏死表面覆盖灰黑色或黄褐色假膜,去除假膜即露出自动溢血的溃疡面。灼痛、口腔腐败性恶臭是本病的特点。

(2)诊断:起病急,牙龈疼痛,自发出血,有特殊腐臭,牙龈乳头及龈缘坏死,病变区牙龈乳头变平。病变区涂片进行革兰染色可见大量梭形杆菌和螺旋体,有助于诊断。

(3)鉴别诊断

1)慢性龈炎:病程长,牙龈乳头和龈缘红肿,探之出血,轻度口臭。但无自发疼,一般不自发出血,牙龈无坏死,无特殊腐臭。

2)疱疹性龈炎:单纯疱疹病毒引起的感染,6岁以下儿童好发。开始可有发热前驱症状。牙龈和口腔黏膜出现成簇小水疱,溃破后形成溃疡,融合成片。上覆假膜,不易擦去,无组织坏死和特殊腐臭。有的患者唇和口周皮肤也有病损。

3)急性白血病:牙龈明显肿胀、疼痛,并伴有坏死、自发出血和口臭。全身有贫血和衰竭。血象检查白细胞计数增高并有幼稚白细胞。

(4)治疗

1)使用抗生素,控制感染,青霉素为首选药物,剂量为每日每千克体重(5～10)万单位,静脉点滴或肌内注射。另外,甲硝唑对厌氧菌疗效迅速,剂量为50mg/(kg·d),每日2～3次,连用5～7天。

2)局部处理:去除牙龈和龈乳头的坏死物,去除大块牙石。用1.5%～3%的过氧化氢溶液或0.1%高锰酸钾溶液反复含漱,对清除口臭、抑制厌氧菌生长有效,此外0.05%～0.2%

氯己定(洗必泰)溶液漱口也有良好效果。也可以局部敷用甲硝唑或替硝唑膜。

3)全身支持疗法:补充维生素,增强机体的抵抗力,特别是维生素 C,每次 100~200mg,每日 3 次或每次 1000mg,每天 1 次,静脉点滴。

走马疳(Cancrum Oris):当儿童机体抵抗力处于极度低下时,如急性传染病的后期,除梭形杆菌和螺旋体感染外,还会合并产气荚膜杆菌与化脓菌的感染,使口腔黏膜软组织迅速坏死崩解而形成坏疽,此类坏疽又称走马疳。

5. 药物性牙龈肥大　药物性牙龈肥大是指长期服用某些药物引起的牙龈纤维性增生和体积增大,也称药物性增生性龈炎(drug-induced gingival hyperplasia),归属于 1999 年分类的菌斑引起的牙龈病中受药物影响的牙龈病。

常见大仑丁性牙龈增生(dilantin gingival hyperplasia)。大仑丁又称苯妥英钠,是抗癫痫药物,长期口服可引起牙龈过度增生。1939 年 Kimball 首先报告 119 名口服大仑丁的患者中,57%的患者有不同程度的牙龈过度增生。其他药物如硝苯地平(心痛定)、免疫抑制剂(如环孢素等)也可以引起牙龈增生。

(1)临床表现:好发区域:上颌前牙唇面最好发,其次是下颌前牙唇面、上颌后牙颊面和下颌后牙颊面。服药后 1~6 个月开始,牙龈缘和牙龈乳头呈球状突起、增大,互相连接,甚至波及附着龈。增生的牙龈质地坚韧,呈淡粉红色,无症状,一般不出血。其表面呈颗粒状或小叶状,近远中增生的牙乳头在牙面相接呈沟裂状。若继发感染,颗粒消失,牙龈呈暗红色,探诊出血。牙龈增生的临床表现与服药年龄和时期有关。恒牙萌出前口服此药,组织增生和纤维化的牙龈使恒牙萌出受阻,手术切除增生的牙龈组织后恒牙可以萌出但呈开𬌗状。恒牙萌出后口服此药,纤维增生的牙龈组织部分覆盖牙冠,增生严重可使牙齿发生移位、扭转、牙列不齐。牙龈增生严重,可影响咀嚼,口唇闭合困难。牙龈增生常伴发龈炎。

(2)病理变化:牙龈增生主要是纤维结缔组织增生,上皮棘层增厚,上皮钉突伸长到结缔组织深部。结缔组织中有致密的胶原纤维束和新生血管。血管轻度扩张,有少量淋巴细胞浸润,主要为非炎症性增生,若继发炎症后,可有很多炎症细胞浸润。

(3)处理:立刻停药或换用其他药物。严重的增生可以手术切除。若术后继续服药仍可复发。

6. 遗传性牙龈纤维瘤病(hereditary gingival fibromatosis)　本病归属于 1999 年分类非菌斑性牙龈病中遗传性牙龈病损,常为家族性常染色体显性遗传。少数患者无家族史,称为特发性牙龈纤维瘤病。遗传性或特发性牙龈纤维瘤病发生率较低,无性别差异。

(1)临床表现:通常累及全口牙龈。游离龈和附着龈处牙龈增生可达膜龈结合处,但不影响牙槽黏膜。增生的牙龈组织致密坚硬,色泽正常略白。增生范围可局限或广泛;常呈对称性,也可单侧发生;下颌轻于上颌。上颌磨牙区、上颌结节部及下颌磨牙区病变均是舌腭侧比颊侧明显。

(2)处理:手术切除为主要治疗方法,但应选择手术时机。7、8 岁时可进行前牙区牙龈切除术。14 岁左右实施后牙区手术。此病容易复发。

7. 伴白血病的龈病(leukemia-associated gingival lesion)　白血病是造血系统的恶性肿瘤,各型白血病在口腔均有所表现,以急性淋巴细胞白血病最常见。牙龈是最易受侵犯的组织之一,不少病例是以牙龈肿胀和牙龈出血为首发症状,因此,口腔医生应该高度重视并认真鉴别,尽早作出诊断,转诊治疗。

（1）临床表现：儿童青少年好发。起病急，全身乏力，有不同程度发热，可有贫血或自发出血现象。

口腔表现为牙龈肿胀，累及牙间乳头、边缘龈和附着龈，外形不规则或呈结节状。牙龈颜色暗红或苍白。有的病例牙龈坏死、溃疡，有自发性疼痛，口臭、有异味，牙齿松动。牙龈黏膜自发出血，不易止住。口腔自洁作用差，菌斑软垢堆积。局部淋巴结肿大。

（2）诊断：血细胞分析及血涂片检查发现白细胞异常可作出初步判断。骨髓检查可明确诊断。

（3）治疗：及时转诊至内科确诊并尽早治疗。切忌拔牙和进行活体组织检查。牙龈出血可采取保守治疗，给予压迫止血，局部应用止血剂。全身情况允许时进行简单的洁治，使用漱口水，避免损伤牙龈组织。进行口腔卫生宣教，加强口腔护理。

三、牙周炎

儿童易患龈炎，很少患牙周炎。儿童龈炎是可逆的，一般来说不会发生附着丧失。有人认为儿童可能有防御因素，或许是免疫因子阻止龈炎发展为牙周炎的机制，这方面还需要进一步研究。

儿童青少年牙周炎可以由局部因素或全身系统因素致病。菌斑因素长期存在下，局部因素引起的个别部位附着丧失是儿童青少年牙周炎的主要表现。局部因素主要包括牙间隙或龋病引起的长期食物嵌塞、不良修复体、不当的正畸矫治器等加重牙龈炎症，进而造成局部牙槽骨破坏。

与全身系统因素有关的儿童青少年牙周炎往往伴发于系统疾病，全身免疫缺陷使机体对局部菌斑微生物作出过强反应，导致牙槽骨丧失和牙齿早失。与牙齿早失有关的系统病包括低磷酸酯酶症、掌－跖角化牙周病综合征等。本章主要介绍急性创伤性牙周炎、侵袭性牙周炎。

（一）流行病学

在儿童青少年牙周炎研究方面，由于各研究者所选择的研究对象和观察指标不尽相同，报道出来的流行病学方面的发生率和严重性结果不一。一般来说采用 X 线咬合翼片的方法研究牙周炎所报道的发生率较低，为 $0.87\% \sim 2.8\%$；牙周探诊的结果较高为 $7.7\% - -25\%$。

有证据显示青少年牙周炎在乳牙列已有表现。关于乳牙列牙周炎的资料很少，尚缺乏大样本群体中的流行病学分布资料。关于儿童青少年牙周炎的研究表明，欧洲儿童牙周炎发病率在 5% 左右，受累部位较少，附着丧失数量不一致。有文献报道青少年牙周炎的患病率与种族有关，白人为 0.1%，黑人为 2.6%，白人女性和黑人男性好发。局限性青少年牙周炎的发病率是弥漫性青少年牙周炎的 4 倍。

我国关于儿童青少年牙周炎的流行病学研究数据较少。1988 年北京口腔医院对北京宣武区 10007 名 $11 \sim 20$ 岁的中小学生调查，牙周炎患病率为 0.43%，男女比例为 $1 : 1.43$。2004 年北京大学口腔医院对北京市 12 岁儿童牙周健康状况调查结果显示：12 岁儿童中牙周完全健康的仅有 10.6%，其余 89.4% 儿童均有牙龈出血和牙石，指出牙周健康状况较差。我国低龄儿童龈炎和牙周炎的研究数据较少。

（二）侵袭性牙周炎

侵袭性牙周炎（aggressive periodontitis）包括青春前期牙周炎（prepubertal periodontitis，

PPP)、青少年牙周炎(juvenile periodontitis,JP)和快速进展性牙周炎(rapidly progressive periodontitis,RPP),发生于全身健康者,具有家族聚集性,疾病进展迅速。

1.青少年牙周炎　青少年牙周炎是侵袭性牙周炎的主要一型。主要好发于青春期至25岁的青少年,可在11~13岁开始发病。

(1)病因:虽然病因未完全明了,但特定微生物感染及机体防御能力的缺陷是引起本病的主要原因。大量研究表明伴放线放线杆菌(Actinobacillus actinomycetemcomitans,Aa)是主要致病菌。很多学者从局限性青少年牙周炎患者的龈下菌斑中可分离出 Aa,比同一患者的健康牙龈部位和健康人口中分离的概率高。经过有效牙周治疗后,Aa 减少或消失。青少年牙周炎患者的血清中抗 Aa 的抗体水平较高,龈沟液内水平甚至高于血清抗体水平。文献报道青少年牙周炎与外周血的中性多形核白细胞和单核细胞趋化功能降低缺陷有关。患者外周血的中性多形核白细胞、单核细胞的趋化功能降低,这种缺陷带有家族性。因此青少年牙周炎有一定遗传背景。

(2)临床表现:临床分为局限性青少年牙周炎(local juvenile periodontitis,LJP)和弥漫性青少年牙周炎(general juvenile periodontitis,GJP)。LJP 仅局限在切牙和第一恒磨牙,发病年龄较小。GJP 波及全口患牙,发病年龄较大。通常所说的青少年牙周炎是指局限性青少年牙周炎(图 15—19)。

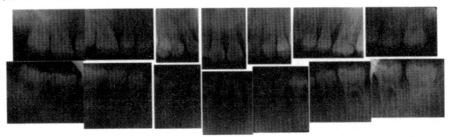

图 15—19　青少年牙周炎

(3)好发牙位:第一恒磨牙和上下切牙。尖牙区和前磨牙区很少累及。

(4)X线表现:第一恒磨牙近远中可有垂直性骨吸收,形成典型的"弧形吸收",切牙区多为水平吸收。早期出现牙齿松动和移位。在炎症不明显时就可有松动,出现牙间隙。

(5)口腔卫生状况:局限性青少年牙周炎患者菌斑、牙石量较少。但是却有深牙周袋,牙周破坏与局部刺激物的量不成比例。

(6)家族史:家族中有多人患本病。有遗传背景,也可能是牙周致病菌在家庭中的传播所致。

(7)诊断:年轻患者,有临床症状,配合 X 线咬合翼片检查,也可进行 Aa 微生物学检查,或检查中性多形核白细胞和单核细胞趋化功能和吞噬功能,尽早作出诊断。

(8)治疗:早期治疗,彻底消除感染。进行彻底洁治和刮治。全身应用抗生素辅助治疗。传统应用四环素,目前采取甲硝唑和阿莫西林(羟氨苄青霉素)联用,效果较好。也可进行龈下菌斑微生物培养,有针对性地选择治疗药物。定期复查,观察病情进展。

2.青春前期牙周炎　青春前期牙周炎是发生在乳牙列的牙周炎,很少见,发生率较低。Page 于 1983 年报告首例病例,并把青春前期牙周炎分为局限性青春前期牙周炎(local prepubertal perionontitis,L—ppp)和弥漫性青春前期牙周炎(general prepubertal perionontitis,G—ppp)。本病开始年龄是乳牙萌出期,女性多见。

(1)病因:相对健康的儿童发病的可能原因是多种致病菌致病。其他原因可能为牙骨质发育缺陷,宿主防御系统功能缺陷尤其是白细胞趋化功能障碍。与之有关的致病菌为伴放线放线杆菌和牙龈卟啉单胞菌。

(2)临床特点:①L-ppp:个别乳牙多为磨牙受累,而非全部乳牙受影响。牙龈炎症较轻,但受累部位有探诊出血,有深牙周袋。菌斑为中等量,没有系统性疾病。牙槽骨破坏程度较弥漫性为轻。不伴有上呼吸道感染和皮肤感染。对治疗反应尚佳。可有中性粒细胞或单核细胞功能障碍,但两者不同时出现。②G-ppp:累及全口乳牙,有时累及恒牙。牙龈急性炎症,并有增殖和龈缘退缩或龈裂。牙周破坏迅速,经常导致牙齿早失。周缘血中中性粒细胞和单核细胞功能缺陷。患儿常有反复上呼吸道和皮肤感染。对抗生素治疗反应欠佳。

(3)治疗:清除菌斑,进行洁治和龈下刮治。全身抗生素治疗,可以口服阿莫西林250mg,每天3次,10d一疗程。可用抗生素含漱或牙周冲洗。服用抗生素时应注意预防真菌感染。必要时可以拔除患牙。有一部分患儿可转化为青少年牙周炎,应密切观察、早期诊治。G-ppp患儿病情控制困难,预后较差。

(三)急性创伤性牙周炎

急性创伤性牙周炎(acute traumatic periodontitis)是由局部创伤因素引起的牙周支持组织损害,最常见的情况是:用橡皮圈直接套在牙齿上进行矫治。橡皮圈滑入牙龈内,留在根尖区,不及时取出,可以引起急性牙周炎。

1.表现 病变仅局限于两中切牙,呈急性炎症过程。牙龈红肿,常伴有凸向根尖方向的弧形线条,此线条在黏膜表面呈弧形切迹状,为橡皮圈切割牙龈所致。牙周袋深,可伴有溢脓。患牙松动,甚至伸长。X线根尖片显示两中切牙根尖靠拢(正常为平行状),两牙冠向远中斜。中切牙牙槽骨广泛吸收。

2.处理 首先要去除埋入牙龈中的橡皮圈,才能控制牙周破坏。陷入较深时,可行牙龈翻瓣术。术后固定患牙很重要,可以应用全牙列𬌗垫,应用正畸贴片固定法效果也较好。局部涂1%碘酊或2%碘甘油。全身可服用抗生素等抗感染药物,如阿莫西林等。

3.预后 与病程长短有关,一般预后不良。若及时治疗,可保留患牙。如果恒牙牙根吸收过多,牙槽骨严重吸收,牙齿松动明显则无法保留患牙。

(四)与牙周炎有关的全身疾病

儿童时期牙周炎发生率较低,一旦发生牙周炎症,牙槽骨丧失可以引起牙齿早失。儿童时期严重的牙周组织破坏性疾病往往和全身性疾病有关,与牙周炎有关的全身疾病(system disease associated with periodontitis)包括低磷酸酯酶症、掌跖角化牙周病综合征、朗格汉斯细胞组织细胞增生症、粒细胞减少症等。

(五)儿童牙周疾病的预防

1.健康教育(health education)和健康促进(health promotion)

(1)口腔健康教育:口腔健康教育的目的是通过口腔保健知识和技术的传播,鼓励人们建立正确的口腔健康意识,提高自我保健能力,主动采取有利于口腔健康的行为,终身维护口腔健康。口腔健康教育通过有效的口腔健康教育计划或教育活动调动人们的积极性。通过行为矫正、口腔健康咨询、信息传播等,以达到建立口腔健康的目的。

(2)口腔健康促进:WHO于1984年指出口腔健康促进是为改善环境使之适合于保护健康或使行为有利于健康所采取的各种行政干预、经济支持和组织保证。

口腔健康教育的目的是增长人们的健康知识,使人们养成有利于口腔健康的行为,提高自我保健意识。口腔健康促进是从组织上、经济上创造条件保证预防措施的实施。口腔健康教育和促进在牙周病的预防中起到重要作用。很多文献报道牙周炎可以在儿童青少年时期发生。因此牙周炎的预防应从小做起。目前虽然没有明显的证据证实龈炎与牙周炎的关系,但是预防龈炎是预防牙周炎的关键。文献报道自我保护、自我保健在疾病预防中占有重要地位,自我维护是预防牙周炎的有效措施。很多学者在小学中开展不同形式的口腔健康教育,通过各种媒体手段如宣传图片、图书、音像制品等,通过咨询等活动使人们获得牙周健康知识和预防措施。邓辉等在北京城郊小学采用健康教育培训课程进行口腔卫生知识教育,实验组的龈炎指数比对照组下降,说明健康教育是提高学校儿童口腔卫生知识水平、改进口腔卫生状况的有效方法。文献报道孩子的口腔健康与父母的健康意识有关。Okada 应用口腔等级指数(ORI)检查小学生的口腔状况,应用口腔健康问卷调查母亲的口腔健康意识对孩子牙龈健康的影响,发现母亲口腔健康意识好的孩子 ORI 指数高,牙龈健康。因此,不仅要培养孩子的自我保健意识,还要对其家长或监护人进行牙周病知识和预防的教育,培养他们自我诊断和维护的方法。另外,全身因素如糖尿病应进行控制,抽烟年龄低龄化的现象也应该通过宣传教育予以扭转。

2. 牙周炎的预防　牙周炎的病因之一是菌斑致病微生物的作用。预防牙周炎最有效的方法是控制菌斑(plaque control)。为了预防牙周炎,必须坚持每天彻底清除菌斑。对已患牙周炎者,除了治疗中彻底去除菌斑和牙石外,还必须教会患者掌握菌斑控制的方法,并在治疗后终身实施才能保证治疗的顺利进行,保持长期疗效和防止牙周炎的复发。

(1)菌斑显示方法:菌斑是薄而无色的物质黏附于牙面,患者不易发现。可以利用菌斑显示剂将其染色,便于观察和去除。菌斑显示剂是由中性品红和四碘荧光素钠制成的。分为溶液和片剂。片剂可以在家庭中应用以进行自我检查。使用时将片剂嚼碎,用舌尖将碎片舔到牙齿各面,然后漱口,对镜检查,牙面的染色部位就是附着的菌斑部位。利用菌斑显示剂可以直观发现菌斑附着部位,指导有效刷牙。

(2)菌斑控制的方法

1)机械清除菌斑:刷牙是自我清除菌斑的主要手段。每天早晚各一次,刷牙一定要彻底,要进行有效刷牙。提倡选择保健牙刷,保健牙刷头部较小,便于在口内旋转,且能达到各个部位的牙面。牙刷要注意维护和消毒,使用后应放置在干燥通风处,一般 3 个月左右更换牙刷。

孩子什么时候开始刷牙呢？牙齿未萌出的婴儿,每天母亲应用清水轻轻擦洗口腔。牙齿萌出后可以用软纱布蘸清水或淡盐水擦拭萌出的牙齿。随着牙齿的萌出,可以用软塑料指套牙刷为儿童刷牙。3 岁以前母亲为儿童刷牙,可以让孩子平躺在光线充足的床上,母亲用小头牙刷,使用少量牙膏清洁牙齿,应尽量减少牙膏的吞食。在 3 岁以后教会孩子自己刷牙,家长监督并定期亲自为孩子刷牙。刷牙时一定要彻底清洁牙齿外侧面、内侧面和咀嚼面。应注意清洁牙间隙和龈缘附近的菌斑。必要时可用菌斑显示剂明确菌斑附着部位进行有效刷牙。某些牙齿排列不齐、佩戴矫正器的孩子还可选用特殊牙刷并配合使用牙线、牙签清除菌斑。

2)化学药物控制菌斑:应用有效的化学药物来抑制菌斑形成或杀死菌斑中的细菌是抑制菌斑的另一种方法。目前广泛应用的是氯己定(Chlorhexidine,CH)溶液。CH 是广谱抗菌剂,它的葡萄糖酸盐在医学中应用广泛,可用于术前皮肤消毒,也可用于外科清创、刷手、个人洗手等。在牙科中经常用于抑制平滑面龋病、义齿消毒和菌斑抑制等。其含漱液已在很多国家应用。它的化学结构稳定,毒性小,副作用少。有个别患者使用后出现口干或黏膜刺激感觉,长期使用可使牙齿和舌背着色。很少出现过敏现象。

应用 0.12%～0.2%CH 10mm 每天含漱 1min 可有效抑制菌斑形成,预防龈炎。迄今为止,还没有证据表明 CH 对 3mm 以上牙周袋和牙周炎有治疗作用。尽管 CH 含漱剂在一定程度上可以抑制菌斑,但它仍是辅助治疗手段,应在机械清除菌斑、牙石等治疗基础上配合应用,儿童应该遵照医嘱使用。

四、常见黏膜疾患

(一)先天发育异常

上皮珠(epithelial's pearl):上皮珠是乳牙萌出前,在婴儿的颌弓牙龈黏膜上或腭中缝部位的黏膜上出现的白色的、珍珠样、有光泽的瘤状物。

上皮珠是牙胚发育过程中,牙板上皮断裂后,未被吸收的上皮组织。组织学所见是一层扁平细胞上皮覆盖的囊包样结构,内含有黏稠的液体状物质。上皮珠没有病理意义,临床不必治疗,更不需用针刺挑,一般出生后 3 个月内会自然消失。

(二)急性伪膜性念珠菌病

急性伪膜性念珠菌病(acute pseudomembranous candidiasis)又称"雪口 Thrush"、"鹅口疮"。

1.病因与发病机制　病原菌是白色念珠菌。新生儿和 6 个月以内的婴儿易患。感染途径可以是经母亲产道感染,也可以经过哺乳用具或乳头感染。髓过氧化酶可以维持真菌生态平衡,在出生后 6～12 个月时达到成人水平。婴儿缺乏髓过氧化酶,口腔唾液分泌少、较干燥,所以容易感染。

2.临床表现　好发于唇、舌、颊、软腭与硬腭。以假膜型为主。黏膜充血水肿,表面出现散在的凝乳状斑点,并逐渐扩大相互融合,形成白色微凸的片状假膜。假膜由纤维蛋白、脱落的上皮细胞、内含菌丝的炎症细胞组成。假膜不易擦去,若强行擦去,留下出血创面。患儿全身症状不明显,有的患儿拒食,啼哭。

3.诊断　根据病史、发病年龄和临床症状可以诊断。还可以进行涂片检查。取假膜置于载玻片上再加一滴 10%氢氧化钾,镜下观察,如果见到菌丝及孢子即可确诊。

4.治疗　碱性环境不利于真菌生长。可用 1%～2%碳酸氢钠溶液擦洗口腔 2～3h/次。0.05%甲紫(龙胆紫)局部涂布每日 3 次。制霉菌素混悬液(每毫升 10 万单位)2～3h/次。两性霉素 100mL/mL,4 次/d 局部涂布。重症患儿口服克霉唑 20～60mg/(kg·d),分 3 次服用。所有用具都要消毒,母亲乳头也应擦洗,消毒。

(三)疱疹性口炎

疱疹性口炎(herpetic stomatitis)为口腔内发生的单纯疱疹病毒引起的原发急性感染性疾病。多发生于 6 岁前的儿童,出生后 6 个月至 3 岁的婴幼儿更为多见。

1.病因　病原菌是单纯疱疹病毒(herpes simplex virus)。单纯疱疹病毒属于脱氧核糖核酸病毒,通过接触或呼吸道传染。它分为两型。单纯疱疹病毒Ⅰ型(HSV－1):引起口腔周围与颜面部皮肤部位的疱疹感染。单纯疱疹病毒Ⅱ型(HSV－2):主要引起生殖器及其相邻部位皮肤的疱疹感染。有时在口腔中也可分离出此病毒。

2.临床表现　患者常有疱疹接触史,潜伏期约 1 周。①全身症状:儿童发病急,唾液增多而流涎,患儿可有发热,烦躁,拒食,有时颌下淋巴结肿大、压痛,咽喉部轻度疼痛等前驱症状。症状在7～14d逐渐消失。②黏膜损害:口腔黏膜任何部位都可发生。唇、舌、颊和牙龈黏膜与上腭等处黏膜充血水肿,出现平坦、不隆起和界限清楚的红斑,红斑上出现针头大小(直径约2mm)、数量不等的圆形小水疱,水疱成丛成簇,少数单个散在。水疱破溃形成溃疡。初裂时水疱周围留有隆起的灰白色疱壁。儿童常伴有急性龈炎,舌背部有明显的舌苔。③皮肤损害:唇、口角、鼻、颏等区域可发生皮肤损害。先有瘙痒,灼热与肿胀感,随即出现针头大小或直径2～3mm成簇若干小水疱,疱液初为透明后混浊,干燥后结痂。痂皮脱落后可留有暂时性浅黑色的色素沉着,若无继发感染不留瘢痕。

3.组织病理 受侵上皮细胞产生核内包涵体,形成巨细胞,细胞气球样变性破损后形成水疱。水疱位于棘层表浅部分,破溃产生溃疡,可以继发感染。有大量中性粒细胞浸润,深部有淋巴细胞,基底有肉芽肿形成。周围结缔组织内毛细血管扩张充血并伴炎性细胞浸润。

4.诊断 儿童急性发热,淋巴结肿大,有全身反应。口周皮肤出现成簇水疱。口腔黏膜散在簇集溃疡。

5.鉴别诊断

(1)疱疹性咽峡炎(herpangina):柯萨奇(Coxackie)病毒A4感染。软腭、悬雍垂、扁桃体等口咽部好发。初为丛集小水疱,破溃后形成溃疡。前庭部位少发,病程一周。全身前驱症状轻。

(2)手足口病(hand－foot－mouth disease):柯萨奇病毒A16感染。秋季好发。前驱症状:低热、困倦,淋巴结肿大。手掌、足底及口腔黏膜发生散在的水疱、丘疹或斑疹,直径为2～10mm,数量不等,四周红晕,无明显压痛,中间有小水疱,数日后干燥结痂。唇、颊、舌、腭等口腔黏膜出现小水疱后迅速变为溃疡。口腔损害较皮肤严重。5～10d后愈合。

6.治疗与预防

(1)全身治疗:充分休息,给予富含维生素B、C及营养价值高的饮食,板蓝根冲剂口服或板蓝根注射液肌内注射。口服抗生素或磺胺类药物预防继发感染。

(2)局部治疗:患儿疼痛不能进食时,应用1％～2％的普鲁卡因溶液含漱,止痛。局部消炎,防腐,以止痛剂涂布。保持皮肤洁净,防止感染,促使干燥结痂。疱破可用复方硼酸液湿敷。无渗出时,可涂布疱疹净软膏或抗生素软膏。

(3)预防:应与患儿隔离。可以口服板蓝根汤剂进行预防。应注意个人卫生,勤晒被褥,房间应良好通风。

(四)手足口病

手足口病(hand－foot－mouth disease)是一种儿童传染病,又名发疹性水疱性口腔炎。多发生于5岁以下儿童,可引起手、足、口腔等部位的疱疹,少数患儿可引起心肌炎、肺水肿、无菌性脑膜脑炎等并发症。个别重症患儿如果病情发展快,会导致死亡。该病以手、足和口腔黏膜疱疹或破溃后形成溃疡为主要临床症状。

1.病因 肠道病毒中的柯萨奇病毒是手足口病的病原,以柯萨奇病毒A16和肠道病毒71型最为常见。

2.流行特点 本病四季均可发病,以夏秋季多见,冬季的发病较为少见。本病常呈爆发流行后散在发生,该病流行期间,幼儿园和托儿所易发生集体感染。家庭也有此类发病聚集现象。据国外文献报道,每隔2～3年在人群中可流行一次。

本病潜伏期为2~7d,患者为主要传染源。患者在发病急性期可自咽部排出病毒;疱疹液中含大量病毒,破溃时病毒溢出;病后数周,患者仍可自粪便中排出病毒。传播方式以人群密切接触时飞沫传播为主;唾液、疱疹液、粪便等污染的手、毛巾、手绢、口杯、玩具、食具、奶具以及床上用品、内衣等引起间接接触传播;如接触被病毒污染的水源,亦可经水源感染;门诊交叉感染和口腔器械消毒不合格亦是造成传播的原因之一。手足口病的患者主要为学龄前儿童,尤以低于3岁年龄组发病率最高。

3.临床表现 急性起病,发热;口腔黏膜出现散在疱疹,米粒大小,疼痛明显;手掌或脚掌部出现米粒大小疱疹,臀部或膝盖偶可受累。疱疹周围有炎性红晕,疱内液体较少。部分患儿可伴有咳嗽、流涕、食欲不振、恶心、呕吐、头痛等症状。该病为自限性疾病,多数预后良好,不留后遗症。极少数患儿可引起脑膜炎、脑炎、心肌炎、弛缓性麻痹、肺水肿等严重并发症。

4.诊断 依据流行病学资料、临床表现、实验室检查可明确诊断,注意确诊时须有病原学的检查依据。

好发于夏秋季节,儿童好发,尤以婴幼儿聚集的场所最易发生,呈流行趋势。临床主要表现为初起发热,白细胞总数轻度升高,继而口腔、手、足等部位黏膜、皮肤出现斑丘疹及疱疹样损害。病程较短,多在一周内痊愈。

5.治疗和预防 治疗原则主要为对症治疗。可服用抗病毒药物及清热解毒中草药及维生素B、C等。注意口腔皮肤清洁,每天用生理盐水清洁口腔,同时注意看护患儿,防止其对皮肤疱疹进行抓挠,以防破溃感染。有合并症的患儿可肌内注射丙种球蛋白。

在患病期间,应加强患儿的护理,作好口腔卫生。进食前后可用生理盐水或温开水漱口,食物以流质及半流质等无刺激性食物为宜。养成良好的生活卫生习惯,饭前便后要洗手,不吃生冷食物,不在人口聚集、空气流通差的公共场所逗留,注意保持家庭环境卫生,居室要经常通风,勤晒衣被。

因手足口病可合并心肌炎、脑炎、脑膜炎、弛缓性麻痹等,故应加强观察,不可掉以轻心。

(五)幼儿创伤性溃疡

幼儿创伤性溃疡(traumatic ulcer)多因局部机械刺激或不良习惯造成。

1.李一弗病(Riga—Feda disease)

(1)病因:下颌乳中切牙萌出过早,切端锐利,吸吮时,舌系带与切端摩擦发生溃疡。若舌系带短,吸吮时不能充分抬起和伸出,乳切牙切端摩擦舌系带和舌腹产生溃疡。

(2)临床表现:损害位于舌系带中央两侧。开始为充血,糜烂,随后形成溃疡。溃疡表面不平,呈灰白色。由于长期摩擦,溃疡面扩大,也可形成肉芽肿。局部质硬,颜色苍白,影响舌的运动。

(3)治疗:局部涂布消毒防腐药物。调磨牙齿锐利的边缘,或去除过早萌出的松动乳牙。也可改变喂养方式,减少吸吮运动。舌系带过短时,溃疡愈合后,进行舌系带成形术。

2.贝氏口疮(Bednar's aphthae) 好发于上腭黏膜。多因吮指损伤黏膜,玩具和橡胶乳头摩擦,或清洁口腔时护理不当引起。表现为上腭黏膜尤其是翼钩处出现圆形、椭圆形浅在溃疡。治疗:去除病因,局部涂布消毒防腐药物,预防感染。

3.创伤性溃疡(traumatic ulcer)

(1)乳牙残根、残冠破坏了颊侧或唇侧骨板使自身根尖外露,持续刺激相应的黏膜造成局部糜烂、溃疡。陈旧性损害呈暗红色,边缘高起,中央凹陷,有灰色假膜。长期不治,边缘隆起,基底较硬。损伤形态与创伤因素有关。此类溃疡也称为"褥疮性溃疡"。

(2)咬伤:幼儿于口腔注射麻药后,尤其是下颌传导阻滞麻醉后,颊、舌、唇黏膜出现增厚、麻木感,患儿用牙咬麻木部位的黏膜造成损伤,形成糜烂、溃疡。

(3)治疗:去除刺激因素,拔除残根、残冠,局部涂布消毒防腐药物,预防感染。

4.自伤性牙龈溃疡(self-inflicted ulcers)　因不良习惯,如咬舌、唇、颊等软组织,或由于食物嵌塞、牙龈异物感等,患儿用手抠,或用异物去刺激上述部位,导致牙龈糜烂、剥脱。

治疗:首先排除局部刺激因素,还应与剥脱性疾病鉴别。若真是自伤行为,应找出原因,必要时进行心理咨询。

5.化学药物烧伤　牙髓失活剂砷剂等溢出或盖在黏膜上造成牙龈损伤、牙槽骨损伤或组织坏死。严重者可以损伤恒牙胚。出现砷剂烧伤时,一定要彻底去除坏死组织,创面可涂布碘制剂。另外,硝酸银、塑化液、甲醛甲酚溶液具有腐蚀性,应用时应注意保护软组织,以免造成烧伤。

(六)唇舌疾患

1.口角炎(angular cheilitis)　好发于儿童。口角区皮肤和黏膜出现对称性潮红、脱屑、糜烂及皲裂病损。

(1)病因:儿童口角炎是多因素疾病。致病因素包括:

1)儿童不良习惯,如经常舔口角,咬手指、铅笔等导致口角损害。

2)儿童唾液分泌过多,使口角区潮湿而产生刺激和局部感染。

3)儿童体质虚弱,口角潮湿、皲裂或长期服用抗生素,容易引起白色念珠菌感染,成为白色念珠菌口角炎。另外,儿童口角炎也可以由葡萄球菌或摩-阿(Morox-Axenfeld)双杆菌引起。

4)核黄素缺乏,儿童胃肠功能紊乱、消化不良,使核黄素从食物中摄取不足或机体吸收不足导致核黄素缺乏,会引起生物氧化、脂肪与蛋白质代谢障碍。长期缺乏可引起口-眼-生殖器综合征(co-occulogenital syndrome),其口腔表现为口角炎。烟酸、泛酸、吡多醇和维生素 B_1 (硫胺)等缺乏时,也可发生口角炎。

(2)临床表现:儿童口角区皮肤对称性潮红、脱屑、糜烂、皲裂。局部皮肤被唾液浸湿成苍白色,周围为范围不等的皮炎。皮肤皲裂长约数毫米,可与黏膜皲裂连续。皲裂的渗出液可结成黄痂,继发感染后颜色加深,张口运动可导致痂裂出血,引起疼痛,影响患儿说话、进食。口唇的活动又延缓损害愈合。一般口角炎为双侧对称,异物摩擦引起的口角炎可为单侧。

(3)处理:去除不良习惯。局部可用消炎防腐类溶液洗涤,如 0.1%高锰酸钾溶液、1.5%过氧化氢溶液、2%碳酸氢钠等。无渗出时可涂布抗生素或激素类软膏。

有白色念珠菌感染时,可涂 1%~5%克霉唑软膏。若核黄素缺乏,应给予核黄素,每天 3次,每次口服核黄素片 5mg;或核黄素注射液 5mg,肌内注射,每日一次,也可同时服用复合维生素 B。

2.游走性舌炎(migratory glossitis)　为儿童常见的舌黏膜疾患。国内报道男性患者多于女性。Sedano 发现 10 岁以下儿童患病率高于 10 岁以上儿童。

(1)病因:尚不清楚。多发生于体质虚弱的儿童,可能与疲劳、营养缺乏、消化功能不良、肠道寄生虫有关。另外局部刺激因素如龋病、牙髓病、牙齿萌出咬合异常、口腔内菌群的改变也与之有关。

（2）临床表现：病损好发于舌尖、舌背及舌侧缘，主要表现为丝状乳头剥脱。舌尖、舌缘、舌背丝状乳头剥脱区出现红色斑块，红斑的外围丝状乳头增殖形成白色或黄白色的微微隆起的弧形边界，此边界宽度为 2～3mm。病变区红白相间，剥脱区范围不断扩大，向周围蔓延，与邻近剥脱区融合。病损区成椭圆形、圆形或不规则形。红斑和边缘可不断变化形态和部位，故为游走性。多个红斑扩大、融合呈地图状，也称"地图舌"（Geographic tongue）。

（3）治疗：游走性舌炎是一种良性病变，一般无典型症状，不需治疗。发病期间应注意局部口腔卫生，分析病因，去除刺激因素。如果与全身因素有关，应进行全身因素治疗。一般可给予消毒防腐剂含漱，症状明显时以 1‰金霉素软膏涂布。游走性舌炎病程可长达数年，但不少患儿在幼儿期后渐渐消失。

3.慢性唇炎（chronic cheilitis） 是一种病程迁延、反复发作的非特异性唇部炎症。

（1）病因：病因不清。可能与长期慢性刺激有关，如气候干燥、寒冷，舔唇或咬唇等不良习惯，日光照射等温度化学机械刺激因素。

（2）病理：非特异性炎症表现。黏膜上皮角化不全或过角化，有剥脱性缺损。上皮内细胞排列正常或有水肿，固有层淋巴细胞、浆细胞浸润，血管扩张充血。

（3）临床表现：寒冷干燥季节多发。下唇唇红部好发。以干燥脱屑，发痒灼痛，渗出结痂为主。唇红部有淡黄色干痂，伴灰白色鳞屑，周围轻度充血。患处干胀、痒、疼痛。患者经常舔唇或咬唇，有时用手抠引起皲裂，结血痂，肿胀明显。反复感染可有脓痂，皲裂更深，疼痛明显，肿胀不退。

（4）治疗：去除刺激因素。改变咬唇、舔唇的不良习惯。干燥脱屑者可涂布抗生素或激素类软膏。有皲裂渗出时，用 33‰硼酸溶液湿敷，痂皮脱落、渗出消除后涂布软膏类药物。

（孙大磊）

第四节　乳牙列和混合牙列的早期正畸治疗

儿童处在生长发育的活跃阶段，这段时期内由于功能紊乱或者替牙障碍等因素均可影响牙、颌、面的正常发育。及早发现并适时地去除影响发育的致病因素，矫治可能或已经发生的错𬌗畸形，诱导牙列向正常功能形态发育，是防治牙列咬合紊乱的重要措施。

一、咬合情况的检查

合理的治疗基于全面的检查和正确的诊断。因此，全面了解患儿的状况，进行详尽的检查非常重要。

（一）问谈

1.主诉 需要明确患者的主诉，了解患儿及家长最关注和最迫切希望解决的问题。

2.既往病史 询问患儿有无全身疾病，询问孕期母亲的身体状况，患儿出生时及出生后患病情况、出生后的发育情况。根据出现的咬合问题，询问婴幼儿时期的喂养方式，牙齿替换中有无出现问题，有无口腔不良习惯等。

3.家族史 许多错𬌗畸形有家族遗传倾向，所以询问家族史非常重要。询问了解患儿父母及亲属有无相似的咬合异常情况，必要时可进行检查。

（二）临床检查

1.面部检查

（1）正面观：面部双侧是否对称，面上、面中、面下 1/3 的比例是否协调。

（2）侧貌形态

1）侧面观患儿为直面型、凸面型或凹面型；为正常型、低角型或高角型。

2）检查口唇闭合是否自如，有无开唇露齿。

2.口内检查

（1）患儿所处牙列发育阶段：是乳牙列、混合牙列还是恒牙列。

（2）牙弓近远中向及垂直向关系：

1）磨牙关系：是中性关系、远中关系还是近中关系。

2）尖牙关系：是中性关系、远中关系还是近中关系。

3）前牙覆盖：是否正常，有无深覆盖。

4）前牙覆𬌗：是否正常，有无深覆𬌗或开𬌗。

（3）牙弓的宽度关系：有无后牙反𬌗或后牙锁𬌗。

（4）检查牙列有无拥挤及拥挤的程度。

（5）检查上下牙弓中线与面部中线是否一致。

（6）检查有无唇系带附着过低，舌系带过短问题，有无腭盖高拱。

（7）检查有无牙齿数目、形态、结构及萌出异常，有无牙周问题和颞下颌关节问题。

（三）X线检查

1.全口曲面体层 X 线片：观察乳恒牙发育的整体状况和牙齿替换状况，了解有无牙齿先天缺失，有无多生牙的存在，有无牙根畸形和吸收，有无牙齿异位或阻生。

2.根尖片　全口曲面体层 X 线片由于有些部位组织结构重叠较多，影像可能显示不清，可加照根尖片显示细节情况。根尖片上既可观察乳牙牙根吸收程度及继承恒牙牙齿发育状况，也可显示多生牙、缺失牙、阻生牙及牙体、牙周、根尖周病变等情况。

3.X线头影测量片：通过对 X 线头颅定位照相所得的影像进行测量，对牙颌、颅面上各标志点描绘出一定的线、角进行测量分析，从而了解牙颌、颅面软硬组织结构的关系，为牙颌、颅面检查提供极为重要的检查手段和诊断依据。

4.锥形束计算机体层摄影（cone－beam computed tomography，CBCT）简称锥形束 CT，CBCT 相对于传统 CT 具有空间分辨率高和辐射剂量小等优点。在确定阻生牙或多生牙的三维空间位置方面具有独特的优势，还可用于颅面牙颌的三维结构重建。

5.手腕骨 X 线片：通过观察手腕部各骨的钙化程度，判断患儿的生长发育状况，帮助确定开始治疗的时机。

（四）模型记录

石膏模型可以记录治疗干预前的原始状态，有利于对比观察治疗过程中及治疗后牙弓的变化情况。模型上可以检查记录上下牙列的关系是否协调，牙弓拥挤度情况，咬合高度情况，牙齿的倾斜度等。

（五）面𬌗照相

可以记录治疗前、治疗中、治疗后的各种变化。面部照相一般需拍摄正面像、正面微笑像和侧面像；口内照相一般需拍摄正中颌位时的正面像、左右后牙区的侧位像，以及开口时上下牙的殆面像。

二、前牙反殆

前牙反殆俗称"地包天"或"兜齿",是我国儿童中较为常见的一种错殆畸形。国外文献报道白种人乳前牙反殆的患病率为4%左右,北京大学口腔医学院的资料报道乳前牙反殆的患病率为8.1%左右,约为白种儿童的2倍,与日本人种接近。

(一)临床表现

乳前牙反殆可表现为个别前牙及多数前牙反殆。个别前牙反殆是指单个或者2个牙齿的反殆,常常是牙列拥挤的一种局部表现;多数前牙反殆指3个以上的上颌前牙与对殆牙呈反殆关系。

前牙反殆按照发病机制又可分为牙源性、功能性和骨性反殆。牙源性前牙反殆多由于牙齿错位、牙轴不正所致,常常与牙列拥挤有关;功能性反殆是指上下颌骨大小基本正常,下颌功能性前移导致的前牙反殆;骨性反殆则是由于上颌骨发育不全或下颌骨发育过度,或者二者皆有,导致前牙反殆、磨牙呈近中关系。

个别恒前牙反殆可能是局部异常所致,一旦发现,大多数病例须立即进行治疗。否则,延误治疗时机,往往导致一些复杂的并发症,如牙弓长度丧失。反殆还可引起殆创伤,常常合并下切牙唇侧牙龈退缩和牙周袋的形成。在受累的中切牙唇侧面,也多有一些不易发觉的磨耗面。

(二)病因

1.遗传因素　前牙反殆有明显的家族倾向,将近一半的前牙反殆患者,一至三代的血缘亲属中有类似错殆存在。前牙反殆也可以是综合征的表征之一,例如Down综合征、颅骨锁骨发育不全等。

2.全身性疾病

(1)佝偻病、垂体功能亢进等疾病可导致下颌前突畸形。

(2)呼吸功能异常:当患者患有慢性扁桃体炎、腺样体增生或肥大时,为保持呼吸道通畅和减小压迫刺激,舌体常向前伸并带动下颌向前,形成下颌前突、乳前牙反殆。

3.先天性疾病　先天性唇腭裂是前牙反殆的重要病因之一,前牙反殆或全牙列反殆是此类疾病伴发的最为多见的一类错殆畸形。其他一些先天性疾病也可以是乳前牙反殆的病因,例如先天性梅毒可引起上颌骨发育不足,先天性巨舌症可造成下颌骨过大等。

4.后天因素

(1)乳牙期局部障碍:乳前牙外伤可能引起正在发育的继承恒牙牙胚位置改变,萌出后发生反殆;由于外伤或龋齿导致乳牙牙髓坏死,引起乳牙脱落延迟,恒牙萌出位置异常;无牙髓的乳牙常常不能发生正常的牙根吸收,也会引起发育过程中的殆关系异常。

乳尖牙磨耗不足可能产生早接触。由于乳牙期殆关系不稳定,颞下颌关节形态未发育完成、可动范围大,任何原因造成的早接触及殆干扰很容易引起下颌运动路径的改变,形成乳前牙反殆或者前牙及一侧后牙反殆。

乳磨牙邻面龋导致牙冠近远中径减小,邻近牙齿位置发生改变,形成早接触及殆干扰,造成咬合关系的不稳定。

乳牙早失对殆的发育影响较大。尤其当多数乳磨牙早失时,迫使患儿多用前牙咀嚼,下颌则可能逐渐向前移位,日久形成下颌前突,乳前牙反𬌗。

(2)吮吸功能异常:婴儿出生后即有吮吸动作,这是婴儿赖以生存的一个基本条件。婴儿出生时,下颌处于远中位置,借助哺乳来调整,若为母乳喂养,能给下颌以适当的功能性刺激,可以使下颌从远中向前调至中性位置。若为人工喂养,可由于奶瓶位置及喂养姿势不正确,或橡皮奶头大小不适,使婴儿下颌前伸过度,造成下颌前突畸形。

(3)口腔不良习惯:下颌前伸、咬上唇等口腔不良习惯可造成乳前牙反𬌗。

此外,下述情况常常引起前牙区个别牙反𬌗:①多生牙导致恒切牙位置发生扭转和舌向移位。②牙弓长度不足通常引起上颌侧切牙舌向萌出,于是发生前牙反𬌗。

(三)治疗

乳前牙反𬌗的病例中,牙源性和功能性反𬌗比较常见,针对此类反𬌗目前提倡积极早期矫治。此期的治疗目的在于去除咬合干扰,恢复下颌正常咬合位置,解除前牙反𬌗,促进上颌骨的发育,避免畸形发展严重,增加将来正畸治疗的难度。一般在3~5岁,患儿能够配合的时候进行矫治,短时间内可以取得良好的治疗效果。

1.调磨乳尖牙　适用于由于乳尖牙磨耗不足造成的前牙反𬌗。在消除咬合干扰后,有些前牙反𬌗可自行纠正。

2.舌板咬撬法　通过使用木制窄条舌板,对于在牙齿萌出初期出现轻微反𬌗症状的患儿,咬撬法常常能够在短时间内奏效。而如果牙齿已经完全萌出,咬撬法常常不能取得理想的治疗效果。咬撬法的实际操作效果与患儿及家长的合作性密切相关。

咬撬法的正确方式是:将舌板放在反𬌗牙的后面,以下颌颏部为支点对患牙施以唇向压力。每次至少5min,间隔1h以上再次施力,每天开展的次数越多越好。

3.下颌斜面导板

(1)适应证

①多颗切牙反𬌗。②牙齿排列整齐。③反覆𬌗较深(戴入斜面导板后,后牙脱离接触,有抬高后牙的作用,若覆𬌗较浅,易形成前牙开𬌗)。

(2)治疗方法:一般采用下颌尖牙间联冠式斜面导板,应用玻璃离子水门汀黏戴于下颌前牙。斜面导板与下颌切牙长轴成45°的倾斜度。儿童在咀嚼闭合吞咽时,斜面导板引导上颌切牙唇向移动。戴用斜面导板时,后牙离开2~3mm。戴用后每周复诊检查,逐次调磨降低斜面斜度。有时可配合使用2×4技术或𬌗垫舌簧活动矫治器(见下文)。

斜面导板长期戴用会使后牙升高,形成前牙开𬌗。斜面导板戴用时间一般为2周左右。如果超过1个月仍无明显改善,应及时更换其他类型的矫治器。

(3)注意事项:戴用斜面导板时,应告知家长避免牙齿外伤,可适当限制儿童的活动,防止击打和摔倒时,黏戴斜面导板的下切牙出现移位或脱出。由于患儿只能用切牙咀嚼,应嘱患儿进软食。

4.上颌𬌗垫舌簧活动矫治器

(1)适应证:①前牙反𬌗。②上颌前牙牙轴呈舌向或直立。③前牙反覆𬌗不深(𬌗垫有压低后牙、升高前牙的作用,戴用时间久可增加前牙覆𬌗)。④牙弓内可放置足够的固位装置。

(2)治疗方法:取上下牙弓的印模灌制石膏模型。令下颌后退至上下前牙对刃位,取该位置的𬌗蜡记录,在石膏模型上制作矫治器。矫治器以上颌Hawley保持器为主体,同时附加𬌗垫和双曲舌簧。𬌗垫的高度以脱离前牙反𬌗的锁结关系为宜,双曲舌簧的弹簧平面应与上切牙长轴垂直。

戴入矫治器后,下颌自然处于后退位,前牙为对刃状态,解除上前牙唇向移动的阻碍。矫治过程中,打开舌簧1~3mm加力,推动上前牙向唇侧移动。

每2~4周复诊加力,舌簧加力不宜过大,特别是年轻恒牙和外伤牙。一旦反𬌗关系解除,建立正常覆盖关系,就应逐次磨除𬌗垫。建立正常覆𬌗后无需保持。

患者积极配合、认真佩戴矫治器对治疗极为重要。除刷牙清洁时取下之外,其他时间都应佩戴,特别是行使咀嚼功能时不要摘下。当反𬌗解除后应注意调整上下乳前牙的咬合早接触点。

5.局部固定矫治器("2×4") 4个切牙粘贴托槽,2个磨牙粘贴带环,组成了"2×4"矫治器。有时在儿童不配合、活动性矫治器难以奏效的情况下,固定矫治器更能显示其优势。

使用"2×4"固定矫治器时,如果反覆𬌗浅(2~3mm),不影响托槽的粘贴,通常可不做后牙𬌗垫,原因是镍钛丝在排齐牙列过程中,由于矫治力施于反𬌗牙上,上下前牙接触会产生疼痛不适,患儿会主动避免咬紧牙齿,从而消除反𬌗锁结关系,反𬌗常常随着牙齿排列整齐得到矫治。

如果反覆𬌗深(>3mm),可在后牙𬌗面直接堆放玻璃离子水门汀,与对颌牙咬合出𬌗面解剖形态,防止咬合时对𬌗牙对托槽的碰撞。随着反𬌗牙不断唇向移动,可以逐步调磨后牙的水门汀𬌗垫高度,直至完全磨除。也可以配合使用树脂材料制作的活动性𬌗垫,后者更适合于长期佩戴。

6.上颌前方牵引 对于上颌骨发育不足所致的前牙反𬌗,在适当的发育时机采用上颌前方牵引治疗,可以取得明显的矫治效果。

(四)注意事项

进行反𬌗矫治前需向家长交代早期矫治的目的,随着儿童的生长发育,反𬌗有复发的可能性以及需要二期正畸矫治甚至颌面外科手术的可能性。若患儿存在顽固的下颌前伸等不良习惯,需告知家长去除这种不良习惯的重要性,以及不良习惯对保持矫治后效果的影响。

反𬌗纠正后,需要注意检查乳尖牙有无咬合过紧或者磨耗不足的情况,视情况进行调整。矫治完成后若覆𬌗深度理想,则可不需保持;若覆𬌗较浅或个别牙齿有舌向复位的可能性,需继续戴用矫治器保持治疗效果,使矫治后的前牙位置稳定。

三、后牙反𬌗

后牙反𬌗(posterior crossbite)是指在正中𬌗位时上后牙颊尖咬在下后牙颊尖的舌侧。反𬌗可以是个别牙反𬌗,也可是单侧或双侧后牙的反𬌗。多数后牙反𬌗常造成上颌发育受限,形成上牙弓狭窄。单侧多个后牙反𬌗可使面部不对称,下颌偏向反𬌗侧。后牙反𬌗还可合并前牙反𬌗,可影响咬合功能、颌面部发育,影响颞下颌关节健康。

(一)临床表现

后牙反𬌗可分为:牙源性反𬌗、功能性反𬌗以及骨性反𬌗。

1.牙源性反𬌗 仅为一颗或几颗后牙倾斜萌出所致,而基骨位置正常。常见于替牙期上颌牙齿的腭向萌出和(或)下颌牙齿的颊向萌出引起的后牙反𬌗。长期吮指习惯可引起上颌牙弓变窄,引起后牙反𬌗。

2.功能性反𬌗　是患儿为了避开功能障碍引起的不适,下颌侧移达到舒适位置而发生的反𬌗。偏侧咀嚼习惯如一侧深龋,只能用另一侧咀嚼,导致长期一侧后牙失用(废用),可以引起对侧后牙的反𬌗;再如长期有一侧托腮的习惯,对一侧下颌产生不正常的压力,可使下颌逐渐偏向另一侧,也可引起另一侧多数后牙反𬌗。

在下颌息止𬌗位时,功能性反𬌗的上下颌中线是一致的,而处于功能咬合位时,下颌却发生了偏移。模型检查也可发现,上下颌牙弓是对称的。

3.骨性反𬌗　由于上下颌骨间宽度发育的不协调,上颌发育过窄,下颌发育过宽造成。例如唇腭裂患者,上颌及上牙弓宽度发育不足,常有双侧后牙反𬌗。

(二)治疗

乳牙期和替牙期较为严重的后牙反𬌗需要及时进行矫治,避免影响颌面部的正常生长发育。早期矫治能够获得较好的功能及美观效果,可以减少后期正畸治疗的复杂性。

1.后牙反𬌗的矫治时机　如果患儿能够很好配合,乳牙期就可进行后牙反𬌗的矫治。如果就诊时第一恒磨牙即将萌出,可以等到第一恒磨牙完全萌出后一并进行治疗,这样可以更好地判断和矫治后牙反𬌗。乳磨牙早失可能导致需要推迟治疗计划,直到混合牙列晚期或恒牙早期有足够的基牙条件时再开始治疗。

恒牙期个别后牙的反𬌗一般不需要单独进行矫治,可以与其他错𬌗畸形在综合矫治中同时解决。

2.矫治方法　首先应消除病因,如戒除不良习惯、对有干扰的乳尖牙进行调磨等。然后根据情况选择不同的矫治方法。

(1)交互牵引治疗技术

1)适应证:上颌个别牙舌向错位或过度颊向错位引起的反𬌗或正锁𬌗。

2)矫治方法:上下颌后牙分别放置带环或粘贴托槽,用橡皮圈进行对颌牙齿的交互牵引,建立正常后牙咬合关系。必要时可做𬌗垫,解除上下牙齿的锁结关系。若间隙严重不足,可能需要进行片切或间隙开展。

上颌牙槽基骨多为网状骨,所以上颌牙较易作颊向、舌向移动,下磨牙根分岐骨质致密,较难发生倾斜移动,所以下颌牙齿常选做支抗牙。若下颌牙齿要作倾斜移动,一定要准备足够支抗,才能产生牵引效果。

(2)活动性上腭扩展矫治器

1)适应证:用于乳牙及混合牙列期多数上后牙腭倾反𬌗的矫治。

2)矫治方法:在活动矫治器腭中缝部位,相当于第二乳磨牙齐平处埋入螺旋扩弓装置。该矫治器每周加力2次,每次加力旋转扩大器半圈,即0.5mm的扩展距离,患者可以在家中自行加力。当建立正常后牙覆盖后,使用原矫治器保持3~6个月。活动性矫治器需要患儿有良好的依从性,能够合作佩戴。

(3)固定式上腭扩展矫治器:固定式上腭扩展矫正器的种类较多,能够有效治疗乳牙列及混合牙列的后牙反𬌗。

1)W形腭弓矫治器:W形腭弓矫治器是用直径0.8~0.9mm的不锈钢丝制作"W"形的腭弓,焊接在上颌第一恒磨牙的带环上,适用于替牙早期年龄较小的患者。W形腭弓矫治器的优点是患儿能较好地合作佩戴,矫治效果明显。缺点是制作及黏戴困难,特别是要求双侧弓丝紧密贴合在反𬌗牙列舌侧缘,而又不损伤软组织。每月调整加力时,需摘除磨牙上的固位带环,加力后再黏戴。

2)四角圈簧矫治器:四角圈簧矫治器的作用原理与 W 形腭弓矫治器相似,但作用力较 W 形腭弓矫治器柔和。

3)带有螺旋扩大器的固定扩弓装置:临床上较为常用,通常在上颌第一前磨牙和第一恒磨牙上放置带环,通过腭杆连接为一个整体,中间与螺旋扩大器相连。在混合牙列早期,视牙齿替换情况,前部带环可放置于第一乳磨牙或第二乳磨牙上。加力时直接在口腔内旋转加力,加力方法与前面讲述的活动性上腭扩展矫治器相同。根据加力的方式可以分为快速腭开展和慢速腭开展。快速腭开展一般每天调节螺旋扩大器 2 次,每次 1/4 圈(每圈 1mm),连续加力 1~3 周。快速腭开展使磨牙更趋向于整体移动,通常会在腭中缝分离时在上中切牙间出现间隙。近年有学者提出慢速腭开展概念,是指相对快速腭开展而言,使用更缓慢的加力。一般隔天调节螺旋扩大器 1 次,每次 1/4 圈,约每周能获得 1mm 的开展量。以较慢的速度进行腭开展,能达到和快速腭开展同样的效果,但腭中缝组织能更好地适应,对组织的损伤小,且比快速腭开展效果稳定,并可获得更近于生理的反应。注意告知家长保管好加力钥匙,并在加力钥匙上系好安全绳,防止患儿误吞。

四、口腔不良习惯

(一)吮指习惯

婴幼儿出现吮吸行为源于其对营养的生理需求以及对安全感的心理需要。吮吸行为分为两种:营养性吮吸和非营养性吮吸,前者指获取营养的行为如母乳或奶瓶喂养,而后者指为寻求温暖及安全感而吮吸手指、安抚奶嘴或玩具等。

非营养性吮吸习惯(finger or thumb sucking)形成于婴儿出生后的最初几个月,在 12 个月左右达到高峰。在 1 岁以内,几乎所有的婴儿都会有非营养性吮吸的现象。美国的一份研究结果显示:1 岁到 4 岁,吮指的发生率从 31% 降到了 12%。一般认为,出生后的最初 2 年,儿童有吮指动作是正常的,且大多数儿童并不会发展成吮指习惯。因此,家长应定期观察孩子的举止。如果吮指动作逐渐减少,则不需紧张。相反,如果吮指习惯顽固,且不断加重,引起牙列和骨骼变化,则应予以重视,同时还要采取一些特殊的矫治方法来避免吮指习惯导致牙列发育异常。

1.病因 吮指的病因不明,弗洛伊德的精神分析理论认为,吮吸在黏膜上会产生愉快的感觉。而随着儿童心理上的成熟,他们会趋向放弃这种习惯带来的愉悦。多数正常儿童在 2 岁或 3 岁时终止吮指习惯。如果看到有 5 岁或更大的孩子吮指,则可能是某种潜在的心理问题的表现。

吮吸不足理论认为,吸吮是婴儿与生俱来的欲望。当大量的吮吸需求没有被满足时,就表现出非营养性吮吸。有研究证实母乳喂养时间短与吮指不良习惯有关。另外,也有认为吮指与饥饿时寻求安慰、紧张焦虑、父母与孩子感情交流不够等因素有关。

2.不良习惯造成的影响 吮指习惯持续会对牙列产生影响,造成错𬌗畸形,尤其是持续到混合牙列期时。吮指的压力可以造成上前牙前突、影响下前牙萌出,导致前牙深覆盖、前牙开𬌗。在后牙区可以造成上颌牙弓宽度减少以及后牙反𬌗,另外,腭盖高拱以及末端平面和磨牙关系改变也有报道。

吮指造成错𬌗畸形的类型与拇指或示指放置的位置、习惯的持续时间、强度和频率有关。

研究表明,吮指习惯与Ⅱ类错殆的发生显著相关,而且持续时间越长,形成Ⅱ类错殆的可能性越大。在6岁以前终止这一习惯,其对咬合造成的不良影响通常是可逆的。

3.治疗 吮指习惯的纠正一般分不同的年龄。

(1)一般认为吮指习惯在4岁前停止,对咬合的影响很小,是暂时性的。因此,在4岁之前一般不加干预,主要是教育家长进行严密观察。

(2)4～6岁之间,主要是采用语言教育、提醒或奖励的方法鼓励孩子戒除不良习惯。

1)语言教育主要是告知孩子吮吸会造成牙颌面的改变,影响美观。

2)提醒治疗是采用一些方法提醒孩子不要把手指放到嘴里。如将手指缠上胶布或绷带,或者戴用不分指的手套,在手指上涂苦味剂。一定要向孩子讲清楚这些只是提醒而不是惩罚措施。

3)奖励方法是孩子和家长之间建立起一个约定,孩子在规定的时间内戒除不良习惯就会得到奖励。自制一份日历,若孩子一整天没有不良习惯,则在日历上贴上一颗小星星。在规定的时间段结束时,达到了约定的条件,则给予奖励,该过程中应不断地口头表扬鼓励孩子。

(3)6岁以后若不良习惯持续,孩子确实有愿望希望戒除不良习惯,只是做不到,可以采用口内矫治器的方法,矫治器的使用不应造成痛苦,不应干扰咬合关系,它的功效只是起一个提醒器的作用。

通常可戴用腭栏,也可使用唇挡矫治器(图11-9)。通过干扰手指放入口内及降低吮吸愉悦感来戒除吮指习惯。对于已经发生上牙弓缩窄的患儿,可以采用四角圈簧。矫治器的圈簧可以用来提醒孩子不要把手指放入口内。四角圈簧可以同时矫正后牙反殆和戒除吮指习惯。

使用口内矫治器一般于3～6个月内可获得明显改善,然后需要继续保持6个月。矫治器的成功需要孩子的合作。开始戴用时会有发音和进食的不习惯,很快就可适应。

父母在矫治口腔不良习惯中的作用是很重要的。通常,家长会对不良习惯及其可能导致的后果表现出过分不安。这种焦虑会导致家长对患儿的责备和惩罚,进一步增加患儿的紧张情绪,从而加重不良习惯的发生。因此,在患儿克服不良习惯之前,创造良好的家庭氛围是必要的。

(二)吐舌习惯

由于婴儿特有的生理解剖特点,婴儿在吞咽过程中,舌体位置是前移的,这种婴儿型吞咽持续到4～5岁才能转变为成熟的吞咽模式。因此对于儿童的吐舌现象不要轻易地看成是舌不良习惯。

一般认为顽固的吐舌习惯(tongue thrusting)与前牙开殆和上前牙前突有关。通常可以采用带有舌刺的上颌活动矫治器进行纠正。也可采用带有腭转轮的固定矫治器。

(三)异常唇习惯

以咬下唇最为常见,常伴有覆盖增加,上前牙前突,下前牙舌倾。可以采用带有唇挡的上颌活动矫治器进行干预。

(四)磨牙症

磨牙症(bruxism)是一种非功能性的牙齿磨耗。通常发生在夜晚,如果症状持续时间过久,会导致乳牙和恒牙磨损。长期的磨牙症还可能导致牙周疾病或颞下颌关节异常。

磨牙症的原因还不清楚,一般认为有局部因素、全身因素和心理因素。局部因素理论认为磨牙症是对殆干扰或者口腔局部刺激的反应。全身因素包括肠道内寄生虫、过敏和内分泌疾病等。心理因素理论认为磨牙症是性格紊乱或压力增加的表现。

治疗时应针对上述病因——进行排除。首先检查有无殆干扰，必要时可进行调殆治疗。同时应进行全身因素的检查以排除其他的全身性疾病。如果认为有心理因素的存在，可建议患者进行心理咨询和治疗。

口腔内可制作树脂软殆垫，防止牙齿进一步磨损，同时可缓解肌肉的紧张。有部分患者使用软殆垫后戒除了磨牙习惯，可能与肌肉张力得到缓解有关。但一些顽固的患者使用软殆垫后没有取得理想的效果。

（五）口呼吸

口呼吸（mouth breathing）的病因有鼻咽腔的各种疾病，如鼻窦炎、鼻炎、鼻息肉、鼻甲肥大、咽扁桃体肿大等；频发的上呼吸道感染；呼吸道的过敏反应；上唇过短，闭唇困难等。

口呼吸的患者常常伴有上颌缩窄，后牙反殆；或前牙开唇露齿，上前牙深覆盖，甚至开殆等表现。

治疗应首先去除病因，治疗可能存在的呼吸道疾病；对于牙弓狭窄的患儿，可采用扩大牙弓的矫治方法；指导患者进行唇肌训练，必要时可配合使用前庭盾。

（六）偏侧咀嚼习惯

发病原因包括：牙弓一侧有龋坏，甚至伴有牙髓及根尖周炎；乳牙早失，或其他疾患导致长期使用健侧咀嚼；乳尖牙磨耗不足，存在殆干扰，迫使下颌偏侧移动，并形成单侧咀嚼不良习惯；单侧颞下颌关节疾患；以及习惯性偏侧咀嚼。

治疗首先应去除引起偏侧咀嚼不良习惯的各种病因，如早期治疗龋坏、牙髓炎、根尖周炎等。教育患儿主动使用废用侧进行咀嚼，逐渐形成双侧咀嚼，纠正偏侧咀嚼不良习惯。对于早失的乳磨牙及时制作功能性缺隙保持器，对于恒牙早失应尽早修复。对症状顽固的患儿，可在废用侧进行功能训练，逐步恢复咬合功能。

五、牙齿萌出障碍

（一）第一恒磨牙异位萌出

1. 临床表现　异位的第一恒磨牙近中边缘嵴阻生在第二乳磨牙的远中牙颈部下方。X线片显示，第二乳磨牙远中根近牙颈部位的远中根面有小的吸收区或有弧形的非典型性的根吸收区，第一恒磨牙近中边缘嵴嵌入吸收区。

2. 第一恒磨牙异位萌出的临床危害　主要是造成间隙丧失，牙弓长度减少。常常造成第二乳磨牙的早失，导致牙弓的不完整。

3. 治疗方法

（1）早期发现可以追踪观察，判断是否为可逆性异位萌出。对于判断为不可逆性的异位萌出，应当积极治疗。

（2）如果异位的第一恒磨牙与第二乳磨牙间锁结不严重，第二乳磨牙的牙根吸收不严重，可采取分牙的方法解除锁结。可用的方法有：分牙圈、分牙簧、铜丝结扎。

（3）当第一恒磨牙与第二乳磨牙间锁结较为严重时，可采用腭弓式的矫治器推第一恒磨牙向远中，即制作上颌腭弓，在其舌侧焊接向远中的牵引钩，在第一恒磨牙的殆面或颊舌侧黏接舌侧扣，在牵引钩和舌侧扣之间应用链状皮圈加力，从而对第一恒磨牙施加向远中的牵引力。该种方法操作较为简单,对患者配合要求不高,痛苦小,只要在牙弓双侧有可用的支抗牙即可采用。

(4)在未能早期发现第一恒磨牙异位萌出,或者牙弓条件不满足上述矫治的情况,如果第二乳磨牙的远中根被完全吸收,而近中根完好,可采用截冠法诱导第一恒磨牙萌出。即在第二乳磨牙的近中根和腭根进行根管充填后,截除远中部分牙冠,修复剩余牙冠。此法仅为解除锁结,使第一恒磨牙能够萌出,但牙弓长度已经丧失,需要择期开展间隙。

(5)如果第二乳磨牙牙根吸收严重无法保留,可以拔除第二乳磨牙,采用口外弓推第一恒磨牙向远中。根据牙弓条件,也可采用固定矫治器或者腭弓式的矫治器推第一恒磨牙向远中,到达理想位置后,改做合适的间隙保持器。

(二)恒尖牙异位萌出

1.临床表现 恒尖牙的异位萌出可分为唇向异位和腭向异位,最常见的是上颌尖牙的唇向异位萌出。恒尖牙的近中唇向异位通常是由于牙弓长度不足。恒尖牙异位萌出时尖牙可以和第一前磨牙或侧切牙异位。异位的恒尖牙与侧切牙牙根较近时,有时会发生特发性的切牙牙根吸收,需要予以警惕。

应在10～11岁时通过临床和X线片检查筛选可能发生的上尖牙异位和阻生。临床检查应包括触诊尖牙区牙槽骨的颊侧是否存在尖牙的膨隆,可初步提示尖牙的位置。尖牙位置异常的其他临床表现有侧切牙牙冠过度远中和唇舌向倾斜。临床检查有尖牙异位或阻生的指征时,应进行X线片检查,包括评估尖牙的萌出路径、双侧位置的对称性、牙根发育情况、朝向相邻侧切牙和乳尖牙的方向,必要时进行牙齿的唇舌向定位。

2.治疗方法 临床上应保护好乳尖牙,因为它是恒尖牙正常萌出的向导。其次及时治疗侧切牙和第一乳磨牙的根尖周病,也可防止恒尖牙位置的变异。

在发现上颌恒尖牙近中异位、X线片上显示与相邻侧切牙牙根重叠的情况下,可考虑去除相邻的乳尖牙,以促使恒尖牙朝向更为远中和垂直的方向萌出。研究表明如果异位的恒尖牙与相邻的恒侧切牙重叠不超过侧切牙长轴的中线,拔除乳尖牙后尖牙自行萌出到正常位置的成功率为85%～90%。如果重叠超过侧切牙的长轴,拔除乳尖牙后恒尖牙自行萌出到正常位置的概率有所下降。

拔除乳尖牙后需要定期复查,观察尖牙位置有无改善。必要时可能需要外科手术,或辅以正畸矫治。

(三)中切牙之间的间隙

在混合牙列期,多数中切牙之间的间隙是由于尚未萌出的侧切牙和尖牙牙胚压迫中切牙牙根所致,当侧切牙和尖牙萌出后,间隙通常自动关闭。较大的中切牙之间的间隙常常由于多生牙、前牙形态过小、吮指习惯、唇系带附着过低以及切牙过突等造成。

需要分析造成间隙的原因并及时去除病因。当中切牙之间的间隙过大超过4mm时,可以考虑使用矫治器治疗,以改善牙列美观和为邻牙的萌出提供间隙。

拔除多生牙后,中切牙之间的间隙常常会自行关闭。某些过小牙可进行修复治疗,建立其正常的形态和大小,从而消除间隙。去除吮指不良习惯。对于唇系带附着过低的病例可以在唇系带手术之前将间隙关闭,以免手术瘢痕影响关闭间隙。切牙前突可以通过内收切牙来治疗。

（四）多生牙及其伴随的错殆

1.临床危害　多生牙常常导致正常恒牙发育和萌出障碍，表现为恒牙迟萌或阻生、牙根弯曲、牙齿移位或萌出方向改变。伴随的表现有乳牙滞留、邻牙扭转、牙间隙的出现等。多生牙还可造成邻牙异常的牙根吸收。

2.治疗方法　临床发现或怀疑有多生牙时，需要拍摄 X 线片明确诊断，并确定多生牙的数目和位置。常用的 X 线片有根尖片、全口曲面断层 X 线片和 CBCT。

已萌出的多生牙应及时拔除，以有利于邻近恒牙的顺利萌出并减少恒牙的位置异常。对于埋伏的多生牙，如果影响恒牙的发育、萌出及排列，在不损伤恒牙胚的情况下应尽早拔除。若不影响恒牙胚发育和萌出，可延缓到恒牙牙根发育完成后再拔除。去除多生牙后，当恒牙牙根发育大于 2/3 时，如果可能，建议暴露未萌的恒牙，提供萌出通道。手术中应去除迟萌恒牙切端 1/3 的骨和软组织，有时还需要配合正畸治疗获取足够的间隙并将牙齿排列到正确的位置。

（五）异位萌出的恒侧切牙

恒侧切牙异位萌出常常会压迫乳尖牙的根部，形成乳尖牙牙根吸收，甚至导致乳尖牙早失。

如果乳尖牙缺失是单侧的，尚未发生中线偏移，可以制作间隙保持器，如制作舌弓式间隙保持器焊接支撑卡阻挡侧切牙的远中移动。若乳尖牙单侧缺失，伴有严重切牙拥挤，中线有偏移倾向时，为了排齐前牙，可拔除对侧的乳尖牙，然后放置舌弓防止中线偏移，这有利于将来全面的正畸治疗。

（六）前牙的助萌

前牙迟萌阻生是儿童牙科的常见表现，常常需要采取助萌措施，但在采取治疗前需要明确导致牙齿迟萌的原因，进行全面的检查明确诊断，同时了解受阻恒牙的牙轴方向、牙根发育状况、牙根是否弯曲等情况。

治疗首先去除妨碍牙齿萌出的不利因素。由于乳切牙过早脱落，坚韧的牙龈组织阻碍恒切牙萌出者，可在局部麻醉下，施行开窗助萌术，即切除受阻牙切缘部位增厚的牙龈组织，暴露整个切缘，牙齿即可很快萌出。由于牙瘤、多生牙或囊肿等阻碍牙齿萌出者，须手术摘除牙瘤等。必要时需要采用活动或固定矫治装置，外科手术暴露阻生恒牙后在牙齿表面粘贴托槽，逐步牵引出患牙。

弯曲牙由于冠根形成一定的角度，多数不能自行萌出。可通过手术翻瓣结合牙齿牵引复位，使患牙排入牙列的功能位置上。这种情况往往需要全面的设计。

（孙大磊）

第十六章　牙体修复

第一节　牙体缺损修复的设计要领

牙体缺损是指牙体硬组织质和量的破坏,伴随牙体生理外形的局部损坏,表现为牙体形态、咬合及邻接关系的破坏。造成牙体缺损的病因是龋病、牙外伤、磨损、磨耗、楔状缺损和发育畸形,其中龋病是最主要的病因。

一、修复设计的前期工作

(一)了解患者的要求

在牙体缺损修复患者第一次就诊时,患者对修复体的种类一般没有具体和明确的认识,但其对修复的要求一般是相对比较明确的。无外乎要求恢复缺损牙的外形及美观,恢复发音及咀嚼功能,并要求提供的修复体舒适、维护容易,同时对大部分患者来说,修复的价格也是考虑的重要因素。

需要注意的问题:

同样的病例,临床上患者对修复的要求往往是各不相同的。我们必须尽力满足患者的要求,因为修复体效果的最终评价者是使用修复体的患者本人。一个修复体从修复专业角度而言可以称为最佳选择,但对于患者来说,如果其要求没有得以满足,那么设计和制作得再精良,也是一个失败的修复体。而从医师的角度而言,我们往往是对各类牙体缺损修复体的特点和临床适用范围具备专业的知识,有时对患者要求修复的首要要求并不是完全了解。这就产生了医师所推荐的最佳修复治疗方法与患者的实际情况和需求不吻合的问题。在患者的要求和专业便利性两者发生矛盾时,我们应该首先考虑满足患者的需求,然后再为患者采用最可靠、创伤最小、最经济合理的治疗手段。

涉及前牙改形、改色、改善牙齿咬合及排列的美学修复病例,患者的要求一般较高,更要明确患者的最终治疗需求后选择最佳的治疗方案。例如年轻患者如果只要求关闭前牙散在的间隙,那么非损伤性的正畸治疗可能比修复治疗能获得更持久稳定的效果,即便患者不愿意正畸治疗,那么创伤性小的贴面修复会比全冠修复更好。

(二)评估患者对修复效果的期望值

我们要求修复体恢复缺损的同时能够满足咀嚼、发音、恢复和改善美观、阻止疾病的发生发展,维持口颌系统健康的功能。但由于材料、工艺及临床水平限制,患者口腔条件、经济承受能力等的原因,同时由于某种特定修复体有其使用的特点和局限性,同时达到以上的治疗目标在操作中实际上是存在困难的,修复所能达到的最终实际效果与患者的想象如果无法达到共识,医患矛盾就产生了。

(三)充分的医患沟通

医师在首次接诊过程中,首先应耐心倾听患者叙述,从而了解就诊的首要目的、对修复的要求(比如有些患者不愿意磨除牙齿)、对修复效果的期望值、顾虑、价格要求等。然后耐心地用通俗的方法予以解答,同时把患者对修复效果的期望值引导到实际的水平。在此过程中可以消除对治疗的疑虑和担心,建立相互的信任感和对治疗的信心,也能更好地参与治疗和配合治疗过程,减少不必要的纠纷。

通过医患沟通,还可以了解患者的心理和性格特征。对于做事非常认真仔细,要求特别高的患者,更应予以特别的关注,仔细解答其每一个问题直至满意,必要时这类患者的治疗过程最好有其亲人陪伴。

有一点需要注意:现代社会人们的生存和工作压力加大,存在心理问题者在人群中的比例也愈来愈高,医师如果对此没有掌控的话,会产生很多非专业因素的医患纠纷甚至法律纠纷,这当然是作为一个专业人员所不希望碰到的。

对于没有明确主诉,只是来咨询及检查的患者,或治疗处理需要超出主诉范围的患者,尤其要在治疗开始之前进行沟通,解释措施的必要性,征得患者同意以后才能进行,正式治疗前可以给其1~2周左右的犹疑期。情况最好在病历资料中有所体现,必要的时候要求患者签字认可。因为在临床上这类患者出现投诉及纠纷的比例最高,最好是在治疗计划确定的过程中尽量考虑到可能发生的情况并向患者解释清楚必要性,例如牙体预备量过多可能的牙髓问题、普通烤瓷修复后的牙龈变色问题等。

可以说,修复最终的成败除了专业技术的高低之外,医患的沟通和患者对提供治疗的医师的态度也是极为重要的因素。

(四)作好病例资料采集和记录

在病例资料收集时,除了针对主诉的问题进行病史采集外,对与治疗相关的病史也应该顾及。特别是与治疗相关的系统性疾病史、家族史、药物过敏史、口腔卫生习惯等。口腔病例资料除了缺损牙的状况而外,还应重点了解患者对修复治疗的要求。另外,必须询问关于咬合和关节方面的问题,例如有否紧咬牙、夜磨牙、不良咬合和饮食习惯、关节区疼痛或弹响等,并结合到修复治疗设计之中。例如紧咬牙和夜磨牙患者,在修复材料选择和修复体设计上应充分考虑。

因此,治疗前与患者充分交流,掌握患者的个性特点、治疗需率和对修复效果的期望值、对修复体及修复治疗过程、价格和可以达到的效果的了解,以及患者的社会经济状况是必不可少的步骤这也是心理社会医学模式的集中体现。应充分发挥患者的能动性,将患者纳入到整个治疗过程中作为治疗的参与者,而不仅仅是被治疗的对象。另一方面,医疗行业的特殊性和高风险性也要求我们的治疗措施在考虑专业服务的同时,考虑医患双方权利的保护和风险的规避,保证治疗计划的顺利实施。

(五)实验性的治疗措施

在修复治疗措施的效果无法确定,或难以确定何种治疗措施的情况下,在正式治疗开始之前,可以采用实验性的治疗手段(trial treatment),以评估不同治疗措施的可行性、必要性或治疗的效果和反应。例如,对于前牙间隙、前牙拥挤错位决定修复治疗方案的之前,为了直观地了解不同修复方案治疗后的效果,可以制取印模以后,采用模型外科等方法,刮除牙齿或关闭间隙,然后制作树脂修复体在口内试戴,医患共同评估拟定修复方案的效果和可行性然后再结合临床的复杂程度、利弊、可行性、治疗成本等由医患共同制订最佳的治疗方案。

先制备患者诊断模型,然后按美学要求进行侧切牙的诊断蜡型制作。硅橡胶制备蜡型的导模。

将口内树脂暂冠材料注入硅橡胶导模,然后复位到患者口内。

待树脂材料固化后取出导模,诊断蜡型就在口内被复制成实体模拟修复体。通过实体模拟修复可以让患者直观感受修复后的大体效果,依据于此可以和患者进行交流和沟通,并获取患者对修复的反馈信息。

二、修复设计要点

牙体缺损修复的效果取决于良好的治疗计划和精良的修复体设计制作,主要包括修复体类型的选择和修复材料的选择。而治疗方法主要包括充填治疗和修复治疗。

(一)充填治疗和修复治疗

牙体缺损修复体按照制作方式的不同可以分为直接充填塑形(plastic)的修复体和间接制作粘接/粘固(cemented)修复体。一般前者简称充填型修复体,后者简称粘接型修复体。

直接充填塑形修复体是将可塑性的材料直接填入牙体预备的窝洞内塑形,然后固化而成,并通过机械倒凹或化学粘接力获得修复体的固位。目前属于口腔内科学的范畴,修复体类型主要包括玻璃离子、复合树脂或树脂增强型玻璃离子、银汞合金充填体以及光固化树脂贴面等。因为不涉及印模制取以及技工室制作,涉及消耗的材料较少,省时,所以价格成本较低。如果牙体缺损范围不大,剩余牙体具有足够的强度,修复体可以获得良好的固位和抗力,则应该首选充填的方法修复牙体缺损。

分别用牙本质、釉质、表面特殊效果树脂比色片比对牙齿的颜色。

唇侧釉质斜面预备后,磷酸凝胶酸蚀处理30秒,冲洗吹干后涂布粘接剂,吹1～3秒并光照固化20秒。

形态修整,逐级抛光完成。

间接制作粘接/粘固修复体是制备印模以后,在口外采用树脂、合金、陶瓷或金属烤瓷材料,通过不同的工艺制作修复体后,再采用粘接的方法将修复体粘入牙体预备洞型内或牙齿的表面。因为后者对剩余牙体的破坏较大,且因为需要取模以后间接制作,涉及材料及工艺成倍增加,修复的价格和成本较高。当牙体缺损严重,剩余牙体必须依靠修复体来获得强度和保护的情况下,则必须采用间接制作的粘接性修复体,包括:采用金属、陶瓷、树脂等不同材料制作的嵌体、高嵌体,树脂或瓷贴面,部分冠、金属全冠,烤瓷冠,全瓷冠,桩冠等。两类不同的修复体有各自的特点,对特定的病例应选择相应的方法,有时这两种治疗结合才能达到良好的临床效果。

(二)修复体的类型

按照与剩余牙体组织的关系可以分为冠内(intracoronal)和冠外(extracoronal)修复体两类。前者包括各类充填体和嵌体,如前述的玻璃离子、树脂、银汞合金充填体,金属及全瓷嵌体、高嵌体,后者包括树脂及瓷贴面,部分冠,金属、金瓷、金塑、全瓷冠等。高嵌体部分位于冠内,部分位于冠外,一般主张将MOD高嵌体视为冠内修复体。桩冠则单独分类。

(三)修复体类型选择的影响因素

在确定到底选择的是充填修复体还是粘接型修复体,以及考虑修复体的材料时,应考虑哪些问题呢? 相关的考虑因素应该包括:牙体缺损的程度、美观要求、修复体固位、修复体的成本及患者的口腔卫生习惯等。

1. 牙体缺损的程度 如果缺损的牙体具有足够的强度,修复体可以获得良好的固位和抗力,则应该首选充填的方法修复牙体缺损;反之,如果剩余牙体不足以满足充填修复的要求,参与的牙体需要修复体来获得强度或用修复体保护残余牙体组织、重建咬合面形态时,应采用粘接型修复体而非充填体。

另外,还要考虑到牙体预备量的大小。为了使治疗对牙体组织的破坏性最小,一般的逻辑是,前牙首选贴面和部分冠,如果牙体缺损范围过大无法使用,才考虑选择全冠修复,牙冠大范围严重缺损,经过根管治疗以后采用桩冠修复;后牙先考虑嵌体或高嵌体,然后才是全冠。全冠中牙体预备量又以金属最少,其次是烤瓷,全瓷冠的牙体预备量则较大。死髓牙及牙体组织大部分缺损的残根行根管治疗后采用桩冠或桩核冠修复。

2.患者对美观要求 对于前牙美学区域内的修复体,必须考虑修复体的美观性。例如树脂或全瓷贴面、全瓷冠、烤瓷冠等均可以获得较好的美学效果。树脂由于耐磨性和老化的问题,一般多用作过渡性的修复材料。金属烤瓷由于金属底层的影响,颜色和半透性不足。全瓷材料因其光学性能最接近天然牙,可以获得逼真颜色和半透性,所以前牙的美学修复目前多采用的是树脂粘接型的贴面、全瓷冠等来获得。在两侧非对称修复时,单个修复体要求获得足以乱真(bleml—in)的美学效果临床同样存在很大的难度。

3.修复体的固位需求 在所有的牙体缺损修复体中,覆盖整个牙冠表面的全冠固位是最好的。但只要经过良好的设计,牙体缺损修复体一般均能获得良好的固位。特别是随着树脂粘接材料的发展和粘接修复技术的进步,牙体缺损修复的固位不再是一个影响修复体类型选择的重要因素。但对于需要作为 FPD 或 RPD 基牙的情况下,固位的问题才需要着重考虑。

4.修复体的制作成本 成本因素是所有治疗均要涉及的问题。牙体缺损修复体因修复体的类型、制作材料、制作工艺的不同,价格存在较大的差异。作为口腔医师我们应该首先从专业的角度给出患者最佳的治疗方案供患者参考,而不能因为认为患者可能无法支付最佳方案的费用而自作主张为患者提供相对不佳的替代方案。同时,不能够因为本身经济效益的原因或片面追求最佳治疗效果而不顾患者的经济承受能力。

5.其他的因素 患者的口腔卫生习惯对修复体的远期效果影响非常重要。不良的口腔卫生习惯可导致继发龋、牙龈炎、牙周炎等问题,从而间接导致修复体的失败。如果修复前临床检查时发现患者口内存在多发性的龋坏、菌斑牙石、牙龈炎或牙周炎,对此类患者进行牙体缺损修复时应格外小心。可能单从缺损牙的角度而言,修复体治疗是完全可行的,但如果考虑整个口腔卫生情况的话,可能任何一种制作良好的修复体其远期效果也是无法得到保证的,因为修复体只能修复缺损,而对造成缺损的病因却是无能为力的。

患者的咬合、饮食习惯也是需要考虑的因素。如果患者喜欢吃较硬的食物如坚果等,那么在修复材料和修复方式的选择上应有所考虑。

三、各类修复体及制作材料的选择

(一)冠内修复体

1.玻璃离子充填修复 适用于不直接承受咬合力的牙颈部楔状缺损或邻面浅龋、根面龋等的充填,不需要进行牙体预备或只需进行少量牙体预备的区域。因为可以释放氟,因此也可以用于易龋患者或猛性龋的过渡性充填材料。

2.树脂修复 用于前牙轻到中度缺损的直接修复,包括切角缺损,其牙色可以获得良好的前牙美观效果。值得注意的是,前牙缺损树脂充填后,因为老化变色和边缘微渗漏的原因,很多情况下最终还将过渡到修复体治疗;后牙区的轻到中度缺损也可以用树脂直接充填修复。但由于耐磨性较低、固化收缩等问题，其在后牙使用的效果仍存在的争议。所以有学者建议其在后牙的使用范围应该局限于小的𬌗面及第一前磨牙的邻𬌗洞。

3.银汞合金充填　主要用于美学要求不高的后牙轻到中度缺损的直接修复。可以进行单面、双面和三面洞的充填。在牙冠组织缺损低于 1/2 的病例，修复可以获得良好的效果。缺损大于 1/2 的病例，如果结合采用自攻钉，也可以作为一种修复的方式，但为了获得良好的修复效果，建议外面采用全冠进行覆盖。

因为银汞合金材料具有较好的机械强度，固化时有轻度的体积膨胀，可以很好地避免微渗漏产生，因此在口内的存留时间是充填修复体里最长的。据估计，目前全世界每年制作的银汞合金修复体有将近 100 万个，其应用也是最普遍的。但因缺乏与牙体的化学结合，加上修复体会对剩余牙体产生楔力，因此此类修复体会削弱牙体的强度，临床上牙体折裂的情况比较常见。

4.嵌体　用于轻度到中度的牙体缺损，特别是涉及牙尖的缺损。如前磨牙的𬌗面及邻𬌗洞，磨牙的𬌗面、邻𬌗、邻𬌗邻洞；一般应用于活髓牙。死髓牙因为剩余牙体机械性能变差，嵌体修复会削弱残余牙体结构的强度，在楔力破坏的作用下可增加牙折发生的可能性，因此一般不采用。

对于影响美学的可见区域，包括前磨牙、磨牙的邻𬌗面，为了避免显露金属，修复体的材料可以采用全瓷来制作。全瓷嵌体属于粘接修复的范畴，应采用树脂粘接材料进行全瓷嵌体的粘接。有研究表明，化学粘接不仅能保证全瓷修复体的强度，同时也能提高剩余牙体的结构强度。

5.高嵌体　用于中重度𬌗面、牙尖缺损，但颊舌面完好的牙。对于𬌗面伴近远中邻面同时缺损的病例，可以采用 MOD 高嵌体。嵌体用 MOD 洞获得固位，同时覆盖整个𬌗面和牙尖。有时也把 MOD 高嵌体归类到冠外修复体中。

高嵌体也可以采用全瓷材料进行制作，从而改善修复体的美学性能。全瓷高嵌体也属于粘接修复的范畴，应采用树脂粘接材料进行粘接同时由于强度和韧性不足的原因，高嵌体要求𬌗面的牙体预备量足够（2mm 以上），因此在牙体预备量达不到的病例应慎重采用。

（二）冠外修复体

1.部分冠　为保留至少一部分牙面不被覆盖的修复体。以往通常采用金属材料制作，包括半冠、3/4 冠、7/8 冠等。半冠只覆盖牙冠的冠 1/2；3/4 冠为覆盖牙冠舌面及两个邻面的修复体，7/8 冠为只暴露颊侧近中面的修复体。因为保留了部分牙面不覆盖金属，因此修复体粘固后，对牙体的美学性能影响不大。但因为修复体的边缘线较长，继发龋的概率较高，加上合金部分冠的牙体预备相对较复杂，金属的使用在不同程度上还是达不到很好的美学效果，因此目前金属部分冠的使用已逐渐减少。取而代之的是采用全瓷材料制作的树脂粘接型的部分冠，牙预备体可以不是标准的半冠、3/4 冠、7/8 冠形态，其基本修复理念是用全瓷材料依赖于粘接技术再造缺损的牙体组织。

2.贴面　为一种仅覆盖前牙唇面和（或）切端的美学修复体，不需要进行较大量牙体预备，只需进行唇面或切端少量预备（常局限于釉质层之内）。使用于前牙间隙、轻到中度的染色及着色、发育性的唇面釉质缺损、切端或切角小范围的缺损病例。

3.金属全冠　金属为非牙色修复材料，但由于其良好的机械性能，对牙体预备量的要求较低，因此特别适用于咬合力大、不能磨出足够的修复体间隙，并且美观要求不高的大面积牙体严重缺损病例的修复。

全冠的合金的种类较多,按照贵金属的含量分为高贵金属(high-precious alloy,如金合金类)、半贵金属(semi-precious alloy,如低金含量合金、钯银合金等)和非贵金属(non-precious alloy,如钴铬、镍铬、铜基合金、钛及钛合金等)三大类。

因为机械性能好,因此牙体预备时,龈边缘可以不预备肩台而采用刃状或凹型,龈缘线之外的完成线要求预备斜面(bevel),可以最大限度保存牙体组织,同时提高修复体边缘的密合程度,减少继发龋的发生。但由于颜色不美观,因此一般用于美学要求不高的后牙。

4.烤瓷全冠 是烤瓷熔附金属(porcelain fused to metal crown)或金属烤瓷(metal ceram-ic)全冠的简称修复体结合了金属的强度、韧性和烤瓷的美学性能与生物相容性,因此自从20世纪50年代发明并引入临床后,立即风靡全球,迄今仍然是临床上应用得最多的冠修复方式。除后牙区以外,修复体可以用于美学要求较高的前牙大面积严重缺损并获得良好的美学效果。因为要求预备出修复体金属底层和瓷的空间,因此牙体预备量大于金属全冠。

金属烤瓷修复体由于金属底层的引入,导致修复体透光性急剧下降,大部分的入射光线被反射,导致修复体在瓷层厚度不足的区域,如颈部出现缺乏活力的白色,修复体的层次感不足,修复体缺乏活力。如果使用非贵金属作为底层,金属的腐蚀导致离子的释放,可造成诸如牙龈缘灰线、龈缘炎、局部过敏、局部和全身毒性问题。另外,金属的使用会对现代影像学检查造成不良影响,如MRI影像出现不显影的区域,放射治疗的时候会形成二次射线造成损伤对于存在以上问题的患者,或对美学有极高要求的患者,则最好采用全瓷冠修复的方法。

5.全瓷冠 对牙体缺损范围大,美学要求很高的患者,或金属过敏的病例多采用全瓷修复体以获得自然美观的修复效果。全瓷修复材料的种类较多,自从1886年Laud制作出第一个瓷甲冠(porcelain jacket crown)以来,已经出现过多种全瓷冠修复材料。但真正用于临床并能够获得高成功率的全瓷冠系统是最近20年才出现的。因为强度和脆性的问题,要求牙体预备时预留适当的瓷层厚度以保证最终修复体的强度,因此牙体预备量在所有冠修复体中也是最大的。但随着高强度的材料如渗透氧化铝、致密氧化铝和氧化锆陶瓷的出现,底冠的厚度可以只要0.5mm,与贵金属烤瓷金属底层厚度非常接近,因此全瓷牙体预备量比烤瓷大的观念也在逐步改变。

目前常用的高强度全瓷材料按材料组分分类主要有氧化硅基陶瓷和非氧化硅基陶瓷两类。前者代表性的材料包括长石质陶瓷、白榴石晶体增强的铸造陶瓷(IPS Empress)、二硅酸锂晶须增强的铸造陶瓷(IPS Empress 2/e. Max);后者代表性的材料包括玻璃渗透氧化物陶瓷系列(Vila In-Ceram Spinell/Aluminia/Zirconia)、致密烧结纯氧化铝陶瓷(Procera Allceram AL,Vita In-Ceram AL 等),以及致密烧结的氧化钇部分稳定四方氧化锆多晶陶瓷类(Yttrium partially stabilized tetragonal ZrO_2 polycrystalline,Y-TZP)。氧化锆陶瓷的挠曲强度可达1000MPa以上,是全瓷材料中最高的,也超过大多数牙科合金的强度,因此被誉为"瓷钢"。但断裂韧性值在10Mpa·$m^{1/2}$以下,合金一般在40MPa·$m^{1/2}$以上,也就是说全瓷类材料有较高的弯曲强度,但脆性较大。目前全瓷材料总的规律是强度和韧性越高的材料,其半透性和美学性能则呈降低的趋势。因此在修复的时候应该权衡强度和美学这两个要素后再决定材料的选用。强度高而透性低的材料目前一般采用分层制作技术以获得良好的美学效果;强度低透性高的材料一般只用于牙体缺损修复体的制作,并且要求采用树脂类粘接剂粘接修复体,因此也被归为树脂粘接类修复体。

全瓷底层按照制作的工艺可以分为耐火模型堆塑烧结技术(layering technique on refractory die,如长石陶瓷)、失蜡法热压铸造全瓷(lost—wax casting,如 Empress 系列)、粉浆涂塑玻璃渗透全瓷(slip—casting and glass—infiltration,如 In—Ceram 系列)、精密机械复制(copy milling,如 Celay 系统)、CAD/CAM 技术(computer aided design and computer aided manufacture,如机械加工渗透陶瓷、致密氧化铝、致密多晶氧化锆材料体系)、电泳瓷沉积技术(eleclrophoretic deposition,如 Wol—Ceram 和 CeHa WHITE ECS 等)。

全瓷修复体的使用范围从嵌体、贴面、部分冠、全冠一直到前后牙的短桥和长桥。因为材料的机械性能和光学性能不同,每种全瓷材料均有其特定的适用范围,在临床选用的时候一定要了解材料的相关特性和适应证,才能够获得良好的美学效果和修复体的强度。

(三)桩冠

桩核冠(dowel—core crown or post—core crown)是在桩核上制作全冠的一种冠修复体,它由桩核和全冠组成。桩核冠固位良好,美观效果良好,操作简便,是一种理想的修复体。用于牙冠严重破坏,冠部残余牙体组织无法提供修复体足够固位和支持的患牙。在修复前必须经过完善的根管治疗,观察无症状后再进行修复。

修复体可以设计为桩冠一体式。在临床牙冠过短,咬合较紧,如果采用桩核再加冠修复,冠固位力不能够得到保证,桩冠一体化修复设计是一种很好的选择;在临床牙冠间隙足够的情况下,一般则是采用先做桩核,然后再制作全冠的设计,目前后者是最常采用的技术,冠修复的方法与全冠相同,在此不做论述。

桩可以按照材料分为金属、纤维增强树脂、碳纤维和氧化锆全瓷桩;按照提供方式分预成桩、铸造桩、复合桩;按照桩的形态又可分为柱状、锥桩、螺纹、光滑及不光滑表面桩等。

核部分的材料也可以分为金属、树脂、银汞合金、瓷等。桩的材料直接决定着桩本身的抗折能力。树脂桩的强度最差,加入聚乙烯纤维使其机械性能大为改善。碳纤维桩、氧化锆陶瓷桩、金属桩的抗折性能较理想。由于金属桩随时间延长会发生腐蚀,并影响到桩的强度,在这方面,铜基桩尤为明显,因此应尽量避免选用。

桩的材料与根折存在明确的关系。桩材料的弹性模量与牙本质相同或相近,可将所受力量沿桩和根管的长轴均匀分布。刚性大的材料能抵抗较大的应力而不变形,刚性小的材料则易于形变而缓解应力。

铸造桩核特别适用于需要改正牙冠轴向的病例,对于需要明显改变冠轴向的病例,预成桩核一般是难于达到足够的强度的。铸造桩核蜡型的提取可以在口内直接完成,也可以取模后在技工室完成,而预成桩一般在口内直接粘固后作核,因此核的形态、与其他余留牙的关系不容易精确掌握。这也是金属铸造桩核目前在临床上使用较为普遍的原因。

但金属铸造桩核的弹性模量(钛 110GPa,不锈钢 193GPa)与牙本质(18GPa)差别较大,容易引起牙根内部应力集中,导致不可挽救性根折的发生。

金属还具有不透光及颜色方面的缺点,对于全瓷修复病例,有时修复体的颜色和美学性能会受到一定程度的影响,可以采用纤维树脂桩核或全瓷桩核来改善。纤维增强的树脂桩目前使用越来越普遍。其弹性模量与牙本质接近,具有与天然牙相似的半透明性,可以为透明度较好的全瓷修复体提供良好的底色,桩核的半透性和颜色增加了全瓷修复体的美学效果,因此也被称为美学桩核。使用预成桩可以避免铸造的过程,因此可以减少复诊次数,桩核修复后可以立即制作暂时冠恢复一定的美观和功能。如果根尖出现感染问题,预成桩的去除也相对比铸造桩核容易得多。因此预成桩临床上医师和患者的接受度还是比较高的。

（胡杨）

第二节　嵌体修复技术

嵌体（inlay）是一种嵌入牙体内部以恢复缺损牙体的形态和功能的修复体。

一、嵌体的分类

（一）按制作材料

按制作嵌体的材料不同有金属嵌体、瓷嵌体、复合树脂嵌体等类型。

（二）按嵌体覆盖面

根据嵌体所修复牙面情况的不同，可分为单面嵌体、双面嵌体和多面嵌体。

（三）按嵌体的部位

以其修复的部位可命名为𬌗面嵌体、近中𬌗嵌体、远中𬌗嵌体、近中远中𬌗嵌体、颊𬌗嵌体、舌𬌗嵌体等不同名称。

二、适用范围

严格意义上，所有以充填可修复的牙体缺损均可视为嵌体修复的适应证，嵌体特别适用于各种严重的牙体缺损需要咬合重建而不能使用一般材料充填修复及需恢复邻面接触点的后牙。而对于髓角位置高的年轻恒牙，牙体缺损范围大、残留牙体组织抗力形差（包括死髓牙），固位不良者则应作为嵌体修复的禁忌证。

三、牙体预备的基本要求

应根据牙体缺损的具体情况作好嵌体修复的设计，牙体预备时除遵照窝洞充填的预备原则，如去除腐质，作预防性扩展，底平、壁直、线角清晰。

嵌体箱状洞形的所有轴壁应微向𬌗面外展 2°~5°洞形无倒凹，洞壁上如有任何倒凹，嵌体将无法在牙体上顺利就位。

洞缘应有斜面，通常在洞缘牙釉质内预备出 45°斜面，斜面宽度约 1.5mm，并可根据𬌗面情况对斜面深度和角度作适当调整。斜面预备的目的是：①去除洞缘无基轴，预防釉质折断。②增加嵌体的洞缘密合性与封闭作用，防止粘固剂被唾液溶解，减少微渗漏的发生。但洞缘斜面不能过大，否则会降低洞壁深度，影响固位力。斜面一般起于釉质厚度的 1/2 处。

邻面可作片切形。对患牙邻面缺损表浅、突度小，邻接不良的患牙，可作邻面片切形预备，以恢复缺损及邻接，改善其邻面突度。片切面的颊舌边缘应达到自洁区。根据需要可在片切面制备箱状洞形、邻沟或小肩台。

可在做箱状基本固位形之外根据需要加用𬌗面鸠尾固位形，或轴壁上加钉、沟固位形，也可采取钉、𬌗面固位形相结合的设计。

（一）𬌗面嵌体的牙体预备

1. 去除龋坏　预防性扩展：包括邻近的沟、裂、点隙，使洞壁处于正常的牙体硬组织内。预备洞形时还应尽可能保护洞壁和𬌗面边缘。

2.殆面制洞　固位形抗力形的制备:洞的深度一般深度应大于 2mm。浅洞的洞底应预备成平面,以增强嵌体固位力。洞深者不必强求洞底平面,应以去除龋坏组织为主。

3.轴壁均应相互平行或向外展 2°~5°,并与嵌体就位道一致。金属嵌体洞缘以柱状砂石或金刚石车针预备成 45°斜面,最后精修出点、线角,完成牙体预备。

(二)邻殆嵌体的牙体预备

1.殆面部分的预备　除应达到殆面嵌体的牙体预备要求外,应做鸠尾固位形,鸠尾峡部的宽度一般不大于殆面的 1/2。

2.邻面部分的预备　金属邻殆嵌体的邻面预备可有箱状和片切两种形式,全瓷嵌体邻面一般为箱状。

箱(盒)状洞形:用裂钻在邻面接触点处与牙长轴平行方向预备出一条深达牙本质的沟,再向颊舌侧扩展至自洁区。然后预备出邻面洞形,其龈壁应底平,髓壁与就位道一致,龈壁及髓壁相互垂直。各壁无倒凹,洞缘做短斜面。轴壁可适当向外扩展 2°~5°。

(三)三面嵌体的牙体预备

三面嵌体用于后牙两个或两个以上牙面缺损,或用于双面嵌体其固位条件不够者。牙体预备的原则要求与双面嵌体者基本相同,但更要注意防止出现倒凹。

(四)高嵌体的牙体预备

高嵌体适用于殆面广泛缺损,或殆面严重磨损而需作咬合重建者,也用于保护薄弱的牙尖高嵌体的固位主要靠钉洞固位。在殆面作牙体预备时,如殆面与对殆牙有接触关系,应沿殆面外形均匀降低患牙殆面,预备出至少 0.5~1.0mm 的间隙,并使嵌体殆面包括牙体殆面边缘及工作牙尖。如殆面已是低殆,则应稍加修整,去除过锐尖嵴即可。

四、嵌体的制作

(一)合金嵌体的制作

失蜡铸造法最为常用,也有用纯钛采用 CAD/CAM 火花蚀刻的技术制作金属嵌体的报导。蜡型是制作的重要步骤,蜡型制备技术有直接和间接法之分。

1.直接法　直接法是在口内牙预备体上直接制取蜡型的技术,适用于简单的嵌体蜡型制作。因没有印模、模型等操作可能导致的对精度的影响,蜡型准确,但占用椅位的时间长,复杂的复面嵌体等操作上存在难度。具体方法如下:

预备好的洞形洗净,吹干,涂液体石蜡分离剂;将嵌体蜡在酒精灯上烤软,取适量用小蜡刀将蜡压入洞形内,使之充满洞形内所有的点、线角、沟内;在蜡尚未硬固之前,请患者作正中及非正中殆运动,待蜡冷却后用雕刻刀雕成所需的解剖外形;用探针插入并取出蜡型,检查蜡型边缘及外形是否清晰完整。如有不足,可将其再放在洞形内,以灼热的探针插入加热蜡型,让患者加压咬合,修整边缘及外形;直径 1.2~1.5mm 钢丝或蜡条插入或固定在蜡型适当部位后,顺就位道相反的方向小心取出蜡型,确认完整即可包埋铸造完成。

2.间接法蜡型制备　牙体预备后取印模,灌注工作模型,涂布隙料。然后在工作模上完成蜡型,包埋后,焙烧使蜡挥发形成铸模腔,熔化合金注入铸模腔内,冷却后即成铸件,后期打磨抛光完成修复体。间接法可节约椅旁时间,便于观察并准确修整嵌体的边缘,恢复邻接及咬合关系。因此目前此技也是临床最常采用的金属嵌体制作方法。

（二）瓷聚合体嵌体的制作

瓷聚合体是一类以瓷粉为加强相的树脂－瓷复合材料。特点是色泽自然，制作简便。其牙体预备基本同金属嵌体，但洞底平面可不作严格要求，以去净龋坏牙体组织为准。洞壁如有倒凹，可预先用酸蚀、粘接方法充填并消除倒凹。

牙体预备完毕后取印模，灌注入造石工作模。然后在工作模上涂布分离剂，把膏状的树脂分层充填到工作模的洞型内，塑形后将模型置于专门的光固化机内进行固化，取出修形，调𬌗、抛光完成。

（三）全瓷嵌体的制作

1. 常规手工涂塑瓷嵌体　采用一定量的白榴石晶体粉末和长石瓷粉末混合在一起，用蒸馏水调拌成粉浆，涂塑在专用耐火代型材料上，经过高温烧结制成瓷嵌体。

2. 热压铸陶瓷嵌体　热压陶瓷制作工艺类似失蜡法铸造技术。修复体蜡型用专用包埋料包埋，采用专门的热压铸炉加热软化瓷块，陶瓷材料在高温压力下注入型腔，完成瓷嵌体的成型。完成后的全瓷嵌体用与基体材料相似的表面釉粉进行着色和上釉处理；或只铸造一个嵌体的底层，然后表面饰专用饰面瓷后完成修复体的最终形态。分层堆塑获得的修复体颜色的层次感和美学性能较整体铸造的全瓷嵌体要好。

3. 玻璃渗透氧化铝/尖晶石全瓷嵌体　采用 Vita In－Ceram 的玻璃渗透 Alumina 氧化铝或 Spinell 尖晶石材料。首先翻制耐火工作模型，然后调拌氧化铝或尖晶石的粉浆，手工涂塑的方法形成厚度约为 0.5mm 的嵌体底层，然后在 1120℃ 预烧结成多孔的雏形，然后专用的玻璃粉在 1100℃ 高温下渗透，熔融的玻璃通过毛细作用渗透入底层的空隙，成为玻璃－氧化铝/尖晶石复合高强度全瓷材料，然后再常规分层堆塑饰面瓷后烧结成型。因为有高强度的底层作支撑，因此此类嵌体的强度较高，同时具备良好的美学性能。

4. CAD/CAM 机械加工瓷嵌体

（1）牙体预备的光学印模：光学印模技术一为口腔内直接获得三维信息，取代传统的制取印模和灌制模型的程序；另一技术为从灌注的石膏模型上间接获得牙预备体的三维信息，然后电脑三维成像前一种为椅旁模式，要求具备整套的 CAD/CAM 设备，因设备价格昂贵而应用受限；后者为非椅旁模式，是目前常见模式。只需将模型送到具有 CAD/CAM 设备的加工所就可以进行修复体的制作，也可以只购置模型的扫描单元，将模型信息采集压缩后，通过 e－mail 发送到加工所就能够完成修复体的制作。

（2）人机对话修复体设计：根据计算机显示屏上描绘出的嵌体边缘线、邻接线、切缘线、设计牙尖高度和中央凹等的深度确定𬌗面形态。根据电脑提示反复设计修改至合适后储存、可返回编辑模式修改。

（3）磨切：将适当颜色和大小的瓷块置于切削架上固定，设计数据传输到加工单元，完成修复体电脑控制自动切削。切削后的修复体表面釉瓷进行着色处理，也可只切削底层后期表面饰瓷。

这一技术具有自动化程度高、操作简单、省时的优点，在临床上的应用日趋广泛。

五、嵌体的粘固

（一）水门汀粘固

去除牙体洞型内的暂时充填材料。对于合金嵌体，最好不要先切除铸道，带铸道将嵌体在洞内试合。检查就位情况及适合性完成后,再切除铸道调改咬合,抛光。口腔内隔离除湿,嵌体及预备体用 75% 酒精消毒、吹干及隔湿;以牙本质处理剂或酸蚀剂处理牙面,冲洗、吹干,嵌体粘接面及牙体粘接面涂布一薄层粘固剂,然后将嵌体就位;去除多余粘固剂,待粘固剂固化后,粘接界面抛光处理。

（二）树脂粘接剂粘固

树脂粘接可以获得更好的粘接性能和边缘封闭性能,同时通过树脂粘接剂与嵌体和剩余牙体的化学结合,可以起到增强牙体及修复体的作用。对于全瓷类的嵌体,首选树脂类粘接剂进行粘接。

牙体预备后可采用牙胶或不含丁香油的临时粘固材料封闭窝洞。去除牙体洞型内的暂时充填材料,消毒及隔湿后,酸蚀剂或专用的表面处理剂处理牙面,按所选用的粘接剂操作说明涂布粘接剂,调拌粘接树脂,部分材料涂布于牙面,用树脂完全涂覆嵌体粘接面,然后将嵌体完全就位于口内。去除边缘溢出的多余的粘接材料,垫棉卷加压咬合直至材料完全固化,对于光固化或双重固化材料,不同角度充分光照固化后,去尽多余粘接材料,然后用抛光砂针及橡皮抛光尖抛磨粘接界面。

（胡杨）

第三节　贴面修复技术

采用贴面改善前牙美观的方法并不是一种新的修复技术。20 世纪 30 年代,Charles Pincus 就曾使用此方法帮助当时的好莱坞影星们获得美丽的笑容。釉质酸蚀技术源于 20 世纪 40、50 年代,当时是用于瓷嵌体的粘接。酸蚀刻后的瓷贴面一般采用光固化粘接树脂进行粘接。粘接瓷贴面修复在极大提高修复的美学效果的同时,还具有与口腔组织协调、相容性好、经久耐用、牙体磨除量小的特点。

一、贴面的种类

（一）按照制作材料分类

根据材料分为瓷贴面（porcelain laminate veneer）和树脂贴面（resin laminate veneer）。

（二）按照在口内或口外完成方式

分为直接贴面和间接贴面。直接贴面术通常是指光固化复合树脂口内直接覆膜,即在牙体预备型上直接塑形,分层固化,打磨外形,抛光表面,完成牙体缺损的修复。直接贴面术简便,一次完成,光固化复合树脂直接贴面在口内直接覆膜成型,多用于较小的牙体缺损和个别牙。受口内操作因素的影响,边缘密合性、表面光洁度和耐磨性都有一定的限度。随着材料的改进,目前出现了所谓的分层无界面复合树脂美学修复（stratifying invisible composite veneer）,牙面经直接酸蚀处理后,直接用类似瓷层层次的树脂材料进行口内分层堆塑固化,并有特殊效果树脂材料进行特殊效果的塑造,修复体经口内抛光后可以获得极好的美学仿生效果和良好的临床耐久性。

间接贴面术在预备牙模型上制作,操作方便,可以充分修磨,贴面的质量高。烤瓷贴面和热压铸瓷贴面是常见的间接贴面,而树脂间接贴面强度较瓷贴面低,目前使用已经逐渐减少。

树脂间接贴面采用的是硬质树脂,按热处理的方法分为热压固化和光固化两类,其成型方法类似于塑瓷法。经过热处理的树脂间接贴面中单体几乎完全转化,故强度和颜色稳定性较树脂直接贴面高很多。间接贴面修复术首先要制取牙体预备的印模,灌制模型,在模型上完成贴面修复体,再粘接于牙体上,完成牙体缺损的修复。

(三)根据方法和材料的不同

可以分为烤瓷贴面、热压铸瓷贴面、玻璃渗透尖晶石底层贴面、树脂贴面和 CAD/CAM 瓷贴面。

烤瓷贴面的制作技术为耐火材料代型技术,复制预备牙的耐火材料代型,塑瓷烧结;热压铸瓷贴面制作技术为热压铸技术,在预备牙模型上完成贴面的蜡型,包埋去蜡后热压铸造成型;树脂间接贴面技术是在预备牙模型上涂塑、经热处理完成硬质复合树脂贴面;CAD/CAM 贴面是在预备牙上或模型上采集图像数据,然后进行计算机设计和加工。CAD/CAM 椅旁瓷贴面修复技术目前更多地受到设备的限制,价格昂贵,应用限制较多,非椅旁制作的 CAD/CAM 贴面则应用日渐广泛。

(四)按照牙体预备厚度和修复体厚度

可以分为薄型贴面和厚型贴面。薄型贴面的厚度一般为 0.3～0.5mm,相应的牙体预备也较少,一般局限于釉质层内,如果牙体唇面突度不足需用贴面改正,则也可以不进行唇面牙体预备。通常用于牙齿颜色或形态正常,缺损范围表浅的病例;厚型贴面的牙体预备厚度一般约为 1.0mm 甚至更多,牙体预备后牙本质层暴露面较多。通常用于牙体缺损较深,变色严重的病例。过小牙及锥状畸形牙牙体预备量可比较表浅,但为了恢复正常的外形,贴面修复体的厚度也可以较大。

二、贴面的适用范围

主要用于美学区域内的牙面小缺损、前牙切角缺损、大面积浅表缺损的牙体;染色牙和变色牙、包括四环素染色牙、氟斑牙、死髓变色牙、釉质发育不良牙;牙体形态异常牙如畸形牙、过小牙、锥状侧切牙、移动尖牙替代缺失的侧切牙等;牙体排列异常如轻度舌侧错位牙、扭转牙;另外前牙间隙关闭等也是适应证。因磨耗而变短的牙齿,当垂直距离重新恢复后,可以用贴面恢复牙冠的长度,但应该严格控制适应证。

注意:对于染色比较深的牙体,为了遮盖底色,必须使用遮色成分时,修复体的透光性能会受影响,美学性能也会大打折扣。因此在四环素及氟牙症等改色病例应该慎重,否则修复体粘接后会呈现透底色的现象而对于个别牙的贴面修复体,可以使用透性高的贴面,预备体的颜色透出反倒可以使贴面的颜色与邻牙达到更好的匹配。

牙齿严重错位扭转、深覆𬌗、紧咬合、磨牙症、过大牙间隙、中线过度偏移、牙列拥挤且排列不齐、口腔卫生差均是禁忌证。牙体预备控制在釉质内,常规的粘接材料都可以获得满意的粘接效果。一般认为,4mm² 的釉质粘接面积可使贴面获得足够的粘接固位力,缺乏足够的釉质粘接面积曾是其使用的绝对禁忌证。随着粘接剂的发展,牙本质处理和粘接技术的不断突破,缺乏足够釉质的病例贴面修复虽也可以获得良好的粘接,不过长期的修复效果还缺乏临床研究证实。

三、牙体预备及印模

(一)牙体预备分型

Ⅰ型为最小量预备型。只需要磨除倒凹部分便于瓷贴面戴入即可,一般只磨除少许接近龈缘的邻唇线角,此型主要用于需要增加唇面突度者。

Ⅱ型为切端预备型。有时为了控制瓷贴面的颜色,需要在切缘处形成稍厚的瓷层,也可以稍多磨除一些切缘的釉质,近龈缘处的邻唇线角也需要磨除少许以便于瓷贴面就位。

Ⅲ型为切端包绕型。除磨除少许切缘唇面的釉质外,还需要磨除少许切缘舌面的釉质,舌侧终止处磨制成凹槽形。边缘线终止于釉质上呈浅凹槽形。切端加长时无牙体支持的瓷体长度一般不超过 2mm,避免受力后发生折断。

贴面牙体预备分型示意图见图 16—1。

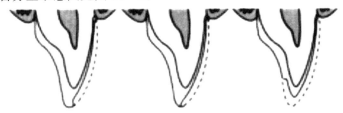

图 16—1　贴面牙体预备的三型分类

也有人将瓷贴面的牙体预备按照瓷贴面包绕牙面的范围及形态分为唇面覆盖型、切缘包绕型、邻切面包绕型三类牙体预备分型。

(二)牙体磨除量

牙体预备应控制在釉质层内。除重度染色或变色牙外,磨除牙体组织时宜保守,特别是釉质较薄的颈缘部分,尽可能不暴露牙本质。

薄型贴面唇面的釉质磨除量大致为 0.5mm,适当磨除牙体过突的部分,避免贴面修复体增加唇向突度。较深的缺损可以先用玻璃离子或光固化树脂填充后再作牙体预备,以减少牙体磨除量。颈部的釉质较薄,磨除量约为 0.3mm~0.5mm。切端的磨除量根据不同的设计形式,磨除量变化大。

如果有深的缺损或窝洞,必须先以氢氧化钙垫底后用玻璃离子或树脂充填后再行预备。

(三)颈缘形态设计

预备牙的唇侧颈缘呈浅凹形(chamfer),边缘光滑、连续,深度约 0.3mm。凹形边缘边界清楚,易于贴面的制作及粘固时保持贴面位置的稳定。凹型边缘一定的厚度可保证贴面边缘的强度,在喷砂及制作过程中不易破损。颈缘以及边缘线的凹形可以使贴面与牙体呈移行关系,达到模糊贴面与牙体边界的效果。

对于龈缘的位置,正常颜色牙的贴面,颈缘线可在龈上 0.5mm;患者牙周健康,美观要求高,通常设计为平齐龈缘;对于严重的变色牙,应设计为龈下 0.5mm 处,以防止颈部变色牙体颜色显露,获得美观的修复效果。

(四)切缘形态设计

切缘形态设计是贴面修复中最富变化及个性化的部分,因美观需求、牙冠的外形、咬合关系、切端的厚度等因素切端的设计在不同的病例变化较大。

切缘形态设计主要分为切端长度不变和切端加长两大类。切端长度不变型含两种:

1.切端不磨短,只切端唇侧磨除,贴面切缘和天然牙切缘共同组成切缘。

2.切缘磨短约0.7～1.0mm,制作的贴面包绕预备后牙体的切端,并恢复原来同样的切缘长度,切咬时贴面切缘与对颌牙发生对刃关系。

切端加长型的设计要求磨除的切缘为1～2mm,贴面可呈包绕形或对接形,贴面修复后比原牙切端略加长(图16-2)。切端加长可以获得美观的切端透明效果,主要用于切缘较薄较短需增长时,且患者的咬合关系基本正常。

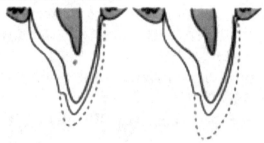

图16-2 切端长度和切端加长型贴面

切端包绕的贴面(包括切端长度不变和加长型贴面)有较好的承受载荷的能力,因此在临床上应用相对较多。包绕到舌侧的面积越大,承载能力越大,但磨除的牙体组织也越多。最近,也有学者主张不进行舌面包绕,而是将切端形成与贴面的钝接形态(图16-3),这样可以简化牙体预备,同时避免受力时舌侧包绕部位折断。此时贴面不仅可以从切向就位,而且可以从唇向就位,牙体预备时不需要考虑轴面倒凹对就位的影响,牙体预备更为保守。但钝接型切端预备贴面的约束力较小,可能对固位有一定的影响。

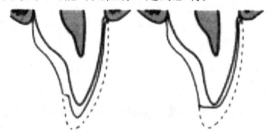

图16-3 舌端包绕和切端钝接型切端预备方式

(五)邻面接触区设计

如果原有的牙体邻接关系良好,则牙体预备尽可能不破坏原有的邻接关系,边缘线止于邻接点的稍前方,或保持舌侧1/2的邻接,从正面看不到贴面与牙体的交界线;如果原有邻接关系不良,或前牙间隙、严重变色牙、畸形牙、扭转牙和轻度错位牙,应用贴面恢复邻接关系时,邻接区设计应该略偏向舌侧,因贴面包过邻面,所以牙体预备是注意不要形成倒凹导致贴面无法就位。贴面牙体邻面预备的设计见图16-4。

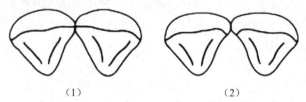

（1）　　　　　　　　　　（2）

图16-4

(1)不破坏邻近关系的牙体预备;(2)恢复邻近关系的牙体预备

（六）牙体预备步骤

薄型贴面牙体预备如只局限在釉质层，可不实施局部麻醉。对于厚型贴面者，牙体预备应常规局麻后进行。

常规的牙体预备程序如下。

1. 唇面预备　用沟槽深度为 0.5mm 的引导钻在唇面中央和切 1/3 处磨制数条横向或纵向引导沟；如果医师的操作技术熟练，可以减少引导沟的数量或不做引导沟。然后按照引导沟确定的深度磨除唇面，磨除过突之处，按照深度的要求，可按颈部、中部、切端分三段预备。将三段各自预备后，再将唇面预备体形成一个整体，三段间逐渐移行，并和颈部及邻面预备形连接成整体。

2. 唇侧颈缘的预备　使用直径为 1mm 的球钻，控制磨除深度，制作约 0.3mm 的浅凹形沟，要求边缘光滑和连续。根据龈上、龈下、平齐龈缘的不同设计要求，分别让浅凹形沟位于唇缘上 0.5mm 之处、龈沟内 0.5mm 或平齐龈缘，凹型的制备采用柱形鱼雷状金刚砂车针。

3. 邻面的预备　不需破坏邻接关系者，在接触点的唇方磨制约 0.5mm 的深凹形，以保证贴面的边缘强度，预备边缘正好位于与邻牙触点的唇侧。如果用贴面恢复邻接关系，邻面预备将到达邻面的舌腭缘。

4. 切端的预备　对于切端包绕型的设计，在切端上磨制深度约 1mm 的 2～3 个引导沟，在舌侧的颈、中 1/3 交界处制备约 0.5mm 的深凹形。

尖牙贴面为保证修复体的强度，应常规设计为切端包绕型，并进行相应的切端预备，可以分为近中和远中切缘两部分预备。舌侧凹槽型边缘在尖牙近中 1/2 的位置应该比远中 1/2 的位置更靠近舌侧颈端方向约 1.5mm，以防止从口外观察到瓷贴面的边缘；下前牙的切缘要承受咬合力，如果要进行贴面修复，也应该常规设计为切端包绕型。

5. 精修、完成　用粒度细的金刚砂车针精修预备体表面，去除尖、嵴、倒凹，因为这些区域会形成易折区。圆钝线角，最后用抛光针抛光。

实体模拟修复，在医患双方认可治疗计划后，可以把模拟修复后的牙体当做正常的牙体，直接在模拟修复体上进行贴面预备。

（七）印模制取

对于唇侧平龈缘设计和龈下边缘设计的患者，印模制取之前应常规进行排龈处理，为保证修复体的精度，最好采用硅橡胶类材料进行全牙列印模制取，预备体印模必须清晰且无变形，对𬌗牙印模可用水胶体的藻酸盐材料制取。

（八）暂时贴面的制作

在牙体预备前，用藻酸盐印模材料制取牙列印模用以制作暂时贴面。牙体预备后，将快凝的不产热双基丙烯酸树脂放入藻酸盐印模的相应部位，然后将印模重新就位于患者口内，固化后即可制成暂时贴面。

暂时贴面抛光后须用不含丁香酚的水门汀粘固，因为丁香酚对树脂粘接的效果有不利的影响，因而不能使用。

四、贴面的制作

（一）烤瓷贴面的制作

用人造石灌注全牙列模型，制作预备体的活动代型。检查预备体，如果有倒凹则用少量的人造石填除,并在预备体除边缘以外的部位涂薄层的隙料。用复模材料制取代型工作模的印模,待印模材料固化后,取出代型工作模型,用特殊的耐高温包埋料灌注获得预备体的耐火代型。这样牙科技师就可以有两套模型,一套人造石工作模,一套耐火工作模。当最后对制作完成的修复体进行修整或邻接关系检查时用人造石全牙列代型工作模。

在耐火材料代型脱模及干燥后,按材料的要求进行预烧结除气处理,时间和温度按材料要求确定,一般 10 分钟内将温度从 600℃升至 1050℃,然后逐渐冷却至室温。预烧处理后代型分割,用专用瓷粉调拌液预浸代型以利于瓷粉堆塑。

制作贴面的瓷粉为专门瓷粉。对于正常颜色牙,先涂塑厚度约 0.1mm 不透明牙本质瓷(opaque denlin)作底瓷;而对于着色较深的牙,使用 0.1mm 厚的相应颜色的不透明瓷(opaque)遮色,然后置入烤瓷炉内带模烧结。第一层瓷烧结好以后,一次分别堆塑完体瓷、釉质瓷和切端瓷形成完整的修复体。同样,也可以采用特殊的修饰瓷以获得特殊效果。第二次烧结后用金刚砂车针、橡皮盘片或杯等调磨修复体以形成正确的形态和邻接关系。在最后烧结完成前进行表面染色、上釉。

因为贴面粘接前的易碎,烧结后可在代型上修磨外形,细磨上轴后再从代型上取下;也可以先喷砂从耐火代型上取下后修整上釉。用玻璃微球喷砂去除残余耐火包埋材料,在人造石代型工作模型上完成贴面的精修,并检查其适合性。完成的贴面可以进行下一步的酸蚀,氢氟酸酸蚀 90 秒,然后用水冲洗干净。

(二)热压铸瓷贴面的制作

热压铸瓷贴面的主要步骤包括模型、蜡型、包埋铸造、试戴、处理等。在工作模型的牙体预备形上,除边缘以外的部分涂薄层的隙料,然后制作贴面的蜡型;将蜡型包埋,焙烧去蜡,按常规热压铸造;脱砂和喷砂后打磨外形,细磨后根据需要可以染色上釉粉贴面组织面经过低压喷砂后,超声波水洗,干燥备用。

(三)渗透尖晶石贴面的制作

玻璃渗透尖晶石贴面的制作步骤包括耐火代型的制作、尖晶石粉浆的调和及底层手工涂塑、预烧结成多孔的底层、玻璃渗透、上饰面瓷完成。过程类似于氧化铝玻璃渗透陶瓷修复体的制作。尖晶石材料的透光性能极好,与铸造陶瓷相似,并且强度高,因此制作的贴面可以获得极佳的美学性能。临床粘接操作时注意,渗透陶瓷材料因为属于不可酸蚀类材料,只需用 $50\mu m$ 的三氧化二铝喷砂即可常规粘接。在对固位需求特别高的情况下,也可以采用二氧化硅涂层加硅烷偶联剂的粘接前处理方法。

(四)CAD/CAM 瓷贴面的制作

CAD/CAM 瓷贴面的制作在椅旁完成,主要步骤包括在预备牙上采集图像数据,进行设计和加工,如果在牙体预备后制取印模,灌制模型,然后在模型上采集图像数据,则为间接法。在预备牙上采集图像数据,采集的图像经计算机处理形成图形,数控机床自动完成加工。瓷贴面表面经细磨后用陶瓷抛光脂抛光即可粘接。也可以进一步用专用着色剂在烤瓷炉内完成着色和上釉。但 CAD/CAM 贴面的上釉或染色烧结可能会对材料的性能和修复体精度产生不良的影响。

五、瓷贴面的粘接

完成后的贴面修复体必须仔细检查有无气泡或隐裂。粗糙的边缘可用超细金刚砂车针修磨,然后抛光,注意瓷贴面在粘接前非常容易破碎,应小心操作。

(一)牙齿釉质粘接面的处理

酸蚀前用牙粉清洁釉质预备面去除可能存在的无机或有机污垢,或用抛光针轻轻抛光点酸蚀点粘接部位以获得新鲜的釉质面。隔湿后用30%～50%的正磷酸处理釉质粘接面1分钟,注意保护牙龈黏膜和非粘接区。酸蚀后用水彻底冲洗,干燥。

(二)牙本质粘接面的处理

对于磨除牙体组织较多,牙本质面暴露的病例,可以采取湿粘接混合层技术或自酸蚀技术进行粘接牙面的处理。湿粘接混合层技术用30%～50%的正磷酸处理牙本质粘接面15秒,冲洗,轻轻吹干,让牙本质胶原纤维网内存在水分保持表面的湿润性,利用牙本质粘接剂的可挥发溶剂替代水分,粘接剂固化后形成混合层获得牙本质粘接强度;或采用自酸蚀技术,使用不用冲洗的特殊酸蚀处理剂,弱酸性单体部分溶解牙本质的玷污层,被溶解的玷污层形成粘接剂渗入的通道,形成粘接剂与保留的部分玷污层和胶原纤维混合获得牙本质粘接强度。

(三)瓷贴面粘接面的处理

粘接面的常规处理方法,$50\mu m$ 的低压(约 0.4MPa)氧化铝粉或玻璃微球喷砂,通过增加表面的粗糙度提高粘接强度。试戴后必须用酒精清洗贴面,还可以进行氢氟酸酸蚀处理 60秒,形成进一步粗化的粘接面。氢氟酸酸蚀对玻璃基质含量较高的瓷贴面材料(如烤瓷、切削长石陶瓷、铸造陶瓷)效果显著,而对硅含量低的材料(如玻璃渗透尖晶石)效果不佳,喷砂操作的作用就更显关键。

涂布有机硅烷偶联剂对提高瓷贴面和树脂的粘接强度有十分显著的效果,是粘接前必不可少的步骤。硅烷耦联剂应在使用前15分钟准备好,将硅烷涂布在瓷贴面经酸蚀后的组织面,粘接面涂布偶联剂后,自然干燥5分钟。然后可在硅烷化表面涂布一薄层粘接剂,用压缩空气吹薄,但不进行固化。

(四)粘接操作

粘接性树脂材料可为可见光固化或者化学—光固化型,根据情况选择好粘接树脂。为了将预备牙体与邻牙隔离,采用软质的金属箔或透明塑料薄膜置于预备体与邻牙之间。牙体表面用37%的磷酸酸蚀60秒后冲洗并吹干。当牙体表面有玻璃离子或旧树脂充填物时,也同时用37%的磷酸酸蚀。充填物表面需涂布硅烷,然后在牙体的整个粘接面涂布粘接剂。

将树脂粘固剂涂布在修复体的组织面,贴面小心就位后用手指施以轻压,挤出多余的粘固材料,用探针和棉球去除溢出的多余粘接材料。应涂敷隔氧凝胶,并关闭治疗台的手术灯以避免粘固材料过早固化。临床可用固化灯光照3～5秒使粘固剂达到部分聚合。多余的粘固剂在此时能很容易地去除。最后从各个方向光照固化各20秒。

邻接区用薄的金刚砂条修整,边缘用超细金刚砂打磨尖、橡皮尖或橡皮轮加抛光糊剂进行抛光。然后检查正中咬合和前伸咬合。每种贴面的树脂粘接材料都有厂家推荐的操作步骤,为保证最佳的粘接效果,应严格按照操作说明进行粘接操作。最好24小时内贴面不受力以获得最大的粘接强度。

硬质树脂贴面粘接前的处理较简单。贴面的粘接面用金钢砂石针轻轻打磨脱砂后,再用笔式喷砂机喷砂,超声波清洗、干燥后,涂布薄薄一层釉质粘接剂即可进行常规粘接。

(胡杨)

第四节　全冠修复技术

全冠(full crown)是覆盖整个牙冠表面的修复体,冠修复体仅用于牙体严重缺损的病例全冠最基本的固位形式是环抱固位形,该固位形提供的固位面积和粘固面积均大,固位力强,牙体切割对牙髓的影响小,迄今为止全冠仍是牙体缺损修复的主要修复形式。

目前临床上广泛使用的金瓷修复体结合了金属和陶瓷的优点,基本上满足了临床的要求。1899 年 C. H. Land 介绍了全瓷冠。此类冠的主要缺陷是边缘封闭不良和经常发生瓷裂。发生瓷裂的主要原因主要在于粘接技术问题,因为所用的粘固剂仅仅是填充于全瓷冠与预备牙体之间的间隙,而不具任何粘接性。把瓷和牙体结合在一起的树脂粘接技术的应用,使前牙全瓷冠修复的古老梦想再次成为了现实,前牙不再需要应用烤瓷熔附金属全冠以获得足够的强度。复合体中粘接性树脂的强度和瓷料的耐久性派生出了可靠、美观性能卓越的修复体。

随人们对美观的要求明显增加,高强度全瓷修复体的应用可解决非贵金属烤瓷修复体存在的问题,如颈缘灰线/边缘发黑、颈缘层次不清楚、金属底层对修复颜色的影响等。现今的高强度牙科全瓷材料已经大幅度地提高了材料的抗断裂强度,为临床制作高强度、美观的全陶瓷修复体,满足了患者的美观高要求奠定了基础。为了模仿天然牙的层次分明感,全瓷冠一般为多层次的制作方法,即用各种方法完成高强度全瓷基底冠,再分层涂塑饰面瓷,以便易于成型、减小表面的硬度,避免过多地磨耗对殆牙。

为适合修复发展趋势,本章节主要以全瓷冠为例进行介绍。金属及烤瓷全冠的相关内容在不同的文献中叙述较多,本章节不作详细介绍。

一、分类

全冠按其制作材料可以分为金属全冠、非金属全冠和金属非金属联合全冠

(一)金属冠

目前金属全冠主要有铸造全冠、CAD/CAM 机械加工金属全冠。自 20 世纪初 Taggart 将精密铸造技术用于牙科固定修复后,铸造金属全冠得到了广泛的应用。经过一个世纪的发展,熔模精密铸造的高质量保证了修复体的高精度和复杂的几何形态的可现性,但是金属颜色对美观有一定的影响,故铸造金属全冠主要用于后牙牙体缺损修复,用做固定桥的常规固位体,更多地作为金属烤瓷修复的基底冠或桥架。而 CAD/CAM 机械加工金属全冠则是现代高科技的产物,采用机械磨削、选择性激光溶铸或火化蚀刻技术制作,受设备的限制目前尚未能普及。

(二)烤瓷冠

金属烤瓷冠同时具有合金的强度和烤瓷的美观及良好的生物相容性的特点,形态逼真、色泽美观、层次分明、表面光滑、耐磨性好,使之成为冠修复的常规形式。

金属烤瓷冠烤瓷熔附金属全冠利用了熔融态的烤瓷可以牢固地附着在特定金属表面的特性,先用合金铸造制成基底冠(coping),然后在真空条件下将熔融的低熔烤瓷熔附在基底冠上,形成金属－烤瓷复合结构的修复体。但烤瓷因为引入了金属底层,会产生非贵金属的腐蚀,导致离子释放。腐蚀可以造成修复体结构破坏,边缘封闭不良及龋坏;释放的金属离子

导致牙龈缘灰线,局部及全身毒性、过敏反应等;金属底层对光线阻射,为遮盖金属颜色需使用遮色瓷,导致修复体半透性下降,反射率高,导致修复体的美学性能不足;另外,金属的存在会对现代影像学如 MRI 检查、放疗等造成不良影响。

(三)全瓷冠

1.全瓷冠的美学特性 全瓷冠(all-ceramic crown)是以陶瓷材料制成的覆盖整个牙冠表面的修复体。因无金属结构,避免了金属可能产生的诸多不良的影响。修复体光学性能近似天然牙,半透性及层次感好,色泽自然、且耐腐蚀性能和生物相容性好。

临床实践中,医师经常碰到这样一个问题,那就是全瓷冠有什么优势呢?

与烤瓷相比全瓷修复体的美观性能出色,主要体现在层次感、半透性和龈缘区的自然色泽上面。

(1)层次感:层次感源于半透性材料不同深度或交界面的光线反射,反射光线经过双眼立体捕捉并经大脑整合后产生半透结构的"深度感"及"层次感"。烤瓷冠唇颊面的牙体预备量与全瓷冠相差不大,但烤瓷的金属底层厚度约 0.3~0.5mm,加上约 0.2mm 厚的遮色瓷,其实留给饰面瓷的空间仅有 0.7~1.0mm 左右,这是牙科技师能够进行颜色和半透性表现的空间,光线的反射和散射层次少;而全瓷底层也是具有一定的半透性的材料,因此整个牙体预备的厚度都属于能够进行颜色和半透性再现的空间,因此全瓷的美学性能优于烤瓷就不难理解了。即便是牙体预备比较保守的贴面,预备的 0.7mm 全部是瓷层表现的空间,加上贴面没有不透光的金属层,因此尽管很薄,其美学性能也远比金属烤瓷要好。另外,全瓷修复体一般采用同样具有透光性能的树脂类材料粘接,修复体粘接后的光学特性可以达到与天然牙极其类似的程度,这也是体现全瓷冠层次感的必要条件之一。

(2)半透性:全瓷底层为半透性的材料,可以允许一部分光线透过进入牙体内部。我们知道,人眼所感受到的是反射到我们眼中的那一部分光线,按照下述公式:

I入射=I吸收+I反射+I透射+I散射

I反射=I入射-I吸收-I透射-I散射

如果透射和散射掉的光线增加的话,反射的光线就减少,而全瓷的光线透射量和散射量均大于烤瓷(瓷层厚度越大,散射也越明显)。因此烤瓷修复体给人以亮度值较高的白色颜色,全瓷修复体则给人以比较柔和的感觉,并且由于半透性的瓷层厚度较大,修复体能够呈现出一定的"深度感",整个修复体给人以很自然的感觉。

(3)龈缘区的自然色泽:全瓷修复体因为没有金属底层的光线遮蔽阻挡作用,入射光线照到修复体上时,由于复杂的散射和折射作用,修复体被照亮的同时本身也相当于一个发光体,颈缘线的根方牙体组织和颈缘区的牙龈组织也被照亮,光在牙体中的光路与天然牙极为相似,因此修复体颈缘区及周围组织的表现与天然牙相同,呈现出富有活力的自然表现。而烤瓷由于颈缘瓷层厚度有限,缺乏相应的折射散射光路,加上肩台上金属底层的光阻射,使得残余牙体缺乏发光体效应,修复体颈缘区及周围组织暗淡,缺乏活力,甚至呈现出灰色。

2.目前常用的全瓷冠有哪些种类?

(1)铸造陶瓷全冠:铸造玻璃陶瓷是由氧化硅、氧化钾、氧化镁为主构成的陶瓷,含少量氧化铝。该类陶瓷的代表是 Dicor 系统,其基本原理是按金属修复体制作的方法先制作蜡型、包埋、铸造,将铸造后的玻璃质冠瓷化后成为物理性能改进的陶瓷冠,最后在冠的表面上色烧烤,完成修复体。由于铸造材料的机械性能不理想,制作系统繁琐,美观欠佳,目前在临床上

极少应用。但是,该类陶瓷及其系统的研制和应用为目前常用全瓷系统的开发奠定了基础

1990 年由列支敦士登的 Ivoclar 公司推出的 IPS－Empress 全瓷冠系统是热压铸造陶瓷的代表。其基本原理是先制作底冠蜡型、包埋,然后按临床比色选瓷块铸造,利用白榴石晶体来增强,经热处理后能使抗弯强度达到 300MPa 以上,最后按全瓷修复体方式堆塑饰面瓷。IPS－Empress 1 型主要用于制作单冠、嵌体、贴面;IPS－Empress 2 型可用于三个单位前牙桥的制作。该系统制作的全冠透光性强、美观、操作时间较短、热稳定性好、强度较高。由于该系统没有提供特殊颜色的瓷块,对选择四环素牙及氟斑牙颜色的患者修复不适合。另外,常用陶瓷材料的实际强度值较实验理想条件下的低,在临床应用过程中有出现瓷裂的现象。

(2)渗透陶瓷全冠:渗透陶瓷是以氧化铝为主要成分的陶瓷。1988 年法国学者 Sadoun 提出一种粉浆涂塑(slip casting)的全瓷修复技术,后由 Vita 公司改进以商品名 In－Ceram 推出。其基本原理是在复制的专用代型上用氧化铝粉浆涂塑形成核冠,经烧烤后再涂上玻璃料,玻璃料熔化后渗入氧化铝微粒间,以增强材料的强度,最后在核冠表面按金瓷冠方法堆塑饰面瓷,完成修复体。渗透陶瓷的抗弯强度高,达 300MPa 以上,是 Dicor 系统的 3～4 倍,不仅可应用于前后牙的单冠的制作,还可用于制作三单位桥。在边缘适合性和美观等方面,渗透陶瓷全冠均较理想,在国内外已经广泛应用,短期成功率较高。渗透陶瓷制作全冠的缺点是,氧化铝烧结和渗透烧烤的时间较长,费时,对操作技术有较高的要求。

(3)致密氧化铝全瓷冠:最早出现的材料代表是 Procera Allceram,牙预备体扫描后,形成三维图像,通过计算代型及氧化铝粉的烧结收缩率,用 CAD/CAM 技术加工放大的代型,采用等静压技术将精细纯氧化铝粉体加压到代型上成型修复体,然后再进行氧化铝致密化烧结,修复体与代型一起收缩到最终尺寸、喷砂取出修复体,然后常规上饰面瓷完成。现在各产家材料普遍采用的技术则是将氧化铝预烧结形成供 CAD/CAM 加工的预成块,然后通过 CAD/CAM 加工出预放大的修复体,然后致密化烧结收缩形成最终的底层,方法与目前的氧化锆材料类似。致密氧化铝材料的挠曲强度可达 600MPa,可用于包括桥体在内的全瓷修复体制作,并提高了临床修复效果的可靠性。

(4)氧化锆增韧陶瓷全冠:氧化锆增韧陶瓷(zirconia－toughened ceramic,ZTC)因四方相氧化锆底冠出色的强韧性,极大地扩展了以往全瓷冠修复的范围。这类陶瓷修复系统最早的为 Cercon,具有极高的抗折强度(超过 900MPa),可与牙科用高强度合金媲美,可制作多前牙桥和 4～5 单位后牙桥。其制作修复体的基本原理是先在石膏模型上制作蜡型,将其固定在 Cercon 专用蜡型支架上,在其上均匀涂撒 Cercon 光扫描粉,然后将蜡型安放在 Cercon 扫描切铣机上,并按程序安装预成氧化锆瓷块,机器自动扫描蜡型,放大切铣瓷块,最后将切铣完成的底胚在 Cercon 专用烤瓷炉中焙烧制成底冠,按程序堆塑饰面瓷,烧结完成修复体。严格意义上来说,因为需技工制作供扫描的修复体雏形,早期的 Cercon 只能称为 CAM。目前随着 CAD/CAM 技术的进步,模型扫描后,可在电脑中生成三维图像,并通过人机对话完成修复体设计,然后再进行 CAM 切削成型,氧化锆修复体的制作均已经是真正意义上的 CAD/CAM。

氧化锆增韧陶瓷全冠抗折强度令人满意,并且制作工序较金瓷修复体简单省时。但昂贵的整套专用设备及专用瓷块,使制作成本很高。

3.全瓷材料的增韧补强原理

瓷类材料给人的一般印象是脆性大,强度不高。那么新型高强度全瓷材料是如何获得强

韧性的呢?

全瓷材料通过以下机制获得强化:

(1)粒子弥散补强机制:通过悬浮在玻璃基质中的晶体来加强瓷材料(图16—5)。晶体的存在可以阻止裂纹的扩展,使裂纹扩展途径变曲折,消耗能量增加,从而达到增韧补强材料的目的。以此为增强机制的材料包括各种饰面瓷材料(长石质陶瓷和白榴石晶体)、高铝瓷(Hi—Ceram,氧化铝晶体)、玻璃陶瓷(Dicor,白榴石晶体)、Vita铸压陶瓷(PM9,精细白榴石晶体)、热压陶瓷(Empress,白描石晶体;IPS—Empress/2,e.Max热压陶瓷,二桂酸锂 lithium disilicate 晶须增韧)。此类材料的特点是,因为是以玻璃为基质,因此材料透光性好,美学效果极佳,但除IPS—Empress/2,e.Max外,强度一般不高。IPS—Empress/2,e.Max因材料中二硅酸锂晶须含量很高,材料微观结构上不存在薄弱环节,裂纹扩展时必须要穿越晶须造成穿晶断裂,因此材料的强度和韧性较高。

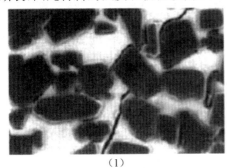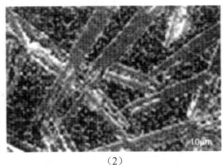
(1)　　　　　　　　　　　　　(2)
图16—5

(1)IPS—Empress热压铸陶瓷白榴石晶体弥散补强;(2)IPS—Empress/2,e.Max针状二硅酸锂晶体弥散强化

(2)氧化物—玻璃交联互渗复合体:以Vita的渗透陶瓷系列为代表。其中用于粉浆涂塑的粉体为纳米—微米混合级配的氧化物(尖晶石、氧化铝、氧化铝—锆混合体),其中的纳米粉体因表面能高,在1120℃融化,相当于"焊料"将微米级大颗粒连接成三维网状,而大颗粒则起到稳定尺寸的作用。先用粉体经粉浆涂塑预烧结形成交联多孔的基体,然后在高温下用熔融的玻璃进行渗透充满基体孔隙,形成玻璃与氧化物相互三维交织的复合材料。材料在微观结构上不存在薄弱环节,任何方向上裂纹扩展均是穿晶断裂,因此材料的强度一般最低在320MPa以上(图16—6)。采用尖晶石氧化物的渗透陶瓷透光性能好,强度略低;采用氧化锆混合氧化铝的材料强度高但透光率低;采用氧化铝为氧化物的材料强度及透光性能均较好,居中的透光性和强度使其应用范围最广。按底层成型技术,可采用技术手工涂塑(In—Ceram)、精密复制技术(celay)、电泳沉积技术(Wol—Ceram)、CAD/CAM技术(Cerec Inlal))方式成型多孔底层,然后再玻璃渗透、饰面瓷。

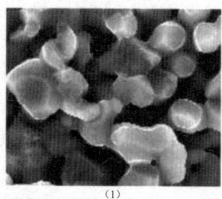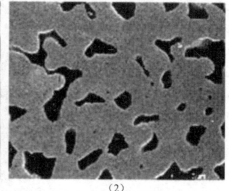

(1)　　　　　　　　　　　　　　　　　　　(2)

图 16-6

(1)玻璃渗透的氧化物经预烧结以后形成三维多孔结构;(2)玻璃渗透氧化物基体后形成的玻璃-氧化物复合材料的断面结构

(3)致密化氧化铝多晶体:氧化铝俗称宝石,牙科用纯氧化铝是采用精细纯 α 氧化铝致密化烧结而成的多晶体,微观架构来讲,材料中不存在薄弱的玻璃相成分,因此强度韧性极高,挠曲强度一般均在 600MPa 以上。代表材料有 Procera AllCeram Al_2O_3 和 Vita AL Al_2O_3。因为材料微观结构上存在晶体间的大量细微晶界,因此光透性相对较低。

(4)氧化锆相变增韧:氧化锆晶体在高温状态为四方相,其室温状况下以斜方相存在。同一个晶体从四方向转化为斜方向时伴有 3%~5% 的体积膨胀。利用特殊的稳定剂(如氧化钇、氧化铈、氧化钙等)能把氧化锆在高温状态下才能存在的四方相晶型保持到室温,通过调整稳定剂的添加量,可以达到晶体的部分稳定,则在一定的张应力作用下,能够发生晶型的转变,导致体积的膨胀体积膨胀可以阻止裂纹的生成和扩展,从而起到相变增韧强化的作用。加上致密烧结的氧化锆本身就具备很高的强度,因此这类全瓷材料也获得了"瓷钢"的美誉。牙科氧化锆采用 3mol% 的氧化钇作为稳定剂,称为氧化钇部分稳定的四方氧化锆多晶体(yttrium-stabilized tetragonal zirconia polycrystalline,简称 3Y-TZP)。材料的强度达到 900MPa,断裂韧性 $6MPam^{1/2}$,具有略低于渗透氧化铝,略高于致密氧化铝的透光性,加工过程必须配合 CAD/CAM 技术。

部分稳定的四方氧化锆有冷等静压(CIP)和热等静压(HIP)两种材料。可采用 3mol% 的氧化钇部分稳定的四方氧化锆粉体经过冷等静压下预烧结形成多孔的氧化锆电脑加工瓷块,或采用热等静压烧结形成致密化的多晶氧化锆快。相应地,修复体底层成型工艺也有两种:冷等静压瓷块采用 CAD/CAM 加工放大 20%~25% 前体,然后在 1350~1550℃致密化烧结。因前体材料未完全烧结,因此加工切削容易。但必须经过致密化烧结过程,如果控制不好,变形较大会导致修复体适合性不良;热等静压瓷块经直接磨削完全烧结致密化的氧化锆材料,形成 1∶1 比例的修复体,但磨削困难,机械磨削会影响晶相结构由四方向相斜方向转变,需经过二次烧结使斜方晶相再次转变为四方晶。因为是硬磨削成型修复体,修复体的适合性不易受烧结过程的影响。

我们经常会提到氧化锆材料在口腔内使用时,性能会随时间延长而下降的问题,那么是什么导致这样的结果呢? 除了材料疲劳的原因而外,所谓低温变性(low temperature degradation,LTD),即 Y-TZP 陶瓷在特定温度范围及潮湿环境下表面四方氧化锆自动转化成斜方向的现象,也是重要的原因。LTD 的特点:从材料表面开始向内部深入;水潮湿环境加剧

（Zr—OH 和 Y—OH 的形成及溶解,导致四方氧化锆表面的稳定剂散失,发生四方相向斜方方向的转变）；四方相稳固剂的种类和氧化锆晶体的大小影响 LTD；时间及温度依赖性（温度 65～500℃,250℃最严重）；随时间延长性能变坏程度加重。LTD 对 Y－TZP 材料临床应用的影响,在口腔状况下受影响不大。

那么,该如何避免 LTD 现象呢? 在 LTD 方面,HIP 材料受机械磨削的影响比 CIP 要大。因为软磨削后还要经过致密化烧结过程,如果在磨削过程中有晶相转变,那么烧结过程可以使转变逆转。因此氧化锆修复体在加工烧结后,一般不主张打磨和喷砂。一旦打磨后,表面晶相斜方转变可再行烧结逆转。另外,因为口腔潮湿环境对 LTD 的加速作用,可以在氧化锆表面上瓷或上釉封闭,并采用疏水性的树脂进行修复体粘接。

4. CAD/CAM 全瓷冠制作技术 1985 年法国学者 Duret 用其自己研制的第一台牙科 CAD/CAM 系统样机,为患者成功制作了一个后牙陶瓷全冠。目前,已有多种 CAD/CAM 系统面世。Cerec 系统是其中较为先进、自动化程度高、临床应用数量较多的一种,也是最早一个椅旁修复系统。其基本原理是先获取数据,通过计算机三维形态设计（CAD）,利用计算机自动控制加工（CAM）制作全冠及桥体。

CAD/CAM 制作全冠快捷、简便,因自动化程度高可降低劳动强度,减少工作人员,提高工作效率切削成品陶瓷全冠成本高,在配色、染色方面没有分层堆塑饰面瓷的系统理想。目前较通用的技术是切削高强度的底层,然后再堆塑饰面瓷完成修复体。

5. 全瓷材料的选择依据 临床上有这么多种全瓷材料,我们该如何进行选择呢?

（1）强度需求:目前市面常用的全瓷材料强度顺序从高到低依次为致密 Y－TZP－ZrO_2、渗透混合 ZrO_2/Al_2O_3、致密纯 Al_2O_3、渗透 Al_2O_3、热压铸 Empress 2/e. max、渗透尖晶石、热压铸 Empress。在强度选择时,应考虑修复体的使用目的是用于嵌体/贴面、冠还是桥、前牙还是后牙区使用。以上材料均可以做全冠修复,但考虑到前后牙及咬合力的差别,后牙区最好采用强度较高的材料；贴面和嵌体对强度要求相对较低,但为了满足美观要求,一般选择强度虽不高但透光性好的材料；做前牙 3 单位短桥修复要求材料强度达到 300MPa 以上,故热压铸 Empress 2 之前的材料均可满足要求。后牙桥目前只有渗透混合 ZrO_2/Al_2O_3、致密纯 Al_2O_3、致密 Y－TZP 能够满足应用要求。

（2）透明度需求:全瓷材料的一个总的趋势是:强度越高的材料透性也越低,美学性能越低所以高强度的全瓷材料一般只用于底层的制作,表面还需覆盖饰面瓷。半透明型的顺序从高到低为:热压铸陶瓷 Empress、In－Ceram 尖晶石、In－Ceram 氧化铝、Y－TZP 致密氧化锆、致密纯氧化铝、渗透混合 ZrO_2/Al_2O_3（基本不具有透光性）。

目前高强度全瓷材料的强度一般均能满足前牙冠的需求,前牙冠修复材料的选择最重要的是材料半透性的选择。透性好的材料可以获得良好的美学效果,选择的全瓷底层材料的透明度应该和天然牙的透明度一致。半透性过高过低均会影响修复体的美学效果。

全冠底层材料半透性的选择同时应考虑临床遮色需求,临床应用时应综合考虑半透性需求及遮色需求以确定底层材料的选用。临床上牙预备体会呈现不同的颜色,为达到良好的遮色效果,对底层的半透性可能有不同的需求。

（3）修复体适合性:不同全瓷体系的适合性存在一定的差别,但均能满足临床应用的要求。铸造陶瓷的精度主要是受铸造过程（包括蜡型收缩、包埋料膨胀量、瓷材料凝固收缩）的影响；采用 CAD/CAM 技术的致密纯氧化铝和氧化锆精度受模型扫描质量（牙体预备质量、模型精度、扫描精度)和加工磨削精度的影响。其中牙体预备质量好坏直接影响扫描质量,因此对于其他全瓷体系而言,边缘适合性数值在不同的研究中基本近似,而 CAD/CAM 体系则不同的研究者之间差异性极大,除了 CAD/CAM 系统的差别外,牙体预备方式和质量的好坏是造成差异的另一主要原因。

6. 全瓷修复体的成功率 全瓷修复是近 20 年出现的新技术,那么其临床成功率与常规烤瓷修复技术相比如何呢?

我们来看一些数据:早期产品如 Dicor 全瓷冠 5 年成功率 55% 左右;IPS Empress 冠 4 年成功率 98.1%;IPS Empress 2 固定桥 10 个月~1 年成功率 90%~97%。In—Ceram 氧化铝前牙冠 6 年成功率 98.9%,后牙冠 99.2%,前牙短桥 3 年 100%,前磨牙 89%;Procera AllCeram 冠 5~10.5 年 97.7%;Cercon 氧化锆后牙桥两年成功率 100%。从上述的数值来看,目前主流的全瓷体系成功率均在 95% 以上,超过金属烤瓷修复体的成功率。

7. 全瓷修复体失败原因 虽然全瓷修复体有着很高的临床成功率,但也有一定的临床失败率。

(1)瓷裂及修复体折裂:陶瓷材料属于脆性材料,抗压强度高,耐磨性好,但抗弯曲强度低、韧性低,因此一般认为断裂的可能性较金瓷修复体高,易发生瓷裂。但应该考虑到,金瓷修复体表面同样覆盖的是低强度的饰面瓷,且金—瓷结合强度一般也低于瓷—瓷结合,因此,在临床上所观察到的全瓷修复体瓷裂的情况并不比金瓷修复体高,甚至还要低一些。

崩瓷原因主要包括适应证选择不当(每种全瓷体系都有其临床适用范围)、牙体预备不当(预备不足、存在锐角)、制作缺陷、粘接不良、使用不当或意外暴力等。因此避免折裂应该从适应证选择、临床操作、患者维护多方面进行考虑。

(2)牙髓问题:一般情况下,全瓷冠对牙体预备的量比金瓷要大,因此导致牙髓问题的风险性加大。但高强度的全瓷材料对底冠的厚度要求也为 0.5mm,与贵金属烤瓷底冠厚度要求相同,因此全瓷牙体预备量大的观念也随材料的进步而在不断改变。

二、比色

比色有视觉比色和仪器比色两种方法,视觉比色简单易行,是目前临床最常采用的技术,但影响因素较多,准确性受到一定的影响;仪器比色法不受主观及环境因素的影响,准确度高,重复性好,但操作复杂,技术要求和相应临床成本较高,目前普及性不高。

视觉比色法采用比色板进行。经典的 16 色比色板因本身设计存在的不足,临床颜色匹配率据研究还不到 30%。新型的 Vita 3D Master 和 Shofu NCC 比色板等基于牙色空间及颜色理论设计,比色的准确度较经典比色板大幅提高,临床颜色匹配度可以达到 70%~80%。因此有条件的话,最好采用新型比色板及配套的瓷粉,以提高临床颜色准确度及美学效果。比色时可采用"三区比色"及"九区记录法",配合使用特殊比色板进行切端、中部、颈部、不同层次分别比色,以最大限度将颜色及个性化信息传递给技师。最好连同比色片一起进行口内数码摄像,将数码照片通过网络传递给技师做仿真化再现参考。因为比色片只能传递颜色信息,其他更重要的信息如个性化特征、半透明度、表面特征等可以通过照片的方式得以传递比色最好在牙体预备之前进行,以避免牙体预备后牙齿失水及操作者视觉疲劳影响比色的准确性。具体的比色方法及注意事项详见专门的章节。

三、牙体预备

金属和烤瓷修复体的牙体预备在不同的文献中已做详细的论述,在此不做叙述。仅以全瓷修复体为例作说明,操作时主要是要记住和烤瓷牙体预备的区别点。

(一)牙体预备原则

1.保护牙体组织 牙体预备应该在局麻下进行,牙体预备应避免两种倾向,不能一味强调修复体的美学和强度而过量磨除牙体导致牙体的抗力降低;也不能够过于强调少磨牙而导致修复体外型、美观和强度不足。

2.获得足够的抗力和固位型 满足一定的轴面聚合度和高度,必要时制备辅助固位型以保证固位;后牙咬合面应均匀磨除,绝对避免磨成平面,应该保留咬合面的轮廓外形。同时功能尖的功能斜面应适当磨除,保证在正中和侧方咬合时均有足够的修复间隙。

3.边缘的完整性 颈缘应该清晰、连续光滑、并预备成相应的形态。目前包括烤瓷修复体均主张360°环绕肩台预备,主要是保证预备体边缘的清晰度,利于制作时边缘精度的控制。舌腭侧非美学区域的边缘可采用较窄的肩台或凹形等预备方式。

4.保护牙周的健康 主要涉及颈缘位置的确定,包括龈上、平龈和龈下边缘。以前认为边缘不同位置与基牙继发龋及牙龈的刺激严重程度有关,但目前的共识是,边缘的适合性相比于边缘的位置而言才是最主要的因素。因此,不论采用何种位置,保证最终修复体边缘的适合性才是问题的关键。对于美学可见区,如前牙和前磨牙唇面、部分第一磨牙的近中颊侧等,为保证美观,一般采用龈下0.5mm的边缘位置;而对于美学不可见区,如前牙邻面偏舌腭侧1/2及所有牙的舌腭面,则可以采用平龈或龈上边缘设计。龈上边缘的优点包括牙体预备量少、预备及检查维护容易、容易显露(甚至印模前可以不进行排龈处理)、刺激性小、容易抛光等。因此,对于后牙和前牙舌侧、邻面偏舌侧1/2的边缘,推荐龈上边缘设计。对于牙冠过短,需延长预备以增加固位者,可采用龈下边缘,但需排龈保证印模精度。

(二)牙体预备技术

我们推荐在牙体预备之前应完成比色,制取制备暂时修复体的印模,然后再进行牙体预备。

全冠牙体预备第一步:采用柱状及球状金刚砂车针预备出全冠所需的修复间隙,同时去除腐质及原有充填物。用球型车针沿牙龈缘预备出修复间隙,用柱状车针在唇侧、腭侧及切端预备出修复间隙。柱状车针的使用:在釉质内制备指状深度引导沟作为牙体预备量的指示。

龈缘牙体预备采用圆角锥形型或球型的车针。

第二步:用鱼雷状车针按牙面预备的磨除量指示沟磨除牙体组织。在龈缘处用鱼雷状车针预备边缘外形,外形线尽可能保持在釉质内,并延伸至龈下0.5mm。龈缘凹型预备,要使预备的边缘外形线恰好位于龈缘之下。

最后,用精细磨料的金刚砂车针进行精修,消除所有尖锐的点线角,保持切端厚度不低于1.0mm,聚合度比烤瓷修复体略大,可取聚合度容许范围的上限,外形圆钝,边缘清晰。

四、印模及模型技术

(一)排龈处理

在印模制取之前,预备牙应采用排龈线进行排龈处理。根据龈沟的深度选择合适粗细的排龈线（可以含或不含牙龈收缩剂），从一侧邻面开始（因牙龈乳头的存在，此处龈沟深度最深，排龈线很容易放入），然后用排龈器依次将排龈线压入龈沟底，让排龈线的断端置于舌腭侧，过长的线段可用剪刀剪断。然后可以视情况再在第一条排龈线上放压入第二条排龈线。排龈线放置的时间最好不要超过 5 分钟，印模制取前取出上端的排龈线，保持第一根排龈线不取出，印模完成后再取出。

也可以采用专用的排龈硅橡胶进行排龈。排龈硅橡胶主要是一类橡胶类材料，在吸收龈沟液或组织液后，材料会发生体积膨胀，压缩牙龈并进入龈沟，起到机械排开龈沟的作用。此类材料的使用效果操作技术依赖性较大，排龈效果不是很稳定，因此使用尚不普遍。

（二）印模及模型

预备体排龈后，最好用硅橡胶类材料进行印模的制取。注意预备体外形线龈方的一小部分区域（龈沟区域）也要取得非常清楚。由印模灌制的工作模型要能够清楚地显示凹型预备边缘的细微情况。

五、全瓷冠的制作

全瓷修复体按照制作工艺不同，可以分为失蜡法瓷热压铸、手工粉浆涂塑玻璃渗透、CAD/CAM 和电泳瓷沉积技术四类。材料不同，具体的加工制作方式也不尽相同。

（一）失蜡铸造

采用传统的失蜡法制作修复体的过程。一般使用二氧化硅基陶瓷材料进行热压铸。材料的半透性好，强度不高。

（二）手工粉浆涂塑玻璃渗透陶瓷

采用手工涂塑完成氧化物基体的底层冠，预烧结后形成多孔的底层，然后再涂塑玻璃粉，在高温熔融状态下玻璃通过毛细现象渗透入氧化物底层的孔隙，形成高强度的氧化物－玻璃复合材料底层，同时赋予底层半透性和颜色；然后再在底层表面饰面瓷完成修复体。

（三）CAD/CAM

计算机辅助设计和制作全瓷修复体技术有两种模式。一种是椅旁模式，即直接口内扫描预备体，然后进行椅旁加工。所用的材料一般为氧化硅基陶瓷类，美学性能好。另一种为非椅旁模式，模型送到加工中心后，用模型扫描设备扫描模型，然后制作修复体。所用的材料一般为高强度的非氧化硅基全瓷材料，一般只加工底层冠，然后再饰面瓷完成修复体后一种模式无需临床单位购置昂贵的 CAD/CAM 设备，因此更为常用。

（四）电泳瓷沉积

为玻璃渗透氧化物全瓷底层的另一种加工方式，与手工涂塑及 CAD/CAM 技术不同，瓷沉积是将氧化物粉浆作为电解液通电荷，专用的代型为阴极，利用电泳的原理形成修复体的氧化物基体底层的技术。氧化物底层成型以后同样进行预烧结和玻璃渗透，完成底层后进行饰瓷。

六、全冠试戴和粘固

有研究认为，粘接剂的颜色会影响具有一定透光性的全瓷修复体的最终颜色，甚至可以用粘接剂的颜色来调整全瓷修复体的颜色。介于此考虑，试戴阶段就应确定所需的树脂粘接剂的颜色。但临床上发现，用粘接剂大幅调整修复体的颜色是不现实也不可能的。原因是制作精良的修复体适合性基本在几十个微米间隙,而几十个微米厚度的粘接剂颜色的差别基本无法用人眼判别的。目前比较常用的是透明不着色的粘接剂,以消除粘接后可能对颜色产生的不良影响,使试戴时的颜色即为粘接后的颜色。

修复用树脂粘接剂按照操作方式可以分为全酸蚀、自酸蚀和自粘接三类。全酸蚀主要针对釉质粘接,采用磷酸凝胶酸蚀釉面 30 秒到 1 分钟冲洗去除玷污层后,再涂布粘接剂,然后采用树脂粘固剂进行粘接;自酸蚀针对牙本质粘接,先在牙面上涂布牙面处理剂 20 秒,不进行冲洗保留玷污层,直接涂布粘接剂,然后树脂粘固剂粘接;自粘接树脂粘固剂内含有粘接性化学成分,不需要牙面酸蚀或处理,也不需要涂布粘接剂,调和粘固剂后,直接进行粘接。有研究表明,全酸蚀的粘接强度最佳,自酸蚀粘接效果与全酸蚀持平或略低,自粘接效果最差临床上应根据具体情况进行选用。

按照固化机理,树脂粘接剂又可以分为化学固化、光固化、化学-光双重固化树脂。按照粘接的对象还可以分为釉质粘接剂、牙本质粘接剂和釉质牙本质通用粘接剂等。但临床上一般按照操作方式分类,分为采用全酸蚀、自酸蚀和自粘接剂三类。

对于自酸蚀粘接操作,先在牙面采用牙本质处理剂后,涂布粘接剂,按产品说明是否需进行光照,然后用树脂粘固剂将全冠粘接就位于牙面。对于光固化或双重化的树脂,可用光固化灯先在牙面附近晃动 5 秒左右,使材料初步固化,然后可以很容易地用探针去除邻面多余的粘固剂,再对树脂粘固剂进行完全光固化,光源应尽可能靠近固化区域。在边缘位于龈下较深的此类病例,这一点尤为重要;对于化学固化树脂,粘固后边缘溢出的树脂用棉球去除,然后再在边缘表面涂敷隔氧凝胶,固化以后再用探针和牙线去净残余树脂。

对全瓷冠及邻牙进行最后的抛光处理,用橡皮尖和橡皮杯蘸抛光膏对边缘区进行最后的抛光。

随着牙科陶瓷材料学和工艺学的发展,以高强度、美观、生物相容性好的全瓷修复体替代目前通用的金属烤瓷冠,实现无金属化修复(metal free),是固定修复学目前的发展趋势,相信全瓷修复体的应用范围也将会越来越广泛。

(胡杨)

第五节　桩核冠修复技术

桩冠是利用插入根管内的桩获得固位的冠修复体。可以做成桩冠一体式修复体,例如直接在桩上烤瓷的修复体,桩加树脂直接修复的修复体。但使用更多的是先做桩核,桩核粘固后进行预备,然后再作冠的技术。

在进行需要失活牙髓的修复治疗之前,应充分考虑每一种其他的可能的治疗方案。大多数情况下,牙髓治疗之后缺乏足够的牙体支持组织,使修复体的使用寿命受到限制,因此有必要采用桩核的方法将预备体外形恢复到足以提供足够支持的体积。桩核技术为冠修复体提供了新的支持,这种处理方法可以描述为"创造自己的牙本质"。

医师经常碰到的问题是,18 岁以下的青少年能否进行桩冠修复呢? 未发育完全的根尖在根管治疗后也不可能继续发育。原来认为 18 岁以下患者做桩核冠修复,因其颈缘会随着发育造成边缘外露而影响美观,从而一直将其视为一般禁忌证。但是,考虑青少年由于前牙不美观而带来的心理障碍及不良的说话习惯,应尽早修复。若修复一定时间后出现了上述的美观问题,可保留桩核,重做全冠。

一、预成桩

由于预成桩(preformed post)技术的进步,使得利用就位道方向不一致的 2 个、3 个根管行桩核冠修复已成为可能。越来越多的人选择固位形、抗力形良好的多桩、组合桩加核固位的冠方法来修复有大范围缺损的磨牙。因此,桩核冠的适用范围广,它不仅能修复前牙区无髓牙的缺损,而且能解决后牙区用传统桩冠不能修复的缺损。

（一）纤维增强树脂桩

是一类新型的预成桩核技术。纤维桩由于其弹性模量与牙本质近似,粘固后可以使桩－树脂粘接界面－根管牙本质之间的应力分布非常均匀,有效地降低修复以后根折发生的风险。同时玻璃纤维、石英纤维树脂桩核的颜色与牙本质类似,且具有光线透射性,因此配合全瓷修复体使用,可以最大限度发挥全瓷修复体的半透性能,获得卓越的美学修复效果。

（二）氧化锆全瓷桩

桩的强度高,颜色为白色,具有透光性,与纤维桩一样较美观但由于弹性模量较高,对残余牙根的保护性较差,且价格较贵,因此应用受到一定的局限。氧化锆桩的核部结构可用树脂堆塑,也可以在桩上恢复核的蜡型,然后包埋,用铸造陶瓷铸接完成。

（三）碳纤维桩

桩的颜色为黑色,强度高,化学稳定性好,同样采用树脂做核。因为弹性模量同样与牙本质接近,因此对预防根折的发生同样有效。尽管颜色为黑色,但因为有树脂核作包绕,因此对前牙全瓷修复体的美观实际上影响并不大。

（四）纯钛桩

因生物相容性能好、耐腐蚀、强度高而弹性模量低,同样可以获得很好的保护牙根的作用,同时可以保证良好的美学效果。对于后牙的桩来说也是一种不错的选择,其核的部分同样采用树脂来完成。后牙的桩核可由一个桩和一个铸造的金属核或复合树脂核构成。我们建议在前磨牙和磨牙区使用复合树脂核。这种方法的不同之处在于桩在试合之后直接粘固在根管之内,然后将复合树脂充填材料注射到桩的冠方暴露段,固化后用车针修磨外形。牙体预备后制取印模并送到牙科技术室直接进行全冠制作。

常规来讲,标准的技术是在根尖 3～5mm 进行根管充填以保证根尖封闭,之后即可开始进行桩核制作,先用牙胶去除钻去除牙胶并标记深度,然后用标准配套的车针扩大根管内径,深度到达根尖封闭水平,则根管封闭的长度为根管全长(即扩挫或应充填的长度)减去 3～5mm。然后试合成品桩,成品桩直径的选择,应以根管直径相匹配,以根管预备后牙根直径的1/3 左右为标准选择合适直径的预成桩。常规根管表面处理、涂布粘接剂,调和树脂粘固成品桩,然后堆塑树脂核。固化以后常规进行牙体预备。

二、铸造桩核

由于大多数的预成桩是直线形的,因此对于需要大幅改变牙体轴向的病例,还是必须采用铸造桩核。因为此技术已经非常成熟,在此不做详述。

三、桩核冠的箍结构

桩核冠的箍结构(ferrule)是指人造冠包绕的健康牙本质及其相对应的人造冠边缘,即箍结构既包括冠的一部分,又包括预备体的一部分。桩核冠的箍效应是指由人造冠包绕健康牙本质所产生的抗力效应,据研究发现,在这种情况下修复体及牙体的应力分布与牙冠完整的预备体没有差异性。桩核冠的修复,牙颈部为应力集中区。学者们认为,全冠边缘应该在牙本质—核桩界面以下至少 2mm,这样形成的箍结构既可对牙体产生保护作用,又可为全冠边缘提供支持作用。

在牙体预备时,应该按全冠的预备要求和方法进行,尽量保留牙冠组织,使箍结构的𬌗(切)龈向尽量大。但是,对于临床上大部分牙冠组织缺损的病例,要得到 2mm 以上的箍结构是非常困难的。在只剩下残根,不能够获得足够高度的箍结构时,必须保证最终冠修复体的边缘与根面牙本质相对接,即冠边缘止于牙体组织,而不是止于核上。这样可以最大限度减少箍结构对牙周的刺激,同时避免继发龋坏的发生。

四、铸造核桩的制作

牙体预备前,对患牙再次检查,拍摄 X 线片,了解牙根长度、外形、根管充填情况与根尖周情况。

首先去除残冠或残根上所有的原充填物及龋坏,然后按全冠的预备要求和方法进行牙体预备,尽量保留箍结构的牙本质高度,使其大于 2mm。去除薄弱的牙体组织,但此时不必做颈缘的最终预备若根管口为恒久充填材料如磷酸锌粘固剂或汞合金,应先去除。

1. 对于还有冠部残余组织的牙体,先按照全修复体的要求预备残冠部分的牙体,然后进行根管的常规预备,预备完成以后,检查剩余的牙体组织,对于薄弱的部分应予去除;对于仅余留残根的牙体,则去净腐朽软化的组织,然后根管预备,并使用牙龈收缩线排龈,常规制备根管印模及局部牙列的印模,灌注模型以后进行蜡型的制作、包埋和铸造、修整、喷砂及试合完成。

2. 可以直接在口内提取桩核的铸型,采用大头针或一段钢丝插入预备后的根管内,调磨冠方长度至与将要制作的核的高度一致然后,在桩的冠方暴露段用笔刷涂布丙烯酸塑料,当丙烯酸塑料块达到足够大小并凝固后,用鱼雷状车针修磨塑型,固化后取出。也可以用熔蜡提取桩核的蜡型,然后常规包埋铸造。如果用预成蜡型桩操作较简单,但其横截面都是圆形,需要加以修整。预成桩蜡型按成品系统销售,备有蜡型桩、印模桩、预成桩,并与相应钻头直径匹配。用预成蜡型桩必须用预成桩钻头预备根管,选择相匹配的蜡型桩插入根管内,在其上用嵌体蜡堆塑出核的蜡型即可。

3. 磨牙桩核蜡型因根管数目及根管方向不同于前牙,磨牙桩核蜡型的制作也不同于前牙和单根管牙将与髓室内壁方向较为一致的根管作为第 1 根管,把与髓腔内壁方向不一致的根管作为第 2、3 根管。

铸造完成后,去除金属桩核表面的瘤子和附着物,取出根管内的暂封物,清理根管、试戴桩核、隔湿、消毒根管、吹干、粘固桩核,要求桩核完全就位,粘固后去除多余粘固材料。最终对于牙预备体外形的修整、排龈线的放置、印模的制取及实验室制作程序而言,桩核冠修复技术的冠部修复与常规全冠是完全相同的,在此不做叙述。

(祁东)

第六节　牙体缺损暂时冠修复体技术

牙体预备以后,一般情况下必须制作暂时性的修复体(provisional restoration/temporary restoration),原因何在呢? 要回答这个问题我们需要先更新一下以往我们对暂时修复体功能的认识。

一、暂时修复体的功能

(一)恢复功能

修复体可以恢复患者的美观、发音和一定的咀嚼功能。

(二)评估牙体预备质量

可以评估牙体预备的量是否足够,必要的时候作为牙体预备引导,再行预备

(三)保护牙髓

暂时修复体可以保护活髓牙牙髓不受刺激,牙体预备过程的冷热及机械刺可能对牙髓造成激惹,暂时粘固剂中的丁香油或氢氧化钙成分可以对牙髓起到安抚作用。

(四)维持牙位及牙周组织形态

维持邻牙、对殆牙、牙龈牙周软组织的稳定性。对于牙周软组织手术,如切龈和种植二期手术的病例,暂时修复体可以引导软组织的恢复,形成预期的良好形态。而对于边缘线位于龈缘线下较深的病例,修复体可以阻挡牙龈的增生覆盖预备体边缘。对于固定桥修复病例,可以用暂时修复体进行桥体底部软组织挤压,形成良好的桥体龈端形态和可洁性。

(五)医患交流工具

暂时修复体还可以作为医患沟通交流的媒介,患者可以从暂时修复体的形态及颜色提出最终修复体的改进意见。

(六)暂时修复体可以帮助患者完成从牙体缺损到最终修复的心理及生理过渡

正因为暂时修复体的功能不仅仅是保护牙髓和维持牙位稳定,因此部分医师只为活髓牙作暂时修复的观念是不正确的,暂时修复体应该是牙体缺损修复,特别是冠修复的常规和必要的步骤良好的暂时修复因为在最终修复体制作期间为患者提供功能和舒适,可以增强患者对治疗的信心和治疗措施的接受程度,对最终修复体的治疗效果也有明显的影响。

二、暂时修复体的要求

作为暂时修复体,应该满足哪些基本要求呢?

(一)能有效保护牙髓

要求修复体具备良好的边缘封闭性,以避免微渗漏和形成微生物的附着,隔绝唾液及口腔内各种液体的化学及微生物刺激。因为要隔绝对牙髓的机械物理刺激,因此制作修复体的材料需具备良好的绝热性,因此导热性较低的树脂类材料最常采用。

(二)足够的强度

暂时修复体要能够承受一定的咬合力而不发生破损,对于需要长时间戴用的暂时修复体,最好采用强度较高的材料制作。一般复合树脂类材料制作的修复体耐磨性好,但脆性较大,在取出的时候较易破损;丙烯酸树脂类材料则具有较好的韧性,但耐磨性较差;金属类材

料强度较好,但因为颜色的问题只能用于后牙。

(三)足够的固位力

同时在功能状况下暂时修复体不脱位。临床上一旦暂时修复体脱出没有再行粘固,在最终修复体试戴的时候会出现明显的过敏现象,影响试戴操作。严重的情况下还会导致牙髓的不可复性炎症影响修复治疗的进度。

(四)边缘的密合性

临床上不能够因为暂时修复体戴用时间短而降低对边缘适合性的要求,相反,暂时修复体边缘对修复效果的影响是极为明显的。临床上也经常发现,如果暂时修复体戴用期间牙龈能保持健康和良好的反应,最终修复体出现问题的概率也会很低,反之最终修复体出现问题的可能性也会很高,因此对暂时修复体边缘的处理应该按照对最终修复体的要求进行。边缘过长、过厚会导致龈缘炎、出血水肿、龈缘的退缩、牙龈增生等问题,有些问题如龈缘退缩可能会是永久性的,将会导致最终修复体美学性能受影响;相反,如果边缘过薄、过短或存在间隙,则在短时间(1 周之内)就会导致非常明显的牙龈组织增生,也严重影响最终修复体的戴入和修复效果。

(五)咬合关系

暂时修复体应该恢复与对𬌗牙良好的咬合关系,良好的咬合关系不仅利于患者的功能和舒适感,还对修复效果产生影响。如果咬合出现高点或𬌗干扰,会对患者造成不适,形成基牙牙周损伤甚至肌肉和关节功能的紊乱;反之,如果与对𬌗牙没有良好的接触或没有咬合接触,则会导致牙位的不稳定或伸长,影响最终修复体的戴入。

(六)恢复适当的功能

一般情况下,我们要求暂时修复体恢复适当的咀嚼发音功能,这样可以评估修复体功能状况下的反应以及修复体对发音等功能的影响,对于特定的病例,则需要暂时修复体行使咀嚼功能对于前牙缺损的患者,必须要恢复正常的形态和颜色达到一定的美学效果,避免对日常生活的影响,增强患者对治疗的信心和对治疗的依从性。

三、暂时修复体的类型

暂时修复体的制作技术多样,可以从磷酸锌丁香油暂时粘固剂或牙胶封闭小的嵌体洞到暂时全冠甚至固定桥。按照制作是采用的是预成修复体还是个别制作的,暂时修复体可以分为预成法(prefabricated)及个别制作法(custom made)两类;按照是在口内实际预备体上制作还是在口外模型上制作的修复体,又可以分为直接法(direct technique)和间接法(indirect technique)两类。

(一)预成法

是采用各种预成的冠套来制作暂时修复体的方法,一般可在口内直接完成,简便、省时。预成法技术包括成品铝套(俗称银锡冠套)、解剖型金属冠(如不锈钢冠、铝冠)等用于后牙的成品冠套,以及牙色聚碳酸酯冠套、赛璐珞透明冠套等用于前牙的成品冠套。预成技术所采用的是单个的成品,因此只适用于单个牙冠修复体的制作,对于暂时性的桥体,则一般采用个别制作的方法。

使用时挑选合适大小的成品,经过适当的修改调磨,口内直接粘固并咬合成型;或口内直接组织面内衬树脂或塑胶,固化后取出调磨抛光后再粘固。

1. 解剖型金属冠　口内直接法制作后牙暂冠的方法之一。采用大小合适的软质的成品铝冠，经边缘修剪打磨后，直接粘固于口内，咬合面的最终形态通过患者紧咬合后自动塑形。此种暂时修复如果𬌗面暂时粘固材料过厚，在经过一段时间咀嚼以后，咬合面下陷，可能会与对𬌗牙脱离接触形成咬合间隙。

2. 牙色聚碳酸酯冠套　采用牙色的树脂成品冠套，在口内直接或模型上内衬树脂或塑胶形成的暂时冠修复体，因为是牙色材料，一般用于前牙以获得较好的美学效果。冠套内衬以后，修复体的边缘和形态可以进行精细修磨和抛光，因此可以获得良好的边缘密合性，修复体可以较长时间戴用而不对牙周造成刺激。

3. 赛璐珞透明冠套　采用透明的赛璐珞成品冠套，同前牙色树脂冠套一样内衬牙色树脂或塑胶制作暂冠。其临床操作过程与前述牙色树脂冠套的方法相同，在此不作叙述。

（二）个性制作法

是按照患者的口内情况，个别制作的暂时修复。包括透明压膜内衬法、印模法、徒手制作法等。按照材料不同，可采用口内直接制作和取模以后模型上间接制作技术。

1. 透明压膜内衬法　在牙体预备前制备印模，牙体缺损处可以先用粘蜡在口内恢复外形，然后再取模，灌注模型，最后采用真空压膜的方法形成类似与成品冠套的透明牙套。牙体预备后同样取模灌注模型，将制备好的牙套内衬牙色塑料或树脂，复位于预备后模型上，固化以后形成暂时修复体。可用于简单的单冠及复杂的暂时修复体制作。

2. 印模法　在牙体预备前制备牙模，牙体缺损处可以先用粘蜡在口内恢复外形，然后再取模。牙体预备后将暂冠材料注入印模内，然后直接复位到口腔内，固化以后则形成暂时修复体。这种技术制作的修复体可以保持患者原有牙体的形态和位置特征，患者易于接受，但对于需要改变原有牙齿状况的患者以及长桥等复杂情况则操作会显得比较复杂。采用不产热的化学固化双基复合树脂（Bis－Acrylic composite）口内直接制作暂时修复体。这类材料对组织的刺激性小，加上固化时材料产热很少，不会对预备牙体产生热刺激。

3. 徒手制作法　牙体预备后制取印模并灌注模型，由技师采用成品塑料或树脂贴面，用自凝牙色塑料或树脂徒手形成修复体的技术。因为需要的步骤较多，因此比较费时由于是徒手制作，可以较大幅度地改变原来牙齿的排列和形态以接近最终修复体的状况，用于比较复杂的修复病例，特别是桥体修复的患者。但对于不需要改形、改位的情况，可能跟患者原有的牙齿形态差别较大。此种方法在临床上曾经普遍采用，本书不作详述。

四、暂时修复体的粘固

暂时修复体的粘固一般采用丁香油暂时粘固剂，一般可以获得1～2周短期的稳固粘固；对于需要较长时间使用的暂时或过渡性的修复体，则可以采用磷酸锌、羧酸锌或玻璃离子粘固剂等进行粘固、但后者暂冠取下时相对比较困难，并且预备体表面可能残留粘固剂，不易去除。

全瓷类修复体或最终修复体需要用树脂粘固的情况下，应该避免使用含有丁香油材料的暂时粘固剂，因为丁香油是树脂的阻聚剂，会导致粘接界面树脂层不固化，导致粘接强度下降甚至失败，因此树脂粘接界面应该杜绝丁香油污染。

（祁东）

第七节　粘接材料及粘接修复技术

一、树脂粘接修复体

美容牙科学的主要目的是恢复或改善患者牙齿的外观这是患者的愿望,并且对此期望甚高。为达此目的,目前临床已使用过多种不同的材料和技术。随着粘接技术革命性的进展,也就使得树脂粘接修复体的应用也越来越广泛。那么,什么叫做树脂粘接修复体呢? 顾名思义,所谓树脂粘接修复体,就是主要通过树脂的化学粘接力获得固位的修复体。

新的牙色材料和釉质、牙本质粘接技术的发展使修复体中完全不使用金属成为可能牙科修复材料的美观性能通常是牙科治疗计划中考虑的一个重要方面。如今美学因素甚至成为一个主导因素,以致在临床选择时我们也越来越多地优先考虑使用树脂类及全瓷类树脂粘接修复体。

（一）树脂粘接修复体的临床适用范围

树脂粘接修复体主要包括口内直接以及间接树脂类修复体,各类全瓷修复体,包括瓷贴面、全瓷部分冠、全冠、固定桥等,以及金瓷或全瓷树脂粘接桥等。

树脂粘接修复体适应证中,只要把牙体预备外形线保持在牙釉质内的这一要求,使树脂粘接修复体具有广泛的适应证。牙体预备外形线内及边缘保留釉质是非常重要的。当外形线在牙本质内时,仅能依赖牙本质获得粘接,从而降低了边缘封闭的有效性。

（二）粘接性树脂

全瓷修复体之前没有被广泛应用的一个原因是要将瓷直接粘接于牙面比较困难。如果瓷没有其下的组织直接支持的话,瓷修复体会显得质脆、易碎而不能承受口内产生的机械应力,瓷将如同没有牙本质支持的无基釉那样易折裂。伴随树脂粘固剂的发展,可以创造条件以通过机械和化学的方法把瓷和牙面粘接在一起。树脂粘固剂是一种有机高分子聚合物基质,目前市场上大部分的粘接树脂通常是以 BIS-GMA 树脂为基质的,内含化学处理过的玻璃（硅烷化玻璃）,并与树脂基质发生化学结合作用;另外一种截然不同的树脂粘接剂则不含有 BIS-GMA 树脂,而是以 PMMA 树脂为基质,代表产品是 Superbond C&B。通过在树脂中加入 4-META 或粘接性的磷酸酯类单体,新型的树脂粘接剂可以和牙面以及修复体的表面形成化学粘接,从而在简化粘接操作的同时提高了粘接的牢固性。

注意:树脂粘接剂有化学固化、光固化和光-化学双重固化型。对于树脂修复体、渗透尖晶石和铸造陶瓷等光透性好的修复体,可以采用光固化或双重固化树脂粘接系统进行粘接。而对于光透性较低的全瓷类修复体及不透光的金属烤瓷粘接桥,则最好采用双重固化或化学固化类树脂进行粘接。

树脂粘接技术是伴随釉质酸蚀技术而出现的。目前,树脂与釉质之间的粘接效果已经得到了临床的长期验证。但对于牙本质的粘接,虽然有多类牙本质粘接剂出现,但远期的效果仍有待验证,目前公认的事实是牙本质粘接效果远不如釉质。因此,对于粘接修复体,尽可能地保存釉质粘接面,修复体的边缘止于釉质内,或全冠边缘预备时保证肩台外缘有一层牙本质,止于釉质内,对保证粘接修复体的长期使用效果是极为重要的。

树脂粘接剂按照操作方式的不同可以分为全酸蚀、自酸蚀和自粘接三大类,各自有不同的操作特点和粘接强度,在临床选用时应该考虑对固位的需求和操作的便利性。

(三)粘接前表面处理

树脂粘接剂的种类繁多,操作步骤也各有不同,但不管采用何种粘接系统,都应该严格按照产品的使用说明进行。目前,随着第7代树脂粘接剂的推出,粘接操作已经大为简化,出现了非冲洗的自酸蚀粘接材料。但是,经过近年的研究发现,最经典的粘接操作过程,即牙面酸蚀处理后,冲洗,涂布偶联剂、粘接剂及修复体表面涂覆偶联剂,然后树脂粘接的三步操作模式,被证明仍是效果最好的粘接方式。

1. 修复体表面处理 对于氧化硅基的全瓷类修复体,例如长石陶瓷、铸造陶瓷等制作的修复体,因为属于可酸蚀的材料,表面应采用氢氟酸进行蚀刻,然后用硅烷偶联剂进行硅烷化涂层。而非氧化硅基的全瓷材料,如渗透陶瓷系列、致密纯氧化铝、氧化锆全瓷等制作的修复体,因采用氢氟酸无法蚀刻,一般不进行酸蚀处理;但研究证明硅烷涂层同样还是能够在一定程度上提高其粘接强度。

所谓硅烷化是指在一玻璃样物质的表面进行涂层,所用的物质是一种能与之发生化学结合的物质,以使涂层呈现有机化表面这样一种物质可以是 $\gamma-methacryl-oxy-propyl-tri-me-thoxy-silane$($\gamma-$甲基丙烯$-$氧$-$丙基$-$三氧甲基硅烷)在用树脂粘固剂粘固修复体前,在硅烷化的表面使用粘接剂(无填料、较稀薄的具有流动性的树脂),可以在两者之间形成化学键结合从而获得化学粘接。

2. 牙面的处理 釉质一般采用磷酸进行酸蚀,牙本质面则一般不用磷酸酸蚀,而需专用的牙本质处理剂处理。然后即可涂覆树脂粘接剂进行粘接。

最新的研究发现,在修复体—粘固剂—牙面这三者间,最薄弱的环节还是在于牙面—粘接剂界面,修复体—粘接剂间的粘接强度一般能够满足临床的要求。临床修复体的粘接破坏一般多发生于此,原因在于牙面的状况比较复杂,个体差异大,特别是牙本质的粘接目前还是一个亟待改进的技术这也是很多研究中,各种修复体表面处理后,实测的粘接破坏力却大体相近的原因,因为所测得实际上是相对薄弱的树脂—牙面的粘接强度。

3. 粘接剂的选择 目前的高强度全瓷修复体虽然产家说明中可以使用无机类粘固剂粘固,但首选的还是树脂类有机粘接剂。原因如下:

(1)树脂粘固剂其具有透光性,可以最大限度发挥全瓷修复体的美学优势。

(2)树脂粘接的化学结合可以对修复体起到强化的作用。

(3)树脂为疏水性材料,可以避免口腔内吸水膨胀,产生对修复外撑的张应力而导致修复体强度的下降。在早期的强度实验中曾发现,Dicor玻璃陶瓷全冠用玻璃离子粘固后,模拟水浸泡及温度循环后,未加载前修复体即自行破损,原因就是粘固层吸湿膨胀导致低强度的冠修复体被撑破。

(4)树脂对修复体边缘的小缺陷和间隙能起到良好的修补充填作用。使用有机粘固剂较使用无机的粘固剂,如磷酸锌、玻璃离子水门汀等,其优点是显而易见的;只有有机材料才能在硅烷化瓷表面产生化学粘接作用,从而获得更大的粘接强度和更稳固持久的粘接效果。

树脂粘固剂与牙面是如何获得粘接强度的呢?

牙面树脂粘接机制,主要有几点:①酸蚀牙表面为粘接剂提供了微机械固位作用。②粘接剂在牙本质表面通过溶解玷污层的一些组分和把玷污层结合到牙本质粘接剂中,同样达到微机械固位的作用。③树脂与牙面和修复体表面的直接化学结合作用,或通过偶联剂与修复体形成化学结合。④分子间的作用力等树脂粘接剂通过紧密嵌合的微机械固位作用将修复体和牙齿表面连接在一起。完全性粘接作用的结果使得修复材料和牙体组织具备了更好的抗折裂性。树脂粘固剂的上述诸多特性也使修复体获得更好的边缘适合性和封闭性。

（四）全瓷粘接修复体

将修复体粘接于釉质既增加了牙齿的强度，同时也增加了修复体的强度。瓷是粘接修复中应用得最广泛的修复材料瓷美观自然，耐磨性好，但脆性大、抗弯强度低，通过树脂粘接，可以对脆弱的修复体起到极大的强化作用。其原理就如同在水泥地上铺设瓷砖一样，瓷砖本身的强度并不高，但通过水泥与底层形成化学结合以后，其强度成倍增加，甚至可以抵抗数吨的压力而不破损。因此，瓷材料目前已用于取代金属、塑料、汞合金或复合树脂修复材料，全瓷修复体顺势而生，全瓷修复体也成为目前粘接修复的最主要形式之一。

目前，瓷不仅在美容修复牙科学，而且在老年牙科学领域内广泛应用，具有广阔的发展空间。目前瓷贴面和全瓷冠修复已成功用于活髓或死髓牙的修复。三单位的全瓷固定桥也已在临床成功应用，出于强度的考虑，长桥修复目前采用更多的是烤瓷熔附金属修复技术。但随着氧化锆材料的出现和普及，全瓷长桥的临床应用前景和远期效果也获得了保证。

牙体预备技术和牙科技工室操作程序的标准化可以保证树脂粘接修复体的美观、舒适和持久性。预示使用树脂粘接修复体的新时代已经来临。

目前所使用的瓷材料性能的提高极大地促进了新的相关修复技术的发展。尽管新型瓷材料比以往使用的瓷材料强度更高，美观性能也更好，但仍需良好的牙体组织支持和牙面树脂粘接。其中粘接可以通过采用粘接性树脂的粘接技术实现。

（五）树脂粘接操作

1.釉质粘接　采用酸惰性的软质金属薄片保护邻牙，将酸蚀剂涂刷于预备体的釉质表面酸蚀60秒，然后用水冲洗干净，乙醇消毒表面时，力量一定要柔和，不可损伤酸蚀后的釉面，彻底吹干。在应用粘接剂以前，酸蚀后的釉质表面应呈现白垩色外观。

用树脂粘固剂涂敷于修复体粘接面，就位于预备牙表面；采用分步固化技术，先用光固化灯在修复体处晃动照射3～5秒，溢出粘固剂初步固化后，用探针去除溢出的多余粘固剂，然后并从各个方向光照固化，每次照射持续20秒钟；用锥状的金刚砂车针及橡皮抛光尖蘸陶瓷抛光糊剂完成修复体边缘的细修和最终抛光。

2.牙本质粘接（以自酸蚀型为例，不同系统操作有差异）　隔离牙齿，牙本质面用牙粉或专用材料用旋转毛刷打磨，获得清洁的表面；将牙本质处理剂滴入一双碟形托盘的其中一碟内。用一次性的笔刷将处理剂涂布于牙本质，保持20秒。在此时间内，处理剂可反复涂布以保持表面湿润。牙本质处理剂不能冲洗去除，而是用不含油和水分的压缩空气吹干2～3秒，以干燥牙本质面。干燥后会呈现不反光的晦暗外观，注意粘接剂的粘接效果依赖于无污染的本质面。

将专用粘接剂滴入双碟托盘的另一碟中，用干净的笔刷进行涂布。将粘接剂均匀涂布于牙本质粘接面，避免压缩空气过吹表面而使涂层过薄。粘接剂层用可见光固化20秒钟。将适当粘接树脂置于固化后的粘接剂层表面及修复体表面，然后进行光照固化。固化后用探针去除多余的复合材料，采用超细粒度金刚砂车针和磨光糊剂进行边缘抛光。

釉质粘接面须进行磷酸酸蚀处理，牙本质面可进行牙本质处理，然后再涂布粘接剂完成后续粘接操作。

牙本质面需进行牙本质处理,金属面可用磷酸酸蚀以获得清洁的粘接表面。然后涂布粘接剂,并完成后续的粘接操作。

二、粘接固定桥

(一)概述

粘接固定桥(resin—bonded fixed partial denture/resin—bonded bridges,RBBs)是一类不需要磨除大量缺隙区邻近健康牙体组织、通过粘接方式将修复体固定于基牙的固定桥修复体。

粘接固定桥是随着粘接性树脂材料的发展,酸蚀技术及金属粘接面处理技术的不断进步而得以推广应用的。从1955年Buonocore提出釉质酸蚀可以提高树脂材料与釉面粘接强度后,研究者们开始尝试将酸蚀和树脂粘接技术用于牙列缺损的固定修复。1973年Ibsen首次用粘接性树脂将塑料牙桥体粘接到未经牙体预备的邻牙,开创了粘接桥修复的先河。但由于邻面树脂连接体的强度低,修复体使用范围局限,寿命短,失败率高,其他的研究者们也对此技术进行了应用和研究,并在邻面连接体处使用不锈钢丝或螺钉加固,但由于钢丝或钉与树脂粘接失败,且强度仍不足,脱落率高,长期以来此种修复方式一直被认为只能作为一种过渡性的修复方法或长期暂时性修复方法使用。

为了增加粘接桥的强度和固位力,1973年Rochette在粘接桥结构中引入了金属支架材料,首次提出了在邻牙上设置多孔洞的金属翼状固位体的粘接桥设计,并在粘接上采用金属表面硅烷化的技术,大大提高了修复体的成功率,使树脂粘接桥成为了一种牙体缺损修复的新选择,完成了树脂粘接桥革命性的改变。迄今为止,后续的研究者们都是在此金属翼及金属桥架的结构基础上,对翼的结构和固位方式进行不断的改进,从而衍生出不同类型的树脂粘接桥如Maryland桥、Virginia桥和翼板粘接面铸网粘接桥(Cast Mesh FPD)等。

常规的树脂粘接桥以金属材料制作支架,金属粘接桥的金属底架对基牙和桥体的颜色均有不良的影响,因此在美观和生物相容性方面均存在不足近年来,全瓷修复技术发展迅速,全瓷以其独特的美观性能及良好的生物相容性而成为理想的修复材料,并已成为当今口腔固定修复的主要发展趋势之一。目前出现的高强度、美观和生物相容性良好的全瓷冠桥修复材料,如Vita In—Ceram、IPS—Empress 2、致密氧化锆等,也正被用于粘接桥修复,从而衍生出了全瓷树脂粘接桥(All—ceramic RBBS),克服了金属烤瓷粘接桥美观性能方面的不足。全瓷粘接桥的设计与金瓷粘接桥基本相同。只是粘接桥的树脂粘接面处理与常规的陶瓷有所不同。例如IPS—Empress 2可以采用喷砂、氢氟酸酸蚀偶联剂涂层等常规方法。但Vila In—Ceram和致密氧化锆材料需进行表面SiO_2涂层再加偶联剂表面处理,或采用含磷酸单体的树脂粘接剂,才能达到较稳固的粘接效果。另外,玻璃纤维增强树脂材料粘接桥(glass fiber—reinforced composite)也获得了短期(2年)93%的存留率。

1.粘接固定桥与常规全冠或部分冠作为固位体的固定桥相比,有哪些优点呢?

(1)最小的牙体预备量:粘接桥修复的牙体预备一般局限在釉质层内,有的病例甚至不需进行牙体预备就可以直接修复因此具有一定的可复性,即使修复体脱落,也容易再进行其他类型的修复。是一种较为保守的修复治疗方式,易于被患者所接受。

(2)不需要麻醉:因为牙体预备局限于釉质内,牙体预备前不需要局部麻醉,牙体预备后也很少存在牙齿敏感现象,可以不需要制作暂时修复体。

（3）对牙周组织刺激性小：树脂粘接桥固位体的龈边缘要求设计为龈上边缘，此种边缘设计修复体制作简单，易于检查，对龈缘的刺激性也最小，利于牙周组织的保护。

（4）脱落后具有可重新粘接性：树脂粘接桥与常规固定桥相比具有较高的脱落率。修复体完全脱落后，只要修复体的金属翼无变形，可以重新粘接后继续使用。

但在临床上，更多的情况不是修复体完全脱落，而只是一侧固位体松动，另一侧粘接完好。在此种情况下，要在不破坏牙体组织的前提下将修复体完整取下，临床操作具有一定的难度，特别是牙体预备固位设计较好的情况下更是如此。

（5）修复体成本较低

因牙体预备简单，耗时少，因此临床成本相对较低。但在修复体的加工制作成本方面，目前与常规固定桥修复相比并不具有太大的优势。而且因需要带模铸造金属支架，需翻制耐火模型，因此技工操作甚至更复杂。

2.那么，与常规全冠或部分冠作为固位体的固定桥相比，粘接固定桥存在哪些问题和不足呢？问题主要包括：

（1）远期成功率仍存在一定争议：不同的研究者对不同设计的粘接桥进行过临床研究，由于观察随访时间不一，修复体设计也不尽相同，因此成功率的差别也较大。总的趋势时，随着修复时间的延长，脱落率增加；由于粘接相关技术的进步和对固位体设计相关研究的不断深入，最近制作的成功率高于以前制作的修复体；适应证的正确选择与良好的设计对修复体的远期成功率影响较大；最近有学者的研究表明，粘接桥的10年以上成功率达到了95%左右。因此，目前粘接固定桥也逐渐被视为一种永久性的修复体。

（2）对缺牙间隙和邻牙畸形的矫正有限：因为对邻近基牙的牙体预备范围仅局限于舌腭面等区域，不涉及唇、颊、邻、切（咬合）面，切面预备量仅为0.5～0.7mm，因此对过宽和过窄的缺牙间隙、基牙畸形、扭转或错位等无法像常规固定桥一样可以通过修复体进行矫正。

（3）仍然存在不可复性：除了少数病例不需进行牙体预备外，大部分的病例均需进行必要的牙体预备，因此也存在一定的不可复性。

（4）固定性暂时修复体的制作难度大：虽然大部分病例牙体预备后可以不制作暂时修复体，但对于需要制作暂时修复体的情况，则大多只能采用黏膜支持式活动义齿的方法。

（二）组成和类型

1.粘接桥的组成　粘接桥包含翼状固位体和桥体两个主要组成部分。

（1）翼状固位体（wing-like retainers）：对固位体的合理设计是保证修复体成功率的重要因素经典的固位体设计为翼板结构，置于基牙的舌腭面和邻面。

在垂直方向上，对于前牙粘接桥，翼状固位体边缘距离切端1.5～2.0mm，龈边缘位于龈缘之上约1.0mm；后牙粘接桥为增加修复体的支持力，翼状固位体可在基牙近中（或近远中）邻面向𬌗方延伸在边缘嵴上形成𬌗支托、覆盖部分𬌗面沟窝形成环状甚至覆盖整个舌尖形成类似于3/4冠的形态。后牙翼状固位体的龈边缘也在龈上1.0mm。

在近远中方向上，为获得足够的粘接固位面积，要求翼状固位体环抱基牙轴面的角度应大于180°。经典的设计是从基牙近缺隙侧的唇（颊）-邻轴角环抱到远离缺隙侧的舌-邻轴角处。在后牙，为抵抗较大的咬合力，翼状固位体的轴面环抱角度可设计为270°甚至360°。

翼状固位体的组织面还应该设计有抗沉结构（resistance features），在粘接桥中通常采用的方法是通过在基牙近缺隙邻面邻唇（颊）轴角和远缺隙邻舌轴角处预备轴沟，制作的翼状固位体相应部分形成凸起的栓体结构，与基牙上的沟啮合，增加抵抗殆力作用下修复体龈方下沉的能力，同时可以防止修复体水平向的脱位。前牙还可以在舌面窝或舌隆突上预备底面与牙长轴垂直的浅窝或预备针道，后牙在殆面舌沟设置殆支托，利用殆面已存在的洞型来增加抵抗殆力的能力。

（2）桥体（pontic）：目前桥体的材料大多采用烤瓷材料，通过在粘接桥桥体支架的表面塑瓷烧结形成，其制作方法和要求与常规固定桥基本相同。

2.粘接桥的类型　按照修复体的制作材料可以分为金属烤瓷粘接桥、金属树脂粘接桥、全瓷粘接桥等；按照缺失牙的位置又可分为前牙粘接桥和后牙粘接桥。近年来，随高强度全瓷材料的发展，临床也越来越多地采用高强度全瓷材料制作粘接桥支架。全瓷粘接桥克服了金属对基牙及桥体颜色的影响，具有比金属烤瓷粘接桥更好的美观性能。而金属作为支架的粘接桥是最为经典的设计方式，也是临床上使用最为广泛的粘接桥，特别是金属烤瓷粘接桥本章节将以此为例介绍。

按照翼状固位体树脂粘接面的固位设计的不同，有四种金属翼板固位形态设计，从左到右依次为：穿通孔翼板、电化学蚀刻微观表面、铸网或失晶粗化宏观固位表面和喷砂后化学树脂直接粘接表面。按设计不同，金属支架的粘接桥又可以分为 Rochette、Maryland、Virginia 和化学粘接桥（adhensive bridge）四种类型。

（1）Rochette 粘接桥（cast perforated HBBs）：是一种机械固位（mechanical retention）的粘接桥。为增加树脂牙周夹板强度，1973 年 Rochette 在夹板设计中，首次采用了加入铸造的多穿通孔舌侧金属翼板的方法，金属支架起增强作用，通过孔洞的作用来增加金属与树脂的机械粘接固位力。在 Rochette 的夹板设计中，同时也涉及伴有缺失牙修复的夹板设计。而后续的研究者则将此方法特别用于牙列缺损的粘接修复，并对舌侧翼板设计进行改良，以最大面积覆盖基牙舌面，并倡导最小量牙体预备修复技术，从而产生了 Rochette 粘接桥技术。由于最早是采用高填料密度的树脂进行粘接，树脂流动性差，翼板不能完全就位，因此粘接力不足，仅局限于下前牙及上前牙病例使用。Livaditis 等改良了 Rochette 粘接桥，将舌侧翼板向基牙近缺隙的邻面及殆面延伸，形成一定程度的基牙环抱，从而将其适用范围扩大到了后牙，也大大提高了修复体的使用寿命。但翼板的多穿通孔设计也存在不足，主要包括：多孔结构降低了固位体的强度；多孔洞结构提供的树脂粘接力有限，仍不能满足临床应用要求；口腔暴露面金属抛光不易，孔洞处的树脂磨耗严重，成为修复体失败的重要原因之一。临床应用结果表明，修复体的 10 年存留率仅为 50%～63% 左右。

（2）Maryland 粘接桥（etched cast RBBs）：是一种基于金属表面蚀刻技术的微机械固位（micromechanical retenlion）的粘接桥。1981 年，美国 Maryland 大学的 Thompson 和 Livaditis 改良并在粘接桥修复中应用了 Ni－Cr 和 Co－Cr 合金电蚀刻技术，通过对铸造金属翼板粘接面进行电蚀刻，大大增加了金属与树脂的粘接强度，使粘接桥摒弃了 Rochette 的多穿通孔设计，产生了一种新的粘接桥，命名为 Maryland 桥。与 Rochette 粘接桥相比，它具备以下优点：由于金属与树脂的粘接力超过了树脂与酸蚀牙面的粘接力，因此修复体的固位力得以大幅提高；由于避免了孔洞设计，固位体可以设计得更薄，同时强度得以提高，牙体预备量也进一步减少；固位体光滑面可以高度抛光，减少了菌斑堆积。

但由于缺乏孔洞，粘接时高填料密度的树脂粘接剂溢出不良，导致粘接剂厚度较大，修复体的适合性成为了 Maryland 桥使用初期迫切需要解决的问题，这也催生了第一代的牙科粘接性树脂材料。第一代树脂粘接剂实质上是一类中等填料密度的树脂材料,可以进入蚀刻后金属表面的微孔隙倒凹中,产生微机械嵌合,因此树脂与金属之间仅为机械性粘接而非化学粘接;由于粘接剂的流动性较好,粘接剂的厚度可以达到 $20\mu m$,允许修复体完全就位,修复体的适合性得以大幅提高。

由于金属和树脂之间缺乏化学性的粘接结合,因此在口腔环境中粘接随使用时间而大幅下降,修复体的存留率依然没有本质的提高。

(3)Virginia 粘接桥:相对于微机械固位的 Maryland 桥而言,是属于宏观机械固位(mac－roscopic mechanical retention)的一类粘接桥。为在粘接桥制作中采用 Ni－Cr 合金以外的其他类型烤瓷合金,有必要对微机械粘接固位方式进行改进,在粘接面制作宏观可见的机械固位结构是一种有效的方法。Virginia 州立大学牙学院首次将"失晶(lost salt crystal)铸造技术"用于粘接桥的制作。方法是在工作模基牙上涂分离剂,均匀洒上 $150\sim250\mu m$ 粒度的盐晶(距离边缘线 0.5mm 不洒),然后制作树脂铸型,包埋后用水溶去盐晶,铸造后就在翼板组织面留下肉眼可见的粘接机械固位倒凹。因为不依赖于金属的蚀刻技术,因此适用于所有合金类型的粘接桥。

"铸网技术"(cast mesh pattern)的方法是在蜡型制作前,在工作模基牙粘接面先铺一层尼龙织网,然后于其上覆盖蜡或树脂完成蜡型,常规包埋铸造后,即在翼板组织面形成网状固位结构。用此技术制作的 RBBs 也称为粘接面铸网粘接桥(cast mesh RBBs)。

由于在翼板组织面增加了机械固位结构,同时为保证不降低固位体的强度,因此必须增加翼板的厚度,牙体的预备量也较 Maryland 粘接桥稍大。

(4)化学粘接桥(adhesion bridges):是一类主要依靠化学粘接(chemical bonding)固位的粘接桥。此种粘接桥设计的基础在于新型化学粘接剂的出现以及新的金属表面处理工艺。

化学性粘接剂以含有 4－META(4－methacryloxyethyl－trimellitic anhydride)的 PMMA 基粘接剂,如 Super－Bond,以及含有 MDP(10－methacryloxydecyl dihydrogen phosphate)的 Bis－GMA 基粘接剂,如 Panavia 系列。此类新型粘接剂可以直接与某些合金发生化学性粘接。研究发现,对于 Ni－Cr 和 Co－Cr 合金,对金属表面进行电蚀刻较 $50\mu m$ 氧化铝喷砂后粘接的强度没有差异,因此可以仅采用喷砂就可以获得良好的粘接强度;而对于贵金属,金属表面锡涂层后就可以达到与 Ni－Cr 或 Co－Cr 合金相当的粘接结合力。临床应用也表明,用此类粘接剂粘接的粘接桥达到了与以往用电蚀刻技术的树脂粘接桥类似的成功率。因此,采用此类粘接剂的粘接桥已不再需要进行粘接金属面的蚀刻或进行粘接面机械固位的制作,从而大大简化了技工及临床医师的操作。

(三)适应证与禁忌证

1.粘接桥的适应证有何特殊之处? 粘接桥多用于 2 颗以内缺失牙的修复,因牙体磨除量很少,因此较适于髓腔较大的年轻恒牙。要求基牙的釉质健康完整,基牙有较大面积的釉质粘接面,牙齿排列整齐;牙周组织健康,且无明显的松动度。具体可用于:

(1)下颌切牙缺失修复:对于基牙完好的下颌 1~2 颗切牙缺失病例。

(2)上颌切牙缺失修复:上颌前牙缺失,开𬌗、对刃𬌗、正常咬合到中度深覆𬌗病例。

(3)单个后牙缺失修复:单个后牙非游离缺失,基牙完好的病例可以采用粘接桥修复虽然多个后牙缺失也可以考虑,但随缺失牙数的增加,修复体的失败率增加。另外,增加固位体的数目同样会导致修复体失败率的增加,因此一般宜采用两个固位体的修复方式:多个后牙缺失粘接修复在选择时最好是咬合力不大的情形,比如对𬌗为活动义齿的病例。

(4)作为牙周夹板:粘接桥可以作为松牙固定夹板,改善基牙的松动度但是有研究表明,用于松牙固定的粘接桥脱落率远较一般的粘接桥高,主要是由于各个基牙的动度不一产生扭力,导致粘接界面的破坏。因此在作为夹板使用时,应慎重选择病例,在基牙预备时增加抵抗𬌗力作用下桥体下沉和增加粘接固位力的结构。

最近也有报道粘接桥只要解决两侧基牙动度不一的情况,同样可以成功用于缺失达2个牙的长桥修复,Botelho等通过在一侧连接体处采用可动连接的方式,使修复体的成功率大幅提升,用于缺失2颗以上前牙及2颗后牙缺失病例的修复,并获得95%的成功率。

2.禁忌证

(1)前牙紧咬合、深覆𬌗病例:因为前牙舌侧颈部釉质较薄,无法在釉质厚度范围内磨出足够的修复间隙,如导致牙本质暴露,粘接强度将受到影响。

(2)夜磨牙病例:由于咬合力较大,易导致修复体的失败。

(3)大范围龋坏:基牙由于缺乏足够的釉质粘接面,因此此类病例应采用常规的固定桥修复以提供修复体足够的固位并修复缺损基牙。

(4)金属过敏:目前大部分的粘接桥均采用镍铬/钴铬合金作为支架材料,因此对此类合金过敏的患者不宜采用。当然此类患者可以采用其他种类的金属或采用全瓷粘接桥进行修复。

(四)树脂粘接桥的设计

1.设计要求 前牙翼板粘接桥是当前最有希望成为永久性修复体的粘接桥。在实际应用中,仅个别前牙缺失可单靠粘接剂的粘接力获得固位。但为了使粘接效果达到永久水平,在多数情况下,除固位体粘接固位外,还需要增加机械固位结构,例如舌面增加窝、钉洞,邻面采用邻沟,后牙咬合面采用洞型等辅助固位型。

由于咀嚼运动的复杂性,粘接桥的粘接面也受到多方向力的作用。水平向力比垂直向力对粘接桥粘接界面的破坏性大。特别是当基牙动度差异较大的情况下,粘接桥在行使功能时会受到扭转力的作用,导致粘接破坏。因此,两侧基牙动度不同者,可采用多基牙粘接桥,制作多基牙连续固位体,粘接桥同时起到夹板的作用。在基牙预备时应特别注意增加抵抗𬌗力作用下桥体下沉和增加粘接固位力的结构。最近有学者研究发现,粘接桥受力时,基牙动度的不一致性产生的扭力是粘接破坏的主要原因。在临床中也发现单端单基牙粘接桥具有较高的存留率,主要是单端粘接桥不存在基牙动度不一的现象。为此他们提出在一端基牙上设置允许一定垂直动度和水平向旋转的可动连接体以消除动度不一的现象,发现修复体的存留率较双端固定的粘接桥大大提高。

粘接桥的固位体的设计极为重要,设计时应考虑以下因素:

(1)有良好的固位形态,要能够抵抗桥在各方向的旋转和翘动。前牙设计应充分考虑美观因素;后牙因咬合力较大,固位体最好能环抱基牙轴面180°以上,咬合面可设计较大的支托。

(2)固位体不能引起咬合障碍,前牙舌面牙体预备时磨除0.5～0.7mm左右牙体组织,以备用翼板恢复应有的外形。

(3)不应将固位体边缘放置在咬合接触区域,以避免边缘破损后易形成龋坏。

(4)固位体边缘距龈缘约1mm左右,切端离开切缘1.5～2mm,边缘界限清楚,各基牙应取得共同的就位道。

（5）牙体预备一般不超过釉质层。

（6）固位体和基牙粘接面应经特殊处理，并正确地使用复合树脂粘接以提高粘接的持久性和牢固性。

2.粘接剂及粘接面处理　粘接桥的固位主要依靠粘接材料将修复体固定于基牙上。因此，保证粘接桥足够的粘接强度，是粘接桥修复的关键。粘接桥的粘接面积越大，固位力越大。在制作粘接桥时，除应选择良好的粘接材料外，还应对粘接材料的性能和应用技术进行充分了解。粘接界面的处理也很重要，在应用粘接剂时，应严格技术操作步骤，才能取得良好效果。由于口腔内的环境条件比较复杂，粘接材料的粘接强度会受多种因素影响。

（1）粘接剂：最早用于 Rochette 粘接桥的树脂粘接剂是聚甲基丙烯酸类树脂粘接剂，将多孔翼板粘接桥直接粘着于酸蚀后的釉质表面。随着粘接剂的发展，出现了具有化学粘接活性的树脂粘接剂，此类粘接剂通过在树脂中添加 4-META 和 MDP 等化学活性物质，可以和金属和釉质表面产生化学粘接，从而大大提高了修复体的成功率，产品如前述的 Super-Bond C&B Metabond（Parkell 公司，Farmingdale，美国）和 Panavia 系列（Kuraray 公司，日本）等。由于金属的不透光性，因此粘接桥一般采用化学固化或双重固化而非光固化树脂粘接剂粘接。

（2）粘接面处理：粘接面处理包括对牙体和金属粘接面的处理两个方面。

1）牙体粘接面处理：应进行常规釉质酸蚀处理。先用毛刷蘸牙粉对预备面进行清洗，然后采用 40%～50%的磷酸对粘接面进行酸蚀，时间1分钟，蒸馏水清洗，气枪吹干。然后再重复酸蚀15秒，流水清洗20秒后吹干，准备涂布粘接剂。

2）金属粘接面处理：为增加粘接面结，多种工艺均可对金属组织面进行粗化处理，包括电化学点蚀、化学蚀刻、蜡型失晶粗化、氧化铝喷砂粗化等；根据所使用的粘接桥类型而不同目前一般采用的粗化方法是喷砂，通常采用 $50\mu m$ 粒度的氧化铝颗粒对粘接面进行喷砂处理，然后超声波清洗2分钟，清水冲洗，吹干，采用化学粘接型树脂粘接。

相对于粘接剂的改良，另一条获得普通树脂粘接剂与金属表面化学粘接的方法是金属表面改性。目前使用的方法是在粗化处理后，通过化学或颗粒摩擦法二氧化硅涂层技术，在金属表面结合一层二氧化硅涂层，表面再涂布硅烷偶联剂进行硅烷化以获得与金属良好的粘接力。硅烷化是指在一玻璃样物质的表面（前述的二氧化硅）进行涂层，所用的物质是一种能与之发生化学结合的物质，以使涂层呈现有机化表面常用的是 γ-甲基丙烯-氧-丙基-三氧甲基硅烷（γ-methacryl-oxy-propyl-trimethoxy-silane）。硅烷偶联剂分子一端与硅涂层发生化学键合，另一端与树脂发生化学聚合或键合，从而形成化学粘接界面。用于二氧化硅涂层的系统包括化学烧结法的 Silicoater MD 系统和颗粒摩擦法的 Rocatec 系统。研究表明，硅烷化后再采用普通的树脂粘接剂（无填料的树脂）粘接桥修复体，粘接强度达到了与化学粘接剂技术相当的水平。

对于贵金属，因其耐腐蚀特性一般不进行电化学酸蚀，先喷砂处理，然后需进行喷砂后的锡涂层（tin plating），通过金属表面与粘接剂之间形成的"锡桥"提高粘接强度。方法是用在4V电压的特制探针末端夹持浸满锡的酰胺溶液棉球，涂抹金属的粘接面5～10秒钟，使粘接面呈现浅灰色表面，然后涂布化学粘接剂，但粘接效果仍不理想。研究表明，经喷砂和合金处理单体（Alloy Primer，Kuraray Co，LTD，Osaka，Japan）处理后的贵金属与树脂的粘接强度也能达到非贵金属相当的程度,因此贵金属也能作为粘接桥可选择的修复材料之一。

（五）牙体预备

1. 基本要求 早期的粘接桥主张尽量不进行牙体预备,以保证此修复方法一旦失败后的可复性。这也造成了早期修复体脱落率较高的后果。目前一般主张对基牙进行必要的预备,以提供修复体良好的固位稳定,并保证修复体足够的强度和刚度。

粘接桥基牙预备主要包括咬合面间隙预备、近缺隙邻面引导平面预备、轴面预备、邻面沟预备、抗沉结构预备等。

（1）咬合间隙:一般在上颌前牙舌侧釉质厚度范围内预备 0.5mm 的修复间隙,在咬合间隙较大的情况下,可以不需要预备。

（2）缺隙邻面引导平面预备:引导平面顺就位道方向进行预备,为保证唇侧不显露金属,导平面不能超过唇邻轴角过多。导平面的目的是为粘接桥提供抵抗唇舌向移位的能力。

（3）轴面预备:轴面预备应注意环抱的轴面的角度不能低于 180°。前牙从舌隆突至龈上1.0mm 形成轴面,从近缺隙的唇邻轴角环抱到远缺隙侧邻舌轴角;后牙从距离咬合面 1.5～2.0mm 到龈上 1.0mm 形成轴面,环抱角度从近缺隙的唇邻轴角环抱到远缺隙侧邻舌轴角。为增加粘接固位力,也可以将固位体环抱角度增加到 270°及环抱到远缺隙邻面的唇邻轴角,甚至形成 360°环抱。轴面的预备量约为 0.5～0.7mm。

（4）抗沉结构预备:为防止修复体在咬合力作用下龈方下沉,必须在基牙上进行抗沉结构制备,可以在切牙舌面制备平底洞或制备钉洞,尖牙上制备舌隆突支托凹,前磨牙和磨牙上制备𬌗支托凹。

（5）邻面沟预备:邻面沟的主要作用是增加粘接桥的稳定性和抗力性,抵抗脱位,增加固位体强度和刚度。沟的位置一般位于近缺隙的邻面和远缺隙邻面舌邻轴角处,两条沟之间具有共同的就位道。如果邻面有充填体,可以去净充填物后,制备出邻面箱状洞型取代邻面沟。

2. 牙体预备器械及预备技术 高速涡轮手机、轮形金刚砂钻针、圆头及平头锥形金刚砂钻针、短针形金刚砂钻针、咬合纸等。

前牙和后牙有解剖结构不同,因此在预备技术上也有所差异。

（1）前牙预备

1）咬合点标记:用咬合纸嘱患者正中咬合,在上前牙舌侧标记出正中咬合点,用轮盘形钻针消除基牙上与对𬌗牙的咬合点,磨出 0.5mm 的咬合间隙。

2）舌面凹预备:同样用轮盘形钻针对舌面凹进行预备,预备量 0.5mm,保留距离切端 1.5～2.0mm 不预备。

3）舌面抗沉结构预备:钻针与牙长轴方向平行,用平头锥形金刚砂钻针的尖端,在舌面凹范围内制备 2～3 个底面与牙长轴垂直的抗沉窝结构。

4）邻面导平面预备:用圆头或平头锥形金刚砂钻针在基牙近缺隙侧邻面片切成一定的斜角,片切面向唇侧作一定的延伸,刚好越过唇邻轴角为宜。

5）邻面轴面预备:在导平面的邻面偏舌侧,用圆头或平头锥形金刚砂钻针进行邻面轴面的预备,预备量 0.5mm,边缘位于龈上 1.0mm。

6）舌侧轴面预备:用圆头锥形金刚砂钻针预备,舌侧舌隆突以下至龈上 1.0mm 形成舌侧轴面,龈边缘制备成浅凹型,预备量 0.5mm。向远缺隙的邻面舌邻轴角延伸预备轴面,形成180°环抱。

7)邻面轴沟预备:用短针形金刚砂钻针在近缺隙侧邻面导平面和邻面轴面交界处,以及远缺隙侧邻面轴面最远端预备邻面沟,注意两条沟之间应有共同就位道。

(2)后牙预备:后牙预备方法与前牙大致相同。

1)邻面导平面预备:用圆头或平头锥形金刚砂钻针在基牙近缺隙侧邻面片切成一定的斜角,片切面向颊侧作一定的延伸,刚好越过颊邻轴角为宜。

2)邻面轴面预备:在导平面的邻面偏舌侧,用圆头或平头锥形金刚砂钻针进行邻面轴面的预备,预备量 0.5~0.7mm,将近缺牙侧邻面突度降低至龈上 1.0~2.0mm,保证预备面𬌗龈高度最低不少于 3mm。

3)舌侧轴面预备:用圆头锥形金刚砂钻针预备,咬合面 1.5~2.0mm 以下至龈上 1.0mm 形成舌侧轴面,龈边缘制备成浅凹型,预备量 0.5~0.7mm。向远缺隙的邻面舌邻轴角延伸预备轴面,形成大于 180°的环抱。

4)𬌗支托凹预备:基牙邻面边缘嵴处预备出𬌗支托凹 270°和 360°环抱设计时,可在远缺隙侧边缘嵴预备第二个𬌗支托。

5)邻面轴沟预备:用短针形金刚砂钻针在近缺隙侧邻面导平面和邻面轴面交界处,以及远缺隙侧邻面轴面最远端预备邻面沟,注意两条沟之间应有共同就位道。

6)𬌗面预备:覆盖舌尖或𬌗面沟的粘接桥,需进行一定量的牙体磨除,预备量 0.5mm 左右。舌尖可采用圆头锥形钻针,𬌗面沟可用球形钻针进行预备。

(六)印模与模型

为保证修复体的精度,需使用硅橡胶类印模材料制取全牙列印模。印模的制取方法一般采用裯体加轻体硅橡胶材料的 Pulty Wash 一次印模技术。也可采用二次印模技术,先用稠体硅橡胶制取一次印模。固化后取出,用手术刀修除初印模各牙体颈部的倒凹。调拌稀体二次印模硅橡胶,装入注射器,在预备牙体上先注入少许,剩余材料注入到初印模的牙窝部位,置入口内取二次印模。固化后取出,检查印模是否清晰,有无缺陷,注意预备体边缘应清晰,这对牙科技师准确处理修复体边缘,保证良好的适合性有重要的指示作用,并灌注超硬石膏工作模型:

(七)粘接桥的制作

为了保证修复体的精度,粘接桥的金属支架最好采用带模铸造技术进行制作,因此需要翻制耐火材料工作模型。铸造后在人造石工作模上进行烤瓷堆塑和调磨。为了精确调改咬合,需进行患者咬合关系的固定和转移,并上𬌗架。

翻置耐火模型,修整出预备体模型边缘的便利型。用铅笔标记蜡型范围,在耐火材料工作模型上按预备范围制作整体支架蜡型,固位翼的组织面相应的辅助固位装置应清晰。桥体蜡型按照常规烤瓷固定桥要求完成。

蜡型连同耐火工作模型一起包埋、铸造。铸造后金属支架在超硬石膏工作模上完成打磨和修整,也可进行口内试戴。

试戴时注意检查支架边缘适合性,基牙切端不透露金属色、无早接触、牙科技术室对桥体进行塑瓷、形态修整和上釉,完成修复体制作。

光滑面打磨抛光后,贴胶布覆盖,以避免对粘接面喷砂时损伤抛光面。粘接面进行喷砂处理,然后超声波清洗,干燥。

（八）粘接桥的粘接

粘接桥试戴,检查金属支架边缘适合性,调磨早接触点可使用橡皮障以避免诸如牙龈组织腐蚀损伤或因牙预备体受污染导致粘接不良等并发症粘接时如果出现唾液污染未完全粘接的区域,不仅对粘接本身,而且对修复体最终的强度都会有不利的影响。

以下是粘接的步骤:

1. 预备体磷酸酸蚀　基牙粘接面常规牙粉打磨清洗,然后37%磷酸常规酸蚀处理,采用酸惰性的软质金属薄片保护邻牙,按操作说明将酸蚀剂涂刷于预备体的釉质表面进行酸蚀在应用粘接剂以前,酸蚀后的釉质表面应呈现白垩色外观。

2. 釉面涂布自酸蚀剂和粘接剂　自酸蚀剂应在磷酸酸蚀后再使用。因为如果不先用磷酸酸蚀,新鲜的釉面不能够暴露,单使用自酸蚀剂效果不佳。保持30秒后,吹干。按操作说明涂布粘接剂。

3. 喷砂处理　Ni-Cr/Co-Cr合金粘接面在试戴后粘接前需进行喷砂处理,然后超声波清洗,干燥,涂布硅烷和化学性粘接剂进行粘接;为保证粘接效果,贵金属粘接面喷砂后还需进行锡涂层处理。

4. 粘接就位　将修复体完全就位于预备牙体上,并施加持续性的压力直至粘接剂固化。可以用小刷或棉球去除溢出的多余树脂粘固材料。边缘区使用少量氧气隔绝剂（oxyguarcl）以创造无氧环境保证边缘区粘接材料的良好固化。

5. 粘接边缘线抛光　材料固化后先用探针仔细清理多余的粘接材料,然后可以采用超细粒度金刚砂抛光车针和橡皮尖加抛光糊剂进行逐级抛光。

（九）粘接桥修复后的养护

修复体粘接后,应进行定期随访。粘接桥的脱落或一端松动是临床上最常见的问题。特别是修复体一端松脱,因较为隐蔽而难于发现,常常导致继发龋的产生而使修复体失败。通过目视,探针检查,并对修复体施以不同方向的力以确认有否粘接失败。修复体粘接失败常与患者的大力咀嚼习惯相关,因此应叮嘱患者勿咬过硬的食物。

修复体完全粘接失败脱落的处理较简单,如果修复体没有较大的变形,可重新粘接就位;而对于一端粘接失败的情况处理起来相对困难,主要在于如何将修复体完整无变形地取下。可以尝试采用自制的弯凿以及超声震荡的方法。重新粘接前,应彻底去除牙面上残留的粘接材料,并进行重新酸蚀处理;金属粘接面也应进行重新喷砂和（或）表面处理。如果修复体脱落两次以上,应分析原因,以重新进行设计、牙体预备、重做修复体或改做其他修复体设计为宜。

修复体戴入后,由于舌侧外形的改变及修复体边缘的作用,使菌斑的堆积加剧,造成结石或牙周损害,因此对患者良好的口腔卫生指导显得十分必要。在进行结石的去除时,也推荐使用手动器械而非超声波器械,以避免超声波震荡对粘接界面造成可能的破坏。

（祁东）

第十七章　口腔种植

第一节　下颌无牙颌种植

下颌无牙颌的种植修复设计愈来愈多地采用种植体支持的覆盖义齿修复,而其上部结构多见杆式结构、切削杆结构、球帽式结构、双套冠结构、按扣式以及磁性上部结构。无论其上部结构如何,种植体植入理想的位置与轴向并获得良好的骨结合是其前提。另外下颌无牙颌种植修复还要注意黏膜厚度、附着龈宽度、牙槽骨厚度,必要时须行软组织成形术。

一、手术切口

下颌无牙颌种植体植入的外科入路一般多采用牙槽嵴顶正中切口,至牙槽嵴顶骨面。其优点是暴露容易且充分,颊舌侧均可保留一定的附着龈,有利于种植体颈部的清洁与维护。

二、种植体植入的部位

下颌无牙颌种植的部位多选择下颌颏孔区,该区域一般在无牙颌状态时仍有足够的骨量以植入种植体,且骨质较好,这对于无牙颌的老年人而言极其重要,因老年人骨质质地均较疏松。该区域植入种植体的修复宽容度大,修复方式多为种植体支持的可摘修复。

由于下颌在功能运动,特别是在功能性负重时,下颌骨体部会有一定程度的弹性运动,而非刚性结构。故有学者认为下颌无牙颌行种植体支持的固定修复时,建议行分段固定修复。

三、种植体数目

下颌无牙颌种植时,植入颏孔区的种植体数目:

1. 两个种植体/3个种植体　种植体主要用于固位及部分支持义齿作用,适应于患者年龄较高,希望易于清洁。两个种植体支持的义齿一般为覆盖义齿,其固位效果较好,但受力不够理想。可行球帽式覆盖义齿、锁扣式覆盖义齿、磁性固位覆盖义齿、杆卡式覆盖义齿等修复方式。种植体位置在下颌中线两侧各10mm处,即种植体中心间距离20mm为宜,过大则影响舌运动,过小则固位不良。如果解剖条件和患者经济条件允许,也可在下颌颏孔区植入3个种植体,远中的两个种植体位于颏孔近中5mm处,中央的种植体位于下颌中线处。三个种植体支持的修复体仍以活动修复为主,类似于两个种植体的修复方式,但其固位力较两个种植体好且在前后向抗旋转的性能较两个种植体好。

2. 4个种植体　较为常用,修复的宽容度较大,可选择多种上部结构修复。种植体位置一般是远中的两个种植体应位于颏孔近中5mm处。中线两侧的两个种植体距各自远中的种植体间至少应有7mm的距离。

3. 5个种植体　如设计行切削杆上部结构,亦可植入5个种植体,即在中线处再植入一个种植体。但5个种植体不适合球帽式上部结构,也不适合杆卡式结构。

四、下颌无牙颌种植固定修复

若下颌无牙颌的解剖条件允许,即在前后牙区均有足够的水平和垂直骨量,同时上、下颌骨位置关系正常,也可植入 6～8 颗种植体,支持一个固定修复体,远中的种植体至少要位于第一磨牙位置。固定修复体可以是分段式金瓷桥体修复,也可以是一体式整体修复(钛支架或氧化锆支架)。

(张萱)

第二节　下颌后牙区种植

下颌后牙区特别是游离端缺失的种植义齿修复被认为是疗效显著的修复方法。但也是种植风险较大的区域之一。首先是下颌后牙区拾力负重较大,种植体负担重;其二,下齿槽神经在该区域骨内穿过,要避免损伤之风险。

一、手术切口

下颌后牙区种植手术切口一般采用牙槽嵴顶正中切口,其近远中方向绕邻牙颈部分别向近远中作延伸切口,以充分暴露术野。其优点是术野暴露充分,根据植入种植体的需求,既可选择完全关闭伤口,也可选择连接愈合基台后修整软组织关闭剩余伤口,术后组织肿胀轻。若缺牙部位是游离端,可向近远中颊侧作适当附加切口,以暴露术野。

二、种植体的三维空间位置

下颌后牙区种植体植入必须位于下齿槽神经之上至少 1mm,以确保下齿槽神经不受损,这是该区域种植手术的基本原则。有报道称,根据下齿槽神经在下颌骨体的走向,可避开下齿槽神经植入足够长度的种植体。但多数报告认为,该方法因过多考虑下齿槽神经管的位置,往往导致种植体植入的轴向不理想,后期修复困难,故较少采用。当下齿槽神经位置距牙槽嵴顶小于 7mm,可以考虑下齿槽神经解剖术,游离下齿槽神经,植入足够长度的种植体。该方法手术风险大,不作为常规方法。

由于正常生理牙列的覆拾覆盖关系,正常情况下,下颌后牙区植入种植体的轴向在冠状面上应正对于上颌后牙的舌尖颊斜面,以保证修复后种植体的轴向受力及长期效果。

有报道认为,植入 3 个以上种植体,则尽可能使种植体不要排列在一条直线上,以更有效地拮抗侧向受力,但临床实践中往往由于牙槽嵴顶宽度所限,难以实现。

三、种植体数目

1. 下颌后牙区种植修复时植入种植体的数目一般等同于缺牙数目,如当下颌第一、第二磨牙均缺失,形成游离端缺失时,一般植入 2 个种植体修复。

2. 当下颌第一、第二磨牙缺失,但对拾仅有第一磨牙时,可只修复到下颌第一磨牙,即植入 1 个种植体,支持游离缺失状态下的第一磨牙。

3. 当仅为下颌第一磨牙缺失种植时,因其间隙较大、生理受力也大,植入种植体的直径、长度也有所要求。一般情况下若其近远中间隙小于 13mm,且骨量高度>10mm,植入 1 个常规直径与长度的种植体,如直径≥4mm,长度≥9mm 的种植体,则可满足修复及受力需求。反之,有报道认为需考虑增加骨量或正畸缩小间隙后植入种植体。

(张营)

第三节　上颌前牙区单牙种植

口腔种植修复在早期成功地用于下颌无牙颌修复以后,其经验亦被用来进行上颌前牙区单牙种植修复。然而,上颌前牙区单牙种植修复的要求很高,难度远远大于无牙颌种植。

一、上颌前牙区单牙种植的问题

上颌前牙区因其特殊的位置和解剖结构,种植修复通常会面临更多的问题。

1.骨量不足　上颌前牙缺失后,由于生理性吸收,患者就诊时常常伴有缺牙部位骨量的不足。据统计,60%~80%的上前牙缺失患者在种植时需行不同程度与方法的植骨术。

2.种植体位置要求高　上前牙种植时,对种植体的位置与轴向要求极高,因其直接影响修复的美学效果。

3.解剖条件要求高　要求间隙与对侧同名牙类似,要求正常覆𬌗覆盖关系,正常龈𬌗距离。

4.美学要求高　如果微笑曲线高,则美学效果不但涉及单纯修复体的美学问题,而且还涉及到修复体根方牙龈美学效果,包括颜色、质地、轮廓、膜龈连合线。所以,微笑曲线位于牙齿高度以内,修复难度小;若微笑曲线位于牙龈上,则修复难度大。

总之,上颌前牙区种植修复是牙种植修复里难度较大的一种类型。现分步讨论。

二、临床检查

1.缺牙原因　缺牙原因直接关系到缺牙区牙槽嵴的解剖形态。一个因长期牙周病或根尖周病缺失的牙齿,其唇侧骨板大都因炎症吸收而缺失。而一个外伤根折的患牙则可能伴有唇侧骨板的骨折,若外伤直接造成牙齿缺失或已急诊拔除患牙,则可能存在其唇侧骨板外伤性缺失,要预计其植骨的量与方式。因不能治疗的龋坏牙根或外伤尚待拔除的根折牙,则有可能是即刻种植的适应证。

2.缺牙区的解剖形态　有无明显的软硬组织缺损,硬组织厚度可通过专用测量针探知,亦可通过 CT 确定。附着牙龈是否充分,膜龈联合线位置是否与邻牙区一致,若上述解剖条件不理想,则可预见其种植修复的美学效果会严重受限,此时要计划是先行该区域软、硬组织重建后再行二期种植,还是种植时同期行软、硬组织重建。

3.微笑曲线与牙列状态　微笑曲线过高,牙列不齐都会加大美学难度,应建议患者正畸排齐牙列,并及时向患者解释修复后的美学问题。

4.咬合关系　龈𬌗距离过小,深复𬌗、对刃𬌗及各种错𬌗等不利种植修复或修复后的长期效果。应在纠正不良的咬𬌗关系之后,再行种植修复。切忌简单种植。

5.X线检查。种植体植入术前,X线检查均应行曲面体层片检查。即是单牙缺失亦应如此。需判断,相邻的颌骨主要解剖结构、缺牙间隙有无异常、邻牙位置等。在怀疑邻牙根尖有病征时,需加拍小牙片以确诊。若有条件时,应加拍缺牙区矢状 CT 片,其能提供牙槽突骨量的准确信息以及应患者要求解释手术设计、植骨的必要性等。但 X 线检查无法对软组织状态提供足够的帮助信息。

通过上述临床及 X 线检查，一般则可对是否种植修复的适应证、手术的难易程度、修复的效果包括美学效果做出初步判断。对非适应证的患者则可提供其他修复建议。

三、手术切口

上颌前牙区单牙种植体植入的手术切口，在不存在嵴顶或颊侧骨缺损的情况下，一般只做牙槽嵴顶正中切口则可；若存在骨量不足需作骨增量时则需做颊侧黏膜附加松弛切口，以充分暴露术野行骨增量术。

四、位置与轴向

1. 种植体植入深度　上颌前牙区种植体植入的深度与骨结合、良好的牙龈外形及理想的修复美学效果有直接关系。研究认为当缺牙后，牙槽嵴顶垂直向至少有 1mm 骨质发生吸收，所以在上前牙区域种植体植入时其肩台应低于邻牙的釉牙本质界 2～4mm，才能给种植体基台留出足够的垂直空间进行修复，并使修复体具有从龈下向龈上自然过渡的美学效果。

当种植体肩台与邻牙釉牙本质界的距离小于 2mm 时，即种植体的植入深度不足时，则修复体与邻牙的形态不易协调。当种植体肩台在根方低于邻牙釉牙本质界大于 4mm 时，为补偿其位置过深造成的美学效果的不协调，常常需要较深的上部结构位于龈下和增加较多的软组织来覆盖修复体，其长期效果不佳，且易发生种植体周围炎症。故上颌前牙区种植体在垂直方向的植入深度不应大于邻牙釉牙本质界 4mm，而应恰好在 3～4mm 之内。

2. 种植体的轴向　在上颌前牙区种植修复的功能及美学效果取决于种植体的位置与轴向。特别是种植体轴向的轻微偏差，可能引起其美学效果较大的区别。为取得成功的种植修复，上颌前牙区的种植体植入必须根据上部结构修复要求确定种植体的前后轴向。从侧面观，理想的种植体的轴向延长线应位于邻牙切缘以内。从𬌗面观，其位于原缺牙的舌隆突的位置。如过于唇倾，则修复困难。如过于腭倾，则美学效果亦不佳。

3. 种植体的选择　为保证种植修复后牙尖乳头和其他软组织形态的美学效果，有研究认为，种植体距天然牙至少有 1.5mm 距离，同时认为颈部膨大的种植体易造成嵴顶部的软硬组织退缩，导致修复后的美学效果受限，而平台转移的种植体更加有利于软组织的丰满度。

（张萱）

第四节　上前牙多牙缺失的种植修复

一、上前牙多牙缺失种植修复的问题

上前牙多牙缺失的种植修复，必须特殊考虑的有两个问题。其一，多个种植体必须均在三维方向上位于理想的位置与轴向；其二，种植体之间的牙龈乳头重建。前牙多牙种植修复不仅要求恢复生理功能，同时还要求恢复其美观功能。如前所述，这就需要种植体在三维方向上位于理想的位置与轴向，但多牙缺失种植时，缺乏参照物，定位效果困难，故建议尽可能应用外科引导模板，确定多个种植体在三维方向上的准确位置。重建种植体之间的牙龈乳头

是上前牙多牙种植修复体重点。由于缺牙区牙槽间隙骨组织吸收,牙间乳头发生退缩,种植修复后该区域极易出现黑三角,直接影响美学效果。一般要求在种植手术或Ⅱ期手术时进行纠正。

二、局部解剖条件

上颌前牙多牙缺失时对局部解剖条件有一定的要求(表 17-1):

表 17-1　上前牙多牙缺失种植修复的解剖要求

	近远中距离	牙槽嵴顶厚度	龈骀距离	牙龈厚度
2 个牙位缺失时	≥15mm	6mm	4mm.	2mm
3 个牙位缺失时	≥19mm	6mm	4mm	2mm
4 个牙位缺失时	≥25mm	6mm	4mm	3mm

若以上局部解剖条件不能满足时,则种植修复的美学效果严重受限,须在配合检查之后,种植计划之前就向患者解释清楚。若近远中距离小于理想距离时,可考虑减少种植体数量以达到较理想的软组织美学效果。两个相邻的种植体间至少有大于 3mm 的间隔,才有可能维持种植体间的软硬组织形态,避免黑三角。如存在近远中距离过大、过小和/或龈骀距离过大、过小时,须取研究模型,进行试排牙,与患者沟通后确认通过正畸方法或后期修复方法进行纠正或弥补。当存在骨量不足,软组织缺损时,也应在种植手术时或二期手术时通过各种软组织成形技术重建缺牙区正常软、硬组织量和解剖形态,以利于种植体长期稳定及最大程度重建缺牙区美学效果。

三、其他影响美学效果的因素

1.患者对种植修复美学效果的期望值过高　患者,特别是年青患者,往往在上颌缺牙后对修复的美观效果要求高于功能效果。也往往对种植修复的期望值高于其现实性。如果在治疗前没有对患者的期望了解清楚,没有及时详细地给患者做一合乎实际情况的咨询和解释,则有可能在修复后未能达到患者的期望值。

2.微笑曲线过高,位于牙龈之上方　此时,上前牙多牙种植修复要达到理想的美学效果,则难度增大,且软组织的生理学改建机制及结果难于精确地通过手术方法预测和控制,须将其难度向患者解释清楚。

3.种植区域骨组织有垂直方向上的骨吸收　垂直方向上的骨吸收在种植手术时较难以矫正,而其恰恰对美学效果有影响。修复后牙冠长度较长与邻牙不协调;若仅行软组织成形来掩饰垂直向骨高度不足,则上部结构及烤瓷冠过多位于龈下,易形成种植体周围炎症及唇侧牙龈退缩。

4.牙龈厚度　多牙种植时其区域若牙龈厚度小于 3mm 时,很难形成牙间乳头,软组织移植是增加牙龈厚度、改善牙周生物型的可行方法。

5.牙槽突唇侧凹陷　当牙齿缺失后,生理性骨吸收往往使上颌牙槽突唇侧出现凹陷。尽管其厚度仍可顺利植入种植体,但该凹陷会影响修复的美学效果。

6.邻牙的牙周状态　研究认为:上颌前牙种植修复体周的牙尖乳头取决于邻牙的牙周状态。正常生理状态下,相邻两牙间的牙槽间隔会支持牙尖乳头的丰满度即充满牙间隙,该间隔顶点距两牙冠邻面接触点之间距离≤5mm,则两牙间隙会被牙尖乳头充满;当种植体相邻天然牙时,其宽容度变小,种植体和天然牙尖的牙槽间隔距两牙冠邻面接触点不能大于4.5mm,否则会出现牙龈乳头不能充满其间隙,即黑三角。如果种植体相邻天然牙周有病变则会导致骨吸收,必然发生牙槽间隔顶点的高度降低,继而种植修复体与邻牙间隙出现黑三角。

（张营）

第五节　上颌后牙区种植术

上颌后牙区是种植体植入难度较大的区域之一。原因是上颌后区的解剖位置及形态较为复杂,使其的生物力学特点较为复杂;上颌窦腔的存在限制了常规方法种植体植入的可行性,以及上颌后牙区在牙齿缺失以后牙槽骨质与量的生理性改变直接影响了种植体植入的可能性。

1.手术切口　上颌后牙区种植手术切口一般采用牙槽嵴顶正中切口,其近远中方向绕邻牙颈部分别向近远中作延伸切口,以充分暴露术野。其优点是术野暴露充分,根据植入种植体的需求,既可选择完全关闭伤口,也可选择连接愈合基台后修整软组织关闭剩余伤口,术后组织肿胀轻。若缺牙部位是游离端,可向远中颊侧作适当附加切口,以暴露术野(同下颌后牙区)。

2.由于下颌后区牙轴的舌倾,上颌后牙的天然轴向一般颊向倾斜以适应下颌牙的功能性位置。上颌后牙种植体轴向在上颌冠状断面上对应于下颌牙的功能颊尖上。

3.种植体数目　参考下颌后牙区种植体数目考虑。

4.特殊处理　上颌后牙缺失以后,往往伴有牙槽突垂直向与颊侧骨板的吸收,导致种植时牙槽突骨量不足。一般来说,若上颌后牙区牙槽嵴宽度≥8mm,牙槽突骨量高度≥11mm时,植入种植体可位于较理想的位置与轴向,反之,则需行特殊处理,如上颌后牙区牙槽突颊侧上置法植骨术、上颌窦提升植骨术等以纠正骨量不足。若上颌窦底下方牙槽突高度小于6mm时,应考虑上颌窦底植骨术。若上颌后牙区牙槽突宽度≤6mm时,种植体植入的轴向会受到一定限制,上部结构修复时则有可能需要进行必要的技术调整。由于上颌后牙区牙槽突骨质在缺牙后较为疏松,故在种植备洞时,尽可能采用级差备洞的方法备洞,植入种植体,以取得良好的初期稳定性。

5.双尖牙区的种植术　上下颌双尖牙区的种植外科手术可参考上下颌后牙区的种植外科原则。

6.上下颌后牙区同时植入种植体时,也应遵循其解剖生理的轴向。

（张营）

第六节　上颌无牙颌种植修复术

上颌无牙颌由于缺牙前的牙周病变造成的骨吸收或缺牙后的生理性改建吸收常常伴有骨量不足,特别是上颌后牙区上颌窦的解剖存在,使得上颌无牙颌种植修复附加骨增量手术的概率远远大于下颌种植修复。上颌无牙颌种植修复设计通常多选择种植覆盖义齿修复,固位方式可以为球帽式、locator，但更为常用的是种植双套冠或分段式切削杆固位。一般在行双侧上颌窦底植骨术后，在双侧尖牙、第二前磨牙、第一磨牙共植入 6 枚种植体支持一个可摘义齿修复体。当上下颌位置关系正常时，也可考虑上颌用 6～8 枚种植体支持一个固定修复体。此时种植体的位置应当精确地位于设计的牙位上。在设计修复方式时应当注意的是种植覆盖义齿较种植固定义齿对上下唇支持的效果为好，这对于牙槽突重度骨吸收的患者的修复美学效果是有重要临床意义的。

（张菅）

第七节　无牙颌种植即刻修复技术

在因为各种不同原因造成牙列缺失后，不同的患者，颌骨不同部位会发生不同的解剖生理性改建，改建后若颌骨的三维骨量能够满足种植体植入时，则可直接植入种植体进行修复，其原则应遵循无牙颌修复设计原则，按照修复设计的要求在相应的位置植入一定数量的种植体，该内容在无牙颌种植修复一章介绍，此处不赘述。这里仅就无牙颌种植即刻修复技术进行简单介绍。

一、"All－on－four"的理念与实践

种植修复经过四十余年的基础研究和临床实践已经取得了令人满意的临床效果。但经典的种植修复程序要求拔牙后 2～4 个月植入种植体，再需要经过 3～6 个月的愈合期方可进行修复。对于那些由于各种原因导致口内剩余牙齿无法保留，即将转变为无牙颌的患者来说，拔除剩余牙齿或常规种植后勉强佩戴数月过渡义齿等待骨结合完成，被认为是最为痛苦的过渡期，常常令许多患者对种植望而却步，迟迟不能下决心拔牙和接受种植治疗。拔除全部剩余牙后即刻种植、即刻修复可明显地缩短疗程，避免患者的缺牙期，在种植体植入后最短时间内完成义齿修复即全颌即刻种植修复，一直是国际种植学领域研究的热点。

Paulo Malo 于 2003 年和 2005 年先后报告了下无牙颌、上无牙颌 All－on－four 种植即刻修复的理念。即无牙单颌植入 4 枚种植体：颌骨前部垂直轴向植入两枚种植体，后牙区的种植体向远中方向倾斜植入。通过使用特殊的角度基台调整使 4 个种植体的上部结构取得共同就位道，利用 4 个种植体支持螺钉固位的即刻总义齿。上颌远中两颗种植体植入到位于上颌窦前下方的骨组织里，避开上颌窦，避免了上颌窦底提升植骨，下颌后部两种植体从颏孔前部植入，斜向远中穿出，避免损伤下齿槽神经。上下颌后部的种植体斜行植入，从远中穿出有效地减小义齿悬臂梁的长度，使颌骨后部的种植体所受杠杆力减小，使整个义齿受力更为合理，义齿可修复到第一磨牙。

二、适应证

1. 因重度牙周病或其他原因最终将成为无牙颌并且要求固定修复的患者，面型外观美学因素符合无牙颌固定修复的基本要求。

2. 上下颌牙槽嵴宽度≥5mm，双侧尖牙之间的牙槽嵴最小骨高度≥10mm，至少允许单颌植入 4 颗长度 10mm 以上的种植体。并在种植体植入时能够获得>35N·cm 扭矩的初期稳定性。

三、临床过程

（一）手术过程

1.有余牙的患者采用微创原则拔除单颌全部无法保留的患牙,彻底搔刮拔牙窝,3%过氧化氢,0.2%氯己定交替冲洗,彻底清除感染灶,修整牙槽嵴顶,磨除过尖、过锐、过突部分。

2.根据患者颌骨的解剖形态,在颌骨前部轴向植入两枚种植体,种植体可位于牙槽窝内,也可位于骨量较好的牙槽间隔上,远中部位根据情况倾斜或垂直植入种植体,单颌植入4～6枚种植体,均要避开上颌窦和下齿槽神经管。

3.采用级差备洞技术和尽可能植入长种植体以利用双层骨皮质使其初期稳定性能达到35N·cm以上,方可以即刻负重,旋入扭矩小于35N·cm时,不能进行即刻修复。倾斜植入的种植体穿出部位为第二双尖牙远中或第一磨牙合面。种植体直径为3.75mm或4.0mm,长度10mm以上。种植体植入后安放专用的修复基台,根据情况分别安放直修复基台或以30度/17度基台调整角度,使各个种植体在基台水平取得共同就位道。基台完全就位后分别以35N·cm或15N·cm力锁紧。覆以愈合帽后严密缝合。术后即刻拍全口曲面断层片,确认基台完全就位。

（二）修复过程

手术后即刻在专用基台上将转移杆钢性连接后制取基台水平印模。灌制模型、在暂基托上确定颌位关系并试排牙。确认颌位关系无误,垂直距离、丰满度、中线位置均满意后,应用种植修复相应配件,采用注塑技术于术后5～7小时完成即刻修复的树脂牙义齿。根据远中种植体穿出的位置不同,即刻修复义齿为10～12个人工牙的塑料义齿。戴牙时确认义齿与基台之间达到被动就位,通过连接于基台上的纵向螺钉将义齿与种植体的基台相连固定,实现纵向螺钉固定的即刻义齿。义齿自两个远端种植体螺丝孔处分别向远中延伸5～7mm,相当于一个双尖牙宽度。义齿完全就位旋紧螺丝后调整咬合。咬合调整原则:种植体支持的区域承担咬合力,殆力分散均匀,避免局部的应力集中。义齿在正中殆时广泛接触,侧方殆和前伸殆时多点接触。注意使远中游离端悬臂梁区域在咬合状态的各个位置均无咬合接触。嘱术后2个月内进软食,每餐后保持义齿清洁。

（三）永久修复

采用内置钛合金支架的固定修复方式。下颌即刻修复4个月后,上颌6个月后进行永久修复。

（张营）

第八节　上颌窦植骨与种植技术

一、上颌窦植骨术适应证、禁忌证以及种植体存留率

（一）上颌窦底植骨种植的适应证

1.牙槽突剩余高度≤6mm;

若剩余骨高度≤3mm先行上颌窦底植骨术,二期植入种植体;

剩余骨高度≥3mm可同期行上颌窦底植骨和种植体植入。

2.牙槽突宽度正常。

3.无上颌窦疾病病史。

4.上颌窦区域没有解剖结构异常。

(二)全身禁忌症

1.上颌区域有放疗史。

2.脓毒症。

3.重度医疗脆性患者。

4.尚未识别的系统疾病。

5.过度酗酒者。

6.严重吸烟者。

7.心理障碍患者。

(三)局部禁忌证

1.上颌窦感染者。

2.慢性上颌窦炎患者。

3.牙槽突切除术后。

4.牙源性感染患者。

5.局部病理性改变者。

6.重度过敏性鼻炎患者。

(四)上颌窦底植骨成功的标准和种植体存留率

上颌窦底植骨后骨高度能满足植入 11mm 以上的种植体即算植骨成功,无上颌窦内病变发生,并且通过种植体成功率来间接评价的。种植体成功标准通常是 1986 年的 Albrektsson－Zarb 标准。

在相关上颌窦底植骨的临床研究中通常采用种植体存留率作为评价标准,但对于种植体存留定义的标准并不统一。其中临床较为简单、实用的定义是采用 1996 年 Wheeler 提出的标准:"凡是由有经验的临床医生判断需要取出的种植体被界定为失败以外,其他仍然继续行使功能、无不适主诉的种植体即算作存留。"目前有关上颌窦底植骨区种植体十年存留率报道一般在 81%～87%,与植于上颌后牙区未植骨的种植体存留率是可以相比的。

二、移植材料的选择及应用

(一)移植骨材料与上颌窦植骨术

上颌窦底植骨术成功的重要因素之一包括能否选择具有较好性能的移植材料。理想的移植材料应是无毒,无抗原性,无致癌性,容易获取,费用不高,有一定的硬度,易于成形,有一定的抗感染能力,组织相容性好。

目前对于哪一种移植材料临床效果最好并没有定论。最早上颌窦底植骨采用的移植材料取自髂骨;1987 年 Smiler 和 Holmes 第一次应用多孔经基磷灰石(porous hydroxyapatite, porous HA)作为移植材料应用于上颌窦底提升术。后来陆续有一些其他材料的应用报道如脱钙冻干异体骨、三磷酸钙、硫酸钙、异种骨等。关于哪一种移植材料最好并无定论,尽管有人认为移植材料的金标准是自体骨,其次是骨替代品,但有文献应用 Meta 分析方法对 10 篇符合纳入标准的文献进行分析,得出自体骨、HA/自体骨混合骨、HA/DFDB(decalcified freeze—dried bone allograft，DFDB，脱矿冻干骨)或 HA 单独应用在作为上颌窦底植骨材料时临床成功率并无明显差别。相比较而言，自体骨的成功率稍高，而单独应用 DFDBA 成功率偏低。1996 年上颌窦底植骨年会上有人报告骨替代品临床效果最好，甚至好于自体骨，但是没有统计学差异，分析原因可能与骨替代品应用的病例临床局部骨质条件较好有关系。最终结论是所有的移植材料 3～5 年累积成功率 90%，与上颌后牙区未行上颌窦底植骨的种植体成功率(85%)是可以相比的。

目前在口腔种植中常使用的移植材料来源主要为自体骨、异体冻干骨、人工合成骨、异种骨等。按一定比例混合应用在临床上较多见，可以充分发挥自体骨的骨诱导性和骨替代品的良好骨引导性。另外自体骨移植后会有吸收，文献报道髂骨移植后 3 个月吸收 4%，6 个月吸收可达 40%，颅骨抗吸收能力较好。并且自体骨的获取需要开辟第二术区，许多患者不愿意接受；而骨替代品则吸收缓慢，在混合应用时可以作为支架保持空间、容许新骨长入。因而应用替代品、异体骨或者异种骨来完全替代或者部分替代自体骨联合作为移植材料更受患者和医生欢迎，临床效果肯定。

(二)移植骨材料的分类

1. 自体骨　自体骨含有骨干细胞，另外可以释放骨生长因子，刺激局部受区骨细胞形成新骨，因此具有骨诱导和骨引导两种功能，而且没有免疫原性。髂骨、肋骨、颅骨外板、下颌骨正中联合、上颌结节、磨牙后区、下颌升支、额骨等都是可选择的自体骨取骨部位。一份组织学研究表明髂骨为最佳的自体骨来源。髂骨作为自体骨来源，可以满足临床骨缺损较大、需骨量较多的情况；但手术创伤大，需要住院，并且术后有不同程度的并发症，如疼痛、血肿、麻木、行走障碍等。

取自下颌骨正中联合、磨牙后区、下颌升支部位的自体骨属于膜骨来源，其优点是吸收较髂骨慢，并且不需要开辟口腔以外的第二术区，局麻下可以进行，手术时间短，而且膜骨来源自体骨移植后血运重建早，形成新骨量多。比起软骨成骨来源自体骨体积在移植一年后只剩移植时体积的 25%，有报道发现膜骨来源自体骨愈合后比移植时体积有所增长，缺点是取骨量有限，如需要，可以联合上述几个部位共同取骨，可以增加取骨量。

2. 骨替代品　包括 HA、磷酸三钙、硫酸钙、陶瓷骨。这类骨具有骨引导性无诱导性。常用的有 Bio—Oss(商品名)和 β 磷酸三钙(β—TCP)。

Bio—Oss：由于牙齿、骨骼中的主要成分是 HA，所以 HA 的生物组织相容性极佳，与骨的结合类似于天然骨之间的结合，具有良好的骨引导作用，与自体骨之间的区别仅仅在于自体骨含有生长因子和骨细胞而 HA 没有，因而不具有骨诱导作用。HA 有可吸收、不可吸收、孔状和无孔状几种。目前应用较多的是有孔状 HA(Bio—Oss)，它是一种天然的具有骨引导作用的多孔移植材料，从牛骨中提取。4～6 个月即有新骨在 Bio—Oss 颗粒周围形成并且长入空隙内，3 个月左右 Bio—Oss 颗粒与新骨界限已经不是很明显了。但是在关于 Bio—Oss 的吸收问题上争论较大，动物实验证实了 Bio—Oss 的吸收，可是啮齿类动物兔的骨物理性能改建速度要高于人类 3 倍。有研究发现在人体上直到 1 年在 X 线片上仍可辨认到 Bio—Oss 颗粒的存在；有文献报道 90～180 天吸收 15%左右，完全吸收需要 1～5 年；另有报道完全没有吸收，只是有新骨长入。组织学上并没有证实有吸收腔隙和破骨细胞的存在，但新骨向孔隙内生长会导致 Bio—Oss 的部分生物性降解；实际上这种缓慢的物理性吸收对上颌窦底植骨术是有利的，因为植骨材料过快的吸收会影响种植体的稳定性。另外，一份研究显示新骨形成量没有随着愈合时间的增加而增加,骨与 Bio－Oss 之间的整合也没有随着愈合时间的增加而增强,而个体之间的差异较大,推测与患者个人的愈合能力有关。

3. 冻干异体骨　目前使用趋少。具有骨诱导和骨引导作用,但其骨诱导作用受其获取、加工、存储等因素影响而作用较弱。其改建是通过爬行替代途径,过程缓慢,无活力骨与新生骨长期共同存在于移植骨块中,并且容易产生纤维组织。这种混合骨可能更容易出现应力疲劳从而影响种植体骨结合。近来有文献报道应用 DFDBA 或者与其他植骨材料按一定比例混合临床效果不是很满意。并且认为如果能选择涂层表面柱状种植体能提高临床效果,优于根形光滑表面种植体。Jensen 报道了单纯应用 DFDBA 作为植骨材料的成功率为 84%～96%,应用 DFDBA＋Bio－Oss 混合骨成功率为 90.2%。

三、种植时机与愈合时间的基本原则

根据术前骨高度,临床上一般遵循如下原则:上颌窦底剩余骨量小于 3mm 时采用少量自体骨和骨替代品为佳,剩余骨量大于 3mm 时可应用单纯骨替代品作为骨移植材料,上述条件一般应在植骨 4～5 个月时二次植入种植体。而上颌窦底剩余骨高度大于 3mm 时可以在植骨同时考虑同期种植,其取决于种植体植入后的初期稳定性。该稳定性主要与种植体的设计以及剩余骨高度的质和量有关。

通常认为自体骨混合替代材料愈合时间约 6 个月,形成的新骨量已经比较充足,骨质改建也比较成熟,可以考虑二期种植或者种植体暴露术;单纯骨替代材料需要 8 个月左右,但异体冻干骨需要的愈合时间要 12 个月或更长。有研究对不同移植材料在不同愈合时间后进行了组织形态学测量并予以评价,认为不同的移植材料对新骨形成量的差异并不明显,但愈合时间长短对新骨形成量有明显区别。有研究通过对愈合时间的分组比较结果显示上颌窦底植骨术后愈合时间 9 个月以上组较少于 9 个月组种植修复成功率明显高,可是组织学结果显示愈合 6 个月组与愈合 9 个月组形成骨量并没有明显差别,分析原因与愈合时间延长后骨质量提高有关系。愈合时间也不是越长越好,愈合时间过长会导致一定的移植骨吸收抵消部分形成新骨量。髂骨吸收较多,在移植后 3 个月吸收可达 4%,6 个月吸收可达 40%,颏部取骨抗吸收能力最好。但从生物学观点来看,新骨形成、改建、成熟要 18 个月左右甚至更长,种植体才能获得良好的稳定性。因此,当骨质较差时,适当的延长愈合时间时有利于提高种植体的稳定性。术前上颌窦底骨高度也会影响该区域种植体的长期存留率,一般认为牙槽嵴高度小于 6mm 均是上颌窦底提升术的适应证。术前骨高度对种植体长期存留率起着主要作用。有研究按照术前窦底骨高度大于 3mm 和小于 3mm 分成两组,对植于上颌窦底植骨区的种植体长期效果进行比较,其 5 年存留率有差别。

四、上颌窦底植骨与同期种植

(一)适应证和原则

上颌窦底植骨同期种植最早报道来自 1989 年 Kent 和 Block。同期或者二期种植能否取得良好的种植体初期稳定性,主要取决于上颌窦底骨高度。一般上颌窦底骨高度大于 5mm 时,种植体可获得初期稳定性,即可采用同期种植;上颌窦底骨高度小于 5mm 时宜采用二期种植。种植体成功率方面同期或者二期种植方法并没有明显差别,采用同期种植的学者认为,同期种植可以减少植入骨的吸收,并对植入骨有生理刺激形成新骨作用。但二期种植由

于有足够的时间允许移植材料和骨愈合进行重建,因而骨质可能更加理想,种植体与骨之间的接触更加紧密,能够提供更好的初期稳定性;另外二期种植有利于调整种植体植入角度,植于理想的位置。近来有研究报告在牙槽嵴高度只剩余 3～5mm 时行上颌窦底植骨并同期种植,螺纹锥度外型设计的种植体有利于取得初期稳定性。作者认为只要能提供足够的稳定性和保证理想位置植入种植体,就可以考虑同期种植。

国内关于上颌窦底植骨同期种植方法由林野于 1998 年第一次报道。

(二)技术原理与技术步骤

选择一个可以进入上颌窦腔的入路,完整无损地剥离起上颌窦底区域的上颌窦黏膜,并使其向上移位,然后在上颌窦底黏膜与上颌窦底之间植入自体骨或骨替代材料,同期植入牙种植体。

1.技术原理　上颌后牙区种植垂直骨量不足,种植体易穿入上颌窦腔内,引起炎症造成种植失败。

缺牙区嵴顶向两侧延长切口翻开黏骨膜瓣,上颌窦前外侧壁开窗,直视下完整无损地上抬上颌窦黏膜,并向内旋转开窗骨片,使其形成植骨区的顶盖。然后行种植体逐级备洞。

在抬起的上颌窦黏膜下方腔内侧先植入骨替代品或混入少量自体骨后,直视下植入种植体。

在植入的种植体周围植入碎骨块及骨替代品,复位黏骨膜瓣,严密缝合。

2.技术步骤

(1)麻醉:适量而充分的局部浸润麻醉是保证患者在上颌窦底植骨术中无痛和配合的基本条件。为防止术中疼痛引起患者的反应性或避让性突然移动,导致手术器械损伤性黏膜穿孔,笔者建议局部浸润麻醉的范围应包括整个一侧上颌骨颊侧范围,以及适当向腭侧和后方浸润麻醉。

(2)切口:影响上颌窦底植骨入路软组织切口的因素主要有:缺牙的范围,上颌窦底的位置,缺牙区近远中邻牙和上颌窦底的关系,牙槽嵴顶角化龈的位置。切口一般应在缺牙区牙槽嵴顶正中或偏腭侧,向近中延伸绕近中邻牙颈部至近中牙尖乳头然后拐向前庭沟作松弛切口,向远中切口至远中牙颈部、远中牙尖乳头拐向前庭沟做松弛切口。应注意近中松弛切口有足够高度以充分暴露手术区,而远中松弛切口适当,不宜过高,因该区域软组织血供主要是由后向前走行的血管提供。

(3)上颌窦外侧壁开窗:开窗的形状一般为卵圆形,其近远中向一般应大于 7mm,垂直向应大于 5mm,否则器械操作困难。具体定位的原则是窗口的下界应至少高于上颌窦底 2mm,窗口的上界至牙槽嵴顶距离应≥计划植入种植体的长度,前界应尽量接近窦底前壁,后界距窦底后壁 5mm 左右。

(4)手术入路(access approach):迄今为止,这项技术的手术入路方法在不同的医生中略有不同,主要有:

1)传统的 Caldwell－Luc 入路,其恰好位于颧骨高点的前方。

2)上颌骨中份入路,从牙槽突与颧骨高点之间入路。

3)低位入路,在上颌骨外侧面,紧贴上颌牙槽突顶部入路。

作者在临床工作中多采用第 2)种入路方法,因其进入上颌窦底较快。同时可将上颌窦开窗的骨片向内翻转,形成植骨区的顶,以帮助稳定碎骨块。

3.临床病例

(1)手术切口:手术切口一般从牙槽嵴顶正中或偏腭侧切口,并在颊侧缺牙区做两条松弛切口。然后向上翻起黏骨膜瓣,充分暴露拟上颌窦开窗区。

(2)用直径3.5mm球钻在上颌窦外侧骨壁上开窗,其窗口下缘应高于上颌窦底约至少2mm。在接近上颌窦黏膜时,改用超声骨刀去除剩余骨组织达上颌窦黏膜层。

(3)细心向上方分离抬起上颌窦底黏膜,并使开窗后的薄骨片连同抬起窦底黏膜一起向内旋转形成植骨区域的顶盖。

(4)检查黏膜未见穿孔,经牙槽嵴顶入路,逐级备洞完成后,先经侧壁开窗入路在已抬起的上颌窦黏膜与窦底至空间内侧部分置入骨替代品,然后植入相应长度的种植体。种植体必须有良好的初期稳定性。

(5)必要时可从上颌结节处取少量自体骨。将骨块在骨磨里粉碎后混入一定比例的骨替代品。

(6)然后将骨替代材料或混合的植骨材料植入种植体周围,为防止植骨材料移位也可在窗口覆盖胶原膜,复位黏膜瓣,关闭伤口。

(7)愈合6~7个月后行种植体二期暴露术,进而完成种植修复。

(8)种植体支持的烤瓷冠修复体侧面观和咬合面观。

五、上颌窦底植骨术的并发症及其处理

上颌窦底提升植骨病例的并发症并不常见。现就术中、术周及术后可能的并发症进行讨论,以便帮助大家预防及处理可能的并发症。

(一)术中并发症

1.黏膜穿孔 最容易出现的术中并发症是上颌窦底黏膜穿孔。上颌窦黏膜非常薄,窦底黏膜在制备骨窗、剥离黏骨膜、植入材料及植入种植体时均可能发生穿孔。但较少发展为上颌窦炎,这可以借其解剖结构解释。发生率与术者的临床经验、手术技巧、局部解剖结构(窦底骨性分隔等不规则形态),以及窦底黏膜与口腔黏膜直接接触相关。相关上颌窦黏膜穿孔发生率报道不一,但最高可达56%。通常穿孔容易发生于上颌窦底分隔附近,窦底转折处,骨窗青枝骨折处以及开窗口的前上象限内侧黏膜。

上颌窦底植骨术的目的是将骨材料植于上颌窦底黏膜与窦底之间,术中要尽最大努力避免上颌窦黏膜的穿破,但上颌窦黏膜质地菲薄,容易穿破。迄今为止,世界上也没有明确肯定的方法来处理上颌窦植骨术中的黏膜穿孔。但有两点是达成共识的,第一,上颌窦底的黏膜必须完全抬起,因为一旦植骨材料位于上颌窦黏膜之上,则植骨材料无法与上颌窦底骨组织相愈合,且极易感染。第二,任何穿孔都必须在一定时间内关闭,以防止植骨材料落入上颌窦腔内。

若穿孔小于5mm,建议首先充分抬起穿孔周围黏膜,使穿孔周围黏膜无张力后自然重叠,然后用可吸收胶原膜盖住穿孔,再行植骨术。若穿孔大于5mm时,则植骨材料极易进入上颌窦腔,引起感染,一般建议采用显微外科技术缝合大于5mm穿孔,或中止手术。

目前有文献经鼻上颌窦腔内照明技术,可以减少术中穿孔的发生率,另有内镜监视一侧方基底隧道技术可以同步监测窦底黏膜状态,有无穿孔以及穿孔的大小、形状,并可进行修补。另外可在内镜下更准确地将移植材料植入窦底种植区。

2.术中出血　术中明显出血多发生于骨壁开窗过程中,器械损伤上颌骨外侧壁上的血管束时。出血会使术野不清楚,建议使用少量骨蜡准确封闭位于骨壁中的小血管束后继续抬起上颌窦黏膜;出血还可发生在暴露抬起上颌窦黏膜过程中,由于炎症粘连、解剖变异等原因造成黏膜撕裂,所以在抬起窦底黏膜过程中出血明显增多,应该警惕黏膜损伤,及时予以处理。

3.邻牙损伤　上颌窦开窗过大易造成邻牙损伤,术前应仔细阅读 X 线结果,定位解剖结构,设计手术入路,避免盲目过大开窗是避免邻牙损伤的有效方法。

(二)术后并发症

术后早期并发症(术后 1~2 周并发症)

——伤口裂开

——急性感染

——种植体脱落

——植骨材料移位

术后并发症(术后 3 周以上)

——慢性感染

——植骨材料脱出

——种植体脱落

——种植体移位

——口鼻腔瘘

——慢性疼痛

——慢性上颌窦病变

1.常见术后并发症　术后并发症主要是伤口感染和上颌窦炎。伤口感染及裂开,会引起移植材料的漏出,并可能引起移植材料感染而失败。上颌窦黏膜的终末血运解剖特点一般不会出现大出血而致窦腔淤血堵塞窦口;由于窦口位置比较高,即使术后窦黏膜水肿,颗粒状移植材料移位一般也不会引起窦口阻塞。另外由于上颌窦底植骨后,窦底抬高,反而更加有利于引流。但若患者术前存在上颌窦病理性改变如黏膜炎性增厚,一旦窦口发生堵塞,引流不畅,则可能会发展为上颌窦炎,进一步导致移植材料感染,最终手术失败。上颌窦炎发生率在文献中报道情况不一,并且多以一过性炎症为主,可高达 20% 左右。上颌窦黏膜穿孔并不会直接导致上颌窦炎,但有文献报道上颌窦底植骨后上颌窦炎发生多在窦膜穿孔后未修补的病例。

术后上颌窦囊肿:临床不多见,有文献报告上颌窦底植骨后发生囊肿的病例。通常认为并不是上颌窦底植骨直接引起上颌窦囊肿,而多是临床漏诊,即术前既已有病变,而手术刺激对囊肿可能有促进的作用。术前诊断已存在的上颌窦囊肿,有人认为是绝对禁忌证,但有报道认为不应一概而论,应根据其位置、大小、性质决定处理方法。较小的上颌窦囊肿一般不影响上颌窦底植骨,但直径大于 10mm 且恰好位于植骨区域的囊肿被认为是禁忌证,应考虑摘除后再行植骨术,以避免囊肿穿破引起植骨感染。

2.预防　减少手术创伤,减张缝合,术前、术后预防性抗生素应用,术后护理包括术后消炎药使用、局部注意清洁、冰袋冷敷、头部抬高(睡眠)、张口打喷嚏、不要擤鼻涕、不游泳等。

上颌窦底植骨种植被认为是一种可靠的方法以解决严重骨吸收的上颌后牙区骨量不足时的种植难题。但上颌窦底植骨要求有一定的愈合期。自体骨需要 3~5 个月。骨替代品需要 8～10 个月,混合的自体骨及替代品植骨则需要≥6 个月。故过早负重是造成上颌窦底植骨种植失败的首位因素。其次是口鼻腔瘘的存在,造成感染。逐级负重对于植骨区的改建,也极其重要。

3.并发症的处理

(1)术后抗生素应用 7～10 天。

(2)术后应告知患者避免在上颌窦腔内增加任何负压与正压,例如用吸管吸水,或用力从鼻腔排出分泌物。

(3)术后伤口裂开较为常见,多为缝合时软组织存在一定张力。缝合时做松弛切口,可以使软组织无张力关闭。同时应告知患者术后不能戴任何义齿直到软组织伤口完全愈合,约 7～10 天。以及嘱患者进软食。小的伤口裂开可以进行伤口冲洗,直到完全愈合。

(4)引导骨再生膜暴露后,一般需要取出,因其易被污染,造成骨块或种植体丢失。

(5)上颌窦口的堵塞会导致上颌窦分泌物的排除不畅或堵塞,造成感染。所以术前 CT 认真分析、诊断患者上颌窦结构可以避免此并发症。同时,术中应限制上颌窦底植骨高度在 20mm 之内,以避免堵塞上颌窦腔及上颌窦开口,以保持上颌窦腔的正常生理状态。

六、影响上颌窦植骨效果的因素和其他注意事项

(一)骨质

对种植体的稳定性起主要影响的是与种植体接触的骨结构质和量。研究认为皮质骨有利于种植体将负荷传递至周围骨结构中,而上颌后牙区骨质多为三类或者四类骨,皮质骨很少,因而相应的传递种植体所受负荷的能力稍差,从而使得上颌后牙区种植体容易受到过度负荷的危险。而下颌骨骨质很致密,其传递负荷的能力较好,因而下颌骨种植体成功率也要相对高一些。而植骨后其成功率与未行植骨的后牙区相比,并无明显差别。而且有文献报道上颌后牙区植骨组种植体存活率还要高于未植骨组种植体存活率,分析原因认为首先与上颌后牙区局部骨质条件较差无法保证种植体较好的稳定性有关,其次是与局部骨质解剖条件限制,植入种植体较短有关。如何提高局部骨质条件是目前研究热点,有人认为通过在植骨材料中混合骨生长因子联合应用被认为可以提高早期成骨的质量和速度,提高种植体骨结合程度,但目前尚无足够证据证实其作用。

(二)种植体选择

通常,上颌窦提升患者一般以选择粗糙表面螺纹柱状种植体为佳,优于光滑表面种植体,但尚无确切证据表明哪种种植体最好,至于种植体外形是柱状或者根形,临床效果并无区别。一般认为粗糙表面结构种植体优于光滑表面种植体,表面粗化且带有极性的种植体可吸引骨细胞向种植体表面趋化,产生更快的骨结合。另外螺纹结构可以使得种植体获得更好的机械稳定性,并且在术中易于掌握种植体植入深度;在应力分散上,螺纹结构种植体好于柱状种植体。

关于上颌窦底植骨后不同种植体的长度对于长期存留率的影响并无统计学显著性差异,但对于植入较短的种植体(如 7～9mm),则失败率明显上升。有研究显示上颌后牙区经过植骨后种植体的成功率较未经植骨组要高,分析原因可能与前者植入种植体长度都是 11mm 以上,并且种植体之间通过上部结构进行连接修复设计,对轴向力的分散有利有关,可以减轻单个种植体的负担,而后者则与解剖结构限制,植入 9mm 以下的种植体有关。

（三）吸烟与上颌窦底植骨的关系

吸烟对于骨愈合以及种植体骨结合会产生不利影响已经有报道。吸烟患者容易患过敏和感染类疾病，因为烟会干扰呼吸道黏膜纤毛上皮的运动功能及分泌功能。对上颌窦黏膜来说则由于 sIgA 和 IgM 反应能力下降而 IgE 反应能力提高，会出现免疫排斥和免疫抑制现象，而对上颌窦底植骨后黏膜恢复正常产生不利影响。

吸烟可能会干扰骨愈合过程，首先会增加外周血阻力延缓血流速度，造成血小板聚集；烟雾中的硫化氢以及一氧化碳会干扰伤口愈合；而尼古丁会干扰成骨细胞增殖，并影响成骨能力，另外还会降低移植骨的血管化程度。另外吸烟会导致骨骼矿物质含量下降，骨密度减低达 2～6 倍。

上述机制产生的直接不利影响就是吸烟患者的骨质条件较差，会导致种植体的支持稳定性下降。另外较差的愈合能力则直接导致移植骨血管化程度降低和成骨细胞成骨能力下降，而致种植体骨结合程度下降。

对于想接受植骨种植的患者建议术前戒烟一个月，直到术后骨愈合为止。

（四）其他注意事项

1. 上颌窦底提升植骨已在 1996 年国际上颌窦专题研讨会上被统一认识后命名为上颌窦植骨术，取代了原先的上颌窦底提升植骨及其他多种提法。

2. 上颌窦植骨术的绝对禁忌证为：急性上颌窦炎、上颌窦囊肿、肿瘤、上颌窦内牙根滞留、大剂量放疗史、尚未控制的糖尿病和免疫缺陷病。

3. 上颌窦植骨术前 X 线的准确诊断，测量分析对于成功的手术至关重要。首先排除是否上颌窦植骨的禁忌证，其次仔细观察患者上颌窦腔的解剖形态、范围与结构，有无骨性上颌窦分隔（骨性分隔会造成操作困难），再次确认上颌窦底的位置，以便确定开窗的位置。

4. 上颌窦植骨术可行同期种植与延期种植术。在能够取得种植体良好的初期稳定性的前提下，方可行同期种植术。一般来说，上颌窦底的剩余骨高度大于 3mm 时，方可取得初期稳定性，（当然骨的质地也有较大影响）；若其高度小于 3mm 时，则常常难以取得良好的初期稳定性，则需植骨后 3 个月方可行种植术。

5. 上颌窦植骨术甚至双侧上颌窦植骨术一般都可在局麻下完成。但若患者有高血压病史，或需大量植骨（取髂骨时），也可在全麻下进行。

6. 上颌窦区域多牙缺失的植骨术较单个牙植骨术更为安全。因单牙缺失后，其邻牙牙根有可能仍在上颌窦腔内，形成突起，造成上颌窦黏膜不易完整抬起，容易穿孔。而上颌窦区域多牙缺失后，上颌窦底趋于平坦，易于操作。

7. 上颌窦植骨的各种可能的风险务必在术前与患者进行讨论使患者理解，因上颌窦植骨的并发症虽不常见，然一旦发生则较难处理，对效果可能影响较大。

七、牙槽突入路的上颌窦内提升植骨种植技术

（一）简介

上颌窦提升植骨种植技术成为口腔种植临床常用的植骨技术之一。上颌窦提升植骨技术分为上颌窦外侧壁开窗植骨种植技术和经牙槽嵴顶的上颌窦内提升植骨种植技术。最早在 1980 年由 Boyne 和 James 根据 Caldwell－Luc 术式修改而成，被当时的口腔医学界所接受，成为解决上颌后牙区骨量不足的常规方法。之后许多学者对该技术进行改进，如 Misch

(1987)、Small 等(1993)、Smiler(1997)、Block 和 Kent(1997)，但外侧壁开窗法手术涉及范围较大，手术创伤较大，术后并发症发生率高，患者不适感极大。鉴于以上因素，Tatum 于 1986年提出了手术创伤较小的经牙槽嵴顶入路的上颌窦内提升植骨种植技术。此方法主要是用平头或凹头的骨冲击器冲击上颌窦底层骨皮质，提升上颌窦黏膜，充填人工骨材料以增加骨高度。之后，Bori（1991）、Summers（1994）、Wheeler（1997）、Toffler（2001）、Fugazzotto（2002）、Winter(2002)、Kifer(2006)等人相继提出了用不同的器械及技术改良了经牙槽嵴顶上颌窦提升种植术式，达到增高骨高度目的。2008 年 Tan 等人对经牙槽嵴顶上颌窦内提升技术进行的系统性综述结果提示 3 年种植体存留率为 92.8%，随着牙槽嵴定距上颌窦底骨高度的降低，种植体存留率随之降低，上颌窦黏膜穿孔发生率为 3.8%，术后植骨感染发生率为0.8%，证明在合理选择适应证的情况下，所用技术规范，上颌窦内提升植骨种植技术临床应用效果可靠。

（二）适应证和禁忌证

1. 适应证　1996 年由骨结合学会（Academy of Osseointegration，AO）组织的上颌窦提升植骨共识性研讨会中提出根据缺牙区剩余骨高度多少作为不同上颌窦提升植骨术式选择的参考指标：

（1）ClassA：如果剩余骨高度≥10mm，不需要植骨直接种植。

（2）ClassB：如果剩余骨高度在 7~9mm，则采用经牙槽嵴顶入路的上颌窦内提升技术。

（3）ClassC：如果剩余骨高度在 4~6mm，则采用上颌窦外侧壁开窗植骨同期种植技术。

（4）ClassD：如果剩余骨高度在 1~3mm，则先行外侧壁开窗植骨，待植骨愈合成熟后再植入种植体。

随着种植体设计的进步，种植体表面粗化设计增加骨结合率，而种植体螺纹设计增加了种植体植入时的初期稳定性，对于 ClassA 骨高度的限定目前认为>7mm 即可不用植骨直接选用短种植体植入；剩余骨高度>5mm，可选择进行经牙槽嵴顶上颌窦内提升，应用骨冲击器提升的高度应<5mm，或选用其他器械提升上颌窦底黏膜到需要高度，植入或不植入植骨材料；剩余骨高度<5mm，采用外侧壁开窗法提升上颌窦底黏膜植骨，对于单个上后牙缺失也可采用水囊法经牙槽嵴顶入路提升上颌窦底黏膜到需要高度后植骨同期植入种植体。

2. 禁忌证

（1）常规种植手术禁忌证，如未控制的全身系统性疾病、口腔黏膜病、牙周病等。

（2）急性上颌窦炎或慢性上颌窦炎急性发作期，对于慢性上颌窦炎如有上颌窦黏膜明显增厚，则需先行治疗后再行上颌窦植骨手术。

（3）上颌窦囊肿，且位置位于上颌窦预期植骨区内，则需先行摘除囊肿后再进行上颌窦植骨手术。

（4）严重过敏性鼻炎患者的上颌窦黏膜多增厚、质地脆，做上颌窦植骨手术时黏膜容易破裂穿孔，术中及术后并发症发生的风险增高，是手术的相对禁忌证。

（5）重度吸烟患者的上颌窦黏膜多发生不同程度的萎缩、变薄，如伴有慢性上颌窦炎则可出现增厚现象，此类上颌窦黏膜缺乏弹性和强度，术中及术后并发症发生的风险增高，是手术的相对禁忌证。

（三）临床步骤

1. 术前准备　临床上仔细询问患者病史，包括有无上颌窦炎，患牙缺失原因，缺失牙拔除前是否有反复发作的炎症等。术前需拍摄曲面断层片用以判断上颌窦底处黏膜有无粘连,有无上颌窦分隔,有无上颌窦囊肿;必要时尚需拍摄计算机断层片(CT 或 CBCT)以明确诊断。术前测量去除放大率后剩余骨的高度,观察剩余牙槽骨的密度,计算预期提升高度。如患牙拔除前有反复的炎症,X 线片检查如发现上颌窦底黏膜不均匀增厚,则宜采用常规外侧入路直视下将上颌窦黏膜抬起,降低内提升时上颌窦黏膜发生穿孔风险。

2.植骨材料的选择 临床上有各式各样植骨材料用于上颌窦提升植骨手术,来源几乎包括所有种类,如血凝块、自体骨、同种异体骨、异种异体骨、人工合成骨粉及不同骨粉按比例混合。但临床上具有长期且至少三篇临床报道的植骨材料只有血凝块、自体骨、同种异体骨(DFDBA)及异种异体骨(脱有机质小牛骨)。对于经牙槽嵴顶内提升病例,如需要提升上颌窦底黏膜高度<5mm,可以直接植入种植体,用血凝块作为植骨材料,已有大量研究(Boyne,1993;Lundgren,2003;邱立新,2006;Thor,2007;Nedir,2009;Lai,2010)证实该方法的可靠性,种植体周围能生成骨质包围种植体,但植骨者种植体的成功率似乎比不植骨者略高。

3.手术方法

(1)应用骨冲击器提升上颌窦底黏膜同期种植技术:局麻下牙槽嵴顶切口,翻起黏骨膜瓣,暴露牙槽嵴顶,球钻定点,2mm 先锋钻确定种植方向,深度距上颌窦底 1~2mm,即达到窦底皮质骨,根据骨质情况,采用不同直径的钻序列制备窝洞至终末钻,深度距上颌窦底 1~2mm,选择专用上颌窦内提升骨冲击器,顶端为凹形,直径 3.5~5.0mm,逐级预备,轻轻敲击,造成窦底骨质青枝性骨折,连同上颌窦底黏膜向上抬起 2~5mm,植入相应长度的种植体。如骨质为Ⅳ类骨,则采用差级备洞,最终预备洞形直径小于植入种植体直径,增加种植体的初期稳定性,同时直接安装愈合基台,软组织瓣对位缝合,种植体直接暴露于口腔,不需进行Ⅱ期手术,愈合 4 个月后进行修复。

(2)经牙槽嵴水囊挤压法提升上颌窦底黏膜同期植骨种植技术:局部浸润麻醉后行牙槽嵴顶切口,无需作垂直附加切口,翻起黏骨膜瓣,范围不超过牙槽嵴顶。球钻定点后,分别用直径 2.0mm、2.8mm 的先锋钻备洞,深度为距离上颌窦底 1mm 处停止。选择专用的冲击上颌窦底器械逐级冲击上颌窦底直至完整将上颌窦黏膜抬起 1mm,器械终末直径视解剖条件可选择 3.8mm/4.3mm 之一。检查上颌窦黏膜是否完整,方法是捏住患者鼻翼,让患者呼气,观察有无气泡从窝洞内溢出,安装水囊装置,将注射器内吸入 2ml 无菌生理盐水,排除气泡,轻轻推动注射器,反复几次将水囊打起,抬起上颌窦黏膜。根据剩余骨量计算提升骨高度。同样方法再次检查上颌窦黏膜是否完整,如上颌窦黏膜完整,则将骨替代材料用专用器械植入提升后的间隙内,骨替代材料为 Bio-Oss 和患者自体血制备的富血小板纤维凝胶(platelet-riched fiber,PRF),以 3∶1 比例混合。植骨完成后植入相对应直径种植体,可吸收线缝合关闭伤口。如发现黏膜穿破,则关闭伤口,1 个月后采用外侧壁开窗法进行上颌窦底提升植骨种植术。

4.术后护理 口服抗生素(头孢拉啶 0.5g tid,替硝唑 0.5g bid)7 天,术后 2 周复查。0.12%氯己定漱口液含漱 2 周,tid。

(四)并发症

1.上颌窦黏膜穿孔 由于经牙槽嵴顶入路,手术视野受限,微小的上颌窦黏膜穿孔很难在临床上发现,临床上常采用捏住患者鼻翼鼓气检查(Valsalva maneuver)上颌窦底黏膜是否完整,如发生穿孔可选择短种植体植入或愈合 3 个月后再行外侧壁开窗植骨种植手术。

2.良性阵发性姿势性眩晕症　主要原因为在用骨挤压器和锤子敲击上颌窦时,震动的力量传导内耳椭圆囊中的耳石使之脱落,手术患者过度仰躺也容易使脱落的耳石漂流到半规管的内淋巴液中,刺激到三半规管而诱发眩晕。主要症状为当快速转动头部时,如患者从手术椅上迅速坐起来时,会有短暂眩晕感及眼部震颤的现象,通常1~6个月症状会自动消失。

3.急性上颌窦炎　常发生在患者本身患有慢性上颌窦炎或上颌窦病变(如上颌窦假性囊肿)或先天性上颌窦结构异常(上颌窦口狭窄)或存在肿瘤,而种植术前未能进行准确评估,进行上颌窦提升植骨手术时,术后上颌窦黏膜充血、水肿,堵塞了上颌窦开口,会使上颌窦无法正常引流黏液至鼻腔排出,干扰了正常上颌窦黏膜的自洁功能而发生急性炎症,种植体松动。

(刘敏杰)

第九节　不良咬合关系的特殊处理与种植修复

一、正畸种植修复联合治疗中的辅助性正畸

(一)生理𬌗理论

辅助性正畸治疗是为其他口腔治疗在控制牙齿疾病、恢复口腔功能方面提供便利而采取的必要的牙齿移动。辅助性正畸治疗是成人正畸尤其是正畸修复联合治疗的一大特色,其理论基础是 Amsterdam 提出的生理𬌗(physiologic occlusion)和病理𬌗(pathologic occlusion)理论。形态分类学上的错𬌗不是影响口腔功能和健康的必然因素,在辅助性正畸治疗中使用生理𬌗的概念更为恰当。

生理𬌗是指适应功能性𬌗力,能够正常发挥𬌗功能,并能持续保持正常𬌗功能的𬌗。生理𬌗不一定是理想𬌗或安氏Ⅰ类𬌗关系。牙齿缺失后,即使出现邻牙的倾斜、移位,如果𬌗关系稳定,𬌗力在牙周支持组织的生理耐受范围内,而且能够有效进行口腔卫生维护,那么可以认为是生理𬌗。

病理𬌗是影响𬌗功能和健康,不能正常发挥𬌗功能的𬌗。病理𬌗可以表现为以下多个方面:牙齿过度磨耗而缺乏代偿;颞下颌关节功能紊乱;牙冠缺损,牙髓充血或坏死;牙周组织损害;牙齿缺失。

(二)辅助性正畸的目标

当单独的修复或牙周治疗不能改善病理𬌗造成的损害,要求正畸改变牙齿的排列时,正畸治疗成为患者系统口腔诊疗计划的重要一步。正畸种植联合治疗中的辅助性正畸,是通过少部分牙齿的移动,改善局部牙齿的排列和咬合关系,以方便种植修复治疗的进行。种植前辅助性正畸治疗的目标包括以下内容。

1.调整缺牙间隙　调整缺牙间隙包括缺牙区在龈𬌗向和近远中向的距离。种植体离开相邻牙齿至少有1.5mm的距离,加上最小植体的直径就是缺牙区需要的最小近远中向距离。缺牙区的龈𬌗向距离要能使修复体安装后,牙列恢复良好的纵𬌗曲线。

2.直立倾斜的邻牙　牙齿长期缺失后,邻牙常发生倾斜移位。直立倾斜的邻牙,改善牙齿的轴倾度和排列,使种植修复体和邻牙建立较好的邻接关系。邻牙的直立可以改善牙齿间牙槽嵴形态,减少菌斑堆积区域,有利于牙周健康的维护。调整倾斜邻牙使之直立于正常位置,也利于𬌗力沿牙齿长轴传递。

3. 助萌牙齿增加骨量　需要拔除后种植修复的牙齿,在控制根尖炎症和牙周健康的条件下,通过正畸方法伸长牙齿,可以增加局部牙槽骨骨量和改善软组织形态,有助于获得种植体植入需要的软硬组织条件,提高种植修复的美学效果。

4. 后牙宽度的协调　后牙宽度不调包括后牙的反𬌗和锁𬌗,尤其是后牙锁𬌗对种植修复影响较大。

（三）矫治器的选择

辅助性正畸治疗是在牙列的有限范围内开展局部矫治,一般只需要在牙弓的某一部分戴用矫治器。辅助性正畸治疗的矫治器可以采用活动矫治器,也可以局部戴用固定矫治器。活动矫治器的基托会影响发音,异物感也较强,成人正畸患者一般对活动矫治器接受性差。固定矫治器可以精确控制牙齿的移动,异物感小,在辅助性正畸治疗中比较常用。

和综合性正畸治疗有所区别的是,辅助性正畸治疗中托槽的粘接有一些特殊的考虑。辅助性正畸治疗是有限牙齿的移动,目标比较局限单一,只需要在被移动的牙齿上安放位置标准的托槽,在支抗牙上托槽的放置应以弓丝放入后保持平直入槽为参照,这样尽可能保持支抗牙原有的生理性位置,不至于由于追求理想𬌗使支抗牙产生𬌗干扰。

和种植联合治疗的正畸患者往往有比较高的美观要求。即使采用辅助性正畸治疗的方法,如果矫治器涉及到前牙需要戴用的时候,需要尽可能考虑使用隐形矫治来满足患者的美观要求,比如陶瓷托槽矫治器、舌侧矫治器、无托槽隐形矫治器等。

（四）支抗设计的特点

正畸种植联合治疗中的辅助性正畸,由于一般只有少数牙齿参与矫治,而且由于成人患者常有牙周支持组织的部分丧失,牙齿本身支抗能力差,所以在矫治设计中常面临支抗不足的问题,正确的支抗设计和良好的支抗控制就是辅助性正畸治疗成功的关键因素。

辅助性正畸治疗较多采用腭杆和舌弓,将多个牙齿连成整体形成组牙支抗,来矫治目标牙齿。如果组牙支抗不够强大,可以考虑设计微型种植体支抗,利用骨性支抗移动牙齿。在某些牙齿缺失较多的联合治疗患者,可以和种植、修复医生一起会诊,通过模型诊断性排牙试验,估计正畸后种植体的位置,在种植体植入并骨性愈合后,利用修复种植体作为正畸支抗移动牙齿,待正畸完成后再进行种植牙的永久修复。

二、正畸种植修复联合治疗中的综合性正畸

正畸种植联合治疗中的综合性正畸是指对患者牙颌面错𬌗畸形的全面矫治。联合治疗的患者需要综合性矫治一般有两种情况,一是局部的辅助性正畸治疗措施不足以帮助解决种植修复前牙齿排列和咬合方面的问题,二是需要种植修复的患者同时有改善牙颌面美观和功能的要求和愿望。综合性正畸治疗往往涉及整个牙列咬合的改变,需要戴用全口矫治器,正畸时间一般长于辅助性正畸治疗。

（一）患者的治疗动机

联合治疗中的综合性正畸患者大部分是由相关专业的医生,如种植、修复或牙周医生转诊而来,并非主动寻求正畸治疗,他们的正畸愿望和要求完全是其他医生推荐治疗的结果。这部分患者对于正畸治疗在整个系统治疗中的价值往往缺乏足够的认识和评价,对于正畸治疗的措施和治疗周期也很挑剔,他们更注重口腔健康和功能的恢复,正畸治疗的目标明确而实际,即通过牙齿正畸尽快使其进一步的牙周或修复治疗成为可能。

联合治疗中的综合性正畸患者还有相当部分是主动地寻求正畸治疗,首诊是正畸专业,他们通过多种资讯手段往往对正畸治疗的形式和目标有比较充分的认识和了解。正畸医生要着重指出他们存在的其他口腔问题及相关的联合治疗措施。

以上两种类型的患者会对正畸治疗有不同的心理反应,正畸医生需要了解和判断患者的治疗动机和个性类型,根据每个患者具体情况制订个性化方案,并将正畸治疗措施、潜在的风险、预期的效果、患者的合作以及治疗产生的费用等问题,和患者进行充分的沟通。

(二)综合性正畸的目标

如果正畸种植联合治疗是将焦点最终落在种植修复上,正畸成为种植修复的必要条件,那么联合治疗中的综合性正畸可以理解为辅助性正畸治疗的延伸,是需要将治疗扩大到整个牙列范围的牙齿排列和咬合调整,才能使得下一步的种植修复顺利进行。这种情况下综合性正畸的目标主要集中在以下方面。

1.前牙或后牙缺牙间隙的调整 由于外伤、龋坏、牙周炎或先天缺牙等原因导致多数牙齿或多个部位牙齿的缺失,患者经常存在不同方向上的间隙不调。为了美观和种植修复的顺利进行需要进行缺牙间隙的调整,局部的辅助性正畸往往不能进行这种复杂的间隙调整,需要全牙列的综合性正畸治疗。

2.牙齿的排齐 如果缺牙区邻牙部位存在牙齿异位、扭转和拥挤的情况,通过正畸排齐牙齿有利于修复体和邻牙建立比较好的邻接关系,也有助于改善患者牙颌面的形态美观。

3.前牙覆𬌗覆盖关系的调整 前牙区的缺失牙种植修复后,种植牙和对𬌗牙齿无论在静态咬合或动态功能咬合时,应保持轻接触或零接触的关系,避免前牙种植体由于受到过大的非功能力,产生𬌗创伤导致前牙种植修复失败。一般来说,前牙缺失牙部位存在的深覆𬌗、浅的过紧的覆盖或反𬌗关系,会对最终修复体的安装部位或受力产生不良的影响。应仔细检查分析前牙的咬合关系,通过正畸改善不利的前牙覆𬌗覆盖关系,才能有利于前牙区种植修复的开展。

4.后牙反𬌗或锁𬌗的调整 后牙反𬌗或锁𬌗会影响种植体的正常受力,需要正畸治疗改变这种不良的后牙宽度关系。多数后牙的反𬌗或锁𬌗关系,单纯的局部辅助性正畸往往是不够的,需要考虑综合性正畸。如果存在显著的骨性宽度不调,还需要联合正颌外科手术治疗。

如果种植修复患者合并有其他独立的正畸要求或成人正畸患者有单独的缺失牙修复任务,这种联合治疗只是考虑正畸和种植在治疗措施和时机上的衔接问题,其综合性正畸的设计和治疗原则等同于一般成人正畸。这些联合治疗的患者通过综合性正畸可以提高牙颌面的形态美观和咬合功能的改善。由于成人患者缺乏生长潜力,对于轻中度骨性错𬌗畸形,只能做到牙齿的掩饰性矫治;对于重度骨性错𬌗畸形,需要正畸正颌外科联合治疗。

(三)矫治器的选择

和种植修复联合的综合性正畸治疗矫治器的选择与一般成人矫治原则上相同,要求满足以下特点:强调矫治器美观、隐形;尽量轻便、舒适;固位良好;不损害口腔组织,尽量不影响口腔卫生维护;不干扰𬌗功能;产生的矫治力持续、适宜;可以进行良好的支抗控制。

1.活动矫治器 活动矫治器虽然便于清洁,美观效果好,但由于舒适性差、作用力不持续、牙齿倾斜移动明显等缺点,在联合治疗中作为矫治器选择使用的范围并不广泛。活动矫治器可以作为综合性正畸中配合固定矫治器使用的有效辅助手段,其中平面导板、𬌗垫等活动矫治器较为常用。

2.固定矫治器　固定矫治器,尤其是预置转矩、轴倾角度和托槽底板厚度补偿数据的直丝弓矫治器,可以精确地控制牙齿的移动,达到理想的矫治效果,在正畸种植联合治疗中的综合性矫治中也得到广泛的应用。

成人正畸患者需要参与较多社会性活动,一般会对矫治器的美观有非常高的要求。青少年儿童正畸患者所常用的不锈钢托槽矫治器,在成人正畸患者中使用会受到较多排斥,因此针对成人正畸患者发展了一些相对美观的唇侧托槽矫治器,如塑料托槽、陶瓷托槽等。塑料托槽由于槽沟摩擦力大,强度差,目前已逐渐退出正畸临床。陶瓷托槽的使用则受到医生和患者的广泛欢迎。近年来,陶瓷托槽在提高透明性、增加强度、降低摩擦力、发展自锁模式等方面也不断推陈出新,在成人正畸领域矫治器的选择使用上占有较大的比例。

舌侧矫治技术是从20世纪70年代开始发展的一种隐形矫治技术,矫治器粘接于牙齿的舌侧面,可以做到完全隐形。舌侧矫治技术操作复杂,对正畸医生的技术要求比较高。患者的舒适性不如唇侧矫治器,治疗所需花费也远高于唇侧矫治器。目前舌侧矫治技术已经发展到比较成熟的阶段,由于该矫治技术的美观效果最佳,是从事特殊职业人士或具有很高美观要求的正畸患者的首选。

近十多年来,基于牙科三维数字化系统和高分子生物材料的发展,无托槽牙套式隐形矫治器在正畸临床有快速发展的趋势,这其中的典型代表是Invisalign矫治器。无托槽隐形矫治器有很多优点:完全透明,可以做到相对的隐形;通过计算机辅助设计和生产,做到精确控制牙齿的三维移动;可自行摘戴,患者的口腔卫生易于维护,且不影响正常口腔功能。无托槽牙套式隐形矫治技术可以完全胜任一些简单病例的治疗,诸如单纯牙列拥挤的排齐、关闭牙列散在间隙等情况,对更复杂病例的治疗疗效还需要临床探索和观察。目前无托槽隐形矫治器在正畸临床越来越受到成年患者,包括和种植联合治疗的正畸患者的欢迎。

(四)矫治力学和正畸支抗的特点

正畸种植联合治疗的患者常常伴有成人慢性牙周炎,牙周支持组织减少。牙槽骨的丧失导致牙周膜面积减小,牙齿所能承受的最适宜矫治力水平会减小,相应的,牙齿的支抗能力也会降低。牙槽骨明显吸收的联合治疗患者在进行综合性正畸治疗时,应比正常牙齿使用更加温和持续的矫治力,避免过大力值对牙周组织产生损害,减少牙槽骨进一步吸收的可能。

包括牙槽骨在内的牙周支持组织部分丧失以后,牙齿的抗力中心会向根尖方向偏移,同样的力值作用在牙冠上,使牙齿倾斜移动的力矩会更大。相应的,如果希望使牙齿达到整体移动,那么来对抗牙齿倾斜移动的平衡力矩也要加大。

联合治疗的综合性正畸患者如果伴有牙槽骨的不同程度吸收,牙齿支抗能力会降低。为了实现良好的支抗控制,应尽量通过腭杆或舌弓将多个后牙连成整体,实现组牙支抗。如果患者牙齿多数缺失,组牙支抗不能满足支抗需求,口外力是一种增强支抗控制的措施,但是需要患者很好的配合。除此之外,采用骨性支抗是成人正畸患者增强支抗控制的比较好的选择。在各种骨性正畸支抗系统中,微钛钉种植体支抗因其创伤小、使用部位广泛、费用较低等优点在临床得到比较好的推广使用。

对于一些缺失牙较多的正畸种植联合治疗患者,如果正畸支抗设计非常困难,有时也可以考虑先行种植体植入,利用修复种植体支抗进行正畸治疗。此时修复种植体具有正畸支抗和基牙的双重身份,种植体的位置不仅要满足正畸牙齿移动的需要,同时要满足正畸治疗后作为基牙修复的要求。因此,口腔修复、牙周、种植、正畸等多学科之间的联合协作才能保证治疗成功。有些特殊的情况,种植体两侧牙齿的正畸移动不能很好地预测,种植体精确的位置必须通过治疗前的诊断性排牙试验来确定,预计好的种植体位置信息转移到原始模型上,通过制作导板再次转移到口内确定种植体的植入位置。

三、正畸种植联合治疗中常见错𬌗问题的矫治

(一)压低过长后牙

后牙长期缺失未得到及时修复,通常会继发对𬌗牙齿的过度伸长,严重时过长牙齿甚至可以咬合到缺牙区牙龈。后牙的过长会影响缺失牙部位的龈𬌗距离,形成不良的牙列纵𬌗曲线,导致修复治疗困难甚至不能进行。活动义齿修复可以通过降低义齿高度的方法勉强进行治疗。但是在设计固定义齿修复时,尤其设计种植修复时,迫切需要恢复缺失牙的龈𬌗距离。

传统上处理过长后牙的措施一般是有创的治疗。最常用的方法是大量调磨过长牙齿的牙冠,这种方法通常需要配合牙髓治疗和牙冠修复治疗。比较严重的牙齿过长,可以结合牙槽外科手术,通过根尖下截骨降低骨段高度来恢复缺失牙的龈𬌗向距离。更加严重的牙齿过长情况甚至可以考虑对其拔除后一并修复治疗。以上这些措施对过长牙齿都是有创的,如果过长牙齿是病理状态的牙齿或经过牙髓治疗的牙齿,患者尚可考虑这些方法,否则对健康的过长牙齿,多数患者不愿接受这些有创的治疗。

通过正畸治疗压低后牙过长牙齿,是恢复缺失牙部位龈𬌗向距离的非创伤性治疗方法。传统上由于缺乏稳定有效的垂直向支抗控制措施,正畸治疗压低过长后牙并不是一件简单的事情。为了避免支抗牙的伸长,正畸医生需要设计复杂的支抗装置来稳定支抗牙,患者通常被要求戴用全牙列固定矫治器或口外弓,以得到足够的支抗来压低过长后牙。这些方法由于美观性差、治疗复杂、疗程长等缺点,并不是所有联合治疗的成人正畸患者都乐于接受。

近些年来各种骨性支抗系统在正畸临床得到发展和广泛使用。其中微钛钉种植体可以提供绝对稳定支抗,具有使用简单、应用部位灵活、舒适度好、可以即刻加力等优点,得到更多正畸医生的关注。临床实践证明,应用微钛钉种植体支抗技术可以有效地压低磨牙矫治开𬌗畸形或解决因个别后牙过长导致的种植修复困难。

为了防止压低后牙时牙齿产生颊向或舌向倾斜,需要在治疗牙齿的颊侧和腭侧齿槽骨均植入支抗微钛钉。微钛钉植入牙根间隔的部位,手术操作应尽量避免对牙根的损伤。支抗微钛钉一般在植入2周后开始加力,在过长牙齿的颊侧和舌侧分别粘接正畸矫治器或附件,以链状橡皮圈连接微钛钉和矫治器附件进行施力压低牙齿。

压低过长后牙一般用微钛钉种植体支抗结合局部的片段弓固定矫治器,属于辅助性的正畸治疗,无需复杂的全牙列矫正。这种方法克服了传统方法支抗牙伸长的缺点,不影响患者的美观,同时正畸疗程也较短。以上优点使得患者更易于接受这种矫治过长后牙的方法。

在应用微钛钉种植体支抗压低过长后牙的同时,即可以开始缺失牙的种植修复治疗。如果压低治疗达到预期效果时种植修复体尚未完成,可以用结扎丝在支抗微钛钉和牙齿上的正畸附件之间做被动结扎保持。缺牙区种植修复体安装后可以直接去除所有矫正装置,无需进一步的保持治疗,因为种植修复体的存在本身对过长牙齿的压低治疗就是一种保持。

目前除了临床常用的微钛钉种植体支抗结合片段弓矫治技术,无托槽隐形矫治技术也是比较受医生和患者欢迎的治疗个别后牙过长问题的方法。无托槽牙套式隐形矫治器特别适

合联合治疗患者局部牙齿排列和咬合的调整,其优势表现在以下方面:没有矫正托槽和弓丝,矫治牙套完全透明,比较好地解决了矫治器的美观问题;将牙列中除被矫治牙以外所有其他牙齿有效地集合成一个整体,比较好地解决了支抗控制的问题;通过三维数字化的设计和制作,比较精确地控制被矫治牙的三维移动方向和距离。

(二)前牙深覆𬌗的矫治

上颌或下颌前牙缺失的患者,如果存在前牙深覆𬌗的症状,尤其是闭锁性深覆𬌗,则几乎不能通过种植修复来恢复缺失牙齿。由于咬合过紧,种植修复体无法放置。即使勉强放置,前牙在功能运动时形成咬合创伤,一般会导致种植修复的失败。

前牙缺失的深覆𬌗患者,必须通过正畸治疗改善前牙的覆𬌗关系,消除种植修复后可能发生的咬合干扰,才能进行前牙的种植修复。以下是常用的矫治前牙深覆𬌗的方法。

1.唇倾上下前牙 唇向倾斜前牙改变上下前牙的牙轴,可以减小前牙的覆𬌗关系。这种治疗对于闭锁性深覆𬌗是最佳选择。在和种植联合治疗时,正畸采用这种治疗措施还需考虑唇倾上下前牙的限度问题,因为前牙区的种植手术需要合适的种植体植入轴向,过度的唇倾前牙,会影响将来种植修复体的受力,种植失败的风险会增加。

2.升高后牙 升高后牙可以减小前牙的覆𬌗,适用于后部牙齿槽发育不足的低角患者。上颌平面导板等可以实现后牙的升高。平面导板打开后牙咬合的距离超过息止𬌗间隙 2～3mm 为宜。

3.压低上下前牙 适用于前部牙齿槽过度发育的高角或正常下颌平面角患者。如需压低上下前牙,常采用的措施包括 Ricketts 多用途弓、Burstone 压低辅弓等。成人严重的深覆𬌗有时还需配合微钛钉种植体支抗来压低上下前牙。

4.正颌外科手术 重度骨性前牙深覆𬌗患者,尤其是短面综合征患者,需要考虑正畸正颌联合治疗。通过正颌手术,升高后部牙齿槽,降低前部牙齿槽高度,才能有效地改善前牙深覆𬌗的状况。

前牙缺失的深覆𬌗患者,其覆𬌗关系的改善还需要考虑患者后牙的磨耗状况和前牙的牙周状况。后牙普遍重度磨耗的患者可以请修复医生联合治疗,通过𬌗重建抬高咬合,改善前牙的深覆𬌗症状。如果下前牙普遍牙槽骨重度吸收,牙齿冠根比例严重失调,也可考虑下前牙牙髓治疗后截冠,再行冠修复,以调整恢复适宜的冠根比,同时改善下颌深的 Spee 曲线,建立正常的前牙覆𬌗关系。

(三)前牙反𬌗的矫治

个别前牙反𬌗常常是牙列拥挤的一种表现,治疗主要从牙齿排齐的角度考虑。本节重点讨论多数或全部前牙反𬌗。前牙反𬌗除了影响患者的美观,由于前牙不正常的咬合关系,常常会引起功能性𬌗创伤。反𬌗前牙的种植修复体受到异常的𬌗力,种植体松动失败的风险很高。因此反𬌗患者的前牙缺失后如需种植修复,首先需要通过正畸治疗纠正前牙的不良咬合关系。

前牙反𬌗的矫治涉及整个牙列咬合的改变,需要综合性正畸治疗。前牙反𬌗的矫治原则是唇倾上前牙、近中移动上牙列和舌倾下前牙、远中移动下牙列。前牙反𬌗的治疗伴随前牙牙轴的改变,对联合治疗的患者要考虑前牙牙轴的改变程度是否影响种植手术中植体的轴向。

非骨性或轻度骨性畸形的前牙反𬌗患者,前牙没有明显的代偿关系,反𬌗治疗后前牙牙轴的改变对种植体植入轴向影响不大。但对于有明显骨性畸形的前牙反殆患者,一般治疗前牙齿已经存在明显的代偿性倾斜,如果矫治设计通过掩饰性矫治解除前牙反殆关系,那么需要上下前牙进一步的代偿性倾斜,治疗后上前牙过度唇倾或下前牙过度舌倾的情况会严重影响前牙的种植修复治疗。因此对于有明显骨性畸形的前牙反殆患者,不能设计单纯的掩饰性正畸,需要考虑正畸-正颌-种植多学科联合治疗。

（四）排齐牙齿

正畸种植联合治疗患者如果存在牙列拥挤、牙齿扭转错位,常常为种植修复带来困难甚至导致种植修复不能进行。通过正畸治疗排齐牙齿,解除牙列拥挤,再行种植修复,能够得到满意的种植修复治疗结果。种植前正畸排齐牙齿对于联合治疗的意义主要集中在以下几点。

1.改善美观　前牙区的牙列拥挤错位对于美观影响比较大。当缺失一个中切牙,而对侧中切牙是显著扭转错位时,缺失牙的种植修复是按同样错位形态修复还是按照标准位置形态修复就是一个纠结的问题。通过正畸治疗排齐牙齿、纠正扭转牙,可以满意地解决这个问题。

2.改善种植修复体的邻接关系　改善种植修复体的邻接关系有助于维护种植体周围牙周支持组织健康。

3.改善种植牙部位的覆盖关系　前牙区的牙齿拥挤扭转常会导致前牙咬合过紧,影响种植体的植入角度和修复体的受力。排齐拥挤扭转的牙齿,适当增大缺失牙部位的覆盖关系,有助于种植修复的顺利进行。

4.有利于恢复缺牙间隙　后牙区缺牙部位邻近牙齿的扭转,常会导致缺牙间隙的缩小。正畸治疗纠正扭转牙齿可以扩大缺牙区的间隙。

上下颌牙列严重拥挤的联合治疗患者,需要设计减数四颗第一前磨牙,其治疗和青少年患者的综合性正畸类似。如果综合考虑缺牙部位的间隙、骨质、牙列中线等情况,并结合患者的具体要求,正畸方案有时也会选择以缺失牙作为该象限区域的拔牙设计,该象限不再减数前磨牙。这种设计尽可能保留了健康牙齿,通过关闭缺失牙间隙避免了种植修复,但有可能会牺牲一部分的对称性美观,这需要和患者充分沟通并征得同意。

成人正畸患者的轻中度牙列拥挤,一般可以通过适度扩弓和邻面去釉得到矫治。如果前牙较为直立,面型突度良好,可以进行前牙的适度唇向开展获得间隙,从而排齐牙列。成人正畸解除牙列拥挤所需间隙的另一个重要来源,是通过牙齿近远中邻面的去釉获得。一般情况下,上颌前牙区邻面去釉可以获得4～5mm的间隙。下颌前牙的邻面去釉量稍小,可以获得3～4mm间隙。下前牙超过3～4mm的拥挤量,常需要设计减数拔除一颗下切牙来提供间隙。后牙也可以进行邻面去釉,但要考虑对尖窝关系的影响,必要时要做排牙试验。

具体选择何种方式获得间隙排齐牙齿,要结合患者拥挤的程度和部位、牙弓突度、牙齿大小、牙周状况、前牙覆殆覆盖关系、前牙美观性和后牙咬合关系等因素综合考虑。

牙齿拥挤的治疗根据拥挤的部位和范围,可以是局部的辅助性正畸或全牙列的综合性正畸。矫治器通常选用固定矫治器。为了满足患者美观的要求,矫治器可以采用唇侧的陶瓷托槽矫治器或舌侧矫治器。近年来无托槽数字化隐形矫治器在局部牙齿排齐治疗中的使用越来越得到重视,也受到成人正畸患者的欢迎。在成人正畸患者牙齿排齐的治疗过程中,应注意矫治力尽量轻柔持续。如选用固定矫治器,矫治弓丝应从细圆镍钛丝开始使用,顺序更换弓丝。如果使用无托槽隐形矫治器,应注意适当调整减小每副牙套牙齿移动的步距。

牙列拥挤矫治后的复发趋势非常明显,牙列排齐后应该经过保持阶段稳定牙齿矫治后的位置。一般在牙列排齐后 6~8 周,牙槽骨的改建完成后可以开始修复治疗。对于复发趋势明显的扭转牙,建议排齐治疗后进行牙龈纤维环切术,再行保持 6 个月。种植修复体戴用后依然需要继续保持。

(五)缺牙间隙的调整

种植前的正畸治疗经常会涉及到缺牙间隙的调整,才能达到比较理想的种植修复效果。种植前缺牙间隙的调整主要集中在以下情况。

1.缺牙间隙过小　牙齿长时间缺失未及时修复,邻近牙齿会发生移位、倾斜,缺失牙的近远中间隙显著缩小,甚至影响到手术器械难以操作,可能会使最小直径种植体都不能植入。通过正畸治疗恢复缺失牙的间隙,至少恢复到允许最小直径植体可以手术植入的空间。间隙的获得一般来源于扩弓或牙齿的邻面去釉。能否采用扩弓治疗需要考察患者的覆𬌗覆盖情况、牙弓的突度、齿槽骨的丰满程度等。相邻牙齿的邻面去釉是经常采用的扩大缺牙间隙的方法。一般常用固定矫治器矫治间隙不足的问题,在足够稳定的主弓丝上用镍钛螺旋弹簧扩大缺牙间隙。

2.缺牙间隙过大　牙齿的长期缺失或牙周支持组织的丧失导致邻牙的移位,也会出现缺牙间隙过大的情况。一般使用固定矫治器加以调整,待使用到稳定的主弓丝后,以链状皮圈缩小缺牙间隙至合适大小。缩小间隙治疗过程中应注意覆𬌗覆盖的变化。

3.牙列散在间隙　牙齿缺失时间过长,尤其是多颗牙齿的缺失,牙列中一般会出现散在间隙,导致缺牙部位间隙发生变化。这一方面影响患者美观效果,另一方面影响缺失牙的种植修复。通过正畸治疗将散在间隙集中于牙列的某个缺牙部位进行修复,应考虑现有牙齿的位置和排列以及缺失牙部位的骨质情况,并及时和种植、修复医生沟通,确定间隙集中的位置和修复方式,制订针对患者的个体化治疗方案。

正畸治疗调整缺牙间隙应注意几个原则:

1.缺牙间隙恢复合适　前牙美学区域重点从美观方面考虑,缺失牙间隙的恢复应和对侧牙相对称。如缺牙间隙调整正常后仍有少量间隙实在难以关闭,可以放于尖牙远中,不会对美观效果有太大影响。后牙间隙的调整应保证最小植体的植入。

2.上颌中线的考虑　上颌牙列中线是牙颌面美观中重要的考虑因素。间隙调整无论是扩大或缩小调整,正畸治疗应注意保持上颌中线的位置正中。上颌牙列中线偏斜 2mm 之内的治疗设计尚可以接受。如治疗后中线偏斜超过 2mm,就要在方案设计上做出修改和调整,除非极特别案例的设计要保留明显偏斜的上颌中线,这要和患者沟通并获得理解。

3.缺牙区邻牙牙根的平行　正畸治疗调整缺牙间隙,除了在牙冠水平获得合适的近远中间隙,还要保证在牙根之间得到正常的宽度。也就是说正畸移动牙齿调整缺牙间隙,牙齿应做到控根移动,最终的治疗结果应达到缺牙间隙两侧邻牙的牙根平行,才能使种植手术得以顺利进行,种植修复体的邻接关系以及邻牙所受𬌗力的传递都能达到正常的状态。

(六)直立磨牙

临床上后牙的缺失非常常见,尤其是第一恒磨牙。后牙的长期缺失会导致邻牙的位置变化。第一恒磨牙缺失后,如不及时修复,第二恒磨牙和第三恒磨牙会向近中倾斜和旋转,第二恒磨牙近中容易形成较深的假性牙周袋;前磨牙向远中倾斜和旋转;对𬌗牙发生过长。这种邻牙位置的变化影响第一恒磨牙种植修复的进行,即使勉强修复,种植修复体不能和邻牙建立良好的邻接关系,影响牙周支持组织的健康。倾斜的第二恒磨牙本身受到的𬌗力不能沿牙体长轴传递,也容易造成牙周组织创伤。

种植前的正畸治疗相当一部分工作是直立倾斜的第二恒磨牙,恢复缺牙部位邻牙的正常位置,有利于第一恒磨牙的种植修复,改善局部咬合功能和牙周组织健康的维护。

直立第二恒磨牙在矫治设计和治疗方面需要考虑以下因素。

1.缺牙间隙的处理 第二磨牙的近中倾斜移动,常导致第一恒磨牙间隙明显变小。在设计第二磨牙直立的正畸方案时,可以是远中直立牙冠恢复缺牙间隙,也可以是近中直立牙根进一步减小间隙,甚至关闭间隙。方案的选择取决于第三磨牙的情况、缺牙部位牙槽骨情况、支抗的设计、牙列对解除拥挤和改变突度的正畸需求以及患者的主观愿望等因素。在正畸种植联合治疗中,多数情况下进行第二恒磨牙牙冠远中直立的正畸治疗工作。

2.第三磨牙的处理 在向远中直立倾斜的第二磨牙时,如果第三磨牙明显阻生,不能与对颌牙建立咬合功能,一般考虑拔除第三磨牙,可以减轻第二磨牙直立的阻力。有比较少的情况,第三磨牙萌出完全,且与对颌牙有良好咬合,这时需要保留第三磨牙,和第二磨牙一起直立。

3.支抗的设计 第二磨牙本身的支抗能力较强,如果想有效地直立第二磨牙,需要考虑更加稳定的支抗来源。如果采用牙性支抗,仅仅使用同侧的尖牙到第二前磨牙的组牙支抗往往是不够的,通常需要通过舌弓将对侧的牙齿加入到支抗单元内来。同侧的支抗牙如果不构成病理颌,那么托槽无需按标准位置粘接,以托槽粘接后能使槽沟在同一水平线为标准,方便粗的稳定弓丝能尽快入槽结扎,增强支抗单位。

近年来骨性正畸支抗技术已经在临床成熟使用。在直立第二磨牙时使用微钛钉正畸支抗是比较有效的方法。支抗微钛钉可以植入磨牙后区或升支前缘,通过链状皮圈直接对倾斜的第二磨牙施力,达到使第二磨牙远中直立的效果。支抗微钛钉也可以植入双尖牙区的颊侧齿槽骨,通过直立辅弓直接对第二磨牙施力。这两种方式支抗稳定,完全抛弃牙源性支抗的方式,避免支抗牙的不利移动。

4.直立弹簧的使用

(1)有对颌牙时直立磨牙的情况:经过局部牙弓简单排齐和整平,当使用到0.017英寸×0.025英寸(注:1英寸=2.54cm)方钢丝作为主弓丝后,可以用直立弹簧辅助直立第二磨牙,直立弹簧可以用0.017英寸×0.025英寸TMA丝或带圈曲的0.017英寸×0.025英寸方钢丝制作。如果主弓丝难以进入第二磨牙,可以用较粗的0.019英寸×0.025英寸方钢丝作为主弓丝,在稳定尖牙和前磨牙的支抗牙后,再以直立弹簧直立磨牙。

直立弹簧在加力前,需要做轻度的舌向弯曲,以抵抗在直立磨牙时使支抗牙颊向和磨牙舌向的力量。这种设计形式的直立弹簧只能用于直立有对颌牙的磨牙,否则会使磨牙直立的同时快速伸长而带来后患。

(2)无对颌牙时直立磨牙的情况:可以使用带"T"形曲的直立簧直立磨牙,避免磨牙直立时产生过度伸长。弓丝由0.017英寸×0.025英寸不锈钢方丝或0.019英寸×0.025英寸TMA丝制作。在"T"形曲远中臂做后倾弯,起到加力的作用。

如果磨牙严重倾斜或存在旋转,"T"形曲弓丝难以进入磨牙颊面管,可以改良"T"形曲的设计,使"T"形曲从远中进入磨牙颊面管。

5.磨牙直立后的保持 磨牙直立后需要保持2~3个月,等待牙周组织的改建。这期间即可以开始第一磨牙的种植修复治疗,种植修复体的安装是对直立磨牙最好的保持。

（七）后牙锁𬌗的矫治

缺失牙部位邻近牙齿有锁𬌗的存在，是影响缺失牙种植修复的一个重要因素。后牙的锁𬌗一般由上颌后牙的颊向倾斜和下颌后牙的舌向倾斜导致，可以通过交互牵引进行治疗。如果锁𬌗是由单颌的牙齿倾斜造成，在交互牵引时应加强对𬌗牙齿的支抗控制。需要注意的是，在交互牵引矫治后牙锁𬌗时，需要配合后牙𬌗垫打开咬合，解除锁结关系。当锁𬌗问题解决后，可以分次磨减𬌗垫高度，直到所有牙齿均建立咬合关系。

（八）伸长牙齿

对于正畸种植联合治疗患者，如果要拔除的患牙还可以暂时保留，可以通过正畸手段尽可能𬌗向伸长患牙，以改善种植部位的骨量和软组织条件，有利于种植手术的进行和提高修复后的美学效果。

正畸伸长牙齿相对容易做到，一般局部放置矫治器即可。患牙的托槽可有意向龈方粘接。如果冠缺损严重，也可以在根管内插入钢丝并固定，在根管口上方位置弯制牵引钩，用于患牙的𬌗向牵引。一般来说，患牙牙根在正畸牵引前应行根管治疗，根尖病变得到控制后方可进行伸长治疗。

四、微钛钉种植体支抗与正畸治疗

（一）种植体支抗的发展和现状

正畸治疗是对牙齿或颌骨施力，并使之达到预期位置的过程。根据牛顿力学定律，这一力量的反作用力必须由一稳定的装置来承担，即所谓"正畸支抗"的概念。Proffit 定义正畸支抗为"对不希望发生的牙齿移动的抵抗"或"对牙齿或口外结构所提供的作用力的抵抗"。正确的支抗设计和支抗控制是错𬌗畸形成功矫治的重要因素，支抗不足是导致矫治效果不良或失败的主要原因。

传统上，正畸支抗通常由口内的牙（组牙）或口外的装置来提供。由于支抗牙不稳定产生支抗丢失，或患者对口外支抗装置的不合作，经常会给正畸医生带来支抗设计和控制方面的问题。尤其近些年来成人正畸患者的数量明显增长，这些患者往往伴有牙体、牙周、修复等专业方面的治疗需要，支抗单位牙的多数缺失、牙周支持组织支抗能力的降低，对成人正畸患者的治疗提出了更高的支抗控制方面的要求。

为了克服传统正畸支抗方法的不足，半个多世纪以来，骨性正畸支抗一直是正畸医生所关注和研究的热点。骨性正畸支抗系统能够有效承载正畸力或矫形力而不发生移位，被有些学者称为"绝对支抗"。目前包括修复种植体、腭部种植体、磨牙后区种植体、颧骨结扎、固连牙支抗、微型钛板、微型钛钉等在内的众多骨性支抗方法丰富了正畸支抗设计的内容，能够实现用传统正畸手段难以完成的牙齿移动类型，从很大程度上影响了正畸方案的设计和实施。

修复种植体需要骨性结合后才可以作为正畸支抗使用，由于植入部位有限、愈合期长、创伤大，修复种植体作为正畸支抗应用受到很多限制。直到近十多年来，真正具有临床应用价值的各种暂时性骨性支抗技术开始发展并成熟起来，其中微钛钉种植体支抗由于支抗钉体积小、应用部位灵活广泛、术式简单、临床应用效果良好，是目前正畸临床应用最多、种类也最多的一类骨性支抗。根据近些年来微钛钉种植体支抗的临床应用情况，微钛钉支抗技术有从"双期手术、助攻设计、无负载愈合"向"单期手术、自攻设计、即刻负载"的发展趋势。

（二）微钛钉种植体的选择和植入部位

正畸支抗微钛钉为钛合金螺钉，一般根据植入方式有自攻型和助攻型两种。自攻型微钛钉不需要预钻，螺纹设计本身具有攻丝的能力，助攻型微钛钉则相反。微钛钉螺纹部分直径一般在1.2～2.0mm，整体长度从7mm到12mm不等，根据植入部位的骨质骨量选择使用不同的微钛钉。微钛钉穿过黏膜的颈部设计非常光滑，减少对软组织的刺激。微钛钉的颈部设计有不同长度，以适应不同植入部位软组织的厚度。微钛钉的头部有不同的设计，可以是哑铃型或钩型，主要用于连接结扎丝或橡皮链等正畸附件，也可以设计成槽沟型或托槽型，通过辅弓与主弓丝相连接，以实现更好的正畸力学设计和对牙齿的三维控制。

微钛钉的直径和长度的选择取决于植入部位骨质的情况和空间的大小，原则上在不损伤邻近组织结构的情况下，应尽可能选择较大直径和较大长度的微钛钉。如果在牙根间隔植入支抗种植体，选择直径小一点的微钛钉，以减小损伤牙根的可能，直径1.5～1.6mm的微钛钉是比较好的选择。如果在骨皮质较薄并且不够致密的上颌颊侧，应选择长度较大的微钛钉，如螺纹长度在9～10mm，较多的深入到松质骨以获得固位。在下颌颊侧和磨牙后区，骨皮质厚且致密，螺纹长度5～7mm可以获得较好的固位。在骨质同样致密但垂直骨量较小的腭中部，直径2mm螺纹长度5～7mm的微钛钉是不错的选择。

通常可供微钛钉植入的部位，在上颌包括前鼻棘下、齿槽突、颧齿槽嵴、上颌结节和腭部，在下颌包括齿槽突、磨牙后区、正中联合等。在决定将微钛钉植入齿槽突时，术前戴用定位指针拍摄根尖片是非常必要的，一方面评价是否有足够植入空间，一方面确定微钛钉的植入高度和方向。

选择植入的部位时，微钛钉应尽可能在附着龈处植入齿槽骨。如果不得已在牙槽黏膜处植入微钛钉，可以将微钛钉种植体埋入黏膜下，进行闭合式牵引。

一般不需要为微钛钉植入的目的进行专门的正畸治疗工作。由于微钛钉的直径很小，可以很方便地植入牙根间隔，而不会损伤牙根。在很少的情况下，为了在牙根间隔获得足够植入空间，需要使相邻的牙根移开而进行一些必要的正畸治疗。

微钛钉主要依靠机械锁合固位，可以即刻加力。没有必要为了等待微钛钉的愈合或骨性结合，在正畸治疗前放置微钛钉种植体。因此可以根据支抗的设计需要，在正畸治疗的任何阶段实施微钛钉的植入手术。

（三）微钛钉种植体植入和取出术式

手术前常规拍摄根尖片或CT评估植入部位的骨量情况。必要时制作外科定位模板以准确的植入微钛钉。少量的局部浸润麻醉足够完成微钛钉的植入手术。植入手术以无菌手术的要求进行。自攻型的微钛钉，可以通过附着龈直接植入齿槽骨，一般不需要黏骨膜翻瓣术和预钻预备。在松软的牙槽黏膜植入微钛钉时，为避免植入时软组织的卷入，需要做2～3mm纵形切口或以黏膜冲做出直径1.5～2mm的圆形切口，术后无需缝合。助攻型微钛钉需要预钻预备植入通道，预钻的直径相比微钛钉小0.2～0.3mm。在骨质非常致密的部位植入微钛钉，即使采用自攻螺钉，使用预钻预备植入道也是必要的。使用手动丝锥或256∶1的低速弯机头可以顺利地植入微钛钉。

植入的部位通常在膜龈结合部位或偏根方2～3mm。微钛钉植入时要求与骨面垂直并向根尖方向倾斜一定角度植入，以获得更多的骨皮质固位和避免损伤牙根。微钛钉和骨面的倾斜角度在上颌是30°～40°，在下颌是20°～60°为宜。微钛钉的植入角度需要考虑植入点的高度,植入点越偏向冠方,微钛钉向根尖方向倾斜植入的角度越大;相反,植入点越偏向根方,倾斜植入的角度应越小。

随着微钛钉的植入,螺纹全部进入骨内达到锁止部位将不能再旋入。微钛钉头部基台落在黏膜之上,但不能对软组织产生压迫。术后可以通过拍摄根尖片评估微钛钉与牙根的关系,确认没有对牙根损伤。

支抗微钛钉并非依靠完全的骨性结合固位,因此微钛钉的去除非常方便和简单。使用手动丝锥套住微钛钉头部向逆时针方向旋转,很容易松动并旋出微钛钉。微钛钉取出时通常不需要局部浸润麻醉,除非微钛钉被埋入软组织内,需要麻醉下切开黏膜取出微钛钉。

(四)微钛钉支抗的术后管理

微钛钉植入术后必要时给予口服抗生素预防感染。因手术创伤很小,患者很少需要给予止痛药镇痛。良好的口腔卫生维护是保证微钛钉支抗成功的重要因素,应给予患者足够的口腔卫生宣教,指导患者正确使用氯己定含漱液、牙刷、冲牙器等。

(五)微钛钉正畸支抗的力学设计

微钛钉种植体主要依靠机械固位,而不是完全的骨性结合固位,可以接受即刻加力。在即刻加载持续轻力的情况下,微钛钉依然可以形成一定程度的骨性结合。微钛钉通常在术后软组织愈合1～2周后开始加力。根据植入部位的骨质情况和所需要的牙齿移动类型,加力力值从50g至300g力不等。

和微钛钉相关的正畸力学机制,主要与所矫治错𬌗类型的支抗需求有关。同时考虑患者可能的微钛钉植入位置,以及如何通过和微钛钉相连的力学系统完成这种支抗要求。微钛钉支抗一方面可以传承传统的力学机制,例如可以用于强支抗拔牙病例中内收前牙段,通过调整微钛钉的植入高度可以控制前牙段的移动方式;另一方面由于微钛钉植入位置的灵活广泛,可以设计更好的力学机制来完成传统方法难以完成的支抗任务,例如压低前牙段治疗露龈微笑,或压低个别伸长的磨牙以辅助修复治疗。

微钛钉种植体可以用于直接支抗或间接支抗。微钛钉作为直接支抗,作用力应尽量垂直轴向通过微种植体。将微钛钉和某个牙齿或一组牙齿相连,形成整体的支抗单位,可以实现微钛钉的间接支抗作用。

在附着龈或膜龈结合部位植入的微钛钉,种植体头部一般可以突出于黏膜外,和各种弹性附件或弓丝相连接,称为开放式牵引。如果微钛钉植入位置在口腔前庭较深的部位,种植体头部覆盖于黏膜之下,可将结扎丝、正畸弹簧、弓丝等与微钛钉头部相连,并穿出黏膜外加力,称之为闭合式牵引。

(六)应用微钛钉支抗的适应证

微钛钉正畸支抗的最大优势是微钛钉直径很小,几乎可以植入颌骨内任何需要的部位,提供各个方向的支抗控制,完成各种支抗任务。在植入和使用微钛钉种植体支抗之前,需要明确几个问题。首先明确目前所治疗的错𬌗畸形病例需要完成的牙齿移动的方向和类型,即有何种支抗需求,有没有简单有效的传统支抗手段能够实现这种需求;其次,如果没有传统支抗方法可以实现治疗的需要,考虑使用微种植体支抗,那么该患者是否有合适的部位能够成功植入微钛钉;最后,考虑能否利用植入这个部位的微钛钉设计一套合理的力学机制,来实现所需要的牙齿移动,即完成支抗任务。如果使牙齿移动所需要的力的作用线可以通过微钛钉的植入部位,则支抗种植体可以用作直接支抗。如果所需要的力的作用线不能通过微钛钉的部位,则需考虑使用间接支抗,将某些牙齿与微钛钉相连组成一个整体的支抗单位来使用。

目前微钛钉支抗在临床应用的适应证来看,可以分为两大类,一类是微钛钉作为一种可选择的支抗方法,对传统临床支抗手段的补充和扩展,如克服口外弓强支抗方法需要患者合作、舒适性差、不美观的缺点,可以用于矫治牙列严重拥挤和牙弓的严重前突,最大限度改善面型。另一类是完成传统支抗方法难以完成或无法完成的正畸治疗,如成年正畸患者由于牙列缺损或牙周炎所致的支抗不足的问题。传统支抗控制在解决垂直向错𬌗畸形时常常方法有限,且效果有时难以控制。微钛钉种植体支抗技术的应用,使得开𬌗畸形、个别牙过长、前牙深覆𬌗、露龈微笑等垂直向错𬌗畸形的矫治,变得相对容易,且治疗程序简洁,治疗目标可控制可预测。

在种植修复前的辅助性正畸治疗中,微钛钉种植体支抗也得到广泛的使用,对于正畸医生在矫治设计思想和矫治程序实施上都有深刻的影响。影响种植修复的常见问题,例如过长牙齿、前牙深覆𬌗、磨牙的倾斜等,通过微钛钉种植体支抗的设计使用,正畸治疗可以很好地解决这些难题,为种植修复的顺利进行创造必要的条件。

(七)微钛钉支抗技术可能的并发症

认真评估植入的部位、仔细选择适用的微钛钉、慎重的手术操作、严格的术后口腔卫生维护是保证微钛钉支抗技术成功的要素。严格遵循这些原则不会发生严重的并发症。微钛钉支抗使用中可能的并发症有以下方面。

1.种植体折断　微钛钉颈部折断多发生在种植体植入的终末阶段或去除时的起始阶段,主要与所选微钛钉直径过细或颈部设计薄弱,以及某些植入部位骨质过于致密有关。在选择微钛钉种植体直径时应考虑与骨质情况匹配,在骨皮质厚且致密的部位植入时还应考虑使用预钻。

2.对邻近重要组织结构的损伤　邻近重要组织结构主要包括牙周膜、牙根、上颌窦、腭大血管神经束、下齿槽神经管等。通过根尖片或CT可以很好地评估植入的微钛钉与周围解剖结构的关系,避免损伤并发症的发生。术中由于植入点选择不当和植入方向的偏离可能伤及牙周膜和牙根,这可根据植入时的阻力和患者的反应做出判断。由于牙周膜和牙骨质有较好的修复能力,一般不会有不良的预后。

3.种植体周围炎　为了减少种植体周围炎,应选择颈部长度与植入部位软组织匹配的微钛钉。植入部位尽可能选择致密的附着龈,既便于局部卫生维护又有利于微钛钉的稳定性。植入部位尽量避免松软的牙槽黏膜和系带部位,如不能避免可考虑采用闭合式牵引的方法。为了减少种植体周围炎,同样重要的一点就是指导患者采取正确的口腔卫生维护措施。

4.微钛钉松动　支抗微钛钉松动是一个主要的并发症,研究显示松动失败率在10%以内。减少微钛钉的松动,一方面要保证微钛钉的初始稳定性,这和术者的操作、微钛钉的选择、植入部位的骨质和软组织情况都有一定关系。植入手术中尽量减小种植体的晃动、终末阶段避免过度旋入。在可能的情况下尽量选择直径大的微钛钉。在骨质薄疏松的部位,微钛钉的直径和长度要大一些,并减少初始加力力值,控制在50g力左右。局部软组织厚的部位,因为要选择颈部长度较大的微钛钉,使得微钛钉的力矩增加,因此在选择微钛钉的长度时也要相应增长。微钛钉的稳定性和种植体周围炎症程度呈负相关关系,因此尽可能采取措施减少种植体周围炎。

五、不良颌间关系的外科矫治

（一）下颌前部根尖下截骨纠正前牙重度深覆𬌗

1. 概述 上颌前牙缺失的患者，如果存在前牙深覆𬌗的症状，尤其是闭锁性深覆𬌗，往往没有龈𬌗间隙留给种植体上部基台，种植修复体无法放置。即使勉强放置，前牙在功能运动时形成咬合创伤，前伸和开闭𬌗运动时上颌前牙种植体腭侧有较长时间的𬌗接触和较大的侧向𬌗力，不良的受力会直接影响种植体的长期效果，甚至导致种植修复的失败。

目前一般情况下，正畸治疗纠正此类患者的深覆𬌗畸形，因其创伤小，效果可靠，仍为首选方法。多数前牙缺失伴有深覆𬌗的患者均接受了正畸治疗，矫治深覆𬌗畸形后再行种植修复，但仍有部分患者因时间以及正畸矫治困难等原因，需行正颌外科下颌前部根尖下截骨下降骨段以矫治该类畸形方可行种植修复。

林野等报道了矫治不良颌间关系与同期种植术。对于前牙缺失伴重度深覆𬌗患者，进行下颌前部根尖下截骨4例，平均骨段下降4mm（3～6mm），以微型钛板固定，同期行上颌前部种植术，下颌前部根尖下截除之骨块植入上颌前部种植区域唇侧。术后患者均得到正常咬合关系。永久修复体采用贵金属烤瓷固定修复。因种植体位于理想的位置与轴向，种植修复的功能与美学效果理想。仅1例患者在下颌前部根尖下截骨术后X线复查14牙根近中面有损伤，未损及牙髓，追踪两年无临床症状，未做处理。

2. 手术步骤

（1）软组织切口：下颌前部前庭沟处作黏膜切口，局部浸润麻醉。切口的长度因移动牙－骨段的大小而异，一般移动包括双侧单尖牙的骨段，切口可达双侧第一双尖牙。

（2）骨切口：根尖下截骨矫正深覆𬌗，需垂直向向下（根向）移动骨块。因为不需要拔牙，垂直骨切口在尖牙和第一双尖牙之间，需十分小心，勿伤及切口邻近的牙根。位于上方的第一条水平骨切口一般要置于根尖下5mm，根据需要下降的骨量确定第二条水平骨切口的位置。水平截骨线与垂直截骨线相连，去除水平截骨线之间的骨质，骨质收集备用，再上颌种植体植入后进行唇侧植骨。

（3）固定与缝合：采用微型钛板进行坚固内固定，并进行单颌结扎。充分的固定有利于早期愈合。缝合时，先缝合颏肌，一般缝合3针即可，消灭死腔，使肌肉恢复应有的位置，然后缝合黏膜伤口。

3. 并发症及其预防

（1）血供不足形成移动牙－骨段部分或全部坏死：下颌前部牙－骨段小，舌侧营养蒂细弱，常不含肌肉组织，如操作不慎，易与移动骨段分离，造成骨段坏死。

（2）牙髓坏死或退行性变：是由于牙髓血供不足所致，水平骨切口与根尖之间要有适当距离。

（3）损伤截骨线相邻牙齿：在进行垂直骨切口时，如果截骨线相邻牙齿牙根距离近，则牙根受损的风险加大。术前需通过X线片进行仔细风险评估。如果拟行垂直截骨的牙根之间间距过小，则应视为手术禁忌。

（二）Le Fort Ⅰ型截骨术纠正重度上颌后缩

1. 概述 Le Fort Ⅰ型截骨术是矫正上颌畸形常用的术式。现代Le Fort Ⅰ截骨术的概念是按Le Fort Ⅰ骨折线截骨，并使上颌骨折断降下（Le Fort Ⅰ down fracture），然后整体移动上颌骨，矫正其前后、垂直以及水平方向的畸形。

通常上颌牙列缺失的患者,由于牙槽嵴的软、硬组织缺损,患者面中份丰满度降低,而且由于上唇软组织失去支持,上唇塌陷,影响美观。通过种植体支持的覆盖义齿修复,有助于通过义齿的唇或颊侧翼基托恢复唇或颊丰满度。但是对于伴有上颌发育不足的患者(下颌位置正常),上唇凹陷,双唇过度紧闭,上唇相对较薄,缺乏唇间隙,在上颌牙列缺失后,除上述特征,口内水平向颌间距离过大。即使勉强植入种植体,种植体与牙列之间距离过大,不仅导致种植体过度负重,而且很难通过修复体代偿弥补颌间关系的不良,修复体需设计为反𬌗,患者的外形仍表现为上颌后缩的面貌,看上去显得苍老,即使进行了种植修复,仍给人以无牙颌的印象。对于此类患者,通过 Le Fort Ⅰ 截骨术前徙上颌骨矫正上颌收缩,有利于种植体的长期负重和面部外形的改善。

2.手术步骤

(1)麻醉:Le Fort Ⅰ型截骨术必须在经鼻腔插管全麻下进行。同时加用低压麻醉,以减少术中出血。

(2)切口:前庭沟切口,切开黏骨膜,范围不宜超过第一磨牙,以免造成颊脂垫暴露,影响手术视野。

(3)分离:分离黏骨膜,暴露前鼻棘、犁状孔边缘、上颌窦前外壁,向后紧贴骨面潜行分离到翼上颌连接处。然后分离鼻底和鼻侧壁的黏骨膜。

(4)截骨:按术前设计的截骨线,首先用球钻在双侧的犁状孔边缘以及颧牙槽嵴处钻孔作标记,决定截骨线的高度和截骨线的方向,继之以矢状锯或来复锯从犁状孔边缘截开直至颧牙槽嵴,再用来复锯或截断颧牙槽嵴以后的骨板。以薄骨凿凿断上颌窦内壁,以弯骨凿凿断翼上颌连接。

(5)折断降下:当上颌骨与颅面骨的连接被充分断离后,可用拇指与示指置于截骨线以下的尖牙窝以及腭侧骨板上,用力向下压迫,或用上颌钳,使上颌骨下降折断。

(6)移动和固定:用上颌𬌗将上颌骨向前方用力牵引,松弛,直到术前设计的位置,把上颌骨置于𬌗板上,然后采用微型钛板,分别在犁状孔及颧牙槽嵴处行坚固内固定。

(7)缝合:先缝合鼻腔黏膜,软组织切开间断缝合。

虽然半个世纪的应用表明,Le Fort Ⅰ 截骨术是一种安全可靠的术式,但对于不良颌间关系的患者,术前必须进行详细的 VTO 分析和模型外科研究,适应证掌握要慎重。切忌单纯依靠经验来决定。Le Fort Ⅰ 截骨术需要完全断离上颌骨和颅面骨的所有骨性连接,属于口腔颌面外科大中型手术,手术步骤相当复杂。医生需经过严格系统的正颌外科训练!

(三)腓骨瓣重建上颌骨后种植修复

对于上颌发育不足的患者,除了表现为上颌后缩,而且上颌水平向及垂直向骨量重度不足,需进行大量骨增量后才能进行种植修复。此类患者可以采用髂骨骨块大范围 onlay 植骨,目前随着血管化腓骨瓣技术的成熟已发展,腓骨瓣成为颌骨重建种植修复的主要供骨来源。腓骨瓣为血管化移植,其骨吸收率很低,长期观察结果仅为 2%～7%。北京大学口腔医学院应用腓骨复合组织瓣重建上颌骨缺损,腓骨的平均高度为 15.2mm,成功率达 98.1%。即便将骨吸收因素考虑在内,腓骨瓣上颌骨重建完全能达到种植体植入的要求。目前游离腓骨瓣成为上颌骨重建的良好选择。但由于游离腓骨复合瓣修复上颌骨缺损技术难度较大,手术创伤也较大,种植义齿修复治疗周期长,因此应严格掌握适应证。

(刘敏杰)

第十八章　口腔正畸

第一节　错𬌗畸形的早期矫治

绝大多数牙颌畸形是儿童在生长发育过程中,受遗传及环境因素影响所导致的发育畸形。早期预防牙颌畸形的发生,及时对已发生的畸形进行早期治疗,阻断其发展,或通过早期控制,引导牙颌面良性发育,不仅对儿童口颌系统的正常生长发育、儿童心理的健康成长十分重要,而且可简化治疗方法并缩短疗程。口腔医师应该通过多种方式对民众进行预防牙颌畸形的基本知识宣教,共同做好儿童口腔保健和牙颌畸形的早期防治工作。

一、早期矫治概述

(一)早期矫治的概念

早期矫治是指在儿童早期生长发育阶段(一般指青春生长发育高峰期及之前的阶段),对已表现出的牙颌畸形、畸形趋势及可导致牙颌畸形的病因进行的预防、阻断、矫治和导引治疗。对第二恒磨牙完成建𬌗、已过生长高峰期儿童的正畸治疗,多归属于恒牙列初期常规正畸治疗的范围。

早期防治的目标是:维护和创建口颌系统的正常生长发育环境,阻断造成牙颌畸形的不良干扰因素,建立有利于正常建𬌗的咬合功能运动环境,改善不良的颌骨生长型,以促进儿童颅面和心理的发育。临床上牙颌畸形的早期矫治可归纳为以下三个方面。

1.早期预防及预防性矫治　包括母体营养、幼儿健康保健、正常牙弓形态的维持、正常口颌功能刺激的维持,以及去除可能导致牙颌畸形的因素等。

2.早期阻断性矫治　对已出现的早期畸形、造成畸形的因素及不良习惯等进行矫治器阻断治疗及肌功能调整训练治疗。

3.早期颌骨生长控制和矫形治疗　通过自身肌力或外力刺激或抑制手段,协调和控制上下颌骨在三维空间(长、宽、高)方面的生长发育。

(二)早期矫治的特点

1.适当的矫治时机　一般乳牙列的矫治,最好在4岁左右(3.5～5.5岁)进行。

混合牙列的矫治,一般应在恒切牙的牙根基本发育完成时(8～9岁)再进行,如在牙根发育不全时过早矫治或使用的矫治力过大,常影响恒切牙牙根的发育造成牙根吸收。

颌骨畸形的早期矫形治疗,在10～12岁前(男性高峰期晚于女性2年左右)进行。

上颌基骨宽度的扩大,应在腭中缝完全融合前进行,适用于8～14岁的患者,一般不应大于15～17岁,否则牙弓的扩大主要为后牙的颊向倾斜移动。

2.适宜的矫治力　早期矫治一般应施以柔和的轻力,根据治疗的目的(牙或颌骨)不同施加适宜的矫治力。对牙的矫治应采用柔和的正畸力,而对颌骨的矫形应使用适宜的矫形力。

3.早期矫治的疗程及疗效　早期矫治一般不超过6～12个月。

由于早期矫治是在牙、颌、面某一生长阶段进行,可能只是整个治疗计划的一部分,替牙后仍需要进行常规正畸治疗。因此,早期矫治可能是有限的或尝试性的,故又称有限矫治

(limited orthodontics)。

早期矫治疗效的评价标准:①造成牙颌畸形的病因是否去除或控制。②牙位置是否基本正常,牙弓形态是否协调,不影响颌骨的正常发育。③原有的颌骨异常是否得到控制和改善,并能保持到生长结束。

(三)早期矫治的方法

1.简单矫治器治疗

(1)不良习惯的阻断:对于一些可造成或已造成错𬌗畸形的不良习惯,如吮指、吮颊、咬唇、咬物、吐舌等,可以通过戴用简单矫治器,如腭刺、腭屏、唇挡、颊屏等进行治疗。

(2)间隙保持及阻萌:对于替牙期的障碍,如乳牙或恒牙早失、恒牙早萌,为维持正常的牙弓长度及恒牙正常萌出,可通过戴用缺隙保持器、舌腭弓及阻萌器等。

(3)牙弓不调的矫治:对于乳牙列及混合牙列期的一些错𬌗畸形,如乳前牙反𬌗、单侧后牙反𬌗等,可通过简单的活动矫治器,如上颌𬌗垫式舌簧矫治器、上颌扩弓矫治器等进行治疗。

2.功能性矫治器治疗　功能性矫治器系一类利用肌能力(如肌力及咬合力等)进行牙颌关系调整治疗的矫治装置。如上颌斜面导板、肌激动器、FR、twin-block 矫治器等。功能性矫治器多为活动式,大多在夜间戴用(每天应不少于 12～14 小时);也有设计为固定式的,如 Herbst 矫治器等,系全天戴用。

3.口外矫形装置治疗

(1)抑制上颌发育的以枕骨及颈为支抗的面弓(face bow)及 J 形钩等。

(2)促进上颌发育的以额、颏为支抗的面具式前方牵引器、改良颏兜(modified chin cap)。

(3)抑制下颌发育的以枕骨、颈(向后牵引)及以顶骨(垂直牵引)为支抗的颏兜式矫治器等。

4.肌功能训练

(1)训练张力不足的唇部肌肉:唇肌张力不足的患者可放一纸片在上下唇之间,唇用力将纸夹持,反复进行抽拉训练。也可用弹力线拴一纽扣,将纽扣放置于切牙唇面前庭部,唇用力闭合将纽扣夹持,反复牵拉弹力线进行训练;也可采用吹笛、吹喇叭等方法,均可达到训练唇肌的目的。

(2)训练正常下颌位置:对儿童期下颌后缩、远中位的患者,在去除咬合障碍、纠正不良习惯、用正确的姿势喂养的前提下,可训练下颌主动前伸,即嘱患者站立,两手自然下垂,保持头颈部直立,患者前伸下颌至上下切缘相对或反超,并保持前伸位数分钟。反复多次训练可以增强翼外肌及浅层咬肌的张力,使下颌逐渐向前调整。反之,对于儿童期下颌习惯性前伸的患儿,可嘱其后退下颌至上下前牙切缘相对,反复训练。以上可同时配合矫治器或调𬌗处理。

(3)训练正常吞咽动作:由于扁桃体或咽喉炎症可引起患儿在吞咽时的疼痛,而舌的前伸可以避免吞咽疼痛,容易形成患儿的习惯性伸舌吞咽习惯,其治疗方法除治疗咽部疾病外,也可辅以舌肌功能训练,帮助建立正常的吞咽动作。嘱患儿在口内含一点水,面对镜子将牙正常咬合,用舌尖抵在上切牙腭乳头处,然后将水吞下。此法可在每次餐后练习 10 次以上。

二、早期预防及预防性矫治

预防矫治(preventive orthodontics)系指自胚胎第 6 周(牙板开始发生)至恒牙列(不包括

第三磨牙)建𬌗完成前的这段时期,对影响牙、牙槽骨、颌骨等正常生长发育的全身及局部不良因素及时去除,从而使牙列顺利建𬌗,颌骨正常发育,颜面协调生长。预防矫治包括早期预防和预防性矫治两方面的内容。

(一)早期预防

1.胎儿时期的早期预防 母体的健康、营养、心理及内外环境对胎儿的早期发育非常重要。尤其妊娠初期前3个月,如流感、疱疹病毒感染,对胎儿的颌、面部生长发育有较大的影响。

2.婴儿时期的早期预防 提倡母乳喂养和正确的喂养方法,喂养姿势为婴儿约45°的斜卧位或半卧位,避免卧位;正确的睡眠姿势,避免长期单一体位睡眠;破除不良习惯,如吮指、吮嘴唇等不良习惯将影响牙、颌、面部的正常生长发育。

3.儿童时期的早期预防 注意良好的饮食习惯;注意防病治病,减少或避免疾病对牙、颌、面部的正常生长发育的影响;注意防龋和对儿童的心理干预。

(二)预防性矫治

预防性矫治包括:间隙保持、助萌、阻萌,维护健康口腔环境,去除咬合干扰,矫治异常的唇、舌系带,以及刺激牙颌发育的功能训练等。主要针对乳牙或恒牙早失、乳牙滞留等原因,有可能引起错𬌗畸形而采取的一些措施。

1.乳牙或恒牙早失

(1)乳牙早失的预防性矫治 常用缺隙保持器维持缺牙区的间隙。

1)丝圈式固定缺隙保持器:丝圈由直径0.9mm不锈钢丝弯制而成,并焊接在带环上(图18-1)。丝圈的颊舌径稍宽于未萌出恒牙的颊舌径,与缺失牙的邻牙邻面最突点良好接触;丝圈离开牙槽嵴顶1~2mm。

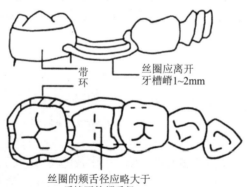

图18-1 丝圈式固定缺隙保持器

2)固定舌弓:舌弓由直径0.9mm不锈钢丝弯制而成,并焊接在带环上。舌弓应抵住下颌切牙的舌侧,在间隙的近中焊接阻挡丝(图18-2)。

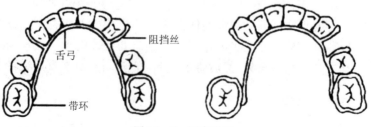

图18-2 固定舌弓

3)活动义齿式缺隙保持器:制作方式类似活动义齿修复,但不使用支托;减少使用唇颊侧基托;减少使用卡环;基托应离开切牙舌侧边缘 1～2mm(图 18－3)。

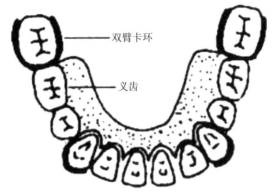

图 18－3 活动义齿式缺隙保持器

4)缺隙开大矫治器:适用于乳牙早失,后牙近中移位的患者。开大缺隙必须注意加强前段牙弓的支抗条件(图 18－4)。可以使用活动或固定矫治器来开大缺隙。

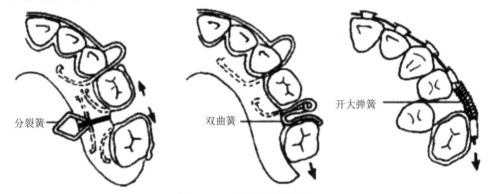

图 18－4 缺隙开大矫治器

(2)恒牙早失的预防性治疗

1)邻牙替代法:在正畸临床中,常用邻牙前移替代早失牙。常见的有:侧切牙替代早失的中切牙,第二恒磨牙替代早失的第一恒磨牙。

2)义齿修复法:恒牙早失后,若能够保留足够的间隙,可以采用活动或固定义齿修复的方法,恢复缺牙区的咬合关系和咀嚼功能。

2.恒牙萌出异常

(1)恒牙早萌的预防性治疗:在乳恒牙替换期间恒牙过早地萌出,此时恒牙牙根刚开始形成或尚未形成,早萌牙易受外伤或感染而脱落。

为保证牙根形成适当长度后再萌出,临床上可用阻萌器阻止早萌牙萌出。阻萌器是在丝圈式缺隙保持器上加焊一根阻萌丝(图 18－5)。定期观察牙根发育情况,如牙根已形成 1/2 以上时,可取下阻萌器任其萌出。

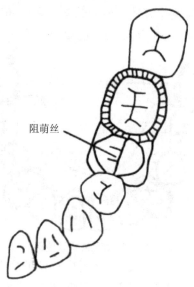

阻萌丝

图 18-5　阻萌器

（2）恒牙迟萌、阻生及异位萌出的预防性治疗：恒牙在应萌出的年龄不萌而对侧同名牙已萌出时为迟萌。多系恒牙胚位置异常、缺乏萌出力或萌出道间隙不足所致。

这类情况以分析、去除病因为原则，如尽早拔除滞留的乳牙、残根等。如恒牙牙根已形成2/3 以上而萌出力不足时，可用外科手术开窗、导萌，或牵引助萌的措施。对已造成邻牙根吸收者，则应根据情况综合考虑选择拔除或保存措施。

（3）恒牙萌出顺序异常的预防性治疗：恒牙萌出的顺序对正常建𬌗影响较大。如上颌第一磨牙在下颌第一磨牙之前萌出，当乳牙列有散在间隙时，上磨牙容易向前移动形成远中𬌗，上下颌第二磨牙先于尖牙和第二前磨牙萌出时，易前移引起牙弓长度变短，并使尖牙及第二前磨牙萌出时因间隙不足而错位萌出。

如第二磨牙先于前磨牙、尖牙萌出，可用第一磨牙前的固定舌弓维持牙弓长度，以便后继尖牙、前磨牙替换后有足够的间隙自行调整、排齐。如上颌第二磨牙已近中移动或已形成远中磨牙关系，可设计唇挡等矫治器将上颌第二磨牙推向远中，以便保持磨牙中性关系。

三、早期阻断性矫治

阻断性矫治（interceptive orthodontics）是对乳牙列期及替牙列期因遗传、先天或后天因素所导致的，正在发生或已初步表现出的牙、颌、面发育异常等，采用简单的矫治方法进行治疗，或采用矫形的方法引导其正常生长。其目的是阻断畸形发展的过程，使之自行调整，建立正常的牙、颌、面关系。

（一）口腔不良习惯的矫治

口腔不良习惯（harmful habits）可因疲倦、饥饿、不安全感、扁桃体肥大、鼻气道阻塞等复杂的心理、生理因素所引起，系一种儿童无意识行为。由于不良习惯可导致口颌系统在生长发育过程中受到异常的压力，破坏了正常肌力、咬合力的平衡、协调，从而造成牙、颌、面发育及形态异常。口腔不良习惯持续的时间越长，错𬌗发生的可能性和严重程度就越大。因此，尽早破除不良的口腔习惯、阻断畸形的发展十分必要。

1. 吮咬习惯（sucking and biting）　常发生在婴儿时期，由于吮吸活动不足、过早断奶、无意识动作或缺乏与家人的情感交流,常常在哺乳时间之外或睡眠时吮指、吮咬颊、吮咬唇、咬物等,多数儿童可随年龄的增大,被其他活动所取代而消失,一般不会产生不良作用。但这种吮咬活动如果持续到 3 岁以后并加重,则应属于口腔不良习惯。

矫治吮咬习惯除了说服教育外,可以采取以下方法:手指涂抹黄连素(盐酸小檗碱)等苦味药水;戴金属指套;戴唇挡矫治器;戴前庭盾等。

2. 吐舌习惯(tongue—thrust)　患儿常将舌头放在上下前牙之间形成开𬌗,前牙开𬌗间隙多呈梭形。由于舌经常放在上下牙之间,颊肌张力增大,可导致上牙弓缩窄。严重者可导致下颌向下、向后旋转生长。

病因学上,吐舌可以是原发性或继发性。除改正不良吐舌习惯外,对继发性患者,应治疗其局部及全身疾病后再进行正畸治疗。必要时可做腭刺、腭网破除吐舌习惯。

(1)固定腭网矫治器:上颌乳磨牙上制作带环,其舌侧焊接舌弓后,舌弓前段再焊接网状钢丝,阻止舌与牙的接触(图 18—6)。

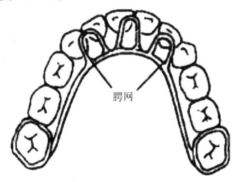

图 18—6　固定腭网矫治器

(2)活动舌刺矫治器:在上颌模型上设计箭头卡环固位,在腭侧前牙区基托内埋入 4~6 根直径 1~1.2mm 的钢丝,钢丝末端应圆钝并向舌侧延伸进口底,钢丝离开上前牙腭侧 5~7mm,以不影响正常舌活动、不压迫黏膜为宜(图 18—7)。

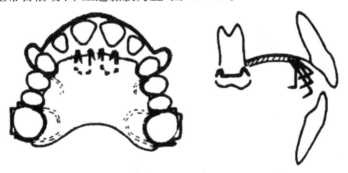

图 18—7　活动舌刺矫治器

3. 异常吞咽(abnormal swallowing)　婴儿不仅通过吮奶吸取生长必需的营养物质,而且充分的吮吸活动还能刺激口颌系统的发育。婴儿型吞咽(infantile swallow)是乳牙萌出前的吞咽方式,即舌放在上下颌龈垫之间,唇、颊收缩形成唧筒状吸奶并进行吞咽。牙萌出后,正常的吞咽为提下颌肌收缩,使上下颌牙接触、唇闭合、舌背与腭穹接触,舌尖接触硬腭前份上切牙乳头并向上、后推动使食物进入咽部,再到食管。一些保留了婴儿型吞咽的患者,或因慢性咽喉炎刺激使舌位前伸,吞咽时舌伸入上下前牙之间,面部表情肌和唇肌活动明显。伸舌吞咽可表现出两种不同的错𬌗畸形,对于水平生长型的患儿常表现为双牙弓前突,垂直生长型者常表现为前牙开𬌗。

治疗方法除教育儿童改正不良吞咽习惯外,对有扁桃体过大、慢性扁桃体炎、佝偻病等的继发性患者,应尽早治疗后再做正畸治疗。必要时可做腭刺、腭网或腭屏破除伸舌吞咽,同时训练正常的吞咽动作。

4. 口呼吸习惯(habitual mouth breathing) 因慢性鼻炎、鼻窦炎、鼻甲肥大、扁桃体肥大等鼻咽部疾病,使鼻呼吸道阻塞而长期习惯于部分或全部用口呼吸。

对于因急、慢性鼻咽部疾病引起的口呼吸习惯,首先应对鼻咽部疾病进行治疗,必要时切除过大的扁桃体,待鼻呼吸道完全通畅后,再酌情进行矫治;年幼的儿童,畸形尚不严重时,除口腔宣教外,可用前庭盾改正口呼吸习惯。前庭盾置于口腔前庭部分,双侧延至第一磨牙,前份与前突的上切牙接触,双侧后份离开后牙 2～3mm,以促进切牙压入和后牙弓扩大。

根据患者的情况,部分患者可能需要在前庭盾上先开 1～2 个呼吸孔,随着治疗进展逐步关闭呼吸孔。

5. 偏侧咀嚼习惯 常因一侧后牙龋坏疼痛或残根、残冠而偏侧咀嚼,长期偏侧咀嚼习惯可使下颌的功能侧发育过度、废用侧发育不足,功能侧咀嚼肌、翼内肌发达,废用侧肌张力不足。

应尽早治疗乳牙列的龋齿,拔除残冠、残根,去除干扰,修复缺失牙,并嘱患者注意训练用双侧咀嚼。对已形成错𬌗者,应根据错𬌗的情况,进行以恢复正常咬合运动轨迹及生理刺激的常规矫治。

(二)反𬌗的早期矫治

早期乳牙反𬌗或个别恒前牙反𬌗多为牙性及肌性反𬌗,如果不进行治疗,其颌骨可因长期生长受障碍而形成Ⅲ类骨性反𬌗,表现为凹面的颜面畸形将越来越严重,治疗也越来越困难。因此,应尽早矫治以阻断畸形的发展。

1. 乳前牙反𬌗的矫治 乳前牙反𬌗是乳牙列期常见的错𬌗畸形,应尽早矫治,防止影响正常建𬌗及颌面生长发育。

(1)反覆𬌗浅者:可采用调磨法矫治。

(2)反覆𬌗中度者:可选用上颌附双曲舌簧的𬌗垫式活动矫治器推上前牙向唇侧,一般采用在下颌后退位制作解剖式𬌗垫,𬌗垫的高度以脱离前牙反𬌗的锁结关系,上、下前牙离开 1～2mm 为宜,注意双曲舌簧的弹簧平面应与上切牙长轴垂直,用轻微的矫治力即可引导上前牙向唇侧(图 18-8)。

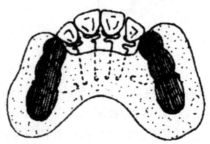

图 18-8 附双曲舌簧的𬌗垫式活动矫治器

(3)反覆𬌗深者:可设计下颌联冠式斜面导板或下颌𬌗垫式联冠斜面导板,斜面与上切牙

长轴呈 45°角以引导上切牙向唇侧。适用于反覆𬌗较深患者的矫治,要求下颌能够退至对刃
𬌗,否则不适合使用。

(4)反覆盖过大者:多由咬上唇、吐舌等不良习惯造成,在排除上述问题的前提下应该考
虑骨性反𬌗。对于处于青春迸发期间的患者,可根据畸形机制选择矫形治疗:如系下颌过长,
可先戴头帽、额兜抑制下颌骨的生长;如系上颌发育不足,可用面具前牵上颌,待反覆盖减小
后再视反覆𬌗的深度选择矫治器进行矫治。

2.替牙期个别恒牙反𬌗的矫治 多系乳牙迟脱,恒上切牙舌向错位与下切牙呈反𬌗关
系,或下切牙唇向错位与上切牙呈反𬌗关系。

(1)上切牙舌向错位所致个别恒牙反𬌗:反覆𬌗浅或上恒切牙正萌长者可用咬撬法。反
覆𬌗中度者可用上切牙斜面导冠或用上颌𬌗垫式活动矫治器。

(2)伴间隙的下切牙唇向错位所致恒切牙反𬌗:一般可将矫治器做在下颌,即下颌活动矫
治器附后牙𬌗垫以脱离反𬌗切牙的锁结,如同时伴有上切牙舌移者,还可附加导斜面,然后用
双曲唇弓内收移唇向错位的下切牙向舌侧,每次复诊通过磨减下切牙区基托舌面及唇弓加
力,逐渐关闭间隙并纠正反𬌗。

(3)伴拥挤的个别恒前牙反𬌗:常见为上侧切牙舌向错位呈反𬌗并前牙拥挤,如果经模型
计测分析为牙弓内间隙不足、前牙槽发育不足且前牙不显前突,可采用𬌗垫式舌簧活动矫治
器或简单固定矫治器(如 2×4 技术),通过向唇侧扩大排齐牙弓解除个别前牙反𬌗。而对诊
断尚难确定的伴拥挤的恒前牙反𬌗,一般宜观察等待至替牙完成后再进行治疗。

3.后牙反𬌗的早期矫治

(1)单侧后牙反𬌗:多系𬌗干扰而使下颌偏斜向一侧,也可能是一侧乳磨牙龋坏而长期单
侧咀嚼所致。

1)调𬌗:仔细调改尖牙及乳磨牙咬合的早接触点,使下颌尽早地回到正常的闭合道位置。

2)及时治疗后牙区龋齿,纠正单侧咀嚼习惯。

3)单侧𬌗垫式活动矫治器:在健侧做𬌗垫升高咬合,双曲舌簧推舌向错位的后牙向颊侧。
特别是上颌第一恒磨牙舌侧萌出后的反𬌗应尽早矫治到位,以利于前牙的正常建𬌗。

(2)双侧后牙反𬌗的矫治:乳牙列期双侧后牙反𬌗比较少见,可因咬合干扰、舌习惯、乳后
牙早失、前伸咀嚼、腭裂修复术后上牙弓狭窄所致。

1)调𬌗:去除𬌗干扰,使之不妨碍下颌功能运动,观察牙弓的调整。

2)扩弓:如果第一恒磨牙萌出后仍为反𬌗时应进行矫治。如系上牙弓狭窄,可以扩大上
牙弓以改正后牙反𬌗。可选用以下矫治器,①活动式扩弓矫治器:附双侧上颌后牙平面𬌗垫,
腭侧用分裂弹簧或扩大螺旋器以扩大上牙弓,改正后牙反𬌗。②固定式扩弓矫治器:可采用
W 形簧或四眼簧扩弓矫治器扩大上牙弓,纠正双侧后牙反𬌗。

在正畸治疗中,并不是所有的错𬌗畸形都可以通过早期阻断矫治得到治愈。阻断矫治对
牙颌的矫治是有一定限度的,大多数的都需到替牙后再进行后期常规正畸治疗。此外,对一
些具有严重遗传倾向的严重错𬌗,如复杂拥挤、重度骨性反𬌗、开𬌗、深覆𬌗、深覆盖等诊断
一时难以确定的畸形,可观察至替牙结束后再开始治疗。而对一些有明显颌骨发育异常的患
儿,可采用颌骨生长控制的方法进行早期功能矫形治疗。

(三)早期生长控制和颌骨矫形治疗

根据作用力的类型,早期生长控制和颌骨矫形治疗可以分为两类:①由肌能力(如肌力和

咬合力)作为力源的功能矫形治疗。②以口外力(如头、颈、额为支抗的牵引力)作为力源的口外力矫形治疗。

1.骨性(或功能性)Ⅱ类错𬌗的早期矫形治疗

(1)下颌后缩:多使用功能矫形治疗方法,功能性矫治器的主要作用是前导下颌,刺激髁突的生长,调整颌骨位置,这是一种十分有效的治疗手段。

一般常用的功能性矫治器有肌激动器、功能调节器、双𬌗垫矫治器和 Herbst 咬合前导矫治器等,矫治器的戴入时机,以骨龄显示在青春生长发育高峰期为佳。通常戴用 6～12 个月后,下颌前移达到较好的前移位,可明显改善矢状向关系不调及侧貌美观。

(2)上颌前突:上颌前突的诊断主要应与下颌后缩相鉴别,尽管都表现为前牙深覆盖、深覆𬌗,但前者主要系上颌前移而后者则是下颌骨发育不足或位置后退所致。主要应通过侧貌分析、X线头影测量分析确诊,否则将导致错误治疗而加重畸形。上颌前突多采用口外力矫形治疗,早期矫治的目的是抑制上颌的矢状向及垂直向发育,协调上下牙弓的关系。

1)破除不良习惯:对由于有吮上唇、吮颊或不良吞咽习惯引起的上牙弓狭窄、上牙-牙槽弓前突者,可用矫治器破除不良习惯,恢复牙弓的形态、矫治过度前突的上前牙。

2)抑制上颌发育过度:早期可选用头帽-口外弓矫治器,口内设计为有磨牙颊管的唇弓式活动矫治器并附扩弓簧。口外装置的作用是以头枕为支抗向后牵引抑制上颌生长,牵引力一般为单侧 400～500g,并注意力的牵引方向。口内磨牙区颊管供内弓插入以将口外力传递至上颌,口内唇弓的作用系固位并结合扩弓簧的加力内收前突的上切牙,改善协调上牙弓形态。

3)上颌前突合并下颌后缩:可选用附口外弓牵引的头帽式肌激动器,通过口外力抑制上颌、上牙槽突、上磨牙,而口内矫治器前导下颌。在口内肌激活器上还可附扩弓簧,以矫治狭窄的上牙弓使与下牙弓协调。

2.骨性(或功能性)Ⅲ类错𬌗的矫形治疗

(1)下颌前突

1)功能性下颌前突:主要采用功能性矫治器矫治,常用的有:斜面导板、改良肌激动器、功能调节器Ⅲ型(FR-Ⅲ)等。功能性矫治器戴用的最佳治疗时机,应是患儿合作且牙列变化最大的替牙中、后期。由于此类错𬌗发现时,常已伴有不同程度的牙错位及颌骨异常,因此,大多在反𬌗解除后,还需观察至恒牙列初期,再进行二期治疗以做进一步的咬合调整。

2)骨性下颌前突:多采用口外力矫形治疗。头帽、颏兜沿颏联合至髁突连线的生长方向牵引下颌向后,抑制下颌骨的生长,牵引力不宜过大(小于 400g),以免造成下颌角切迹过深,影响面型美观。

(2)上颌后缩

1)上颌骨发育不足:可选用面具式前牵矫治器,口内矫治器设计为:①后牙平面𬌗垫式活动矫治器,用卡环或邻间钩固位,基托包绕上颌结节,尖牙远中放置牵引钩。②采用橡皮圈以一侧 300～500g 的重力开始做前方牵引,牵引方向为向前、向下与𬌗平面成向下约 30°角。

2)上颌牙槽突发育不足:可设计活动矫治器,后牙平面𬌗垫,用卡环或邻间钩固位,用前牙区双曲舌簧或螺旋扩大器推切牙向唇侧,通过切牙唇移刺激牙槽突的发育。双曲舌簧应尽量靠近牙颈部,并与被推切牙的长轴垂直,每 2 周加力一次,每次打开舌簧 1mm 或旋转螺旋扩大器 180°。唇腭裂患儿如腭部平坦或因替牙期活动矫治器固位困难者,可用固定舌弓上焊弓簧加力刺激。

3.骨性开𬌗的矫形治疗 可使用口外力支抗矫治器,除口内用𬌗垫压低过度萌出的后牙—牙槽外,同时采用颏兜进行口外垂直向上重力牵引,此种大而间歇的矫形力可以改变下颌骨的生长方向,从而达到矫治开𬌗降低面下部高度的目的。

对于具有强遗传倾向的骨性开𬌗在未能确诊前,通常也可早期尝试采用矫形力抑制下颌生长的方法,或观察至恒牙列初期待诊断明确后确定是否采用常规正畸治疗。但目前很多学者倡导对严重骨性开𬌗应观察至成年后行手术矫治,以彻底改善面型美观和功能。

(张菅)

第二节 常见错𬌗畸形的矫治

错𬌗畸形可以不同程度的造成口颌系统形态和功能异常,给患者造成局部或全身健康的影响。严重的错𬌗畸形直接影响面部美观,使患者产生极大的心理负担,影响工作和生活。本章主要对常见的牙列拥挤、反𬌗、前牙深覆盖、开𬌗、深覆𬌗等错𬌗畸形,从病因、临床表现、矫治原则及矫治方法等方面进行阐述。重点突出各种错𬌗畸形矫治原则和方法,以求读者学以致用,解除患者的身心之苦。

一、牙列拥挤

(一)概述

牙列拥挤是错𬌗畸形中最为常见的一种类型,占错𬌗畸形的60%~70%。牙列拥挤分为单纯拥挤和复杂拥挤。单纯拥挤是因牙齿间隙不足而导致排列紊乱,仅表现为牙弓形态与咬合关系的异常,一般不影响口腔颌面部的功能和形态,磨牙关系多为中性,因此单纯拥挤可视为牙性错𬌗;复杂拥挤除造成牙齿拥挤、咬合异常外,还存在颌骨、牙弓间关系不调,有时还伴有口颌系统功能异常,并影响到患者的面部形态。

(二)病因

1.进化因素 在人类在演化过程中,咀嚼器官呈现出退化减弱的趋势。其中以肌肉最快,骨骼次之,牙齿最慢。这种不平衡的退化程序,构成了人类牙齿拥挤的种族演化背景。

2.遗传因素 牙列拥挤具有明显的遗传特征,如牙齿的数目、大小、形态受遗传较强的控制,颌骨的大小、位置、形态在一定程度上也受遗传的影响,并可在亲代和子代之间有相同的表现。过大牙、多生牙及一些因颌骨发育不足造成的牙列拥挤与遗传因素有明显的关系,这种遗传特征是客观存在的,但机制还不十分清楚。

3.环境因素

(1)乳恒牙的替换障碍:是牙列拥挤的常见病因,如乳牙早失,特别是第二乳磨牙早失造成第一恒磨牙前移,将导致牙弓弧形长度的减少,恒牙萌出时因间隙不足而发生拥挤。另外乳牙滞留,造成后继恒牙萌出错位而呈现拥挤。

(2)颌骨发育不足:长期食用精细柔软的食物,使咀嚼功能得不到应有的发挥,导致牙槽骨发育不足,骨量相对小,牙量相对大,牙量与骨量不协调,牙齿不能整齐地排列在牙槽骨内,而出现拥挤错位。

(3)牙齿的近远中径宽度过大:牙量大于骨量时,造成牙齿排列拥挤错位。多生牙的存在也会占据一定的牙弓间隙,造成牙拥挤错位。

(4)不良的口腔习惯:一些口腔不良习惯可以造成牙列拥挤,如儿童吮指、口呼吸可造成牙弓狭窄或影响颌骨发育而导致牙齿排列拥挤;另外长期咬下唇可造成下前牙舌倾,合并拥挤。

(三)临床表现

1.牙齿拥挤与错位　牙齿可出现不同方向的重叠排列及错位。牙弓形状不规则,上前牙唇向错位时可导致覆盖过大;舌向错位时可呈反𬌗关系;高位或低位时可导致覆𬌗过深或无咬合接触;后牙拥挤错位可造成对刃𬌗、反𬌗、锁𬌗等。

2.牙体、牙周组织的变化　牙列拥挤时,牙齿的自洁作用较差,容易诱发龋病、牙髓炎、根尖周炎;还可以引起牙龈红肿、出血,严重时可伴有咬合创伤、牙槽骨吸收、牙齿松动脱落等。

3.面型的改变　单纯牙列拥挤对患者的面型无明显的影响,但牙列拥挤如伴有其他类型的错𬌗(如反𬌗、开𬌗、深覆𬌗、深覆盖等)时,面型可有不同程度的改变。

(四)诊断分类

1.牙列拥挤的分度　牙列拥挤按照其拥挤的严重程度可分为:轻度拥挤、中度拥挤和重度拥挤三类。

2.牙弓拥挤度的测量　牙弓拥挤程度的确定依赖于模型测量来确定。

3.后段牙弓拥挤的测量　后段牙弓常因间隙不足,发生第三磨牙,甚至第二磨牙阻生、萌出错位,因此要重视后段牙弓间隙的测量分析后段牙弓间隙的分析在 X 线头颅侧位片上进行。沿𬌗平面测量下颌第一恒磨牙远中至下颌升支前缘间的距离,为后段牙弓可利用间隙;后段牙弓的必需间隙为下颌第二、三磨牙牙冠近远中径宽度之和;两者之差为后段牙弓的拥挤度。应当注意的是,后段牙弓的可利用间隙随年龄的增大而增加,女性 14 岁前、男性 16 岁前,每年每侧平均增大 1.5mm。

(五)牙列拥挤的矫治原则和方法

牙列拥挤的病理机制是牙量与骨量的不调,在大多数情况下,表现为牙量相对较大而骨量相对较小。因此牙列拥挤的治疗原则是减小牙量或增加骨量,使牙量与骨量趋向协调。减少牙量的途径主要有三种:即减小牙齿的近远中径(邻面去釉)、减少牙齿数量(拔牙)、减少牙齿非正常占位(扭转牙的纠正)。增加骨量的途径主要有三种:即扩展牙弓的宽度(如腭中缝扩展)与长度、刺激颌骨及齿槽骨生长(外力或功能性刺激,如上颌前牵引、唇挡)、外科手术刺激齿槽骨生长(如骨膜牵张成骨术)。

1.替牙期牙列拥挤的矫治方法　替牙期牙列拥挤以预防性矫治和阻断性矫治为主。治疗的重点是对乳—恒牙替换过程进行监控,促进牙列与牙齿的正常发育。

2.恒牙期牙列拥挤的矫治方法　恒牙期牙列拥挤的治疗原则是以增大骨量、减少牙量来达到牙量与骨量的协调,从而为解除拥挤创造条件。拥挤牙必须在获得足够间隙的基础上,才能开始受力矫治,这是取得矫治成功的重要条件。

(1)轻度牙列拥挤的矫治:轻度牙列拥挤的矫治原则为扩大牙弓,增加骨量。若伴有颌骨或牙弓前突,则需要考虑减数治疗。扩大牙弓的方法包括扩展牙弓长度与扩展牙弓宽度。扩展牙弓长度的方法有推磨牙向远中、唇向移动切牙等;扩展牙弓宽度的方法有快慢速腭中缝扩展、齿槽正畸扩展及齿槽功能性扩展。

1)扩展牙弓长度(expansion of arch length):

①推磨牙向远中(molar distalization):向远中移动上颌第一恒磨牙,一般每侧可获得3～6mm间隙;使下颌磨牙直立,每侧可获得1mm间隙。

适应证:因上颌第一恒磨牙前移导致的轻度牙列拥挤;磨牙呈远中关系;第二恒磨牙未萌出或初萌尚未建𬌗;最好无第三磨牙。

矫治装置如下:

口外弓(facebow):口外弓的内弓前部应离开切牙2～3mm,在内弓的末端置入开大型螺簧,可在牵引力状态下弹性向后推动磨牙(图18—9)。外弓部分在切牙区与内弓平行重叠焊接,自侧切牙远中弯向口外,两末端弯曲呈钩状。使用口外弓推磨牙向远中时,所用的牵引力每侧为300～500g,每天至少应戴12～14h,并根据患者的颌面部垂直发育情况调整牵引方向。高角型病例采用高位(枕)牵引;低角型病例采用低位颈牵因;下颌平面角适中的病例采用水平牵引。

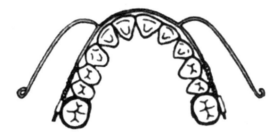

图18—9 口外弓推上颌磨牙向远中

活动矫治器:临床上常用的矫治器是塑料颈枕矫治器(acrylic cervical occipital appliance)(图18—10)。其推磨牙向后的支抗来自于腭基托和前牙,为了增强支抗,防止前牙唇倾,前牙区的唇弓由不锈钢丝和塑料构成,并与前牙紧密接触,起到类似唇挡的作用;在唇弓的侧切牙位弯制牵引圈,必要时可使用水平方向的口外唇弓。

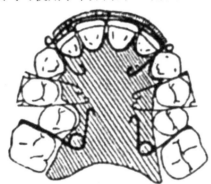

图18—10 塑料颈枕矫治器推上颌磨牙向远中

腭侧固定矫治器:推磨牙向远中的口内固定矫治器中,以"摆"式矫治器最有代表性,其后移磨牙的弹簧曲由β钛丝构成,并用腭基托增加支抗,不需要使用口外唇弓(图18—11)。

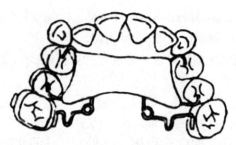

图 18-11 "摆"式矫治器推上颌磨牙向远中

使用微种植体支抗。

推下颌磨牙装置:远中移动或直立下颌磨牙。如固定矫治器的磨牙后倾曲、下颌舌弓、下唇唇挡等。

②唇向移动切牙:切牙切端唇向移动 1mm 可获得 2mm 间隙。然而唇向移动切牙将使得切牙前倾,牙弓突度增加,同时覆𬌗变浅,故临床上仅适用于切牙舌倾、深覆𬌗的病例,如安氏Ⅱ² 类患者。

2)扩展牙弓宽度(expansion of arch width):

①矫形扩展(orthopaedic expansion):

适应证:替牙晚期和恒牙早期的患者(8~14 岁)均有效果,在此范围内年龄越小效果越好。严重拥挤或严重宽度不调、后牙反𬌗病例,以及上颌发育不足需前方牵引的安氏Ⅲ类错𬌗病例,可合并使用腭中缝扩展。

腭中缝扩展分为快速和慢速腭扩大器两类:①快速腭中缝扩展,采用螺旋扩弓矫治器,如 Hyarx 腭中缝扩展装置(图 18-12),每天将螺旋打开 0.5mm(每天旋转 2 次,每次 1/4 圈),连续 2~3 周。其矫治力的积累量可达 2000~3000g,使腭中缝迅速打开,然后用原矫治器保持 3 个月,使新骨在扩开的中缝中沉积。②慢速腭中缝扩展,每 8d 将螺旋打开 1mm(每 2d1 次,每次旋转 1/4 圈),可产生 1000~2000g 力,2~3 个月内可逐渐使腭缝打开。去除扩大器时,需要用活动矫治器保持一年以上,或立即采用固定矫治器继续治疗并维持扩展效果。矫形扩展可以使磨牙区增大 10mm 左右。

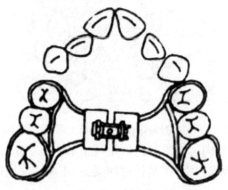

图 18-12 Hyarx 腭中缝扩展装置

②正畸扩展(orthodontic expansion):是指当腭中缝骨改建效应缺乏的状况下,矫治器产生的力,主要使后牙向颊侧倾斜移动而导致牙弓宽度扩大。常用于恒牙期青少年或成人,每侧可获得 1~2mm 间隙。上颌牙弓正畸扩展的装置有螺旋器、分裂基托活动矫治器、菱形簧分裂基托活动矫治器(图 18-13)及四角圈簧固定扩弓矫治器(图 18-14)等。下颌牙弓正畸

扩展的装置多采用唇挡及金属支架可摘式矫治器。

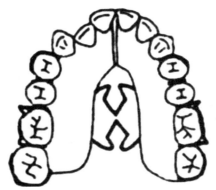

图 18—13　上颌菱形簧分裂基托活动矫治器

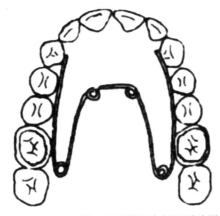

图 18—14　上颌四角圈簧固定扩弓矫治器

③功能性扩展(functional expansion)：唇颊肌及舌体组织对牙槽弓的生长发育及形态生成起到了重要的调节与平衡作用。利用功能性矫治器(FR)、颊屏和唇挡可以去除颊肌、唇肌对牙弓的压力，在舌体的作用下可使牙弓的宽度增加 4mm。此种治疗往往需要从替牙早期开始并持续到青春快速期。

(2)中度牙列拥挤的矫治：中度牙列拥挤是处于拔牙或不拔牙矫治的边缘病例，应结合患者颌面硬软组织形态，选择合适的方法。能不拔牙时尽可能不拔牙，在严格掌握适应证和规范操作的前提下，还可以采用邻面去釉的方法。此方法是针对第一恒磨牙之前的所有牙齿，邻面去除釉质厚度仅为 0.25mm，在两个第一恒磨牙之间邻面去釉可以获得 5～6mm 的牙弓间隙。

邻面去釉适应证：①轻、中度牙列拥挤(4～6mm)，特别是低角病例。②牙齿较大，上下牙弓内牙齿大小比例失调。③口腔组织健康。④最好是成年患者。

邻面去釉的程序和操作要求：①利用固定矫治器排齐牙齿，使牙齿之间接触点关系正确。②根据拥挤(或前突)的程度确定去釉的牙数，去釉的顺序从后向前。③用分牙胶圈或开大型螺旋弹簧，使牙齿的接触点分开，便于去釉操作。④使用弯机头，用细钻去除邻面 0.2～0.3mm 的釉质，并做外形修整；操作时在龈乳头上方颊舌向置直径 0.51mm(0.020 英寸)的钢丝，保护牙龈、颊和舌组织；去釉面涂氟。⑤在弓丝上移动螺旋弹簧，将近中端的牙齿向远中移动，关闭去釉获得的间隙；复诊时远中移动牙齿的近中接触点被分开，再重复邻面去釉操作

（图 18－15）。⑥随着去釉的重复进行，牙齿逐个后移，并与支抗牙结扎为一体。当获得足够的间隙后则可排齐拥挤的牙。⑦整个治疗时间为 6～12 个月。

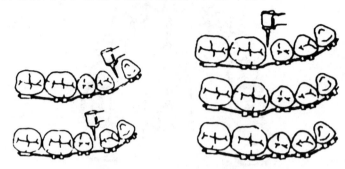

图 18－15　重复邻面去釉操作

（3）重度牙列拥挤的矫治：矫治原则主要以减少牙量为主。一般采用拔牙的方法结合可摘或固定矫治器进行治疗。

1）决定正畸拔牙的因素：拔牙矫治应对牙殆模型和 X 线头颅定位片进行全面的测量分析，在决定拔牙方案时要考虑以下因素。

①牙齿拥挤度（severity of crowding）：解除 1mm 的拥挤需要 1mm 的牙弓间隙。拥挤度越大，拔牙的可能性越大。

②牙弓突度（protrusion of nateriors）：使前突的切牙向舌侧移动 1mm，需要 2mm 的牙弓间隙。切牙越前突，拔牙的可能性越大。

③Spee 曲线曲度（curve of Spee）：每整平 1mm Spee 曲线，需要 1mm 的牙弓间隙。

④支抗磨牙的前移程度（mesial drift of anchorage molar）：在关闭拔牙间隙时，由于反作用力的作用，支抗磨牙的前移是很难避免的。根据采用支抗强度的不同，对支抗磨牙前移的量应严格控制。磨牙前移占据的拔牙间隙，在强支抗时不超过 1/4，中度支抗时为 1/3，弱支抗时至少为 1/2。

⑤颌骨的垂直生长型：面部垂直方向的发育，通常依据下颌平面的陡度分为三种：垂直发育正常，称为"均角"病例；垂直发育过度，称为"高角"病例；垂直发育不足，称为"低角"病例（图 18－16）。高角型病例拔牙矫治利多弊少，拔牙标准可以适当放宽，低角型病例拔牙要慎重把握。

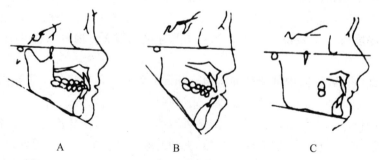

图 18－16　颌骨垂直生长型

A. 均角型；B. 高角型；C. 低角型

⑥颌骨矢状骨面型：矢状骨面型，主要是通过 SNA 角、SNB 角、ANB 角来判断上、下颌骨及其位置关系的，并分为Ⅰ类骨性关系、Ⅱ类骨性关系、Ⅲ类骨性关系三类（图 18－17）。Ⅰ类

骨性关系通常采用上颌对称性拔牙;Ⅱ类骨性关系应根据上前牙前突程度、上下牙拥挤度、磨牙关系调整等情况,决定上下颌对称或不对称拔牙,或上颌单颌拔牙;Ⅲ类骨性关系时,上颌相对发育不足,下颌相反过大,这时下颌可考虑拔牙,但上颌拔牙要特别慎重。

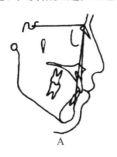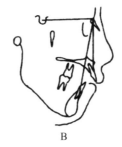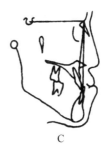

图 18-17　颌骨矢状骨面型

A. Ⅰ类骨性关系;B. Ⅱ类骨性关系;C. Ⅲ类骨性关系

⑦面部软组织侧貌:在决定拔牙时,应重视软组织侧貌、特别是鼻—唇—颏关系的分析与评价。

⑧生长发育:通过对生长发育评估,确定患者当前所处的发育阶段,选择适宜的治疗手段。单纯拥挤的治疗可以在青春快速生长期中进行;伴有颌间关系不调的复杂拥挤,若考虑对颌骨进行控制,应在快速生长期前1~2年进行治疗。

2)拔牙治疗的基本原则:

①拔牙保守原则:是否拔牙要经过模型和X线投影测量分析。可拔可不拔时尽量不拔牙,也可经过3~6个月保守治疗后再决定。

②病牙优先原则:拔牙前应对口腔进行常规检查,并在全颌曲面断层X线片上对牙周膜、齿槽进行评估,观察是否有埋伏多生牙、先天缺失牙、短根及弯根牙、严重龋坏牙等存在,尽可能拔除病牙。

③左右对称原则:拔牙时应注意中线与对称拔牙的问题,上颌中线对称与否是影响美观的重要因素。单侧拔牙往往会使上颌中线偏向一侧。因此上颌单侧拔牙应格外慎重。下颌四个切牙大小相近,拔除一个切牙时,一般不影响牙弓的对称性,对美观的影响也不明显。

④上下协调的原则:大多数情况下,一个牙弓拔牙后,另一个牙弓也需要拔牙,使上下牙弓的牙量保持一致,以得到良好的咬合关系。

3)临床常见的拔牙模式:

①拔除四个第一前磨牙:为临床最常见的拔牙模式,该模式可以为前牙拥挤、牙弓前突提供最大限度的可利用间隙。主要用于安氏Ⅰ类拥挤、双牙弓前突病例,也可以用于下前牙拥挤或前突的安氏Ⅱ[1]类、上前牙拥挤的安氏Ⅲ类错𬌗的病例。

②拔除四个第二前磨牙:适用于牙列拥挤或牙弓前突较轻的安氏Ⅰ类边缘病例,特别是下颌平面角较大、前牙开𬌗或有开𬌗倾向时,或者第二前磨牙完全舌向或颊向错位时为简化疗程,或者因牙齿发育异常,如畸形中央尖等情况。

③拔除上颌两个第一前磨牙:适用于上颌前牙前突及拥挤明显的安氏Ⅱ[1]类患者,下前牙排列位置基本正常,下颌平面角较大、年龄较大、下颌生长发育潜力较小。

④拔除上颌两个第一前磨牙、下颌两个第二前磨牙:适用于磨牙明显远中关系安氏Ⅱ[1]类的患者。上颌前牙前突拥挤明显,下颌切牙轻度拥挤或唇倾的患者,拔除下颌第二磨牙可解

除下前牙轻度拥挤,并可将磨牙关系调整为Ⅰ类。

⑤拔除上颌两个第二前磨牙、下颌两个第一前磨牙:适用于上前牙拥挤不甚严重、下颌平面角较大的安氏Ⅲ类错𬌗。

⑥拔除下切牙:适用于单纯下前牙拥挤,拔除一颗在牙弓之外的下切牙可以简化疗程,得到快速稳定的效果;也适用于前牙 Bolton 指数不协调,如上颌侧切牙过小;安氏Ⅲ错𬌗有时拔除一颗下切牙,能够建立前牙覆盖关系并保持稳定。

4)拔牙治疗的矫治方法:拔牙治疗宜采用固定矫治器。用固定矫治器可以通过支抗的控制,关闭拔牙间隙,调整前后牙的移动比例,最终建立正常的磨牙关系和前牙覆𬌗覆盖关系。

二、反𬌗

反𬌗是最常见的错𬌗畸形之一。根据反𬌗发生的阶段可分为乳牙列反𬌗、混合牙列反𬌗、恒牙列反𬌗;根据反𬌗牙的多少可分为个别牙反𬌗、多数前牙反𬌗、部分后牙反𬌗、全牙列反𬌗;根据发病机制可分为牙性反𬌗、功能性反𬌗和骨性反𬌗,不同类型的反𬌗其临床表现、病因及矫正方法有所不同。本章节主要讨论多数前牙反𬌗及后牙反𬌗。

(一)多数前牙反𬌗

多数前牙反𬌗是指三个以上的上颌前牙与对𬌗牙呈反𬌗关系。乳牙期、替牙期和恒牙期的患病率分别为 8.10%、4.90% 和 4.90%。多数前牙反𬌗时磨牙为近中关系,确定为安氏Ⅲ类错𬌗。

1. 病因

(1)遗传因素:安氏Ⅲ类错𬌗有明显的家族倾向。根据有关资料显示,近 50% 的前牙反𬌗患者,一至三代的血缘亲属中有类似的错𬌗存在,同时也会受到环境因素的影响。因此,临床上不能通过简单的咨询家族史,来区别患者前牙反𬌗的类型并估计预后。

(2)先天性疾病:先天性唇腭裂是前牙反𬌗的重要病因之一。反𬌗的发生率、出现部位及严重程度与唇腭裂的类型有关。一般情况下,骨缺损越多,反𬌗的发生率越高,畸形的程度越严重。临床上最多见的是因上颌骨发育不足造成的前牙反𬌗或全牙弓反𬌗。其他一些先天性疾病,也可以是前牙反𬌗的病因,如先天性梅毒可以引起上颌骨发育不足、先天性巨舌症可以造成下颌骨发育过大、上颌恒牙先天缺失也常伴有前牙反𬌗。

(3)后天原因

1)全身性疾病:垂体功能亢进产生过量的生长激素导致肢端肥大症,表现为肢端肥大、下颌前突、前牙或全牙列反𬌗。维生素 D 缺乏影响机体的钙磷代谢而使骨代谢紊乱,导致下颌发育畸形表现出前牙反𬌗。

2)呼吸道疾病:慢性扁桃体炎、腺样体增生、肿大,为了保持呼吸道通畅和减少压迫刺激,舌体向前伸带动下颌向前,形成前牙反𬌗、下颌前突。

3)乳牙及替牙期局部障碍:乳磨牙的邻面龋,乳牙的早失和滞留,乳尖牙的磨耗不足,口腔不良习惯等,不同程度的导致了牙齿位置异常,咬𬌗关系紊乱,下颌前伸等,造成牙反𬌗、下颌前突。

2. 临床表现

(1)牙𬌗关系异常:前牙反𬌗涉及一侧后牙时,可表现为下颌偏斜。上前牙常伴有不同程度的拥挤,下牙弓一般较上牙弓发育大,特别是在矢状方向上。磨牙关系大多数为近中关系。

(2)颌骨发育与颅面关系异常

1)下颌生长过度,特别是下颌体长度增加,下颌形态发育异常,表现为下颌角开大,下颌整体位置前移。

2)上颌向前发育不足,造成上颌位置后缩,长度减小,面中1/3凹陷。

3)上下颌关系异常,呈现Ⅲ类骨面型。

4)后颅底相对前颅底向前向下倾斜,颅底的位置异常促进了下颌前突。

5)上中切牙唇向倾斜,下前牙舌向倾斜,以代偿前牙反𬌗关系。

(3)面部软组织改变:前牙反𬌗时,面部软组织厚度发育基本正常,但可见到唇部、颏部软组织厚度改变以代偿相应部位的骨骼畸形。因代偿有限,侧面软组织仍呈明显的Ⅲ类面型。

(4)口颌系统功能异常:前牙反𬌗时可导致咀嚼节律的紊乱。咀嚼功能的减低,严重时可导致颞颌关节功能紊乱。

3.诊断分类

(1)根据牙𬌗关系分类:Angle分类法中将磨牙关系中性的前牙反𬌗列为Ⅰ类错𬌗,将磨牙关系近中的前反𬌗列为Ⅲ类错𬌗(图18—18)。

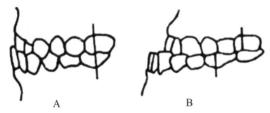

图18—18 前牙反𬌗的牙型分类

A.安氏Ⅰ类错𬌗;B.安氏Ⅲ类错𬌗

(2)根据骨骼型分类:根据骨骼型,前牙反𬌗可分两种类型(图18—19)。

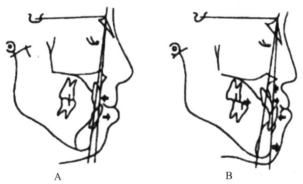

图18—19 前牙反𬌗的骨型分类

A.骨骼Ⅰ型;B.骨骼Ⅲ型

1)骨骼Ⅰ、型:ANB角≥0°,颌骨颜面基本正常。

2)骨骼Ⅲ型:ANB角<0°,Ⅲ类骨面型显著、下颌前突且不能后退。

(3)根据发病机制分类

1)牙源性反𬌗:由于替牙期局部障碍,上下切齿位置异常,形成单纯前牙反𬌗。此类前牙反𬌗,磨牙关系多为中性,为安氏Ⅰ类错𬌗。

2)功能性反𬌗:由于后天因素导致的咬合干扰或早接触,是诱发功能性前牙反𬌗的原因。

常见于乳牙列期或替牙列期。功能性前牙反𬌗磨牙关系多呈轻度近中,一般反覆盖较小,反覆𬌗较深,下颌骨大小、形态基本正常,但位置前移,显示出轻度的下颌骨前突和Ⅲ类骨面形。下颌可以后退至上下前牙对刃关系。

3)骨性反𬌗:由于颌骨生长不均衡造成的颌间关系异常。下颌发育过度,上颌发育不足,或两者兼有。近中磨牙关系,前牙反𬌗,下颌前突且不能后退,ANB角小于0°,Ⅲ类骨面形显著。

严重的骨性前牙反𬌗,下切牙代偿性舌倾,颏部前突明显,面中部矢状向发育不足,面部呈月牙形,同时伴有前牙开𬌗或开𬌗倾向。ANB角<−4°、SND角>83°。此类前牙反𬌗,用正畸方法治疗难以奏效,应考虑正畸−外科联合治疗。

骨性反𬌗又称为真性Ⅲ类错𬌗或真性下颌前突。骨性反𬌗根据面部垂直关系又可分为三型(图18−20)。

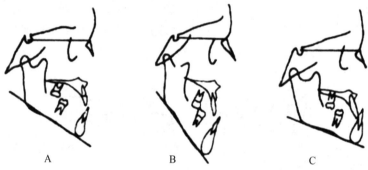

图18−20　骨性前牙反𬌗垂直向类型
A.均角型;B.高角型;C.低角型

①均角型:此类患者较少见,表现为下颌平面角适中,前牙反覆𬌗及反覆盖适中。

②高角型:此类患者常见,表现为下颌平面陡、下颌角大、前牙反覆盖较小,常伴有开𬌗或开𬌗趋势。

③低角型:此类患者较常见,表现为下颌平面平、下颌角小,前牙反覆盖较大,反覆𬌗较深。

4.预后估计

(1)根据病史:患者年龄较小,在替牙列阶段发病,无家族史,则预后较好。而患者年龄较大,在乳牙列阶段发病,同时存在有家族史,预后较差。

(2)根据临床检查:磨牙关系中性或轻度近中,上前牙舌倾或直立,下前牙唇倾、有散在间隙,反覆盖较小,反覆𬌗较深,牙列拥挤主要见于下颌,无后牙反𬌗及下颌偏斜,下颌后退时可以退至前牙对刃的患者则预后较好。而磨牙关系完全近中,上前牙唇倾、下前牙舌倾、反覆盖较大,有开𬌗或开𬌗倾向的,上牙弓牙列拥挤较为严重,下颌后退时前牙不能至对刃,常伴有下颌偏斜的患者则预后较差。

(3)根据X线头影测量:ANB角≥0°,下颌角正常,颌骨长度正常,颌关节位置正常,颏部前后径及颏角正常的患者则预后较好。ANB角<0°,下颌角开大,下颌骨过大、上颌骨较小,颌关节位置靠前,颏部前后径及颏角较小的患者则预后较差。

5.矫治方法　多数前牙反𬌗应强调早期矫治。早期矫治有利于颌面部向正常方向发育,方法相对简单。伴有牙列拥挤、牙弓宽度和高度不调,以及颜面不对称的病例,矫治难度较大。骨性前牙反𬌗的病例,矫治后有随着生长发育出现复发的可能性,因此需要分阶段治疗,矫治时间较长。无论哪种类型的前牙反𬌗,在矫治时首先要解除反𬌗牙的锁结关系,通过上下前牙的移动纠正前牙反𬌗,使颌面部向正常方向发育。

(1)乳牙期的矫治:临床上乳前牙反𬌗的病例中,牙性和功能性反𬌗较常见,颌骨畸形一般不明显。

1)矫治原则

①恢复下颌正常咬合位置,改善骨面型。

②解除前牙反𬌗,促进上颌发育,抑制下颌过度生长。

2)最佳时机:通常在 3～5 岁,疗程一般为 3～5 个月。少数骨性Ⅲ类错𬌗较明显的病例治疗比较复杂,疗程较长。

3)矫治方法:常用的矫治方法有以下几种。

①调磨乳尖牙:乳牙反𬌗的患者乳尖牙常常磨耗不足,分次调磨乳尖牙牙尖,可以纠正乳前牙的反𬌗。

②上颌𬌗垫式矫治器:为临床上常用的矫治器,可以单独使用,也可以和其他矫治装置(如固定矫治器、颏兜等)结合使用。

③下前牙塑料联冠式斜面导板矫治器:适用于乳牙期以功能因素为主的前牙反𬌗病例,患者反覆𬌗较深、反覆盖不大,牙列较整齐,不伴有拥挤。

④功能调节器Ⅲ型(FR－Ⅲ型):适用于功能性反𬌗并伴有轻度上颌发育不足、下颌发育过度的病例。由于该矫治器不直接作用于牙齿,对于乳切牙即将替换的患者,其他矫治器又很难发挥作用时,FR－Ⅲ有其独特的作用。

⑤头帽颏兜:具有抑制下颌骨生长、改变下颌的生长方向、改善患者骨面型的作用。常作为一种矫治手段与其他矫治器合并使用。

⑥上颌前方牵引器:适用于乳牙期上颌发育不足为主的骨性前牙反𬌗,恒牙早期病例也可以使用。上颌前方牵引器需配合口内固定矫治器或活动矫治器联合使用。

(2)替牙期的矫治:替牙期的前牙反𬌗从整体上看是功能性和骨性的混合,因此要区别患者的现有错𬌗类型并估计其发展趋势。

1)矫治原则

①功能性反𬌗:治疗原则与乳牙期相同。一般不需要拔牙,但有时为了舌向移动下前牙以解除反𬌗,需要对下颌乳尖牙进行减径或拔除。

②骨性反𬌗趋势:下颌生长超过上颌者,可在观察期中使用头帽颏兜,以抑制下颌向前生长;对于上颌发育不足的患者可使用上颌前方牵引器。

③替牙期反𬌗伴有牙列拥挤或牙列拥挤趋势者:只要拥挤不影响反𬌗的矫治,不要急于拔牙,特别是上颌拔牙;如上颌牙弓拥挤明显,不拔牙不能解除拥挤的患者,尽管下牙弓并不拥挤,也必须拔除四个前磨牙。

2)矫治方法

①上颌𬌗垫式矫治器、功能调节器Ⅲ型、头帽颏兜、上颌前方牵引器也适用于替牙期前牙反𬌗的矫治。

②肌激动器、颌间诱导丝,主要适用于替牙期,以功能因素为主的前牙反𬌗病例(图 18－21)。

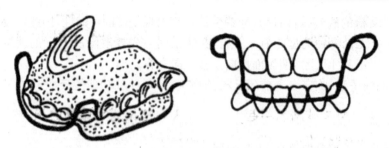

图 18-21　肌激动器的基本结构及颌间诱导丝

(3)恒牙期的矫治:恒牙早期颌骨与牙齿的发育基本完成,即使初期是功能性反𬌗,此期也或多或少伴有骨畸形,很难通过改变生长来调整颌骨关系,移动颌骨的可能性也不大。

1)治疗原则:通过改变牙的位置建立适当的覆𬌗覆盖关系。

2)拔牙的选择:恒牙期前牙反𬌗的患者需要拔牙治疗,拔牙治疗取决于以下两个因素:①拥挤程度,上牙弓不拥挤,矫治时不考虑磨牙关系调整时,可拔除下颌两个前磨牙或一个下颌切牙;上颌牙弓明显拥挤,生长潜力又不大,可以拔除四个前磨牙,在矫治前牙反𬌗的同时调整磨牙关系;对于伴有前牙开𬌗或开𬌗倾向的患者,可以拔除第三或第二磨牙。②牙弓突度,对双牙弓前突型的前牙反𬌗,即使牙弓内不存在拥挤也需要拔除四个前磨牙,在矫正前牙反𬌗的同时减小牙弓突度,调整磨牙关系。

3)矫治方法

①平面式𬌗垫矫治器:适用于恒牙期上下牙弓排列整齐,功能性或轻度骨性前牙反𬌗及下颌前突畸形。下颌不能退至前牙对刃𬌗关系,前牙反覆𬌗较深、反覆盖不大的患者(图18-22)。

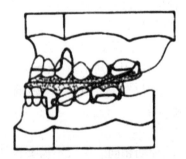

图 18-22　上下牙弓平面式𬌗垫矫治器

②肌激动器:适用于恒牙早期上颌切牙舌向倾斜。下颌切牙唇向倾斜的牙性反𬌗的病例(图18-23)。

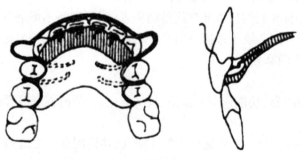

图 18-23　𬌗垫式低位唇弓矫治器

③固定矫治器:适用于恒牙早期需要拔牙矫治的前牙反𬌗。固定矫治器对于建立适当的前牙覆𬌗、覆盖关系,纠正前牙反𬌗,调整磨牙关系是一种较好的选择。治疗中要使用Ⅲ类颌间牵引,由于Ⅲ类颌间牵引有使上磨牙伸长的作用,易使咬合打开,对于高角型病例应慎重使用。

（二）后牙反𬌗

后牙反𬌗可发生在乳牙列期、混合牙列期或恒牙列期,可以是个别后牙反𬌗,也可以是多数后牙反𬌗。个别后牙反𬌗时,对咀嚼及颌骨发育影响不大,多数后牙反𬌗时则对功能、颌面部发育及颞下颌关节均有较大影响。后牙反𬌗可发生在单侧,也可发生在双侧,单侧多数后牙反𬌗时,常合并前牙反𬌗,其下切牙中线、颏部及下颌多偏向反𬌗侧,导致颜面不对称。双侧多数后牙反𬌗时,上牙弓及上颌骨宽度发育受限,上颌牙弓狭窄,面部表现狭长,但左右对称。

1.病因

（1）由于乳磨牙早失或滞留引起上颌后牙舌向错位或下后牙的颊向错位,可导致个别后牙反𬌗。后牙区的拥挤也可导致个别牙舌向移位。

（2）一侧多数牙龋坏的患者,只能用另一侧咀嚼,长期单侧咀嚼可导致单侧多数后牙反𬌗。

（3）长期一侧下颌不正常受压,如长期一侧托腮的习惯,可以使下颌逐渐偏向另一侧,引起另一侧多数后牙反𬌗。

（4）口呼吸患者两侧腮部压力增大,上牙弓逐渐变窄,可引起双侧多数后牙反𬌗。

（5）腭裂患者,上颌牙弓宽度发育不足,常有双侧后牙反𬌗。

（6）替牙期由于咬合干扰引起下颌偏斜,常引起单侧后牙反𬌗。

（7）巨舌症引起下颌牙弓过于宽大,常引起后牙反𬌗。

（8）髁突的良性肥大,容易引起下颌偏斜,导致后牙反𬌗。

2.矫治方法

（1）单侧后牙反𬌗的矫治

1）上颌单侧𬌗垫式矫治器:在正常𬌗的一侧后牙上做𬌗垫,以升高咬合,使反𬌗侧脱离锁结关系,在反𬌗侧后牙的腭侧放置双曲舌簧,调整舌簧使反𬌗侧的后牙向颊侧移动,以矫治后牙反𬌗。当后牙反𬌗解除后应及时分次磨除后牙𬌗垫。

2）上颌四角圈簧扩弓矫治器:在使用上颌四角圈簧扩弓矫治器扩大牙弓时,应考虑增强健侧的支抗,防止健侧的后牙过多的向颊侧移动,如使用颌间交互牵引等。

3）固定矫治器:可使用方丝弓矫治器,在反𬌗侧,设计上下后牙的交互颌间牵引,以解除单侧后牙的反𬌗。

（2）双侧后牙反𬌗的矫治

1）上颌分裂基托式矫治器:利用分裂簧扩大上颌牙弓的宽度,在下颌做带环和唇弓,每次复诊时,调整缩小唇弓宽度,使下颌牙弓宽度减小,以纠正双侧反𬌗。

2）上颌四角圈簧扩弓矫治器:使用上颌四角圈簧扩弓矫治器扩大上颌牙弓,使明显狭窄的上颌牙弓得到改善,同时也利于上下后牙颊舌向关系的匹配。

3）螺旋扩弓器:对于严重上颌牙弓狭窄的病例,可采用螺旋扩弓器对上颌牙弓进行快速腭中缝扩展,加之上颌牙齿的颊向移动,使双侧反𬌗得到纠正。

三、深覆𬌗

深覆𬌗是一种上下颌牙弓及颌骨关系发育异常导致的错𬌗畸形。即前牙区及牙槽高度发育过度,后牙及后牙槽高度发育不足。

(一)病因

1.遗传因素　由于显性遗传因子的作用,使上颌发育过大,下颌形态异常、位置靠后。下颌支发育过大,下颌下缘平面较平,下颌呈反时针旋转生长型。如安氏Ⅱ²类错𬌗。

2.发育因素　儿童时期全身慢性疾病导致颌骨发育不良,磨牙萌出不足,后牙槽高度发育不足导致下颌向前、向上旋转,前牙继续萌出,前牙牙槽高度发育过度。

3.咬合因素　患者习惯于下颌开闭口运动,有紧咬牙的习惯、夜磨牙症、咬上唇习惯,牙尖交错咬合时咬肌、翼内肌张力过大。这些因素都造成后牙区咬合力过大而抑制后牙牙槽的生长。

4.局部因素　多数乳磨牙和第一恒磨牙早脱,使得颌间垂直距离降低;或先天缺失恒下切牙或乳尖牙早脱,下切牙向远中移位使下牙弓前段缩小,下切牙与上切牙无正常𬌗接触,导致下切牙过长。

5.功能因素　下颌功能性后缩使得下前牙脱离咬合而伸长,后牙区承受咬合力过大而压低。

(二)临床表现

单纯的深覆𬌗,仅表现为前牙区牙齿或牙槽高度发育过度,而牙弓及整个牙颌矢状方向关系均正常。但在多数情况下,深覆𬌗往往与牙弓及颌骨的矢状方向异常同时存在,如安氏Ⅱ¹类错𬌗,即深覆𬌗伴有深覆盖,在安氏Ⅱ¹类的病例中,由于下颌长度发育不足或后缩,使得下颌切牙脱离与上颌切牙的对𬌗关系,下颌切牙及前段牙槽骨垂直向高度失去平衡,而过度生长造成深覆𬌗。安氏Ⅱ²类伴发的深覆𬌗较为多见,现以安氏Ⅱ²类为例叙述,主要的临床表现有以下几个方面。

1.牙齿　前牙区表现为上中切牙牙轴垂直或内倾、上颌侧切牙唇倾。上牙列拥挤,下切牙内倾拥挤;在磨牙区,由于下颌发育受限,下颌被迫处于远中位,磨牙常呈远中关系;如仅为牙弓前段不调,磨牙亦可呈中性关系。

2.牙弓　上下牙弓呈方形,切牙内倾导致牙弓长度变短。下颌牙弓矢状𬌗曲线过大;上牙弓因切牙内倾矢状曲线常呈反向曲线。

3.颌骨　上下颌骨一般发育较好,由于上前牙内倾,下颌处于功能性远中颌位,下颌前伸及侧向𬌗运动受限,下颌仅能做开闭口铰链式运动,下颌平面角小。

4.咬合及口腔软组织　前牙深覆𬌗时,由于上颌前牙内倾使得覆盖小于3mm,有时可为0~1mm,呈严重的闭锁𬌗。可能引起创伤性牙龈炎、急性或慢性牙周炎,严重时可造成牙槽骨吸收,牙齿磨损及松动。

5.关节　下颌运动长期受限的一些患者,下颌髁状突向后移位,关节后间隙减小,嚼肌、颞肌、翼内肌压痛,张口受限等颞下颌关节功能紊乱症状。

6.肌肉　唇张力过大,颏唇沟加深,下唇有时外翻,下唇常覆盖在上切牙牙冠唇面1/2以上。

7.面型　一般呈短方面型,面下1/3的高度变短,下颌平面角小,咬肌发育好,下颌角区丰满。

(三)深覆𬌗的分类

根据深覆𬌗形成的机制不同,将深覆𬌗分为牙性和骨性两类。

1. 牙性　主要由牙或牙槽垂直向发育异常引起。表现为上、下颌前牙及牙槽发育过长,后牙及后牙槽高度发育不足;上前牙牙轴垂直或内倾,下前牙有先天缺牙或下牙弓前段牙列拥挤至下牙弓前段缩短;磨牙关系多为中性𬌗、轻度远中𬌗或完全远中𬌗关系;面下 1/3 短,X 线头影测量显示主要为牙轴及牙槽的问题。

2. 骨性　除有牙性的表现外,同时还伴有颌骨与面部畸形。磨牙关系多呈远中关系。X 线头影测量显示 ANB 角大,后、前面高的比例超过 65%,下颌平面角小于正常,下颌支过长,下颌呈逆时针旋转生长型。切牙内倾的深覆𬌗患者常伴有上、下颌牙拥挤。

(四)矫治方法

矫治深覆𬌗的总体原则是通过协调前后段牙弓及牙槽的垂直高度来打开咬合,通过纠正前牙轴倾度来改善牙弓形态,通过调整下颌矢状向位置来改进上下颌间的位置关系。一般不轻易采用拔牙矫治。

1. 乳牙𬌗期　该期患儿的上下颌骨发育尚未完成,一般不做特殊处理。对由口腔不良习惯或𬌗障碍引起的深覆𬌗,应针对病因,消除不良习惯,调磨𬌗干扰牙尖。

2. 替牙期及恒牙早期

(1)牙性深覆𬌗

1)治疗原则:改正切牙长轴,抑制上下颌切牙的生长,促进后牙及牙槽的生长。通过协调前后段牙及牙槽的垂直高度来打开咬合,改进上下颌骨间的位置关系。

2)矫治方法:对替牙期或恒牙早期的病例,采用上颌活动矫治器。在内倾的上前牙舌侧设计双曲舌簧,舌簧上附平面导板。舌簧的作用是使内倾的切牙向唇侧,以纠正切牙轴倾度;平面导板的作用是压低下切牙,同时打开后牙区咬合,使后牙有伸长的空间,从而改善 Spee 曲线。待上切牙牙轴改正、深覆𬌗改善后,视下颌情况采用活动或固定矫治器排齐下前牙,纠正下切牙内倾并进一步调整 Spee 曲线。对于先天缺失下切牙患者,视下切牙长轴矫正后间隙大小情况酌情处理,必要时用义齿修复以保持上下切牙正常的覆𬌗、覆盖关系。

对于恒牙早期患者开始就可以采用固定矫正装置。先纠正上颌切牙长轴,形成一定程度正常覆盖后再黏结下颌托槽,排齐下切牙并整平 Spee 曲线,最后建立良好的前牙覆𬌗、覆盖关系。

(2)骨性深覆𬌗

1)治疗原则:纠正内侧的上前牙,解除闭锁𬌗及妨碍下颌骨发育的障碍,从而协调上下颌骨间的关系,刺激后牙及后牙槽的生长,抑制前牙及牙槽的生长。

2)矫治方法

对替牙期或恒牙早期的病例,可用上述的舌簧平面导板活动矫治器。对于上下颌骨矢状方向严重不调的病例,可以采用功能性矫治器。如斜面导板、肌激动器等,以刺激下颌向前生长,待上下颌骨关系基本纠正后,再用固定矫正装置排齐牙列,进一步整平 Spee 曲线,并用Ⅱ类颌间牵引等手段巩固上下颌骨间的协调。

对于恒牙早期的病例,先用固定矫治器纠正上颌切牙轴倾度,同时用平面导板进行牙槽垂直方向的调整,进一步整平 Spee 曲线。上前牙牙轴纠正后,如覆盖较大、磨牙呈明显的远中关系的病例,可考虑用功能性矫治器进行下颌位置的调整,继而再在下颌用固定矫治器排齐牙齿。如覆盖较浅,磨牙关系已自行调整至中性,则可以直接用固定矫治器进行排齐、整平。

3.恒牙𬌗期

(1)牙性深覆𬌗

1)矫治原则:纠正上切牙长轴,整平 Spee 曲线。

2)矫治方法:可用固定矫治器,先矫正内倾的上颌切牙以解除对下颌的锁结,上牙弓舌侧可用小平面导板矫治器。小平面导板应以后牙打开咬合 2~3mm 为宜,待上前牙内倾纠正后,再黏结下颌托槽,排齐下牙列,改正𬌗曲线使上下前牙建立正常的覆𬌗、覆盖关系。

(2)骨性深覆𬌗

1)矫治原则:纠正上前牙牙轴,整平 Spee 曲线,协调上下颌骨关系。

2)矫治方法:成人骨性深覆𬌗矫治的难度较大。深覆𬌗时由于前牙的锁结关系,使下颌骨长期处于后缩位置,严重阻碍了下颌向前向下的生长趋势,当上前牙唇向移位后,前牙的锁结关系虽得以解除,但下颌后缩位已非常固定,其自行向前调整位置的可能性几乎不存在。同时当上颌切牙长轴得到纠正后,又出现深覆盖的问题,加上 Spee 曲线的整平也远比儿童病例难度大,因此,对于成人骨性深覆𬌗的病例要根据覆盖程度、年龄及上下颌骨的位置关系等因素制订治疗方案。

轻度骨性深覆𬌗的患者可利用正畸进行治疗。一般采用固定矫治器,先做上颌以矫正内倾的切牙长轴,并附上颌舌侧小平面导板,使后牙伸长改正 Spee 曲线的曲度。对上前牙过度萌出,后牙萌出不足的病例,必要时可采用"J"钩高位牵引,亦可做后牙垂直牵引以刺激后牙及牙槽的生长,待深覆𬌗纠正后,再黏结下颌托槽矫治下牙列不齐,改正𬌗曲线,使上下前牙建立正常的覆𬌗、覆盖关系。

对于覆盖程度较大,磨牙完全远中关系的成年人骨性深覆𬌗,可考虑拔除上颌两个第一前磨牙,以内收上前牙减少覆盖。此方法为一种掩饰性矫治方法,仅改善了前牙区的咬合协调问题,而没有协调上下颌骨之间的关系问题。

对成人严重的骨性深覆𬌗,特别是后、前面高比例过大、下颌支过长、下颌角小的患者,用正畸手段打开咬合,改正深覆𬌗的难度很大,必要时可采用外科-正畸治疗。即先用正畸治疗的方法改正上下切牙的长轴,排齐上下牙列,再根据情况采用外科手术行前牙区截段骨切开术,压入前段牙及牙槽,以矫正过长的上下前牙及牙槽,恢复正常的覆𬌗、覆盖关系。

对一些年龄较大、后牙磨损过多、垂直高度不足的患者,上下牙排齐后如覆𬌗仍较深,无法用正畸方法矫正时,可采用修复的方法,在后牙区做金属𬌗垫以升高后牙,使上下切牙获得正常的覆𬌗、覆盖关系,并恢复面下 1/3 的高度。

四、前牙深覆盖

前牙深覆盖是指上前牙切端至下前牙唇面的最大水平距离超过 3mm 者,是一种常见的错𬌗症状。前牙深覆盖时磨牙关系多为远中关系,常伴有前牙深覆𬌗,为典型安氏 II[1] 类错𬌗。由于局部因素所致,上前牙唇向错位、下前牙舌向错位或下切牙先天性缺失的安氏 I 类错𬌗也会出现前牙深覆盖的症状。

（一）病因

造成前牙深覆盖的原因是上下颌（牙弓）矢状关系不调，上颌（牙弓）过大或位置向前；下颌（牙弓）过小或位置向后。上下颌骨（牙弓）关系不调受遗传与环境两方面的影响。

1.遗传因素 前牙深覆盖与其他错𬌗类似，与遗传因素有关。安氏Ⅱ类错𬌗，上颌牙齿相对下颌牙齿不成比例有偏大现象，受遗传较强的控制。前牙区的多生牙、下切牙先天性缺失、下颌发育过小、上颌发育过大都受遗传因素的影响。

2.环境因素

（1）全身因素：引起前牙深覆盖较常见的全身因素如下。

1）鼻咽部疾病：如慢性鼻炎、腺样体肥大等造成上气道狭窄而以口呼吸代替。口呼吸时头部前伸，下颌连同舌下垂后退，久之形成下颌后缩畸形；长期的口呼吸可形成上牙弓狭窄、前牙前突、腭盖高拱，最终表现出前牙深覆盖和磨牙远中关系。

2）全身性疾病：如佝偻病、钙磷代谢障碍等。由于肌肉及韧带张力减弱，引起上牙弓狭窄，上前牙前突及磨牙远中关系。

（2）局部因素：包括口腔不良习惯和替牙期障碍。

1）口腔不良习惯：如长期吮拇指、咬下唇等都可以给上前牙长期施以唇向压力，导致上前牙唇向倾斜；同时使下前牙舌向倾斜、拥挤，造成前牙深覆盖。

2）下颌乳磨牙早失：可使下颌牙弓前段变小，导致前牙覆盖增大。

3）萌出顺序异常：如上颌第一恒磨牙早于下颌第一恒磨牙萌出或上颌第二恒磨牙早于下颌第二恒磨牙萌出，或上颌第二恒磨牙早于上颌尖牙的萌出，均可造成远中𬌗，使前牙呈深覆盖。

4）下前牙先天缺失：可造成下颌牙弓前段变小，下颌牙弓后缩，前牙覆盖增大。

5）上颌前牙区多生牙：可使上颌牙弓变大或引起上颌切牙唇向错位，导致前牙覆盖增大。

（二）临床表现

前牙深覆盖由于病因、发病机制不同，临床表现也有所不同。

1.口腔不良习惯导致的前牙深覆盖 上前牙唇向倾斜或牙槽骨过长，表现为单纯性的前牙深覆盖，上颌骨无明显的前突，磨牙关系常呈中性。由于上前牙唇向错位、向前突出，造成患者口唇不能闭拢，下唇常会与上颌前牙舌侧接触导致继发性的上前牙唇倾。部分患者伴有上颌牙弓狭窄及腭盖高拱。

2.遗传因素引起的前牙深覆盖 多为上颌骨前突或下颌骨后缩，磨牙关系为轻度远中𬌗或完全远中𬌗关系。临床表现为凸面形，开唇露齿，如伴有深覆𬌗时，下前牙咬在上前牙舌侧的颈部或咬在上腭软组织上，导致上腭黏膜炎症，同时也会影响发音功能。X线头影测量SNA角大于正常值，SNA角正常或小于正常值，ANB角也较正常值大，U1－SN大于正常值。

（三）前牙深覆盖的诊断分类

1.前牙深覆盖的分类 前牙深覆盖按病因分为三型。

（1）牙性：主要是因为上下前牙位置或牙齿的数目异常造成。如上颌前牙唇向错位、下颌前牙舌向错位；上颌前牙区多生牙或下颌切牙先天缺失等。上下颌骨间及颅面关系基本协调，磨牙关系呈中性。常见于混合牙列及恒牙列，治疗较为简单。

（2）功能性：由于口腔不良习惯、殆障碍因素引起异常的神经－肌肉反射可导致下颌功能性后缩。例如，当上牙弓尖牙和后牙段宽度不足时，下颌在牙尖交错殆时被迫处于后缩位置，形成磨牙远中关系，前牙深覆盖。功能性下颌后缩时，上颌一般发育正常，当下颌前伸至磨牙中性关系时，上下牙弓矢状关系基本协调。面型明显改善。

（3）骨性：由于颌骨发育异常导致上下颌骨处于磨牙远中错殆关系，多伴有深覆殆。ANB角＞5°，骨型前牙深覆盖以安氏Ⅱ¹类错殆多见。

2.前牙深覆盖的颅面骨骼分型

（1）Ⅰ型：上颌正常，下颌后缩。

（2）Ⅱ型：下颌正常，上颌前突。

（3）Ⅲ型：上颌前突，下颌后缩。

（四）深覆盖的矫治方法

1.早期矫治

（1）尽早去除病因；如破除各种口腔不良习惯，及时治疗全身性疾病（如鼻咽部疾病）。

（2）牙性深覆盖的矫治：主要根据错殆畸形的表现，采用不同的方法进行矫治。如拔除上颌多生牙，纠正上前牙前突并关闭牙间隙，下前牙开展排齐纠正牙齿的舌向倾斜和拥挤，牙性深覆盖的矫治比较简单，一般在短期内可达到矫治效果。

（3）骨性深覆盖的早期矫治：早期矫治尤为重要，可以影响上下颌骨的生长，纠正面部畸形。

1）对上颌正常、下颌后缩的矫治：矫治原则是近中移动下颌及促进下颌向前生长。近中移动下颌是矫治前牙深覆盖、远中磨牙关系和增进面部和谐与平衡的有效方法。在颌骨生长发育阶段采用功能性矫治器，如肌激动器、功能调节器Ⅱ型，调整下颌的位置，促进下颌的向前生长，对多数安氏Ⅱ类错殆、前牙深覆盖和磨牙远中关系的矫正均能起到很好的作用。矫治下颌后缩常用的方法还有上颌斜面导板矫治器、前庭盾、下唇唇挡及其他的功能矫治器。

2）对下颌正常、上颌前突的矫治：治疗原则是远中移动上颌或抑制上颌向前生长采用矫形的手段将上颌骨远中移动的难度很大，然而抑制上颌向前发育是可行的。对于有上颌前突或前突倾向的安氏Ⅱ类错殆，在发育的早期采用口外唇弓限制上颌向前生长，同时引导下颌向前生长，最终建立正常的上下颌矢状关系。

3）对于后部齿槽高度不调的治疗：早期进行矫治能对后部齿槽的高度进行有效的控制，①对以下颌后缩为主，下颌平面角较大的安氏Ⅱ类高角病例，临床上常将高位牵引口外唇弓与肌激动器联合使用，引导下颌向前、向上、减低后牙及齿槽的高度，降低下颌平面角（图18－24）。②对以下颌后缩为主，下颌平面角较低的安氏Ⅱ类低角病例，则利用低位颈牵引，口外唇弓与斜面导板功能矫治器联合使用。③对以下颌后缩为主，下颌平面角正常的病例，可采用水平牵引的口外唇弓与引导下颌向前的功能矫治器联合使用。

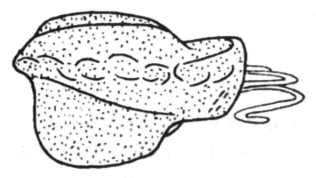

图 18－24 高位牵引口外唇弓与肌激动器联合

2.常规正畸矫治

（1）矫治原则

1)轻度和中度颌骨关系不调时需要拔牙矫治,通过牙弓及牙槽骨的移动调整,来矫正牙颌畸形或掩饰颌骨的发育异常。

2)对于具有生长潜力的患者,可抓紧时机进行颌骨的矫形生长控制。但是对严重骨骼异常者,则需在成年之后进行外科正畸治疗(图 18－25)。

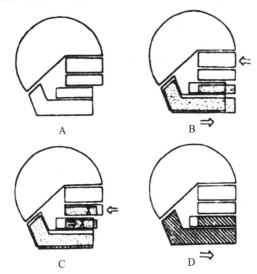

图 18－25 安氏Ⅱ类错𬌗治疗示意图

A.原始错𬌗;B.改变生长(矫形治疗);C.拔牙后牙齿移动代偿颌骨关系;D.外科手术

（2）矫治目标

1)通过拔牙获得间隙,解除牙列拥挤,并为深覆盖的矫治提供可利用间隙。

2)排齐牙列,减小前牙深覆𬌗。

3)矫正磨牙远中关系。

（3）矫治前牙深覆盖常采用的拔牙模式:通常拔除四个第一前磨牙,或拔除上颌两个第一前磨牙及下颌两个第二前磨牙。上颌牙弓拔牙间隙主要用于解除拥挤,前牙后移减小覆盖;下颌牙弓拔牙间隙主要用于解除拥挤,后牙前移,矫正磨牙关系。

（4）矫治方法:对恒牙早期前牙深覆盖拔除四个前磨牙的安氏Ⅱ[1]类错𬌗,多采用固定矫治器进行治疗。现以标准方丝弓技术为例,简述治疗过程。矫治的过程分为以下三个阶段。

1)排齐和整平牙弓:按从细到粗的顺序使用镍钛圆丝,最后使用不锈钢丝,排齐牙列,整平 Spee 曲线。

2)关闭拔牙间隙:首先颌内牵引远中移动尖牙,使其与第二前磨牙靠拢(图 18-26)。可用镍钛拉簧、链状胶圈或橡皮圈拉双侧上颌尖牙向远中移动关闭拔牙间隙。因上颌磨牙易前移占去拔牙的间隙,所以常设计口外唇弓、Nance 腭托或腭杆等以增加上颌磨牙的支抗。当远中移动的尖牙到位后可将其与后牙结扎成一体,以全部后牙为支抗单位。然后使用方弓丝对上切牙进行内收(图 18-27),关闭余留间隙。上前牙内收时,由于"钟摆效应",前牙覆盖减小,覆𬌗将会加深,因此在弓丝上的 T 形关闭曲前后弯制人字形曲(图 18-28),在内收的同时,继续压低上切牙,在内收上前牙的时候也可以同时使用Ⅱ类牵引,以利于磨牙关系的矫正。下颌拔牙间隙关闭可使用闭隙曲等,使前六颗前牙同时远移,其目的是使下磨牙前移量增加,有利于磨牙关系调整。

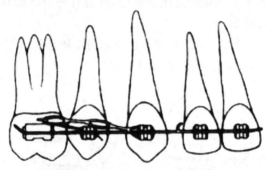

图 18-26　Ⅰ类牵引拉尖牙向远中

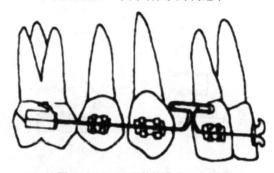

图 18-27　T 形关闭曲收上切牙

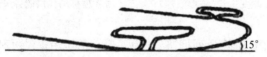

图 18-28　T 形关闭曲前后弯人字形曲

(3)咬合关系的精细调整:深覆盖矫正过程中由于上颌先移动尖牙再移动四颗切牙是分两个阶段进行的,下颌是六颗前牙同时向远中移动,下颌磨牙前移比上颌磨牙多。另外在内收上颌切牙时常配合使用Ⅱ类牵引,能起到保护上颌磨牙支抗、消耗下颌磨牙支抗的作用,这样进一步改变了上、下磨牙前移的比例,最终前牙达到正常的覆𬌗、覆盖关系,磨牙建立起中性𬌗关系。在治疗后期采用尖牙三角形牵引、上下后牙的垂直牵引、短Ⅱ类牵引等,精细调整咬合关系,最后使用 Hawley 保持器等保持矫治效果。

五、双颌前突

双颌前突是指上下颌牙齿、牙槽及颌骨均向前突出的错𬌗畸形。

（一）病因

双颌前突病因不清楚，多数认为与遗传因素有关。有明显的种族及地域差异。另外与饮食习惯也有一些关系。如长期吸吮海产贝壳类及吸吮某些有核小水果（桂圆、荔枝等），在我国以南方沿海地区的发病率较高。

（二）临床表现

患者有明显的开唇露齿，上下嘴唇短缩，上下颌前牙牙体长轴倾斜度大，面中部 1/3 及面下 1/3 向前凸出，严重者常伴有口呼吸习惯，口腔易干燥。而长期用口呼吸又能加重前突的程度。X 线头影测量显示 SNA、SNB 角均大于正常值。磨牙多为中性关系。

（三）矫治方法

1. 牙及牙槽骨前突　恒牙早期双颌牙槽骨前突，应尽早地去除不良习惯，并进行唇肌训练。治疗方法采用拔牙固定矫治器，拔除上、下颌左右两侧第一前磨牙后利用拔牙间隙内收前牙，改变上下前牙及牙槽的突度。治疗过程中的关键是支抗的控制，一般应使用最大支抗。实现最大支抗的方法有：①使用支抗磨牙的舌侧装置如腭弓、舌杆、腭托等。②合并使用第二磨牙带环。③使用口外唇弓。④弓丝上应用停止曲和后倾曲。⑤使用种植支抗。内收上下切牙时，要重视对上下切牙的转矩控制。

2. 颌骨前突的矫治　恒牙列早期轻度、中度前突的患者，一般采用固定矫治器矫治，通过拔牙获得间隙，使前牙的冠根平行后退，通过牙代偿的方式掩饰颌骨前突。较严重的骨性前突并有明显遗传倾向的病例，应待成年后进行外科－正畸治疗。

六、锁𬌗

锁𬌗又称跨𬌗，是指上下颌后牙彼此在咬合面无咬合接触的牙位异常。锁𬌗可发生在牙弓的一侧，也可发生在牙弓的双侧，发生在牙弓一侧者多见。可个别后牙锁𬌗，也可为多数牙的锁𬌗。锁𬌗多见于恒牙𬌗。

（一）病因

1. 个别牙锁𬌗　个别乳牙早失、滞留或恒牙胚位置异常，导致恒牙错位萌出而造成锁𬌗。上下第二恒磨牙的正锁𬌗较为常见。

2. 单侧多数后牙正锁𬌗　常因一侧多数乳磨牙龋坏或早失，不得不用对侧后牙进行单侧咀嚼，日久废用侧则易形成深覆盖，再发展而成为多数后牙正锁𬌗。

（二）分类

临床上可分为正锁𬌗和反锁𬌗。

1. 正锁𬌗　是指上颌后牙舌尖的舌斜面位于下后牙颊尖的颊斜面及以下，而𬌗面无咬合接触（图 18－29A）。

2. 反锁𬌗　是指上颌后牙颊尖的颊斜面位于下后牙舌尖舌斜面及以下，而𬌗面无咬合接触（图 18－29B）。反锁𬌗在临床上较少见。

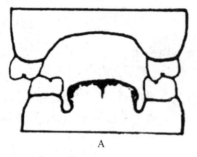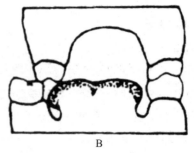

图 18-29

A. 一侧后牙正锁𬌗;B. 一侧后牙反锁𬌗

(三)临床表现

后牙锁𬌗主要表现为上颌个别后牙或多个后牙被锁结在下后牙的颊(舌)侧,或是下颌个别牙或多个被锁结在上后牙的颊(舌)侧,而咬合面无接触关系。

1. 由于正锁𬌗的锁结关系,影响下颌的侧向运动,患者仅能用非锁𬌗侧的后牙进行偏侧咀嚼。咀嚼功能减弱、咀嚼效率降低。

2. 后牙锁𬌗导致下颌有关肌肉的异常动力平衡,形成下颌骨左右发育不对称和颜面不对称畸形。

3. 锁𬌗牙在咀嚼过程中易发生创伤𬌗,对一些易感者,锁𬌗诱发颞下颌关节疾病,如关节疼痛或关节弹响。

(四)矫治方法

锁𬌗对咀嚼功能、颌面部发育及咀嚼器官的健康影响较大,应尽早进行矫治。矫治原则为升高咬合,解除锁结关系,使上下后牙向颊侧或舌侧移动。

1. 个别后牙正锁𬌗　可采用单侧𬌗垫式活动矫治器,在健侧的上牙弓或下牙弓上放置单侧𬌗垫,使锁𬌗牙脱离锁结关系,在上下锁𬌗牙上各制作一个带环,并且在上颌牙带环的颊面及下颌牙带环的舌面各焊接一个牵引钩,牵引钩之间挂橡皮圈,利用上下牙的交互支抗作用进行矫治(图 18-30)。锁𬌗解除后,分次调磨𬌗垫,并同时调磨未曾有过生理磨耗的锁𬌗牙的牙尖,在调磨牙尖时,可配合脱敏治疗。

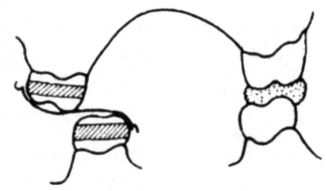

图 18-30　上下颌后牙交互支抗牵引矫正锁𬌗

2. 一侧上下第二磨牙正锁𬌗　为临床较为多见的一种锁𬌗畸形,而且以上颌磨牙颊向错位、下颌磨牙的位置多为正常或轻微舌向错位。如果同侧的第三磨牙尚未萌出或即将萌出,可将该侧第二磨牙拔除,以便第三磨牙自行调位取代已拔除的第二磨牙,与下颌第二磨牙建立正常𬌗关系。也可采用其他方法矫正。

3.一侧多数后牙正锁𬌗 常见于下颌牙弓狭窄,锁𬌗侧下后牙舌侧错位较严重,上颌后牙颊侧错位不明显。可采用下颌单侧𬌗垫矫治器附双曲舌簧,即在健侧下颌后牙上制作𬌗垫,使锁𬌗牙脱离牙尖锁结关系,在矫治器的锁𬌗侧下后牙的舌侧放置双曲舌簧,使锁𬌗侧的下后牙向颊侧移动,以矫正正锁𬌗。锁𬌗关系解除后及时对𬌗垫进行分次调磨,同时调磨锁𬌗牙的过高牙尖。

4.反锁𬌗的矫治

(1)个别反锁𬌗牙的矫治原则和方法与正锁𬌗类同,但受力方向相反。

(2)多数牙反锁𬌗牙的矫治最有效的方法是扩大上颌牙弓。在治疗过程中,应注意扩弓力集中在锁𬌗侧,使得锁𬌗侧多移动一些,非锁𬌗侧少移动一些。

七、开𬌗

开𬌗是指在正中𬌗位及下颌功能运动时,上下颌部分牙齿在垂直方向无𬌗接触的错𬌗畸形。是上下牙弓及颌骨垂直向发育异常,前段牙、牙槽或颌骨高度发育不足,后段牙、牙槽或颌骨高度发育过度,或两者皆有。患者除高度、长度异常外,面部宽度显著减小,上下牙弓明显狭窄。开𬌗可发生在乳牙期、替牙期和恒牙期,临床上以恒牙期最为常见。

(一)病因

1.口腔不良习惯 口腔不良习惯所致的开𬌗患者约占发病率的68.7%。常见的不良习惯为吐舌习惯,其形成的前牙区开𬌗间隙呈梭形,与舌体形态基本一致。其次伸舌吞咽、吮拇指、咬唇、口呼吸等均可以在前牙区形成开𬌗。咬物习惯(如咬铅笔等)可在咬物的位置形成局部小开𬌗。

2.末端区磨牙位置异常 常见于后牙区特别末端区磨牙萌出过度;也见于下颌第三磨牙前倾或水平阻生,推下颌第二磨牙向𬌗方,使其牙尖高出𬌗平面,其他牙无𬌗接触。若伴有舌习惯等因素时,常形成全口多数牙无𬌗接触。

3.佝偻病 严重的佝偻病患儿由于骨质疏松,提下颌肌群与降下颌肌群的作用使下颌骨发育异常,下颌支短、下颌角大、下颌角前切迹深,下颌体向下、后呈顺时针旋转,形成开𬌗。其特征为前大后小、范围较大的开𬌗畸形。

4.遗传因素 关于开𬌗是否与遗传有关,对于这一问题目前尚有不同看法,需进一步研究。有些患者在生长发育过程中,上颌骨前份呈向前上旋转,下颌骨呈向后下旋转的生长型,可能与遗传有关。

(二)临床表现

1.牙及牙槽 后牙萌出过高,后牙槽发育过度,前牙萌出不足,前牙槽发育不足。磨牙关系可呈中性𬌗、远中𬌗或近中𬌗关系。范围可涉及前牙开𬌗、前牙和前磨牙开𬌗,严重者只有最后一对磨牙有接触关系。

2.牙弓 上下牙弓形态、大小、位置可能不协调,上颌矢状𬌗曲线曲度增大,下颌矢状曲线曲度较平或呈反曲线。

3.颌骨 上颌骨位置发育正常或宽度发育不足,腭穹高拱,其位置向前上旋转;下颌发育不足,下颌支短,下颌角大,角前切迹深,下颌体向前,下倾斜度增大,下颌骨向后下旋转。

4.面部 严重开𬌗的患者,面下1/3距离增长,上下唇不能闭合,导致上呼吸道及牙周组织的感染。

5.功能　随着开𬌗程度及范围的增大,咀嚼功能及语音功能明显受到影响,严重者可能影响患者口颌系统的功能。

（三）开𬌗的分类

根据开𬌗形成的病因机制,可将开𬌗分为两型。

1.牙性　以牙齿及牙槽发育异常为主。其表现为前牙萌出不足,前牙槽发育不足;后牙萌出过高、后牙槽发育过度;或两者兼有。面部无明显的畸形,颌骨发育基本正常。

2.骨性　骨性开𬌗的患者除牙齿及牙槽问题外,主要表现为下颌骨发育异常,下颌支短,下颌角大,骨前切迹深,下颌呈顺时针旋转生长型,面下 1/3 过高,严重者呈长面综合征表现,可能伴有上下前牙及牙槽骨的代偿性增长。

（四）矫治方法

开𬌗矫治的原则是去除病因,并针对开𬌗形成的机制,通过对前段及后段牙、牙槽垂直向及水平向位置的调整,达到解除或改善开𬌗的目的。

1.生长期儿童

（1）牙性开𬌗:多为不良习惯引起。针对病因及时去除口腔不良习惯,混合牙列期可采用可摘矫治器加舌屏、腭刺、唇挡纠正不良习惯。如后牙萌出过度时可在后牙区加𬌗垫以压低后牙;年幼儿童一般在破除不良习惯后,上、下切牙可以自行生长;年龄较大的患者,切牙不能自行调整时,可在开𬌗的上下切牙上黏托槽进行颌间垂直牵引。恒牙列期如伴有牙列拥挤等其他畸形时,可用固定矫治器矫治解除拥挤的同时纠正开𬌗,必要时可加强咀嚼肌的功能训练。

（2）骨性开𬌗:分析错𬌗畸形的病因与全身因素的关系,如系佝偻病导致的开𬌗则应配合补钙及全身治疗。生长早期除用前述矫治器外,应配合颏兜进行口外垂直牵引,口内矫治的𬌗垫应做得稍高些,以便刺激髁状突的生长和下颌支的增长,引导下颌骨正常发育。

2.生长后期及成年人

（1）牙性开𬌗:一般应选用固定矫治器进行矫治,必要时配合后牙𬌗垫以压低后牙如牙齿排列尚整齐的患者,可采用方丝弓矫治器,在尖牙和侧切牙之间设计水平曲,在水平曲上挂橡皮圈做颌间垂直牵引,升高前牙,纠正开𬌗。如伴有前牙严重拥挤、前牙前突的患者,可采用减数的方法进行矫治。减数拔牙应根据患者的口内畸形的情况来决定:

1）如上下颌前牙均需要较多内收时应拔除上下颌四颗第一前磨牙。

2）如上颌内收较多时,应拔除上颌左右第一前磨牙及下颌左右第二前磨牙。

3）如下颌需要内收较上颌多时,应拔除上颌左右第二前磨牙及下颌左右第一前磨牙。拔牙后,由于前牙后移、后牙前移使颌间距离降低,下颌可向上向前旋转,同时上前牙向后、下移动可减少前牙的开𬌗。由于下颌第三磨牙阻生所引起的全口多数牙开𬌗,应及时拔除第三磨牙,并压第二磨牙使之回到正常位置,同时应配合咀嚼肌的功能训练以矫治开𬌗。

（2）骨性开𬌗:骨性开𬌗时,因生长发育基本完成,不能采用引导生长的方法进行矫治。轻度开𬌗时,除采用前述的矫治方法或拔牙矫治外,还可采用增加牙代偿的掩饰矫治法,即将开𬌗区上下颌牙齿适当地代偿性伸长,以改善面部形态。严重的骨性开𬌗患者应进行外科—正畸联合治疗,应用外科手术方法矫治骨性开𬌗。

（张营）

第三节　成年人正畸治疗

一、概述

随着社会、经济的发展，人们对生活质量要求的提升，成年人正畸治疗患者日趋增多。现代正畸治疗学中增加了"成年人正畸（adult orthodontics）"这一新概念，使传统意义上的正畸治疗范围得到极大的扩展。对成年人错𬌗畸形的检查和诊断，以及治疗计划的制订涉及的面更广，对正畸治疗技能提出了更高的要求。

（一）成年人正畸治疗的分类

成年人的正畸治疗概括为辅助性正畸治疗、综合性正畸治疗和外科正畸治疗三类。

1. 辅助性正畸治疗　辅助性正畸治疗（adjunctive orthodontic treatment）即通过牙齿移动，为其他牙病的控制和恢复口腔功能的治疗提供更为有利的条件，大部分成年人正畸治疗属此类。其治疗的主要目标有：①利于修复治疗。②消除菌斑附着区、改善牙槽嵴外形、建立良好的冠根比率和使𬌗力沿牙长轴传导，从而促进牙周健康。③改善口腔功能和美观。

辅助性正畸治疗的常用手段是应用矫治器对错位牙进行小范围牙移动（minor tooth movement，MTM）。MTM 系指牙齿移动范围及距离较小、矫治目标单一、方法较简单的一类单纯牙性畸形的正畸治疗。

2. 综合性正畸治疗　综合性正畸治疗（comprehensive orthodontic treatment）即对非骨性或仅有轻度骨性错𬌗畸形的健康成年人牙列进行的全面正畸治疗。

3. 外科与正畸联合治疗或正颌外科治疗　外科与正畸联合治疗（orthodontic－surgical treatment）或正颌外科治疗（orthognathic treatment）是指对成年人严重发育性或外伤性、骨性牙颌面畸形，采用外科与正畸联合治疗的方法对其进行矫治，重建牙、颌、面的三维关系，恢复牙颌面的生理功能与颜面美观。其正畸。治疗的主要内容是配合颌面外科进行手术前、后正畸矫治及保持。

（二）成年人正畸治疗与青春期正畸治疗的生理特点

成年期矫治因各方面原因，与青春期的矫治有较大差异，两者特点比较见表 18－1。

表 18－1　成年期矫治与青春期矫治的生理特点比较

项目	青春期矫治的特点	成年期矫治的特点
生长潜力	生长发育高峰期，发育和生长控制的潜力大，可塑性强	生长发育已完成，发育和生长控制的潜力小，可塑性差
组织反应	牙周组织细胞激活快，改建能力强，一般不会引起牙槽骨吸收	牙周组织细胞激活慢，改建能力差，可能会引起牙槽骨吸收加快
口腔疾病及全身性疾病	一般无明显全身性疾病；个别有口腔疾病，如龋齿、牙龈炎等	可能有某些全身性疾病，如糖尿病、心血管疾病等；口腔疾病一般较多，如龋齿、残冠、残根、牙缺失等，特别是牙周病和颞下颌关节病更为常见
功能平衡和咬合稳定性	通过治疗，可以明显改善颌位关系，功能平衡和咬合的可塑性强	由于长期的磨合，多数建立了代偿性咬合平衡，不适宜较大范围的改动和重建，只适合小范围的牙齿移动

（三）成年人正畸治疗的特点

1.美观要求　成年人偏重于口唇区的美观及整体容貌的改善,包括前牙的对称整齐、中线恢复、脸型比例协调及笑线的改善等。治疗过程侧重于掩饰疗法(如使用陶瓷托槽、片段弓技术等),减少治疗对社交活动的影响。

2.社会心理　成年人对正畸治疗配合度高,但正畸动机和治疗心态复杂,对来自外界的评价以及治疗中的细微变化更敏感、更细致。所以要求治疗必须在患者充分理解治疗过程、难度、限度和效果后方可进行,不可轻许诺言。对于心理障碍患者,切不可贸然开始矫治。

3.矫治方案　矫治方案一般以简化、对症治疗为主。矫治拔牙选择更趋向多样化。可采用不对称拔牙、策略性拔牙(strategic extraction),即拔除口内受损牙及对牙周或邻牙造成不可逆损害的牙,也是成年人正畸治疗中常见的拔牙方式。成年人正畸治疗中除第一、二磨牙用于加强支抗外,对于牙周状况不好、支抗不足的患者,也可利用种植体技术为支抗关闭缺牙间隙、远中移动磨牙而避免使用口外弓。应选择轻力,最好采用间断力或延长复诊时间,从而给牙周组织提供充足的细胞反应和组织改建时间,防止牙槽骨的进一步吸收。

4.疗程和保持　由于成年人的适应性改建能力不如青少年,疗程和保持时间相对较长。个别超限矫治的患者,如下尖牙区扩弓的患者可能需要终身戴用保持器。

二、成年人正畸治疗的目标及矫治步骤

（一）成年人正畸治疗的目标

对于年轻、健康、牙磨耗少的青年人的矫治要求,与恒牙列初期的常规矫治目标相同,即通过对所有的牙齿重新定位,达到理想的生理位置和Ⅰ类𬌗关系。对年龄较大,有不同程度口腔病损的成年人,则应针对个体制订具体目标。强调功能和个体(个性)美观并重。同时往往需要口内、修复、正颌外科手术及其他多学科治疗。因此,治疗目标也各有所侧重。

1.个体化的最佳𬌗关系　以生理𬌗、功能𬌗为目标,不应刻意追求Ⅰ类𬌗关系。

2.前牙区的美观和协调　注重前牙的整齐排列、形态恢复、中线改善、面部比例协调等。

3.保障牙周的健康　通过矫治改善牙周内环境,有利于牙周病的治疗。

4.维护颞下颌关节功能　通过恢复垂直高度,去除咬合干扰,使颞下颌关节功能稳定健康。

5.促进牙列的稳定性　通过矫治关闭间隙、集中间隙修复、建立较好的上下尖窝关系,保障咬合关系的正常稳定。

（二）成年人正畸治疗的步骤

成年人患者的常规正畸治疗步骤,较年青恒牙列的正畸治疗步骤更精细、更复杂。成年患者在正畸治疗中,十分强调术前牙周、关节、龋病等的控制,强调术中牙移动的施力大小及术后相关的修复和稳定等。对医师的矫治水平要求更高,风险也更大。

1.矫治的步骤

第一步　全面的检查分析和诊断。

第二步　龋齿、牙周病、关节病等的治疗。

第三步　常规正畸治疗。

第四步　牙位稳定、牙周手术、牙修复等。

第五步　保持。

2.矫治中应注意的问题

(1)矫治前

1)明确非正畸治疗适应证,如糖尿病、内分泌失调、精神病、传染病患者等。

2)检查是否存在不同阶段的牙周疾病及其相关风险因素。

3)诊断颞下颌关节是否存在功能失调。

4)多采取具有针对性的矫治方法。确定哪些病例需要外科手术处理,哪些病例需要通过牙代偿性移动来掩饰基骨的不调,哪些病例仅选择小范围的牙移动而不做全面的矫治等,并且要让患者充分理解和同意所确定的治疗方案。

5)确定应与哪些专科医师合作,争取最佳的治疗效果。

(2)矫治中

1)应与牙周专科医师密切协作,控制并密切追踪正畸治疗时牙周病的变化。成功的成年人正畸治疗取决于正畸治疗前牙周的准备及在正畸治疗所有阶段牙周健康的保持。

2)应与关节专科医师配合,注意牙移动中及移动后是否出现颞下颌关节功能失调。

3)记录力的大小及方向对牙移动是否适宜,是否造成牙往复移动和松动。

4)密切观察有无个别牙早接触、咬合创伤,如有应及时调整。

(3)矫治后

1)牙周再评价及牙周手术(切龈术、牙槽骨手术、膜龈手术等)辅助治疗。

2)有计划地镶牙修复以恢复牙弓的完整性及美观和功能,注意修复时机的选择及修复治疗与正畸保持之间的协调一致。

3)通过临床检查来评价牙尖交错位与习惯性𬌗位的一致性,检查切牙引导𬌗及颞下颌关节功能运动,确定最后的𬌗位无咬合创伤及不良咬合诱导。

4)个体化的保持装置,如固定式、压膜式、活动式保持器等。

三、成年人的辅助性矫治

(一)修复前正畸治疗

成年人的辅助性矫治中,最多见的是为修复而进行的准备治疗,主要包括以下方面。

1.开拓缺牙间隙　通常采用螺旋弹簧来开拓缺牙间隙,前牙支抗往往不足,这时可采用微种植体支抗技术(micro-implant anchorage)。

2.竖直倾斜基牙　如第二恒磨牙近中倾斜,常用片段弓加竖直弹簧的方法使其直立。

3.压入伸长的对颌牙　当伸长牙近远中都有牙齿存在时,可直接用弹性主弓丝或设计水平曲压低;若伸长牙位于游离端,则可设计长臂水平曲,此时,主弓丝多采用方丝,前牙区应做垂直牵引,通过逐渐加大后倾度,压低并调整伸长的磨牙;对上颌双侧第三磨牙均伸长者,还可在其舌侧设计横腭杆,利用舌的压力压低磨牙。采用微种植体支抗系统可以有效地压低伸长磨牙。在伸长的第二磨牙颊腭侧分别植入一颗微种植体,利用链圈压低磨牙。

4.集中间隙修复缺牙　主要采用固定矫治器进行。常规牙列排齐整平,在较粗的弓丝上利用螺旋弹簧开拓缺牙间隙,同时关闭不需要的其他牙隙。

5.改善前牙深覆𬌗　压低前牙和升高后牙应根据修复要求选择。压低前牙的方法可采用多用途弓(utility arch)、压低辅弓、J形钩及微种植体支抗等,但成年人牙齿的压入移动应十分谨慎进行。升高后牙的方法可采用平面导板、摇椅弓等。

6.调整牙位置　如扭转牙、错位牙及异位牙,常用固定矫治技术进行牙移动,注意使用轻力,尽量避免因施力不当造成的牙根吸收。

7.伸长牙齿　通过牵引伸长牙齿后,再进行冠修复或调节冠根比。

(二)辅助性矫治牙齿移动的特点——小范围牙移动

1.小范围牙移动(MTM)的矫治特点　有学者将 MTM 定义为有限正畸治疗(limited orthodontic treatment),更加形象地说明了其特点。

(1)移动牙的数量及范围小:以解决局部问题为目标,不涉及移动过多牙齿,特别不要随意全面改变牙弓形态。这是与成人的综合性矫治的主要差别。

(2)简化矫治设计:不进行太复杂的设计,矫治器可简单易清洁,疗程不宜太长。

(3)轻力及间歇力的应用:提倡采用较小的力、间歇力,延长复诊时间。

(4)需要患者积极配合:定期(一般为 6 个月左右)拍摄 X 线片,了解牙周状况,进行牙周维护。可采用具有隐形效果的矫治技术(如陶瓷托槽、舌侧矫治器或无托槽矫治器)。帮助患者克服心理上不必要的压力,确立正确的治疗心态,切忌急于求成。

(5)及时保持与调𬌗:及时采用固定保持或设计固定修复,改正不良习惯,防止 MTM 治疗后的畸形复发。

2.小范围牙移动的适应证　小范围牙移动主要是局部的牙—牙槽骨的改建移动,其牙移动的范围及距离均应是有限度的,因此,在治疗病例的选择上应充分掌握其适应证,主要包括以下方面。

(1)美观考虑

1)轻度前牙拥挤:由于牙量、骨量的轻度不调或上、下颌牙齿 Bolton 指数不调所致,往往可以通过扩弓或邻面去釉解除者。

2)前牙间隙。

3)个别前牙反𬌗。

4)个别前牙扭转、错位:个别前牙的扭转、唇向、舌向、高位、低位等,但没有显著牙量骨量的不调者。如果需拔除多个后牙进行治疗,则应属于综合性正畸治疗范围。

5)牙性前牙开𬌗主要针对长期不良习惯(如咬烟斗等)所致的开𬌗,但应注意不良习惯的纠正及保持,否则易复发。

6)过大邻牙间隙(black space):主要是由于牙周疾病或增龄性变化,牙龈乳头及牙槽骨的过度萎缩所致,可以通过邻面去釉缓解者。

(2)牙周考虑

1)创伤性𬌗:由个别前牙唇(舌)向错位造成创伤性𬌗,没有明显骨骼异常,牙弓内有排齐牙的足够间隙或间隙相差不大者,通过矫治使造成咬合创伤的错位牙、伸长牙,恢复其正常的位置和正常的生理性咬合刺激,可使牙周恢复其形态和功能。尤其是前牙创伤性深覆𬌗,由于伸长的下前牙咬在上前牙腭侧黏膜区,可造成上前牙根部的炎症及牙周组织的损害。对此,应通过竖直后牙或压低下前牙打开咬合,从而阻断其不利的牙周刺激和创伤。对有牙周吸收、有间隙、牙冠过长的下切牙,应尽可能关闭间隙、固定并磨减降低临床牙冠。

2)倾斜的磨牙:由于牙轴倾斜,倾斜侧会形成假性牙周袋,继而导致牙槽骨的水平吸收。通过竖直牙轴,可重新恢复其正常的生理压力,避免造成进一步的牙槽骨吸收甚至牙齿丧失。

3)其他:如因牙齿扭转、拥挤、错位等造成牙间隙,导致食物嵌塞、牙周乳头炎、牙龈炎的情况,也是 MTM 的适应证。

(3)配合修复治疗(见"修复前正畸治疗")。

3.MTM 常用矫治方法

(1)活动矫治器治疗:适用于前牙反𬌗、个别牙扭转、错位等矫治,但不适用于牙位、牙轴的精细调整。

(2)固定矫治器的应用

1)固定舌弓或腭托:磨牙带环的舌(腭)侧焊舌弓或腭托,在舌弓或腭托上附置弓簧、舌簧、牵引钩等可进行牙齿的唇(颊)向及近远中移动。适用于牙齿错位、扭转、倾斜等的矫治。该装置固定在舌侧,比较隐蔽,不妨碍美观。但缺点是调节施力及对口腔卫生的维护较困难。

2)片段弓:适用于局部间隙的关闭、扭转、基牙的竖直改正等。片段弓多采用方形丝,以便进行力的调整和牙移动方向的控制。

片段弓在 MTM 中应用的注意事项:①托槽使用,尽量使用 0.022 英寸的双翼方丝弓托槽,便于早期使用较粗的弓丝和牙齿的扭转控。②非矫治牙托槽黏接位置是否早期直线化。③对于牙周病患牙注意使用轻力。

3)局部牵引:首先在牙面黏接托槽或在唇面设计活动钩等装置,利用橡胶圈、弹力线、结扎钢丝等加力移动牙齿。适用于关闭前牙间隙。

4)常规固定矫治器:即方丝弓、直丝弓、Begg 细丝弓等固定矫治技术。由于可以精细地调整牙齿在三维方向的移动,有利于支抗控制和设计,是最常用的 MTM 治疗方法。但该矫治方法需要医师有一定的正畸专门技能训练和设备才能顺利进行。

(3)功能性矫治器治疗

1)平面导板:适用于牙性深覆𬌗的治疗,如下切牙过长。在𬌗力作用下通过平面导板压低并抑制下前牙生长,同时由于后牙脱离咬合接触,也有让后牙伸长的作用。但应注意,由于成年人关节及牙周的适应能力已不如青少年,平面设计不宜太厚,打开的高度不宜太大,特别是对于有牙周病的前牙,使用平面导板更应十分慎重和小心。

2)斜面导板:常用的是下颌联冠式斜面导板。主要针对牙性前牙反𬌗、反覆盖小、反覆𬌗较深的病例及个别前牙反𬌗病例。要求患者牙周健康,同时矫治中应注意斜面角度的调整,并利于多个下切牙甚至后牙增加𬌗垫,以利于固位、支抗和减小创伤。

(4)其他

1)邻面去釉(stripping):在某些牙扭转、拥挤的场合,可以通过少量的邻面去釉获得间隙。对于后期要进行修复的牙齿,可以根据情况进行较多量的片切以便于后期的牙面形态修复。

2)正位器(positioner):一般用做常规全面正畸治疗的矫治后期,进行牙齿的小范围最后调整及保持。

3)无托槽矫治器:其形态及作用原理类似定位器,系一种计算机辅助设计和制作的透明塑料活动矫治装置。该种矫治器在使用状态下包覆患者牙齿的牙冠部分,借助于矫治器与牙颌上相应牙齿位置的差别形成的回弹力,实现对牙颌畸形的矫治。适用于成年人轻度错𬌗患者的治疗。

四、成年人的综合性矫治

本部分重点介绍在成年人综合矫治中,与青少年儿童正畸不同的部分,特别是成年人矫治中最常遇到的牙周病的正畸治疗问题及颞下颌关节病的正畸矫治问题。

(一)成年人牙周病与正畸治疗

1.适宜进行正畸治疗的牙周基本条件　牙周病不是正畸的禁忌证,但牙周病患者牙槽骨吸收应不超过 1/2,且必须在牙周病静止期,牙周炎症得到控制的条件下才能进行。特别对于中度、重度牙周病患者,一般要求牙周治疗后应观察 4~6 个月后,再酌情进行正畸治疗。有以下情况属于正畸禁忌证:①牙周,病损未得到控制。②牙周破坏累及根尖 1/3 或根分叉暴露。③Ⅲ度松动牙。④牙槽骨,唇舌面可用手触及明显的牙根形态。⑤其他进行性疾病未得到控制的情况。

2.正畸治疗对牙周病的作用　通过正畸治疗将拥挤的牙齿排列整齐,因上前牙前突及扇形移位造成的间隙被关闭,以及覆𬌗、覆盖、牙弓形态、咬合关系等恢复正常。可使牙齿的受力能正常传递至牙周,去除了咬合创伤和𬌗干扰,避免𬌗力的不平衡;同时恢复了正常的咀嚼功能刺激,有利于牙齿生理自洁、菌斑的控制、牙周健康的维护和修复。但是在正畸治疗过程中,由于矫治器的托槽及弓丝等装置对牙龈组织产生不良刺激,也不利于口腔的清洁卫生,常造成菌斑的堆积,加重牙周组织炎症。另外如果矫治力大小和方向应用不当,也可造成附着龈丧失、牙槽骨裂、穿孔、牙松动甚至脱落。

3.牙周病患者正畸治疗原则

(1)全面系统考虑:多学科配合治疗,特别是与牙周科的合作。

(2)充足的支抗:必要时可考虑采用微种植支抗。

(3)策略性拔牙:拔除牙周及牙体损害严重的患牙,不强调对称拔牙。有时延迟拔牙可防止拔牙后牙槽骨的吸收变窄。

(4)选择合适的矫治器:多选择较小而易清洁的固定装置及设计简单的矫治方法,以利于菌斑的控制。操作中托槽黏结适度远离牙龈;去除多余黏结剂;带环尽量避免使用或使用时不要深入牙龈下;多用金属丝少用橡皮圈结扎;对非移动牙可暂缓黏结托槽等。

(5)应用正确的矫治力:正畸力要选用柔和而大小适宜的力,促进及诱导牙周组织的增生。对于需要整体移动而牙周支持组织减少的患牙,必须增加相应的对抗力矩来抗衡倾斜移动(因根部的牙周支持区域减少,使阻抗中心根尖向移动,同样的矫治力使牙冠倾斜移动较正常情况下大)。

4.牙周病正畸治疗中的注意事项

(1)正畸治疗中的口腔卫生:正畸治疗中,牙周病患者保持口腔卫生非常重要,需对矫治中的牙周情况进行定期评价和牙周维护。

(2)获得正确合适的冠根比:对于牙槽骨吸收、临床牙冠增长的患者,由于牙周支持组织减少,阻抗中心向根尖方向移动,相对轻微的力就可能产生不利的牙移动。并且这类牙周患者多伴有创伤咬合,故治疗时应调磨牙冠高度,减小冠根比,使矫治力更靠近阻抗中心。冠根比的改善可使治疗后咬合力对牙周组织的创伤减小,有利于牙槽骨的改建,并有利于咀嚼功能的恢复。

(3)解除创伤𬌗建立新的牙尖交错位:常用前牙𬌗平面板,使牙脱离咬合,有利于牙齿在不受殆力的作用下整平、解除创伤殆及在一定的垂直高度上建立新的牙尖交错位。

(4)合理设计和应用弓丝:对有严重病损不需移动的患牙可不黏托槽,通过弓丝的弯曲,轻轻接触患牙,以控制其位置;对仅需前牙排齐,后牙区处于生理性的状态,不需移动的支抗牙,就没有必要改变其原有位置、变动后牙区咬合关系,可将后牙托槽沟黏成一线,以减小及避免弓丝放入后对后牙产生扭力;或将后牙区弓丝的形态随牙弓形态的弯曲调整,使其放入后牙槽沟后不对其产生力量。

(5)选用片段弓技术(segmented arch):片段弓技术在牙周病患者的正畸牙移动中应用较多,主要用于:①不需要改变后牙咬合,仅要求排齐前牙、解除咬合创伤的患者。②因美观考虑或需先竖直后牙及排齐后牙的患者。③用于打开前牙咬合(图18-31)。

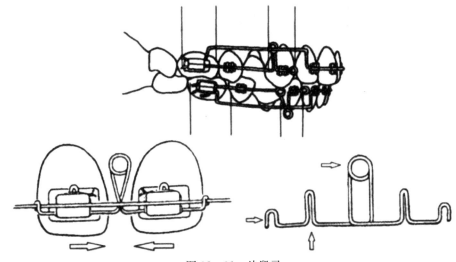

图18-31 片段弓

(6)关闭前牙扇形间隙,重建切导:上切牙的内收移动宜采用弹性线拴扎或橡皮圈牵引等轻力滑动法。下切牙间隙的关闭应注意勿使其过度舌倾,并应尽量保持在牙槽骨松质中移动。缺牙间隙关闭后,出现三角形间隙者,可通过片切牙齿接触点、牙轴调整及修复等方法来改善。一般选用掩饰性好的腭杆加强支抗。

5.牙周病正畸治疗后的保持　牙周病正畸治疗后的保持,与一般正畸患者的保持不同,牙周病正畸治疗后多需长期保持,且不允许保持时有过多的牙移动。常设计为个体化的夹板式保持器、舌侧丝固定保持器等。对多个下切牙严重病损者,在畸形矫治后除应调磨改善冠根比外,可采用尼龙丝连续结扎树脂黏接固定法,使咬合力共同分担,这样也有利于美观。另外,正畸治疗后的修复体也可视为一种长期保持器。

(二)成年人颞下颌关节紊乱病与正畸治疗

正畸治疗既有助于治疗颞下颌关节紊乱病(temporomandibular disorders,TMD),也可以因为治疗不当,引发甚至加重颞下颌关节紊乱病。

1.颞下颌关节紊乱病正畸治疗的目的　由于殆因素被认为是颞下颌关节紊乱病的主要致病因素,因此,通过对错殆的矫治,去除因错殆引起的口颌系统病理损害,从而改善、缓解和消除TMD的症状,使殆和颞下颌关节、咀嚼肌功能相协调。

2.颞下颌关节紊乱病正畸治疗的适应证　正畸治疗TMD主要适于咀嚼肌功能紊乱阶段及如下情况。

（1）关节无不可逆的器质性损害。

（2）早期盘突失调（关节盘前移位、外移位、旋转移位）等，正畸治疗可以使盘突失调恢复正常，解除症状。

（3）对于关节盘附着松弛的错𬌗患者，可试做正畸矫治去除致病𬌗因素，利于关节的功能运动，但松弛的关节盘附着不能恢复正常。

（4）对已有关节器质性损害的错𬌗患者，如下颌运动范围正常，也可试做正畸治疗，但骨破坏正处于活动期者，则不能立即进行治疗。

（5）如有关节盘移位导致下颌运动受限的患者，不宜采用正畸治疗。

3.颞下颌关节紊乱病的矫治原则

（1）首先去除病理性𬌗因素：TMD 的正畸治疗主要以解除症状为矫治目标。错𬌗畸形的矫治，强调去除咬合干扰及其他病理性𬌗因素，恢复咬合功能的有效接触和稳定。美观的考虑应放在其次，决不能为牙列美观而忽视咬合。

（2）选用合适的矫治力，慎用颌间牵引力：施加的正畸力应选择轻力及间歇力。尽量不用或少用以下颌做支抗的颌间牵引矫治力，特别是不应使用以下颌为支抗的口外力。过大的力及不当的施力方向可导致下颌髁突向上、向后及向前移动产生压迫关节的力，可能进一步损害 TMD 患者的已发生病变或正在发生病损的关节，将加速关节病损的进程，故应尽量避免。

（3）矫治后的𬌗必须能为颞下颌关节和咀嚼肌所适应：正畸治疗的目的是消除病理性𬌗障碍，重新建立咬合、肌力与关节的运动协调关系。通过矫治器引导，获得平衡协调的咬合运动，并建立稳定的𬌗接触，并使𬌗与颌位相协调，𬌗与咀嚼肌相协调。特别强调对于进行下颌前导治疗的成年患者，注意勿造成不稳定的双重咬合（dual bite）。

4.颞下颌关节紊乱病的矫治方法

（1）对有肌肉痉挛、张口受限、关节疼痛的患者，应采用理疗及封闭治疗。

（2）戴入𬌗板后，颌间距升高，解除了𬌗干扰等激惹因素，髁突对关节盘及关节窝的压迫缓解，有利于修复组织创伤，调整𬌗位。常用𬌗板有：①松弛𬌗板，系前牙区𬌗板，适用于张口受限、深覆𬌗及磨牙症患者。②稳定𬌗板，覆盖全牙弓𬌗面，厚度不超过息止𬌗间隙，𬌗面平滑，用以调整下颌颌位。③再定位𬌗板，覆盖全牙弓𬌗面，要求为解剖式𬌗面，须在𬌗架上按重建的正常咬合位置制作。

（3）选择简单的矫正装置矫治可能引起 TMD 的错𬌗牙。成年人髁突生长已停滞，不宜再通过矫形治疗方法控制下颌生长及寄期望于关节的适应性改建。

（4）调改正中𬌗及非正中𬌗的干扰点。

5.矫治中的注意事项

（1）出现新的𬌗干扰：成年人𬌗因长期代偿及磨耗，牙位及功能多已稳定。故牙移动后常出现早接触及咬合干扰。不仅可造成牙周创伤、牙松动，而且这种医源性𬌗因素如未及时进行调整去除且干扰严重者，可引发关节病。

（2）后牙区错𬌗未矫治：成年人矫治往往注重前牙美观而忽视后牙矫治。而后牙反𬌗、锁𬌗等病理性因素如果不矫治去除，常常是导致颞下颌关节病发展及加重的病因。

（3）咬合功能未恢复：成年人正畸治疗不仅应注意牙列解剖形态的排列，而且应注意咬合功能是否已恢复正常，如果仅排列整齐而咬合功能仍异常，如上切牙虽然整齐但舌倾、覆𬌗仍深，仍存在前伸运动𬌗干扰，牙磨耗过度垂直高度不足等，这些不良因素未去除，日久仍可复发关节病。

（4）施力不当：颌间牵引力过大，局部牙施力不当，导致个别牙升高或倾斜，造成𬌗干扰、𬌗创伤，可诱发关节病。但只要及时发现并改正，一般短期内可恢复正常。

（张营）

参考文献

[1]宋胜玉,梁文红.Th17 细胞在口腔疾病中的研究进展[J].齐齐哈尔医学院学报,2013,34(17):2590－2591.

[2]张坤.口腔固定修复技术[M].郑州:郑州大学出版社,2014.

[3]张群英,肖梅珍,肖俊,等.自制清热解郁中药制剂用于复发性口腔溃疡的疗效观察[J].健康大视野:医学版,2013,21(10):1052.

[4]葛秋云,杨山.口腔组织病理 第2版[M].北京:科学出版社,2014.

[5]景娟,牛洁,陈鑫,等.口腔颌面肿瘤患者血浆 FBG,D－二聚体和 FDP 的检测及其意义[J].现代检验医学杂志,2013,28(4):76－78.

[6]申杰,周文明.口腔真菌感染的研究进展[J].国际口腔医学杂志,2013,40(5):619－624.

[7]左金华.现代临床口腔病学[M].西安:西安交通大学出版社,2014.

[8]张艳.口腔颌面部创伤 117 例临床护理体会[J].健基层医学论坛,2013,17(24):3179－3180.

[9]宋光宇.颌面部衣物 40 例临床分析[J].中国民康医学,2013,25(17):59－60.

[10]吴补领,刘洪臣,范兵.老年口腔医学[M].西安:西安交通大学出版社,2015.

[11]郑利光,王春辉,刘翠梅,等.专项整治活动后口腔医院住院患者抗菌药物应用情况分析[J].中国药房,2013,24(38):3577－3580.

[12]穆萍萍,宋晖,孙钦峰.高速泳动族蛋白盒1与牙周病[J].国际口腔医学杂志,2014(01):77－81.

[13]胡勤刚.口腔颌面外科查房手册[M].北京:人民卫生出版社,2015.

[14]段银钟.口腔正畸临床拔牙矫治指南[M].北京:人民卫生出版社,2011.

[15]赵吉宏.口腔颌面外科门诊手术操作规范与技巧[M].北京:北京大学医学出版社,2015.

[16]孙正.口腔科诊疗常规[M].北京:中国医药科技出版社,2012.

[17]马净植.口腔疾病诊疗指南[M].北京:科学出版社,2013.

[18]凌均棨,陈智.口腔医学 口腔内科分册[M].北京:人民卫生出版社,2015.

[19]唐建民.口腔颌面耳鼻咽喉头颈外科学[M].天津:天津科技出版社,2010.

[20]俞光岩,王慧明.口腔医学 口腔颌面外科分册[M].北京:人民卫生出版社,2015.

[21]章筱悦,陈振琦.唇腭裂患者的牙周健康状况及其影响因素[J].国际口腔医学杂志,2014(04):463－467.

[22]陈扬熙.口腔正畸学基础、技术与临床[M].北京:人民卫生出版社,2012.

[23]赵云凤.口腔修复技术学[M].上海:世界图书上海出版公司,2013.

[24]罗启贤,刘长庚.牙周膜和牙槽骨牵张成骨术加速正畸牙移动[J].国际口腔医学杂志,2014(03):309－313.

[25]李翔,康红钰.口腔临床药物学[M].郑州:郑州大学出版社,2013.

[26]中兴,张志愿.口腔颌面外科临床解剖学[M].济南:山东科学技术出版社,2011.

[27]毛珍娥.口腔疾病概要(第二版)[M].北京:人民卫生出版社,2008.